骨折诊治失误
分析及对策

ANALYSIS AND STRATEGY ON LAPSUS IN
FRACTURE MANAGEMENT

张根民 | 编著

第 **2** 版

SECOND EDITION

人民卫生出版社
·北 京·

图书在版编目（CIP）数据

骨折诊治失误分析及对策 / 张根民编著. -- 2 版
. -- 北京：人民卫生出版社，2024. 12
ISBN 978-7-117-36330-3

Ⅰ. ①骨… Ⅱ. ①张… Ⅲ. ①骨折 – 诊疗 Ⅳ.
①R683

中国国家版本馆 CIP 数据核字（2024）第 096431 号

人卫智网	www.ipmph.com	医学教育、学术、考试、健康，购书智慧智能综合服务平台
人卫官网	www.pmph.com	人卫官方资讯发布平台

骨折诊治失误分析及对策
Guzhe Zhenzhi Shiwu Fenxi ji Duice
第 2 版

编　　著：张根民
出版发行：人民卫生出版社（中继线 010-59780011）
地　　址：北京市朝阳区潘家园南里 19 号
邮　　编：100021
E - mail： pmph @ pmph.com
购书热线：010-59787592　010-59787584　010-65264830
印　　刷：三河市宏达印刷有限公司
经　　销：新华书店
开　　本：889×1194　1/16　　印张：38
字　　数：1231 千字
版　　次：2009 年 4 月第 1 版　　2024 年 12 月第 2 版
印　　次：2025 年 1 月第 1 次印刷
标准书号：ISBN 978-7-117-36330-3
定　　价：198.00 元

打击盗版举报电话：010-59787491　E-mail：WQ @ pmph.com
质量问题联系电话：010-59787234　E-mail：zhiliang @ pmph.com
数字融合服务电话：4001118166　　E-mail：zengzhi @ pmph.com

第 2 版序一

　　科学常常是在不断犯错和纠错的过程中得到发展的,医学科学也不例外。从失败的案例中汲取教训,比从成功的案例中学习经验更为重要。近年来,诊治失误分析成为一门专门的学问,其目的就是使更多的医师分享从诊治失误中总结的经验。发生在个别患者身上的诊治失误损害,只有通过研究、总结,分析原因,加以改进,才可能成为医学界的共同财富,使更多的患者免受同样的诊治失误之害。

　　在医师的行医生涯中,不可能不发生失误,其原因是多方面的:有疾病的客观因素,尤其是疾病的多样性、复杂性;还有患者自身的因素,如病史不实、依从性不足;而且医学研究的对象是人,人类又对人体的秘密知之甚少,病后的机制更是了解不多;还有医师思想意识方面和技术方面的因素,因此作为医师除认真总结自身的经验教训外,还要善于汲取别人的经验和教训,尽可能地减少并发症的发生。

　　临床医学的探索性、发展的局限性和疾病的复杂性,决定了骨科疾病的诊治过程不可能一帆风顺。在骨折治疗的过程中,将无法预测和难以避免的意外或并发症当作医疗事故,以及对骨折治疗效果存在过高期望,都是违背自然科学和社会科学发展规律、不符合客观实际的。因为每个患者的骨折情况、个体差异、全身状况、心理因素、社会背景、经济状况,以及对治疗的反应和依从性等各不相同,且医师的综合素质、诊疗水平,以及医院的设备和条件等也会影响治疗效果。

　　中国工程院院士姜泗长教授曾说:"误诊误治是临床工作中的客观存在,永远不会消失。""希望多写多说失败与挫折,让后人引以为戒。"张根民主任就是这样做的,相信通过阅读此书,会给读者一定的警示和启迪,加强医师对诊治失误的重视,提高青年骨科医师的骨折诊疗水平。

　　对于张根民主任,我还是比较了解的。张主任20世纪70年代初毕业于西安医学院医疗系,1992年在陕西省由骨科主治医师破格晋升为骨科主任医师,曾任陕西省医学会骨科分会、老年医学分会、骨质疏松和骨矿盐疾病分会委员。在《中华骨科杂志》等杂志发表论文40多篇,曾获"深圳市科学技术进步奖"。30多年来,他兢兢业业地在临床一线工作,收集骨折诊治失误的大量病例和资料,结合自己的临床经验和长期参加医疗纠纷鉴定工作的经验,参阅大量国内外文献,编撰了《骨折诊治失误分析及对策》一书。该书再版,对于外科及骨科医师来说有一定思考价值,是一本很适用的参考书。

中华医学会骨科学分会主任委员
中华医学会骨科学分会关节外科学组组长
中国医师协会骨科医师分会副会长
中华医学会骨科学分会关节外科专家委员会主任委员
西安交通大学医学部骨与关节外科中心主任

2024 年 2 月

第 2 版序二

随着时代的进步、科学技术的迅猛发展，科技专著越来越多，医学专著种类亦繁多，对传播知识、推动学术交流起了重要的作用。医学临床专著多为众多专家按章节分工，结合本单位、个人的临床经验及国内外最新进展合作撰写而成，且著书者多为大学教授、主任医师。然而，30余年来专注于临床诊治失误病例、剖析其发生原因、探讨其防范对策，结合自己的临床经验笔耕不辍、著书立说，且为一位年逾七旬仍在临床一线工作的骨科主任医师，则实属少见、难能可贵。本书的系统性、临床观察的严密性、案例分析的缜密性、防范对策的合理性、文字书写的逻辑性又令人赞叹！

第一次接触到本书作者张根民主任是14年前他的《骨折诊治失误分析及对策》一书第1版出版前请我审稿，虽初始认识，但已对其严谨的学风、大量病例的收集、独特的撰写视角及坚韧的精神和毅力留下了较深的印象。2019年有机会在深圳见到张根民主任，言谈中他的谦虚、亲和给我再次留下了很好的印象。张根民主任1995年被特聘入深圳第七人民医院担任骨科学科带头人、骨科主任，曾获得"深圳市科学技术进步奖""深圳市十佳医师""深圳市文明市民""深圳市先进工作者""广东省劳动模范"等称号，曾任深圳市盐田区人民代表大会常务委员会副主任等，是一位德医双馨、成果颇丰、临床经验丰富的临床骨科医师。

本书再版，是作者在第1版的基础上，参阅近年来国内外大量相关文献，结合自己的临床经验和30余年来参加医疗事故及医疗纠纷鉴定工作的体会撰写而成的。在本书的撰写过程中作者用了300多支签字笔、手工书写70余万字、绘制并收集500多幅插图、4次修稿。作者基于骨折诊治的失误分析及对策这一临床医师易于忽视但又极为重要的临床问题，从独特的视角出发，系统介绍了病史采集失误、影像学检查失误、临床诊断失误、临床治疗失误及诊治失误导致的并发症；同时对社会因素、人文因素及健康素养、加速康复外科等对骨折诊治的影响进行了独到的分析，并提出了有效的防范对策，是一本在研究和分析骨折诊治失误及防范对策方面较全面、系统的专著，也是一本可以起警醒作用的颇有临床指导价值的参考书。

临床医学是一门实践性很强的应用科学，临床即"亲临病床"之意，强调医师应具有缜密的临床思维能力、严密的临床观察分析能力与较强的临床实践能力。愿本书的出版为临床医师防范骨折诊治失误，乃至临床学科所有疾病的诊治失误有所裨益，则不负作者30余年之点滴心血与成书之初心，是为慰！

中国人民解放军空军军医大学（第四军医大学）骨科医院原院长

中国人民解放军空军军医大学国际骨科教育学院原院长

《中华创伤骨科杂志》原总编辑

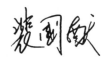

2020年2月于古城西安

第 2 版前言

本书第 1 版自出版发行以来,得到外科,尤其是骨科学专业读者的厚爱和好评,一致认为本书对骨折诊治中的失误进行了全面、系统、翔实的分析。在对相关失误的防范和处理上,将国内外的前沿理念、方式、方法和技术等进行了具体阐述。每一章节中的典型案例都有一定的代表性。大部分读者表示阅读此书后,能够明确认识其在既往骨折诊治中不应有的失误,拓宽了思路,提高了临床思维能力,对指导临床预防和处理并发症具有警示和启迪作用。同时,许多全国各地从事外科和骨科的同道不仅对本书提出了很多宝贵的意见和建议,还传来相关资料、病例和图片,使本书修订后的内容能够更加充实和完善,相信本书修订后将更适用。

本版的重点是对每一部位骨折诊断时的误诊、漏诊原因,治疗中非手术与手术适应证的把握、手术入路的选择、手术操作及术前、术后处理不当及对策进行阐述。近年来,由于骨科领域快速发展,在理念、方法和技术方面取得了许多重大突破,并在临床中推广应用,如微创外科、计算机导航、3D 打印技术等,均获得了满意的诊疗效果,但在临床应用中出现的问题也逐渐显现;医学人文和医患医学素质在骨科诊治中也有十分重要的作用和影响,基于此,本次修订对相关问题进行了补充。此外,对于近年来在国内广泛执行的加速康复外科也一并简要介绍。临床上常见的跟腱断裂作为一个章节撰写,累及胫距关节面的胫骨远端骨折(后 Pilon 骨折)、月骨负荷骨折(桡骨远端 Die-Punch 骨折)、软组织损伤、骨盆骨折合并腹腔间室综合征、骨折相关感染,以及骨科大手术后静脉血栓栓塞症等诊治的失误及其对策,亦在修订中予以充实。与此同时,对于在第 1 版中撰写但目前已比较少用的观念、技术和方法等内容予以删除。有些章节以现代骨科学的观念进行了调整,将第 1 版中的第 21~24 章分 4 个章节撰写的肱骨髁上骨折、肱骨髁间骨折、肱骨内上髁骨折和肱骨外髁骨折的内容,综合为肱骨远端骨折一个章节进行撰写。然而,任何治疗方法的利弊都是相比较而言的,亦有其时代性,某种骨折的治疗,尽管创建了新的方法,这些新方法也的确具有其独特的优点,但仍不能完全替代一些经过长期考验的行之有效的传统方法,因此对于新方法和传统方法我们均会进行介绍,一方面可使本书的内容保持其系统性和完整性,另一方面也体现本书的时代性和先进性,以便读者在临床中根据不同患者、不同骨折的具体情况进行参考和选择。

本书是以讨论骨折诊治的失误及对策为主,以逆向思维的方法告诉同道们,应如何正确对待自己成功的经验与失误的教训,尤其是让青年医师少走弯路、尽量避免失误。但由于作者的专业理论知识和临床经验所限,疏漏在所难免,恳请广大读者批评指正。本书内容仅为学术讨论、个人观点,不能作为医疗纠纷鉴定的依据。

此外,本书插图中的个别 X 线片图显示不够清晰,是因相关医院的设备条件和技术水平所限,加之有的患者对 X 线片保存不善,但其示意还是明确的,敬请读者谅解为盼!

王坤正教授在百忙之中为本书的修订提出了很多宝贵的意见和建议,对其中的明显错误给予了指正,对书稿内容进行审阅并作序;裴国献教授对本书的出版和修订给予了充分肯定、支持和帮助,还亲自到医院进行具体指导,为拙作赐序奖掖;林奇教授对本书的解剖学名词、概念及插图给予了颇多中肯的意见和建议,在此表示诚挚的感谢和敬意。李智勇同志在本书的修订中做了大量的图片整理和资料收集工作；左右、许军、邝峰、朱鹏、王立刚、黄金河、罗宏杰、张玉坤、卢陈欢、翁雯梅、李浩瑜、罗杰、温贺龙、温永福、雷书宏、林昆等同志为本书的修订做了大量的具体工作，张一、牛彩霞、邝晗珺也为本书的修订再版给予了大力支持和帮助，在此顺致谢忱。

张根民

2024 年 4 月于深圳

第1版序一

医学科学有三个显著的特点，其一是局限性，其二是风险性，其三是个体性。临床医学是维护人类身心健康、预防和治疗疾病的经验总结。不同的社会环境、医疗制度和经济水平，显然将对防病、诊病、治病的质量产生重大影响。而医务人员作为一个个体，很难对上述因素产生影响，但却必须做到在任何条件下，都坚持履行自己维护健康、防治疾病的职责。我们对人类的生理、心理和伤病后病理改变的认识，至今仍然是肤浅的无知多于已知。而对于各种伤病因素和机制的了解，也在不断更新。昨天认为正确的认识和理念，今天或明天却发现是片面甚至是错误的。近年来，各种诊断、治疗设备日新月异，需要医务人员不断学习、掌握。这一切，都构成了医疗工作的不成熟性和局限性。

医疗工作的风险性更是不言而喻的。医务人员可以有效把握的诊疗知识和技术太少，不可知因素太多。医师们面对的是患者不断变化着的生理、心理和伤病因素带来的综合潜在危险，以及社会保障体系各种缺陷所带来的种种困难，在诊治工作中只要一着不慎，就可能导致满盘皆输。人们从诞生开始，就在与各种伤病作斗争，直到死亡。而医务人员的责任是保护和延长人类的生命，特别是有效生命，但无力避免导致残疾的各种可能和制止死亡。医师们必须尽力，但无法预测在第若干次努力之后，将遭遇失败。这就是医疗工作中无法回避的风险性。

医疗上的个体性是绝对的，没有任何两个患者的骨折情况完全相同，治疗方法也不可能一成不变。骨折的诊断不仅仅要回答有没有骨折，而且要全面的回答该骨折的特点何在，以及这位患者的年龄、职业、需求、伴发伤病和家庭、医保情况，才能据此确定个体化的治疗方案。一项诊断治疗技术重复99次均获得成功，却可能在第100位患者身上遭遇失败，而且被证明是"错"了。更遗憾的是，往往一些诊断和治疗，等不到第100位患者，而是在第3、第10位患者身上就出了错。我经常告诫年轻的医师们，医疗上的大多数问题，不是"是非题"，不是"黑与白"，不要轻易地对某种诊疗决策和技术及其结果作出对与错、好与坏、是与非的结论，必须强调在诊断和治疗上的因人制宜、辨证施治。我们常把"精益求精"作为工作中的座右铭，这恰恰说明我们的工作还有"不精"之处。只有认真、细致、全面分析和做到个性化处理，才能多一些成功，少一些失败。

在我的实验室门口，一直贴着一张占满半边墙壁的板报，上面用醒目的大字写着：Good result comes from experiences, experience comes from bad results. 即"好的结果来自经验，而经验来自坏的结果"。有人说，这张板报放在实验室门口是恰当的，但不适合于医疗，因为人不应作为实验对象。问题在于，成千上万的医务人员，在成千上万个日日夜夜里，为成千上万位患者服务着，就会产生成千上万条经验与教训。把后者写出来，加以讨论分析，供大家参考和引以为戒，使大家少犯错误，并养成一旦失误就注意总结交流的良好风气，这是医疗工作取得进步的重要途径，也是医务人员良好素质和责任心的反映。本书作者正是这样做的，这是一种新的形式与探索。

接受张根民主任的写序邀请已长达半年没有动笔，缘于个人思想境界不高，一直疑虑会不会有人将这本书与索赔、医闹、官司联系起来。在当前医患关系尚难得到理性对待的形势下，即便是多此一举，我仍然想为写书的人作个声明："书内实例均属个案,请勿随意延伸联系"。

　　本书内容难以做到全面、完整,一些仅为目前的"经验",有的观点仍在不断更新。但作为骨折诊疗前进道路上的一颗铺路石,有其实用价值。

中国工程院院士

2008 年 6 月

第1版序二

　　骨折是人体运动系统的常见病。骨折有其治疗原则，由于骨折的部位、周围软组织的条件，甚至是患者的年龄与其全身情况的不同都决定着骨折治疗的预后，因此任何一位骨科医师在处理骨折患者时要切记在遵循大原则的基础上注意个体化的处理。两年前本书作者邀请我为《骨折诊治失误分析及对策》一书作序，因彼此不甚了解不敢贸然接受。两年后，当阅读此书成稿后，其内容深深地吸引了我。此书与众不同之处是它基于作者自己多年的经验总结，涵盖了骨折治疗的各个方面，采用600余幅插图和实例照片来阐述自己的经验体会，确实为专业读者减少手术失误提供了临床依据。这是一本很好的具有丰富的骨折治疗经验的专业参考书。

　　只有总结失败的教训，才能提高治疗的成功率，相信通过阅读此书会给读者带来意想不到的收获，而最终有益于骨折患者。最后，衷心祝贺本书的顺利出版！

王满宜

2009 年 1 月

9

第 1 版前言

近年来,我国在骨科疾病诊治方面的知识不断更新丰富,技术不断进步发展,骨科医师的诊治水平有了显著提高。然而,任何成功的经验大都是在反复实践、不断总结经验和教训的基础上取得的。失败的教训往往比成功的经验更为宝贵,因为教训是用更为昂贵的代价获得的。正所谓"失败乃成功之母"。凡是医师,不论你从事何专业,也不管你年长或年轻,在你的行医生涯中绝不可能不发生任何失误。作者至今仍难以忘记20多年前的一次教训,在对一位肱骨干骨折的患者行去除内固定的手术时,经原切口在瘢痕组织中显露钢板时,由于误伤粘连的桡神经,虽然及时进行了修复,但患者半年后才完全恢复功能。术后患者及家属依然感谢我们为其治愈了骨折,而留给作者的是至今都难以释怀的内疚与不安。如果此次手术不是在瘢痕组织中显露钢板,如果手术更细心一点,解剖关系更清楚一些,则完全可以避免在这样一个简单的小手术中发生不该发生的失误。20多年前,作者亲眼所见的一次医疗纠纷:一位骨科医师为一位胫腓骨中段骨折的患者行手法复位石膏管型外固定治疗,骨折获得了解剖复位。住院期间,患者多次诉说患肢小腿剧烈疼痛、麻木,医师未予以重视,未做进一步的检查及处理。第3天,发现患肢远端变黑坏死,不得不行截肢处理,造成患者终身残疾。此事对作者触动很大,便开始注意收集和研究有关骨折诊治失误的案例,并进行分析。作者结合自己的临床经验及20多年来进行医疗纠纷鉴定的所见所闻,并参考国内外相关的最新资料进行研究、总结、整理,撰写了此书,旨在弥补年轻骨科医师和外科医师临床经验之不足,提供警示,给予启迪,使他们在诊治骨折的临床工作中,少犯前人犯过的错误,少走弯路,防止和减少失误,尽快提高诊治水平,使更多的患者免受诊治失误之害。"前事不忘,后事之师",如能达此目的,作者将深感欣慰。

本书中所讨论的骨折诊治失误,虽然多数不会对患者造成严重后果,也未必需要做进一步处理,但如果以生物 - 心理 - 社会医学模式和循证医学的思维与方法进行讨论分析,其中有些"失误"的确不属于最佳的临床决策思维,不符合最准确的诊断和最佳的治疗方案,不是最佳的诊治方式和方法。有的则会对患者造成灾难性后果,如脊髓损伤、肢体坏死等,甚至危及患者生命。究其原因是多方面的,首先是医师的主观因素,如知识范围、临床经验、技术水平、操作流程、责任心等;其次是疾病的客观因素,尤其是疾病的多样性和复杂性;再次是患者自身的因素,如病史不实、依从性不足等。因此,在临床工作中,诊治失误的损害,只有通过研究总结、分析原因、加以改进,才能使其成为医学界的共同财富,使更多患者免受诊治失误的损害。作为医师,除认真总结自己外,还要善于汲取别人的经验和教训,这样才能大大减少诊治失误的发生。

由于科技水平发展阶段的局限性和人体的复杂性,人对自身的不认识远远大于认识,很多医学问题仍在不断的探索之中,世界永远存在着并还会不断出现若干人类无法认识、无法治愈的疾病。新的诊治理念和技术必将逐渐取代传统的不合理的诊治理念和技术。在治疗过程中将无法预测和难以避免的意外或并发症当作医疗事故,以及对治疗效果的过高期望,都是违背自然科学和社会科学发展规律的,也是不符合客观实际的,因为每个患者的具体情况、个体差异、全身状况、心理因素、社会背景、经济状况及对治疗的反应和依从性等情况各不相同,而医师的综合素质、诊疗水平和医院设备等情况也参差不齐,这些都影响着治疗效果。因此,对于医师已尽职尽责诊治时所发生的意外和并发症,患者、患者家属及社会各界应予以理解和谅解。

本书分总论和各论两部分,共48章。总论14章,概括性分析了骨折诊断、复位、固定、血管神经损伤及功能锻炼等方面容易发生的失误及其对策。同时,以新的医学模式分析各种失误和不恰当,并提出相应的预防和处理原则。各论34章,着重分析四肢、脊柱、骨盆常见骨折诊治中的失误及其防治原则。为求得叙述形式上的统一,部分文字难免烦冗,敬请读者谅解。

本书仅从学术角度,对骨折诊治失误进行了一些探讨和分析。书中所涉及的诊治失误或不妥当纯属学术问题,仅为作者个人观点,不可作为医疗纠纷和医疗事故的依据。有的仅属医疗行为中的缺陷和不足,尤其某些现在看似正确的观点和方法,随着社会的进步和医学学科的发展,将来也不一定是正确的。因此,不可一概而论。

本书的编写和出版承蒙戴尅戎院士、王亦璁教授、王满宜教授在百忙中审稿,对部分内容进行修改,并写序和书评,谨表示衷心的感谢和敬意。在编写过程中,曾炳芳、王坤正、裴国献、孙月华、刘尚礼、肖德明等教授审阅并为修改提出了宝贵意见;刘建、范存义、刘国平、李耀培教授、王春生副教授对书稿进行了修改;还得到了赵庆锁、王力刚、左右、雷书宏、许军、黄金河、刘烜、罗杰、赖苑威、张耿明、张一、李浩瑜等医师的鼎力相助,提供相关资料和进行文字编辑工作;牛彩霞同志也为此书付出了艰辛的劳动,在此一并表示谢意。

由于作者知识、技术和临床经验所限,错谬和疏漏之处难免,恳请骨科前辈、专家、学者及诸位同道批评指正,不吝施教,以便改正。

张根民

2008 年 6 月

目　录

上篇　总　论

第一章　骨折诊断失误的分析及对策 ·· 2

　第一节　病史采集中的失误 ·· 2

　　一、病史询问不详细导致的漏诊或误诊 ·· 2

　　二、对与骨折相关的病史重视不够导致的误诊 ·· 3

　　三、临床思维不够、主观臆断导致的误诊或漏诊 ·· 4

　第二节　影像学检查不当 ·· 5

　　一、X 线检查不当导致的漏诊或误诊 ·· 5

　　二、CT 检查应用不当导致的漏诊 ·· 13

　　三、磁共振成像检查应用不当导致的误诊 ·· 13

　第三节　对骨折的严重并发症重视不够 ·· 14

　　一、对创伤性失血性休克重视不够 ·· 14

　　二、对骨筋膜隔室综合征重视不够 ·· 15

　　三、对脂肪栓塞综合征重视不够 ·· 19

　　四、对深静脉血栓形成和肺血栓栓塞症重视不够 ·· 20

　　五、对急性肾衰竭重视不够 ·· 25

　　六、对创伤后早期感染重视不够 ·· 26

　第四节　系统查体中的失误 ·· 26

　　一、合并同侧肢体骨折的漏诊或误诊 ·· 26

　　二、合并同侧关节脱位的漏诊或误诊 ·· 27

　　三、合并重要血管损伤诊治不当 ·· 28

　　四、合并周围神经损伤诊治不当 ·· 35

　　五、合并韧带损伤诊治不当 ·· 39

　　六、关节内软骨骨折诊治不当 ·· 43

第二章　严重骨折现场急救不当的分析及对策 ·· 45

　　一、现场救援不当 ··· 45

　　二、转运不当 ··· 46

第三章　骨折手法复位不当的分析及对策 ·· 48

　第一节　对手法复位认识不足 ·· 48

　　一、复位时机把握不当 ··· 48

　　二、对移位不明显或嵌插骨折进行手法复位 ·· 48

三、对关节内或复杂骨折进行手法复位·······48

四、对不稳定性骨折试图手法复位·······49

五、对软组织肿胀严重的骨折采用手法复位·······49

六、对开放性骨折清创不彻底行手法复位·······49

第二节 手法复位操作不当·······50

一、未麻醉或麻醉不良即进行手法复位·······50

二、对复位体位和骨折端被肌肉牵拉移位重视不够·······50

三、助手配合不够默契·······51

四、手法复位方式不当·······51

五、为获得解剖复位而反复行手法复位·······52

六、在 X 线透视下行手法复位·······53

七、未重视软组织张力和体位对维持复位的作用·······53

第四章 小夹板固定不当的分析及对策·······54

第一节 适应证把握不当·······54

一、用小夹板固定严重开放性骨折·······54

二、用小夹板固定软组织肿胀严重的骨折·······54

三、用小夹板固定粉碎性骨折·······54

第二节 固定操作不当·······54

一、小夹板选用不当·······54

二、小夹板固定过紧或过松·······55

三、纸压垫放置不当·······55

四、骨突处未放置棉垫·······56

第三节 固定后处理不当·······56

一、完全依赖小夹板固定·······56

二、复位固定后观察处理不当·······57

三、小夹板去除过早·······57

四、功能锻炼不当·······57

第五章 石膏固定不当的分析及对策·······59

第一节 对固定原理和范围把握不当·······59

一、未重视三点固定原理·······59

二、固定范围和时间不当·······59

第二节 石膏固定操作不当·······61

一、固定松紧度不当·······61

二、未能良好塑形·······61

三、石膏过薄或过厚·······63

四、骨突处未放置衬垫·······63

五、固定关节位置不当·······63

第三节 石膏固定后处理不当·······63

一、搬运不当·······63

二、未抬高患肢或抬高方法不当·······64

三、观察不仔细,处理不及时·······64

第六章　牵引治疗不当的分析及对策 ·· 65

第一节　皮牵引不当 ··· 65

一、适应证把握不当 ··· 65

二、胶布粘贴与绷带缠绕不当 ·· 65

三、分离板使用不当 ··· 66

四、牵引重量不当 ··· 66

五、牵引方向和体位不当 ··· 67

六、牵引中观察处理不当 ··· 67

第二节　骨牵引不当 ··· 68

一、进针点选择不当 ··· 68

二、进针方法与方向不当 ··· 68

三、牵引力线不当 ··· 69

四、对牵引过程中出现的问题未及时发现和干预 ·· 69

五、牵引针滑动 ··· 70

六、牵引针孔导致皮肤、肌肉粘连 ·· 71

第七章　骨外固定支架使用不当的分析及对策 ··· 72

一、适应证把握不当 ··· 73

二、外固定支架类型选择不当 ·· 74

三、置针原则的把握与置针点选择不当 ·· 75

四、操作不当导致针道感染 ··· 76

五、处理不当导致骨折延期愈合或骨不连 ·· 76

六、操作不当导致固定钢针松动、断裂 ·· 77

七、使用不当导致骨折成角畸形或移位 ·· 77

八、针孔瘢痕粘连导致关节功能障碍 ··· 78

九、术后处理不当导致再骨折 ··· 78

第八章　开放性骨折处理不当的分析及对策 ·· 79

一、严重损伤未按损伤控制骨科原则救治 ·· 80

二、对软组织损伤重视不够 ··· 81

三、对清创重视不够 ··· 82

四、清创术前准备不足 ··· 82

五、术前抗生素使用不当 ··· 83

六、清创时机把握不当 ··· 83

七、清创操作不当 ··· 83

八、骨折处理不当 ··· 86

九、闭合伤口时机、方式方法不当 ·· 86

十、对伤口早期感染重视不够、处理不当 ·· 89

十一、对骨折相关性感染认识不足、处理不当 ·· 89

第九章　创伤性截肢不当的分析及对策 ··· 92

一、对创伤性截肢原则把握不准确 ·· 92

二、截肢手术操作不当 ··· 93

三、术后处理不当 ……………………………………………………………………………… 96

第十章　骨折内固定不当的分析及对策 ………………………………………………………… 97

第一节　对内固定的认识不足 ………………………………………………………………… 97
一、适应证把握不当 …………………………………………………………………………… 97
二、内固定时机把握不当 ……………………………………………………………………… 98
三、年龄选择不当 ……………………………………………………………………………… 98
四、陈旧性骨折的内固定处理不当 …………………………………………………………… 99
五、术前准备不足 ……………………………………………………………………………… 99

第二节　手术操作不当 ………………………………………………………………………… 100
一、手术入路选择不当 ……………………………………………………………………… 100
二、术中软组织破坏过多 …………………………………………………………………… 100
三、术中碎骨块去除或剥离过多 …………………………………………………………… 101
四、操作不当导致骨折复位固定不良 ……………………………………………………… 101
五、操作不当导致医源性并发症 / 次生损伤 ……………………………………………… 103
六、处理不当导致手术部位感染 …………………………………………………………… 103

第三节　内固定器材选择使用不当 …………………………………………………………… 105
一、钢板螺钉选择使用不当 ………………………………………………………………… 105
二、髓内钉选择使用不当 …………………………………………………………………… 113
三、螺钉固定选择使用不当 ………………………………………………………………… 119
四、钢丝、钢针固定选择使用不当 ………………………………………………………… 123

第四节　内固定术后处理不当 ………………………………………………………………… 125
一、未辅以适当外固定 ……………………………………………………………………… 125
二、功能锻炼不当 …………………………………………………………………………… 126

第十一章　诊治不当导致骨折延期愈合、骨不连或骨折畸形愈合的分析及对策 ……………… 128

第一节　诊治不当导致的骨折延期愈合或骨不连 …………………………………………… 128
一、未及时诊治导致的骨折延期愈合或骨不连 …………………………………………… 128
二、治疗不当导致的骨折延期愈合或骨不连 ……………………………………………… 129

第二节　诊治不当导致的骨折畸形愈合 ……………………………………………………… 134
一、误诊或漏诊导致的骨折畸形愈合 ……………………………………………………… 135
二、治疗不当导致的骨折畸形愈合 ………………………………………………………… 135

第十二章　病理性骨折诊治失误的分析及对策 ………………………………………………… 138

第一节　诊断失误 ……………………………………………………………………………… 138
一、病史询问不详细导致的误诊 …………………………………………………………… 138
二、查体不仔细,将病理性骨折误诊为创伤性骨折或漏诊 ……………………………… 139
三、阅读 X 线片不仔细、不分析导致的误诊 ……………………………………………… 139
四、CT、MRI、数字减影血管造影、放射性核素骨显像使用不当导致的误诊 ………… 140
五、将骨质疏松造成的病理性骨折误诊为创伤性骨折 …………………………………… 140

第二节　治疗不当 ……………………………………………………………………………… 141
一、非手术治疗适应证把握不当 …………………………………………………………… 141
二、非手术治疗方式选择不当 ……………………………………………………………… 141
三、手术治疗适应证把握不当 ……………………………………………………………… 142

四、手术方式选择不当 ·· 143

第十三章 心理因素、人文、健康素养对骨折诊治影响的分析及对策 ······ 145

第一节 医师心理因素对骨折诊治的影响 ··································· 145
一、医学人文素养不足对骨折诊治的影响 ····························· 145
二、辩证思维能力不足对骨折诊治的影响 ····························· 146
三、工作责任心不强对骨折诊治的影响 ································· 147
四、对重大手术或疑难病例未以循证医学论证甚至未讨论即进行临床决策 ··· 148
五、性格特征因素对骨折诊治的影响 ··································· 148
六、医师工作状态和疲劳程度对骨折诊治的影响 ······················· 149

第二节 患者心理因素与健康素养对骨折诊治的影响 ······················· 150
一、心理因素与健康素养对求医行为的影响 ··························· 150
二、心理因素与健康素养对治疗的影响 ································· 151
三、心理因素与健康素养对功能锻炼的影响 ··························· 151

第十四章 社会因素对骨折诊治影响的分析及对策 ························· 153
一、社会问题对创伤急救及骨折处理的影响 ··························· 153
二、基层骨科医师综合素质对骨折诊治的影响 ························· 154
三、医疗设备不足对骨折诊治的影响 ··································· 154
四、医疗器材性能对骨折诊治的影响 ··································· 155
五、数字骨科、计算机导航技术在临床应用中的问题 ··················· 156
六、群众医药卫生常识缺乏、健康素养不高对骨折诊治的影响 ··········· 157
七、患者社会状况对骨折诊治的影响 ··································· 157
八、加速康复外科推广使用不够对骨折诊治的影响 ····················· 157

下篇 各 论

第十五章 锁骨骨折诊治失误的分析及对策 ······························· 162

第一节 诊断失误 ··· 163
一、查体不仔细导致的成人骨折误诊或漏诊 ··························· 163
二、查体不仔细导致的小儿骨折误诊 ··································· 163
三、查体不仔细导致的锁骨近端骨折误诊 ····························· 163
四、对合并伤重视不够导致的漏诊 ····································· 164

第二节 治疗不当 ··· 164
一、非手术治疗不当 ··· 164
二、手术治疗不当 ··· 166
三、功能锻炼不当 ··· 170

第十六章 肩胛骨骨折诊治失误的分析及对策 ····························· 172

第一节 诊断失误 ··· 172
一、只重视合并伤、未仔细查体导致的漏诊 ··························· 172
二、未重视骨折对上肢稳定性的影响 ··································· 172

第二节 治疗不当 ··· 173
一、非手术治疗不当 ··· 173

二、手术治疗不当 174

第十七章　肩锁关节脱位诊治失误的分析及对策 178

第一节　诊断失误 179
一、重视、分析、判断不够导致的误诊或漏诊 179
二、依赖 X 线检查和临床查体不仔细导致的漏诊 179

第二节　治疗不当 180
一、非手术治疗不当 180
二、手术治疗不当 181

第十八章　肩关节脱位诊治失误的分析及对策 185

第一节　诊断失误 185
一、查体不仔细导致的误诊或漏诊 185
二、查体不仔细导致合并伤的误诊或漏诊 186

第二节　治疗不当 188
一、非手术治疗不当 188
二、手术治疗不当 190
三、术后外固定和功能锻炼不当 191

第十九章　肱骨近端骨折诊治失误的分析及对策 193

第一节　诊断失误 195
一、查体不仔细导致的漏诊 195
二、X 线检查方式和体位不当导致的误诊 195
三、对 X 线片征象辨别不清导致的误诊 196
四、对局部合并伤重视不够导致的漏诊或误诊 197

第二节　治疗不当 197
一、非手术治疗不当 197
二、手术治疗不当 200

第二十章　肱骨干骨折诊治失误的分析及对策 205

第一节　诊断失误 205
一、对严重合并伤重视不够导致的漏诊 205
二、肱动脉损伤的误诊或漏诊 206
三、桡神经损伤的误诊或漏诊 206

第二节　治疗不当 206
一、非手术治疗不当 206
二、手术治疗不当 209

第二十一章　肱骨远端骨折诊治失误的分析及对策 215

第一节　肱骨远端髁上骨折诊治失误的分析及对策 217
一、诊断失误 218
二、治疗不当 222

第二节　肱骨髁间骨折诊治失误的分析及对策 227
一、诊断失误 228

    二、治疗不当 ·· 229

  第三节　肱骨内上髁骨折诊治失误的分析及对策 ····································· 233

    一、诊断失误 ·· 234

    二、治疗不当 ·· 236

  第四节　肱骨外髁骨折诊治失误的分析及对策 ····································· 239

    一、诊断失误 ·· 239

    二、治疗不当 ·· 241

第二十二章　肘关节脱位诊治失误的分析及对策 ····································· 245

  第一节　诊断失误 ·· 245

    一、对儿童骨关节生物力学认识不足导致的误诊 ························· 245

    二、查体不仔细导致的误诊 ··· 246

    三、对合并伤重视不够导致的误诊或漏诊 ··································· 246

  第二节　治疗不当 ·· 247

    一、非手术治疗不当 ·· 247

    二、手术治疗不当 ·· 248

  第三节　功能锻炼不当 ·· 250

    一、长时间未进行功能锻炼 ··· 250

    二、功能锻炼方法不当 ·· 250

第二十三章　桡骨近端骨折诊治失误的分析及对策 ··························· 252

  第一节　诊断失误 ·· 253

    一、病史询问不详细导致的误诊或漏诊 ··································· 253

    二、查体不仔细导致的误诊或漏诊 ··································· 253

    三、对 X 线知识掌握不足导致的误诊或漏诊 ··························· 253

    四、对合并伤重视不够导致的误诊或漏诊 ··································· 253

  第二节　治疗不当 ·· 254

    一、非手术治疗不当 ·· 254

    二、手术治疗不当 ·· 255

第二十四章　尺骨鹰嘴骨折诊治失误的分析及对策 ··························· 260

  第一节　诊断失误 ·· 261

    一、拍摄 X 线片体位不当导致的误诊或漏诊 ··························· 261

    二、临床检查不仔细导致的误诊或漏诊 ··································· 261

    三、对肘髌骨认识不足导致的误诊 ··································· 262

  第二节　治疗不当 ·· 262

    一、非手术治疗不当 ·· 262

    二、手术治疗不当 ·· 263

  第三节　功能锻炼不当 ·· 267

    一、未能早期功能锻炼 ·· 267

    二、缺乏有效锻炼 ·· 268

第二十五章　前臂骨干骨折诊治失误的分析及对策 ··························· 269

  第一节　诊断失误 ·· 269

一、查体不仔细导致合并伤的漏诊 ··· 269
二、骨筋膜隔室综合征的漏诊或误诊 ·· 270
三、X线检查范围不够导致邻近合并伤的漏诊或误诊 ······································ 270
第二节　治疗不当 ··· 270
一、非手术治疗不当 ··· 270
二、手术治疗不当 ·· 275
第三节　功能锻炼不当 ··· 277

第二十六章　蒙泰贾骨折诊治失误的分析及对策 ··· 279
第一节　诊断失误 ··· 280
一、查体不仔细导致的误诊或漏诊 ·· 280
二、未拍摄标准体位的X线片导致的误诊或漏诊 ·· 280
三、对小儿尺骨近1/3骨折认识不足导致的误诊或漏诊 ···································· 280
四、对桡骨头脱位认识不足导致的误诊或漏诊 ·· 281
五、桡神经损伤的漏诊或误诊 ··· 282
第二节　治疗不当 ··· 282
一、非手术治疗不当 ··· 282
二、手术治疗不当 ·· 283

第二十七章　加莱亚齐骨折诊治失误的分析及对策 ·· 287
第一节　诊断失误 ··· 288
一、对下尺桡关节脱位认识不足导致的误诊 ·· 288
二、对X线检查认识不足导致的误诊 ·· 288
第二节　治疗不当 ··· 288
一、非手术治疗不当 ··· 288
二、手术治疗不当 ·· 289

第二十八章　桡骨远端骨折诊治失误的分析及对策 ·· 292
第一节　诊断失误 ··· 294
一、询问病史不详细和临床检查不仔细导致的误诊 ··· 294
二、阅读X线片不仔细导致的误诊 ··· 295
三、合并伤的漏诊 ·· 296
第二节　治疗不当 ··· 297
一、非手术治疗不当 ··· 297
二、骨外固定支架使用不当 ·· 299
三、手术治疗不当 ·· 300
第三节　功能锻炼不当 ··· 304
一、长时间未功能锻炼 ·· 304
二、锻炼强度不够 ·· 304
三、锻炼强度过大 ·· 304

第二十九章　手舟骨骨折诊治失误的分析及对策 ··· 305
第一节　诊断失误 ··· 306
一、查体或阅读X线片不仔细导致的漏诊 ·· 306

二、对 X 线检查认识不足导致的误诊或漏诊 ··· 307

三、将二分舟骨误诊为手舟骨骨折 ··· 307

四、将经手舟骨、月骨周围脱位误诊为手舟骨骨折 ·· 308

第二节　治疗不当 ··· 309

一、非手术治疗不当 ··· 309

二、手术治疗不当 ··· 311

第三十章　手外伤诊治失误的分析及对策 ·· 314

第一节　掌指骨骨折的诊治失误及对策 ··· 314

一、查体和阅读 X 线片不仔细导致的漏诊 ··· 314

二、非手术治疗不当 ··· 314

三、手术治疗不当 ··· 317

第二节　手部肌腱损伤的诊治失误及对策 ··· 320

一、查体方法不当导致的漏诊 ··· 320

二、修复时机把握不当 ··· 321

三、修复方式和操作方法不当 ··· 322

第三节　手部神经损伤的诊治失误及对策 ··· 326

一、正中神经损伤诊治失误 ··· 326

二、尺神经损伤诊治失误 ··· 327

第四节　手部开放伤处理不当 ·· 328

一、清创方法不当 ··· 328

二、创面闭合时机和方法不当 ··· 329

第五节　手外伤后固定与功能锻炼不当 ··· 334

一、治疗后的固定与功能锻炼不当 ··· 334

二、肌腱修复术后处理与功能锻炼不当 ··· 335

第三十一章　髋关节脱位诊治失误的分析及对策 ························· 336

第一节　诊断失误 ··· 336

一、合并伤掩盖和查体不全面、不仔细导致的误诊或漏诊 ····························· 336

二、拍摄 X 线片范围不够导致的漏诊或误诊 ··· 337

三、查体不仔细导致的髋部合并骨折或神经损伤漏诊 ·· 338

第二节　治疗不当 ··· 338

一、手法复位时机把握不当 ··· 338

二、复位时未麻醉 ··· 338

三、复位方法不当 ··· 339

四、陈旧性脱位处理不当 ··· 341

五、手术切开复位不当 ··· 342

第三十二章　股骨颈骨折诊治失误的分析及对策 ························· 343

第一节　诊断失误 ··· 344

一、查体不仔细或合并伤掩盖导致的误诊或漏诊 ·· 344

二、对 X 线和 CT 检查认识不足导致的误诊或漏诊 ·· 345

第二节　治疗不当 ··· 347

一、非手术治疗不当 ··· 348

二、手术治疗不当···349
三、陈旧性骨折和骨不连治疗不当···357
四、人工髋关节置换手术不当···358
五、患者从医性不够导致的不良后果···369

第三十三章　股骨转子间骨折诊治失误的分析及对策·······················370
第一节　诊断失误···372
一、检查不仔细、合并伤掩盖导致的漏诊···372
二、骨折分型不准确···372
第二节　治疗不当···372
一、非手术治疗不当···372
二、手术治疗不当···374

第三十四章　股骨干骨折诊治失误的分析及对策·····························386
第一节　诊断失误···387
一、同侧肢体合并伤的漏诊··387
二、合并血管、神经损伤的误诊或漏诊··387
三、全身性并发症的误诊或漏诊···388
第二节　治疗不当···389
一、非手术治疗不当···389
二、手术治疗不当···391

第三十五章　股骨远端骨折诊治失误的分析及对策·························400
第一节　诊断失误···401
一、合并的同侧肢体骨折的误诊或漏诊··401
二、合并血管损伤的误诊或漏诊···401
三、合并膝部韧带损伤的误诊或漏诊···401
第二节　治疗不当···402
一、非手术治疗不当···402
二、手术治疗不当···403

第三十六章　髌骨骨折诊治失误的分析及对策·······························410
第一节　诊断失误···410
一、对纵行骨折重视不够、检查不仔细导致的漏诊···410
二、阅读X线片不仔细导致的软骨或边缘骨折漏诊···411
三、同侧其他部位合并伤的漏诊···411
第二节　治疗不当···411
一、非手术治疗不当···411
二、手术治疗不当···412

第三十七章　胫骨平台骨折诊治失误的分析及对策·························417
第一节　诊断失误···418
一、合并重要血管损伤的漏诊···418
二、合并韧带损伤的漏诊···418

　　第二节　治疗不当 ……………………………………………………………………………………420

　　　一、非手术治疗不当 ……………………………………………………………………………420

　　　二、手术治疗不当 ………………………………………………………………………………421

第三十八章　胫腓骨骨折诊治失误的分析及对策 …………………………………………………427

　　第一节　诊断失误 ……………………………………………………………………………………427

　　　一、血管损伤的误诊或漏诊 ……………………………………………………………………427

　　　二、腓总神经损伤的漏诊或误诊 ………………………………………………………………428

　　　三、腓骨骨折的漏诊或误诊 ……………………………………………………………………428

　　第二节　治疗不当 ……………………………………………………………………………………429

　　　一、非手术治疗不当 ……………………………………………………………………………429

　　　二、骨外固定支架使用不当 ……………………………………………………………………430

　　　三、手术治疗不当 ………………………………………………………………………………431

第三十九章　踝关节骨折诊治失误的分析及对策 …………………………………………………439

　　第一节　诊断失误 ……………………………………………………………………………………441

　　　一、询问病史不详细、查体不仔细导致的误诊或漏诊 ………………………………………441

　　　二、对影像学检查认识不足导致的误诊或漏诊 ………………………………………………441

　　第二节　治疗不当 ……………………………………………………………………………………443

　　　一、非手术治疗不当 ……………………………………………………………………………443

　　　二、手术治疗不当 ………………………………………………………………………………445

　　第三节　Pilon骨折治疗不当 ………………………………………………………………………449

　　　一、非手术与手术治疗计划制订不当 …………………………………………………………450

　　　二、手术时机把握不当 …………………………………………………………………………451

　　　三、内固定方法选择不当 ………………………………………………………………………452

　　　四、手术操作方法不当 …………………………………………………………………………453

第四十章　跟腱断裂诊治失误的分析及对策 ………………………………………………………455

　　第一节　诊断失误 ……………………………………………………………………………………455

　　　一、病史询问不详细导致的误诊或漏诊 ………………………………………………………455

　　　二、认识不足、检查不仔细导致的误诊或漏诊 ………………………………………………456

　　第二节　治疗不当 ……………………………………………………………………………………457

　　　一、非手术与手术治疗方式选择不当 …………………………………………………………457

　　　二、手术时机把握不当 …………………………………………………………………………458

　　　三、手术方法选择不当 …………………………………………………………………………458

　　　四、手术操作不当 ………………………………………………………………………………461

　　第三节　功能锻炼不当 ………………………………………………………………………………462

第四十一章　距骨骨折脱位诊治失误的分析及对策 ………………………………………………464

　　第一节　诊断失误 ……………………………………………………………………………………465

　　　一、查体不仔细导致的误诊或漏诊 ……………………………………………………………465

　　　二、X线及CT检查不当导致的误诊或漏诊 …………………………………………………465

　　第二节　治疗不当 ……………………………………………………………………………………466

　　　一、非手术治疗不当 ……………………………………………………………………………466

二、手术治疗不当 ·· 467

第四十二章　跟骨骨折诊治失误的分析及对策 ·· 472

第一节　诊断失误 ·· 474
一、查体不仔细导致的误诊或漏诊 ··· 474
二、X线检查方法不当导致的误诊 ·· 475
三、阅读X线片不认真或相关知识不足导致的误诊 ·· 475
四、未重视CT检查导致的漏诊或误诊 ··· 476

第二节　治疗不当 ·· 476
一、非手术治疗不当 ·· 476
二、手术治疗不当 ··· 477

第四十三章　颈椎骨折脱位诊治失误的分析及对策 ·· 484

第一节　诊断失误 ·· 485
一、病史询问不详细导致的漏诊或误诊 ··· 485
二、重视不够、查体不仔细导致的漏诊或误诊 ·· 485
三、对X线检查认识不足导致的漏诊或误诊 ·· 486
四、无脊髓损伤骨折脱位的误诊或漏诊 ··· 489
五、无骨折脱位的颈髓损伤的误诊或漏诊 ··· 490

第二节　治疗不当 ··· 490
一、非手术治疗不当 ·· 490
二、手术治疗不当 ··· 493

第四十四章　胸腰椎骨折脱位诊治失误的分析及对策 ··· 506

第一节　诊断失误 ··· 507
一、查体不全面不仔细导致的漏诊或误诊 ··· 507
二、对X线、CT、MRI检查认识不足导致的误诊或漏诊 ··· 507
三、将脊髓震荡与脊髓休克混淆 ·· 508
四、对完全性与不完全性脊髓损伤判断失误 ·· 509
五、对稳定性与不稳定性脊柱骨折判断失误 ·· 509

第二节　治疗不当 ··· 510
一、非手术治疗不当 ·· 510
二、手术治疗不当 ··· 511

第四十五章　骨盆骨折诊治失误的分析及对策 ·· 528

第一节　诊断失误 ··· 530
一、盆腔合并伤的漏诊或误诊 ··· 530
二、对X线检查认识不足导致的漏诊或误诊 ·· 534
三、未重视CT检查导致的误诊或漏诊 ··· 535

第二节　治疗不当 ··· 536
一、急救及搬运不当导致损伤加重 ··· 536
二、大出血诊治不当 ·· 537
三、开放性骨盆骨折处理不当 ··· 538
四、非手术治疗不当 ·· 538

五、手术治疗不当 ·· 540

第四十六章　髋臼骨折诊治失误的分析及对策 ·· 545

第一节　诊断失误 ·· 547
一、检查不全面导致的误诊或漏诊 ·· 547
二、检查不仔细导致的同侧合并伤误诊或漏诊 ·· 547
三、拍摄 X 线片方法体位不当、未行 CT 检查导致的误诊 ·· 547
四、诊断分型不准确 ·· 549
第二节　治疗不当 ·· 549
一、未重视对严重合并伤的处理 ··· 549
二、非手术治疗不当 ·· 550
三、手术治疗不当 ··· 550

参考文献 ·· 561

上篇 总 论

第一章 骨折诊断失误的分析及对策

及时、准确地诊断骨折，是治疗骨折的前提和基础。通常，明显的创伤性四肢骨干骨折，其诊断并不难。但有些隐匿性骨折、多发性骨折或多发伤，或特殊部位的骨折，由于其临床表现不够明显，伤情与骨折情况均较复杂、多变，会对及时准确诊断造成一定困难。如果在诊断过程中，未详细采集到完整而准确的病史、未重视对患者进行全面仔细的体格查体、未认真分析病情变化、未对相关信息资料进行正确的临床思维、未采用已有的相关设备行进一步检查，或对相关的临床知识掌握不足等，将可能导致对部分骨折、并发症或合并伤的误诊或漏诊。

第一节 病史采集中的失误

一、病史询问不详细导致的漏诊或误诊

详细询问病史，对于骨折的诊断至关重要。如果对某一部位骨折的患者，不详细询问病史，不了解骨折当时的具体情况和受伤机制，则难以作出准确诊断。创伤性骨折，尤其是高能量损伤造成的骨折，常合并其他部位的隐匿性骨折或合并伤。隐匿性骨折或合并伤，其症状和体征多不明显，容易被症状和体征明显的骨折或损伤掩盖，这些明显的骨折或损伤也更容易吸引医师的注意力。如果医师不重视详细询问病史及受伤机制，不重视其他部位是否还有外伤、疼痛、肿胀、活动受限等骨折的症状和体征，加之患者或陪护人员就诊时亦不重视、不主动陈述，将容易导致其他部位的隐匿性骨折或合并伤的误诊或漏诊。例如，桡骨远端骨折患者，如果不明确前臂是旋前位手掌撑地还是旋后位手背着地受伤，则可能将前臂旋后位受伤导致的史密斯骨折误诊为前臂旋前位受伤的科利斯骨折。四肢骨干骨折患者，尤其是下肢骨干或跟骨骨折，如果不详细询问是否由高处坠落伤导致，不询问肢体其他部位和脊柱是否同时受伤，是否有疼痛、功能障碍或神经症状等，则可能导致髋、膝、踝等部位的骨关节损伤，或脊柱脊髓损伤的漏诊或误诊。在踝关节的内外踝骨折中，不详细询问受伤时足是旋前位还是旋后位，则可能将患足呈旋前位遭受外翻暴力导致的旋前 - 外展型骨折，误诊为足呈旋后位遭受内翻暴力导致的旋后 - 内收型骨折等。如果不详细询问患者受伤当时是否有头部外伤，不问伤后是否有短暂昏迷、头痛、恶心或呕吐等颅脑损伤的临床表现，若患者就诊时神志已清醒，已无明显的神经系统症状和体征，则可能导致其颅脑损伤的误诊或漏诊。如果不详细询问当时是否有胸部外伤，伤后是否有胸痛、呼吸困难等症状，当患者入院时由于肺功能的代偿和对外伤的应激反应等，其合并胸部损伤的临床症状可能已不明显，则可能导致合并的胸部损伤，如血气胸或肋骨骨折等的误诊或漏诊。特别是对骨盆骨折患者未询问腹部是否同时有外伤或疼痛等，则可能导致腹腔、盆腔脏器合并伤的误诊或漏诊。

【病例】患者男性，31 岁。4 小时前骑自行车时被机动车撞倒，右小腿疼痛、肿胀、出血、畸形，不能站立行走。在当地医院诊断为右胫腓骨开放性骨折，急诊行清创、切开复位钢板内固定手术。术后第 6 天，患者自诉右髋部疼痛。追问病史，诉被撞倒时右髋部曾被车架压砸，当时髋部疼痛，但较右小腿痛轻。体格检查发现右髋部外侧皮肤轻度擦伤，皮下有瘀斑，明显压痛，叩击痛，右足跟部纵轴叩击试验阳性。拍摄髋关节前后位 X 线片，诊断为右股骨颈基底骨折，行动力髋螺钉内固定后痊愈。

本例股骨颈骨折的延迟诊断，主要与询问病史不详细，未重视和询问受伤当时是否有髋部外伤、疼痛等症状，也未对右髋部进行相关检查等有关。

【病例】患者男性，13岁。体育运动中跌倒，右手背着地，伤后右腕肿胀、畸形，在外院就诊，诊断为科利斯骨折，行手法复位，以背侧石膏垂腕尺偏位外固定。第3天来我院复诊，发现原X线片显示为骨折远端向掌侧移位的史密斯骨折，重新手法复位固定矫正畸形（图1-1）。

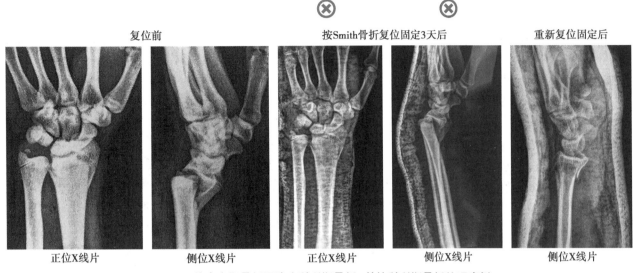

复位前　　　　　　　　　　　　按Smith骨折复位固定3天后　　　　　　重新复位固定后

正位X线片　　　侧位X线片　　　　　　正位X线片　　　侧位X线片　　　　　侧位X线片

图1-1 将史密斯骨折误诊为科利斯骨折，并按科利斯骨折处理案例

此例误诊误治，主要原因是首诊医师未详细询问患者受伤机制是手掌撑地旋前位跌倒，还是手背着地旋后位跌倒。如果是前者，则骨折远端向背侧移位、向掌侧突出成角畸形，应诊断为科利斯骨折。若是后者，则骨折远端向掌侧移位、向背侧突出成角畸形，应诊断为史密斯骨折。加之未仔细阅读X线片，未认真观察骨折远端向掌侧移位和骨折向背侧成角的征象。

因此，创伤性骨折，尤其是高能量损伤造成的骨折，应高度重视病史采集，详细询问其病史及受伤机制，为准确诊断骨折提供可靠的信息资料。某一部位明显骨折的患者，应高度重视询问与其合并伤相关的病史。桡骨远端骨折，前臂处于旋前位手腕掌侧撑地受伤，则应诊断为科利斯骨折，前臂旋后位手腕背侧着地受伤，则应诊断为史密斯骨折。诊断下肢骨干或跟骨骨折后，则应询问肢体其他部位和脊柱是否同时受伤，是否有疼痛、功能障碍或神经症状等，以避免相关部位的骨关节损伤，或脊柱脊髓损伤的漏诊或误诊。踝关节的内外踝骨折，患足呈旋前位遭受外翻暴力导致的为旋前-外展型骨折，足呈旋后位遭受内翻暴力导致的则为旋后-内收型骨折等。上肢骨干骨折患者，应询问当时是否有胸部外伤，以及伤后是否有胸痛、呼吸困难等，以避免胸部损伤的误诊或漏诊。此外，应询问伤后是否有短暂昏迷、头痛、恶心或呕吐及神经系统功能障碍等，以避免颅脑损伤的误诊或漏诊。骨盆骨折患者应询问腹部是否同时有外伤或疼痛等，以避免腹腔或盆腔脏器损伤的误诊或漏诊。

二、对与骨折相关的病史重视不够导致的误诊

大多数骨折患者，常将骨折当作一个独立的疾病，并未认为其骨折与自身其他疾病有关。就诊时患者或家属仅陈述骨折当时的情况及伤后自认为与骨折相关的症状，对于受伤前的疾病和有关症状很少陈述，甚至不予陈述。如果医师对其与骨折相关的病史认识不足，重视不够，尤其是轻微外伤如扭伤、跌伤等造成的骨折，未能考虑病理性骨折的可能，亦未认真阅读X线片，则可能将病理性骨折误诊为创伤性骨折。例如，有的患者有癌症或癌症手术史，其骨折可能为骨转移造成的病理性骨折；有的患者骨折前，其骨折部位有疼痛、肿胀或肿块等病史，则可能为原发性骨肿瘤或骨良性病变造成的病理性骨折；有的患者本次骨折前曾有其他部位多次骨折或家族中其他成员有多次骨折病史，则可能患有先天性成骨不全；有的患者因有内分泌疾病或代谢性疾病，如糖尿病、原发性甲状旁腺功能亢进症、维生素C缺乏症等，可由骨质疏松导致脆性骨折；有的儿童胫骨"骨折"后长期不愈合，则可能为先天性胫骨假关节畸形等。

【病例】患者男性，31岁。在并不剧烈的羽毛球活动中，不慎扭伤跌倒，左髋部疼痛，不能活动，3小时后入院。X线检查显示左股骨颈基底部骨折。住院后行术前准备，拟行闭合穿钉、空心加压螺钉内固定术。术前会诊时，笔者考虑患者为青壮年，其股骨颈的骨质强度较高，非强大暴力难以造成骨折，而本例并非高能量损伤，追问病史，患者自诉3个多月来左髋部反复发生隐痛，曾在当地医院X线检查，未明确诊断。复读伤前X线片，发现左股骨颈基底近大转子部显示一约1.0cm×1.5cm边界清晰的骨质破坏影，但破坏征象不明显，考虑为病理性骨折，拟行切开病灶清除植骨内固定手术。术中见大转子骨折端有少许灰红色质软而脆的肉芽组织，彻底刮除病灶，行自体髂骨植骨、骨折复位后，采用动力髋螺钉内固定。术后病理诊断为左股骨大转子部嗜酸性肉芽肿。

本例初诊时未能明确诊断病理性骨折。主要原因是对于病理性骨折的相关病史重视不够，未考虑低能量损伤即可造成病理性骨折。阅片时也不够仔细，未发现伤前X线片显示的骨质破坏征象等。

因此，骨折，尤其是低能量损伤造成的骨折，应重视其病理性骨折的可能，应重点询问与其骨折相关的病史，详细询问受伤机制，认真阅读X线片，或进行进一步的检查，防止将病理性骨折误诊为创伤性骨折。癌症或有癌症手术史的患者，应考虑骨转移造成的病理性骨折。如果骨折前，其骨折部位有疼痛、肿胀或肿块等病史，则应考虑原发性骨肿瘤或骨良性病变造成的病理性骨折。骨折前曾有其他部位多次骨折或家族成员中有多次骨折病史，则考虑是否有先天性成骨不全。有内分泌疾病或代谢性疾病的患者，则应考虑骨质疏松导致的脆性骨折。儿童胫骨"骨折"后长期不愈合者，则应考虑先天性胫骨假关节畸形等。

三、临床思维不够、主观臆断导致的误诊或漏诊

随着交通、建筑业的快速发展，高能量损伤造成的骨折越来越多，由于其伤情严重、骨折复杂，在急诊情况下要及时、明确诊断则较为困难。如果对于一个骨折患者的各种信息资料不进行全面思考、辨证分析，也不进行系统思考及仔细地临床检查，仅凭主观臆想和经验进行诊断，即使有一定临床经验的医师也会造成误诊或漏诊。例如，对于患者陈述的一些相关部位的临床表现，如持续疼痛、麻木、肌力减退、功能障碍等重视不够，不进行分析和进一步检查；加之其他症状和体征明显的骨折或合并伤对医师注意力的吸引，对隐匿性骨折症状和体征的掩盖，以及有些损伤部位早期的症状和体征相对不明显，亦无相关辅助检查的信息资料等，将造成对这类骨折或合并伤的误诊或漏诊。有的患者，当其严重、明显的骨折治疗好转、临床症状减轻后，其他部位原发隐匿性骨折的不明显症状和体征才会逐渐显现。如果对于这些患者治疗中所陈述的相关部位不适的临床表现不与原发损伤机制进行有机联系，不认真分析，甚至牵强地用"治疗后的一般反应"释疑，也不进行仔细检查；诊断同一肢体一处或两处骨折后，便认为诊断已明确，不考虑同侧肢体还有其他平面骨折存在的可能等，则可能导致此类骨折或合并伤的误诊或漏诊。

【病例】患者男性，26岁。高处坠落伤致左小腿疼痛、肿胀、畸形，在当地医院治疗。入院后诊断为左胫腓骨骨折，左踝关节骨折。3天后行左胫骨带锁髓内钉固定，左踝关节螺钉内固定。术后第2天，患者诉双下肢无力、麻木等，医师以术后生理性反应释疑，未仔细检查。住院期间患者多次诉双下肢无力，但均未引起重视。2周后患者欲下床活动而不能站立，且排尿困难，方被重视。经检查发现双下肢肌力3级，L_2棘突稍有后突畸形，压痛，L_2平面以下皮肤感觉减退，X线诊断为L_2压缩性骨折。转南方科技大学盐田医院行腰椎CT，诊断为L_2压缩性粉碎性骨折并不全瘫。行椎管侧前方减压、钉棒复位内固定术，术后半年神经功能恢复，大小便正常。

本例延迟诊断的主要原因是对高处坠落伤的损伤机制认识不足，未考虑高处（>3m）坠落的下肢损伤有合并脊柱脊髓损伤的可能；对于治疗中患者诉说的双下肢无力、麻木等脊柱脊髓损伤的临床表现重视不够，未进行认真的临床思维分析和相关检查等。

【病例】患者男性，29岁。骑摩托车时被汽车撞伤左下肢，当时踝部出血，左下肢剧痛，活动受限。送当地医院急诊拍摄踝关节及股骨干正侧位X线片，诊断为右踝关节开放性骨折、右股骨中远1/3闭合性骨折。住院后未行其他相关检查，急诊行踝关节清创骨折复位内固定术，同时行胫骨结节牵引。术后由于患肢剧痛难忍，2天后行右股骨干带锁髓内钉内固定术。术后3个月，由于患者髋部疼痛，不能负重行走，数次复

查,医师均以髓内钉残端刺激痛解释,也未行髋关节检查。1年后患肢短缩、疼痛,在外院去除髓内钉时拍摄X线片发现右股骨颈陈旧性骨折明显移位。复阅伤后首次X线片,显示股骨颈基底部骨折征象,移位不明显。

本例漏诊合并同侧股骨颈骨折,其主要原因是医师过于自信,主观地认为一侧肢体已有2处骨折,不会再有其他部位损伤,疏于对同侧髋关节的检查;对于治疗后的髋部长时间疼痛未加重视,未认真分析其发生原因,亦未行进一步相关检查,如进行物理检查或X线检查等;初诊时阅片也不仔细,术后主观地以股骨髓内钉残端刺激解释髋部疼痛等。

因此,骨折,尤其是高能量损伤造成的骨折,或创伤严重程度(injury severity score, ISS)评分较高者,应依据患者的各种临床表现和信息资料,运用临床思维进行认真分析。无论其症状和体征是否明显或骨折是否严重,均应考虑存在其他部位骨折的可能,特别是同侧肢体存在隐匿性骨折或其他损伤的可能,除对明显骨折部位进行检查和行全身系统检查外,还必须对同侧肢体的症状进行详细询问和仔细检查。同时,在对已发现的骨折进行诊治过程中,对患者有关病情变化的陈述,如肢体或骨关节持续疼痛、麻木、肌力减退、功能障碍等临床表现,应与原发损伤机制进行有机联系,考虑其是否存在其他部位骨折和损伤,并对其相关部位的情况进行详细询问、仔细检查,防止先入为主、定势思维,牵强解释其相关临床表现,导致其他部位骨折,尤其隐匿性骨折或其他损伤的误诊或漏诊。同时必须对伤后的临床表现,以及辅助检查的信息资料,如X线、CT或MRI等进行认真分析和研判。急诊入院时由于急救诊疗,不便询问和检查的患者,也应在急诊手术或病情稳定后再详细询问病史,并进行全面仔细检查,以便对已作出的诊断及时进行修正和补充。

第二节 影像学检查不当

一、X线检查不当导致的漏诊或误诊

X线检查是对骨折的最基本检查,也是骨科疾病诊断、治疗效果评估的重要依据。骨骼是非均质性和异型性立体结构,由于受患者体位改变、骨骼重叠影像,周围组织器官干扰、电流或电压强弱高低,投照人员技术、经验等因素的影响,都会导致X线片图像效果不一,显示的征象不同。因此,对X线检查的片面认识或依赖、阅片能力不强等,将影响对骨折的诊断,甚至导致误诊或漏诊。

(一)拍摄X线片体位不当

拍摄X线片体位不当和投照范围不够,可能导致漏诊或误诊。例如,拍摄四肢长骨干骨折X线片时,如果只包括骨折部位而不包括其邻近关节,则可能导致邻近关节合并骨折的漏诊。如果胫骨骨折X线片,显示胫骨骨折有重叠移位征象,却未显示腓骨骨折征象者,则可能是将腓骨颈或腓骨远段骨折未包括在摄片范围内而漏诊;骨盆环一处骨折且显示移位者,若未拍摄骨盆环的另一侧,则可能导致骨盆环另一侧骨折或骶髂关节脱位的漏诊。特殊部位的骨折,如果仅拍摄正侧位X线片,则可能导致该部位骨折的漏诊。如对腕关节损伤仅拍摄正侧位X线片而不拍摄斜位或尺偏位片,则难以显示手舟骨腰部骨折征象而导致漏诊;对腰部损伤或腰椎滑脱只拍摄正侧位X线片而未拍摄斜位片,则可能导致腰椎弓峡部骨折的漏诊;颈椎损伤,尤其是怀疑上颈椎损伤者,仅拍摄颈椎正侧位而不拍摄开口位X线片,则可能导致寰枢椎骨折,尤其是齿突骨折的漏诊;踝关节骨折或韧带损伤,不拍摄踝穴位X线片,则可能导致下胫腓连结分离、三角韧带损伤等的误诊或漏诊。此外,在某些部位骨折进行复位前,如果拍摄X线片的体位不当,将难以准确判断其骨折移位方向,难以复位。例如,前臂骨折复位前所拍摄的X线片,如果不是在标准体位的中立位和侧位下拍摄,则骨折的移位和旋转方向无法准确判断,将难以进行手法复位,对其复位后的复位效果也将难以评估。

因此,四肢长骨干骨折拍摄X线片时,不但应包括其远近端的相邻关节,而且应包括疑似骨折的相关部位。特殊部位的骨折,除拍摄正侧位X线片外,还应拍摄能够显示其特殊部位骨折的X线片,甚至应反复摄片复查。在拍摄胫骨骨折的X线片时,应拍摄腓骨全长的X线片,防止将胫腓骨骨折误诊为单纯胫骨骨折。骨盆环一处骨折移位者,必须拍摄全骨盆环的X线片,以避免骨盆环另一侧骨折或脱位的漏诊。怀疑手舟骨骨折者,除拍摄腕关节正侧位X线片外,还应拍摄腕关节的斜位X线片即舟骨轴位和尺偏位X线片,以

显示舟骨腰部骨折征象,必要时应拍摄健侧 X 线片作为对照以明确诊断。怀疑椎弓峡部骨折者,只有拍摄腰椎斜位 X 线片才能显示"哈巴狗身"似的椎板及周围诸结构,若显示"犬脖子带项圈"征象,则可诊断为腰椎弓峡部骨折(图 1-2)。

怀疑寰枢椎损伤,尤其是齿突骨折者,除拍摄颈椎正侧位 X 线片外,还应拍摄开口位颈椎正位 X 线片,以显示寰枢与齿突骨折征象,防止颌骨与牙齿的重叠影干扰导致误诊或漏诊。怀疑踝部三角韧带损伤或下胫腓连结分离者,应拍摄踝穴位 X 线片。如果测得内踝与距骨间的间隙>5mm,则无论 X 线片是否在应力下拍摄,均表示有三角韧带的损伤。若测得胫腓重叠间隙<1mm,则表示下胫腓连结分离。踝穴位 X 线片的拍摄体位:踝关节以正位为主,胫骨远端不动,足跟到足尖需内旋约 15°(15°±5°)。所拍摄的 X 线片显示内踝与外踝均不与胫骨重叠(图 1-3)。

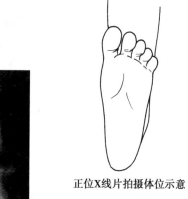
正位X线片拍摄体位示意

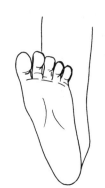
踝穴位X线片拍摄体位示意

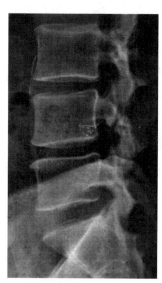
侧位X线片

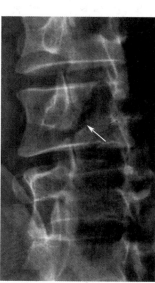
斜位X线片

图 1-2　腰椎弓峡部骨折 X 线片

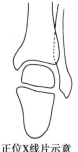
正位X线片示意

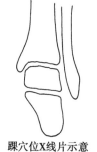
踝穴位X线片示意

图 1-3　踝穴位 X 线片拍摄体位与图像示意

前臂骨折行手法复位前,必须拍摄患肢标准体位的中立位和侧位 X 线片,以明确骨折移位的方向,并作为复位的主要参照。如果拇指指背对着肱骨内髁或肱骨外髁,则是前臂处于旋前位或旋后位;前臂中立位是指患肢屈肘 90°,右拇指尽量背伸外展时,拇指指背正对着肘关节中心点,即肘窝中心(图 1-4)。

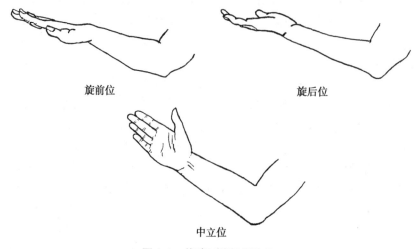
旋前位　　　　　旋后位

中立位

图 1-4　前臂 X 线投照体位

判断X线片是否是在前臂中立位拍摄的,应明确当前臂处于中立位时,拍摄的前臂正位X线片,肘关节X线显影为肘关节侧位像。反之,当前臂处于中立位时所拍摄的前臂侧位X线片,此时肘关节X线显影必然是肘关节正位像。假如复位前所拍摄的患者前臂X线片,前臂显影为正位,而肘关节显影也为正位,则前臂X线片是在旋后位拍摄的,并非中立位,故无参考价值。

总之,不能只局限于拍摄骨折部位的正侧位X线片,更不能只拍摄一个体位的X线片进行诊断,而应拍摄能够清晰显示该部位全貌,以及相邻关节征象的X线片,如斜位或应力位X线片等。某些部位还应拍摄特殊体位的X线片,以显示不易觉察的隐匿性骨折。必要时骨科医师应亲自到X线摄片室安置患者体位协助拍摄X线片,防止由于拍摄X线片体位不当导致误诊或漏诊。

（二）依赖X线片、未结合临床检查

X线检查有其局限性,有些无移位或隐匿性骨折,其X线片显示的骨折征象常不明显。如果单纯依靠X线检查而忽视临床检查,可能导致误诊或漏诊。例如,低龄儿童肱骨内、外髁骨骺骨折,由于其骨骺未发生化骨,X线片难以显示骨骺骨折征象。如果不触摸肱骨内外髁是否有压痛、移动骨折块或骨擦感,不观察损伤肿胀部位及皮下淤血情况,可能导致误诊或漏诊。某些特殊部位的无移位骨折,X线片上骨折征象显示不明显,有的很难辨认骨折线,如果不进行仔细的临床检查,可能导致漏诊或误诊。腕舟骨无移位骨折,有的骨折线显示不明显,辨别十分困难,如果拍摄X线片体位不当或显示不清等,则更难明确诊断。若未检查其鼻烟窝与手舟骨结节处是否有肿胀和明显压痛,则可能导致漏诊或误诊。老年股骨颈嵌插骨折,其X线片显示骨折征象常不明显,如果对髋关节不进行仔细检查,则极容易导致漏诊或误诊。又如骨软骨中的肋软骨、骨骺软骨和关节软骨等,普通X线片均不显影,如果依赖X线片进行软骨骨折的诊断,不结合临床检查,可能导致误诊或漏诊。青少年的疑似骨折部位不仔细检查,则可能将肩峰、关节盂、喙突、尺骨鹰嘴等次级骨化中心误诊为骨折。

【病例】患者男性,14岁。地震中因左足踝部骨折住院治疗。住院期间自诉左肘部疼痛,遂拍摄左侧肩肘部X线片,诊断为左肩峰骨折,拟行手术治疗。笔者会诊时查体发现除左肘部轻压痛外,左肩部无任何压痛点,左肩、肘活动均自如正常,考虑为肩峰骨骺影,遂拍摄右侧肩部对照位X线片,显示与其左肩部同样的X线征象(图1-5)。

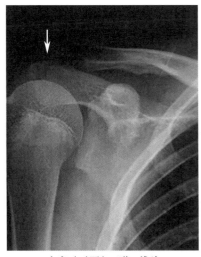 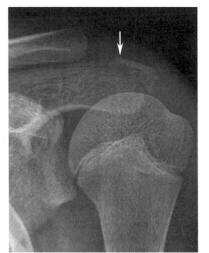

右肩（对照）正位X线片　　　　　　　左肩（伤侧）正位X线片

图1-5　肩峰骨骺被误诊为肩峰骨折案例（箭头所指为肩峰骨骺）

此例误诊主要是由于诊断时仅依靠X线片,未结合临床检查、未认真分析,同时亦是对骨骺、次级骨化中心在X线片上的征象认识不足导致的。

因此,骨折不应单纯依靠X线片进行诊断,应将X线片与临床检查结合,骨关节及韧带的相关知识结合进行综合分析。学龄前儿童的疑似肱骨内髁或外髁骨折,虽然其X线片难以显示其骨折征象,但在临床检查中，若发现其疼痛剧烈且拒绝活动、内侧或外侧肿胀、皮下淤血、有明显压痛，特别是有骨擦感等骨折特有体征的临床表现者，则可诊断为肱骨内髁或外髁骨骺骨折或骨骺分离。还可行超声检查，以骨骺周围组织形态的改变，如测量其前倾角的改变等进行诊断。腕部外伤，伤后首次 X 线片未显示手舟骨骨折征象，但临床检查鼻烟窝及手舟骨结节有明显压痛者，则不可轻易排除手舟骨骨折，应临时固定 1～2 周后进行复查，待骨折端骨质吸收、骨折线清晰后再行摄片确诊。老年人髋部外伤后疼痛、X 线片未显示明显骨折征象者，如果患肢有明显的足跟纵向叩击痛和股骨大转子部叩击痛，则仍应高度怀疑其股骨颈骨折的可能，应进一步仔细检查确诊。怀疑肋软骨、关节软骨或骨骺骨折而 X 线片未显示骨折征象者，亦应仔细检查，如果损伤部位可触及骨擦感（骨折的临床特征），或间接挤压痛则可诊断。诊断不明确者，可拍摄对照位 X 线片，或行 CT 或 MRI 检查确诊。14～25 岁的青少年肩部损伤，怀疑其肩峰、关节盂或喙突骨折者，若疑似部位无明显肿胀、压痛和骨擦感，则不应轻易诊断骨折，必要时应对其相关部位拍摄对照位 X 线片或行 CT 确诊。

（三）对骨关节生物力学及骨骺发育阶段 X 线片特征认识不足

明确了解和掌握骨关节的生物力学特性及相关 X 线阅片知识，在骨关节损伤的诊断中有重要作用。例如，儿童各个发育时期，其骨关节及韧带有不同的解剖学和生物力学特性。不但在 X 线片上显示不同影像，而且在临床上亦有其特殊的表现形式。如果对此认识不足，阅片时未能明确辨别 X 线片显示的影像学特征的临床意义，对临床现象缺乏分析，可能导致误诊或漏诊。如学龄前儿童肱骨髁上骨骺分离，有的由于其骨化中心未出现，肱骨髁骨骺在 X 线片上不显影，X 线片上难以显示骨折征象；有的仅显示较细小的三角形骨折块。如果阅片不认真，或对这些基本知识掌握不足，加之缺乏临床思维与综合分析能力，则可能将肱骨髁上骨骺分离误诊为肘关节脱位合并撕脱骨折，或误诊为肘部撕脱骨折（图 1-6）。

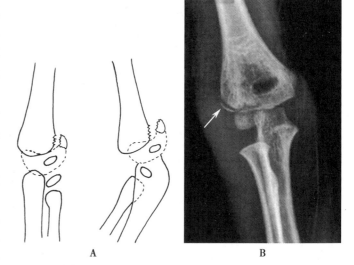

图 1-6　儿童肱骨髁上骨骺分离误诊案例

A. 学龄前儿童肱骨髁上骨骺分离示意，仅显示三角形小骨折块，易误诊为肘关节脱位合并撕脱骨折；B. 小龄儿童肱骨远端骨骺分离仅显示三角形小骨折片影（箭头所指），易误诊为肘部撕脱骨折。

此外，如果对学龄前儿童骨骺发育时期骨关节的生物力学特性了解不清，对于骨关节周围韧带的生物力学强度比骨骺大 2.0～2.5 倍的知识掌握不够，缺乏此年龄段儿童极少发生肘关节脱位的临床经验，不明确在外力未造成关节脱位前骨骺即已骨折或分离等，则可能将学龄前儿童肘部骨关节位置的异常 X 线征象误诊为肘关节脱位。

因此，骨科医师应熟悉骨与关节的基本生物力学知识，尤其应掌握儿童时期骨关节的生物力学知识、与儿童在各个发育时期骨关节在 X 线片上的不同征象，并了解其损伤后的临床特点。5 岁以下幼小儿童肘部外伤，伤后 X 线片未显示明显骨折征象者，若肘部肿胀明显，且有皮下瘀斑，则必须对肘部进行仔细检查。若发现肘关节内侧或外侧可触及骨擦感，或可触及移动的骨折块者，则可诊断为肱骨内髁或外髁骨骺分离。在阅读儿童四肢 X 线片尤其是肘关节 X 线片时，首先应了解儿童骨骺发育的规律及生物学特点，当骨关节受到较大外力时，容易造成骨骺骨折或分离。同时应认真分析 X 线片显示的任何异常征象，如在肱骨远端发现细小的三角形骨折块，则应诊断为肱骨远端骨骺分离，不可轻易作出肘关节脱位的诊断。

（四）将正常骨骼影或先天畸形误诊为骨折或骨肿瘤

临床工作中由于经验不足，对 X 线片，尤其是对骨骺 X 线片的征象认识不足，有时可能将正常骨骼的特殊影像或先天畸形误诊为骨折。例如，最常见的是将肱骨颈骺线或肱骨内外髁骺线误诊为肱骨颈或肱骨内、外髁骨折；将骨骺次级骨化中心误诊为骨折块，如将肩峰（骨化中心 14～15 岁出现，16～18 岁愈合），喙突（10 岁出现，15 岁愈合），关节盂（同喙突），尺骨鹰嘴（骨化中心 9～11 岁出现，17 岁开始愈合，且为多个，边缘不整齐），桡骨头（骨化中心5~7岁时出现，18~20岁愈合）或椎体（有的骨化椎环成年后仍未与椎体愈合，以椎体上缘多见）等部位的次级骨化中心误诊为肩峰、喙突、关节盂、尺骨鹰嘴、桡骨头或椎体骨折；将部分关节周围正常副骨（籽骨），如将肩、肘、膝关节及距骨边缘的孤立骨影误认为骨折，也有将先天性双手舟骨、双髌骨、腰肋等误认为骨折；甚至将正常的骨重叠影误认为骨折等。如果对X线片显示的干骺端的正常影像辨别不清，则可能将邻近关节部位骨松质较多处，如肱骨大结节、尺骨鹰嘴窝、桡骨远端、髂骨、跟骨等显示骨"缺损"的征象误诊为骨肿瘤（图1-7）。

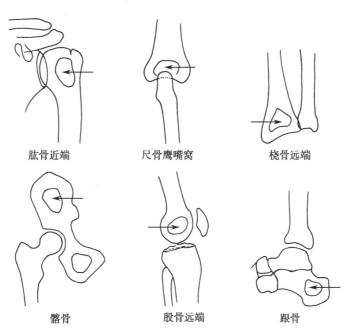

肱骨近端　　　尺骨鹰嘴窝　　　桡骨远端

髂骨　　　股骨远端　　　跟骨

图1-7　在X线片中邻近关节部位的骨松质透亮区容易被误诊为骨肿瘤（箭头所指）

【病例】患者男性，45岁。因左肩部挤压伤，左肩痛、腰痛入当地医院就诊，拍摄左肩及腰部X线片，诊断为左肩、腰部软组织损伤。半年后因腰扭伤疼痛，在另一医院拍摄X线片，诊断为L_1横突骨折；2年后因腰痛再次就诊，拍摄腰部X线片与CT，诊断为L_1横突骨折；5年后因反复腰痛，再次在不同医院行DR及MRI检查，诊断为L_1横突骨折、L_5~S_1椎间盘突出症。患者反复腰痛，主要原因是首诊医师对L_1横突骨折的误诊与治疗不当。经对多次所拍摄腰椎影像学资料认真阅片和分析，其X线片和CT片均显示L_1右侧横突有一光滑、规整的弧形间隙影像，且5年中未显示明显变化，L_1棘突及横突部位均无明显压痛，遂排除L_1横突骨折，诊断为L_1腰肋（图1-8），其腰痛为L_5~S_1腰椎间盘突出症所致。

此例腰肋长时间被多医院误诊为L_1横突骨折，主要是对腰肋的解剖变异知识掌握不够、认识不足，阅读X线片不够认真仔细，缺乏分析和研究导致的。首诊医师由于对腰部未行仔细的临床检查，未明确描述腰部压痛点的部位，对患者的腰椎X线片阅片不够认真仔细，未发现L_1右侧横突腰肋的影像学征象，未能诊断腰肋。后续就诊医院的医师由于仅凭腰椎X线片、CT片、MRI显示其L_1横突有间隙的征象，而未能明确辨别其显示的仅是整齐、平滑的关节间隙，而非不规整、锐利、不平滑的骨折间隙影像学征象，也未分析患者在其病程中并未显示骨折愈合征象，同时亦未经仔细进行临床检查，以及对腰肋认识不足等原因诊断为L_1横突骨折。

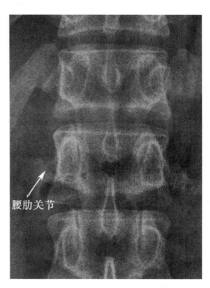

腰肋关节

图1-8　L_1腰肋关节（右侧横突）被误诊为L_1右侧横突骨折案例

因此,必须熟悉和掌握阅读 X 线片的基本知识,了解正常骨骺 X 线片的不同影像学征象,牢记不同年龄骨骺出现与闭合的时间及所在位置,正确区分正常与异常骨影。在普通 X 线片上,骨骺不显影,骨骺次级骨化中心与干骺端间的骺线呈圆滑、均匀、有固定位置和方向的分离影,而骨折线则呈锐利、不规整、无一定位置和方向的线状影。肱骨颈骺线,有的在 25 岁后方能闭合(图 1-9),特别应注意与肱骨颈骨折鉴别。此外,应注意正常肱骨内外髁、肱骨小头、尺骨鹰嘴骨骺(图 1-10)等与该骨骺骨折鉴别。

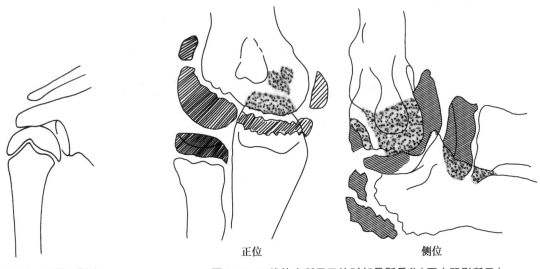

图 1-9 肱骨颈骺线

正位　　　　　　　　侧位

图 1-10 X 线片中所显示的肘部骨骺骨化(图中阴影所示)

该部位出现三角形小骨块,即可诊断其为骨骺分离。目前诊断骨骺分离与干骺端骨折的可靠、简便的方法是拍摄双侧对照位 X 线片,若条件允许,可行 MRI 检查或 CT 检查以确诊。先天性双手舟骨、双髌骨、腰肋(赘生肋)等应与手舟骨、髌骨、腰椎横突骨折鉴别,除前者显示其间隙整齐、平滑,后者显示其间隙不规整、锐利、不平滑外,主要鉴别方法仍是拍摄对照位 X 线片。但腰肋多发生于 L₁,与横突构成关节,通常是退化的状态,仅是一个雏形,乳头状突起,一般较短小,亦有可能较长,呈水平走向可单侧或双侧,美国学者报道有 20 种形式。先天性双手舟骨、双髌骨均为双侧性,而类型相同的双侧性骨折则极为罕见,以此可以鉴别。籽骨与骨折的鉴别,主要依据籽骨边缘光滑、钝圆,多数对称而孤立,局部无肿胀及压痛,通常经认真分析和仔细检查,均可鉴别。骨重叠影与骨折线的区别:前者骨影规则、整齐,可延伸到邻近骨内,阴影密度较高;而骨折线不规则,不能延伸到邻近骨影内,且密度明显较低(图 1-11)。干骺端特殊骨影与骨肿瘤的鉴别,应注意认真阅片,必要时可拍摄双侧肢体 X 线片进行对照,亦可通过 CT 或 MRI 检查确诊。

(五)依据普通 X 线透视诊断骨折

许多骨折尤其脊柱、关节内、骨骺的撕脱骨折或特殊部位的骨折等,由于这些部位和骨质比较特殊,在普通 X 线透视下与周围组织的对比度不明显;加之周围组织、器官相互间的干扰,较轻微或细微结构的骨折征象显示不清,在普通 X 线影像上难以辨别,容易导致误诊或漏诊。如脊柱周围软组织较多,普通 X 线透视难以显示骨折征象;儿童四肢干骺端骨折,在普通 X 线透视下,难以显示三角形小骨折片或骨化中心的移位征象,很难发现骨骺与干骺端关系的改变,亦难以发现在骺线附近与骺线平行的薄板状骨折征象等,可能导致对于骨骺或干骺端骨折的漏诊。关节内骨折用普通 X 线透视检查,由于周围组织干扰较多,小骨折块显示不清晰,可能导致漏诊。

因此,怀疑脊柱、关节内、骨骺或轻微撕脱骨折的患者,不应采用普

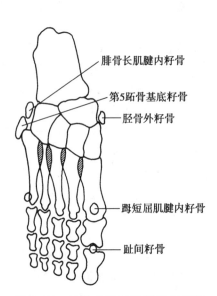

腓骨长肌腱内籽骨

第 5 跖骨基底籽骨

胫骨外籽骨

姆短屈肌腱内籽骨

趾间籽骨

图 1-11 X 线片显示足部骨重叠影
(图中阴影所示)

通 X 线透视的方法进行检查诊断,要尽可能采用 X 线摄片的方法。一般情况下,普通 X 线摄片能够显示这些部位骨折的细微征象,而且无论诊断正确与否,均可作为诊断依据,以便查询。诊断困难者,必要时可行 CT、MRI 等检查确诊。普通 X 线透视检查只可作为手法复位、牵引或手术复位固定效果的评估。而数字 X 射线拍摄影(digital radiography, DR),能得到不同程度的灰度对比的清晰度,可用于对骨折甚至关节内骨折保留底片诊断的透视检查。

（六）不阅读 X 线片进行诊断

骨科医师离不开 X 线片,正确阅读 X 线片是对每个骨科医师的基本要求。一个医师,尤其是骨科医师,如果对阅读 X 线片的重要性认识不足、重视不够,或在繁忙时为图省事不阅读 X 线片,或以 X 线诊断报告进行诊断,将难免造成误诊或漏诊。

【病例】患者男性,29 岁。车祸伤昏迷 2 小时后,送当地医院行头部 CT,显示右侧颞顶部硬脑膜下血肿 35ml,立即于全身麻醉下行开颅血肿清除术。7 天后患者虽未清醒,但病情逐渐好转。神经外科医师查房时,发现患者病灶对侧肢体活动正常,而同侧肢体活动很少,临床检查中亦无明显异常发现,为了进一步检查,行右髋部 X 线摄片,报告未显示异常。神经外科医师遂请骨科医师会诊,骨科医师未阅读 X 线片,看过 X 线检查报告后进行了体格检查,未提出相关的诊断意见。1 个月后患者清醒,诉右髋部疼痛,右下肢不能站立行走,再请另一骨科医师会诊,阅读原 X 线片后,发现原 X 线片已显示明显的右髋臼骨折征象,但已延误了最佳治疗时机。

此例延迟诊断,主要原因是相关骨科医师与放射科医师未认真阅读患者右髋关节 X 线片,导致对于原 X 线片上已显示的骨折征象未能及时发现。

因此,临床医师必须亲自阅读影像学图片,尤其骨科医师必须高度重视、认真阅读 X 线片、CT 和 MRI 等,不允许仅依据影像学报告单进行骨科疾病的诊断。此外,阅读 X 线片时应尽可能要求 X 线片要有较好的质量和规范的摄片体位,如黑白对比度清晰,骨小梁、软组织的纹理清楚、无污染等,以免误诊或漏诊。

（七）阅读 X 线片不仔细

X 线检查的诊断准确率受多方面因素的影响。除受投照体位、投照技术水平、电流及电压的变化、骨重叠影及患者的配合情况等影响外,更重要的是与医师阅读 X 线片的知识、方法、临床经验,以及阅片是否认真、仔细等有直接关系。如果阅片不认真、仔细,未能发现已显示的骨折或关节脱位征象,会导致误诊或漏诊。例如,小儿的蒙泰贾骨折(Monteggia fracture)阅片不认真、仔细则容易将小儿蒙泰贾骨折误诊为桡骨头脱位,或将蒙泰贾骨折误诊为尺骨近端骨折;腕部 X 线片知识掌握不足、阅片不仔细,腕骨的正常与异常分辨不清,甚至视而不见,则腕部常见的手舟骨骨折、月骨脱位或月骨周围脱位很容易漏诊或误诊,尤其是月骨脱位;对股骨颈嵌插骨折阅片不认真、仔细,则可能将已显示的骨折重叠征象未发现而漏诊;干骺端骨折或骨骺分离骨折的 X 线片阅片不认真、仔细,则可能未发现已显示的骨骺分离征象而误诊为关节脱位或软组织损伤,或将干骺端的三角形小骨折片,误诊为撕脱骨折;阅片不认真、仔细,未发现 X 线片上已显示的骨质破坏征象,则可能将病理性骨折误诊为创伤性骨折,甚至将恶性骨肿瘤造成的病理性骨折误诊为创伤性骨折。

【病例】患者男性,15 岁。平地玩耍时跌倒,右大腿疼痛,肿胀畸形明显,不能活动,翌日入当地医院治疗。查体见右大腿中远段肿胀明显,触诊稍硬,压痛。拍摄 X 线片,诊断为右股骨干骨折。第 2 天在硬膜外阻滞下行骨折切开复位钢板内固定手术。术中见创面渗血广泛,骨质稍脆弱,骨折处有少许肉芽组织,未予重视。术后患肢肿胀无明显消退,且呈贫血貌,给予输血等支持治疗。术后第 10 天,肿胀加重,皮下静脉怒张,伤口有血性渗出液,拆除部分缝线后伤口裂开。笔者会诊时追问病史,患儿伤前右大腿疼痛近 1 个月,未曾就医。行 X 线检查,见骨质破坏明显,内固定物松动,骨膜外有明显日光针样骨肿瘤征象。查阅伤后首次 X 线片,见原骨折处骨膜外有少许日光针样骨影,骨质轻微破坏。行病理检查,诊断为右股骨干骨肉瘤。建议截肢治疗,但家属拒绝。

本例将骨肿瘤病理性骨折误诊为创伤性骨折,并按创伤性骨折治疗,其主要原因是阅读 X 线片时不认真仔细，未发现骨肉瘤的骨质破坏征象及日光针样骨影；病史询问不详细，未重视轻微外伤造成股骨干骨折可能为病理性骨折；对手术所见的骨质脆弱、骨折处少许肉芽组织样骨肿瘤组织未能重视和分析，未能在第一次手术中及时行病理检查等。

【病例】患者男性，34岁。右腕部外伤疼痛、活动受限1个月，曾在当地医院就诊、拍摄X线片等，诊断腕部扭伤。但伤后腕部仍疼痛，活动受限，来本院就诊拍摄X线片，显示月骨前脱位，由于脱位超过1个月，难以手法复位，遂切开复位，但半年后手腕功能难以完全恢复。复查首次X线片，显示明显月骨脱位征象而未能发现。

本例将月骨脱位漏诊，主要原因是基层医院医师阅读X线片能力不足，且阅片不够仔细。

因此，骨折或疑似骨折患者，应认真、仔细阅读其X线片，全面综合分析。X线片显示的任何异常征象均应高度重视，如骨骺位置异常，干骺端出现三角形细小骨折块，骨干一侧皮质成角，任何骨皮质微小不连续，褶皱呈波浪状变形或骨质破坏等，都是骨折或骨的病理性改变征象。标准体位下拍摄小儿骨X线片显示骨骺位置异常者，表示小儿干骺端骨折后骨骺分离。小儿骨骺周围的三角形小骨折块，表示干骺端骨折或骨骺骨折。小儿骨干一侧皮质成角、出现褶皱或呈小波浪变形，表示该部位青枝骨折。小儿尺骨近段青枝骨折的X线征象均应按蒙泰贾骨折诊治。在阅读腕部损伤的X线片时，首先应明确正常腕骨正位像显示有一条由手舟骨、月骨、三角骨的远侧关节面形成的清晰致密连续弧线——腕弓线，侧位显示头状骨与月骨一定是远近相托，且与第三掌骨和桡骨远端在一条轴线上。要是在正位或尺偏位X线片上显示手舟骨腰部细微、可疑骨折线，或有褶皱，都不应轻易排除手舟骨骨折（占手舟骨骨折的63%~68%）；在正位X线片上显示手舟骨、月骨、三角骨组成的腕弓线为不连续清晰的弧线，头状骨与月骨关节面消失，而侧位X线片上桡骨、月骨、头状骨不在一条轴线上，且失去头状骨与月骨上下相托的关系、月骨凹面向前翻转、移位，则应诊断为月骨脱位；如果正位X线片显示舟骨骨折，手舟骨、月骨、三角骨弧线不连续，而侧位X线片显示月骨位置正常、头状骨及其他腕骨向背侧脱位、头状骨与月骨关节面消失且不在同一轴线上，则可诊断为经手舟骨月骨周围脱位（图1-12）。

股骨颈显示骨重叠影，或骨盆前后位片显示两侧股骨颈不对称者，应考虑股骨颈嵌插骨折，结合伤侧大转子外侧与足跟纵轴叩击痛阳性等，可诊断股骨颈骨折，或进一步行CT确诊。仍难以确诊者，必要时可先卧床休息、患肢制动，2周后再拍摄X线片复查，待骨折端部分吸收骨折线清晰后再行诊断。阅读X线片时发现有骨质破坏征象者，表示该骨质破坏已达50%以上。轻微外伤造成骨折，更应仔细阅片。若骨折端周围有日光放射状骨膜反应，或骨折部位显示有骨质破坏征象者，需考虑骨肿瘤导致病理性骨折的可能，应进一步检查，如行CT或MRI检查，若诊断仍有困难，可行病理检查确诊。

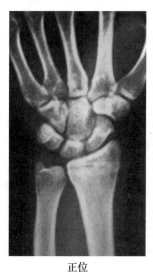 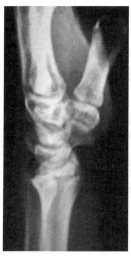 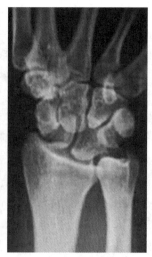 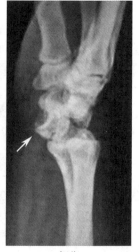

正位	侧位	正位	侧位
正常腕骨X线片		月骨脱位（箭头所示）X线片	

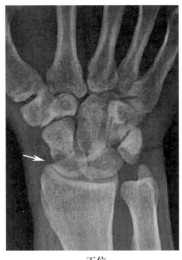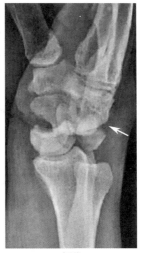

正位　　　　　　　　　　　　　　侧位
经手舟骨月骨周围脱位X线片（箭头所指为手舟骨骨折）

图 1-12　腕骨骨折脱位 X 线表现

二、CT 检查应用不当导致的漏诊

计算机体层成像（computed tomography，CT）是在 X 线检查基础上的进一步检查，在骨关节损伤与骨关节疾病的诊断中已被广泛应用，其图像特点是断面，没有影像重叠，解剖关系显现清晰。X 线片不易显示的某些部位的细微骨折、隐匿性骨折或有软组织与骨组织相干扰部位的骨折等，采用 CT 可获得良好的显示和明确诊断。螺旋 CT 是 X 线管由以往的往返运动变成单方向连续旋转运动，同时在患者检查床以匀速平移前进或后退中，连续采集体积数据进行图像重建，获得的是三维信息和真正三维重建图像。尤其是脊柱骨折、骨盆骨折、髋臼骨折、跟骨累及关节面的骨折、髋关节和膝关节内骨折等，如果不进行 CT，其中有的骨折明确诊断、正确分型、准确评估损伤的严重程度和预后将是十分困难的，甚至导致漏诊。CT 对于骨折治疗方式的选择和骨折愈合情况及预后评估等，也有十分重要的价值。但 CT 亦有不足之处，如四肢骨干骨折、关节韧带损伤、膝关节半月板损伤等，采用 CT 进行诊断，临床意义不大。尤其是半月板和韧带损伤，仍然难以确诊。脊髓神经损伤采用 CT 诊断和评估损伤程度，难以获得可靠的信息，亦会增加不必要的医疗费用等。

因此，采用 CT 检查时，应了解其性能特点，熟悉其适应范围。通常 CT 适用于关节内难以明确诊断和分型的骨折、细微骨折、隐匿性骨折或 X 线片显示不清晰的骨折，如手舟骨腰部骨折、跟骨、距骨骨折、股骨颈嵌插骨折等。髋臼骨折、骨盆复杂骨折、骶髂关节骨折脱位、脊柱复杂骨折、膝关节内的股骨髁骨折、胫骨平台骨折等，应将 CT 列为常规检查。螺旋 CT 三维成像对髋臼骨折诊断有很高的价值，可以立体显示其骨折，对于该骨折的术前准备和制订正确的手术方案等，有极为重要的作用。高度怀疑骨折而难以明确诊断者，CT 应列为必要检查，有的甚至需要定期复查。

三、磁共振成像检查应用不当导致的误诊

磁共振成像（magnetic resonance imaging，MRI）是非 X 线检查方法，是在磁场作用下的人体内氢质子的磁共振成像，对机体损害很小。由于 MR 可进行序列、多方位成像，除能进行类似 CT 的横切，获得横切剖面图像外，还能利用磁场对人体进行纵切，获取纵切剖面图像。因此可以多方位观察和解读病变部位的影像信息。在骨折诊断，尤其是在脊柱骨折合并脊髓损伤、椎间盘突出、膝关节韧带损伤等方面，具有 X 线检查和 CT 难以获得的独特效果。如果以上类型骨折或损伤不采用 MRI 检查，则难以对骨折或损伤类型、损伤程度、预后及治疗效果等进行判断和评估，难以进行正确的临床决策思维，难以制订切合患者具体伤情的治疗方案，将影响治疗效果。但任何方法都有其局限性和适用范围，如果为四肢骨干骨折采用 MRI 检查，则大可不必，不但会增加不必要的医疗费用，甚至还可导致误诊。

因此，在应用 MRI 检查时，必须熟悉其性能特点及适应证，不可随意使用或不用。应依据患者损伤部

位、性质及病情等合理采用。通常膝关节半月板损伤和韧带损伤，MRI 检查有十分重要的诊断价值，是目前比较理想的检查方法。普通 X 线和 CT 是无法替代的，它完全替代了既往的膝关节造影检查，而且较膝关节造影检查诊断更准确。此外，MRI 还可清晰显示关节软骨、关节囊的损伤情况，特别在脊柱骨折合并脊髓损伤的诊断中，MRI 可显示椎管和神经及出血情况，评估脊髓损伤程度及预后，为明确诊断、制订治疗方案提供可靠依据。在观察骨折时，MRI 除能准确观察到骨折征象外，若隐匿性骨折未能显示骨折线，通过 MRI 可发现骨髓内的水肿与出血，能够明确隐匿性骨折的诊断。MRI 对于病理性骨折的鉴别诊断亦有十分独特的重要作用。怀疑病理性骨折患者，通过 T_1 加权像、T_2 加权像，可将骨内病变清晰显现，协助确诊。但四肢骨干骨折、胸腰椎稳定性骨折而无脊髓损伤者等则无须采用。最近，全数字磁共振成像已进入中国，这表明 MRI 检查已进入全数字化时代。有学者预测，MRI 在未来应用范围会越来越广，甚至应用到 X 线和超声检查领域。MRI 不但用于解剖形态检查，而且可用于功能性研究，可以观察到机体的功能变化，观察到疾病的发生发展过程。这意味着 MRI 有可能用于评估一个人的健康，预测可能发生的疾病，并进行有效预防。未来，运用 MRI 技术探索人脑的功能，探索人的思维也将会成为可能。

第三节　对骨折的严重并发症重视不够

一、对创伤性失血性休克重视不够

骨科创伤性失血是引起休克、预后不良和死亡的主要原因。其中，多发性骨折、骨盆骨折和股骨骨折等创伤的失血尤为严重，出血量常在 1 000ml 以上，骨盆骨折的失血量可高达 5 000ml。失血性休克的发生率约占严重创伤或多发性骨折的 25%。近 50% 的创伤性骨折患者入院时已发生贫血，甚至是重度贫血，部分患者在急诊手术前需输血才能稳定生命。贫血会增加患者术后感染率、延长住院时间、延迟术后功能恢复，进而影响患者术后生活质量，增加术后死亡率。创伤性失血性休克主要是由于严重创伤后机体大量失血、失液，使组织灌注不足，代谢功能障碍，导致组织缺氧出现的一系列临床表现。其起病急、发展快、治疗困难。如果能早诊断、早治疗，预后多较好。严重创伤性骨折，如果不严密观察患者的病情变化，如脉搏、呼吸、血压等生命体征，不及时救治创伤性失血性休克，可能引起严重后果。临床经验不足者，通常只重视临床表现明显的皮肤裂伤、骨折、伤口出血等，对于早期临床表现不明显的代偿期失血性休克重视不够，观察不仔细，可能导致对休克诊断不及时，贻误治疗时机，或由于治疗措施不当，如在休克未完全纠正的情况下行创伤较大的骨折内固定手术等，使可逆休克变为不可逆休克。

【病例】患者男性，36 岁。不慎从约 13m 高处跌下，急送当地医院诊治。入院查体：面色苍白，神志清楚，表情淡漠，血压 100/40mmHg，脉搏 116 次 /min。X 线片检查显示双踝关节骨折、左胫腓骨开放性骨折、右股骨干骨折、右耻骨上下支骨折、L_2 椎体压缩性骨折。胸部 X 线片显示右第 4、5 肋骨骨折，心肺无异常。腹部 B 超检查未见异常。诊断为双踝关节骨折、左胫腓骨开放性骨折、右股骨干、耻骨上下支闭合性骨折和 L_2 椎体压缩性骨折，合并失血性休克。入院后行抗休克等治疗 2 小时，血压为 110/70mmHg，脉搏 110 次 /min。拟行踝关节清创及胫腓骨螺钉、克氏针、钢板内固定，股骨干钢板内固定等手术治疗。术中输全血 600ml，5 个多小时完成手术，术前及术中共输液 3 500ml，术中血压不稳定。术后血压下降为 70/50mmHg，脉搏 130 次 /min，少尿、无尿。经输液、输血等抗休克治疗无效，3 天后死亡。

本例患者入院后，如果能按"损伤控制骨科"理念处理，高度重视和全力抢救创伤性失血性休克；如果对开放性骨折仅给予清创缝合止血等简单包扎处理，对骨折暂时不采用创伤较大的内固定手术，仅给予简单的外固定临时处理，不进一步加重患者的手术创伤，待休克完全纠正、全身情况完全稳定后再行内固定手术等，或可挽救患者的生命。

因此，多发性骨折、多发性创伤患者，首先应仔细观察。若患者烦躁不安或表情淡漠，口唇、皮肤、甲床苍白，四肢末梢或全身湿冷，收缩压低于 90mmHg，脉压小于 20mmHg，脉搏大于 100 次 /min，尿量小于 20ml/h，中心静脉压低于 5cmH$_2$O 等临床表现，应诊断创伤性失血性休克。失血性休克一旦诊断，必须采取有效措施全力抢救休克。首先应快速补充血容量，恢复血容量与携氧能力，尽可能在45～60分钟输入1 000～2 000ml等渗晶体液（如使用平衡电解质溶液，避免使用盐水溶液）。应优先输注血液制品，尽可能使用新鲜血液，以便及早治疗创伤性凝血病（trauma-induced coagulopathy，TIC），有利于维持患者生命体征及后续诊疗。输液通常均应超过估计的体液丢失量。出血不明显而发生休克者，其休克的发生可能与血管功能不全和心功能不全有关，输液量应低于低血容量休克者，输液量必须严格控制。此外，也应重视维持电解质和酸碱平衡，休克常伴有严重的代谢性酸中毒，可谨慎地适当应用碱性药物。在休克救治中，亦可适当应用肾上腺皮质激素及血管活性药物。骨和关节损伤合并休克者，除开放性损伤应进行清创缝合外，其骨折仅以简单外固定、骨外固定器固定或骨牵引等临时简单处理为宜，以维持肢体长度。待休克完全纠正，患者全身情况完全稳定后，方可进行骨和关节损伤的最终处理，如内固定等。

二、对骨筋膜隔室综合征重视不够

骨筋膜隔室综合征（osteofascial compartment syndrome，OCS）又称筋膜间室综合征、急性骨间膜室综合征，是四肢创伤后的严重并发症之一，容易发生在有筋膜间隔的部位如小腿、前臂、手掌、足等部位。迄今为止，对于其真正发病原因的了解并不深入。目前认为主要是各种原因造成的骨筋膜隔室内容物增多或容积骤减引起受累骨筋膜隔室内循环障碍，导致创伤组织灌流不足，进而造成受累组织的低氧血症。缺氧、氧化应激增加和组织中低血糖引起细胞内腺苷三磷酸（adenosine triphosphate，ATP）缺乏，关闭维持细胞生理渗透平衡的 Na^+-K^+-ATP 通道，引起细胞水肿，随后细胞膜电位的丧失导致 Cl^- 内流，细胞肿胀和坏死。组织的不断肿胀进一步恶化了缺氧状态并形成正反馈回路，发生缺血-水肿恶性循环。组织对缺血的耐受与持续时间和组织类型相关。从病理生理角度的临床研究表明，神经对缺血比较敏感，缺血30分钟即可出现功能障碍，完全缺血6小时后通血，神经功能可部分恢复，完全缺血12～24小时后，则可致永久性功能丧失；肌肉缺血2～4小时即可出现功能改变，缺血4小时即可出现肌红蛋白尿，缺血4～12小时后，可发生永久性功能丧失，完全缺血12小时后可发生坏死性肌挛缩。此外，重症腹部外伤（包括骨盆骨折）、腹水、积血、腹膜后巨大血肿、腹膜炎、损伤控制性剖腹手术等，可引起腹腔间室综合征（abdominal compartment syndrome，ACS），将导致心、肺、肾等重要器官功能不全甚至死亡。随着社会的发展，高能量损伤、多发伤、多发性骨折的增多，OCS、ACS 的发生率呈上升趋势，由于这一综合征为一发展性疾病，早期症状、体征不明显。如果对此综合征的发病机制、早期诊断及处理原则等认识不清，在发病早期未能及时诊断及有效处理、延误救治时机，将可能导致患者出现伤肢永久性功能障碍或截肢，甚至危及生命。（对于腹腔间室综合征的诊治失误，详见第四十五章，慢性骨筋膜隔室综合征本节不做讨论。）

临床上，OCS 的主要表现为疼痛（pain）、脉搏减弱或消失（pulseless）、感觉异常（paresthesia）、运动障碍（paralysis）及皮肤苍白（pallor），即5P征。这些症状和体征大都是晚期的临床表现，又常与骨折后引起的肿胀、疼痛、脉搏减弱、神经功能障碍等混淆，亦应与动脉血管损伤鉴别。而且5P征并不像理论上描述的那么准确、明显，容易被掩盖尤其是早期 OCS 表现的不同性质的肿胀、疼痛、脉搏减弱和麻痹等。在诊断时如果对肢体创伤这一严重并发症的临床表现认识不足，重视不够，将导致延迟诊断、延误治疗。①疼痛：如果将 OCS 的肢体严重缺血、神经严重损害表现的难以忍受的剧烈疼痛，与骨折后引起的骨折局部疼痛辨别不清，甚至反复地应用强镇痛药，特别是在肢体剧烈疼痛后，由于神经麻痹，患者反而感觉不到疼痛了，此时其实已经处于麻痹状态，加之检查不仔细，不认真综合分析，尤其是对于伸趾（指）的牵拉疼痛，即被动牵拉试验的重要体征重视不够，则容易造成误诊，延误诊治的时机。②脉搏减弱或消失：如果将 OCS 早期由于有动脉侧支循环，使肢体远端存在动脉搏动，从而排除已发生的 OCS，或将筋膜隔室压力过高，造成肢体远端动脉搏动减弱或消失的表现，误认为由骨折移位压迫动脉导致的，试图以复位解除动脉受压，长时间未能有效处理筋膜隔室的高压等，则将造成对于 OCS 的误诊、误治而贻误治疗时机。③感觉异常和运动障碍：如果将 OCS 的神经、肌肉缺血麻痹导致的皮肤感觉异常与末梢肢体运动障碍，重视不够，误认为是骨折，神经、肌肉原发损伤及手术麻醉等导致的麻木和运动障碍，则可能导致误诊或漏诊。④皮肤苍白或发绀，大理石花纹样变：如果对骨筋膜间隔区由于皮肤缺血导致的皮肤苍白、严重缺血及静脉回流障碍造成的皮肤发绀或大理石花纹样改变重视不够，亦会导致对 OCS 的误诊或漏诊。同时，肿胀特别是由明显的筋膜隔室内高压造成的"硬性"肿胀，如果误认为是骨折后一般的组织肿胀，以抬高患肢、冷敷等方法进行处理，则由于抬高患肢、局部冷敷后会使动脉供血进一步减少，肢体缺血更加严重，不但将延误早期治疗的黄金时期，而且会使病情进一步恶化，导致可逆损害变为不可逆损害。

在处理严重多发性创伤、多发性骨折时，如果医师只是将注意力集中在症状明显的伤情方面而忽视隐匿 OCS 的存在；或忽视血管损伤或止血带使用超过 4 小时，血管恢复血流后可能发生缺血再灌注损伤而导致 OCS 等，亦可能导致误诊或漏诊。还要特别提出的是，前臂深部屈间隔室尤其小腿后深隔室，由于其位置较深，无法触及，其 OCS 的临床表现没有其他隔室综合征典型，如肿胀不明显，疼痛并不十分剧烈，特别是未行肌肉（指 / 趾）被动牵拉试验等，很容易误诊或漏诊。此外，由于肢体，尤其是下肢过度抬高导致消肿性缺血，或术中缺血再灌注损伤引起的继发性前臂深部屈肌隔室，特别是小腿后深隔室的 OCS，由于其发病缓慢，临床表现很平静，加之骨科医师常很重视小腿前隔室和侧隔室 OCS 的诊治，而忽视后深隔室 OCS 的诊治，则更容易误诊或漏诊，这对于前臂、手或小腿及踝关节的功能影响很大。如果对于骨筋膜隔室内压力的测定方式及其含义认识不足，测量方法不当，将难以作出早期诊断和把握适当的切开时机。Finkelstein 等回顾 5 例在损伤后超过 35 小时再切开筋膜隔室的患者，其中 1 例死于多器官功能衰竭，而其他则行截肢术。

已确诊的 OCS，在手术治疗时，如果对完全彻底切开筋膜隔室理解不够深刻，不能完全、彻底地切开覆盖该筋膜隔室的全部筋膜，误认为切开肿胀明显的局部肌筋膜，或间断切开筋膜即可做到筋膜隔室的减压，或以皮下潜行切开筋膜而不切开皮肤的方法进行减压，将会使筋膜隔室压力继续较高、组织损害继续加重。

【病例】患者男性，41 岁。车祸导致左小腿外伤 1 小时，急送当地医院治疗。入院诊断为左胫腓骨粉碎性骨折，广泛皮肤擦伤，行跟骨牵引治疗。伤后 3 小时，小腿肿胀明显加重，疼痛剧烈，足背动脉搏动减弱，肢体麻木，诊断为合并 OCS，行切开减压。而切开减压时，术者为了减少手术创伤，未完全彻底切开筋膜隔室，尤其未彻底切开后深隔室，仅切开部分压力较大的皮肤及筋膜。第 2 天症状缓解不明显，才二次完全彻底切开，后期导致缺血性肌挛缩，由于足趾极度屈曲，磨损溃疡，踝关节僵硬而无法步行，不得不多次行畸形矫正手术，但临床效果并不满意。

本例导致缺血性肌挛缩，主要原因是经治医师临床经验不足，未掌握 OCS 的发病机制及病理，对完全彻底切开筋膜隔室理解不够，好心地为减少手术创伤而行小范围切开，导致减压不彻底等。

因此，肢体创伤患者均应高度重视合并 OCS，切实做到早期诊断（前提）、及时治疗（基础）、彻底减压（根本）。

（一）诊断

肢体伤后的各种临床表现要认真分析。疼痛，单纯骨折后的疼痛，主要局限在骨折部位，且骨折周围压痛很轻或无压痛，特别是被动牵拉累及骨折部位筋膜间隔区内肌肉，不会引起疼痛加剧，即被动牵拉试验阴性。而 OCS 的疼痛，不单在骨折的局部，而是表现为整个损害累及的筋膜隔室的难以忍耐的剧烈疼痛，并呈进行性加剧，多数应用强镇痛药也难以有效镇痛。同时筋膜隔室内肌肉均有明显压痛，当被动背伸或屈曲筋膜隔室肌肉支配指 / 趾时，由于被累及肌肉、肌腱弹性和舒缩功能的丧失，可引起肌肉牵拉时的剧烈疼痛，即被动牵拉试验阳性，而且在肌肉主动屈曲时出现疼痛亦是 OCS 最重要的体征之一。特别是儿童患者不能清晰主诉疼痛症状，如果出现 3A 征，即烦躁（agitation）、焦虑（anxiety）、镇痛药（analsia）需求持续增加，则应高度怀疑 OCS。

骨折后伤肢远端脉搏减弱与消失的判断，有时难以与骨折后的血管损伤相鉴别，但 OCS 一般很少消失。OCS 的早期，由于压力上升到一定程度造成供给肌肉血供的小动脉关闭，肌肉发生缺血，但此压力远低于患者收缩压，因此还不足以影响患侧肢体主要动脉的血流及搏动，肢体动脉也有侧支循环，其动脉搏动减弱并不明显，只有在晚期才可明显减弱甚或消失。骨折移位压迫血管导致的动脉搏动减弱或消失，通常骨折复位成功后即可恢复。而 OCS 的动脉搏动减弱，即使骨折成功复位后仍会继续存在；血管损伤的脉搏减弱或消失，虽经骨折的成功复位，亦难以恢复其搏动，通过血管造影或多普勒超声检查可鉴别。因此对伤后早期疑有 OCS 的患者，不应以是否可触及肢体远端动脉搏动作为特征进行诊断，应以其临床表现综合分析。

皮肤颜色改变与肢体感觉异常，皮肤苍白是皮肤早期缺血所致，应与健侧对照观察，如果伤后早期便出现患肢皮肤苍白和动脉搏动消失，通常预示合并有直接的动脉损伤。皮肤严重缺血及静脉回流障碍将会使皮肤发绀、瘀斑，甚至出现大理石花斑，是病情进一步恶化的典型临床表现。肢体感觉异常，是骨筋膜隔室内神经组织缺血的早期表现，其中触觉异常往往最早出现，压力感觉次之，本体感觉异常最迟出现。因此，受累的筋膜隔室所在的外周神经支配区域感觉减退是 OCS 早期一个重要的临床表现。OCS 引起的皮肤感觉障碍，与骨折后肢体肿胀导致皮肤感觉减退的根本区别是，前者在未减压前呈进行性加重，后者随着骨折复位或肿胀消退而逐渐减轻或恢复正常。

肌肉麻痹是神经突触功能障碍，支配肌肉的神经损伤，是 OCS 不可忽视的症状和体征，是神经缺血导致运动功能障碍的一个重要表现。意味着肌肉、神经等组织已发生了不可逆转的损伤，可能是 OCS 的晚期症状，预后较差。而肌肉肌力减弱或晚期的肌肉麻痹，则应在排除原发神经损伤、肌肉损伤的前提下，方可作为诊断依据。其神经功能的缺陷也可以由初发创伤造成，因此并不具备特异性。

创伤性骨折后的肿胀要认真检查和分析。单纯骨折引起的组织水肿和出血，其早期肿胀表现在骨折局部的范围内，触诊时肿胀部位深部质地较软而有弹性。而 OCS 的肿胀可波及组织损害的整个筋膜间隔区，皮肤张力显著增加，皮肤紧张、发亮，甚至有张力性水疱或血疱，特别是触诊时可感到深部组织有明显的硬性肿胀，即感到骨筋膜隔室内张力增高，肌肉组织弹性明显减低而发硬。

在此特别要强调的是，在处理严重多发性创伤、多发性骨折，甚至是处理肢体的任何损伤的早期，不能只注意骨折和症状明显的损伤而忽视 OCS 这一严重并发症。还必须时刻警惕血管损伤、止血带使用或肢体挤压伤时间过长造成的 OCS，尤其是肱动脉、股动脉、腘动脉的损伤等造成的 OCS。同时，对于血管损伤4 小时以后修复恢复血流后的再灌注伤引起的 OCS 亦应高度重视。此外，前臂，尤其是下肢过度抬高导致的消肿性缺血，或术中缺血再灌注损伤引起的继发性前臂深部屈肌 OCS 和小腿后深 OCS 也必须高度重视。如果前臂或小腿过度抬高或肢体缺血再灌注损伤患者，出现前臂剧烈疼痛，掌侧硬性肿胀，伸拇、伸指时引起疼痛，手部感觉减退，手部屈曲力量减弱；如果小腿后侧或跟腱与胫骨之间有深在压痛，足底皮肤感觉减退，足趾屈曲力量减弱，足趾被动背伸时疼痛加剧等临床表现时，则应考虑 OCS 的诊断。值得提醒的是，为了预防过度抬高消肿导致的肢体缺血，对于肢体抬高消肿的高度要适当把握，标准的肢体抬高消肿的体位应是患肢抬高比心脏高 15～20cm 为宜，不可过高或过低。同时，小腿 OCS 与腘动脉损伤的临床表现相似，如果不能正确鉴别两者，将导致误诊或漏诊。

综上所述，由于 OCS 临床症状和体征多变，所以难以作出准确的临床诊断，依据临床表现作出的判断、灵敏度和阳性率很低。相反，临床体征特异度和阴性率很高，这意味着如果肢体没有 OCS 相关的临床表现，对排除 OCS 的诊断更为有用，而不是用这些临床表现进行诊断。

诊断 OCS 的客观指标为测定骨筋膜隔室内压力，也是一种临床检查的有效辅助手段，可鉴别临床表现不明确的患者，尤其适合于临床经验不足的医师或不能配合检查的患者，如儿童、昏迷或麻醉后的成人患者。但该方法亦受诸如累及筋膜间室的部位、穿刺部位、血压、血管性疾病、手术麻醉等影响。一般认为，正常人的骨筋膜隔室内压力在 0～8mmHg（1mmHg=0.133kPa），如果压力超过 30mmHg，则提示发生 OCS 的可能性大，需手术干预。目前多数学者推荐采用压差 ΔP（ΔP= 舒张压 – 筋膜隔室内压），当 ΔP≤30mmHg 时，即可确诊 OCS。公认的是 ΔP≤30mmHg 为切开的阈值，但肢体骨折的患者骨筋膜隔室内压力有很大差异。因此，ΔP 是急性 OCS 的一个更重要的标志，比单次检查能更好地显示筋膜切开术的需求。其优点是可获得骨筋膜隔室内压力的动态变化，而不是单次的检查结果，能更早地进行诊断。筋膜隔室内压测定方法包括无创的间接测压和有创的直接测压。前者如 CT、MR、B 超、近红外线分光镜等，由于影响因素较多，而且是通过拟合参数建立函数关系，有一定误差，尽可能不作为首选。后者如 Whiteside 手持针式压力计、Matsen 导管法、Mubarak 灯芯导管法、史赛克筋膜隔室内压力监控系统以及动脉测压装置等，一次性测量，其准确性虽不高，但均可接受，已被多数学者所公认，可作为首选。最近已有学者进行了持续监测骨筋膜隔室内压力，对 OCS 的诊断并予以排除有一定的作用。但临床中仍需结合其临床症状进行诊断和把握手术时机。患者初次测压如果＜26mmHg 则每小时测 1 次，如果＞26mmHg 则每 10 分钟测 1 次，以＞30mmHg 为切开指标（结合临床症状与血压）。持续、动态监测的灵敏度和特异度高，误诊率低。

（二）治疗

早期怀疑 OCS 的患者，首先应依据病因解除骨筋膜隔室内压，如拆除石膏或夹板改作支具托；下肢骨折患者,可使用牵引术恢复肢体长度并稳定性骨折,以减少骨筋膜隔室容积,还可抬高患肢,但不建议超过心脏水平,避免加重肢体缺血。亦可用消肿药物,并监测肾功能及血电解质等。由于 OCS 是一严重的外科急症,对其及时彻底、完全切开受累隔室的骨筋膜,进行彻底减压是防止肌肉、神经发生坏死,防止深部感染的唯一有效方法,也是必须坚决贯彻的原则。确诊或高度疑似的患者,任何抬高患肢、冰袋冷敷、长时间观察等处理,只能加重肌肉坏死与神经损伤,使可逆损害变成不可逆损害。因此,把握手术时机对预后十分重要,要真正做到及时切开,目前还存在一定困难,关键一个"早"字。若 5P 征完全出现后再切开减压,多数为时已晚。Whitesides 等测量骨筋膜隔室内压力的方法指出,在骨筋膜隔室内压力上升到距患者舒张压只有 10～30mmHg 时,即表明血流灌注不足,需切开减压。目前认为,当 ΔP≤30mmHg 或骨筋膜隔室内压力＞30mmHg 时,需行预防性切开术。虽然骨筋膜隔室内压力测定是诊断 OCS 的"金标准",但由于条件限制,很多医院无法开展此项技术。作者认为,由于本病发展迅速、后果严重,对其治疗时机的选择,在条件不具备、无法准确测量骨筋膜隔室内压力的情况下,宁可过早切开而不可过长时间的观察与等待,防止由于神经、肌肉长时间缺血造成永久性病变。患者有以下临床表现时应果断行骨筋膜隔室切口减压术:下肢剧烈疼痛且一般镇痛药无效;患肢肿胀明显、局部出现张力性水疱;被动牵拉痛阳性;症状进行性加重,无缓解趋向;脱水及消肿药应用无效。贻误切开时机和切开减压不彻底,都将对患者造成难以挽回的损害。文献报道,早期预防性骨筋膜隔室切开术的预后优于治疗性切开。因此,必须及时、完全、彻底地将覆盖该骨筋膜隔室的筋膜全部切开,不能保留部分骨筋膜隔室及尚有压力的肌肉。如前臂骨折造成的 OCS,前臂前侧切口必须自肘部肱二头肌肌腱上至屈肌支持带(图 1-13)。

　　小腿后侧深浅 OCS 切开减压时,必须将起自腘窝至踝关节的小腿后侧深、浅骨筋膜隔室,由皮肤至筋膜完全彻底切开,尤其后深骨筋膜隔室找到胫后肌群的屈趾肌、胫后肌、胫后动静脉、胫后神经及肌腱是切开的关键,不留任何间隙,哪怕是压力不高的骨筋膜隔室亦应切开,小腿外侧骨筋膜隔室切口自腓骨头至踝部(图 1-14)。

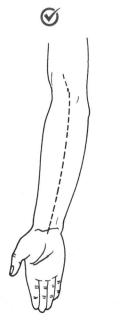

图 1-13　自肘部肱二头肌肌腱上至屈肌支持带切口示意

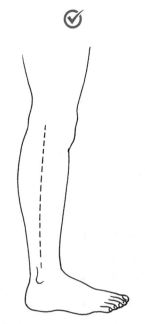

图 1-14　自腓骨头至踝部切口示意

　　不必担心大切口会引起感染,加重患者的手术创伤而使病情加重。OCS 高度怀疑血管损伤者,在行筋膜隔室切开减压时,应直视下对血管探查,防止动脉损伤的漏诊或误诊。术中禁止使用止血带。切开创面的处理,最好使用负压封闭引流(vacuum sealing drainage, VSD),有助于早期闭合伤口,减少皮肤移植。同时可使用甘露醇治疗,以利于清除组织缺血产生的毒素,预防和治疗缺血再灌注损伤的发生,但使用时要注意肾损害。亦可使用迈之灵治疗,以促进静脉回流、消减软组织肿胀。

三、对脂肪栓塞综合征重视不够

脂肪栓塞综合征(fat embolism syndrome, FES)是指来自骨髓与其他组织的脂肪、脂类物质进入循环系统并栓塞肺、脑及皮肤等器官的血管导致的一系列症状和体征的临床综合征。以呼吸窘迫及中枢神经系统功能障碍为主要表现,是多发性骨折和严重创伤的并发症之一。其发病原因仍不十分明确,严重威胁患者生命。FES 发病突然,病情极其严重,在各类骨折伴发 FES 后的病死率可达 16.3%～20.0%。机械学说认为骨折后脂肪滴被挤压入静脉,引起大面积机械性栓塞。生化学说认为骨折后肺内游离脂肪酸循环和生成造成肺泡损害,进而毛细血管漏出等,导致相关器官功能障碍。本病从创伤到出现临床症状,需要 24～72 小时的潜伏期。FES 是以肺部病变为基础,呼吸困难为主要症状,且伴有神经系统症状的临床综合征。在各类骨折中发生率约 7%,男女比例为 3∶1。如果对于 FES 的认识不足,重视不够,对于创伤性骨折或行长骨干骨折内固定术后尤其股骨干骨折内固定术后的患者,若无胸部损伤而伤后或术后出现呼吸功能障碍,呼吸困难、血氧分压降低;无颅脑损伤而出现神志异常,烦躁不安、昏迷等;并出现循环系统功能障碍、心率突然增快,可达 120～140 次/min,心电图呈心肌缺血改变的异常情况等,而未能考虑并发 FES,将导致误诊或漏诊,造成不良后果。

因此,应高度重视 FES 的诊断、治疗和预防。在处理四肢闭合性骨折,尤其四肢长骨干骨折,如股骨干闭合性骨折,或行较大较长骨干髓内钉内固定术后的 1～6 天,应高度重视 FES 这一严重并发症,密切观察患者神志、呼吸、血氧分压等的变化。无明显肺损伤者,突然出现呼吸急促、胸闷、胸痛、发绀、咳嗽,听诊两肺湿啰音,X 线表现为"暴风雪样"影像,即双肺呈分布均匀的斑点状阴影,则应考虑为肺栓塞的表现。无明显颅脑外伤的患者,突然出现意识障碍、易激动、烦躁、谵妄,甚至木僵、嗜睡、昏迷等,尤其是年轻且无神经系统相关疾病的骨折患者,若出现上述症状,即应考虑可能发生脑组织的弥漫性脂肪栓塞。在外伤的治疗中,患者脉搏突然增快,心率可达 120～140 次/min,心肌有缺血等改变,同时,20%～50% 患者可出现肩、颈、胸部及腋部、眼睑等部位的皮肤或黏膜出血点等,为脂肪栓塞于心脏和皮肤黏膜等的表现。FES 应争取在其亚临床阶段作出诊断,及时处理,全力抢救患者生命。

Gurd 对 FES 提出以下诊断标准,即 3 项主要标准、2 项次要标准及 7 项参考标准。

（一）主要标准

1. 点状出血,伤后第 2～3 天在颈前、胸前、双肩或睑结膜处可见出血点。

2. 排除胸部外伤后,有呼吸系统症状如胸闷、胸痛、呼吸困难、咳嗽、发绀等,肺部 X 线片可见分布均匀的斑点状阴影。

3. 无脑外伤的患者出现头痛、烦躁不安、谵妄,甚至木僵或昏迷等中枢神经系统症状。

（二）次要标准

1. 动脉血氧分压降低,低于 60mmHg 有诊断意义。

2. 血红蛋白低于 100g/L。若 12 小时内体内无其他出血原因而下降到 40～50g/L 者更有意义。

（三）参考标准

1. 脉搏达 100～120 次/min,有的可达 140 次/min 以上。

2. 体温 38～39℃。

3. 血小板进行性减少。

4. 尿液中出现脂肪滴。

5. 血沉增快,>70mm/h 时有诊断意义。

6. 血脂肪酶升高。

7. 血游离脂肪滴阳性。

在上述诊断标准中,有主要标准 2 项以上,或主要标准有 1 项、次要标准及参考标准有 4 项以上者均可诊断为 FES。无主要标准,只有次要标准 1 项及参考标准 4 项以上者应疑为隐性 FES。通常采用观察临床症状和连续监测动脉血氧分压的下降情况进行早期诊断。因此,严重的创伤骨折,如四肢长管状骨折或合并骨盆骨折的患者,入院当天应常规检查动脉血氧分压,连续监测 3 天;手术患者术前 1 天测 1 次,术中、术后连续监测 3 天,一旦发现动脉血氧分压有逐渐下降趋势或下降至 9.3kPa 以下时,应考虑发生 FES 的可能,结合血红蛋白、血小板减少情况及其他临床表现，应尽早诊断，并采取相关有效措施治疗。

Gurd 按上述标准将诊断分为三级。①可疑诊断：严重骨折创伤患者，经过初期处理后，短时间内突然出现脑部症状以及高热、脉速、呼吸困难、咳痰、啰音，甚至肺水肿等，并有轻或中度低氧血症，同时可以排除休克、感染、弥散性血管内凝血（disseminated intravascular coagulation, DIC）和原有心肺疾病的患者，应高度怀疑 FES，并应立即进一步检查。②早期诊断：严重骨折创伤有明显低氧血症，又不能用其他原因解释者，虽无上述主要诊断标准，但仍有明显的次要诊断标准，如贫血（血红蛋白低于 100g/L）、血小板减少等，可以初步诊断。但应密切观察，并应开始治疗（包括呼吸支持疗法）。③临床诊断：诊断标准如前所述。

蔡贤华等对 Gurd 进行改良，FES 早期评分法诊断标准为：皮肤黏膜有瘀斑 5 分；典型的胸部 X 线片4 分；非脑外伤的脑症状、低氧血症（$PaO_2 < 60mmHg$）分别为 3 分；贫血（血红蛋白 $<100g/L$）、呼吸 30 次/min、发热（体温 $>38.5℃$）、脉搏 >120 次/min、血小板 $<100 \times 10^9/L$ 均为 1 分，分值 $\geqslant 6$ 分者，结合病史和骨折表现，即可早期诊断为 FES。

FES 的治疗，目前尚无能够溶解脂肪栓子的药物。其重点应是治疗间质性肺炎和肺水肿，其中呼吸支持极为重要。轻型者可吸氧，必要时可间歇性正压通气。重型者，应行气管内插管或气管切开人工呼吸机辅助呼吸，纠正低氧血症。脑缺氧者应进行护脑治疗。此外，大量糖皮质激素（30～60mg/d）治疗可减少血内脂肪滴数量，使脂肪滴直径变小，从而减少或消除机械栓塞的条件。其他如抑肽酶、利尿药、右旋糖酐40、白蛋白等辅助治疗可减轻肺水肿。

FES 的预防，可依据患者的病情进行，如有休克者，要积极抗休克治疗，迅速纠正血容量；骨折患者，应及时（在最初 24 小时内）、有效固定骨折，妥善搬运，并进行相关的规范处理，如髓内钉手术时对髓腔冲洗、缓慢置入髓内钉、骨皮质钻孔等，预防髓内压过高，人工关节置换时尽可能缩短手术时间，减少创伤，手术要做到稳、准、轻、快等；适当应用肾上腺皮质激素、右旋糖酐40、白蛋白等可有效防止 FES 病理过程的发展。

四、对深静脉血栓形成和肺血栓栓塞症重视不够

（一）对深静脉血栓形成认识不足、诊断和处理不当

深静脉血栓形成（deep venous thrombosis, DVT）和肺血栓栓塞症（pulmonary thromboembolism, PTE），是静脉血栓栓塞（venous thromboembolism, VTE）在不同部位和不同阶段的 2 种临床表现形式。VTE 是指血液在深静脉管腔内不正常凝结，使血管完全或不完全阻塞，属静脉网回流障碍性疾病，是创伤骨折最常见的并发症之一。其形成包括血流缓慢、静脉壁损伤和血液高凝状态 3 大因素。骨科大手术后、长期卧床和患者血液的高凝滞状态，尤其人工全髋、全膝关节置换术后等，均容易诱发 DVT，且起病隐匿。在创伤性骨折患者中 DVT 亦具有较高的发病率，尤其是年龄和体重指数偏高、高能量损伤、股骨干及髋部骨折、3 处以上骨折及粉碎性骨折、手术持续时间较长、术中大量输血、全身麻醉及抗心磷脂抗体（anticardiolipin antibody, ACA）阳性、D-二聚体、纤维蛋白原和 C 反应蛋白（C-reactive protein, CRP）升高等，均是创伤性骨折患者发生 DVT 的危险因素。文献报道显示，DVT 是各种外科手术后常见并发症，特别是高危术后患者无症状 DVT 发生率可达 40%～60%。PTE 是指来自静脉系统或右心的血栓栓塞物经静脉嵌入肺动脉及其分支，阻碍组织血液供应，导致肺循环和呼吸功能障碍的疾病，是患者围手术期死亡的主要原因之一。国际文献报道症状性 PTE 发生率为 2%～10%，致死性 PTE 发生率为 0.5%～2.0%。髋部骨折术后总 DVT 发生率为 50%，近端 DVT 发生率为 27%；致死性 PTE 发生率在术后 3 个月内为 1.4%～7.5%，Goel 报道的膝关节远端骨折术后 DVT 发生率为 10.5%。国际文献报道股骨干骨折术后 DVT 发生率为 30.6%，髋部骨折术后 15.7%，膝关节周围骨折术后为 14.5%，胫腓骨骨折术后为 10.8%，多发性骨折（3 个部位以上）术后为50%。且 85% 发生于起病 2 小时内，70%～80% 的患者起病时无临床症状死亡后才确定死因，25% 的患者可发生猝死。由于 DVT 和 PTE 在发生早期的临床表现较为隐匿，对其认识不足则极易延误诊断和治疗。当发现有 DVT 时，有可能已发展为 PTE，直接导致患者残疾甚至死亡。下肢近端（腘静脉或其近侧部位）DVT 是 PTE 的主要来源（占 60%～70%）。由于 PTE 的危险因素几乎涉及临床所有科室，尤其骨科、血管外科等，约 60% 患者可没有症状，更缺乏特征性，其临床表现谱广且又缺乏特异性，可以从无症状到血流动力学不稳定。只有极少数患者有典型的"肺梗死三联征"，即胸痛（类似心绞痛样疼痛）、咯血、呼吸困难。因此常被误

诊或漏诊,极易被误诊为冠状动脉粥样硬化性心脏病(简称冠心病),甚至发生猝死。如果对此认识不足,对于骨科手术特别是大手术后,严重创伤性下肢骨折或 VTE 高危患者出现 DVT 和 PTE 的临床表现及预后重视不够,诊断意识不强、措施使用不规范,鉴别诊断思路不广,对其相关知识掌握不足,遗漏或未重视一些相关的重要临床征象,则可能导致诊断不及时、误诊或漏诊,或由于治疗不及时、方法不当、适应证把握不严等,造成不良后果,甚至危及患者生命。

【病例】患者男性,30 岁。因左膝关节外伤后膝关节不稳定、疼痛 3 个月入院治疗。入院查体:体型较胖,左膝关节无明显肿胀,左股四头肌轻度萎缩,左膝外侧压痛,麦氏征阳性,前抽屉试验阳性,Lachman 试验阳性,左足末梢血运、足趾活动好。MRI 检查:左膝前交叉韧带损伤,外侧半月板损伤。患者既往体健,无心脏病、高血压病史。入院诊断:左膝前交叉韧带损伤,外侧半月板损伤。入院查体除血脂稍高外其余指标均正常。入院第 2 天在蛛网膜下腔阻滞下取同侧半腱肌 - 股薄肌肌腱四股单束在关节镜下重建前交叉韧带,半月板成形术。整个手术过程用止血带 60 分钟,压力 230mmHg,术后常规抗炎、消肿,鼓励患者进行踝泵运动和直腿抬高运动。术后小腿无明显肿胀,无腓肠肌压痛。术后第 6 天患者顺利出院。术后第 8 天患者在家闲坐时突发胸闷、呼吸困难,送医院抢救无效死亡。死亡后尸检结论:左小腿深静脉血栓形成合并脱位导致肺血栓栓塞症,伴肺淤血、水肿;肥大的心脏冠状动脉粥样硬化,管腔狭窄Ⅱ～Ⅳ级;未发现股静脉和腘动静脉损伤。

本例患者术后并发 DVT 脱落继发 PTE 导致死亡,是临床很少见的病例。其手术过程顺利,时间 60 分钟,止血带使用规范,术中未损伤腘部血管,术后鼓励患者早期活动,不限制下肢活动,亦未发现明显 DVT 的临床表现。但依然发生了难以预料的致死性 PTE。其主要原因可能与患者体型较胖及心血管病高危体质易导致 DVT 有关,手术是诱发因素。本病例对临床医师有深刻教训:①年轻人高血脂及继发的动脉粥样硬化是 DVT 的高危因素,即使是关节镜这样的微创手术也不能忽视;②DVT 可以在没有任何症状、体征的情况下继发致死性 PE;③一次手术同一个部位止血带的多次使用是 DVT 发生的高危因素;④术前的 DVT、致死性 PTE 风险的告知,下肢使用止血带进行的手术仍然是必要的,而不仅局限于关节置换术;⑤相对高危的患者下肢使用止血带进行手术后可以考虑应用药物预防 DVT,提供 B 超检查排除 DVT、多次复查凝血功能等措施预防 DVT 的发生。

【病例】患者男性,38 岁。因右跟腱开放性断裂 2 小时,于外院在大腿气囊止血带下行清创跟腱修复手术。术后以长腿单侧石膏托屈膝、踝关节跖屈位于患肢行前侧固定。术后 14 天伤口愈合拆线,继续带长腿石膏出院回家休养。住院出院期间未抬高患肢。术后第 36 天活动时 2 次胸闷、气短,晕厥倒地,于当晚 7 时急诊入另一医院治疗,该院急诊科以晕厥原因待查留门诊部补液观察,未行进一步的检查、处理。第 2 天上级医师查房时注意到该患者右下肢固定的长腿石膏,询问病史后得知其 1 个月前曾行跟腱断裂修复术,即怀疑其术后并发 DVT 导致 PTE,立即行右下肢静脉 B 超、肺 CT、血管造影等检查,显示右腘静脉完全栓塞、确诊 PTE,行溶栓等治疗 PTE 痊愈。

此例患者右跟腱断裂修复术后并发 DVT 脱落继发 PTE 虽较少见,但也表明下肢损伤、手术,尤其长时期的长腿石膏固定,未行有效预防干预措施等,有发生 DVT 或 PTE 的可能,应引起高度重视和警惕。该患者术后第 36 天发生 DVT、PTE 而未能在发病后入院当天时及时明确诊断,与急诊科首诊医师临床经验不足、对该病诊断意识不强、鉴别思路不广、未行相关检查等有关。而在后续的明确诊断和有效治疗下,该患者得以康复,实为万幸。该例患者发生 DVT、PTE 的原因则较为复杂,创伤、手术、止血带等是其发生原因,而术后早期未进行有效的预防,如术后未行抬高患肢、早期的肌肉收缩尤其是在术后 5 周未行屈膝功能锻炼等,亦是不可忽视的重要因素。这也表明在骨科尤其下肢围手术期对于 DVT、PTE 并发症应予以高度重视,并应适时进行适当有效的干预。

因此,骨科大手术后、长期卧床、下肢长期固定、老年、血液高凝滞状态,以及下肢使用止血带手术的相对高危尤其对行人工全髋、全膝置换术,以及行髋部、股骨干骨折等大手术的围手术期患者,应高度警惕并发 VTE 或 PTE 的可能性。若伤后或术后患者肢体出现肿胀(较健侧下肢同一固定点周径大超过 1cm),浅表静脉显露或曲张,局部深处疼痛和压痛、足背屈曲性疼痛,股三角或腓肠肌部位压痛等典型症状,严重者患肢皮肤发亮、青紫、伴水疱、皮温冷凉、足背动脉及胫后动脉不能触及搏动等,应诊断为 DVT。但临床上大部分(约 50%)患者无明显的症状和体征,更多的是通过辅助检查或筛查获得诊断。其中静脉造影为诊断

DVT 的"金标准"，但检查难度大、有创，碘过敏者无法使用。彩色多普勒超声血流探测目前在国际上被公认为方便、无创、安全、快捷、价廉，具有一定可靠性，仪器可在床旁或急诊室进行 DVT 筛查诊断，是目前临床上运用最为广泛的诊断方法，为患者的临床治疗提供较为可靠的诊断依据，但准确率不能达到 100%。最近研究表明，用多探测器行 CT 较多普勒超声成像更易对 DVT 成像，可用于骨科手术 DVT 的诊断治疗。存在 DVT 的患者，一旦出现突发性呼吸困难、不明原因气短、胸闷、胸痛、咯血、低氧血症或肺动脉高压，制动或久坐后突然出现无法用其他疾病解释的血压下降，不明原因急性右心衰竭或休克，肺动脉瓣区收缩期杂音、P_2 音亢进，呼吸增快（> 20 次 /min）、气促、发绀、低氧但可平卧、低血压、休克或心搏骤停、心悸、心动过速、晕厥等，而且上述临床表现与原有基础心肺疾病不相称，特别是在术后较长时间制动后下地活动时发生，则应警惕急性 PTE 的可能。血浆 D- 二聚体检测，能够前瞻性预测 DVT 的发生。D- 二聚体是血栓形成的敏感标志物，在 PTE 的诊断中发挥非常重要的作用，且检测方法简单、价格低廉，被广泛应用于 DVT 的筛查。但需要强调的是，其可能会因感染、妊娠、活动期肿瘤、高龄等原因呈阳性。虽然该检查假阳性率高、特异度低，但其阴性预测值极高，阴性可排除 DVT。血流动力学检测可用于 DVT 的早期诊断。血流动力学改变是 DVT 的重要高危因素之一，静脉血液黏稠度增加，血流速度减慢均可导致关节置换患者 DVT 发生风险的进一步增加，而血流动力学指标的改善对于预防 DVT 具有重要意义。其诊断标准：恒定的充盈缺损；正常充盈的静脉突然中断；静脉主干不显影；侧支循环的建立。除上述辅助检查外，还有放射性核素检查、阻抗体积描记测定等，均有助于 DVT 的诊断。尤其螺旋 CT 肺动脉造影（computed tomographic pulmonary angiography，CTPA）是目前 PTE 的首选诊断方法，其准确率为 96%，已经可以替代常规肺动脉造影这一诊断 PTE 的"金标准"，亦可作为一线检查方法，避免误诊或漏诊。

　　DVT 的治疗，目前主要包括抗凝治疗、溶栓治疗、手术治疗。①抗凝治疗：可以有效降低血栓发生的危险以及血栓复发的概率，是急性期 DVT 治疗的基础。低分子量肝素（low molecular weight heparin，LMWH）皮下注射后抗凝效果可靠且副作用少，因此临床上广泛应用于 DVT 的预防和治疗，但应与维生素 K 抑制剂（vitamin K antagonist，VKA）联合使用方可达到较好的抗凝效果。要注意的是 VKA 的治疗范围较窄，需进行复杂的国际标准化比值（international normalized ratio，INR）检测且具有潜在的巨大出血风险等。目前新的抗凝血药 X a 因子抑制剂，如利伐沙班或阿哌沙班可通过口服给药，起效迅速，使用过程中无须监测，与食物无相互作用，并发大出血概率低，安全性高，已作为一种治疗 DVT 的有效抗凝血药。近年来，临床实践证明抗凝的同时更重要的是要消除血栓。抗凝加血栓消除已成为当今治疗急性 DVT 的最新策略。②溶栓治疗：可以通过药物快速溶解血栓，达到降低静脉压力、恢复静脉血管通畅的目的。分为系统溶栓和导管溶栓（catheter-directed thrombolysis，CDT），发病时间 14 天以内，生存期 > 1 年且出血风险较低的中央型 DTV 患者可给予系统溶栓治疗，常用药物包括尿激酶、重组链激酶、重组组织型纤溶酶原激活药（recombinant tissue plasminogen activator，rt-PA）等。CDT 的治疗，首先用导丝和导管能在血管血栓内进行物理性开通，使流出道梗阻部分解除，然后将溶栓导管（含多个侧孔）直接插入血栓部位，由微泵持续泵入溶栓药物，使急性期新鲜形成的血栓迅速溶解，使主干静脉及大量支静脉及时恢复通畅。与传统的抗凝相比，溶栓亦有较大的出血风险，因此对于活动期或近期（< 3 个月）内出血、近期脑卒中史、颅内或椎管内肿瘤、血管畸形、近期开颅或脊柱手术史、妊娠、凝血功能异常以及严重肝肾功能异常者禁用。③手术治疗：下腔静脉滤器（inferior vena caval filter，IVCF）置入能够有效预防 PTE 的发生，目前临床开展 CDT 联合 IVCF 置入治疗 DVT，增加正常解剖通路的血流量，增加局部溶栓药物剂量及浓度达到更好的疗效。IVCF 置入后长期使用易导致 IVCF 部位血栓形成，可能会造成更加严重的后果。手术取栓治疗，有经皮血栓切除、静脉成形术及下腔静脉滤器置入等。无论在国际上还是国内，手术治疗一直没有得到充分的肯定和认可，仅适用于有抗凝禁忌证、急性期发生股青肿或导管溶栓失败导致局部静脉血管损伤等患者。

（二）对预防 VTE 重视不够

　　骨科大手术后、创伤性骨折 VTE 高发率、高致残率、高病死率是不争的事实。同时，由于发生 VTE 的患者 70% 来自医院的住院患者，这就充分表明各种疾病与医疗介入是 VTE 的最大危险因素；亦有资料显示正确的预防措施可使住院患者活动性 VTE 的发生率自 2.6% 减至 0.2%（相对发生率减少 > 90%），充分证实了预防的有效性。如果创伤骨折或骨科大手术后患者，仍以既往的东方人群 VTE 发生率远低于西方人群的陈旧观念对待,未重视对创伤骨折或骨科大手术,尤其人工髋、膝置换术后 DVT 形成的危险因素的预防,或由于对 VTE 风险及个体化出血风险评估不够准确,预防措施不够,担心抗凝增加出血风险而未采取适当而规范的预防措施,未能避开或除去发生 VTE 的危险因素,则可能导致 VTE 甚至 PTE 的发生。

【病例】患者男性,68 岁。右股骨颈骨折行全髋置换术后未进行 DET 的预防处理,术后 12 天两次出现胸闷、气急、呼吸困难,护士进行了吸氧处理,症状改善;后再次出现胸痛、胸闷、呼吸困难、气急,病情恶化,血流动力学指标急剧下降,经多方抢救无效死亡,尸体解剖发现肺主动脉干大面积栓塞。本例主要是对骨科大手术并发 VTE 认识不足,术后未行 VTE 的预防,亦对已发生的 PTE 临床症状重视不够,2 次出现 PTE 而未及时诊断和救治,最后虽经全力抢救,但仍未能挽救患者生命。

因此,为了预防 VTE 和 PTE 的发生,骨科大手术后尤其是人工全髋、全膝关节置换术后和严重创伤性骨折,以及 DVT 高危等患者,应按"中国骨科大手术静脉血栓栓塞症预防指南(2021)"积极进行预防。中国国家卫生健康委员会将 VTE 预防列为骨科大手术的质量控制指标。通常其基本预防措施包括规范使用止血带;手术操作尽量轻柔、精细,避免静脉内膜损伤;术后应抬高患肢,防止深静脉回流障碍;常规进行 DVT 知识宣教,鼓励患者勤翻身,早期进行主动和被动功能锻炼,下床活动、做深呼吸及咳嗽动作等。但使用中应严密观察药物的副作用,且应慎用止血药等。同时应联合使用足底静脉泵、间歇充气加压装置及梯度压力弹力袜等物理性的机械加压原理,使下肢静脉血流加速,减少血液凝滞,降低 DVT 和 PTE 的发生率。但此方法不适用于下肢静脉炎感染及肺水肿,以及已发生 DVT 和 PTE 等患者。抗凝血药预防,如使用普通肝素、低分子量肝素、Xa 因子抑制剂(如利伐沙班)、维生素 K 拮抗剂等。特别是髋膝关节置换术后的 6～10 小时开始口服利伐沙班(每次 10mg,每天 1 次)预防。出血风险增加者,建议物理预防或不预防。美国骨科医师学会(American Academy of Orthopaedic Surgeons, AAOS)2011 年《髋膝关节置换术后静脉血栓栓塞预防临床指南》(AAOS-11),以及美国胸科医师学会(American College of Chest Physicians, ACCP)2012 年发布的第 9 版《血栓防治指南》(ACCP-9),重视并规范骨科大手术后 VTE 的早期预防。充分强调了骨科术后抗凝的必要性,明确指出骨科大手术后 DVT 预防获益大于风险,对有效减少患者的围手术期死亡有实质性意义。推荐新型口服抗凝血药如利伐沙班、达比加群用于骨科大手术后 DVT 预防,此药是一种新型的抗凝血口服药物,疗效优于依诺肝素,出血危险小,无须凝血功能监测,是一种理想的骨科手术后抗凝血药,有望进一步降低骨科大手术后 DVT 的发生率;进行骨科大手术的患者,推荐应用利伐沙班加间歇式充气压力装置(intermittent pneumatic compression device, IPCD)等预防措施治疗至少 10～14 天,全髋置换术(total hip arthroplasty, THA)后延长至 35 天,临床实践表明其方法较单用利伐沙班抗凝治疗,能够明显降低髋、膝关节置换术后早期下肢远端 DVT 的发生率;强调骨科大手术后必须进行 VTE 的预防。在各种预防措施中,新型口服抗凝血药治疗以利伐沙班为首选。2013 年进口的阿哌沙班骨科大手术后 12～24 小时口服给药,可显著降低全膝置换术(total knee arthroplasty, TKR)、THR 术后 VTE 风险,且不增加出血风险。患者术后应常规接受院外血栓预防至术后 35 天,而非 10～14 天,这可有效降低 VTE 发生率。可能发生 PTE 的高危患者或已发生 PTE 以及存在抗凝、溶栓禁忌证的患者,建议置入下腔静脉滤器,以拦截可能发生脱落的栓子,即被动预防 VTE。

在骨科大手术中,ACCP-9 的一个亮点是对新型口服抗凝血药的推荐,强调了其在临床应用上的有效性、安全性和方便性。新型抗凝血药与传统抗凝血药相比具有很大优势:①前者无论院内院外均可方便使用;②患者依从性更好;③使用剂量与患者体重、饮食和服用其他药物没有相互关系;④无须监测用药剂量,即可最大限度地保证安全性。因此,该类药在未来的抗凝预防中具有很大的应用前景。

目前,抗凝血药与机械加压在术后 DVT 预防中的作用仍存在广泛争议,前者仍为一线药,而后者治疗策略的出血风险几乎为零,且在术后 DVT 预防中疗效满意。因此,随着临床证据不断完善,相信一种可明显降低术后 VTE 发生率、便于临床操作,并易被患者和医师所接受的抗栓方案必将出现。

为了使临床医师能够确定 VTE 预防治疗的时机(针对有风险人群进行抗血栓治疗),指导治疗的选择,判断哪些骨科患者可以不用血栓预防治疗。杨庆明等倡导采用 Caprini 风险评估模型(表 1-1),并建议根据 VTE 风险评估分数来指导应用 VTE 预防措施(表 1-2)。张堃等认为对下肢骨折患者进行 RAPT 评分,并结合 D- 二聚体动态监测,可以有效地评估患者 DVT 的发生风险,进而指导预防。研究证实(中华医学会创伤骨科学组）静脉血栓形成危险度评分（the risk assessment profile for thromboembolism，RAPT）可以很好地评估患者的 VTE 发生风险（表 1-3）。RAPT<5 分为低风险，DVT 发生率为 3.6%；5～14 分为中等风险，DVT 发生率为 16.1%；>14 分为高风险，DVT 发生率为 40.7%，建议所有住院的创伤骨科患者进行 RAPT 评估。未发生 DVT 的创伤骨科患者，依据创伤的类型及患者的 VTE 危险因素，综合考虑，选择恰当的预防措施。重大创伤患者是发生 VTE 的高危人群，在无禁忌证的前提下，应予积极预防。

表 1-1　Caprini 风险评估模型

Caprini 评分	风险因素
1 分	年龄 41～60 岁
	腿部肿胀（现在）
	静脉曲张
	肥胖（体重指数>25kg/m^2）
	预期的小手术
	败血症（<1 个月）
	急性心肌梗死
	先天性心力衰竭（<1 个月）
	患者现处于卧床
	炎性肠病
	既往大手术史（<1 个月）
	肺功能异常（如慢性阻塞性肺疾病）
	严重肺部疾病（<1 个月）
	口服避孕药或激素替代治疗；妊娠或产后（<1 个月）
	不明原因的死产，周期性自发流产（≥3），毒血症引起的胎儿生长迟缓
	其他风险因素
2 分	年龄 61～74 岁
	关节镜手术
	恶性肿瘤（现在或既往）
	腹腔镜手术（>45 分钟）
	患者限制在床（>72 小时）
	石膏管型固定（<1 个月）
	中心静脉通路
	大手术（>45 分钟）
3 分	年龄≥75 岁
	深静脉血栓形成 / 肺栓塞史
	PV Leiden 突变阳性
	血清同型半胱氨酸升高
	肝素诱导的血小板减少症（heparin-induced thrombocytopenia，HIT）
	抗心磷脂抗体升高
	其他先天性或获得性血小板减少症
	家族血栓史
	凝酶原 G20210A 阳性
	狼疮抗凝物阳性
4 分	脑卒中（<1 个月）
	选择性关节置换术
	髋、骨盆或腿部手术（<1 个月）
	急性脊髓损伤（瘫痪）（<1 个月）

注：低风险为 0～1 分；中风险为 2 分；高风险 3～4 分；极高风险为 5 分以上。

表 1-2　静脉血栓栓塞风险评估分数和血栓预防建议

风险评估分数	血栓预防建议
2～3分	围手术期或住院期间应用间歇充气加压装置
3～4分	住院期间肝素、低分子量肝素或选择性 X a 因子抑制剂、足底泵或间歇充气加压装置，术后 12～24 小时抗凝
5～8分	住院期间抗凝＋间歇充气加压装置和 7～10 天肝素、低分子量肝素或选择性 X a 因子抑制剂，术前 12 小时抗凝
＞8分	住院期间抗凝＋间歇充气加压装置和 30 天肝素、低分子量肝素或选择性 X a 因子抑制剂

注：除非因出血风险而禁忌，否则所有中风险（2分）和高风险（3～4分）患者应应用肝素、低分子量肝素或选择性 X a 因子抑制剂预防静脉血栓栓塞。

表 1-3　静脉血栓形成危险评分表

	项目	得分		项目	得分
病史	肥胖	2		头部 AIS＞2 分	2
	恶性肿瘤	2		脊柱骨折	3
	凝血异常	2		GCS＜8 分持续 4 小时以上	3
	VTE 病史	3		下肢复杂骨折	4
医源性损伤	中心静脉导管＞24 小时	2		骨盆骨折	4
	24 小时内输血＞4U	2		脊髓损伤（截瘫、四肢瘫等）	4
	手术时间＞2 小时	2	年龄	40～60 岁	2
	修复或结扎大血管	3		61～75 岁	3
创伤程度	胸部 AIS＞2 分	2		＞75 岁	4
	腹部 AIS＞2 分	2			

注：RAPT，静脉血栓形成危险评分；VTE，静脉血栓栓塞；AIS，简明损伤分级；GCS，格拉斯哥昏迷评分。临床可能性，低度＜5 分；中度为 5～14 分；高度＞14 分。

　　总之，任何需要抗凝血药预防的患者，术前必须谨慎评估出血风险，术中进行仔细规范的手术操作，术后严密观察及时处置任何异常出血，以使抗凝与出血相对平衡。

五、对急性肾衰竭重视不够

　　急性肾衰竭是创伤后的严重并发症之一，是由于肾细胞损害造成的。其最常见的原因包括缺血与毒素两类，但两者又不能截然分开，约 70% 急性肾衰竭与血容量不足有关。急性肾衰竭的出现常标志病情的恶化，甚至预示死亡接近。其临床特征是原先健全的肾功能迅速减退，少尿、无尿、水电解质紊乱以及不断恶化的氮质血症等。临床上将急性肾衰竭分为少尿期、多尿期和恢复期。如果对此重视不够，认识不足，对于伤后严重失血性休克未能及时纠正，导致肾脏长时间缺血；在创伤性感染的治疗中，某些肾毒性药物如氨基糖苷类抗生素或检查中对比剂的大量应用等，将会对肾细胞产生严重损害，导致急性肾衰竭。如果对伤后或术后患者观察不仔细，对其病情变化缺乏分析，尤其未重视观察尿量的变化，当肾衰竭已发生，呈现少尿（＜400ml/24h），甚至无尿（＜100ml/24h）、肾功能已严重损害时，仍未严格限制水钠的拍摄入，将会导致水、钠潴留，造成水中毒、心力衰竭、肺水肿、脑水肿等严重并发症。肾衰竭时如果不注意纠正酸碱失衡与电解质紊乱，将会导致酸中毒和高氮质血症，特别是未重视纠正致命性高钾血症而导致患者死亡。此外，严重的高氮质血症，如果不进行及时、有效纠正，不重视治疗肺水肿和脑水肿，将会导致病情进一步恶化。在患者肾衰竭的多尿期，如果未重视失水和低钾血症的纠正，未及时补充足够的水分，未及时补钾，将会导致电解质紊乱甚至死亡。

　　因此，严重创伤、严重多发性骨折或大而复杂的骨科大手术后，尤其对严重休克、严重血液循环容量不足以及 OCS 的患者，必须高度重视急性肾衰竭这一严重并发症的发生。首先必须及时纠正休克，补充血容量,避免使用对肾小球有损害的药物,检查中尽可能减少对比剂的应用,并有效控制感染,防止酸碱失衡和电解质紊乱,预防急性肾衰竭的发生。在急性肾衰竭的少尿或无尿期,必须严格限制水、钠的摄入,纠正代谢性酸中毒。当血碳酸氢盐浓度低于 10mmol/L 以下时,应适当补碱,酸中毒纠正后可适当补钙。特别应注意预防和治疗高血钾,如血钾＞6.5mmol/L,心电图出现不良征象时,应迅速降低血钾。尿素氮在 80mg/dl 以上,血钾在 6mmol/L 以上,或严重肺水肿、脑水肿及严重酸中毒者,则应进行透析治疗。近年来的研究资料显示,越来越倾向于早期进行透析治疗,这样才会获得较好的治疗效果。在多尿期,血尿素氮逐渐下降时,应注意失水和低钾血症的发生,应及时补充足够的水分,依据血钾测定及时补钾,并加强支持及抗感染等治疗。

六、对创伤后早期感染重视不够

创伤性骨折,尤其开放性骨折并发感染,是创伤性骨科一种常见的严重并发症,将对骨折疗效产生严重的负面影响,可导致骨髓炎、败血症、肢体坏死,甚至威胁患者的生命。创伤性骨折并发感染,一方面与患者全身情况、局部损伤程度、伤口污染程度和范围等客观因素有关,另一方面与救治过程中对早期感染重视不够、警惕性不高、发现不及时、处理方法不当等有关。例如,在院前延误了转运时机,污染伤口恶化为感染伤口;开放性伤口清创不够彻底,伤口内残留异物、失活及坏死组织;术中止血不彻底或深部伤口未放置引流,术后伤口积血、积液等,将导致伤口局部感染;骨折端缺乏有效固定,术后骨折端自内向外压迫皮肤,或对坏死皮肤切除不够,或在高张力下缝合伤口,导致皮肤坏死,继发感染;外固定使用不当,固定过紧,外固定物如石膏或夹板压迫皮肤或软组织造成压疮感染,甚至坏死。特别是骨折诊疗过程中或骨折治疗术后数天,患者伤口出现疼痛、红肿、渗出(渗液或渗血),或患肢肿胀、疼痛加剧、体温升高等临床表现,未能考虑早期感染并及时处理,将导致感染加重、蔓延等。

因此,在骨折诊疗过程中,应高度重视骨折后的早期感染,做到早预防、早发现、早干预,这将会大大降低骨折感染的发病率,减轻感染的严重程度,有利于骨折愈合与功能恢复。在现场急救中,开放性骨折,应尽快对伤口进行简单止血、包扎、固定,并转送医院治疗。骨折端外露者,在现场严禁进行手法复位。在院内治疗中,开放性骨折必须彻底清创,包括彻底清除伤口内异物和所有失活与坏死组织,并严密止血。伤口内应常规放置引流装置,尽可能引出伤口内积血和渗出液。污染严重的伤口,清创后可进行创面内闭式灌洗引流,以清洁伤口,防止感染。软组织缺损,骨质、肌腱或内固定物裸露的开放伤口以薄膜封闭后,采用聚乙烯酒精水化海藻盐泡沫覆盖,即全创面负压封闭引流(vacuum sealing drainage, VSD)。闭合伤口时,应在无张力下缝合。无条件一期闭合的伤口,必要时可延期闭合。骨折要进行适当的简单而牢固的内固定,以利于伤口愈合,预防感染。骨折后,尤其是骨折术后 3~4 天,若伤口周围皮肤红、肿、热、痛、皮肤坏死,或有血性分泌物、体温升高等临床症状和体征,应考虑浅表感染,即刻进行开放引流、清除坏死组织等处理。局部皮肤不红、伤口无明显分泌物,但体温升高,可达 39℃ 以上,白细胞增多,尤其局部肿胀加重、疼痛加剧,被动活动指/趾可引起疼痛,即被动牵拉痛阳性者,应高度怀疑早期深部感染。深部感染,一经确诊,应立即开放、清创、引流,并彻底清除软组织和骨组织的感染病灶,包括存在浮游细菌骨组织。同时,应行脓液或脓性分泌物细菌培养及药敏试验,合理使用全身与局部抗生素,并加强营养和支持治疗。有条件者应进行伤口灌洗等处理。

第四节　系统查体中的失误

全面系统仔细查体,对疾病的诊断至关重要,是疾病诊断的最基本要求,也是避免漏诊或误诊的重要环节。

一、合并同侧肢体骨折的漏诊或误诊

高能量损伤造成的同侧肢体多发性骨折比较常见。股骨干骨折可能合并同侧股骨头骨折、髋臼骨折或膝关节周围骨折;肱骨干或肱骨髁上骨折可能合并同侧锁骨骨折;跟骨骨折可能合并胸腰椎骨折等。资料显示,股骨干骨折合并同侧股骨颈骨折,由于未行相关检查,1/4~1/3 病例在初诊时被漏诊。如果对此认识

不足、重视不够，诊断一处骨折后，未考虑是否合并有同侧其他部位骨折，不再全面系统查体，或查体时不认真、仔细，将导致漏诊或误诊。

【病例】患者男性，37岁。被高速行驶的摩托车撞伤，急送当地医院就诊，拍摄左股骨干包括膝关节X线片，但未包括左髋关节，诊断为右股骨中段骨折并小腿皮肤裂伤，急诊行小腿皮肤裂伤清创缝合及右股骨干髓内钉内固定手术，术中亦未对髋关节行X线检查，术后第4天拍摄X线片复查时，显示左股骨颈经颈骨折，且稍有移位。笔者会诊后，随即二次行股骨颈骨折手法复位、3枚加压钉内固定手术，术后拍摄X线片复查显示骨折复位良好，行皮牵引4周，4个月后骨折愈合。

此例未能早期诊断同侧股骨颈骨折，主要原因是首诊医师和手术医师均未重视股骨干骨折合并同侧股骨颈骨折的可能性，首次拍摄X线片未包括同侧髋关节；入院查体时未对髋关节进行检查，术中亦未行髋关节的相关检查，而小腿的皮肤裂伤与左股骨干骨折也部分地掩盖了同侧股骨颈骨折的症状和体征。

因此，高能量损伤导致的四肢骨折患者，应重视其同侧肢体合并多处骨折的可能性，特别是症状和体征不明显的隐匿性骨折，如股骨头、股骨颈骨折，防止漏诊或误诊。已诊断肢体一处骨折者，仍应对同侧肢体进行全面、细致检查。如股骨干骨折应重点检查其同侧髋关节和膝关节，明确是否合并髋部或膝部的骨关节损伤。尤其在对股骨干骨折进行手术时，应对其有疼痛的髋关节或肿胀的膝关节进行X线检查，防止对合并股骨颈骨折或膝关节骨折的漏诊或误诊。肱骨干骨折，应重视检查其同侧肘关节及肩关节；跟骨骨折，则应重点检查其胸腰椎或脊髓功能，防止对其合并的胸腰椎骨折或脊髓损伤的漏诊或误诊。

二、合并同侧关节脱位的漏诊或误诊

四肢骨折合并同侧关节脱位，临床中并非鲜见。如果对此认识不足，重视不够，诊断一处骨折后，不再对同侧关节进行仔细检查，则可能导致漏诊或误诊。例如，肱骨干骨折可能合并同侧肩锁关节脱位，尺骨近1/3骨折可合并桡骨头脱位，桡骨远1/3骨折可合并下尺桡关节脱位，锁骨骨折可能合并肩锁或胸锁关节脱位。尤其是股骨干骨折合并同侧髋关节脱位，由于股骨干骨折的症状和体征较明显，常掩盖了同侧髋关节脱位的症状和体征，则很容易导致漏诊或误诊。临床上常见的还有将小儿蒙泰贾骨折误诊为尺骨近1/3骨折或桡骨头脱位等。

【病例】患儿男性，4岁。玩耍中跌伤，伤后右前臂及肘部疼痛，活动受限。在当地医院检查，拍摄X线片后诊断为右尺骨近1/3骨折，急诊行手法复位石膏外固定处理。后两次复查，均未发现其桡骨头脱位。3个月后患儿家长发现其右肘部畸形明显，经另一家医院X线检查，诊断为陈旧性蒙泰贾骨折（尺骨近1/3骨折畸形愈合并桡骨头脱位）。遂行尺骨截骨矫形内固定、桡骨头切开复位、桡骨环状韧带重建手术。查阅伤后首次及手法复位后第一次X线片，均显示尺骨近1/3骨折并桡骨头脱位（图1-15）。

此例误诊主要原因是医师对肘部骨折有关基本知识掌握不够，对于蒙泰贾骨折的基本概念不清，未认真阅读X线片，发现尺骨近1/3骨折后，便不再继续仔细阅片，导致未能发现X线片显示的桡骨头脱位而误诊误治。

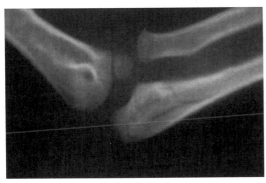
伤后首次X线片

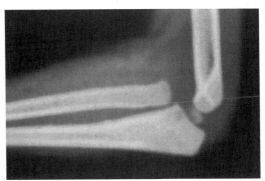
伤后1个月X线片

图1-15　小儿蒙泰贾骨折早期被误诊为尺骨近1/3骨折案例

因此,四肢骨干骨折应重视合并同侧关节脱位的诊断。肱骨骨折,应仔细检查肩锁关节和肩关节;尺桡骨骨折,应细致检查上、下尺桡关节;股骨干骨折,应重视和仔细检查髋关节;胫腓骨骨折,应仔细检查下胫腓连结;高度怀疑合并脱位而又难以明确诊断者,应行健侧对照位X线检查或CT检查确诊。

三、合并重要血管损伤诊治不当

四肢骨折合并重要血管损伤比较常见,肢体主干血管损伤可导致肢体永久性功能障碍或截肢,甚至危及患者生命。开放性损伤均为直接性损伤,如切割伤、穿透伤等,且多为血管的完全性或部分断裂。闭合性损伤多为压砸、骨折脱位的牵拉或压迫血管等,常为间接损伤,其伤损可导致血管内层、中层、全层断裂或挫伤。而血管内层或中层的挫伤,早期血流可通过,但随之可继发血栓形成,逐渐堵塞血管,造成患肢血运障碍。血管损伤机制除与血管走行部位的切割伤、穿透伤、压砸伤有关外,也与有些部位的特殊解剖关系有关。如肱骨髁上骨折容易造成肱动脉损伤,股骨髁上骨折、膝关节脱位、胫骨平台骨折、胫腓骨近端骨折容易造成股动脉或腘动脉损伤等。

四肢血管损伤的机制和容易造成损伤的部位是否熟悉,诊断与处理是否及时、正确,关系伤肢是否能保留、功能是否可以恢复,甚至关系患者的生命安全。临床上血管损伤,尤其隐匿性血管损伤常难以早期明确诊断,从而造成难以及时处理或处理不当,对此必须高度重视和警惕。

（一）动脉损伤漏诊

1.对血管损伤重视不够导致的漏诊

（1）血管损伤的"硬指征":肢体及盆腔血管明显的损伤,会表现出血管损伤的确切"硬指征",如下所述。①活动性出血、血肿;②5P征(肢端苍白、无脉、皮温低、肌肉疼痛麻痹、感觉异常);③搏动性血肿,④明显震颤和血管杂音;⑤搏动性出血。这都比较容易诊断。但在钝性外力导致的高能量损伤患者中,其血管损伤以挫伤和部分断裂为主,血栓逐渐形成,其血管损伤早期的临床表现并不明显,直至血管闭塞、血流完全中断时,其表现才比较明显,发生后期病情进展逐渐或突然出现与血管损伤相关的临床症状和体征。如果接诊时对血管损伤的警惕性不高、认识不足,亦未及时进行相关检查或动态观察,或只将注意力集中在临床表现明显的严重骨关节和软组织损伤的检查与处理,而忽视对动脉损伤的排查;在处理休克和多发性创伤时,只顾处理危及生命的伤情而忽视对血管损伤的关注,则可能导致血管损伤的漏诊。

（2）血管损伤的软指征:①伤后大量出血史;②主要血管附近的锐性伤;③无搏动性血肿;④远端动脉搏动减弱;⑤远端神经损伤等重视不够,亦不测量踝-肱血压指数(ankle brachial pressure index,ABPI),未行血管造影检查,则可能导致血管损伤的漏诊。在此,应特别强调的是有学者发现,四肢或骨盆在初始创伤时已发生而临床表现延迟出现的一种隐匿性血管损伤,常因出现临床症状时距初始创伤时间已较长且不典型而容易被忽视造成延误诊治。这类损伤,由于其损伤部位较深、血管破口小或血栓形成暂时栓塞,或由于血压下降使出血量减少,加之创伤后血管反应性收缩、血栓形成,出血可能暂时停止的血管损伤,或由于低血压使双侧肢体血流量同时减少,其体征呈对称性,当一侧肢体发生血管损伤时,即使双侧对比检查可能也无法准确判断,如果患者血压回升后只关注局部或较严重的损伤,忽视血管损伤的细微异常和对血管进行评估,特别是在早期即使无明显外出血且远端动脉搏动存在者,或在有条件而未行血管影像学检查的情况下,则可能延误诊治。

【病例】患者男性,31岁。在骑摩托车途中跌倒,被摩托车压伤左下肢,当时疼痛、出血、不能站立,4小时后送当地医院就诊。入院查体:神志清楚,左大腿肿胀、畸形,左踝关节肿胀,皮肤裂伤,活动障碍,足背动脉搏动较健侧明显减弱,X线检查等,诊断为左股骨干中远段闭合性骨折,左内踝骨折及软组织损伤,左下肢血管损伤可疑。入院后急诊行左股骨干骨折切开复位钢板内固定、左内踝螺钉内固定手术,术中可触及股动脉搏动,但未行直视下血管探查。术后检查足背动脉搏动消失,患肢皮温降低,皮肤颜色稍显苍白,毛细血管反应尚存,但明显缓慢。观察36小时后见患肢血运无好转,皮肤呈花斑样改变、肢端冷凉、苍白,怀疑股动脉或腘动脉损伤。转本院行左股动脉造影,发现左股动脉与腘动脉交界处动脉完全断流,诊断为左股动脉完全损伤。急诊探查见左股动脉至腘动脉挫伤,广泛血栓形成,肌肉坏死,行截肢处理。

此例未能早期明确诊断股动脉损伤,贻误治疗时机,主要原因是对于血管损伤的严重性认识不足,对血管损伤的判断方法理解、掌握不够；手术时对于已怀疑的血管损伤未进行直视下探查；未进行血管造影检查；对于血管内膜损伤导致血栓形成的严重后果认识不足、重视不够；误认为可触及损伤部位动脉搏动则表示血管未损伤。术后足背动脉搏动未恢复而未及时进行直视下探查，再次贻误治疗时机等。

因此，所有受伤肢体均应高度重视血管尤其动脉损伤。特别是对钝性外力导致的高能量损伤，由于其休克和多发伤较多见，在处理危及生命的伤情的同时，不可忽视对血管损伤的探查。下肢尤其应进行 ABPI 排查，即患肢动脉收缩压与健侧上臂动脉收缩压的比值，其 ABPI＞1 者基本可以排除动脉损伤。一般情况下，分析临床表现和查体对临床诊断和决策既充分又有效，也较为简便迅速，特别适用于缺乏特殊检查设备的基层医院使用。隐匿性血管损伤，由于伤口部位较深在，或由于血压下降使出血量减少的患者，血压回升后应重视对血管进行再评估，除关注患肢血管损伤"硬体征"的临床表现外，还要关注相关的"软体征"，对患肢的细微变化应认真分析，特别是伤道较深且邻近重要血管而远端存在动脉搏动时，不应轻易排除血管损伤的可能性，ABPI＜0.9 者应考虑动脉损伤，需进行血管影像学检查。隐匿性血管损伤，资料显示多发生于四肢和骨盆部的主干血管及其主要分支，以动脉损伤为主，其中腘动脉损伤最多见。单纯依靠物理检查诊断率并不高。因此，在有条件和患者病情允许的情况下，也可以使用其他精确的辅助检查，如动脉数字减影血管造影（digital subtraction angiography，DSA）、彩色多普勒超声检查或磁共振血管成像（magnetic resonance angiography，MRA）、CT 血管成像（computed tomography angiography，CTA）等，这不但是临床重要的诊断方法，并且在介入治疗中起不可替代的作用。但笔者主张仍以传统的血管造影为诊断隐匿性血管损伤的优先选择，其优势在于明确诊断后可迅速进行血管内介入治疗。在临床中，亦不可一味强调标准检查而延误治疗时机。

2. 对肢体远端动脉搏动判断不清导致的漏诊　肢体主干动脉损伤后的远端动脉搏动消失是其主要临床表现。由于其损伤类型不同，如不完全断裂、内膜损伤、动脉痉挛等早期仍有血流到达远端，加之肢体动脉有侧支循环，故损伤早期并非搏动完全消失。如果将肢体远端动脉搏动存在视为动脉未损伤的唯一依据，则可能将不完全非阻塞性动脉损伤、动脉内膜早期损伤等漏诊或误诊。由于临床经验不足，对动脉损伤判断困难，或心存侥幸，在长时间的观察中等待血管自通，则可能贻误治疗的"黄金时机"。

因此，血管损伤或怀疑血管损伤者，尤其是在闭合性损伤患者的早期检查中，对于肢体远端存在的动脉搏动应认真分析。不应以肢体远端可触及动脉搏动而排除血管损伤的诊断。Drapanas 等报道，血管损伤远侧可测到脉搏者占 27%。因此，必须持续、严密观察肢体远端血运变化情况，有条件者要尽快行血管造影检查。怀疑血管损伤者在进行骨折复位、固定等处理后，患肢血运仍无明显恢复者，应及时在伤后 6 小时内直视下进行血管探查，防止贻误治疗时机。

3. 对肢体颜色、皮温判断失误导致的漏诊　肢体主干动脉损伤，其侧支循环虽难以代偿肢体的血运，但侧支循环常可保持皮肤表面一定的血运。故血管损伤后皮肤并非立即苍白，只有完全离断的肢体才呈现肢体皮肤苍白。当肢体血运障碍，血流缓慢时，由于组织缺氧，代谢产物堆积，毛细血管扩张，血中还原血红蛋白增多、氧合血红蛋白减少等，使皮肤呈现绀色。如果对此认识不足，将皮肤未呈现苍白或呈现绀色，或将侧支循环形成的血运存在等误认为主干动脉未损伤，则可能导致漏诊或误诊。此外，皮肤温度随血运的变化而变化，血流缓慢或血流完全停止时，皮温会随之下降。而正常肢体，其远端皮温，常随环境、温度或其他因素的影响而改变，温度波动范围较大，但其变化为双侧性，极少为单侧。如果对这些知识掌握不足、重视不够，尤其与健侧比较，患侧皮温明显降低时，仍不考虑血管损伤，则可能导致漏诊。

因此，为避免血管损伤的漏诊，最主要的是要重视肢体任何即使是很微小的异常征象，对任何创伤患者都要有诊断或排除诊断血管损伤的意识，在进一步观察或检查前不要轻易排除血管损伤。怀疑血管损伤者进行查体时，若伤侧肢体远端皮肤未呈苍白或绀色，也不应排除血管损伤的诊断，不可过长时间观察，延误诊治时机。在与健肢对比检查时，若患肢皮温明显降低，温差低于 2℃ 者，表示血流已缓慢；若低于 4℃，则表明血液循环严重障碍，即应尽快行血管造影、多普勒超声检查或手术探查等，以便早期诊断与处理。患肢皮肤苍白、明显冷凉者，应诊断为血管损伤。皮肤呈花斑状改变或黑变者，表明肢体可能坏死，已失去修复血管的时机。

4. 对疼痛、感觉、运动障碍判断失误导致的漏诊　肢体缺血缺氧的刺激可产生剧烈疼痛。疼痛表现在缺血远端的整个肢体而不局限于创伤部位。由于周围神经末梢与肌肉对缺氧亦十分敏感，肢体的急性严重缺血导致的缺氧，很快会使皮肤感觉减退、肌肉麻痹，严重时会使感觉、运动消失。如果对这些临床表现认识不足，重视不够，尤其对于某些容易造成血管损伤部位的骨折未进行血管功能的相关检查，更未仔细询问肢体疼痛的部位及性质，未辨别疼痛产生的原因。对创伤性的局部疼痛与肢体缺血性的患肢剧痛辨别不清，将血管缺血产生的疼痛牵强地解释为骨折刺激产生的疼痛；对缺血性皮肤感觉进行性减退与创伤性肿胀造成轻微的感觉减退辨别不清；对肌肉麻痹性运动障碍与骨折后其肌肉失去骨骼的杠杆作用造成的肌肉运动障碍辨别不清，将导致对血管损伤的漏诊或误诊。在下肢，尤其膝关节周围创伤，小腿 OCS 与腘动脉损伤的临床表现相似，如果不能正确对其进行鉴别，将肢体肿胀、麻木、疼痛看成单纯的 OCS，将导致对腘动脉损伤的漏诊而造成严重后果。

【病例】患者男性，27 岁。被汽车撞伤左下肢疼痛、不能活动 48 小时。现场急救人员见左膝关节脱位畸形，左足踝碾挫伤，立即行左膝关节脱位手法复位，复位成功后送当地医院治疗。接诊医师查体后见左足踝皮肤擦伤、肿胀，左膝关节明显肿胀，左足背动脉搏动微弱，小腿皮肤感觉明显减退，足踝活动减弱。X 线检查，膝关节未显示骨折征象，左外踝骨折。诊断为左外踝骨折、左膝、踝部软组织损伤，以石膏托外固定后住院观察。当晚患者诉左小腿彻夜剧痛、麻木、不能活动等，医师未予重视，仅以镇痛处理。48 小时后见左小腿皮肤青灰，足趾干瘪，活动丧失，感觉消失，转来本院。经多普勒超声检查，诊断为腘动脉损伤。手术探查见左腘动脉挫伤、广泛血栓形成，小腿肌肉已坏死，行截肢处理。

此例未早期诊断腘动脉损伤，主要原因是医师临床经验不足，未重视膝关节脱位极易造成腘动脉损伤这一重要机制，将血管损伤的一系列临床表现误认为是左足踝及膝部软组织肿胀导致的，未行血管功能检查；患肢缺血性剧烈疼痛，足背动脉搏动微弱等动脉损伤的重要临床表现未能重视与分析，仅以局部创伤性疼痛解释和处理等。

因此，在检查四肢容易造成血管损伤部位的骨折、关节脱位或其他损伤时，应认真检查其血管功能，同时更应详细询问伤后患肢的疼痛情况。通常，骨折后的刺激疼痛多局限在骨折部位，而动脉缺血性疼痛均波及肢体远端，且疼痛剧烈，呈进行性加重。由于肌肉缺血、缺氧，很快丧失其运动功能，失去弹性，被动牵拉时会产生剧痛，与 OCS 的被动牵拉试验相似，但后期组织坏死疼痛消失。此外，肢体感觉、运动功能障碍应仔细检查，认真鉴别。当肢体缺血时，其皮肤感觉功能减退与肌肉运动功能障碍均呈进行性加重，甚至感觉消失或运动丧失，肌肉麻痹。而创伤性肿胀引起的皮肤感觉减退较轻微，随着肿胀的消退而恢复，且肌力存在，指 / 趾主动活动存在或正常，其运动障碍是由骨折后肌肉失去骨骼的杠杆作用而导致的功能障碍，或由患者惧怕疼痛引起的保护性肌肉痉挛，并非缺血性肌肉麻痹。下肢，尤其是膝关节周围创伤者，小腿及足部感觉缺失，皮肤温度降低、发绀或苍白，足背动脉搏动消失或明显减弱，加上 ABPI<0.9，则应诊断为腘动脉损伤；而远端侧肢端动脉搏动并不消失，肢端并不苍白，疼痛剧烈，且以触痛、被动牵拉痛为特点者则应考虑 OCS。

5. 依赖某些辅助检查或未直视下探查导致的漏诊　四肢开放性动脉损伤，依据伤口鲜红血液的涌出即可诊断。但闭合性动脉损伤，通常不易诊断，有时需依据血管造影或多普勒超声等辅助检查确诊。在检查中，除血管造影的依据可靠外，多普勒超声检查并非完全可靠。由于多普勒超声检查对于血管不完全性损伤，早期血管壁损伤或血栓未形成，血管内有血流通过者，尤其是开放性损伤，血管损伤处在创口内者，探查时常可见血管内有血液流通。笔者曾遇到 1 例肱骨髁上开放性骨折患者，怀疑肱动脉损伤，术前行多普勒超声检查时诊断为血管内血流缓慢，在清创手术探查中发现肱动脉已断裂，及时进行骨折内固定与肱动脉修复术，康复出院。若完全依赖此检查，将可能导致误诊。此外，怀疑血管损伤而术中未在直视下检查，仅以手指触摸动脉是否有搏动等判断是否有血管损伤，亦可能造成漏诊或误诊。

因此，怀疑血管损伤者，应对患肢血管功能进行全面仔细检查，并对各种信息资料进行综合分析、准确评估，不应依赖某些辅助检查，尤其不应完全依赖多普勒超声检查结果进行诊断，防止误诊或漏诊。有条件者应尽可能行血管造影。目前血管造影仍是诊断血管损伤的可靠依据。怀疑血管损伤者进行手术时必须在直视下探查血管，明确血管损伤的部位、性质和程度，防止将血管壁的不完全损伤漏诊或误诊。

（二）血管损伤处理不当

资料表明，四肢主要血管损伤被结扎后，截肢率约为50%。侥幸被保存下来的肢体仍将呈现缺血的种种表现，如肢体萎缩、挛缩、营养不良、疼痛、间歇性跛行或关节僵硬等，对功能造成严重影响。由于肢体不同组织对缺血耐受时间不同，一般情况下热缺血1~6小时的肢体约90%可以存活；热缺血6~12小时，存活率为50%；热缺血12~24小时约20%存活。如热缺血6~8小时重建血液循环，将会使患肢大部分肌肉恢复正常，超过这一时期，坏死的肌肉组织吸收入血会造成肾脏等器官功能不全综合征，危及患者生命，此时将不得不截肢以保证患者生命。神经完全缺血12~24小时后，则可导致永久性功能丧失。因此，血管损伤的治疗，必须分秒必争，方法合适而有效。

1. 开放性血管损伤院前急救止血不当

（1）直接按压止血方法不当：在现场紧急情况下，可用手指直接压迫出血点，以达到临时止血目的。这是最简单的止血方法，常用于患者自救。但如果使用方法不当，如以手指压迫损伤血管而未压迫在出血部位，或压力不够，或长时间以手指压迫出血部位而乏力等，将难以获得有效的止血效果。

因此，动脉损伤的现场急救，应尽快以手指准确压迫出血点，其压力大小应以出血停止为度。此方法由于人的体力所限，止血时可两人以上交替进行。同时，应尽快改用其他方法止血。

（2）间接按压止血方法不当：将出血点，或出血点近端血管压迫于其深面的骨骼上进行止血，是一种非常有效的止血方法。但如果未压迫在骨骼面，或未压迫在出血部位血管的近端，或由于长时间压迫乏力等，将难以达到临时止血的目的。

因此，在以间接压迫法止血时，必须将出血点或出血部位近端血管压迫在其深部的骨骼上，如头面部出血可压迫颞动脉于颞骨上或压迫颈外动脉于颈椎上，上肢出血可压迫腋动脉或肱动脉于肱骨上，下肢出血可压迫股动脉于耻骨上支部位。为防止一人操作由于乏力而失去止血效果，亦可由两人以上交替进行。

（3）加压包扎止血方法不当：现场抢救大出血患者时，如果急救人员或经验不足者紧张、慌乱，压迫出血部位或伤口时，放置的纱布或衣物等过少、过薄，或松散地压在表面，甚至将纱布压在伤口旁边，则难以获得有效止血效果。

因此，出血部位或伤口进行压迫止血时，必须将较厚的纱布、衣物或棉花等柔软布类直接紧密填塞压迫于出血部位或伤口内，不留间隙。再用绷带甚至绳索、腰带等施加适当压力，方可有效止血。此种方法不但有效，且能维持较长时间。

（4）止血带使用不当：止血带主要用于四肢大出血的止血急救，在现场急救中，是一种简便而有效的止血方法。但如果使用不当，将导致相应并发症。例如，扎止血带前不在皮肤加护适当厚度的衬垫或绑扎过紧，或扎止血带的部位不适当，轻则损伤皮肤，重则可能造成止血带下的血管、神经损伤，甚至造成肢体坏死的严重后果。上臂止血带，如果扎于上臂中远1/3交界处，由于该部位的桡神经紧贴肱骨干桡神经沟走行，且位置表浅，将可能压伤桡神经。大腿止血带，扎于中部或远1/3处，容易损伤坐骨神经或胫神经。小腿止血带扎于小腿近1/3处，易损伤绕过腓骨颈的腓总神经等。此外，如果扎止血带过松，仅阻断静脉回流而未阻断动脉血流，可导致创面内静脉压力升高而使出血增多；止血带使用时间过长，可导致OCS或肢体坏死等并发症；在选择止血带时，采用无弹性的尼龙绳、导线、麻绳或细布条等，由于其质材无弹性而可能压伤皮肤、血管、神经等；四肢 - 躯干交界部位用普通止血带勉强止血，将难以获得有效的止血效果；骨盆、腹部损伤等不可压迫性损伤大出血，不用复苏性腹主动脉球囊阻断术（resuscitative endovascular balloon occlusion of the aorta，REBOA）止血，则可能危及患者生命。

因此，扎止血带前，必须以柔软衬垫保护皮肤。应选用有弹性的橡皮止血带，尽可能用气压止血带。紧急情况下，可临时用稍宽布带止血，但严禁使用尼龙绳、导线、麻绳、细布条等。扎止血带不宜过松或过紧，以恰好阻断动脉血流为宜，绝非越紧越好。气压止血带的标准压力，成人上肢应为200~300mmHg，小儿不超过200mmHg（或桡动脉搏动完全消失即可，止血带压力 +20mmHg）；成人下肢为400~500mmHg，小儿不超过250mmHg［或收缩压 ×2+（30~40）mmHg］。无压力表时，以恰好止住动脉出血为宜。扎止血带的位置：上臂应置于近侧1/3处，以避开桡神经沟。大腿应置于近侧1/3处或大腿根部，此部位的坐骨神经和股神经均在肌肉中，不靠近股骨，可避免压伤。此外，扎止血带的位置应尽量靠近伤口的近心端，在特殊情况下不必过分强调标准位置,亦不必受前臂和小腿双骨骼的限制。止血带使用时间,原则上每小时放松1次,每次10~15分钟。上肢每次不超过1小时,下肢不超过1.5小时。在止血带放松过程中,应以无菌纱布压迫伤口止血。整个下肢连续使用止血带总计不应超过4小时。超过6~8小时者,可考虑截肢处理,防止并发致命的急性肾衰竭。在放松止血带前,应先输液,并准备好止血器材,以便及时钳夹、结扎止血。四肢-躯干交界部位不可压迫性大出血,常规止血带无法止血时使用,目前已研发出包括战备钳、交界部位紧急救治装置、交界部位止血带和腹主动脉交界部位止血带等一系列止血装置,用于腋窝、腹股沟乃至下腹部等的血管损伤止血。REBOA是用于院前的骨盆、腹部损伤等不可压迫性出血患者的唯一救命技术。

(5)钳夹、结扎血管止血使用不当:伤口大出血若以其他方法止血无效时,可用钳夹、结扎法止血。但如果使用不及时或不当,慌乱中盲目钳夹、结扎止血,不但难以获得有效的止血效果,而且还可能损伤周围其他血管或成段血管,造成更大出血或周围神经损伤。医院有条件修复血管而无须长途转送者进行血管结扎止血,将会使可被挽救的肢体失去救治机会。

【病例】患者男性,28岁。车祸导致数名伤员送入急诊室,多名医护人员参与抢救。本例男性患者右下肢自大腿近端毁损伤,大腿近端骨与软组织几乎完全碎裂,大量鲜血涌流不止,其他部位未受伤。当时一位医师以橡皮止血带止血,反复多次绑扎均因股骨残端过短、残留软组织过少而一次次滑脱,伤口不断大量出血,血压已测不出,患者已由休克烦躁不安转而昏迷,笔者发现后立即按压腹股沟股动脉处,见出血明显减少,嘱加快加大输液输血量,随之与该医师交换按压后,以剪刀剪断残端部分残留组织,简单消毒创面后,以止血钳直视下钳夹股血管结扎止血,数分钟后患者逐渐清醒,入手术室行残端修整,挽救了患者生命。

【病例】患者男性,23岁。因被刀刺伤右侧腋下导致大出血急送当地医院救治,入院后急诊科医师予以加压包扎止血,由于加压纱块未能置于腋动脉损伤部位,纱块厚度不够,难以获得有效的止血效果,伤口不断大量出血,患者逐渐昏迷。加之由于条件所限,亦未能及时输血,仅以输液抢救,4小时后患者血压下降为零,经多方抢救,终因多器官衰竭死亡。

在此例患者的抢救中,如果能进行有效的加压包扎止血,或尽快在手术室进行清创止血,或在抢救中快速输血输液并尽快手术等,则可能挽救其生命。

因此,不是万不得已,不可轻易使用血管结扎法止血,只有在用压迫止血或止血带止血无效时方可使用,且必须在出血危及患者生命时及时进行。钳夹时必须将伤口内积血清除干净,直视下看清出血点后钳夹,不可盲目钳夹大块组织或成段血管,防止造成次生损伤。医院有条件进行血管修复者,亦不可轻易以血管结扎法进行止血,仅可作为救治生命的临时止血措施,以免增加血管修复术的难度,应尽快临时止血、抢救休克、修复血管,以挽救患者生命和可保存的肢体。

(6)结扎或栓塞血管的适应证把握不当:如果对四肢主要动脉轻易进行不修复的血管结扎或栓塞,其结扎后的截肢率很高,即使不发生肢体坏死,也常因肢体缺血而造成不同程度的残疾,对患者造成难以挽回的损伤。

因此,必须把握好四肢主要动脉结扎或栓塞的适应证:肢体组织损伤过于广泛严重,不能修复血管或修复后也不能保存肢体;病情危重,有多处重要脏器伤,患者不能耐受血管修复术;缺乏必要的修复血管技术,或输血血源不足,做好清创后结扎动脉末端,并迅速转送到有条件的医院;次要动脉损伤,如前臂、小腿两根主要动脉之一断裂,另一根完好,可试行结扎损伤血管,但如果肢体循环受影响,则仍应修复。

2. 隐匿性血管损伤处理不当 已诊断的隐匿性血管损伤,如果在损伤早期治疗不及时,处理方法不当,将造成一定的并发症。例如,创伤性动脉瘤处理不及时,瘤体内压力随血压波动而变化,当血压突增时,薄弱的瘤壁可能破裂而发生大出血,患者会迅速出现休克;血管损伤后的严重供血不足,多会出现OCS,如果处理不及时、方法不合适,则可能造成肾损害,肢体坏死,或缺血性肌挛缩,但已发生大面积缺血坏死者,若不及时截肢,将危及患者生命安全;血管损伤后期的血管周围有炎性反应,血管壁水肿、质脆者勉强进行血管修复,则可能使手术失败;盆腔、臀部及大腿深部动脉的活动性出血或假性动脉瘤,若行开放性手术,其操作难度大、风险高,且可能进一步破坏软组织的血供。但在未能确保该动脉的血流分配区有其他充足的血供来源,而对出血动脉进行栓塞的最终治疗,尤其是对腋动脉、腘动脉的肢体主干动脉进行栓塞,将导致肢体坏死的严重后果。膝关节周围创伤，如果将动脉损伤造成的肢体肿胀、麻木、疼痛误认为是单纯的OCS，则将导致对腘动脉损伤的漏诊；已不能触及远端动脉搏动者，仍未考虑其腘动脉损伤，则将延误动脉损伤修复的"黄金时间"；如果对动脉损伤仅将骨筋膜隔室切开减张，虽可在短时间内缓解肢体缺血，但需修复动脉未能修复，终会因延误治疗而影响其预后。

因此，临床医师应熟悉隐匿性血管损伤的特点与特殊性，掌握其诊治要点，做到早期诊断、及时处理。隐匿性血管损伤处理原则应包括及时控制出血、稳定循环、切除包括损伤性动脉瘤在内的损伤组织，尽可能修复血管。修复方案应依据血管损伤情况而定。无明显挫伤的纵向裂口可直接修补。创伤性动脉瘤及血管的损伤组织应尽快完全切除，切除伤段后仍可对合或通过屈曲关节可对合者，则直接行端端吻合，而缺损较多者，应取自体静脉或人工血管进行移植修复。血管损伤后已出现OCS、部分肌肉坏死者，亦可尝试进行保肢治疗，即修复血管后辅以血液滤过或透析治疗，并密切监测电解质、酸碱平衡和肾功能。患肢已发生大面积坏死者，则应果断截肢，以保证患者的生命安全。血管损伤长时期后血管周围组织有炎性反应、坏死及粘连，血管壁水肿、质脆的患者，在不影响远侧肢体血供的情况下可予以结扎。盆腔、臀部及大腿深部动脉的活动性出血或假性动脉瘤，在确保该动脉的血流分配区有其他充足血供来源的情况下，可行血管内栓塞治疗，此种治疗方法的治疗目标准确、创伤小、止血快，是更为安全的选择。但肢体的主干动脉，如腋动脉、腘动脉，在未能确保该动脉的血流分配区有其他充足的血供来源者，动脉栓塞只能作为临时的抢救措施，待患者血流动力学平稳后应尽快修复血管。膝部创伤，应高度重视腘动脉损伤，注意与OCS鉴别。腘动脉损伤，可直接进行手术探查。OCS则应及时明确诊断、早期彻底减压，在减压中应对动脉进行直视下探查，防止隐匿性血管损伤的漏诊误治。

3. 修复血管手术操作不当

（1）损伤血管清除不彻底或在张力下吻合：在血管修复手术中，如果血管残端清创不够彻底，对残留有内膜或中层管壁损伤的血管进行吻合，被修复的血管由于残留损伤而引起血栓形成，将导致手术失败。如果对血管切除过多，吻合后张力过大，将导致吻合后的血管壁撕裂，或血管管腔狭窄、血运障碍。因此，损伤血管，应将受损部分完全切除，尤其应切除内膜损伤的部分，直至显露正常血管后再行吻合。吻合血管时若张力过大或血管长度不够，则应行血管减张缝合或通过屈曲关节进行端端吻合，或以移植血管替代（图1-16）。严禁对有内膜损伤或有张力的血管进行吻合。若清创后血管缺损<2cm、对合无张力者，可直接吻合。清创后缺损>2cm、通过改变关节体位仍无法吻合者，可采用静脉移植端端吻合术，但移植静脉应倒置，且不宜过长，以吻合后既无张力又无过长的弯曲为宜。目前，采用人工血管修复大段血管缺损取得了良好效果，但价格较贵。前臂或腘动脉以远的单一动脉损伤，在其中另一侧动脉通畅的情况下，可采用血管结扎术。

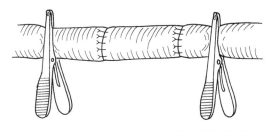

图1-16　通过血管移植吻合修复血管缺损示意

（2）血管痉挛未解除进行吻合：损伤后的血管（动脉）由于刺激而痉挛，如果痉挛未解除而行血管吻合，将会使吻合后的血流不畅，手术失败。

因此，痉挛血管（主要指动脉），应采用热生理盐水纱布覆盖，使血管温热而扩张。若无效，则可采用血管扩张器进行机械扩张，解除痉挛。如果痉挛范围较大，则应用液压扩张法解痉，即用平头针轻轻插入血管断端，用手指捏住针头处的血管，将肝素或生理盐水注入血管内扩张，反复操作，将痉挛血管扩张后再行吻合（图1-17）。用扩张法扩张时不可

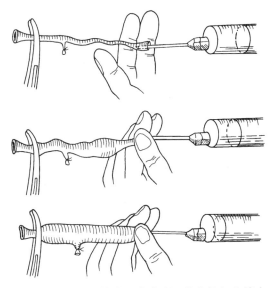

图1-17　用平头针将肝素或生理盐水注入血管内以扩张血管示意

用力过猛、压力过大，防止再次损伤血管壁。

（3）血管壁损伤修复不当：修复血管壁时，如果缺损过多的裂伤采用直接缝合法修复，将导致修复后的血管管腔狭窄，血流受阻，影响肢体血运。

因此，横裂的血管壁损伤可直接缝合；纵裂的血管壁损伤，清创后缺损不多者，亦可直接缝合（图1-18）。若缺损较多时，则应采用其他静脉管壁修补（图1-19），或将损伤部分血管切除，在张力不大的情况下进行吻合，或行血管移植修复。

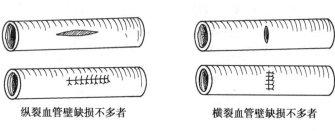

纵裂血管壁缺损不多者　　　　　　　横裂血管壁缺损不多者

图1-18　纵裂、横裂血管壁缺损不多者可直接缝合

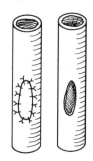

图1-19　纵裂、横裂动脉壁缺损过多者可用其他静脉血管壁修补

（4）血管吻合方法不当：吻合时针距过大可导致吻合口漏血；较细的血管或小儿血管用连续缝合法吻合，拉线后会使管腔狭窄而血流不畅；吻合口的血管壁对接不良或扭曲，将容易导致吻合口血栓形成；未采用外翻缝合法吻合血管内膜，将使吻合后管腔粗糙，吻合口血栓形成；移植血管过长，会使血管扭曲而血流不畅；移植静脉血管未倒置，则血流不通等。

因此，吻合血管时，血管内膜应外翻缝合。吻合时缝合针距不宜过大或过小，以去除血管夹后有些许渗血而稍加压迫即可停止为宜（图1-20）。较细的血管或小儿血管吻合时，应以间断缝合为宜。通常吻合血管时选用7-0至9-0单丝制成的无损伤缝合针线。血管直径小于1.0mm者，应选用11-0的无创伤针线缝合。

（5）血管损伤腔内治疗不当：近年来血管损伤腔内治疗即血管腔内栓塞和腔内覆膜支架置入技术的发展，使既往的外科修复手术逐渐被腔内介入手术等微创方法取代，几乎可用于身体各个部位、各种类型的损伤。如果对其性能了解不够，适应证的把握和使用不当，将难以发挥其良好的微创治疗效果。

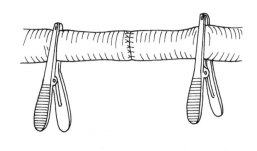

因此，必须把握好血管损伤腔内治疗的适应证并选择合适的治疗方法。目前血管损伤腔内治疗主要适用于胸腹腔血管，如主动脉瘤或其他损伤以及盆腔、四肢（如肩、股部）的大血管损伤。通常栓塞性螺旋钢圈主要用于假性动脉瘤、动静脉瘘、非主要动脉或肢体远端部位的活动性出血。腔内人工血管支架复合物用于治疗血管部分断裂、穿通伤、动静脉瘘、假性动脉瘤。球囊导管可暂时阻断动脉腔内血流，目前应用于邻近躯干部位（锁骨下、骨盆、股部）大血管损伤。

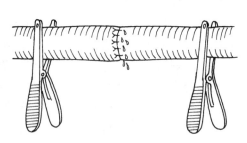

图1-20　缝合密度以去除血管夹后有少许渗血，稍加压迫即可停止为宜

（三）血管修复手术后处理不当

血管修复的术后处理是手术成功与否的重要措施之一。如果术后未及时观察和发现问题并及时处理，将导致手术失败。

1. 对肢体未行外固定　血管吻合术后，如果对肢体未行外固定，由于患者入睡后不由自主翻身等活动，则可能拉伤血管而使手术失败。

因此,进行四肢血管吻合,尤其在关节部位的血管吻合后,必须以石膏将关节固定于功能位,防止伤肢过度活动而拉伤吻合口。

2. 术后药物使用不当 血管吻合术后若应用抗凝血药过多,将可能造成凝血机制障碍,导致全身性出血。

因此,一般情况下,应以认真做好血管吻合手术作为手术成功的基础和首要条件。在手术精益求精的基础上,可以不用抗凝血药。每天仅用一次 500ml 右旋糖酐 40 静脉滴注即可,以此可减少红细胞、血小板聚积和附着血管壁的作用,并可降低血液黏滞度,保障吻合口通畅。通常尽可能少用抗凝血药。

3. 室内温度不适宜 室内温度对保护吻合血管、维持血流通畅、防止血管痉挛等有重要作用。尤其在北方冬季,室内温度过低,冷刺激可使血管痉挛、收缩,影响血流通畅,甚至血栓形成,使手术失败。

因此,血管吻合术后一定要使室内温度保持在 20~25℃,并同时采用 60W 照明电灯泡照射保温,距离应在 40~60cm,以免近距离照射使局部热伤,过远则难以保持适当的温度。

4. 术后并发症观察处理不当 血管吻合,尤其小血管吻合,是极为精细的手术。术后病情变化快而复杂,如血管痉挛、血栓形成、末梢血运不良、肢体肿胀、肢体体位不适、尿潴留等因素,均会影响手术效果。同时,缺血时间长、软组织损伤范围广的肢体,重建动脉血流后,缺血性横纹肌溶解,大量毒性代谢产物被吸收入血,导致以肌红蛋白尿、高钾血症、代谢性酸中毒、急性肾衰竭等为临床表现的肌病肾病性代谢综合征的发生,常导致高病死率和截肢率。若观察不仔细,未能及时发现和适当处理,则可能导致手术失败或严重并发症。前臂和小腿主干动脉损伤术后可能会出现 OCS,如果诊断处理不及时,将造肢体致残或坏死。

因此,术后若发现患肢末梢血运不良,皮温低,则应考虑发生血管痉挛,应及时解痉。凡有 2 次以上血管痉挛,经解痉无效者,即考虑血栓形成,应及时清除血栓,并切除吻合处的血管,重新吻合。若肢体肿胀、皮肤紫红,多数为静脉回流受阻,应置患肢稍高于心脏水平,促进静脉回流,减轻水肿。同时可适当切开肿胀皮肤进行减压。经处理后若肿胀加重、皮肤青紫,提示静脉血栓形成,应立即手术探查。缺血时间长、软组织损伤范围广的肢体重建动脉血流后发生缺血性横纹肌溶解的患者,早期应补液扩容、尽早恢复血流、缩短缺血时间、碱化尿液、血液净化治疗,以降低肌病肾病性代谢综合征的发生率。若术后出现的 OCS 应及时诊治。

四、合并周围神经损伤诊治不当

周围神经损伤原因较多,主要为外伤,包括切割外、牵拉外、挤压外、缺血性损伤等。其他包括化学药物伤、烧伤、冻伤、放射线伤等。周围神经损伤的临床症状多数不如其他组织损伤明显而严重,因此很容易发生漏诊。

周围神经损伤的分类(Seddon 分类与 Sunderland 分度)(表 1-4)。

表 1-4 周围神经损伤 Seddon 分类与 Sunderland 分度对照表

Seddon 分类			Sunderland 分度	
神经功能失用	➤ 神经保持连续性 ➤ 无沃勒变性		Ⅰ度	• 轴索保持连续性 • 传导中断
轴索断裂	➤ 神经保持连续性 ➤ 有沃勒变性 ➤ 一般无须手术治疗,但轴索断裂通过手术干预修复断裂的神经轴索可加速恢复		Ⅱ度	• 轴索变性 • 内膜管完整
			Ⅲ度	• 轴索变性 • 神经索内部结构破坏 • 神经束膜完整
神经断裂	➤ 神经连续性中断 ➤ 功能完全丧失 ➤ 必须手术治疗		Ⅳ度	• 轴索及神经束结构破坏 • 神经外膜完整
			Ⅴ度	• 神经完全中断

（一）神经损伤漏诊

1. 检查不仔细导致的漏诊 症状、体征明显的四肢骨折诊断后，如果不重视对其周围神经功能的检查，则很容易造成漏诊。例如，肱骨远 1/3 骨折容易合并桡神经损伤，在临床检查时如果不重视检查是否有垂腕、垂拇、垂指的桡神经损伤"三垂征"，将导致漏诊；肱骨髁上骨折容易合并正中神经、尺神经或桡神经损伤，检查时不重视是否有拇指、示指、中指的屈曲功能，拇指外展与对掌的功能障碍，桡侧 3 个半手指是否有感觉障碍等，将导致正中神经损伤漏诊；不注意检查是否有拇指内收、其余 4 指外展与内收功能障碍，小指及环指尺侧感觉障碍等，将导致尺神经损伤漏诊；胫骨近段或腓骨头颈部骨折易合并腓总神经损伤，如果不重视检查是否有垂足畸形，足、踝和趾丧失主动背伸功能和足踝外侧感觉功能丧失等腓总神经损伤的症状和体征，将导致漏诊。

因此，应重视骨折合并相关神经损伤，对其神经功能应反复规范地检查。如肱骨远 1/3 骨折，应重视对桡神经功能的检查。肱骨髁上骨折，应重视对尺神经、桡神经和正中神经功能的检查。胫骨近段或腓骨头颈部骨折，应重视对胫神经或腓总神经功能的检查。若诊断困难，可行肌电图检查确诊。

2. 忽视神经功能交叉补偿特点导致的漏诊 在对神经运动和感觉功能的检查中，如果不了解和重视神经功能上的重叠和补偿特点，检查不认真仔细，将导致漏诊。如腋神经损伤，由于其感觉神经的重叠，仅在三角肌外侧很局限的一小块皮肤感觉减退或消失。如果不重视、仔细检查，不了解该神经损伤的临床特点，则可能漏诊。又如尺神经损伤，其支配手的骨间肌功能障碍，但由于正中神经、桡神经支配的屈、伸指肌功能正常，可产生类似并指和分指的骨间肌功能，若不反复认真检查，或与健侧对照，则可能误诊或漏诊。桡神经损伤时，如果在伸腕或掌指关节伸直位检查，由于被动增加了屈指肌的张力，进行伸指运动时，可发生伸指功能存在的假象，若检查时未将患肢置于屈腕、屈指位检查，将难以获得对伸指功能的准确评估而漏诊。

因此，神经损伤的诊断，首先必须明确其功能上的重叠和补偿特点，检查时应排除其中的因素。对相关神经应认真、反复、逐一检查。为了准确判断肌肉运动功能，还应与健侧对照进行。若怀疑腋神经损伤，则必须首先检查三角肌外侧皮肤感觉和三角肌是否有收缩功能，若伤侧三角肌外侧皮肤感觉迟钝、外展功能障碍，则可诊断腋神经损伤。若怀疑尺神经损伤，除必须检查小指和环指尺侧皮肤感觉功能外，还应在手指的伸直位检查骨间肌的内收、外展功能是否有障碍。如果伤侧小指和环指尺侧皮肤感觉障碍，手指伸直位的内收、外展功能障碍，则可诊断尺神经损伤。若怀疑桡神经损伤，则必须将腕关节和掌指关节置于屈曲位检查其伸腕、伸指功能，并检查虎口区皮肤感觉。若虎口区皮肤感觉障碍，并在屈腕位的伸腕、伸指功能障碍，则可诊断为桡神经损伤对诊断困难而又高度怀疑神经损伤者，可行肌电图检查确诊。

（二）神经损伤处理不当

1. 神经探查时机把握不当 在闭合性神经损伤中，多为神经拉伤，以轴索中断伤多见，很少为神经断裂，多数均可自行恢复。如果对此了解不够，随意行急诊神经探查，尤其是对于不完全神经损伤行急诊探查，则可能损伤其周围血供，进而影响神经功能的恢复。有关资料表明，早期损伤行神经吻合与后期吻合，除尺神经外，若无明显肌肉萎缩，其功能恢复无显著性差异。开放性或闭合性骨折合并神经损伤，拟行骨折内固定手术者，或怀疑神经嵌夹于骨折端者，如果不及时对损伤神经进行探查修复，将可能加重骨折端对神经的挤压，延误神经修复时机，影响患者功能恢复。

因此，闭合性神经损伤，尚未高度怀疑神经完全断裂或卡压于骨折端者，通常先进行非手术治疗，观察神经功能恢复情况。若有所恢复，则应继续非手术治疗。如果观察 3 个月后神经功能无任何恢复征象，则表示为断裂伤，应行神经探查修复术。闭合性骨折合并神经损伤，如果骨折需行切开复位内固定治疗，则应同时行损伤神经探查，以免后期探查影响神经功能的恢复；高度怀疑神经被骨折端卡压者，则应及时行骨折切开复位内固定及神经探查。尺神经损伤，由于其距靶肌肉较远，手内在肌又容易萎缩，即使早期修复，神经功能恢复也多不满意。另外，由于尺神经中的运动神经与感觉神经参半，晚期修复时很难准确对位缝合，影响其功能恢复，故应及时修复。开放性骨折的神经损伤，在清创或行骨折内固定手术的同时，应对损伤神经进行探查，争取一期修复。

2. 神经与肌腱辨别不清 周围神经与某些肌腱外观有相似之处,尤其在腕部掌侧。如果对其辨别不清,手术操作时不细心观察,则容易发生判断上的失误。在临床上,常可遇到进行腕掌部切割伤的肌腱和神经损伤清创、修复肌腱和神经断端时,误将正中神经与掌长肌腱或屈腕肌腱吻合的病例。笔者曾遇见在行掌长肌腱移植修复指屈肌腱缺损的手术中,误将正中神经当成掌长肌腱切断,还有在腕掌侧肌腱损伤的修复手术中,将正中神经与掌长肌腱吻合。

因此,术中尤其是腕部开放伤的修复手术中,应对神经与肌腱仔细辨别,防止误伤神经或将神经与肌腱吻合。在解剖学上,周围神经直观表面为乳白黄色,在灯光下无反光,外膜表面可见有明显的纵行滋养血管。其典型特征是断面有明显突出的神经纤维束结构,轻轻挤压神经外膜时更会突出,被动拉动神经远端时,无相关肌肉、肌腱的被动活动。而肌腱呈银白色,灯光照射下有反光、表面无滋养血管,断面无突出的束状结构(图 1-21),被动拉动其远端时,可见相关肌肉、肌腱支配部位的被动活动。若鉴别仍有困难,可行生物电刺激检查鉴别,即刺激远端神经时可引起相关肌肉收缩,刺激肌腱则无相关肌肉收缩。

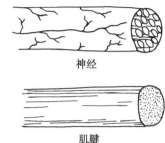

图 1-21 神经与肌腱的区别

3. 神经剥离过多、牵拉过度或吻合后张力过大 神经进行探查或吻合时,如果对其游离过长,剥离周围组织或牵拉过度,使其血供破坏过多,将导致神经损伤甚至缺血性坏死。神经断端缺损过多者,如果直接勉强吻合,由于神经束膜较薄而难以耐受较大的张力,将会使断端分离,其间生成较多的瘢痕组织而影响神经纤维的生长。加之吻合后神经张力过大,将使营养神经的滋养血管紧张而缺血,神经功能难以恢复。神经缺损过多的患者进行神经修复,如果修复材料选择使用不当,将难以获得满意的治疗效果。

【病例】患者男性,45 岁。因右臀部包块 3 年无任何不适,入当地医院治疗。术前诊断右臀部脂肪瘤,拟在局部麻醉下行肿瘤切除术。术中见一 8cm×5cm×7cm 包膜完整的脂肪瘤样包块,距坐骨神经较近,术中游离坐骨神经约 10cm,橡皮膜牵拉保护,完整切除包块,术后病理检查诊断为脂肪瘤,切口一期愈合。但术后患者右足麻木无力,右足主动背伸不能,肌电图检查诊断为右坐骨神经重度损伤。3 个月后行右坐骨神经探查术,术中见原手术部位坐骨神经约 1cm 肿胀、约 8cm 硬化,切除 1cm 坐骨神经瘤并行端端吻合,术后 1 年神经功能仍未恢复。

此例坐骨神经损伤,可能与行脂肪瘤切除术中剥离坐骨神经过多或牵拉过度,导致坐骨神经缺血和损伤有一定关系。

因此,神经损伤进行探查吻合时,应特别强调的是对其不可游离过多、牵拉过度,通常游离不可超过 5cm,且应尽可能保留其周围部分组织,以保护其血供,牵拉时仅用橡皮膜轻轻牵拉,忌用拉钩强力拉扯。若神经缺损小于 1.0~1.5cm,可适当松解两断端后再行吻合,亦可将损伤神经部位关节屈曲,使其断端趋于接近而吻合,以减小吻合处的张力。此外,亦可采用神经移位术松解张力。如在肘部吻合尺神经时,可将尺神经前移(图 1-22)。

经过以上处理,若神经断端仍有较大缺损难以直接吻合时,则应行神经移植术。周围神经缺损过多的修复方法主要包括吻合法和桥接法 2 类。桥接物主要包括神经组织和非神经组织 2 种。自体神经移植法被视为衡量其他各种神经桥接材料修复周围神经缺损效果的"金标准"。20 世纪 80 年代以来,国内外学者开展了带血管的神经移植吻合术,神经缺损在 10cm 以上者亦得以修复,且神经轴突生长明显增快,使神经移植取得了突破性进展。神经缺损无法吻合者,也有学者将损伤神经松解后与相邻正常神经行侧侧吻合,获得一定的功能。此外,亦有学者采用骨干缩短术,或带蒂神经转移术修复大段神经缺损(图 1-23)。

近年来,有报道以血管、筋膜管或肌腱管等作为材料,桥接难以直接吻合的神经,获得一定疗效。亦有学者用硅胶管、可降解管等为材料,以大鼠为实验对象进行神经桥接,显示神经有部分生长,功能有部分恢复。

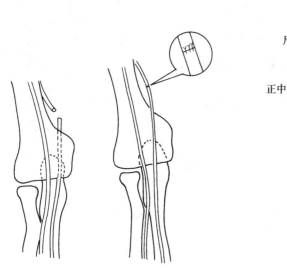

图 1-22　尺神经前移示意

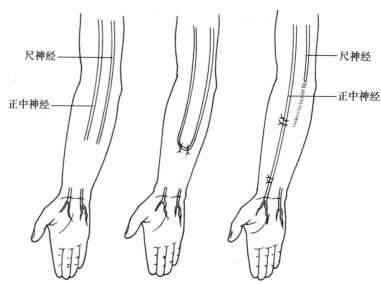

图 1-23　用带蒂神经转移术修复大段神经缺损示意

4. 神经吻合时被扭转或对接不良　神经断端吻合的质量,是神经断端能否顺利愈合、神经能否顺利生长、恢复其功能的关键。神经断端吻合不整齐或被扭转,将导致神经束对位不良;感觉和运动神经束交错缝合,或神经外膜和束膜缝合对位不良,尤其是外膜缝合使神经断端有间隙等,将使神经功能难以恢复。

因此,解剖吻合是神经功能恢复的基础。严禁将神经在扭转与对接不良的情况下进行吻合。为了提高吻合质量,通常以神经表面血管为解剖标志进行对位吻合(图 1-24)。

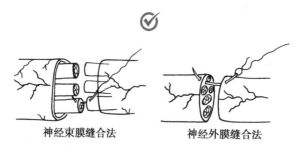

神经束膜缝合法　　　　神经外膜缝合法

图 1-24　用神经表面血管为标志缝合可获得良好的解剖对位

有条件者可用生物电刺激探查,被刺激的远端神经束可引起肌肉收缩者为运动神经束,无运动者为感觉神经束;刺激断端近端神经束有疼痛者为感觉神经束,无疼痛者为运动神经束,以此为依据吻合神经,效果会更好。能够进行神经束膜缝合者,应进行束膜缝合,以提高神经吻合的质量。

5. 神经残端瘢痕清除不彻底　一期缝合的神经,如果将完全断裂或神经束断裂而外膜完整的神经残端未修整进行吻合,将造成神经束张力过大或过于松弛,使神经对接不良(图 1-25),其功能将难以恢复。二期缝合的神经,如果将两断端胶质瘤样瘢痕组织切除不彻底,吻合后新生神经轴突则难以再生,亦难以通过吻合口,神经功能将难以恢复。

因此,一期缝合的神经,应对其残端进行修整。以塑料薄膜将损伤神经残端包裹并夹紧薄膜,使其坚实而成形,然后以剃须刀片每次 1mm 切割,见有正常神经束突出为度,并必须使切割断面与神经轴垂直且整齐。同时,还必须在无张力、无松弛状态下行神经吻合,这样方可减少吻合神经断端的卷曲和间隙,保证神经断端的良好对合。严重牵拉伤或火器伤造成的神经损伤,通常不宜进行一期吻合,由于早期很难用肉眼辨别其残端的损伤程度和范围。待 3~6 周后,损伤神经与正常神经界线清晰时,再修整残端进行吻合,临床效果会更好。

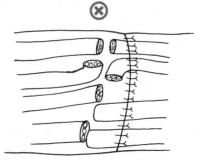

图 1-25　神经吻合对接不良示意

　　二期缝合的神经，必须将神经两断端胶质瘤样改变的瘢痕组织彻底切除，使吻合后新生神经轴突顺利再生并通过吻合口。因此，行神经吻合时，应将胶质瘤用剃须刀片每次切除1mm，直至出现突出的神经束后再吻合（图1-26）。

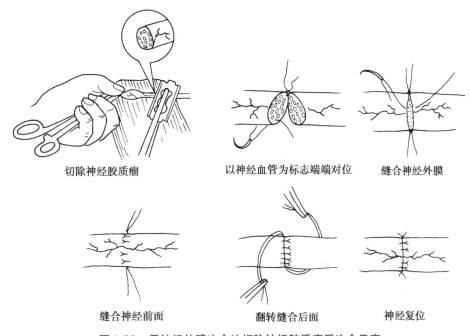

切除神经胶质瘤　　　　　以神经血管为标志端端对位　　　　缝合神经外膜

缝合神经前面　　　　　翻转缝合后面　　　　　神经复位

图1-26　用神经外膜吻合法切除神经胶质瘤后吻合示意

　　6. 神经床局部组织条件不良　神经床即神经周围的局部组织条件，与吻合后神经功能的恢复有重要关系。如果对吻合神经周围的瘢痕组织切除不彻底，则神经在瘢痕组织中难以愈合、生长；吻合神经周围血运不良或有较多的骨痂，吻合后神经缺乏血液供应，或被瘢痕、骨痂压迫，将影响神经的愈合、再生；在感染严重或清创不彻底的创面内行神经吻合，将可能由于感染而使手术失败；拟行侧侧吻合的神经，若侧侧吻合的神经接触面积过小，将不利于神经诱导生长，影响其功能恢复等。

　　因此，在修复神经前，应重视改善神经周围的血运和组织结构，使神经能够在血运良好的生物学环境中愈合生长。如果神经吻合处位于骨骼表面，则应以软组织覆盖骨面，神经床为瘢痕组织者，应尽可能将其切除。必要时行肌瓣、肌皮瓣转移或移植改善神经周围条件。伤口感染严重或清创不彻底者，不应行神经一期吻合，可将神经断端进行标记，待感染控制后行二期缝合。损伤后神经有缺损而不能吻合者，可行损伤神经松解后与其相邻的正常神经行侧侧吻合，而侧侧吻合的神经接触面应尽可能大，通常应为损伤神经直径的5～6倍，这样有利于神经诱导生长。若将损伤的腓总神经侧侧吻合于胫神经，将有助于腓总神经功能的恢复。

五、合并韧带损伤诊治不当

　　韧带是维护关节正常生理位置的重要组织。关节脱位、骨折或扭伤常可造成关节周围韧带损伤。韧带损伤常见于踝、膝及指间关节。临床上，按损伤时间将其分为新鲜损伤（3周内）和陈旧损伤（3周外）。按损伤的性质分韧带起、止部的撕脱骨折和韧带实质部的完全断裂与部分断裂。按损伤程度分不全损伤和完全损伤。不全损伤，为韧带部分纤维断裂，早期仅有局部肿胀、疼痛、压痛，可见皮下淤血斑等，以踝关节最为多见，X线片常无异常发现，故容易漏诊或误诊。完全损伤，系指韧带的完全断裂，除具有不完全断裂的症状和体征外，主要区别在于被动活动关节时，有异常活动。如果在检查中未重视这一重要体征，则可能导致漏诊或误诊。膝关节是全身最大、韧带最多、受杠杆力最强、结构最复杂的关节，其韧带损伤的诊断与治疗均较困难，临床上容易被漏诊或误诊。

　　（一）韧带损伤漏诊

　　1. 未进行应力试验导致的漏诊　应力试验是检查韧带损伤的重要方法之一，具有简单、方便且诊断明确的价值。急性韧带损伤,由于局部疼痛、肿胀以及其他合并伤的同时存在,给韧带损伤的检查和诊断造成困难。如果检查不仔细或患者不够配合,尤其是未行关节应力试验者,将导致漏诊。如对膝关节或肘关节的侧副韧带损伤不进行侧方应力试验,对膝交叉韧带损伤不进行抽屉试验,将可能误诊或漏诊等。

【病例】患者男性,31 岁。高处坠落伤后在当地医院住院治疗,诊断为颅脑损伤,右前臂软组织损伤,右膝关节软组织损伤。由于颅脑损伤严重,神志不清,经治疗 3 天后,神志清醒。入院 10 天,右膝关节仍肿胀,但无明显疼痛,行 X 线检查显示膝关节内撕脱骨折,亦未重视,未行进一步的相关检查。笔者会诊时查体,见膝关节稍肿胀,腘窝部轻压痛明显,膝关节活动稍受限,后抽屉试验阳性,查阅 X 线片显示胫骨平台后缘撕脱骨折,且有移位。诊断为右膝关节后交叉韧带撕脱骨折,行切开复位内固定手术后痊愈。

本例延迟诊断的主要原因是对膝关节韧带损伤认识不足、重视不够,尤其是未常规行膝交叉韧带的应力试验,如抽屉试验等。亦未认识到 X 线片显示的胫骨平台后缘撕脱骨折征象,是后交叉韧带附丽点损伤的重要依据。

因此,关节损伤尤其是怀疑韧带损伤的患者,应进行应力试验。新鲜韧带损伤的患者,难以配合时,可在麻醉下进行,以便获得确切的诊断依据。如膝关节外侧副韧带损伤,可将双侧膝关节固定,对双侧小腿远段分别向内侧施加同等外力,使双侧膝关节均被动内翻,拍摄前后位 X 线片,若显示患侧膝关节外侧关节间隙较健侧明显增宽,即可诊断膝关节外侧副韧带完全损伤(图 1-27)。相反应力,可诊断膝关节内侧副韧带损伤。肘关节内、外侧韧带损伤,应以前臂重力进行肘外翻、内翻的应力试验。

2. **应力试验检查方法不当导致的漏诊**　应力试验检查方法正确与否,对于韧带损伤的诊断至关重要。如果对于韧带功能和损伤机制了解不清,对试验方法掌握不够,查体方法及体位不规范,将可能导致误诊或漏诊。如对膝关节后交叉韧带完全损伤患者进行检查时,若患者取自然体位或用力屈曲膝关节,则会使膝关节屈曲的肌肉处于紧张状态,由于重力作用,胫骨近端必然向后沉(图 1-28)。

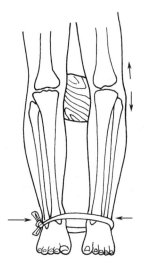

图 1-27　左膝外侧副韧带损伤应力试验示意

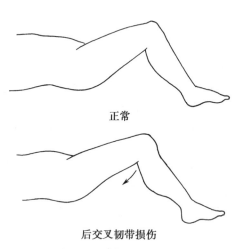

正常

后交叉韧带损伤

图 1-28　后交叉韧带损伤胫骨上段后沉示意

以此体位行前抽屉试验,实际是将已后沉的胫骨近端拉回至正常位,而并非前交叉韧带损伤的前抽屉试验阳性,导致将后交叉韧带损伤误诊为前交叉韧带损伤。此外,拍摄应力位 X 线片时,如果不拍摄对侧应力下的 X 线片作为对照,则难以明确诊断,加之关节活动度的个体差异,更容易造成误诊或漏诊。若对膝关节不拍摄应力位 X 线片作为对照,则难以准确诊断内、外侧韧带损伤。踝关节不拍摄对侧应力位 X 线片作为对照,则难以明确下胫腓连结分离和侧副韧带损伤的诊断。

因此,检查韧带损伤时,应明确各关节韧带应力试验的机制,掌握其规范的查体体位及方法。如检查膝交叉韧带损伤时,患者必须平卧检查床上,屈膝 90°、屈髋 45°,双足对称平置床面,使下肢肌肉完全松弛。助手固定骨盆后,检查者以大腿压坐于患者足部,使其固定。检查者双手拇指在胫骨近端前面,余 4 指置于后面,做向前或向后的推拉试验,向前拉为前抽屉试验,向后推为后抽屉试验。前拉时胫骨近端活动范围超过健侧6~8mm,表示有前交叉韧带损伤,即前抽屉试验阳性(图1-29)。

还可进行拉赫曼试验(Lachman test)。患者取平卧位,屈膝10°~15°,检查者一手抓住股骨远端,一手抓住胫骨近端,拇指在前,余4指在后做前后相反方向的推动,胫骨近端前移范围超过健侧,表示前交叉韧带损伤。后推时胫近端活动范围超过健侧,表示后交叉韧带损伤。此试验对于急性膝交叉韧带损伤,膝关节弯曲受限的患者,可减轻屈膝时的疼痛(图1-30)。

抽屉试验还应做3个体位的应力试验,即中立位、内旋30°位和外旋15°位,并且与侧方应力试验结合进行,以进一步明确诊断。应力位检查除膝关节抽屉试验可不拍摄X线片对照外,向内侧倾斜大于10°或超过健侧5°,均应拍摄应力下的内翻或外翻位X线片对照检查,以明确是否有外侧或内侧韧带损伤,防止个体差异和不同职业患者的关节活动度不同而造成误诊或漏诊。例如,内翻位拍摄踝关节正位X线片,如果外踝韧带断裂,则显示距骨在踝穴内发生倾斜,外侧降低、内侧升高。Collville指出,如果距骨向内侧倾斜大于10°或超过健侧5°,则可诊断外踝韧带断裂(图1-31)。而体操或舞蹈演员在正常情况下,距骨在踝穴内可出现倾斜,但并非韧带损伤征象。

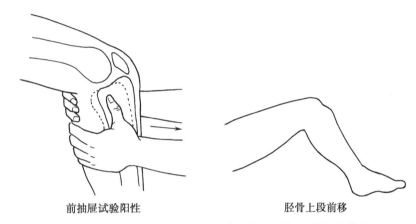

前抽屉试验阳性　　　　　　　　胫骨上段前移

图1-29　前交叉韧带损伤患者前抽屉试验阳性、胫骨上段前移

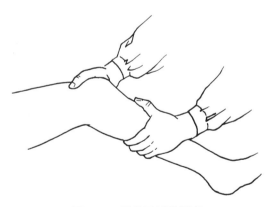

图1-30　拉赫曼试验示意

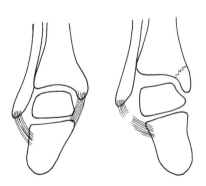

图1-31　距骨在踝穴内应力位拍摄X线片时如果向内侧倾斜大于10°或超过健侧5°则表示外踝韧带损伤

3. 对关节周围骨折的X线知识掌握不够导致的误诊　如果对于关节韧带解剖结构的基本知识掌握不够,则难以明确X线片上所显示的撕脱骨折征象的临床意义,将导致对韧带损伤的误诊或漏诊。例如,不明确X线片上显示的膝关节内侧或外侧撕脱骨折征象的临床意义,将可能导致对膝关节内侧或外侧副韧带完全损伤的误诊或漏诊。不明确胫骨髁间隆起撕脱骨折或胫骨髁后缘撕脱骨折征象的临床意义,则很容易将前交叉韧带撕脱骨折或后交叉韧带撕脱骨折误诊为单纯胫骨髁间隆起或胫骨髁撕脱骨折,导致对膝关节前或后的前方交叉韧带损伤的误诊或漏诊;不了解踝关节X线片显示的内侧或外侧撕脱骨折征象的临床意

义,则可能导致将踝关节内侧副韧带或外侧副韧带完全损伤漏诊。

因此,必须掌握诸如前交叉韧带附着于胫骨髁间隆起的前方,后交叉韧带附着于胫骨髁间隆起的后方,内侧副韧带附着于股骨内上髁,外侧副韧带附着于腓骨头,踝关节内、外侧副韧带分别附着于内、外踝等解剖学基本知识。若 X 线片显示该处有撕脱骨折征象,则应首先考虑相关部位韧带的完全损伤(图 1-32),防止造成误诊或漏诊。

例如,膝关节正位 X 线片显示胫骨髁间隆起撕脱骨折征象,则可诊断为前交叉韧带完全损伤;膝关节侧位 X 线片显示,胫骨髁间隆起的前方有撕脱骨折征象,应考虑前交叉韧带完全损伤。胫骨髁间隆起的后方有撕脱骨折征象,应诊断为后交叉韧带完全损伤。内、外踝关节的撕脱骨折,则应诊断内、外侧副韧带完全损伤。

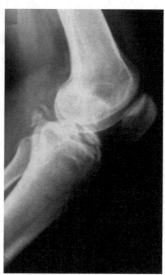 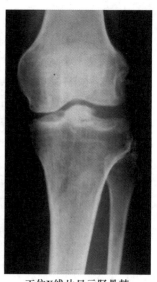

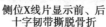

侧位X线片显示前、后 十字韧带撕脱骨折　　　正位X线片显示胫骨棘 与外侧副韧带撕脱骨折

图 1-32 前、后交叉韧带和外侧副韧带撕脱骨折案例

4. 对相关辅助检查认识不足导致的误诊或漏诊　在辅助检查中,膝关节造影可协助诊断关节囊及韧带损伤,B 超检查可协助诊断内侧副韧带损伤,MRI 检查可以提供膝交叉韧带或半月板损伤的诊断依据,关节镜检查不但对膝交叉韧带等损伤有确诊意义和治疗作用,而且对半月板损伤及其他组织损伤亦有确诊和治疗作用。如果怀疑相关韧带损伤而又未进行相应的辅助检查,如膝交叉韧带实质部损伤未进行 MRI 检查,将可能导致误诊或漏诊。关节囊损伤,如肩关节囊损伤,或肩袖损伤不进行 MRI 检查或造影,则难以明确肩关节囊或肩袖损伤情况和严重程度,难以制订合适的治疗方案。

因此,怀疑韧带损伤而又难以确诊者,应适当应用 B 超、CT、MRI、关节镜或关节造影等检查。如果医院不具有相关设备,则应尽可能介绍患者到具备以上条件的医院行进一步检查确诊。

(二)韧带损伤处理不当

1. 处理原则把握不当　韧带损伤的修复直接关系着关节是否可保持正常位置并维持其稳定,关系着关节功能的恢复。美国运动医学委员会根据韧带损伤程度将其分为 3 度:Ⅰ度损伤,有少量韧带纤维撕裂;Ⅱ度损伤,有更多韧带纤维的断裂,并伴有更重的功能丧失和关节反应,且有轻度到中度的关节不稳定;Ⅲ度损伤,为韧带的完全断裂,并因此产生显著的关节不稳定。如果对于韧带损伤的损伤程度判断不清,处理不当,未能早期诊断及时恰当治疗,将会使新鲜损伤变为陈旧性损伤。而所有陈旧性韧带损伤的重建效果,均比早期重建修复的手术难度大、预后差,将可能导致骨性关节炎或关节不稳定等。如果韧带损伤治疗不当,尤其是对造成关节不稳定的韧带损伤未能全面修复,将导致后期的关节不稳定或过早发生关节退行性变,影响关节功能。但韧带断裂无法固定而需重建的患者,该患者却合并骨折又需行骨折内固定,如果在行内固定的同时勉强行韧带重建,由于韧带重建很可能受骨折内固定物的干扰而难以获得满意的治疗效果,而韧带重建手术同时可能干扰骨折内固定的稳定性,将导致韧带重建和骨折内固定的效果均不满意,甚至使手术失败。

因此,首先应明确韧带损伤的诊断及其损伤程度,然后按韧带是部分损伤还是完全损伤制订合理的治疗方案。韧带损伤应按"确切诊断、早期处理、全面修复"的原则进行干预。韧带损伤的治疗原则为恢复韧带的解剖结构——长度及张力,或重建起止点。通常,韧带的部分断裂,即不完全损伤,其关节肿胀不明显,X 线检查多无阳性发现,关节比较稳定。而韧带的完全损伤(完全断裂),关节肿胀明显、疼痛剧烈、关节不稳定,X 线检查、MRI 检查、关节造影、应力试验等均可有阳性发现。已确诊的韧带完全断裂患者,应尽可能早期手术、全面修复。若技术和设备条件不允许修复,可将患者转送到条件具备的医院诊治。由于惧怕手术而拒不接受修复的患者,应明确告知其危害性,使患者在充分了解其利弊的情况下,作出选择。非手术治疗仅适用于韧带不完全断裂而未引起急性关节不稳定,或不明显的关节不稳定,或断裂韧带起止点的骨折块无移位者。韧带的不完全轻度(Ⅰ度)损伤者,可行绷带固定 2～3 周;部分(Ⅱ度)断裂者,用胶布条、绷带固定3～4周,较严重者石膏、管型支具或铰链支具固定4～6周;韧带完全断裂(Ⅲ度)而不严重者,必须行石膏绷带固定4～6周后去除固定。严重断裂或开放伤,则必须手术治疗,术后外固定4周。例如,膝关节内外侧带有撕脱骨折块的侧副韧带损伤或膝交叉韧带完全损伤者,应行一期复位。多处韧带的完全损伤者,应尽可能全面修复。韧带实质部完全断裂无法复位固定,需行韧带重建,而又合并骨折者,如膝交叉韧带实质部断裂,同时又合并股骨髁间或胫骨平台粉碎性骨折,通常仅行骨折内固定即可,在内固定时一般不宜进行韧带一期重建手术。应待骨折愈合后,再行韧带二期重建。

2. 韧带损伤治疗不当 韧带损伤的治疗效果,取决于多方面因素,早期的诊断与治疗是基本前提,医院设备条件是重要保证,医师的基本知识和操作技术是成功的关键,其中任何一个环节处理不当,均可影响其治疗效果。

(1)修复韧带时复位不良:修复韧带时的复位效果,直接关系着手术效果。而复位效果主要与手术者的临床经验、操作技巧及和助手配合等有关。如果手术者临床经验不足,对韧带起止点撕脱的骨折块复位不良即行内固定;固定方法不当,固定不牢固;或助手配合不够默契,在进行固定时未能将撕脱的骨折块维持于解剖位;或在修复韧带时,未将骨与关节的关系维持在正常位置。例如,在固定膝交叉韧带时,将胫骨近端未维持在正常位置,则可能使重建或修复的膝交叉韧带松弛,术后关节仍不稳定;加之术后由于肢体重力和功能锻炼的影响,使骨折块松动等,均将影响手术效果,导致术后韧带松弛,关节不稳定,发生创伤性关节炎等并发症。

因此,修复韧带时,手术者必须有相关手术经验和熟练的技术。使骨折块解剖复位后方可进行固定,并应牢固固定。同时手术者和助手都应明确了解手术的目的和全过程,对于手术的关键操作必须准确到位。助手应维持骨折块的解剖复位,复位、修复或重建的韧带缝合固定时,患者体位要适当,骨关节的关系要正常。修复固定后交叉韧带时,胫骨绝不能后移,修复固定前交叉韧带时,胫骨绝不能前移。要始终维持胫股关节的正常位置。后交叉韧带的较大撕脱骨折块,尽可能采用骨松质螺钉、缝合锚钉或可吸收螺钉固定,必要时以丝线或钢丝加强。除非骨折块过小,尽可能少用钢丝或不吸收线缝合,以免固定不牢而使手术失败。固定的韧带要有一定的张力,不可过松或过紧。

(2)未重视对隐匿性损伤的修复:隐匿性韧带损伤,尤其有的陈旧性损伤,外表看似完整,实则可能隐匿已完全松弛的韧带实质部损伤。如果术中不仔细检查,不测试其张力和强度,将可能将韧带隐匿性损伤漏诊漏治。不同部位韧带的同时损伤,如果不同时修复,将影响关节功能的恢复。

因此,术中对可疑的韧带损伤,应反复检查、测试,不但要对能够在直视下发现的病损进行检查和修复,而且还要对直视下难以发现却能够测试出的损伤进行修复。例如,在检查中未见明显断裂而又表现明显松弛的膝交叉韧带,必要时可以切开韧带滑膜层,观察韧带是否有潜在断裂、拉松等损伤,并进行紧缩或重建。此外,关节内合并的其他损伤,必须同时修复。因为随着时间的推移,被疏漏的潜在损伤的表现将逐渐加重而影响关节功能的恢复。如膝交叉韧带和侧副韧带同时损伤者,必须将两者同时修复。

(3)术后外固定不当:术后外固定的体位正确与否,关系着手术的治疗效果。如前交叉韧带损伤修复术后,如果将胫骨在前移位屈膝固定,相当于使膝关节仍处于前抽屉位,在以后的功能锻炼和肢体运动载荷下,被固定的韧带将被牵拉松弛,使手术失败。

因此,在完成韧带修复术后,必须将关节固定于被修复韧带的低张力或无张力位。例如,后交叉韧带修复后,应将胫骨近端固定于前移位。前交叉韧带修复后,胫骨近端固定于中立位或稍后位,使被修复的韧带在无张力下愈合。

六、关节内软骨骨折诊治不当

(一)关节内软骨骨折误诊

单纯关节内软骨骨折比较少见,其临床表现不典型,在X线片上显示不明显或不显影,故早期难以诊断,临床上很容易将其误诊为关节软组织损伤。这类软骨骨折,多发生于膝、踝、肘等滑膜关节的透明软骨,以髌骨软骨骨折最为常见。如果这些游离的关节软骨骨折被误诊或漏诊,软骨骨折块在关节液的营养下会增生,形成较大的关节游离体(关节鼠),多个游离体,影响关节功能,甚至导致创伤性关节炎等。

因此，应高度重视关节内软骨骨折，其主要表现为关节肿胀、疼痛、功能轻度障碍，X 线片仅显示微小游离骨折片或不显示骨折征象。较大的滑膜关节损伤，若关节明显肿胀、疼痛，关节穿刺有积血，X 线片显示有较小的游离碎骨块等，则应高度怀疑关节内软骨骨折。若条件允许，可行 CT 或 MRI 检查确诊，亦可行关节镜探查并修复。

（二）关节内软骨骨折未及时处理

关节内软骨骨折，如果治疗不及时，一旦变成陈旧性骨折，由于其骨折块在关节内增生、变形，造成复位、固定困难。较大面积或负重部位的关节软骨缺损，如果未及时适当治疗，后期将发生创伤性关节炎、关节功能障碍等并发症。

因此，对于 X 线片显示关节内有游离碎骨片影像者，应首先考虑关节内软骨骨折或韧带撕裂伤，均应早期手术探查。根据骨折情况，采用不同方法复位固定。术中常发现软骨骨折块通常较 X 线片所显示的要大，大于 2mm 的骨折块，尽可能复位固定，带有较多骨松质者，可用克氏针固定。骨折块小者，在骨折面纵向钻孔，以丝线或钢丝缝扎内固定。术后以石膏固定 2～3 周即可行关节功能锻炼。

第二章　严重骨折现场急救不当的分析及对策

严重创伤骨折的现场救援极为重要，正确合理的现场救援，是挽救患者生命、减少残疾的重要环节。资料表明，失血性休克和致死性出血占创伤24小时内死亡的70%以上。在我国的严重创伤患者中，10%~20%死于现场救援和转送途中，有的则可能造成残疾。对此，张英泽率先提出"次生损伤"的概念，次生损伤是指机体遭受损伤后，由该损伤直接引发的损伤。次生损伤是不可避免的，各种诊疗措施均会导致次生损伤，因此临床医师应高度重视，并进行防控，尽力将其发生率降至最低。

一、现场救援不当

（一）未按现代应急救援原则救治

不规范的现场救援，将影响救治效果。如果仍按传统观念的止血、包扎、固定、搬运的"急救四部曲"进行急救，将贻误危重患者生命的抢救时机。在大批伤员亟待救治的情况下，不能迅速判断伤情，未按当代应急救援步骤进行处理，则难以获得满意的救治效果。例如，多发性创伤合并骨折，其临床特点是损伤机制复杂，休克发生率高，严重低氧血症，且早期容易漏诊，难以处理，病死率高，如果未把握好处理顺序、未能按多发伤抢救常规进行重点检查，及时明确诊断，或未及时做相关的进一步检查和诊断，可能导致生命危险。现场及时、有效的诊断对多发伤的救治有显著的意义。休克患者如果不积极抢救休克，而只顾检查处理一些明显的，并不危及生命的一般伤口出血和骨折等，则很可能使可逆休克变为不可逆休克。需要转运的患者，如果不抓紧创伤急救"黄金时间"，不能及时准确地诊断，并依据患者伤情尽快将其转送到适合其损伤进一步诊治的医院，将可能延误其救治时机。

因此，严重骨折，尤其危重患者，应按现代应急救援原则进行救治，抓紧创伤急救"黄金时间"。在有大批伤员亟待救治的情况下，首先应迅速判断伤情，按当代应急救援的四大关键保障步骤，即心肺复苏、检伤分类、创伤救护和医疗运输进行救援。要本着"救命第一、保护器官肢体第二、恢复功能第三"的救治原则施救。心肺复苏，应按《2020年美国心脏病协会心肺复苏和心血管急救指南》进行。为了提高心肺复苏的存活率，应按新指南生命链的5个环节进行：一是迅速识别心脏骤停；二是早期实施心肺复苏，强调胸部按压；三是快速除颤；四是有效的高级心血管生命支持；五是全面的心搏骤停复苏后期救治。窒息的患者必须尽快使呼吸道通畅，必要时应紧急行气管插管或气管切开，对心肺复苏后的脑、肾功能进行积极救治。休克的患者必须及时全力救治，失血性休克和致死性出血，必须快速有效止血。多发伤，秉承生命为先的原则，首先初步诊断处置。力求诊断方法简单，在最短时间内明确脑、胸、腹等部位是否存在致命性损伤，物理查体应自上而下，由内到外，涉及血管、神经、四肢、脊髓。需要转运的患者，应及时准确诊断，并依据患者伤情尽快将其转送到适合其损伤进一步诊治的医院。同时，要尽可能利用各种交通工具进行合理转运。

（二）现场施救方式不当

现场急救中，如果救治方式不当，不但影响救治效果，而且还可能进一步加重损伤/次生损伤。例如，在抢救肢体被挤压于机器中的伤者时，采用暴力牵拉或倒转机器的方式施救，将可能拉伤血管、神经或进一步加重组织损伤。在抢救交通事故伤者时，将患者从驾驶室或车轮下强行拉出，将加重原发伤；在抢救脊柱骨折脱位患者时，未保护脊柱和脊髓，而采用挤压、弯曲或扭转头颈部或躯干的方法救治，则很可能造成脊柱或脊髓的继发性损伤等（图2-1）。

因此，在现场急救时，应首先迅速观察和评估伤者伤情，依据受伤原因和损伤情况安全施救，做到及时、正确、有效。被机器挤压者，必须采用拆卸机器、移除重物等保护受伤肢体的方式救治，严禁抢救时强行牵拉肢体或倒转机器。脊柱骨折或脱位伤者，在抢救过程中，搬动时不论现场伤者的体位如何，都应使伤者脊柱处于沿躯体长轴的中立位。搬动伤者前，最重要的是固定其受损的颈椎或胸腰椎，用硬板搬运，并应使用支具固定颈椎。移动伤者要设法使躯干各部位保持在同一平面，避免扭曲和头尾端牵拉（图2-2）。

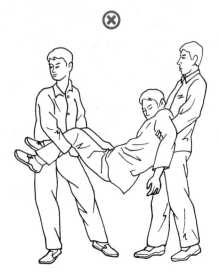

图2-1　脊柱骨折不正确搬运方式示意

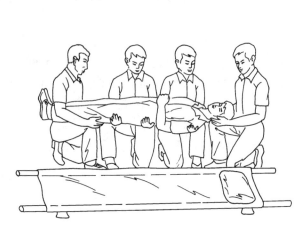

图2-2　脊柱骨折正确的四人搬运法示意

（三）开放性骨折的骨折端和创面处理不当

在开放性骨折的现场急救中，如果对骨折端和创面处理不当将影响伤者的后续治疗和预后。例如，急救人员对于开放性骨折及创面处理原则把握不当，对骨端外露、畸形明显者，现场进行手法复位，使被污染的外露骨折端回缩到伤口内，将造成深部污染，且无法评估污染程度，为后续彻底清创造成困难，导致术后感染。伤者伤口未进行任何处理，如未用无菌敷料覆盖或绷带包扎，转送中创面暴露，将会使创面在转送途中被继续污染；较大出血创面，未进行有效的止血处理，将导致在转送途中失血过多，发生失血性休克甚至死亡。强酸或强碱等化学伤，未进行及时彻底冲洗而转送，将导致创面蚀损继续增加等。

因此，在开放性骨折的现场急救中，应首先抢救伤者生命，同时还必须重视对创面的正确处理，进行有效的止血、包扎和骨折临时固定等。外露骨折端，不应在现场手法复位，应妥善保护外露骨折端，以无菌纱布包扎、固定后转运。强酸、强碱等化学物质严重污染的创面或骨折端，在保证伤者生命安全的前提下，应尽可能在现场立即以清水冲洗创面。

（四）残肢处理不当

残肢的处理是否规范，直接关系着断肢/指再植的效果。例如，断离肢体的近侧端断面未行包扎保护，会使创面污染继续加重，造成术后感染，断肢/指再植失败。止血带使用时间过长，会使近端残肢长时间缺血，造成组织坏死；离断肢体用乙醇或生理盐水浸泡，会使组织变性、坏死，丧失再植条件；在常温下长时间转送残肢，由于离断肢体缺血、缺氧时间过长，组织细胞发生不可逆的病理变化等，会使离断肢体失去再植条件。不完全离断肢体的连接软组织未行妥善保护，在转送途中将进一步加重其损伤，从而增加断肢/指再植的手术难度，甚至导致手术失败等。

因此，在残肢处理时必须注意：①完全离断肢体的近侧断面，应保持干净、创面加压包扎止血，尽可能不用止血带。若必须使用者，需标明止血带使用的起始时间。转运途中应定时放松，以防肢体缺血时间过长。②远侧离断肢体，应妥善保护，有条件者尽可能冷藏保存转运。宜以无菌纱布包裹后再以塑料袋盛装，外置冰袋降温，保持4～10℃。严禁用冰水、生理盐水、乙醇及其他消毒液直接浸泡。③不完全离断的肢体创面，应进行包扎，以石膏或夹板临时外固定后转运，防止转送途中使组织连接部分再损伤。

二、转运不当

伤者正确及时转运，是早期救治的重要环节，它将缩短救治时间，减少伤亡和伤残，提高治愈率。若转运方法不当,将会严重影响救治效果,甚至危及患者生命。

（一）转运前未重视维护伤者的生命体征和致残伤情

转运前采取有效措施维持伤者的生命体征,对减少伤亡和伤残、提高后续治疗效果有至关重要的作用。伤者未能及时转运,将严重影响其救治效果和预后。如果对危及伤者生命的严重伤情或并发症未行适当的处理,随意转运,将可能对其造成生命危险。例如,大出血未彻底有效止血,休克未进行有效纠正,呼吸道梗阻未完全解除,胸部创伤如开放性气胸、张力性气胸及胸壁软化等未适当处理,颈椎骨折或脱位未妥善保护和固定等,将对伤者的生命造成威胁,甚至可能导致伤者在转运途中死亡。个别情况,如严重踝关节脱位、小腿骨折严重成角等,若不及时矫正,则可能导致表面皮肤坏死,为最终治疗造成困难,影响疗效。四肢骨折未妥善固定,或对创面未妥善包扎保护,可能导致血管、神经等继发性损伤,或污染继续加重。转运前对接收医院了解不清,将伤者转运到无条件救治的医疗单位,将贻误救治时机,影响救治效果等比如将需断肢／指再植伤者转运到不具备相关处置条件的医疗单位,延误断肢／指再植时间,将可能导致断肢／指再植失败。

因此,生命垂危的伤者,必须首先进行损伤控制性复苏(damage control resuscitation,DCR)和损伤控制性手术(damage control surgery,DCS),即应用氨甲环酸、气管插管、骨内输液保温和高级生命支持等。在生命体征稳定的前提下,再考虑进一步转运治疗。转运期间应建立静脉或骨内输液通道。例如,大出血应妥善止血,休克应进行有效纠正,如输注血液制品、使用氨甲环酸止血;呼吸道梗阻应完全解除,必要时行气管插管或气管切开,应将开放性气胸变成闭合性气胸;张力性气胸进行排气引流;胸壁软化应进行包扎固定;骨折尤其颈椎骨折应妥善固定;创面应进行妥善包扎。严重踝关节脱位、小腿骨折严重成角(除开放伤)等,应及时矫正畸形,防止皮肤坏死,但对外露的骨折端不应进行复位。转运前应认真分析,应依据伤情确定将伤者,尽快直接送往有条件进行断肢／指再植的医院。切忌对威胁伤者生命或致残的伤情未进行适当处置者进行盲目转运。

（二）转运途中观察处理不当

生命垂危的伤者在转运途中,如果不重视观察其呼吸道是否通畅,有无窒息可能;伤口是否继续大出血,止血带是否松脱和使用时间是否过长,休克是否加重;骨折固定是否牢靠,体位是否妥当;颈椎损伤伤者的固定是否稳妥,体位是否适当,颈部有无扭转、折曲等,并对发现的问题未及时干预,将可能使伤者病情加重或发生生命危险;脊柱骨折脱位的伤者,在转运途中未使用硬板担架,使脊柱扭转或折曲等,将会加重脊柱脊髓损伤;胸腹部外伤者,俯卧位转运,将影响其呼吸,危及生命。

因此,垂危伤者在转运途中,必须严密观察其病情变化,发现问题及时处理,维护其生命体征的稳定。同时应防止损伤部位发生继发性损伤。呼吸道应保持通畅。大出血伤口妥善包扎止血后,要随时观察伤口出血情况和出血程度,发现大出血应及时止血处理。休克应及时纠正。如果转送前使用止血带止血,则应重视观察止血带是否牢固或松脱,并注意连续使用不可超过 1.0～1.5 小时。颈椎或胸腰椎骨折或脱位的伤者,必须妥善固定颈椎或胸腰椎;变化了的不妥当体位,应及时纠正;同时对颈椎应进行适当牵引、固定,要用硬板担架搬运和转运,严禁用软担架,以免造成继发性损伤。胸腹部外伤,转送时必须保持仰卧位,防止影响肺通气功能。

第三章　骨折手法复位不当的分析及对策

手法复位是治疗四肢骨折的最基本方法之一，也是骨科医师的基本功之一。如果对这一传统治疗方法认识不足，重视不够，操作不当，则可能导致复位失败，甚至造成次生损伤。

第一节　对手法复位认识不足

一、复位时机把握不当

骨折后 1～2 小时，局部软组织肿胀较轻，肌肉未挛缩，皮肤尚未形成张力性水疱，是手法复位的最佳时机，复位容易成功。但临床上，有些看似肿胀明显，难以进行手法复位者，实际为骨折端移位的畸形，如果将这种畸形误认为是骨折局部的严重肿胀，而以外固定或抬高患肢等方法处理，等待肿胀消退后再行手法复位，由于长时间的等待，不但使肿胀难以消退，而且骨折部位肌肉挛缩、组织僵硬，甚至可能已有骨痂形成，使手法复位难以成功。如果对超过 10 天的骨折患者尤其小儿进行手法复位，由于骨折端血肿机化、骨化或已有骨痂形成，纤维组织形成粘连、肌肉挛缩或骨痂阻碍，将难以获得满意的复位效果。

因此，移位、畸形明显的骨折患者，若具有手法复位的基本条件，且不会由复位造成次生损伤，如血管、神经损伤，发生骨筋膜隔室综合征，不危及患者生命或致残，即使肿胀严重，甚至已有张力性水疱者，也应抓紧时机，尽快施行手法复位。已超过 10 天，骨折端已有明显骨痂形成者，由于其骨痂的影响及肌肉、肌腱挛缩等，则不宜进行手法复位。

二、对移位不明显或嵌插骨折进行手法复位

移位不明显的四肢长骨干横行骨折、短斜行骨折或干骺端的嵌插骨折等，若无明显成角畸形者，属于稳定性骨折。只要采用合适而有效的固定方法，即可获得满意疗效。如果为了追求完美的解剖复位，或为满足患者和家属过高的要求，对于这类稳定性骨折或已属于功能对位者进行手法复位，将可能使骨折进一步移位，变为不稳定性骨折。如对肱骨外科颈外展嵌插骨折无明显移位者，进行手法复位，则可能使复位后的效果反而不如复位前。

因此，移位不明显的稳定性骨折、嵌插骨折或已属于功能对位者，应慎用手法复位。无移位或移位不明显的肱骨近端骨折、肱骨髁上骨折、胫腓骨骨折或踝关节骨折等，除明显成角畸形者需行手法复位外，通常仅采用合适的外固定即可。但某些特殊部位的骨折，如股骨颈、股骨转子间骨折等，虽然骨折移位不明显或骨折端嵌插，但由于该部位肌肉的肌力强大且不均衡，用手法复位外固定或牵引等方法难以维持其骨折端的力学稳定性，将导致髋内翻或骨折不愈合等并发症。

三、对关节内或复杂骨折进行手法复位

关节内或特殊部位的骨折或复杂、特殊类型的骨折，如肱骨头骨折、肱骨髁间骨折、蒙泰贾Ⅳ型骨折、尺桡骨近 1/3 骨折等，由于这些骨折部位的特殊解剖结构，以及骨折后骨折端移位的机制复杂，手法复位通常难以成功。如果抱着试一试的态度进行整复，不但使复位难以成功，反而会加重软组织损伤。关节内骨折，由于难以对骨折部位或骨折端直接施力复位，即使采用了牵、拉、提、按、推、拿等手法，有的也难以获得解剖复位，如手舟骨骨折、胫骨平台粉碎性骨折、跟骨关节内骨折等。有的骨折虽可获得暂时的成功复位，但

由于难以维持骨折端的力学稳定性而再次移位，如股骨颈骨折、股骨髁、蒙泰贾Ⅳ型骨折或尺桡骨近1/3骨折等。此外，严重的肱骨髁间骨折采用手法复位可能造成肱动脉或正中神经损伤；前臂骨折反复复位的软组织损伤可导致骨筋膜隔室综合征。

因此，关节内或特殊类型、特殊部位的骨折，应认真分析，不可随意进行复位。若临床经验不足，复位技术不熟练，成功把握不大，则尽可能不要盲目尝试。如科利斯骨折近年来治疗要求提高，经关节骨折有明显移位或骨折严重粉碎者，亦可直接切开复位内固定或用外固定支架牵引复位治疗。若无条件进行切开复位内固定或使用外固定器牵引复位者，才可试行手法复位。

四、对不稳定性骨折试图手法复位

四肢骨干不稳定性骨折手法复位，多数可获得成功。但由于其骨折端很不稳定，加之肌肉的牵拉和肢体活动等，复位后若采用外固定的方法则很难维持骨折端的力学稳定性，容易发生骨折端移位或成角畸形。但某些看似不稳定的骨折，如小儿肱骨髁上伸直型骨折，手法复位后由于骨膜的"活页作用"，可维持骨折端的力学稳定性，如果不及时进行手法复位，则可能失去采用手法复位治愈的时机。

因此，不稳定性骨折治疗方式的选择，应依据骨折部位与骨折类型认真分析，制订合理的治疗方案。通常四肢骨干的斜行骨折、螺旋形骨折、粉碎性骨折或股骨干骨折等不稳定性骨折，不应首选手法复位。即便草原手法复位，也作为一种暂时复位的方式，不可作为最终治疗措施。但其他部位的骨折甚至复杂骨折，如小儿肱骨髁上伸直型骨折或蒙泰贾骨折，手法复位后由于弯侧骨膜的张力作用，骨折端比较稳定，容易维持其力学稳定性，采用手法复位外固定，多数可获得良好的复位固定效果。

五、对软组织肿胀严重的骨折采用手法复位

骨折部位软组织肿胀严重，甚至发生张力性血疱、水疱或骨筋膜隔室综合征者，行手法复位外固定，即使复位获得成功，由于骨折端悬浮于肿胀的软组织间，外固定将难以维持其力学稳定性，导致骨折复位丢失或固定失效。同时可能会进一步加重软组织损伤，患肢血运障碍，导致缺血性肌挛缩或肢体缺血性坏死等严重并发症。

【病例】患者男性，36岁。右前臂被倒塌的砖块砸伤，导致右尺、桡骨骨折。第2天在外院就诊时，右前臂肿胀严重，有张力性水疱，手指麻木，疼痛剧烈，已并发骨筋膜隔室综合征，接诊医师行手法复位、石膏外固定，1个月后复查，不但骨折畸形愈合，且并发缺血性肌挛缩。

本例治疗后并发缺血性肌挛缩，主要原因是处理骨折时，对于严重的软组织肿胀认识不足、重视不够，对已并发骨筋膜隔室综合征的患者进行手法复位石膏外固定，不但加重了软组织损伤，而且石膏固定将进一步增加组织内压，使可逆损害变为不可逆损害。

因此，骨折后局部软组织肿胀严重，尤其皮肤张力高，甚至出现张力性水疱、血疱者，严禁进行手法复位外固定。宜选用牵引、制动、脱水、消肿、石膏托板简单外固定等方式治疗，待肿胀消退后再行手法复位外固定或切开复位内固定。但有些移位明显，局部肿胀严重，甚至有张力性水疱的患者，如肱骨髁上骨折或踝关节脱位骨折，移位明显，只要不是在复位时过重损伤血管或皮肤，未并发骨筋膜隔室综合征，复位前可触及肱骨内外髁，以及处于伸肘与屈肘肌之间的肱骨干远1/3两侧骨嵴，也可进行手法复位。由于骨折的复位可促进软组织肿胀消退，尤其踝关节骨折脱位尽快复位还可保护皮肤，防止皮肤张力过大而坏死。但应酌情慎重处理，严格把握适应证。已并发骨筋膜隔室综合征者，则必须及时切开减压，行内固定或骨外固定器等固定。严禁使用手法复位外固定治疗。

六、对开放性骨折清创不彻底行手法复位

开放性骨折性在受伤现场和转送途中均会发生伤口污染，嵌夹于骨折端或存留在创面内的污染，仅通过现场的表面消毒处理，很难获得彻底清创的效果。如果认为只要消毒彻底就可以达到彻底清创的效果，以消毒代替清创而行手法复位，将很可能导致伤口感染，甚至并发骨髓炎等。

【病例】患儿男性，10岁。在公路边玩耍时致右前臂开放性骨折，伤口内少许桡骨骨折端外露，且有轻度泥沙污染，3小时后到当地医院就诊。由于医院当时患者多、工作忙，接诊医师以生理盐水简单冲洗，碘酒、乙醇消毒皮肤与外露骨折端后，对骨折端采用手法复位，复位成功后以石膏夹托外固定，门诊观察治疗。伤后第6天，患儿发热，骨折端疼痛加剧，石膏边缘有脓液流出，且张口困难，阵发性抽搐，诊断为右尺桡骨开放性骨折感染合并破伤风。经3个多月反复治疗骨折仍畸形愈合，功能障碍。

本例治疗失误的主要原因是对开放性骨折的彻底清创认识不足、重视不够，在未彻底清创的情况下行手法复位，导致破伤风梭菌感染，且未进行及时有效的抗感染治疗等。

因此，开放性骨折，无论伤口大小，外观污染是否严重，均应尽快送入手术室，在良好麻醉下彻底清创，并及时注射破伤风抗毒素，同时使用抗生素预防感染。严禁在未彻底清创的情况下进行手法复位。

第二节　手法复位操作不当

一、未麻醉或麻醉不良即进行手法复位

四肢骨折后，由于肌肉挛缩，可造成骨折端重叠移位或旋转畸形等。复位时如果对麻醉重视不够，在未麻醉或麻醉效果不良的情况下进行复位，可造成骨折部位剧烈疼痛，从而产生强烈的保护性肌肉痉挛，导致复位难以成功。此外，由于肌肉痉挛，手术者不得不加大牵拉力度，甚至暴力复位，造成邻近组织损伤，如骨折、关节脱位、血管和神经损伤等。

因此，伤后超过2小时的四肢骨折，即使属于手法复位很容易获得成功的骨折类型或部位，也应在良好的麻醉下进行复位。良好的麻醉不但可以减轻患者痛苦，减少复位时的损伤，而且容易获得满意的复位效果。

二、对复位体位和骨折端被肌肉牵拉移位重视不够

复位时患肢的体位会使骨折部位肌肉产生不同程度的张力，对复位造成一定影响，而肌肉对骨折端的牵拉移位亦是影响骨折复位的重要因素之一。如果在骨折复位时不考虑患者体位及肌肉牵拉对复位的影响，盲目牵引，不但会增加复位的难度，而且可能会导致并发症或使复位失败。例如，前臂双骨折复位时未将前臂置于中立位，由于其骨间膜不够松弛、张力不均衡，则复位难以成功；股骨髁上骨折，复位时若将膝关节于伸直位牵引，由于起始于股骨内外髁的腓肠肌的紧张，牵拉将导致股骨远端进一步向后移位，使复位难以成功（图3-1）。胫腓骨骨折行手法复位时，如果将膝关节置于伸直位和踝关节背伸位，则由于小腿三头肌的紧张，使骨折的重叠移位难以矫正。

因此，进行手法复位时，应重视患者体位与肌肉牵拉对复位的影响。依据不同骨折部位肌肉的牵拉对

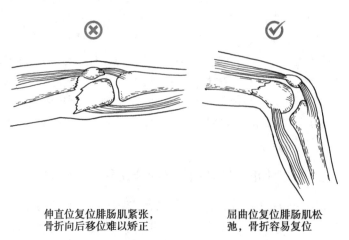

伸直位复位腓肠肌紧张，　　　　屈曲位复位腓肠肌松
骨折向后移位难以矫正　　　　弛，骨折容易复位

图3-1　股骨髁上骨折复位方法示意

抗作用,适当安置患者体位。前臂双骨折行手法复位时,必须将肩外展90°,肘屈曲90°,将前臂置于中立位,使其骨间膜松弛,再以骨折的旋转、侧方、前后移位方向进行复位即可成功。股骨髁上和胫腓骨骨折行手法复位时,应将膝关节置于屈曲位,使小腿三头肌松弛,以利于纠正骨折端的侧方和重叠移位(图3-2)。

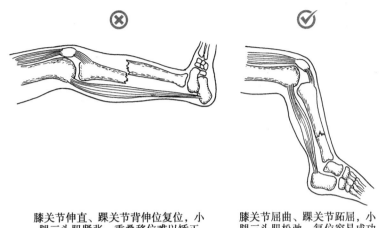

膝关节伸直、踝关节背伸位复位,小腿三头肌紧张,重叠移位难以矫正

膝关节屈曲、踝关节跖屈,小腿三头肌松弛,复位容易成功

图3-2　胫腓骨骨折复位方法示意

三、助手配合不够默契

手法复位,一般情况下需2个以上医师协同进行,互相配合。如果复位时,随便找位助手,甚至请陪护人员协助,或者复位前未向助手说明骨折情况和复位时的手法及操作要领,随意配合,则由于助手不了解骨折状况和复位的基本要领,配合不够默契,手法不够协调,将使复位难以成功。

因此,进行手法复位前,手术者和助手应认真研究病情,仔细阅读X线片,制订合理的复位方案,必要时先进行模拟演示,以使复位时相互协调。若一位助手不能完成工作时,应安排两位助手同时配合,以缩短复位时间,提高复位成功的概率。在复位时,手术者和助手均应对骨折类型有明确认识,助手要理解手术者的意图,默契配合,包括牵引的方向、力度和旋转角度等。不允许陪护人员参与手法复位。

四、手法复位方式不当

骨折的移位情况与损伤机制、肌肉牵拉及肢体活动等多种因素有关。骨折端可呈现重叠、分离、旋转、成角等多种形式的移位与畸形。手法复位时多以对抗牵引矫正重叠或成角畸形,有时还需辅以端提、折顶、推捏、回旋等技巧以矫正成角、重叠、分离、旋转等移位。如果对骨折移位或畸形缺乏全面、多维的认识和理解,不善于依据骨折类型灵活运用复位技巧,则复位难以成功。经1~2次复位不成功者,便产生急躁情绪,企图以强大的暴力牵拉,或反复暴力旋转、折顶、提拉骨折端,以期获得成功。这样非但复位难以成功,反而可能造成血管、神经或软组织损伤等,甚至造成邻近部位骨折或关节脱位。例如,伸直型肱骨髁上骨折复位时,如果暴力牵拉,过度屈曲前臂,将可能使伸直型骨折变成屈曲型骨折,不但增加了复位的难度,而且使稳定性骨折变成不稳定性骨折,增加了固定的难度,甚至使复位、固定失败。

因此,复位前,首先应明确骨折类型,对骨折部位应有全面的多维认识,并通过综合分析,制订合理的复位方案。复位初,严禁突发暴力牵引,应在持续牵引下逐渐加力。通常,手术者和助手应将手臂伸直,以身体后倾的重力进行牵引,既省力又能维持持续牵引,以便矫正骨折端重叠移位(图3-3)。

某些部位粉碎性骨折,如肱骨远端骨折,由于该部位肌肉、韧带均较薄弱,牵引时则应缓慢持续用力,防止拉伤血管、神经,或使

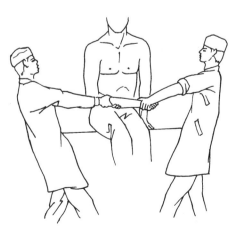

图3-3　利用自身重力牵引复位示意

伸直型骨折变为屈曲型骨折。以侧方和旋转移位为主的骨折，亦不应在强力牵引下复位，防止使骨折的"台阶感"不清，难以触摸骨折端和明确骨折移位情况，或在牵拉中使肌肉嵌夹于骨折端而难以复位。重叠移位、侧方移位、成角及旋转畸形同时存在的骨折，如科利斯骨折，应先矫正重叠或成角畸形，再矫正侧方与旋转移位。侧方移位与旋转移位同时存在的骨折，应先纠正旋转移位，再纠正侧方移位。

为了解决人工牵引的费时费力问题，笔者采用自行研制的多功能骨折关节脱位牵引复位器进行四肢骨干骨折和肩、肘、髋关节脱位牵引复位，获得满意效果。用于四肢骨干骨折牵引复位时，选择大小适合的肢体固定夹，分别包夹于肢体的远、近骨折段，适当拧紧肢体固定夹调节螺丝，以该肢体固定夹在皮肤夹捏处不能滑动为度，转动丝杠上的摇柄，在滑动螺母的滑移中对骨折端进行牵引，以矫正骨折的重叠、成角或嵌插畸形。同时可转动肢体固定夹，矫正骨折端的旋转畸形，使骨折获得解剖复位。用于术中四肢骨折复位内固定时，复位器消毒灭菌后将手术复位钢针经皮钻入骨折远、近端，注意手术复位钢针必须垂直于骨干轴线，且在同一平面，再固定于丝杠的滑动螺母与固定螺母的钢针固定管中，转动摇柄，使骨折牵引复位，并同时进行内固定操作(图 3-4)。

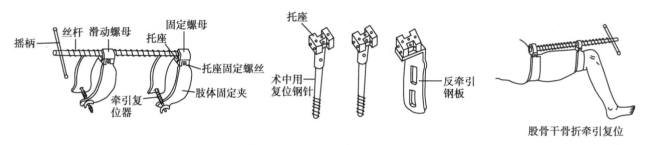

图 3-4　多功能骨折用关节脱位牵引复位器复位示意

用于关节脱位牵引复位时，可将固定螺母托座上的肢体固定夹换成反牵引钢板。如行髋关节脱位复位时，屈髋屈膝 90° 后可将反牵引钢板抵在患侧髂前上棘和髂嵴处。用于肩关节脱位时抵于腋下，用于肘关节脱位时屈肘后抵于肱骨远端前面，将螺母上的肢体固定夹夹在脱位关节肢体远端，绞动摇柄，即可将挛缩肌肉牵开，加以适当旋转手法使关节脱位复位。

五、为获得解剖复位而反复行手法复位

获得骨折端的解剖复位是医师与患者的共同愿望。但多方面因素，如骨折类型的复杂性、解剖部位的特殊性、医师的经验和技术熟练程度、医院设备条件、助手的协作及患者的配合情况等，均会影响复位效果。如果为了获得解剖复位，对已功能复位的骨折反复复位，则可能使骨折端被反复磨损而变得钝圆，失去其咬合的稳定性，或使已形成的骨痂遭到破坏，导致骨折端不稳定、延期愈合、骨不连或畸形愈合，甚至造成骨折移位更加明显。此外，由于多次复位和长时间外固定，以及软组织长时间的肿胀，将可能导致关节疼痛、僵硬等并发症。

因此，通常经 1～2 次规范的手法复位而未能获得满意复位效果者，应放弃手法复位。已获得功能复位者，不应强求解剖复位，应向患者或家属说明功能复位将对功能恢复无明显影响，反复复位将有害而无益。若仍得不到患者或家属的理解，则应采用切开复位内固定。

功能复位可按如下标准掌握。

1. **短缩**　下肢 1～2cm，上肢可稍放宽。

2. **成角**　具有生理弧度的骨干，可允许与其弧度一致的 10° 以内的成角。

3. **侧方移位**　肱骨及股骨在与所属关节(肘及膝关节)的运动轴一致的平面上，允许 <1/4 的侧方移位，即向内(外)侧方移位，而不是向前后的移位。否则，可能影响肱二头肌或股四头肌的运动。尺、桡骨可允许 <1/4 的侧方移位，对胫骨尽可能不出现侧方移位。

4. **旋转**　上肢各骨干允许 10°～15°，尺骨允许 <10°。桡骨干发生 5° 旋转即可减少 15° 前臂旋转功能。涉及关节和其附近的骨折，应尽可能达到解剖复位。但儿童由于骨折愈合的塑形能力很强，可适当放宽标准。

六、在X线透视下行手法复位

X线透视可以了解骨折手法复位的动态情况，便于及时调整复位手法和纠正部分移位，评估复位效果。但如果依赖X线透视进行复位，将导致医护人员及患者长时间暴露在X射线下，严重者可引起肢体放射性烧伤、皮肤坏死，甚至放射病等。既往骨科医师由于长年在X线透视下复位而罹患放射病者并不鲜见。此外，在X线透视下复位，由于环境所限，操作很不方便，亦难以获得满意的复位效果。

因此，在骨折手法复位过程中，应将X线片所显示的骨折征象与复位时的手感觉结合，形成骨折复位的整体观念。通过多种手法进行复位，认为复位满意后，可在X线透视下印证复位效果。如果复位未获成功，可依据X线透视的移位情况，进行适当调整。但这种调整通常亦应在X线透视以外操作，认为复位满意后，再以X线透视或摄片印证调整复位后的效果。总之，应尽可能缩短在X线透视下复位的时间，即使X线防护设备较好，X射线剂量不大，也应谨慎进行，不可滥用。

七、未重视软组织张力和体位对维持复位的作用

某些骨折复位后，由于软组织铰链的作用，骨折端仍有可能被软组织牵拉而使复位丢失。如果对此重视不够，未采取任何有效防范措施，未维持复位后软组织张力和适当的体位，或未维持过度复位的体位而进行固定，将会使骨折端再次移位或成角畸形。例如，内踝的内翻骨折复位后，由于三角韧带的牵拉，骨折块有内移趋向，如果未将踝关节外翻位固定，维持三角韧带的张力侧固定作用，将会使骨折块内移；肱骨髁上伸直型骨折复位后，由于肱骨髁上后侧骨膜和肱三头肌的张力，使骨折远端有向后移位的趋向，复位后如果未将肘关节固定于屈曲位，维持后侧骨膜的张力，将会使骨折远端向后移位；胫腓骨骨折复位后，由于小腿后外侧肌群的牵拉，如果未将小腿向后外侧过度复位固定，将会使骨折端向前内侧突出成角畸形；股骨颈或转子间骨折，复位后未将患肢置于外展位，在股内收肌牵拉下，将导致髋内翻。

因此，骨折复位后，应重视保持复位后软组织的张力或过度复位的体位，以抵消肌肉及软组织铰链的牵拉力，维持骨折端的力学稳性。内踝内翻骨折复位后，应过度外翻位复位固定。肱骨髁上伸直型骨折复位后，应屈肘位固定。胫腓骨骨折复位固定时，应使骨折端稍有向后外侧突出成角，以抵消小腿后外侧肌群的牵拉，防止复位固定后向前内侧突出成角畸形。股骨颈或转子间骨折复位后，应置患肢于外展位固定，以抵消内收肌群的牵拉。

第四章　小夹板固定不当的分析及对策

　　小夹板外固定是治疗四肢骨折的一种简便而有效的传统方法。此方法通常无须固定邻近关节,使患者能早期进行关节功能锻炼,体现动静结合、生物学固定的治疗原则。如果使用不当,将导致并发症,甚至严重后果。随着技术的不断进步,目前小夹板固定已被部分支具固定替代。

第一节　适应证把握不当

一、用小夹板固定严重开放性骨折

　　严重开放性骨折,软组织损伤较重,清创复位后,不但要维持骨折端持续的力学稳定性,而且还要反复观察和处理伤口。如果采用小夹板固定,一方面遮盖了局部伤口,对观察和处理造成困难,另一方面若拆开小夹板处理,将难以维持骨折端持续的力学稳定,影响骨折愈合或导致畸形愈合。此外,由于小夹板对伤口或周围软组织的挤压,将影响伤口愈合,甚至导致感染。

　　因此,严重开放性骨折,不应首选小夹板固定。应依据骨折情况选用骨外固定支架固定,或简单而牢固的内固定,这样既可维持伤肢的长度,有利于伤口的观察与处理,还可维持骨折端的相对稳定,使骨折顺利愈合。严重开放性粉碎性骨折,如果清创复位后无法行内固定,可采用骨牵引或外固定支架维持骨折端的力学稳定性,恢复与维持肢体长度,待创面愈合后可依据骨折具体情况决定固定方法。

二、用小夹板固定软组织肿胀严重的骨折

　　如果对局部软组织肿胀严重,组织内压力较大,局部血液循环障碍者,采用小夹板固定,将进一步增加骨折局部组织的内压而加重血液循环障碍,甚至会发生骨筋膜隔室综合征、肢体缺血坏死等严重并发症。

　　因此,骨折局部软组织肿胀严重者,严禁采用小夹板固定。应首选石膏托外固定,亦可采用骨牵引或骨外固定支架等方式固定。皮肤条件允许者,可采用切开复位内固定,或抬高患肢,应用脱水药等治疗,待肿胀消退后再行手法复位、夹板外固定。

三、用小夹板固定粉碎性骨折

　　四肢骨干粉碎性骨折,大多数为不稳定性骨折,手法复位后如果用小夹板外固定,由于肌肉的牵拉,将导致骨折端移位,骨折畸形愈合、延迟愈合或骨不连。

　　因此,不稳定性四肢粉碎性骨折,目前较多使用不切开显露骨折区的微创接骨板或桥形接骨板固定,不应首选小夹板固定。在适当情况下可采用切开复位内固定、骨外固定器固定或牵引等方法治疗。

第二节　固定操作不当

一、小夹板选用不当

　　小夹板的规格有严格要求,有些夹板是按肢体的外形塑形制作的,有些是按骨折部位的解剖结构特制的。固定时如果不严格按骨折部位和类型选择小夹板的型号和长度等,则会影响固定效果。例如,小夹板过长会影响关节功能锻炼;过短则骨折端应力集中,难以获得牢靠固定的效果;过窄可导致软组织压疮和感

染；过宽则不能很好贴敷肢体，难以获得骨折端的力学稳定性等。邻近关节的骨折，不采用特制的超关节塑形夹板固定，将难以获得牢靠固定的效果和骨折端的力学稳定性。如肱骨外科颈骨折，不使用超肩关节夹板固定，可能导致骨折端移位或成角畸形。

因此，采用小夹板固定时，必须严格按骨折的部位选用型号、长度、宽窄等规格合适的夹板，不可随意更换替代。通常，小夹板的长度，以固定至骨折部位邻近关节、对关节活动影响不大为宜。小夹板的宽度，以固定后小夹板之间有1～2cm的间隙为宜。邻近关节的骨折，则应采用特制的超关节夹板固定，如肱骨外科颈或肱骨髁上骨折，均应以超肩关节或肘关节的特制塑形夹板固定。

二、小夹板固定过紧或过松

绑扎小夹板固定带的松紧度十分重要，过紧或过松均影响固定效果，甚至导致并发症。少数临床经验不足者或患者及家属，误认为小夹板固定越紧越牢固，效果越好。在绑扎夹板时尽可能扎紧，导致伤肢血运障碍、软组织肿胀、皮肤张力性水疱、压疮、部分肌肉坏死等，严重者可导致骨筋膜隔室综合征，甚至肢体坏死等严重并发症。固定过松，骨折端难以获得牢靠固定的效果，可能导致骨折端不稳定或再移位。小夹板固定过松的主要原因，一是在绑扎布带时力度不够，二是在长时间绑扎中，使布带弹力减弱或被拉长，或布带滑移至直径相对较小的肢体远端，或小夹板移位等。此外，经过一段时间的治疗后患肢肿胀消退、肌肉失用性萎缩等，也将导致小夹板固定松动。

【病例】患者女性，19岁。右前臂骨折。当地"接骨匠"行手法复位小夹板固定，以细麻绳捆扎夹板。固定后患者诉说伤肢疼痛剧烈，手指麻木，彻夜未眠。3天后见右手肿胀、青灰，手指活动、疼痛及感觉均消失，即刻到医院治疗。入院检查：右前臂以竹制6块小夹板固定，细麻绳捆扎4处，麻绳与夹板间无活动间隙。右手明显肿胀、青灰；前臂夹板间隙较多渗出，皮肤灰黑坏死。入院后，立即在未松解夹板下行肘关节离断。

此例治疗失误的主要原因是对小夹板固定过紧的严重后果认识不足，重视不够，对其固定的松紧度把握不当，选用无弹性麻绳捆扎固定过紧。固定后观察处理不当，对固定过紧的小夹板未及时松解，导致前臂严重缺血性坏死。

因此，必须高度重视和严格把握小夹板固定的松紧程度，不可过紧或过松。实验观察，绑扎布带的松紧度，以用手指捏住布带能使其在夹板上下移动1cm为宜。绑扎固定带的顺序，一般应先扎中间1～2处，再扎远侧一处，最后扎近侧1处，每条带在夹板上缠绕2圈，用力应均匀。严禁选用无弹性的尼龙绳、麻绳、导线等作为固定带。

三、纸压垫放置不当

（一）使用时机不当

纸压垫是小夹板固定骨折的材料之一，与小夹板同时使用，可增强其固定的牢靠性。但如果对肢体肿胀严重者放置纸压垫，可导致局部压力过高而造成皮肤压疮。

因此，肿胀严重的四肢骨折，手法整复后应先以石膏托或牵引等方法暂时固定，抬高患肢，适当应用脱水药，使肿胀消退后再以小夹板和纸压垫固定。

（二）未按三点固定原则使用

正确安置纸压垫，可矫正骨折成角畸形，加强固定，使骨折端获得进一步的力学稳定性，并可防止骨折端的侧方移位。纸压垫通常应按三点固定原则安置。在使用时如果不重视三点固定原则，随意安置或不安置纸压垫，将影响骨折端的力学稳定性，使骨折再移位，甚至固定失效。

因此，在以小夹板与纸压垫固定成角明显的骨干骨折时，纸压垫应按三点固定原则安置。通常中部纸压垫应安置于骨折突出成角一侧，由于该部位骨膜损伤，失去了软组织铰链的张力作用，而另外两个纸压垫，则应安置于骨折远、近端骨膜完整一侧，即中间纸压垫对侧的远、近端（图4-1）。

三个纸压垫的三点固定可使骨折端更趋稳定，有利于骨折愈合，并防止骨折端的侧方移位。成角不明显而有侧方移位者，可用两点固定，即两个纸压垫固定，以获得矫正部分侧方移位的效果，也可防止侧方移位（图4-2）。

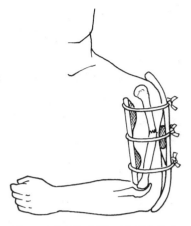

图 4-1　夹板纸压垫三点固定示意

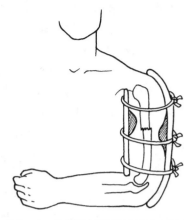

图 4-2　夹板纸压垫两点固定示意

（三）以纸压垫代替骨折复位

纸压垫在骨折固定中，仅有维持骨折稳定、固定骨折端的性能，对骨折不具有复位性能。如果对骨折复位不良者，试图完全用纸压垫的挤压纠正侧方移位，或采用加厚纸压垫和加大布带对小夹板的捆扎力度获得复位效果，将可能使小夹板和纸压垫固定过紧，导致皮肤压疮，甚至造成肢体缺血坏死等。

因此，安置纸压垫前尽可能使骨折端良好对位，严禁以加厚纸压垫和加大对纸压垫的压力使骨折复位。

四、骨突处未放置棉垫

小夹板均有一定的型号及塑形部分，固定骨折时，由于其塑形部分不可能与每个患者骨折部位的骨突完全吻合，如果对骨突处如肱骨内外髁、腓骨头、腓骨颈或内外踝等不加用棉垫保护，则可能导致皮肤压疮或压伤该部位的重要神经。

【病例】患者男性，29 岁。左侧胫腓骨骨折后在当地医院行手法复位小夹板外固定，固定时，腓骨头处未加衬棉垫保护，1 周后复查，因腓总神经受压导致足、踝背伸功能严重障碍。经 3 个多月非手术治疗，仍轻度垂足、垂趾，功能障碍。

因此，采用小夹板固定前，必须对骨突处加衬棉垫保护，如肱骨内外髁、尺骨鹰嘴、股骨内外髁、腓骨头、腓骨颈或内外踝等。近年来，采用的高分子材料夹板，虽然其可塑性强，但骨突处仍应加衬棉垫。

第三节　固定后处理不当

一、完全依赖小夹板固定

小夹板固定，可防止骨折侧方移位和成角畸形，但对防止骨折旋转、短缩和某些部位的成角畸形作用较小。如果对斜行骨折、螺旋形骨折、粉碎性骨折或多段骨折，以及肱骨外科颈骨折、前臂骨折、股骨干骨折等复位后仅以小夹板固定，未行其他辅助措施维持和加强，如牵引、安置特定体位等，完全依赖小夹板固定，将难以维持骨折端的力学稳定性，导致骨折畸形愈合。如前臂中段骨折复位小夹板固定后，未将前臂置于中立位，由于骨间膜张力不均衡牵拉，会导致骨折端移位；蒙泰贾 I 型骨折复位固定后将前臂固定于旋前位，II 型骨折固定于旋后位；加莱亚齐 I 型骨折（旋后损伤）复位固定后固定于前臂旋后位，II 型固定于旋前位，由于与以上骨折相应的前臂旋前圆肌、旋后肌、旋前方肌等牵拉，可能使骨折端旋转畸形愈合，影响前臂旋转功能。

因此，不稳定性和特殊部位的骨折，手法复位小夹板固定后，不但应进行适当的辅助固定，而且还应将患肢安置于适当的体位。如尺、桡骨中段骨折固定后必须保持前臂中立位。蒙泰贾 I 型骨折应置前臂于旋后位，II 型应置于前臂旋前位，加莱亚齐 I 型骨折应置于旋前位，II 型应置于旋后位。肱骨外科颈内收型骨折复位后，如果骨折端不稳定，可用肩外展架固定患肢，防止骨折成角畸形。稳定性骨折，复位夹板固定后，必须辅以皮牵引或骨牵引,在股骨颈或转子间骨折牵引过程中还应穿丁字防旋鞋,防止骨折成角、短缩或旋转畸形。

二、复位固定后观察处理不当

小夹板固定是由数块夹板、纸压垫和布带将骨折端绑扎完成,本身具有不稳定性和局限性。固定后肢体肿胀的加重或消退、功能锻炼或体位变换等,将使小夹板和纸压垫固定的位置、布带绑扎位置与松紧度等都在随时变化。如果固定后未定期复查,对固定后出现的问题未及时发现和处理,将可能使固定失效,甚至由于长时间固定过紧而发生肢体缺血性坏死等严重并发症。

因此,小夹板固定后,无论住院治疗还是门诊观察,医师都必须以口头和书面的形式,向患者及家属或陪护人员告知小夹板固定后的注意事项,并定时检查和观察伤肢情况。通常,固定3天内每天应检查2～3次,3天后每天复查1次,1周后每周复查1次,1个月后2周复查1次。若发现患肢疼痛与肿胀加重、淤青、苍白、冷凉、皮肤感觉异常、远端动脉搏动减弱或消失、被动屈伸指/趾时疼痛加剧等,则表明固定过紧,患肢已严重缺血,应立即松解固定带,及时复诊。固定过松者,应及时紧固。夹板和布带位置的变动应及时调整,对不适当的体位要及时纠正,以保持小夹板固定的牢靠、安全、稳妥和有效。

三、小夹板去除过早

小夹板固定需待骨折临床愈合后才能去除。去除小夹板前如果未进行骨折临床愈合的测试,未拍摄X线片了解和评估骨折愈合的牢固程度,在骨折端愈合不牢固的情况下,过早去除小夹板,将导致骨折移位、畸形愈合或再骨折等。

因此,骨科医师应熟悉骨折的临床愈合标准,以便准确把握去除小夹板的时间。

骨折临床愈合标准:①局部无压痛;②局部无纵向叩击痛;③局部无主动或被动的异常活动;④X线片显示骨折线已模糊,且有连续性骨痂通过骨折线;⑤去除外固定后,上肢能向前平伸持重1kg达1分钟,下肢能不扶拐在平地连续步行3分钟且不少于30步;⑥连续2周观察骨折处不变形。其中③、⑤两项的测定必须慎重,可先练习数天,然后再进行测定,以不损伤骨痂、不发生再骨折为原则。

四、功能锻炼不当

(一)功能锻炼过度

功能锻炼是骨折治疗的三大原则之一。功能锻炼可促进肿胀消退,防止关节僵硬、肌肉失用性萎缩,有利于骨折愈合及骨痂塑形,使骨折愈合更加牢固,恢复功能。但在骨折愈合的早期,由于骨痂强度不够,如果锻炼强度过大或下肢负重过早,会引起骨痂断裂、骨折移位,骨折畸形愈合、延迟愈合或骨不连。

因此,在骨折治疗早期,应避免过度活动和过度功能锻炼。上肢骨折一般在固定3周后才能行顺重力活动关节(图4-3),下肢骨折至少在固定4周后才能拄双拐不负重下地活动,固定6～8周后行逆重力锻炼活动关节(图4-4),此前只能进行肌肉的等长收缩锻炼或顺重力锻炼。而所有活动和功能锻炼,均应按照循序

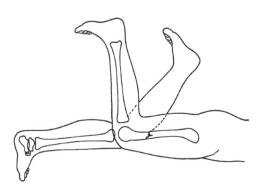

图4-3　顺重力锻炼方法示意

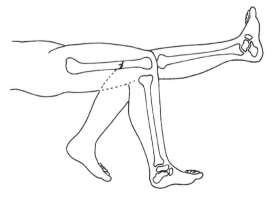

图4-4　逆重力锻炼方法示意

渐进的原则进行，不可操之过急。

（二）长时间未进行功能锻炼或锻炼不够

在功能锻炼中，有的患者由于惧怕锻炼会引起骨折移位或再骨折，长时间拒绝锻炼或锻炼程度不够，尤其与骨折相邻的关节活动不够，将使关节功能难以恢复。有的患者由于锻炼强度不够导致关节疼痛、僵硬、肿胀、肌肉萎缩等并发症。有的医师对功能锻炼重视不够，未能及时指导患者进行正确、合理而有效的功能锻炼。

因此，以小夹板固定者，自固定之日起，就应指导患者进行合适而有效的功能锻炼。一般情况下，四肢骨折 2 周内可行肌肉的等长收缩锻炼，4 周后可行关节的顺重力锻炼，6～8 周后骨折处已有较多骨痂，可进行逆重力锻炼。任何无效的功能锻炼，均会影响骨折愈合与功能的恢复。

第五章 石膏固定不当的分析及对策

石膏具有良好的塑形性能,干固后坚实而不变形,其固定效果可靠,并在特殊情况下能纠正骨折成角畸形,局部还可开窗,以观察和处理创面。但在临床应用中,石膏固定仍有一定的缺陷和不足。如坚硬的石膏难以适应肢体在创伤后的进行性肿胀,容易压迫肢体导致血运障碍,甚至发生肢体坏死。当肿胀消退后石膏又会出现松动,使骨折端不稳定。加之长时间固定可导致关节僵硬等。如果对石膏固定重视不够,操作不规范等,将影响固定效果,导致并发症。

第一节 对固定原理和范围把握不当

一、未重视三点固定原理

三点固定是石膏固定时用以增强骨折端的力学稳定性的重要原理之一,其中利用骨膜完整一侧软组织铰链的活页作用,可加强骨折端的力学稳定性。固定时如果未能利用三点固定原理和软组织铰链的固定功能,将可能使固定不牢固,骨折端不稳定。尤其在采用石膏管型固定时,若不按三点固定原理进行塑形,而单纯依赖石膏管型贴敷于肢体固定上下关节,将难以维持骨折端的力学稳定性,造成骨折畸形愈合。

因此,以石膏固定,在其固化前,应重视三点固定原理。以软组织铰链存在一侧的对侧为三点固定的中间着力点,同侧骨干两端各为一个着力点。必须维持三点应力关系,直至石膏固化(图 5-1),以保证其固定的效果。

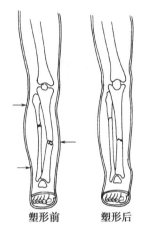

塑形前　　塑形后

图 5-1　石膏三点固定塑形示意

二、固定范围和时间不当

固定的范围影响固定效果。如果范围过大,将导致固定范围以外的关节僵硬。如前臂骨折或桡骨远端骨折,将掌指关节同时固定,则可能影响手的功能,甚至导致掌指关节僵硬。固定范围过小,应力集中,将难以获得牢固固定的效果,骨折端不稳定,导致骨折复位丢失。如手舟骨骨折,若未固定拇指的掌指关节,以及腕关节或腕掌关节,则将使骨折端不稳定,造成骨折延期愈合或骨不连;肱骨近端骨折固定,如果未包括肩关节,则可能使骨折端成角畸形或分离(图 5-2);肱骨远端骨折仅用后托石膏固定(图 5-3),前臂骨折未固定肘关节(图 5-4)将导致固定失效。

石膏固定时间过长或过短,均可导致不良后果。如果将固定时间随意延长,则可能导致关节疼痛、肿胀、僵硬,肌肉萎缩和骨质疏松等。固定时间过短,则由于骨折愈合不够牢固,骨痂未能良好塑形,导致骨折移位、成角畸形、骨折延期愈合、骨不连或再骨折等。

因此,进行石膏固定时应遵循其固定范围和时间,以获得满意的固定效果。一般成人各部位骨折石膏固定范围和固定时间见表 5-1。

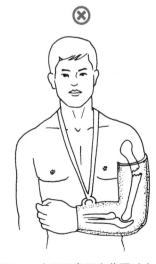

图 5-2　由于石膏固定范围过小,未包括肩关节,导致骨折移位成角畸形

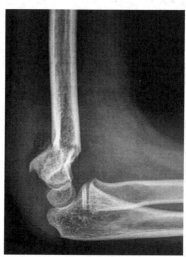

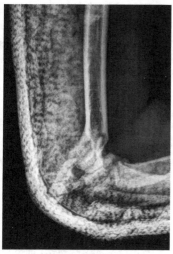

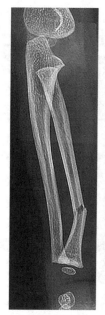

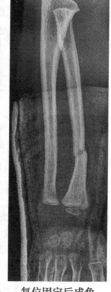

复位固定前　　　　　　　复位固定后复位丢失	复位固定前　　　　复位固定后成角

图 5-3　肱骨髁上骨折复位后仅用后托石膏固定，固定不牢靠，3 天后复查 X 线片发现复位丢失

图 5-4　前臂加莱亚齐骨折，复位后仅用单托石膏固定腕关节，骨折移位成角畸形 X 线片表现

表 5-1　石膏固定范围和时间表

	手指	手掌	腕关节	前臂	肘关节	上臂	肩关节	胸部	髋关节	大腿	膝关节	小腿	踝关节	足部
手指（4~5 周）		━	━	━										
手掌（4~6 周）	━	━	━											
腕关节（4~6 周）		━	━	━	━									
前臂（8~12 周）		━	━	━	━									
肘关节（8~12 周）		━	━	━	━	━								
上臂（8~12 周）			━	━	━	━	━							
肩关节（8~12 周）			━	━	━	━	━	━						
胸部（6~8 周）							━	━	━					
髋关节（8~10 周）									━	━	━	━	━	━
大腿（10~12 周）									━	━	━	━		
膝关节（10~12 周）										━	━	━	━	
小腿（10~12 周）									━	━	━	━	━	
踝关节（6~8 周）											━	━	━	━
足部（6~8 周）											━	━	━	━

注：黑线表示固定范围。

第二节　石膏固定操作不当

一、固定松紧度不当

石膏固定的松紧程度十分重要。过松、过紧或松紧不均匀等,均可能导致并发症。固定过松,难以维持骨折端的力学稳定性,在肌肉牵拉或功能锻炼过程中骨折移位、成角畸形,骨折延期愈合或骨不连等;固定过紧,则影响固定部位肢体的静脉回流,甚至动脉血供,导致肢体肿胀、骨筋膜隔室综合征,甚至缺血性坏死等严重并发症。尤其是伤后 1~2 小时的新鲜骨折,以石膏管型固定后,由于骨折部位的出血和水肿等,使局部组织内的压力进一步增加,造成肢体血运障碍。此外,在石膏固定时,如果将指 / 趾端包裹于石膏内,将难以随时观察肢端血运变化情况,更无法观察和检查其感觉及运动情况。

因此,必须高度重视石膏固定的松紧程度。包缠石膏时,应将石膏卷贴肢体向前推缠,而不允许将石膏卷拉离肢体缠绕(图 5-5),防止固定过松或过紧。

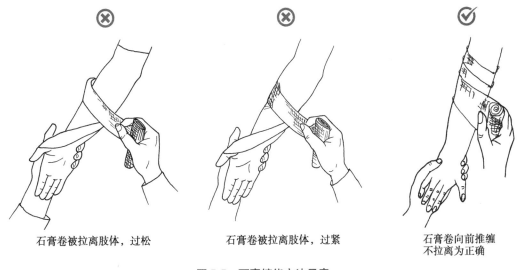

石膏卷被拉离肢体,过松　　　石膏卷被拉离肢体,过紧　　　石膏卷向前推缠
不拉离为正确

图 5-5　石膏缠绕方法示意

石膏卷两端的脱落线,不可在已固定好石膏的肢体上用力拉断,防止在拉断过程中使部分石膏呈环形紧缩而压迫局部皮肤,导致压疮或坏死。粗细不均匀的肢体,如小腿石膏固定时,应在一手推缠石膏卷的同时,另一手打褶并抹平,而不能用翻转法缠绕石膏,防止石膏卷翻转处缠绕过紧(图 5-6)。

伤后仅 1~2 小时的骨折患者,在石膏固定时必须考虑骨折局部出血、水肿导致压力增高的趋向,应对继发性肿胀予以充分估计,并适当预留空间,宜以石膏夹托固定,防止石膏管型固定过紧难以松解和拆除。在固定操作过程中,不可随意使关节屈曲,防止关节部位石膏形成皱褶压迫局部皮肤而导致压疮,甚至压迫血管或神经(图 5-7)。

目前常用的高分子树脂绷带,固定时必须充分注意其黏滞度较高,缠绕中容易拉长、拉紧而导致固定过紧。固定后的石膏管型,怀疑过紧者,应及时纵行剖开,剖开后的裂隙可随肢体肿胀而扩大,起缓冲减压作用。在剖开石膏进行松解时,应注意将包括衬垫在内的绷带等一并彻底松解。否则,由于内衬绷带过紧同样可产生止血带样作用,影响减压效果。已松动的石膏,应及时更换或紧固,使其贴敷于肢体。关节部位,石膏绷带应打褶推绕,严禁扭转缠绕。同时,在固定石膏时,必须将指 / 趾端外露,以便随时观察肢端血运、感觉及运动情况,禁忌将指 / 趾包裹于石膏内。

二、未能良好塑形

石膏良好的塑形性能可使其充分与肢体相贴敷。如采用石膏支具固定患肢,在支具的保护下,利用其

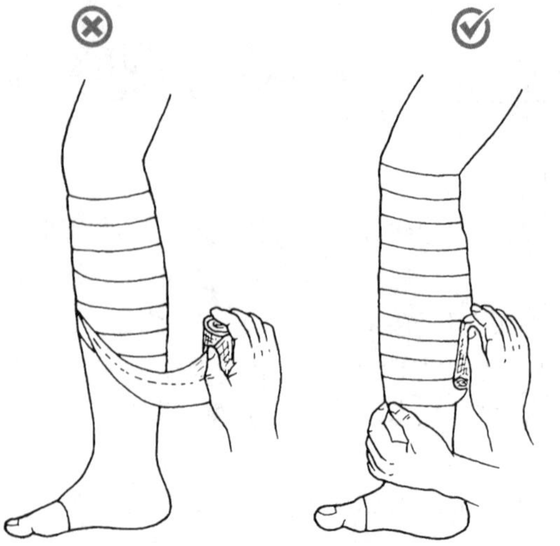

包绕时翻转绷带　　　包绕末打褶并抹平

图5-6　粗细不均匀的肢体包绕石膏方法示意

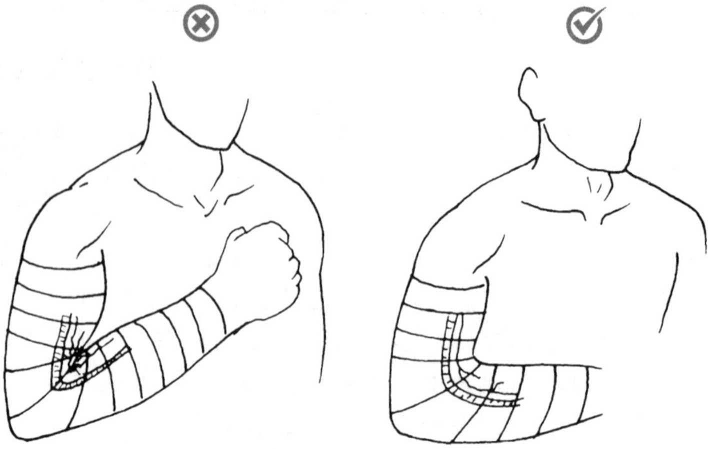

图5-7　石膏固定过程中不可随意屈曲关节,以防止压伤血管、神经

内的软组织不可压缩的特点,当肌肉收缩时向支具内壁产生压力,并借助其反作用力以维持骨折的复位固定位置(图5-8)。

这一塑形特点和性能在四肢关节部位骨折固定中同样发挥着明显的优势。如果在固定的过程中,未能按肢体形状进行塑形,使固定后的支具或管型不贴敷、规范,将难以获得维持骨折端稳定和牢固固定的效果;在固定的操作过程中,以手指按压石膏,将会使局部形成凹陷而挤压皮肤、血管或神经;在石膏固化过程中进行反复捏压、塑形或搬动患者,可使石膏,尤其关节部位的石膏断裂;已松动的石膏未能在肢体肿胀消退后36~72小时更换,会导致复位固定失效;关节部位固定,如果在关节屈侧形成较大局部皱褶,可压迫皮肤形成压疮;未按关节的功能位进行塑形和固定,会影响该关节的功能,如足踝部骨折石膏固定,如果未将足弓充分塑形,则去除石膏后足弓可能变平。

因此,在固定石膏管型过程中,应边推绕石膏卷边抹平。在关节皱褶处,应拉平石膏绷带,防止在关节屈侧形成较厚的皱褶而压迫皮肤或血管、神经。固定过程中,严禁以手指按压、托扶未固化的石膏,应以手掌平托,防止手指抓捏未固化的石膏造成局部凹陷。在石膏即将固化的过程中,不允许继续塑形,防止石膏捏压碎裂。关节部位应按关节的功能位进行塑形固定。如足部固定,则应对足弓进行塑形(图5-9)。

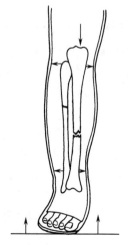

图5-8　下肢支具固定应良好塑形

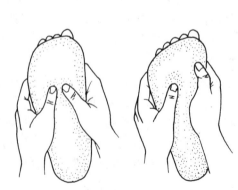

图5-9　足弓塑形

三、石膏过薄或过厚

石膏固定的薄厚，关系着固定的强度和承载肢体的应力性能。过薄，则强度不够，易折断；过厚，则重量过大，在上肢固定中对骨折端有过度牵引作用，如肱骨干骨折，石膏固定过厚过重，则由于石膏重力的牵拉，会导致骨折端间隙增大，影响骨折愈合。前臂石膏固定过重，会使骨折成角畸形。此外，石膏过重，也影响功能锻炼，对活动造成不便。

因此，应依据石膏的强度和性能及骨折部位，决定石膏的厚度。普通石膏固定，成年上肢应为8～10层，下肢为12～14层。石膏夹托，上肢背侧8～10层，掌侧6～8层；下肢屈侧约12层，伸侧约10层，此厚度通常均可满足骨折端的固定强度和功能锻炼的应力强度。目前有些新型外固定材料，如高分子绷带、树脂绷带等，其强度较大，一般情况下用2～4层即可，且具有轻便、透气、不妨碍X线透射、不怕水浸等优点，是较理想的外固定材料，但费用较高。

四、骨突处未放置衬垫

石膏固定时如果在骨突处未放置衬垫，则可能压伤皮肤，也可能压迫穿行于骨突部位的神经导致相应的神经功能障碍。如行髋人字形石膏固定时，在骶尾部、大转子、耻骨联合、膝关节、腓骨头及内外踝等部位未加衬垫，则可能导致这些部位的皮肤压疮。尤其是腓骨头未加衬垫，极易压伤腓总神经，导致足、踝、趾背伸功能障碍。

因此，在固定前，必须对固定部位的骨突处加用衬垫保护，如肱骨内外髁、骶尾部、髂嵴、腓骨头等，防止压伤皮肤或穿行神经（图5-10）。

五、固定关节位置不当

石膏固定，如果未将关节置于功能位，将导致关节在非功能位僵硬，影响关节功能的恢复。而某些特殊部位的骨折，如果均按功能位固定，将难以维持骨折端的力学稳定性，导致骨折移位。但若非功能位固定时间过长，亦会导致关节功能障碍。如肱骨远端屈曲型骨折或尺骨鹰嘴骨折，需将肘关节于半伸直位固定，以维持骨折端的力学稳定性，如果在此体位固定时间过长，可导致肘关节于伸直位僵硬，功能障碍。前臂骨折，如果长时间于旋前或旋后位固定，可能对前臂的旋转功能造成较大影响；科利斯骨折如果掌屈尺偏位固定时间过长，可能影响腕关节功能。下肢骨折如果将膝关节固定于过度伸直位，不但可能造成膝关节疼痛，而且会影响膝关节屈伸功能。

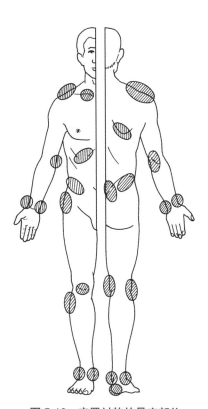

图5-10　应置衬垫的骨突部位

因此，通常应将关节固定于功能位，以减少对其功能的影响。但在某些特殊情况下，为了维持骨折端的固定和稳定，可短时间内将关节固定于某种非功能位，当骨折初步愈合后，可改为功能位固定。如肱骨髁上屈曲型骨折或尺骨鹰嘴骨折，应将肘关节固定于150°伸肘位，2周后改为功能位固定。科利斯骨折掌屈、尺偏位固定4周后，可行中立位固定。小腿骨折，应将膝关节固定于屈曲20°～30°位。

第三节　石膏固定后处理不当

一、搬运不当

石膏固定后，如果搬运方式不当，将可能使石膏断裂。例如，石膏未完全固化的患者进行搬运时，由于其强度不够，可导致关节部位的石膏断裂。下肢以长腿石膏固定的患者搬运时，若仅抬动肢体的一端，则由于肢体和石膏的重力作用，患肢重心部位石膏由于应力集中而变形或断裂，使固定失效。

因此,石膏固定,必须待其完全固化后方可搬运,且应将整个患肢平托,不允许仅抬起患肢一端进行搬运。

二、未抬高患肢或抬高方法不当

骨折行石膏固定后,如果患肢未行抬高处理,则由于石膏的挤压,会影响患肢静脉回流,导致肢体肿胀。此外,在创伤骨折早期行石膏固定后,由于骨折部位仍有继续出血、水肿,如果不抬高患肢,会加重患肢局部肿胀和组织内压,有导致肢体血运障碍,甚至肢体坏死的可能。在抬高患肢的过程中,如果仅对肢体远端加垫抬高,则由于肢体与石膏的重力作用,可能使石膏自肢体重心部位断裂,或石膏由于受力不均而断裂,或挤压肢体远端受压部位皮肤导致压疮。

因此,石膏固定后,必须抬高患肢,且应高于心脏 10~15cm 水平(20°~30°),防止肿胀而影响肢体血运。抬高时应在整个患肢下平置枕垫,不允许仅对远端加垫而使肢体悬空(图 5-11)。特别是在下肢用石膏固定后,不应在足跟部加垫,因该处皮肤易形成压疮,且处理困难。

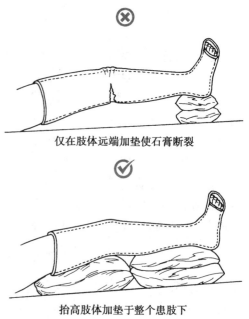

仅在肢体远端加垫使石膏断裂

抬高肢体加垫于整个患肢下

图 5-11　石膏固定后加垫抬高患肢方法示意

三、观察不仔细,处理不及时

石膏外固定后,如果对患肢的末梢循环、感觉及运动情况观察不仔细,出现血运障碍后未能及时发现和处理,会导致骨筋膜隔室综合征或肢体缺血性坏死等严重并发症;固定后未检查相关神经功能,如小腿石膏固定后未及时检查腓总神经功能,则可能长时间压迫腓总神经导致功能障碍。在固定后期,贴敷石膏固定后由于肢体肿胀消退或肌肉失用性萎缩,会使石膏松动,如果未及时发现并更换,会导致骨折端不稳定,复位丢失、骨折延期愈合或畸形愈合等。

【病例】患者男性,37 岁。骑自行车跌伤后右小腿疼痛、畸形,不能站立 1 小时,在当地医院拍摄 X 线片诊断为右胫腓骨骨折。接诊医师行手法复位石膏管型固定。拍摄 X 线片复查显示骨折复位满意,门诊观察。第 2 天,患者诉患肢剧痛,当班医师拍摄 X 线片复查后显示骨折无移位,继续观察。4 天后疼痛缓解,但感觉消失,足趾主动活动丧失,复诊检查发现足趾苍白,转来本院后诊断为右小腿骨筋膜隔室综合征,急诊行减压术,术中见右小腿大部分肌肉坏死,切除坏死肌肉后,虽保留患肢,但小腿功能严重障碍,感觉消失。

本例治疗失误的主要原因是医师对石膏固定过紧导致肢体缺血的严重性认识不足、重视不够,对继续肿胀的肢体以石膏管型固定,使组织内压进一步增高,患肢血运严重障碍。对患肢出现严重缺血的临床表现认识不足、重视不够,观察、检查不认真仔细,对固定过紧的石膏未及时松解,使患肢严重血运障碍未能及时恢复。

因此,石膏固定后的松紧度,患肢的末梢循环、肿胀、皮温、感觉、活动、体位等应严密观察,发现问题及时处理。例如,患肢肿胀明显加重或出现血运障碍者,表示石膏固定过紧,必须立即松解,继续严密观察肢体血运变化情况,当血运好转或正常后,可重新固定。若血运障碍无好转或继续加重,则应尽快查明原因并及时适当处理。发生骨筋膜隔室综合征者,应及时彻底切开减压。肿胀消退或肌肉萎缩使石膏松动者,应紧固或更换。在冬季要注意保暖,防止冻伤。石膏固定后的门诊观察患者,必须以口头和书面形式告知患者和家属应注意的事项,嘱其发现问题及时复诊。3 天内应每天复查 1~2 次,之后应每周复查 1~2 次,以便发现问题及时干预。

第六章 牵引治疗不当的分析及对策

牵引治疗是通过皮牵引或骨牵引,利用作用力与反作用力的原理对骨折部位进行牵引,以达到骨折复位和维持复位的目的。是一种常用、简便而有效的治疗方法。200多年来,在骨折、关节脱位等治疗中,发挥了不可替代的重要作用。可矫正骨折的重叠移位和成角畸形,但不能矫正侧方移位。治疗中若不充分了解其治疗原理,对其适应证把握不当,对牵引方法及注意事项认识不足,掌握不够,则可能引起并发症。

第一节 皮牵引不当

一、适应证把握不当

皮牵引适应证把握不当,将影响牵引效果。例如,髋臼骨折、陈旧性股骨干骨折、股骨转子间骨折或陈旧性髋关节脱位的患者等采用皮牵引治疗,由于皮肤承受牵引力有限,若牵引重量过大,则会拉伤皮肤或使牵引滑脱或导致皮肤压疮;过轻,则难以使挛缩的肌肉和关节囊松弛,难以获得满意的复位效果,甚至导致相应并发症,尤其是高龄体弱的患者。皮肤有损伤、感染或感染倾向的患者行皮牵引,会使感染加重或扩散。此外,皮肤对胶布过敏的患者采用皮牵引,会使皮肤发生水疱等。

【病例】患者女性,79岁。因跌伤后左髋部疼痛,不能站立行走2天入当地医院诊治。入院查体:神志模糊,消瘦,营养不良。左下肢皮肤未见损伤,左髋部稍肿胀,压痛明显,被动活动后疼痛加剧,双下肢的足踝活动正常。经X线及其他相关检查,初步诊断:左股骨转子间粉碎性骨折,脑梗死,脑萎缩。入院后对骨折行皮牵引治疗。牵引1周后,患者发热、咳嗽,神经系统症状加重,表情淡漠,左侧肢体瘫痪,左侧踝部皮肤黑变坏死。经进一步检查诊断:双侧肺炎,左基底节腔隙性脑梗死,右颞顶叶脑梗死。转内科继续牵引,并进行相关处理,10天后患者神志及呼吸系统疾病好转,但左足踝部情况恶化,足背、踝关节及足跟皮肤发绀,足背发生水疱及渗出、皮温下降,足背动脉搏动消失,踇趾、第二、三趾血运不良,继而干瘪发黑。去除牵引、截除坏死足趾,进行相关处理后局部情况好转。

本例皮牵引导致右足趾坏死,右踝部皮肤压疮。除与较长时间、较大重量皮牵引及观察处理不当有关外,主要与患者年龄过大、体质过差、营养不良、感觉迟钝等有关。

因此,皮牵引仅适于肌肉薄弱的新鲜骨折、儿童骨干骨折或年老体弱者。而高龄体弱、营养不良、合并其他基础疾病者应慎用。亦可用于严重骨质疏松、骨皮质难以承受骨牵引针牵拉者。在临床上,髋臼、股骨颈、股骨干或股骨转子间新鲜骨折,拟在2~3天行切开复位内固定手术者,亦可采用皮牵引的方法暂时处理。这样既可使患肢获得休息、减轻疼痛,又可防止由于肌肉挛缩使骨折端重叠移位而增加手术难度,还可防止骨牵引造成手术区域过早开放导致术后感染。但以上骨折超过5天或陈旧性髋关节脱位的患者,则应采用骨牵引,大重量牵引使肌肉、关节囊松弛,以便复位。需牵引治疗时间超过3~4周的患者,一般情况下不宜采用皮牵引,由于长时间粘贴胶布会使其黏性减弱,导致牵引滑脱、失效。严禁对皮肤有创面或感染者,或对胶布过敏者进行皮牵引。

二、胶布粘贴与绷带缠绕不当

皮牵引的胶布粘贴是否正确,对牵引效果有重要作用。如果粘贴胶布未超过骨折近端,则会使粘贴面积过小，粘贴不牢靠，而且作用于骨折端的牵引力不够，使牵引带滑脱；粘贴胶布未避开重要神经行经的骨突部位，如肱骨远端尺神经沟或小腿外侧的腓骨头等，则可能压伤该部位的腓总神经或皮肤；用绷带缠绕固定粘贴胶布时，缠绕过紧，会导致肢体血液循环障碍，尤其是 Bryant 牵引治疗 3 岁以下幼儿股骨干骨折时，由于有绷带的缠绕加压，加之受到在下肢悬吊牵引过程中血液重力学对血供的影响，会进一步加重被牵引下肢的血液循环障碍，临床上有行 Bryant 牵引导致肢体坏死的报道；缠绕过松，则在牵引过程中，可致牵引胶布松脱，牵引失效等。

因此，行皮牵引时，应尽可能将胶布粘贴于骨折近端 2cm 的部位，以增强胶布的粘贴力度和作用于骨折端的牵引力。同时，必须避开骨突尤其有重要神经经过的骨突部位，如肱骨内髁、腓骨头等。缠绕绷带的松紧应适当，以能使胶布紧贴皮肤、牢固粘贴而又不影响患肢的血运为宜。3 岁以下幼儿行 Bryant 牵引，用绷带缠绕固定粘贴胶布时，严禁缠绕过紧，以免影响患肢血运。

三、分离板使用不当

分离板为皮牵引的着力点，亦是对牵引肢端胶布进行分离，防止胶布挤压皮肤引起压疮的装置。若分离板过宽，将导致胶布在肢体表面粘贴不够紧密，牵引过程中会造成胶布松脱，牵引失效；分离板过窄，会导致牵引胶布压迫肢体远端皮肤，如下肢皮牵引容易压伤内、外踝皮肤，导致皮肤压疮；若分离板向一侧倾斜，亦可能造成皮肤压疮（图 6-1）。

因此，在行皮牵引时，分离板宽度应比该部位肢体直径稍宽 0.5cm 为宜，而且，安置分离板时应与肢体截面平行。分离板上的牵引绳孔，必须在分离板的中心（图 6-2）。

下肢皮牵引，分离板应比内外踝间距大 1cm 左右，且放置时必须与足底平行，不可倾斜（图 6-3）。

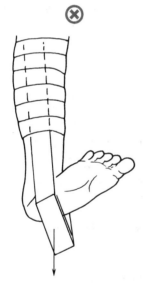

图 6-1　分离板向一侧偏斜

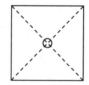

图 6-2　牵引绳孔应在分离板的中心

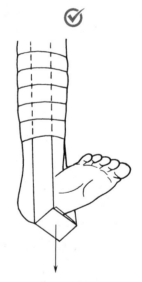

图 6-3　分离板正确放置方法示意

四、牵引重量不当

皮牵引的力量主要是通过被胶布粘贴部位肢体的皮肤、皮下组织达到骨折端，对骨折进行牵引复位。牵引重量过大，会使粘贴胶布滑脱而影响牵引效果，也可能使骨折端分离而影响其愈合。同时，也会由于皮肤张力过大，引起静脉、淋巴回流不畅，使皮肤发生张力性水疱或坏死等。牵引重量过轻，则难以获得牵引复位或维持复位的效果。

因此，通常情况下皮牵引的重量，成人下肢牵引不应超过 5.0kg，上肢不应超过 2.0～3.5kg，成人骨盆牵引以臀部稍微抬离床面为宜，且牵引时间不宜超过 1 个月。上肢皮牵引较少用，应根据骨折部位决定牵引重量，一般不应超过 2.0kg。小儿下肢牵引重量更不应超过 5.0kg，上肢不应超过 1.0～2.5kg。例如，3 岁以下小儿股骨干骨折行 Bryant 牵引的重量,以双下肢悬吊牵引后,臀部稍抬离床面为宜。

五、牵引方向和体位不当

牵引方向和体位对牵引效果有一定影响。无论单向力或合力牵引,如果牵引力未与被牵引的骨干纵轴保持一致,则将导致骨折成角畸形,或由于牵引力量被分散而使牵引失效。某些特殊部位骨折的牵引,如果牵引时患肢的体位不当,未按骨折类型与肌肉牵拉的方向安置妥当,将会直接影响牵引效果。如股骨颈内收型骨折,牵引开始即置患肢于外展位,则由于股骨颈干角的杠杆作用,难以使内侧骨折端的嵌插分离,导致牵引复位失败;肱骨髁上伸直型骨折,置肘关节于伸直位牵引,由于肱三头肌将骨折端向后牵拉,将会使骨折端进一步向后移位;股骨转子间骨折,未置患肢于外展位牵引,由于股内收肌的牵拉,可导致髋内翻等。

因此,在牵引过程中,应尽可能保持牵引力的方向与骨干纵轴一致。某些特殊部位骨折,应按骨折部位和类型安置患肢于合适的体位。股骨颈内收型骨折,应先置患肢于内收位牵引,待重叠移位纠正后,再改为外展位,以获得满意的复位效果。肱骨髁上伸直型骨折,应在屈肘位牵引,以使骨折远端前移复位。股骨转子间骨折,应将患肢置于外展约 20° 体位牵引,以对抗内收肌的牵拉,防止发生髋内翻。

六、牵引中观察处理不当

无论皮牵引或骨牵引,都必须是持续牵引。如果对牵引的患肢观察不仔细,未能及时发现牵引中出现的问题并干预,会导致牵引失效。例如,牵引力过大,会使骨折间隙增大,影响骨折愈合;牵引力过小,骨折重叠移位和成角畸形难以矫正。在牵引过程中,牵引胶布松脱、牵引绳滑移到滑轮外、牵引部件被卡夹或嵌顿于床头及床角等,都会使牵引中断。下肢牵引时,由于重锤的牵拉力,会使身体下移,患足或分离板抵于床尾,造成牵引失效(图 6-4)。

颈椎牵引时,由于牵引力的作用,将使身体上移,牵引带或牵引弓抵于床头,会导致牵引力不足,牵引失效。枕颌带牵引时,如果牵引带前部后移,则可能压迫气管,影响呼吸道通畅,如不及时发现和处理,则可能使患者窒息。此外,牵引方向的改变,可使牵引力分散而减小,如果未及时纠正,会导致骨折成角或短缩畸形。如股骨干骨折牵引复位时,由于患肢下移,使活动托架相对上移过多,达股骨远段,如果未及时发现和处理,会导致骨折端成角畸形(图 6-5);牵引重量过大,会使骨折端分离而导致骨折延期愈合或骨不连。

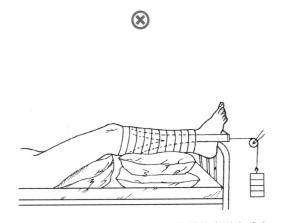

图 6-4 在牵引过程中患足抵于床尾使牵引力减小

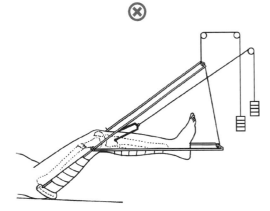

图 6-5 Pearson 架上移达股骨干(患肢下移引起)使骨折成角畸形

因此,在牵引过程中,应认真观察、仔细检查。如牵引方向是否正确,重量是否合适,肢体体位是否妥当及牵引力是否适宜等。同时应认真检查肢体的长度、皮肤情况、末梢血运与感觉、运动等情况,以便发现问题及时处理。通常在牵引初期,至少每天应观察 2~3 次。若牵引中发现患肢延长,表明牵引力过大;患肢短缩,表明牵引力不足,均应及时适当调整。在牵引过程中,牵引套、牵引带松动,牵引绳滑移或卡夹,下肢牵引时患足抵于床尾,颈椎牵引时牵引弓抵于床头,枕颌带前部后移卡压气管等异常情况,应及时发现和处理,防止牵引失效或发生意外。股骨干骨折牵引时,活动托架的活动轴点应始终保持在膝关节的活动轴上,防止骨折成角畸形。在牵引过程中,应定期测量肢体长度,防止骨折端过度牵引、重叠移位或成角畸形等。

第二节　骨牵引不当

骨牵引的力量较大,可长时间持续牵引,操作简便。在牵引的同时,结合小夹板外固定,既可恢复骨折部位轴线、矫正成角畸形和重叠移位,又可通过调整肢体的体位矫正旋转畸形及部分侧方移位。但在临床中若使用不当,会导致相关并发症。

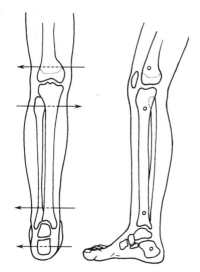

图6-6　骨牵引进针点及进针方向示意

一、进针点选择不当

如果将进针点选在重要血管、神经通过部位的对侧,在进针过程中,由于无法避开血管、神经,将可能造成对侧的血管、神经损伤;四肢新鲜骨折行骨牵引时,将牵引针置于同一骨干上,则可能由于牵引针孔的感染沿肌间隙扩散至骨折血肿处而引起骨折部位感染;进针点未定在被牵引骨干的中点,牵引针未通过骨干直径的中心,在牵引过程中,钢针可能割裂骨皮质,使牵引失败等。

因此,骨牵引进针点的选择十分重要,必须准确选择进针点(图6-6、表6-1)。

表6-1　常用骨牵引部位、入针方向与标志

穿针部位	入针方向与标志	牵引重量(成人)
颅骨	鼻梁正中至枕外隆凸正中连线,与耳前两乳突尖端连线交点为颅骨牵引钳牵引轴点,牵引钳张开的两钩处为颅骨牵引进针点	初期4.5~12.0kg;维持4~5kg
尺骨鹰嘴	屈肘90°,距尺骨鹰嘴尖端远侧3cm,尺骨背侧前2cm前后缘中点处,由尺侧进针,避开尺神经	初期2~3kg;维持1~2kg
指骨	由指骨远节基底远侧进针	用皮筋
股骨远端	自髌骨上缘2cm处,由腓骨头前缘向近侧引一垂线之交点为进针点(由内向外进针),避开股动脉	初期7~15kg;维持4~5kg
胫骨结节	胫骨结节垂直向后2cm,再向远侧2cm处为进针点(由外向内进针),避开腓总神经	初期7~8kg;维持3~5kg
跟骨	内踝尖向远侧3.0~3.5cm,再向后3.0~3.5cm处(由内向外进针),避开胫后动脉、胫神经	初期4~6kg;维持2~3kg

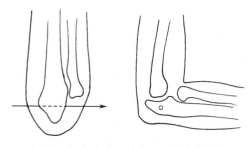

图6-7　尺骨鹰嘴进针点及进针方向示意

进针点通常应选在有重要血管、神经通过的一侧,以便在进针时避开重要血管和神经。如尺骨鹰嘴牵引,应自尺骨鹰嘴尺侧进针,以免损伤尺神经(图6-7)。胫骨结节牵引应自外侧进针,以免损伤腓总神经。在选择四肢骨干新鲜骨折骨牵引的进针点时,牵引针应置于与骨折处间隔一个关节的部位,同时应在骨干的中点,不可偏前或偏后,为避免进针点偏离,术前应准确测量,必要时可用甲紫在皮肤上做标记。

二、进针方法与方向不当

进针操作方法是否正确影响牵引效果。进针时未将进针点皮肤向近侧牵拉,则在牵引过程中,会由于

钢针将针孔周围皮肤向远端牵拉而引起疼痛，且可能割裂皮肤，导致针道感染等；进针时若用高速电钻穿针，由于牵引针的高速旋转，将造成牵引针周围骨质热伤坏死，导致牵引针松动。进针方向是骨牵引治疗能否获得满意效果的重要条件，如果牵引针与被牵引骨干的轴线矢状面的夹角不成90°，会导致骨折成角、旋转或侧方移位等。

因此，骨牵引进针时应将皮肤向近侧牵拉，以免进针后牵引针割裂皮肤发生感染（图6-8）。在进针达骨皮质表面时，将针尖沿骨皮质表面前后滑移，探寻骨前后中点为进针点（图6-9）。

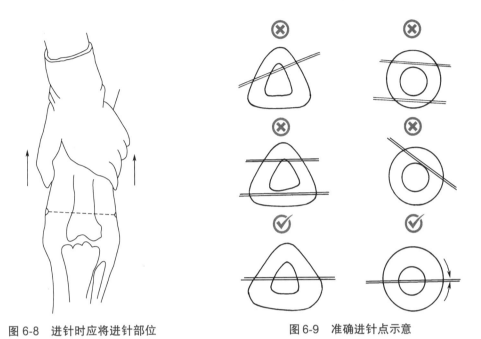

图6-8　进针时应将进针部位
皮肤向近侧牵拉

图6-9　准确进针点示意

通常可用骨锤击入牵引针，但有严重骨质疏松者，尽可能用低速骨钻或手摇钻进针，防止击入牵引针时造成骨质劈裂。禁止用高速电钻进针，并应始终保持进针方向与被牵引骨干的纵轴垂直，且与邻近关节面平行。牵引时，应使牵引针无前后偏斜，即保持与治疗骨干的冠状面平行，防止在牵引过程中导致骨折端成角、旋转畸形等。

三、牵引力线不当

牵引力线，即牵引方向，是骨牵引治疗成败的关键。在牵引过程中，如果牵引力线与所牵引的骨干纵轴成角，会导致骨折成角。同时，也将使牵引力减小，骨折重叠、短缩或成角畸形难以矫正。

因此，采用滑动牵引时，其牵引方向应与所牵引的骨干纵轴一致（图6-10）。若采用合力牵引，则应使合力的方向与被牵引的骨干纵轴一致（图6-11）。在牵引过程中，由于患者体位的变动，牵引力线可能随时发生变化，应及时发现、及时干预。

四、对牵引过程中出现的问题未及时发现和干预

对牵引过程中出现的问题未及时发现并干预，会导致相关并发症。牵引重量过大或过轻，均可影响牵引效果。过大，会使骨折端分离，导致骨折延期愈合或骨不连，亦可引起患者关节疼痛；过轻，会造成骨折的短缩或成角畸形难以矫正。在牵引过程中，患者头或足抵于床头或床尾，或牵引锤着地或搁置于床架横栏上，或牵引钩、绳结抵于滑轮处等，均会使牵引力减小，若不及时发现和纠正，会导致牵引失效；肢体短缩明显的陈旧性骨折或骨折已短缩畸形愈合，或陈旧性关节脱位者等，行骨牵引矫正肢体短缩畸形时，在牵引初期即以大重量牵引，会使明显短缩之血管、神经在短时间内被强力牵拉延长，导致血管、神经牵拉伤，甚至肢体坏死等。

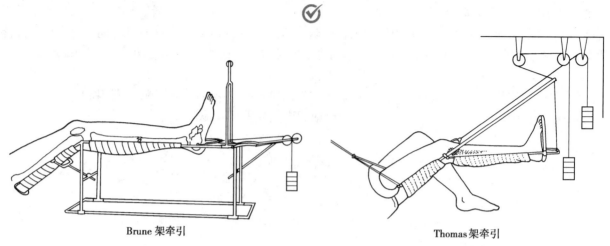

Brune 架牵引　　　　　　　　Thomas 架牵引

图 6-10　滑动牵引方向应与被牵引的骨干纵轴一致

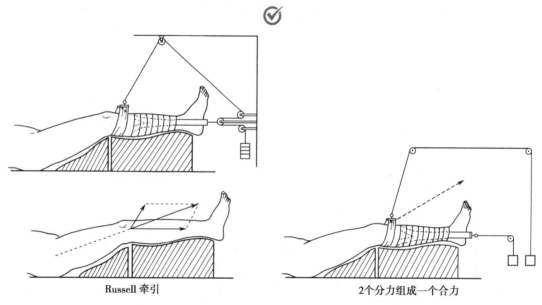

Russell 牵引　　　　　　　　2个分力组成一个合力

图 6-11　合力牵引的合力方向应与被牵引的骨干纵轴一致

因此,对牵引过程中出现的问题应及时干预。新鲜骨折,在牵引治疗中的前3天,采用大重量牵引复位时,应每天拍摄床边X线片评估复位效果。若短缩畸形已矫正,或骨折端已完全复位,则应及时减轻牵引重量,以维持量牵引。成人下肢单肢牵引重量为患者体重的1/12～1/7。对牵引过程中出现的问题,如体位改变、肢体下移、牵引力及方向的改变等,均应及时发现并予以纠正。在下肢牵引中,为防止患者身体下移,足抵于床尾而影响牵引效果,可抬高床尾15～20cm,用身体重量做反牵引。在颈椎牵引中,为防止身体上移,头抵于床头,可抬高床头15～20cm。陈旧性骨折、骨折端明显重叠移位畸形愈合,或陈旧性关节脱位肢体明显短缩者进行牵引时,应首先将重叠愈合的骨折端凿开分离,然后按常规重量牵引复位,再逐渐加大牵引重量,通常在1～2周牵引复位即可,严禁开始即以大重量牵引。

五、牵引针滑动

在牵引过程中,由于体位和牵引方向的改变,或在长时间牵引过程中牵引针周围骨质吸收等,均可导致牵引针松动或滑动导致针道感染、牵引力线偏移、针孔周围皮肤压疮等并发症。穿针位置不准确而反复穿针,可造成牵引针松动或滑动。

因此,为防止牵引过程中牵引针滑动,必须随时保持正确的牵引方向,对体位或牵引方向的改变应及时纠正。此外，在牵引操作中以骨锤击入牵引针时，应一次准确到位，不应反复抽动或转动牵引针，防止反复调整牵引针导致骨孔扩大。

六、牵引针孔导致皮肤、肌肉粘连

在牵引过程中，由于针孔周围的皮肤与针道肌肉等软组织形成瘢痕，导致皮肤深筋膜与肌肉粘连，瘢痕组织挛缩；或由于牵引弓距针孔过近，压迫皮肤与深部软组织形成粘连等，将影响关节的活动功能，甚至导致关节僵硬。如股骨髁上牵引，由于牵引针针孔处皮肤、皮下组织及筋膜等与股四头肌粘连，可导致膝关节屈伸功能障碍，甚至关节僵硬。

因此，在置入骨牵引针时，为防止皮肤、肌肉、筋膜粘连，应以布巾钳将进针孔处被牵引针带入而形成凹陷的皮肤及软组织向外拉平。安置牵引弓时，以使牵引弓不压迫针孔周围处皮肤和纱布为宜。当骨折愈合，去除牵引针时，应将挛缩粘连的瘢痕组织以小尖刀在针孔内予以松解、分离，以利于关节活动。

第七章 骨外固定支架使用不当的分析及对策

骨外固定支架固定骨折,是一种既非内固定又非外固定的固定方法,是两者兼而有的骨折复位和固定工具。自1840年法国医师 Malgaigne 首先使用其治疗小腿骨折以来,开启了骨外固定支架临床应用的先河。历经100多年的改进和发展。20世纪50年代,苏联 Ilizarov 发现了牵张成骨原理,报道了其设计的用于下肢延长的环式骨外固定支架,利用铰链和依据患者情况设计移动装置完成复杂畸形的矫正,并提出了张力-应力法则,即生物组织在持续、稳定、缓慢牵拉下能刺激细胞分裂、组织再生和活跃生长,从而可修复肢体的各种缺损,创建了治疗骨创伤和骨科疾病的技术体系。这一技术及理论的问世,解决了不少传统治疗方法不能解决的难题,是骨科发展史的里程碑之一。现代骨外固定是指以组织再生理论为基础,以应力法则和微创意识为准则,应用经皮穿针和体外机械装置与骨连接的复合系统,实施骨折固定、骨与关节畸形矫治、肢体(骨)延长的骨科治疗方法。主要用于严重软组织损伤的开放性骨折、多段骨折、骨不连、骨缺损、慢性骨髓炎、严重及复杂肢体残缺畸形、关节融合和肢体延长等。20世纪80年代,骨外固定支架的设计应用技术日臻完善,现已成为治疗骨折的主要方法之一。1994年美国 Taylor 等首先将 Stewart 平台和 Charsles 理论应用于骨科。他们改良了 Ilizarov 外固定系统,称为 Taylor 空间支架(Taylor spatial frame, TSF)。该支架由2个全环或部分环、6根可伸缩的支撑杆通过特别的通用关节连接组装而成。临床可以用来治疗多种骨折、骨不连及畸形愈合。而且这种框架结构与特殊的计算机软件相结合,由计算机程序给出各支撑螺杆的调节长度,并生成一个矫正日程安排,完成矫正计划。应用不同的矫正方法,能够矫正从最简单到最复杂的多平面复合畸形。TSF 实施的六轴矫正,可以同时矫正四维畸形(成角、错位、旋转及短缩或分离),是目前世界上最先进的结合电子计算机软件应用的新型外固定支架。由于计算机软件的修正,其矫正误差能控制在约1mm 和1°。

目前,骨外固定器大体上分3大类7种形式。

1. 单平面型(图7-1)

(1)单平面单边式:固定钉(针)从肢体一侧穿入至对侧骨皮质,以可调节轴向伸缩的连接杆将皮外的

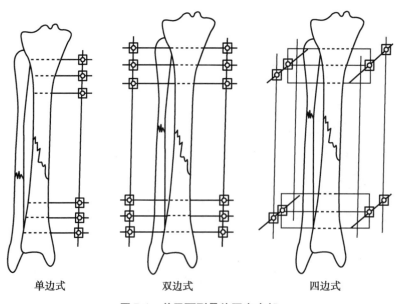

单边式　　　双边式　　　四边式

图7-1 单平面型骨外固定支架

钉尾连接固定,优点是不穿过对侧肌肉和皮肤。但抗前后弯曲力差,抗扭转力差。

(2)单平面双边式:针贯穿肢体两侧,在肢体两侧将针端用连接杆连接固定。优点是骨受力呈对称性承载,其稳定性较单边式好。但钢针贯穿对侧肌肉皮肤,有损伤对侧血管、神经的可能。

(3)单平面四边式:固定针贯穿肢体两侧后,两边各有 2 根连接杆。优点是性能稳定,但结构复杂,调节不灵活,使用不便。

2. 双平面型(图 7-2)

(1)三角式:为全针与半针相结合的穿针法,由连接杆和可在连接杆上移动并能变换方向的固定夹组合成三角形结构。优点是固定可靠,操作方便,应用广泛,但结构复杂。

(2)半环式:双针交叉贯穿肢体两侧,两侧以连接杆连接。优点是多平面穿针,多平面固定,稳定性好,防旋转、防成角性能好,应用广泛,但结构复杂。

(3)全环式:为套筒状、环杆结合的多向穿针。优点是固定牢固,但操作复杂。如 Ilizarov 系统和 Taylor 空间外固定架等。

3. 混合型　靠近关节的环式与长骨干的单边式相结合的构架(图 7-3)。理论上兼具单平面与双平面外固定支架的优点,同时允许关节面活动。但此种构型的力学性能较差。做临时固定尚可,做最终固定则不妥。

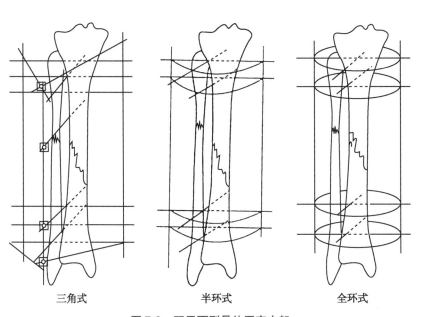

三角式　　　　半环式　　　　全环式

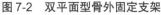

图 7-2　双平面型骨外固定支架

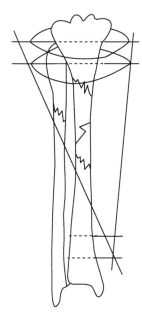

图 7-3　混合型骨外固定支架

虽然骨外固定支架治疗骨折,是一种比较简单实用的固定方法,但若对其固定原理和方法认识不足、掌握不够,适应证把握不当,使用的类型选择不当,操作不规范,术后观察护理不当等,将影响其疗效,甚至导致相关并发症。

一、适应证把握不当

采用骨外固定支架固定四肢骨折时,如果对多发伤中病情严重不稳定或交界状态类型的患者,或多发性创伤和多发性骨折,病情危及生命且同时合并有四肢骨折的患者,不采用骨外固定支架微创固定而急于进行早期创伤较大的最终固定,可能会导致患者病情加重,甚至危及生命。例如,血流动力学不稳定的骨盆骨折患者,不对骨盆进行外固定支架临时固定止血,将影响其救治效果。无广泛软组织碾挫伤的骨干闭合性骨折,如股骨干中段横行骨折,若采用骨外固定支架作为首选终固定方式,由于骨外固定钉需穿过丰厚的肌肉层,加之固定钉承载股骨应力过大,可能会造成骨外固定钉松动、钉孔感染、骨折移位等,导致骨折延期愈合、骨不连或关节功能障碍等;如胫腓骨稳定性骨折,选用闭合髓内针、钢板固定,或手法复位石膏、支具或夹板固定即可,若用骨外固定器固定,亦可能导致上述并发症,且对患者活动和功能锻炼造成不便。不合并严重软组织损伤和治疗并不晚的开放性粉碎性骨折,或无须皮瓣修复,骨折无须用牵伸固定保持肢体长度;或局部无严重烧伤的骨折;或对内固定后无骨或创面感染、骨折延期愈合、骨不连或骨缺损,无须重新更换固定方式和处理创面的患者,采用外固定支架固定,由于其固定难以牢固,将影响固定效果。骨折不伴有血管、神经损伤的患者,采用骨外固定支架固定,除骨折固定不够牢固外,亦不便于患者的活动和护理。如果对外固定支架与其他固定方式的性能和固定原理了解不足,盲目或随意使用,亦将难以获得满意的治疗效果。

　　因此,应准确把握骨外固定支架固定的适应证。一般认为其适应证为:①多发伤病情严重的不稳定或交界状态的患者;②多发性创伤和多发性骨折,或病情危重需抢救生命,且同时合并四肢骨折应及时固定的患者,如血流动力学不稳定的骨盆骨折患者需临时对骨盆进行固定止血;③伴有广泛软组织碾挫伤的闭合性骨折;④合并严重软组织损伤和治疗较晚的开放性粉碎性骨折(图7-4)。

　　此外,骨折后需用各种皮瓣修复创面的患者,或骨折需用牵伸固定保持肢体长度者;局部严重烧伤的骨折或内固定后骨或创面感染、骨折延期愈合、骨不连或骨缺损等需重新更换固定方式和处理创面的患者;骨折伴有血管、神经损伤者,或用其他方法难以复位固定的粉碎性骨折(如严重粉碎或开放性粉碎性科利斯骨折,或胫腓骨骨折等),亦可选用骨外固定支架固定。合并广泛软组织损伤的胫骨远端骨折(又称Pilon骨折),多可选用跨关节外固定支架临时固定,2周内酌情一期转换为置入钉板系统最终固定。同时,骨折有大段骨质缺损,或肿瘤需瘤段切除,或需行骨延长、关节融合者等,也可选用骨外固定支架固定。骨外固定支架治疗一般长骨闭合性骨折虽然有效,但考虑其并发症及潜在并发症,不主张外

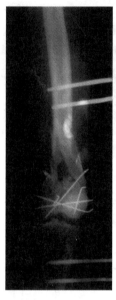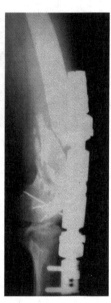

图7-4　严重粉碎性骨折用骨外固定支架加局限内固定进行固定案例

固定支架作为首选的最终固定方式。原则上外固定支架仅适用于内固定不能治疗的疾病。即使要选,亦应选用固定效果良好的骨外固定支架。同时,应充分明确外固定支架和其他固定方式的性能及其固定原理,客观看待外固定支架的优、缺点,应理解外固定支架技术与内固定技术或其他技术等都是治疗疾病过程中可供选择的治疗方式,不应该被技术本身所限制,从而过于崇拜某一种技术,而应在充分了解各种技术的利弊的基础上选择对患者最适合的固定方式。

二、外固定支架类型选择不当

　　骨外固定支架有很多类型,如果对各个类型骨外固定支架的力学性能、固定原理了解不清,选用不当,不按理想的外固定要求,不按骨折类型、骨折部位、患者年龄、身体状况等进行适当选择,将难以获得满意的固定效果。例如,稳定性简单骨折,或老年、儿童、体型瘦小、肌力较弱者,若选用多平面全环式骨外固定支架固定,由于穿针多、固定耗时多,可能会增加感染风险;反之,不稳定性复杂骨折,或肌肉发达、肢体粗壮者,若选用单平面单边式骨外固定支架固定,由于骨折端很不稳定,且该固定方式又难以使骨折端获得牢靠固定的效果,可能会导致骨折延期愈合、骨不连或畸形愈合。一般情况尚可的患者,其一侧肢体存在多个问题、一个部位与邻近部位的问题共存,及双侧肢体多个问题等复杂情况,未按同期治疗的原则处置,而是仍按传统的治疗原则实施分期、分部位的治疗策略处理。这虽具有安全性、易行性的优点,但需多次手术,不仅会增加患者的痛苦,延长治疗周期,也会增加相应的医疗费用,不符合"以患者为中心"的医疗理念。胫骨严重的开放性骨折、软组织损伤或伴有血管、神经损伤者,如果早期即采用复杂的多平面全环式骨外固定支架固定骨折,则难以依据损伤情况选择最合适的治疗方案,也有悖于损伤控制骨科的救治原则,对其二期处理也造成困难,影响治疗效果。

　　因此,必须充分认识每一种骨外固定支架的力学性能、作用原理。选择必须满足固定稳定、可调、通

用、使用简便、预期疗效可靠的原则。按理想的外固定要求"简单、少针、快捷、稳定、能牵张、反应小及无感染",以及骨折类型、骨折部位、患者年龄等选择适当、不同类型和功能的骨外固定支架。稳定性简单骨折,或老年、儿童、体格瘦小、肌力较弱者,或锁骨、上肢等骨折,可选用单平面单边式骨外固定支架,但如果将单平面单边式骨外固定支架变成单边立体三维骨外固定支架,如潍坊三维骨外固定支架,或将单边式骨外固定支架,骨折端各侧的固定针由2枚变成3枚,则可提高其固定强度与稳定性。不稳定性复杂骨折,或肌肉发达、肢体粗壮者,应选用力学性能好的多平面环式骨外固定支架。但大腿由于肌肉过多,可选用单边式或环式三角骨外固定支架,以防止其肌肉挛缩,便于功能锻炼。一侧肢体多个问题、一个部位与邻近部位的问题共存,及双侧肢体多个问题等复杂情况,可在外固定条件下,以组织再生为基础,微创意识为准则,实施同期治疗。这不仅可以缩短治疗周期、减轻患者痛苦和降低医疗费用等,而且可减少过多的创伤和降低技术操作难度,是一种"一举多得"的治疗策略。如加压固定与截骨延长治疗骨缺损,甚至同期治疗感染性骨与皮肤缺损;骨搬移治疗大段骨缺损等。严重的胫骨开放性骨折,早期可采用简单的单边式骨外固定支架固定,并进行胫骨短缩,单边式骨外固定支架可从不同的角度与倾斜度置针,有助于医师依据受伤的软组织区域而改变固定针的位置,伤口愈合后,可用全环式骨外固定支架进行胫骨近端截骨延长。此外,用单边组合式外固定支架,如经典的膝踝-桥接结构作为"移动牵引力",有利于患者移动。在损伤控制时,这种固定甚至是救命的。因此,单边组合式骨外固定支架在急诊手术时具有优势。胫骨严重开放性骨折,软组织损伤或伴有血管、神经损伤者,如果急诊处理1周后行二期植皮,则初次固定的构型应尽量简单,以便二期植皮,在二期植皮的同时完成外固定的稳定,如加环、加杆等。粉碎性骨折,半环槽式外固定支架尽可能使用4个环,因为其稳定性比3个环要好,从而使骨折愈合更快。若通过急诊简单的初次骨外固定,与此同时骨折端通过拉力螺钉可获得良好控制者,则该外固定构型可作为最终长期使用。若患者情况不允许,则需考虑二次手术是继续采用外固定还是使用内固定,如采用外固定,则需考虑是否需要调整、增减针、环、杆数量,在初次手术时留下后续置入空间与构型。若二期采用内固定,则初次外固定的构型应尽可能简单、少针,仅作为临时固定即可。

三、置针原则的把握与置针点选择不当

固定针置针原则的把握与置针位置的选择,对于固定效果至关重要。如果不灵活地按照置针原则"固定针的直径与数目增加、针距(即针与针之间的距离)增加、骨与连接杆的距离缩短及连接杆的直径增大时,外固定支架的稳定性会增高,反之则会降低"进行置针,则可能导致相应的并发症。例如,单纯为了追求固定支架的稳定和骨折固定的牢靠而置针过多,会导致置针处骨折或延长无谓的手术时间;骨与连接杆的距离过近,则会卡压软组织,导致感染;螺钉直径过大,其直径超过所有固定骨直径的30%,则会增加置针周围骨折的风险,并发生针道感染或骨折延迟愈合或骨不连等。如果置针点选择不当,不但影响固定效果、影响骨折愈合与功能恢复,而且可能导致血管、神经损伤等并发症。如在小腿第3个1/4的远侧部和第4个1/4的近侧部置针,易伤及胫前动脉和腓深神经。在大腿的第2个1/4区和第2及第3个1/4区的交界处置针,易损伤股深动脉和股浅动脉。盲目随意置针不但固定不牢固,而且影响后续治疗。四肢开放性骨折,尤其胫骨开放性骨折创面多使用负压封闭引流(vacuum sealing drainage, VSD),常与外固定相伴,若随意置针,必然会给VSD膜的封闭造成困难。临床上常可见到有的医师将置针点选择在胫骨结节,这是十分危险的,容易损伤胫前或胫后血管、神经;在软组织损伤严重处置针,将导致针道感染,甚至骨感染;置针点距骨折线过近,将造成固定张力不够、应力集中导致骨折成角畸形等。

因此,置针时,应准确把握置针位置、熟练掌握置针技术。应依据患者的具体骨折情况把握好置针原则,置针不可过多或过少,骨与连接杆的距离不可过短,固定针(螺钉)不可过粗,特别是连接杆到骨的距离增加后,虽然会导致其机械性能下降,但为软组织的肿胀、覆盖和后续手术操作留下了空间,作为临时性固定,有意地增加骨与连接杆之间的距离不无好处。置针点的选择,应依据伤情、骨折类型等精心设计,首先考虑将固定针安置于骨皮质或骨干部位,确保长时间接触的稳定性并降低感染风险,如需行皮瓣修复,还应避开皮瓣供区。钢针出入皮肤口需用尖刀切开,切口大小为钢针直径的1倍,以免固定针影响周围软组织的张力,切开皮肤并分离置针部位的骨膜,避免置针时软组织卷入甚至坏死。应尽可能避免在重要血管、神经

走行部位置针。如果必须选择在有重要血管、神经通过的部位置针,则应于术前用亚甲蓝标记该部位重要血管、神经的体表投影。为了用外固定支架对骨折端提供足够的力学稳定性,以维持骨折复位,并为后续治疗预留空间,置针时必须认真对待。在每一个主要的骨折块,至少在安全区置入 2 枚固定针;在每一个骨折块上,固定针的间距应尽量宽。若软组织条件允许,固定针应尽量靠近骨折端(一般距骨折端 4~6cm),但不应在骨折端的血肿内。若计划进行延期内固定,固定针应避开可能的手术切口与手术入路。环式外固定支架,一般于骨折端 4~6cm 处置针,同一骨折端上两组针之间的距离要大,且各组针于同一骨平面交叉,互成 25°~45° 夹角,针道应位于骨的横断面最大径位置。置针时,除考虑避开重要血管、神经外,若需行皮瓣修复,还需避开皮瓣供区。开放性骨折置针时,尤其是胫骨骨折,在兼顾骨折固定原则的基础上,置针应尽可能避开创面,留下一定的皮肤边缘(约 1cm),为 VSD 膜的封闭提供附丽点,或降低针与杆的高度,利用膜将整个外固定系统封闭于其内。固定针距骨折线和关节面的距离一般不能少于 2cm。单平面穿针,一段骨折段的钢针之间距离不少于 4cm。多平面穿针,穿针水平面之间的距离也应尽可能大些。

四、操作不当导致针道感染

针道感染是最为常见的并发症。据文献报道,有的高达 100%。随着治疗技术水平的提高,现已降至 0.5%~9.6%。针道感染的原因较多。例如,骨外固定支架的类型与结构的缺陷以及选择不当,使固定后的固定钢针松动;穿针时无菌操作不严,在感染灶、血肿内或皮肤坏死区,甚至在骨质裸露部位穿针;置针钻孔时采用高速电钻热灼伤软组织或骨孔,或钻头缠绕软组织,引起组织坏死,固定针松动;置针时穿过肌肉组织过多,或针道的皮肤切口过大、封闭不严;骨外固定支架的固定连接杆过于靠近皮肤,造成皮肤压迫坏死,或固定钢针松动,或患者用手搔抓皮肤使皮-针界面间反复滑动将细菌带入针道内,或对针道护理不当,如滴入乙醇刺激皮肤或将针道周围的保护性纤维包裹膜当成创面痂皮撕脱等。

因此,固定时首先必须严格遵守无菌操作。开放性骨折清创后,应将清创器械与骨外固定支架器械分开,重新消毒手术部位,更换无菌巾、手套、手术衣后,再进行骨外固定支架的安置。伤口感染者,置针部位应在感染病灶区以外 2~3cm,严禁在感染灶和软组织挫伤区域内或骨质裸露部位置针。同时,应首先考虑安置于骨皮质或骨干部位,以确保长时间接触的稳定性并降低感染风险。钻孔时要限制电钻速度和压力,以手钻或直接以骨锤击入骨质穿针,不可用高速电钻或气钻。常规 Schanz 螺钉,应预钻后手动拧入,以防热坏死。针道皮肤切口过大者,应缝合封闭。针道的一侧皮肤张力过大时,应切开减张,同时将对侧切口缝合,皮肤针道应为钢针直径的 1 倍。固定针松动者,应及时调整。针孔周围皮肤瘙痒者,应适当处理,嘱患者不可搔抓。术后针道渗出较多者,应每天更换敷料,针道处进行消毒。但针道未感染者,不应用传统的乙醇定期擦拭针孔的方法消毒,以免刺激针孔皮肤导致感染。穿针固定后期,不应将针道周围包裹膜当成痂皮撕脱,以保护针孔周围的皮肤。

五、处理不当导致骨折延期愈合或骨不连

骨折延期愈合与骨不连是骨外固定支架治疗的常见并发症之一。其原因除与患者全身因素、骨折类型、损伤程度有关外,还与有的医师对外固定支架治疗骨折的力学特点了解不够、选用骨外固定支架的类型不当等有关;亦与骨折端固定后骨折愈合的各个时期,能否维持骨折端合理的力学稳定性等有重要关系。骨折早期如果未能实施坚强固定,未能维持骨的连续性和稳定性,使软组织修复、血运重建,骨断端的黏附在最短时间内发生,促进局部血供恢复;骨折临床愈合的中期,未能及时降低固定强度,将骨折早期的坚强固定变为轴向和综合应力刺激的弹性,增加骨界面和载荷能力,使连续性骨痂生长;后期未能变为平衡固定,使骨功能适应多种应力,完成骨结构优化重建等。即未能逐渐降低外固定刚度,将静力性固定变为动力性固定。如单边式骨外固定支架,与双平面或多平面骨外固定支架相比,前者对骨折端固定的刚度和稳定性均稍弱于后者,故容易导致骨折延期愈合或骨不连;固定时骨折复位不良、骨折间隙较大、固定后钢针松动、骨折端早期的不稳定及开放性骨折清创不彻底等,均将可能造成骨折延期愈合或骨不连;使骨折端缺乏合适的应力刺激,影响骨折愈合及骨痂塑形,甚至发生再骨折等。

因此,用骨外固定支架固定骨折,首先必须明确各类型骨外固定支架治疗骨折的力学特点,依据骨折

的个性化情况选择合适的外固定支架。骨折早期应实施坚强固定，以减少或避免断端活动引起的疼痛刺激而影响血供，也可使患肢早期活动。中期应降低固定的刚度，变为轴向弹性固定，使断端接受外来的应力刺激，以促进骨的再生过程，增加新骨界面与骨折端的接触面，加快骨愈合进程。每个骨折间隙微动量控制在50Hz 及 1mm 左右的变形，严重粉碎性骨折，可以酌情增加到 2～4mm。中、后期，行综合弹性固定，即在轴向弹性固定的基础上降低外固定支架的剪切刚度，允许骨折端承受轴向、剪切复合载荷时有一定的弹性变形，使骨折端承受综合应力刺激，促进骨痂生成。此期骨折的正侧位 X 线片上显示连续性多量骨痂，可进行无痛、主动的运动和负重锻炼。后期，行平衡固定，即在综合弹性固定的基础上，进一步降低综合外固定支架的刚度。此时可使骨适应多种功能（拉伸、压缩、剪切、扭转、弯曲）的载荷，最终使骨折愈合达到完善的程度。有学者研究显示胫骨远端骨折单边式外固定支架与双边式外固定支架固定，后者在骨折愈合时间方面有优势。单边式骨外固定支架不具备骨折畸形矫正功能，因此安装前需尽量恢复骨折的对位、对线。操作时应尽可能使骨折端良好复位，以增加骨折端接触面及稳定性。开放性骨折则应彻底清创，尽可能维护骨折端血运。在骨折固定愈合过程中，发现问题应及时干预，如骨折间隙分离，应进行挤压或植骨，钢针松动者，应更换钢针或置针部位等；或在固定 2～3 周时，也可用骨外固定支架向骨折端适当加压，以消除骨折间隙，通常加压 40kg 即可。骨折临床愈合后，可酌情提早去除骨外固定支架，改成石膏管型或功能支具固定，直至骨折完全愈合；在下肢骨折愈合后期，应适当负重锻炼。但必须强调，负重应在有较牢固的石膏或其他外固定辅助的前提下进行，防止早期过度负重和过度活动导致再骨折等。

六、操作不当导致固定钢针松动、断裂

固定针松动是常见并发症，影响骨外固定系统的稳定性，可导致针道感染、骨折延期愈合或骨不连等。引起固定针松动原因较多，比如置入固定针时距骨折端过近，或连接杆距骨皮质表面过远，钢针抗扭转力过小，应力集中；严重粉碎性骨折复位不良，或未行简单的有限内固定，使骨折端极不稳定、应力过大；外固定支架连接杆距离骨面过远，针 - 骨界面随应力增加；高速钻钻孔对骨质的热伤、针道感染等。此外，固定时选用的钢针过细，难以承受较大的弯应力和剪应力；置针位置不够均匀，使其应力集中；钢针固定夹固定的不够紧固或拉力过大；对骨折断端未能加压，使所有应力集中于钢针等，可能导致钢针断裂。

因此，在选择进针点时，不可距骨折端过近，固定支架连接杆安置距骨皮质表面应小于 4cm。在设置外固定支架前，除应将骨折端满意复位外，必要时还应进行简单的有限内固定，以增强其稳定性，减小固定钢针应力。在选用外固定支架时，对固定钢针穿过肌肉少的部位可选用双平面或多平面外固定，以增加其外固定的刚度和骨折端的力学稳定性。钻固定钢针孔时，应采用低速电钻或手钻，在固定期间应预防和及时处理针孔感染等。为了预防钢针断裂，固定时应选择合适的钢针，同时使每根钢针受力均匀，固定钢针的紧固力、拉力要适宜，固定时对骨折端必须加压，骨折端有良好的接触时固定钢针的应力将减小 97%，使骨折断端紧密接触，吸收压应力。更不能重复使用钢针。

七、使用不当导致骨折成角畸形或移位

固定支架治疗中骨折产生成角畸形或移位，与外固定支架机械性能上的力学弱点和使用不当有关，也与出现问题后处理不及时、不恰当有关。例如，由于单平面单边式半针外固定支架的力学缺陷，使其固定时骨折端承受应力不对称，减弱了其抗旋转和抗弯曲性能，活动区可产生剪切力；特别是在固定股骨干骨折时，由于大腿肌肉丰厚，肌力强大，固定强度高，有的单平面固定支架固定强度不够；安置固定针过于集中，且靠近骨折端，会使骨折端应力集中等。采用骨外固定支架固定后，对固定针及固定支架部件的松动、感染等问题发现、处理不及时、不适当，如未及时紧固固定针，对针道感染、固定针松动未及时更换固定支架或固定部位。

因此，在使用中，有条件者宜选用多平面外固定支架，防止固定后骨折成角畸形和骨折移位。但应注意，多平面骨外固定支架的固定针穿过肌肉过多，会引起肌肉粘连，影响关节功能。为防止固定后应力集中，应尽可能将固定针分散，并缩短骨与连接杆间的距离，以增加其固定的牢固度和骨折端的力学稳定性。有学者主张对粉碎性骨折块，可先采用拉力钉有限固定，以保持骨折端的紧密接触，使应力大部分通过骨折

端传导,增强骨外固定系统的稳定性。此外,以骨外固定支架固定后,对骨外固定支架部件的松动、变形等问题,应及时发现并处理。

八、针孔瘢痕粘连导致关节功能障碍

骨外固定支架固定的针孔较大且多,固定时间较长,针孔形成的瘢痕组织较多,容易发生针孔周围软组织粘连,影响关节功能。例如,股骨干骨折固定时未将膝关节置于屈曲位,将会使膝关节僵硬,屈曲活动受限,其原因可能与固定针针道形成的瘢痕组织造成粘连,影响髂胫束与股四头肌的滑动有关;在小腿中段穿针时如果全针穿过,将导致肌肉瘢痕挛缩使踝关节功能受限。此外,术后早期未进行有效的关节功能锻炼、未及时松解针道粘连等,亦将影响关节功能。

因此,穿针时应尽可能避开较丰厚的肌肉组织,无法避开者,宜从肌间隙进针。在关节附近部位穿针时,应适当安置关节体位。例如,股骨远段骨折时,应将膝关节置于较大的屈曲(90°～130°)位,或于皮下潜行切开深筋膜和髂胫束。在小腿中段穿针时,尽可能不穿全针,于前内侧穿半针,但在踝上及胫骨结节处可穿全针。在胫骨远段穿针时,应将踝关节维持在90°位。这样即使以后有部分瘢痕组织粘连,也不会造成关节在非功能位的僵硬。此外,术后早期主动、被动功能锻炼,被动关节训练康复器(continuous passive motion, CPM)的应用等,也可预防瘢痕粘连导致的关节功能障碍。

九、术后处理不当导致再骨折

临床实践和基础研究表明,骨外固定支架对被固定段骨质存在应力遮挡,使骨折愈合的新骨骨小梁紊乱。由于新骨未能良好塑形,其强度较正常骨质差,一旦去除,则容易发生再骨折,还有报道再骨折发生在骨的针孔部位。此外,如果外固定支架去除过早,或对骨折端未能进行适当的应力刺激,早期未进行适当的功能锻炼增加压应力,以增强其骨质的应力强度;或去除外固定支架后,对骨折部位未妥善保护,或锻炼活动时用力过大等,均可导致再骨折。

因此,采用骨外固定支架治疗骨折,即使X线评估骨折愈合良好,在去除骨外固定支架前,仍应将其刚性固定适时转换为弹性固定。即松动针尾固定连接杆螺丝,将静力性固定转换为动力性固定,以加强骨折端新骨的应力刺激,使骨痂良好塑形,增强骨折端及固定骨段骨皮质的强度。也就是将钢针分期拆除,逐渐降低固定刚度,在行走过程中使骨折端增加功能强度;宁晚拆1个月,不早拆1天。此外,骨外固定支架去除后应保护骨折端,必要时应辅以轻便支具或夹板外固定4周左右,并进行适当的功能锻炼,不可过度活动或过早负重,更不可暴力被动活动。

第八章 开放性骨折处理不当的
分析及对策

开放性骨折，尤其是严重骨折，除要明确骨折本身的特点、重视诊治外，更应重视软组织损伤和伤口细菌污染情况，后者对预后的影响通常比骨折本身要大得多。但有的骨科医师对此重视不够，甚至有的骨科医师"重硬（骨组织）轻软（软组织）"，从而影响其治疗效果。开放性骨折分类方法较多，均以术前观察到的损伤情况进行分类，因此有时很难反映损伤的实际情况，通常需要在清创中或术后再次进行分类评估。目前被国内外学者普遍接受的是 Gustilo-Anderson 分型，即根据开放性骨折软组织损伤情况、创面污染严重程度和骨折情况将其分为 3 型，其中Ⅲ型又分为 3 个亚型（表 8-1）。

表 8-1　开放性骨折的 Gustilo-Anderson 分型

类型	亚型	伤口大小	污染程度	软组织损伤	骨折情况
Ⅰ型		≤1cm	干净	轻，骨尖自皮肤内穿出	简单，少许粉碎
Ⅱ型		>1cm	中度	中度，一定程度的肌肉损伤	中度粉碎
Ⅲ型		软组织损伤广泛，组织瓣形成，或为高能量损伤，包括肌肉、皮肤及血管、神经损伤，伴有骨膜剥脱、骨暴露，有严重污染，又分为 3 个亚型			
	ⅢA 型	>10cm	重度	严重挤压伤、广泛撕脱伤	多为粉碎，但软组织可覆盖骨折端
	ⅢB 型	>10cm	重度	软组织严重丢失	骨骼外露，需行软组织重建手术方能覆盖骨折端
	ⅢC 型	>10cm	重度	软组织严重丢失并伴有需修复的血管损伤	骨骼外露，需行软组织重建手术方能覆盖骨折端

软组织损伤严重程度分类及评分方法亦有多种，目前被公认和常用的方法如下。①闭合性骨折皮肤损伤的 AO 分类（IC）：IC1，无皮肤损伤；IC2，皮肤挫伤，但无裂开伤口；IC3，局限性脱套伤；IC4，广泛性、闭合性脱套伤；IC5，挫伤而致坏死。②开放性骨折皮肤损伤的 AO 分类（IO）：IO1，皮肤由内向外刺伤；IO2，皮肤由外向内破损<5cm，边缘挫伤；IO3，皮肤由外向内破损>5cm，挫伤严重，边缘失活；IO4，严重的全层挫伤、擦伤，广泛开放性脱套伤，皮肤缺损；IO5，其他特殊类型受伤。③损毁肢体严重性评分（mangled extremity severity score，MESS）：见表 8-2。④创伤严重度评分（injury severity score，ISS）：将全身按照受伤的部位分区（头部或颈部、面部、胸部、腹部盆腔、四肢骨盆），根据每区的受伤严重程度分级（1 级，轻伤；2 级，中伤；3 级，重伤，没有生命危险；4 级，有生命危险的重伤，但可能存活；5 级，不可能存活的重伤），选择严重性分级最高的 3 个级数分别平方后累加，总和即 ISS。⑤新创伤严重性评分（new injury severity score，NISS）：不将受伤部位分区，而将所有的创伤分别按照 ISS 中的分级，选择严重性分级最高的 3 个级数分别评分后累加，总和即 NISS。临床工作中常以 NISS<16 分者为轻伤，≥16 分者为重伤，≥25 分者为严重伤。⑥软组织损伤伴闭合性骨折的分类为 Tscherne 分类：0 级，没有或只有少量软组织损伤；1 级，表面擦伤伴皮肤、肌肉局部挫伤；2 级，深部污染性擦伤伴皮肤、肌肉局部挫伤；3 级，皮肤广泛挫伤或挤压伤、肌肉毁损。

开放性骨折的分型至关重要，不同的分型决定了不同的治疗方案，准确的分型应该在麻醉状态下初次清创后进行。最初的伤情评估对治疗有指导作用，但是不同骨科医师对相同骨折特定分类的一致性仅有 60%，分型标准最有用的是将感染的风险和 / 或其他并发症关联。

表 8-2　损毁肢体严重性评分（MESS）标准

参数		分值 / 分
骨骼、软组织损伤	低能量（刺伤,简单骨折）	1
	中能量（开放性或多发性骨折,脱位）	2
	高能量（近距离枪伤,挤压伤）	3
	极高能量（上述损伤,合并严重污染、软组织脱套）	4
肢体缺血	脉搏减弱或不能触及,但末梢灌注正常	1*
	无脉,感觉障碍,末梢充盈时间延长	2*
	皮温凉,感觉运动消失	3*
休克	收缩压通常>90mmHg	0
	暂时性低血压	1
	持续性低血压	2
年龄	<30 岁	0
	30～50 岁	1
	>50 岁	2

注：MESS<7 分的患者可保留肢体；MESS≥7 分时建议截肢；亦有学者对 MESS<9 分的患者进行保肢获得成功的报道；MESS>9 分的患者倾向截肢治疗。*表示如果缺血时间超过 6 小时分值加倍。

开放性骨折的伤口均有不同程度的污染,创面闭合前组织内细菌数量与感染发生率之间有最明确的相关性。因此,彻底清创,预防感染是治疗开放性骨折最为重要的环节之一。早期正确处理伤口,彻底清理、修整创面,在彻底清创的基础上重点重建血管、固定骨折、稳定性骨折端,修复损伤的软组织,并用适当的方式闭合原发伤口或消灭创面,是治疗开放性骨折的基本原则。尤其是 Gustilo-Anderson Ⅲ型骨折,MESS≥7 分或 ISS≥25 分者,在治疗时如果对其基本治疗原则认识不足,掌握不够,处理不当,将导致伤口感染、骨折延期愈合或骨不连,甚至伤肢残疾,严重者可危及患者生命。

一、严重损伤未按损伤控制骨科原则救治

损伤控制骨科（damage control orthopacdics, DCO）也就是控制损伤的骨科,即将严重多发性损伤患者的骨折一期进行固定,如用骨外固定支架,或夹板、石膏、骨牵引或髓内钉、常规钢板和微创钢板等作为临时固定的手段,以避免重大的骨科手术对患者造成第二次打击时患者的生理状况恶化,在救治中待患者全身及软组织情况改善后,再行最终决定性的骨折固定手术。严重多发创伤,由于其创伤本身就危及患者生命,例如,病情不稳定及复苏困难者,严重头部外伤（格拉斯哥昏迷指数<8 分）者,严重胸部外伤合并双肺挫伤者,顽固性休克者,凝血功能障碍者,多发长骨干骨折及严重软组织挫伤者,不稳定型骨盆骨折者,低体温（<35℃）者,以及预计手术时间>6 小时者等。如果不准确把握救治策略,不按损伤控制骨科"挽救生命,有限损伤"的原则抓住主要矛盾整体进行处理,除严重创伤本身可以致死外,麻醉、手术、长时间的低血压及低氧血症也会极大提高患者的病死率。例如,骨折合并休克者,不立即、果断进行抗休克、纠正低血容量、改善微循环等处理,不以挽救患者生命为前提,而急于进行骨折的最终确定性固定,将可能出现严重的生理内环境紊乱和机体代谢功能失调,甚至可能出现低体温、凝血功能障碍和酸中毒,即所谓预后极差的"致命三联征"；骨折合并胸、腹及其他部位脏器损伤或大血管损伤大出血者,不是首先对脏器损伤予以处理止血,而是对骨折进行耗时很长的最终确定性固定手术,将影响对患者生命的救治；血流动力学不稳定的骨盆骨折患者,如果不及时、有效地止血和补充血容量,入住加强监护病房（intensive care unit, ICU）进行生命支持,在病情未完全稳定的情况下对其骨折进行确定性固定手术,使患者在承受了巨大"初次打击"的情况下再承受"二次打击",将可能造成其生命危险。

【病例】患者女性,58 岁。因交通事故导致全身多处损伤、多发伤、不能动 6 小时,在当地医院行前

臂开放性骨折清创缝合、石膏外固定后转来南方科技大学盐田医院。入院诊断：严重失血性休克（BP 50/0mmHg），骨盆不稳定性骨折，右前臂骨折，ISS 评分为 45 分。立即在急诊室积极抢救休克的同时，采用骨盆外固定支架控制出血，但终因发生 DIC、多器官功能衰竭，10 小时后死亡。

此例患者因年龄较大、伤情过重，加之入院前长时间未能以 DCO 原则纠正休克，对不稳定型骨盆骨折未行简单的外固定等有效处理。如果在其入院前能积极按 DCO 原则行抗休克、骨盆简单外固定等规范流程处理，待病情稳定、全身情况好转后，再行转院或最终确定性固定骨折的治疗，或可挽救其生命。

【病例】患者男性，61 岁。工伤事故致全身多处骨折 1 小时入院。入院查体：BP 50/30mmHg。诊断：骨盆不稳定性骨折，L_2 压缩性骨折，右胫腓骨开放性粉碎性骨折。入院后立即予以输液、输血抗休克治疗，同时行骨盆外固定支架固定，右胫腓骨开放性骨折行清创缝合、骨折复位后以单边式外固定支架固定等处理，术后恢复良好。

此例患者恢复比较满意，主要与伤后入院较早，入院后立即进行抗休克处理，及时维护患者的生命体征，对其右胫腓骨开放性粉碎性骨折和骨盆骨折行简单的骨外固定支架固定，使患者未再承受"二次打击"等有关。

因此，严重多发性创伤、多发性骨折，病情不稳定或交界状态的患者，在生理内环境严重紊乱的情况下，则应考虑对其实施 DCO 的治疗，避免在急性炎症窗口期（伤后 2~5 天）进行确定性治疗。应遵循"避免损伤和伤势恶化，暂时控制与分期处理，积极完全纠正或控制伤情发展"的 DCO 基本理念。即在整体治疗上遵循 DCO 的 3 个基本阶段：①行挽救生命性治疗，包括骨折临时复位固定、控制出血以及对其他部位必要的处理，如外固定支架在 DCO 中的早期固定或开放性骨折的治疗中，具有其独特价值，应作为首选，也不必过度追求对位对线，因为二期仍可做调整，其操作简便，固定牢靠，易于调整骨折断端，亦便于局部创面、软组织缺损的修复，而石膏、夹板及骨牵引等操作虽然简便，但有的达不到有效固定的效果，避免早期过大手术造成再损伤和伤势恶化。②全力改善患者的状况，积极完全纠正或控制伤情发展。③在患者状况允许的情况下进行骨折的最终固定。应将时间用于心、脑、肺、腹腔脏器破裂，大血管损伤大出血、不稳定型骨盆骨折、骨筋膜隔室综合征、持续存在的关节脱位、创伤肢体离断、不稳定性脊柱骨折等危及生命伤情的救治，切忌休克纠正后再手术。

有学者研究提出，严重多发创伤、多发性骨折的患者，尤其是开放性骨折合并休克的患者，入院后必须给予积极抗休克治疗，纠正低血容量，改善微循环，维护重要生命体征，只要患者病情允许、稳定，可急诊手术固定骨折，最好在 24 小时内进行，即进行早期全面治疗（early total care，ETC），因为早期稳定性骨折可降低急性呼吸窘迫综合征（acute respiratory distress syndrome，ARDS）、脂肪栓塞、肺炎等并发症的发生率，有利于对其他合并伤进行进一步检查治疗，便于护理与康复，但对病情不稳定者，则不对骨折进行最终确定性固定，应行临时性固定。血流动力学不稳定的患者，如严重骨盆骨折，院前急救时，对骨折端不稳定者，应立即使用骨盆兜、床单和腹部加压措施（如沙袋）进行压迫止血救治；入院后立即快速补充血容量纠正休克，并酌情改换为外固定支架固定，并积极处理合并伤，待全身情况稳定后，依据患者的具体情况进行骨折的确定性救治。Pape 提出实施 DCO 治疗方案的标准包括：①血乳酸水平>2.5mmol/L，可以显示隐匿性灌注不足，其术后并发症发生率增加 2 倍，也可以用来判断患者是否适合接受手术；②促炎性细胞因子白介素 6（interleukin-6，IL-6）水平较高（>500pg/dl），被认为是持续代谢性酸中毒的证据，应该在至少 4 天以后再行手术。因此，笔者提出临时过渡与最终确定性手术的时间间隔，尤其是入院时 IL-6 水平>500pg/dl 的患者，应该在 4 天以上。

总之，多发性创伤，病情稳定的患者可采用早期全面治疗原则；交界状态和血流动力学不稳定的患者，早期采用 DCO 原则处理是更为稳妥的一种处理方式。无论是否决定进行 DCO 原则，对于多发性创伤、骨折的救治，首要是维持好患者生命体征和紧急实施必要的手术，解除对于生命有现实威胁的因素。此外，作为创伤救治的整体，后续的满意复苏以及进一步的确定性手术治疗和并发症的防治，都是影响救治成功的重要因素。

二、对软组织损伤重视不够

面对骨折患者，肢体软组织伤情的评估是骨科医师首先应作出的重要决定。骨科医师首先应进行肢体软组织伤情的评估，但无论是患者还是骨科医师，多习惯于考虑骨折（硬组织）的诊断与处理，少有医师重视软组织损伤的情况。存在"重硬轻软""重临床治疗、轻伤情评估""重视实际手术环节、忽视围手术期处理"等现象，尤其对一部分虽为闭合性骨折，但受损组织随着病情发展可能失活、坏死，将转化为开放性骨折即"潜在开放性骨折"，如果对此重视不够，按闭合性骨折处理，可能会导致皮肤坏死、创面经久不愈合、骨质外露、骨不连、骨感染等严重并发症。如对患者的皮肤情况、软组织伤情及骨折未进行准确评估，将可能使手术时机把握不当。多发性创伤、骨折未肿胀、能够耐受手术者，未得到及时固定，将可能增加其 ARDS、脂肪栓塞、肺炎等并发症的发生率；皮肤肿胀明显，甚至有水疱或皮肤有其他改变者，进行急诊手术，将可能发生伤口甚至骨感染。切口与手术入路选择不当，如果只顾当时的手术而不顾围手术期的软组织问题，在软组织损伤区域切口或入路，将影响切口愈合，甚至感染；在修复创面皮瓣的供区进行切开，将使可用来进行闭合创面的转移皮瓣被损坏，创面难以修复等。

因此，应高度重视肢体的软组织损伤，并应给予准确评估和适当干预。目前对骨折手术时机存有争议，大多数学者建议手术最好在伤后 6~8 小时（明显肿胀发生之前）进行。通常肿胀明显的患者，术前应控制软组织水肿（7~10 天消退），若有水疱或其他皮肤改变，特别是对"潜在开放性骨折"（即骨折部位皮肤即将坏死）要高度重视，手术则应延迟至软组织肿胀消退。目前肿胀皮肤出现皱纹征象已被用于下肢损伤的治疗，以帮助决定何时适宜手术。大多数骨折可在伤后 3 周内进行手术治疗。闭合性骨折伴关节脱位或半脱位，或大骨折块移位时，必须尽快复位，最大限度地降低软组织张力，否则骨对皮肤的压力会引起皮肤坏死（闭合性转开放性）。损伤控制骨科理念是极重要的软组织保护措施。循证医学表明骨折早期行复位临时固定而后延期行最终确定性固定治疗，可以改善患者的预后。损伤肢体软组织的处理策略决定了手术的成败。整个围手术期都要特别重视软组织的保护问题。因此，要仔细选择软组织切口与入路，应避免在软组织损伤区域切开，如必须切开则需最小化。为减少软组织损伤，严重软组织损伤，特别是多发伤患者，现已推荐使用外固定支架一期简单固定骨折，肿胀消退后二期行最终确定性固定。条件不足者，可行骨牵引。应避免在修复创面皮瓣的供区切开，以便创面修复。

三、对清创重视不够

充分清创是治疗开放性骨折、防止感染的重要措施之一。目的是去除外来异物、污染的病原体和清除坏死组织。如果对此重视不够，误认为清创是小手术，不认真、清创不充分彻底，则可能导致术后感染，即骨折相关性感染（fracture related infection, FRI），也给后续治疗造成更大困难，甚至对患者造成灾难性后果。例如，认为开放性骨折是有菌手术，清创未在骨科专用手术室内进行，则可能导致医院内更强的耐药致病菌污染伤口，术后发生难以治愈的伤口感染；伤肢的刷洗，皮肤、皮下、筋膜、肌肉、肌腱、骨骼等的清创、修复及对伤口的闭合等处理不规范、不细心，将导致术后感染。

因此，开放性骨折的患者，尤其是严重开放性粉碎性骨折合并严重软组织损伤的患者，清创时必须高度重视，要有一定临床经验的医师参与。应"从难从严"，绝不可"从简从宽"。应在骨科专用手术间清创，严禁在普通手术间进行。清创时应严格而规范地进行各项操作，术中应认真仔细辨别失活或坏死组织与正常组织，力争将异物、失活或坏死组织充分彻底清除，对存留组织应仔细检查和修复。

四、清创术前准备不足

开放性骨折清创前的充分准备是保证清创顺利进行、防止感染的重要措施之一。如果术前准备不足，将影响清创效果。例如，术前对伤情复杂程度评估不准确，未能制订详细、具体，且适合患者实际情况的治疗方案，将导致对术中发现的复杂情况，如严重的神经、血管损伤，复杂骨折或大块骨缺损，严重软组织坏死、缺失等，难以处理；尤其在生命体征不稳定的情况下进行彻底清创和创伤较大的骨折内固定手术，将可能危及患者生命；器械准备不足，如骨折内固定器械、显微器械、植骨器械、X 线设备等，将导致在术中匆忙准备与手术不相匹配的器械或设备，使手术难以顺利进行，延误手术时间，或对临时备用器械灭菌不彻底导致感染；刷洗伤肢前，未进行良好的麻醉，甚至在未麻醉下刷洗，导致患者由于疼痛而难以配合，使伤口刷洗不彻底等。

因此,进行清创前,应准确评估损伤及污染程度,尤其应明确皮肤、血管、神经、肌腱、软组织等损伤情况,并制订合理的治疗方案和手术方式,尽可能高质量地完成手术。严重开放性骨折,术前应对患者的生命体征准确评估,必须在保证患者生命安全的前提下,进行充分清创和骨折的最终治疗。术中使用的器械,如骨内固定器械、骨外固定器、显微外科器械、X 线设备、植骨手术的相关设备等,均应充分准备。在清创刷洗伤口前,应进行良好的麻醉,使患者在无痛下接受和配合手术,彻底刷洗伤肢,洗除血迹与异物,减少细菌数量。

五、术前抗生素使用不当

抗生素是预防和治疗开放性骨折感染的最重要手段之一。但如果对抗生素使用原则认识不足,掌握不当,未能合理使用,则难以发挥其预防和治疗开放性骨折感染的作用,尤其是滥用,不但增加了患者的经济负担,而且容易产生耐药性,影响治疗效果。例如,在清创前或在清创时未能及时使用抗生素,而是在清创后应用,如清创后 3 小时,则会增加感染的风险;无依据地随意使用抗生素,将影响其预防感染的效果;未依据清创时获取的深部组织样本的细菌学药敏试验结果确定使用抗生素的种类,或污染严重、伤口复杂患者仍单一使用抗生素,或误认为抗生素价钱昂贵或最新一代效果最好等,或感染严重者未静脉使用抗生素或抗生素串珠等,会增加感染率;若长期大剂量使用抗生素,可能会出现毒性反应,尤其长时期大剂量使用具有肝、肾毒性作用的抗生素,可严重影响肝、肾功能,甚至发生肝、肾衰竭。

因此,为预防感染,当患者入院后应尽早使用抗生素。一般应在伤后 3 小时内给予,通常在未获取药敏试验结果前,应依据患者的病史、损伤部位临床表现和相应部门的细菌学调查推测最可能的致病菌,并选用相应敏感的抗生素。污染严重或伤口复杂的患者,可联合使用 2 种或多种抗生素静脉注射,也可用抗生素串珠。亦有采用对革兰氏阴性杆菌敏感的抗生素,因为开放性骨折的感染,通常为革兰氏阴性杆菌感染,或使用广谱抗生素,亦应合理使用抗生素。尽可能在清创半小时以前使用。术后应以清创前、后的细菌培养和药敏试验结果为指导。患者伤后 24 小时内,应立即肌内注射破伤风抗毒素(tetanus antitoxin, TAT)1 500U,若超过 24 小时,可肌内注射 TAT 3 000U,预防破伤风梭菌感染。早期应静脉使用抗生素,而口服抗生素仅作为后期的巩固治疗。传统方法是用头孢菌素类抗生素 3 天。而 Gustilo-Anderson Ⅲ 型开放性骨折需加用氨基糖苷类抗生素 5 天。但这些治疗准则是基于 20 多年前的实验研究设计,效果欠佳。最近的资料支持用较短的第一代头孢菌素类抗生素的疗程(24～48 小时)。无须加用针对革兰氏阴性菌的药物。不可长期大剂量使用抗生素。

六、清创时机把握不当

清创时机的把握对伤口是否会感染有一定影响。如果在急救现场与转送途中延误时间过多,或术前准备时间过长,尤其是进行一些并非必需的检查,均可延误早期清创时间,使早期存留于伤口表面的污染细菌,在感染前的潜伏期内未能被彻底清除而发生感染。在未进行充分术前准备的情况下盲目清创,或一味地强调"6 小时原则",未能使有经验的医师尽早参与清创,将可能对患者造成灾难性后果。

因此,应尽可能早期清创,尤其是缩短院外滞留时间。应视伤情尽快进行一些必要的相关辅助检查,缩短术前准备时间,尽可能在伤口感染前的潜伏期内,即伤后 6～8 小时进行清创。但近年来有研究表明,所有感染,无论是深部感染还是严重骨折感染,现有数据都无法支持延迟清创与感染之间有相关性,也就是说延迟清创与开放性骨折患者感染率升高并无相关性。开放性骨折清创的"6 小时原则"目前尚无证据支持,不是绝对原则。虽然该结论还需要进一步的详细研究支持,但开放性骨折患者进行"选择性"延迟治疗是不推荐的。现在的共识主张是在第一个 24 小时内进行谨慎早期手术。伤口严重污染、骨筋膜隔室综合征、肢体缺血、多发性创伤的患者等应尽早清创,且尽可能在患者全身状况允许、准备充分,有丰富经验的医师参与下进行。

七、清创操作不当

刷洗伤肢是清创的重要环节。如果重视不够,不按刷洗的基本原则规范操作,刷洗不彻底,甚至在刷洗中仅用一把刷子、一副手套,刷洗液的用量不足;异物、血迹、游离骨、软组织及污染细菌等清除不彻底,使异物残留而导致感染；在刷洗时，不重视对不全离断肢/指的连接组织的悉心保护，将直接影响手术效果，甚至导致断肢再植失败；刷洗前后对创面未进行细菌培养和药敏试验，术后无法合理使用抗生素，则可能发生伤口感染；刷洗中对未彻底清创的外露骨折端随意复位，将使污物及细菌被带入伤口深部而难以发现和处理，造成深部感染。冲洗伤口时冲洗液量不充足或用不适当的消毒剂冲洗伤口，将影响骨折愈合。在消毒时将碘酒、乙醇误入伤口内，将影响伤口愈合。清创中，随意横行或斜行延长切口，将破坏血运，影响伤口愈合；表里无序地进行，外来异物去除不彻底等，将导致感染。创缘皮肤切除不够，甚至不切除而直接缝合，将导致皮缘坏死、伤口裂开、感染；切除皮缘过多，尤其是手外伤皮肤切除过多，将导致缝合伤口时张力过大，造成皮缘缺血坏死、感染；伤口内污染的皮下组织、筋膜、肌肉等切除不够彻底，或由于临床经验不足，对伤口内失活及坏死组织与正常组织辨别不清，清除失活或坏死组织不彻底，将导致伤口感染；将正常组织误认为坏死组织予以切除，对患者造成不必要的组织损伤；对肌腱的组织学性能了解不清，将仅有污染的肌腱切除，造成相应的功能障碍；在处理骨折时去除碎骨块过多，造成较大骨缺损，或将连接碎骨块的软组织切断，破坏了骨块血供，使骨折延期愈合或骨不连；游离碎骨块不去除、外露污染的骨折断端清创不彻底而复位，导致术后感染；在止血带下清创，造成对失活组织辨认困难，使清创不彻底。

【病例】患者男性，41岁。因车祸导致左膝关节及小腿外伤出血、疼痛、不能动，送当地医院就诊。行膝部活动出血伤口（左膝下内侧2cm伤口）包扎后拍摄X线片，诊断为左侧胫骨平台开放性粉碎性骨折（Schatzker Ⅴ型），由于左小腿肿胀明显，怀疑合并骨筋膜隔室综合征。入院4小时后于病床上进行清创缝合，并在左小腿后侧切口约15cm行左小腿骨筋膜隔室切开减压术。术后行石膏托临时固定，并予抗生素治疗。4天后在硬膜外阻滞下行胫骨平台骨折内固定手术，术中采用直型普通髁钢板外侧固定，复位后由于拉力螺钉的牵拉，使骨折端向外成角19°，患肢短缩，伤口感染，导致骨髓炎、骨不连。半年后在治疗骨髓炎时去除内固定，改为外固定支架固定骨折端，骨折力线恢复，3年后骨折愈合（图8-1），但患肢出现短缩、跛行症状，左膝关节部分功能障碍。

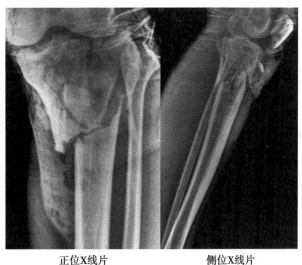

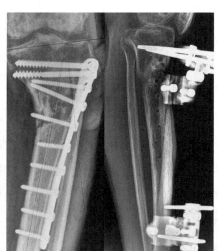

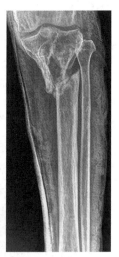

正位X线片　　　　侧位X线片
术前　　　　　　　　　　　　　术后　　　　　术后3年

图8-1　左侧胫骨平台开放性粉碎性骨折内固定术后并发骨髓炎、骨不连、骨折畸形愈合案例

此例患者在治疗中发生术后骨折相关性感染、骨不连、骨折畸形愈合等并发症，除其损伤程度严重、骨折类型复杂外，与医师治疗过程中存在不足有一定关系，如对开放性骨折的清创认识不足、重视不够，在病房病床上进行清创；在软组织损伤严重的情况下，对软组织保护不够，急于进行创伤较大的内固定手术，进一步加重了软组织损伤；选用的内固定方式亦欠妥当（未行内侧钢板固定）等。

因此，开放性骨折的清创，必须高度重视，规范操作。并遵循开放性骨折清创的基本原则，即通过反复清创，将坏死的皮肤、肌肉、肌腱、游离骨皮质、外来异物等全部去除，消灭死腔，闭合伤口，以有效避免伤口感染。首先应将手术野范围内的毛发剃除。刷洗皮肤范围应够大，一般由伤肢到伤口边缘。不完全离断的伤肢，应细心保护其连接部分。刷洗前后应对创面内进行细菌培养和药敏试验，以便术后合理使用抗生素。伤肢的油污应彻底去除，再用无菌毛刷和肥皂水刷洗，但创面内不应刷洗，以免损伤组织。泥沙、木屑、棉布等异物可轻轻冲洗，或以无菌镊去除。有大出血的创面，可在止血带下进行刷洗，有明显血管出血者，应钳夹止血。刷洗皮肤时应自伤口边缘，按由近及远、由表及里的顺序进行，防止刷洗液流经创面而加重污染；刷洗时应以无菌刷刷洗3次，每次应更换手套及无菌刷，最后以生理盐水冲洗创面内。较大伤口如Gustilo-Anderson Ⅲ型开放性骨折冲洗液的使用通常不应少于9L（3袋3L），Ⅱ型伤口用6L，Ⅰ型伤口用3L。彻底冲洗后，以消毒布擦干伤肢，并以碘酒、乙醇或碘伏消毒皮肤，注意勿使碘酒、乙醇流入伤口内。刷洗中，对外露骨折端不应随意复位，冲洗创面时不提倡使用抗生素溶液，使用生理盐水即可。近年来，动物模型和体外实验已经证明，高压冲洗会驱使污染进入组织，损伤骨骼，延迟骨折愈合，影响组织的抗感染能力。脉冲冲洗也没能证明其优点。冲洗液添加剂包括消毒剂、抗生素和肥皂。冲洗中，消毒剂如碘伏（聚维酮碘制剂）或过氧化氢溶液对宿主的免疫细胞有毒，不应使用。开放性骨折伤口抗生素未能证明其价值。一项前瞻性临床研究比较了肥皂水和抗生素溶液对于开放性骨折伤口的效用，肥皂水被证明更有优势。有研究表明，足量生理盐水，低压力、反复冲洗是促进伤口愈合、预防感染的最佳方式。

清创手术应按皮肤、皮下组织、筋膜、肌肉、肌腱、骨的顺序；先外后里、先浅后深依次进行。并应遵循以下原则：纵向扩创、延长切口，保护患肢血运，以便查看和发现伤口内是否有重要组织，如血管、神经等的合并伤，并对深部组织进行评估，考虑下一步的创面闭合；清创完成后应重新消毒，并更换器械进行组织修复与闭合创面等处理。仔细检视所有组织表面，尽可能地保存关键的组织，如皮肤和关节面等；充分去除外来异物和失活组织。组织存活力变化的最初，有的无法确定哪些组织可以存活，故重复检查非常必要，这样可以确保充分清除坏死组织。

皮肤处理：一般情况下，切除创缘皮肤2mm即可，骨折钝端哆出的伤口由于皮缘挫伤范围较大，对无渗血的失活或坏死皮肤均应切除，以免引起伤口感染。

皮下组织和脂肪：切除所有坏死组织，受损的皮下脂肪和软组织应当被彻底切除，因为其血供差，在随后的清创过程中坏死会更加明显。

深筋膜：切除所有坏死深筋膜组织，污染的深筋膜亦应当被彻底切除，骨筋膜隔室综合征依然能够在开放性骨折的表面发生，一旦怀疑存在骨筋膜隔室综合征，应对筋膜隔室进行充分减压。

肌肉组织：已无张力、无出血、无光泽、颜色灰暗、镊夹无收缩反应的失活或坏死肌肉均应切除（肌肉为细菌繁殖提供了极好的环境）。因此，污染和血供较差的肌肉组织均应完全彻底地大范围清创；判断肌肉组织是否失活或坏死的指标是4C，即颜色（color）、张力（tension）、收缩能力（contractility）、出血（hemorrhage），而出血、收缩能力最为可靠，但观察出血必须在放松止血带的情况下进行。

肌腱组织：肌腱组织的保留与否，直接关系着功能恢复。由于肌腱组织有不易感染的组织学性能，清创时应尽可能以冲洗的方法去除肌腱上的污染，以保留肌腱组织。但坏死肌腱组织则应留待后期清创处理。

骨组织：所有丧失血供的骨组织均应去除，骨折断端应当还纳入伤口后进行清洗或清除；血供差的游离骨折块应当被清除，大块骨松质应当被清洗干净作为植骨材料（除非污染严重，这一点临床判断是很必要的）。但较大而有骨膜连接的骨折块，应彻底刮洗干净后置入复位，污染的骨髓腔要刮除干净；被污染的骨折端，应以刀片、骨刀或咬骨钳将表层去除，防止骨折复位后将污染物带入更深层而引起深部感染。因为早期清创的重点是力求减少污染，降低软组织坏死的风险，降低感染率，而不是一味迁就骨缺损与骨重建的问题。损伤并不严重，污染较轻的骨缺损进行自体骨松质植骨处理是提供骨传导、骨诱导及骨生长的"金标准"，可促进骨折愈合。

将创面内污染物与坏死组织等彻底清除后，应以大量生理盐水冲洗创面。Gustilo-Anderson Ⅰ型开放性骨折至少冲洗3L，Ⅱ型至少冲洗6L、Ⅲ型骨折至少冲洗9L。在患者生命体征平稳后短时间内多次清创，可在任何一种类型的开放性骨折中获得良好的伤口，这是医师应有的基本理念。

此外，创面出血不明显或经过妥善止血者，尽可能不使用止血带，更不应完全在止血带下清创，以免为辨别正常与失活组织造成困难，使清创不彻底。

八、骨折处理不当

维持骨折端的复位和稳定性，能消除骨折端对皮肤的威胁，可降低污染扩散的风险，便于软组织如血管、神经、肌肉、肌腱等损伤的处理，有利于骨折愈合与抵御感染，也有利于闭合伤口及后期处理。如果对此认识不足，对骨折未能进行复位和牢靠固定，则将影响骨折愈合。例如，有的医师仍误认为开放性骨折置入内固定物可引起感染，仅行骨牵引或石膏固定。这将使术后观察、处理创面困难，或由于骨折端不稳定而影响骨折愈合。骨折固定时不依据骨折类型和软组织损伤程度选择适合的固定方式，将使骨折端难以稳定，导致伤口感染、骨折延期愈合、骨不连或固定失效。如果对严重污染患者清创不彻底，甚至对已有感染或感染趋向的患者施行内固定，尤其是髓内钉固定，则可能导致严重感染。清创时去除碎骨块过多，不但造成骨缺损和骨折端的不稳定，而且将影响骨折愈合。下肢软组织损伤严重的开放性骨折患者立即进行钢板内固定，由于软组织损伤较大，将会增加感染概率。上肢的开放性骨折过多担心感染而不积极早期内固定，将影响后期处理与骨折愈合。软组织损伤严重者，如果采用一般钢板固定，则需大范围剥离骨膜，将进一步加重骨折部位的软组织损伤，破坏骨折端血运，影响骨折愈合，并可能导致感染。但如果采用不牢固的固定方式进行固定，如单纯用钢丝、螺钉等，而又未辅以适当的外固定，则由于固定强度不够而使固定失效。如果为图手术方便，随意将内固定物如钢板置于伤口下，使伤口血运不良，将影响愈合，甚至皮肤坏死、伤口裂开、感染，钢板裸露，给后续处理造成困难等。

因此，开放性骨折，均应进行固定。内固定前，应依据患者的具体伤情、医师的技术和临床经验及医院的设备条件，甚至白天或夜间等，选择适合患者伤情且恰当的固定方式。软组织损伤和污染并不严重，清创较彻底者，则可按处理一般闭合性骨折的方法进行内固定。但应注意，不应过多破坏软组织。局部软组织损伤较严重、伤口难以处理，但软组织可以覆盖钢板和骨折部位，或骨膜已大部分剥离，少许扩大即可放置钢板者，可选用钢板固定。在通常情况下应避免对下肢开放性骨折立即进行钢板内固定，以防感染。上肢的开放性骨折立即进行钢板内固定常是安全的。近年来，AO 新概念设计的微创钢板，经骨膜外、经皮内固定，具有对骨折端软组织破坏少、抗疲劳和弹性固定、无须外固定、便于处理伤口等优点，适用于开放性骨折的固定，亦适用于粉碎性骨折的固定，简单而实用。开放性骨折置入钢板时，应安置于肌肉较丰厚的部位，通常情况下尽可能避免将内固定物，尤其是钢板置入伤口下。不扩髓股骨髓内钉固定（unreamed femoral nailing，UFN）和不扩髓胫骨髓内钉固定（unreamed tibial nailing，UTN）等，均适用于软组织损伤较重、污染并不很严重的开放性骨折内固定。由于这类固定对骨折部位软组织和髓腔血运破坏较少，既可牢固固定，又方便处理伤口，还可使骨折顺利愈合。但只有通过大量生理盐水冲洗和清创获得清洁而存活的骨和软组织创面后，才允许进行急诊下的下肢开放性骨折的髓内钉固定手术。软组织损伤严重、多段骨折、骨折间有缺损，或软组织损伤严重、污染严重且有粉碎性骨折者，尤其是下肢骨折者，可选用骨外固定支架，甚至跨关节固定。如果污染重、感染风险高，即使是 Gustilo-Anderson I 型开放性骨折，也应使用外固定支架固定。这既可稳定骨折端，又可保持伤肢长度，也不损害骨折部位软组织，保护骨折端血运，也便于伤口处理，并可提供足够的时间进行以后的治疗计划。但其骨折畸形愈合率可达 20%。开放性或潜在开放性胫骨远端干骺端骨折，采用超远端胫骨髓内钉固定，既可有效固定骨折端，又可尽量保护软组织。在设备条件较差的基层医院，并且无法转院治疗的严重开放性骨折患者，可用石膏托固定或骨牵引的方法临时处理，1～2 周病情稳定后，可以改用其他方法固定。

总之，开放性骨折的固定，以简单、稳固、有效为原则，不可强求解剖复位和坚强固定，只要能获得功能复位和维持固定即可。骨折固定可能是临时性的，也可能是永久性的，但尽可能避免首选小夹板和石膏管型等固定。若全身情况允许，且可以保证良好的软组织覆盖，则可以选择确实的内固定；若不能，则应选择外固定支架固定。如果污染程度轻、感染风险小，可采用内固定；如果污染重、感染风险高，应采用外固定支架固定。

九、闭合伤口时机、方式方法不当

开放性骨折伤口／创面的修复对防止感染至关重要。软组织缺损创面处理不当，易进展为慢性难愈合的创面，给患者及家庭带来巨大的经济和生活负担。修复策略不够明确，修复原则、时机把握不当，修复技术掌握不够，修复方法了解不足，将导致术后伤口感染，使后续处理更加困难。例如，低能量损伤经过规范清创后，在没有张力的情况下可以安全闭合的伤口，仍按"开放性骨折伤口不应关闭"的传统方法进行处理，将会使伤口感染。高能量造成的严重创伤，合并休克、多处骨折或多脏器损伤的患者，急诊进行复杂的骨折固定和创面修复手术，尤其皮瓣手术，其"二次打击"术后有发生全身炎性反应综合征、多器官功能障碍综合征等并发症的风险；一期手术无法彻底清除失活及污染组织或异物者，进行修复创面的手术，将导致患肢严重感染，甚至危及患者生命；伤肢可能继续坏死者，进行创面修复手术，将可能使伤肢情况进一步恶化。对伤口闭合方式了解不够，处理不当，将可能使手术失败。如果为了追求一期闭合伤口，对皮肤缺损患者在张力下勉强缝合，或由于担心伤口闭合困难，对坏死皮缘不予切除或切除不彻底，术后由于伤口皮肤张力过高、血运差，将导致伤口裂开、皮肤坏死、感染；超过12小时已感染的伤口行一期闭合，或在裸露肌腱、骨骼或内固定物的创面游离植皮，或以挫灭伤的皮肤覆盖裸露部位等，由于覆盖皮肤坏死、感染，将会导致手术失败；为了消灭创面，对创面周围软组织挫伤严重、血液循环不良的皮瓣或肌皮瓣进行转移，将导致转移皮瓣或肌皮瓣坏死、感染；大块碾挫撕脱坏死的游离皮肤修整为断层皮片进行游离植皮，其植皮将会坏死；闭合的伤口未放置引流，由于积血和渗出液积于伤口内，将导致感染甚至骨髓炎等。

因此，开放性骨折伤口或创面闭合应高度重视、认真分析，要依据伤口和创面的具体情况、医师的技术水平和医院的设备条件等，制订合理的伤口闭合方案，把握好闭合时机。按《中国下肢软组织损伤修复指南（2023）》的指导原则进行修复。有关四肢创面修复的主要策略为创面修复以良好覆盖创面为重要前提；创面修复视伤情而定，灵活选择修复方法；复杂创面应尽可能一期修复复合组织缺损；创面修复应兼顾供、受区的外形与美观。肢体创面修复的基本原则早已形成专家共识，即在保证受区良好覆盖及同等疗效的前提下，能用游离皮片移植就不用皮瓣移植，能用局部皮瓣就不用远位皮瓣，能用带蒂皮瓣就不用游离皮瓣，尽量减少供区的功能与外观的损失。关于急诊清创至确定性组织瓣修复创面的间隔时间仍有争议。早期认为确定性修复应延期进行，一方面等待肿胀消退，另一方面可以对创面进行观察及二次甚至三次清创。但随着显微外科技术的成熟，创面早期（72小时内）修复的优势日益突出。与二期修复相比，急诊治疗方案可充分利用幸存的健全组织缩小修复范围，最大限度地保存肢体功能。Godina的回顾性研究表明，创面早期修复可明显降低骨不连和骨髓炎的发生率，缩短住院时间和骨折愈合时间。创面覆盖方法主要类型包括直接缝合、皮片移植、肌瓣加植皮、局部皮瓣移位（邻近皮肤）、岛状皮瓣移植（带血管蒂）、游离皮瓣移植（吻合血管）、桥式皮瓣移植，临时覆盖的包括人工皮肤（组织工程）及近年来引进、已得到广泛认可的负压封闭引流（vacuum sealing drainage，VSD）。VSD通过去除渗液，减轻创面的慢性水肿，增加创面血流灌注，抑制细菌生长和防止交叉感染，刺激细胞增殖和促进肉芽组织生长，促进多种细胞因子和酶类的基因表达等作用机制促进创面愈合。不具备VSD条件者，亦可采用林格液灌洗的方法保持肌腱或骨质湿润，也可用人工敷料，如经过处理的异质皮肤、异种皮肤和人工合成材料临时覆盖创面，防止骨质或肌腱干燥坏死。软组织缺损骨外露的创面，亦可采用对外露骨皮质钻孔，待骨面产生肉芽组织后再予以游离植皮修复创面。临床应根据伤情、技术条件、患者需求与经济情况酌情选用。

低能量损伤的 Gustilo-Anderson Ⅰ型开放性骨折的伤口经过适当的清创、骨折固定后，如果缝合没有张力，可以安全地一期缝合关闭。张力稍大的 Gustilo-Anderson Ⅱ型以上的开放性骨折伤口，可行减张缝合，即在创缘旁约6cm处，做一与肢体长轴平行的直切口作为减张切口，减张缝合创面用游离植皮覆盖（图8-2）。

Gustilo-Anderson Ⅱ型、Ⅲ型开放性骨折有肌腱、骨骼、内固定钢板裸露的创面，要依据伤情和创口部位的解剖关系，用局部皮瓣（图8-3）、筋膜皮瓣、肌皮瓣（图8-4）、复合组织瓣转移或游离移植等方法覆盖，如无条件，则必须用健康的软组织覆盖，如交叉皮瓣（图8-5）等。

进行皮瓣转移时，应在周径较大的肢体部位进行，防止由于

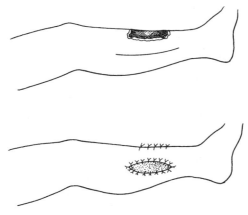

图8-2　胫前软组织缺损减张缝合方法示意

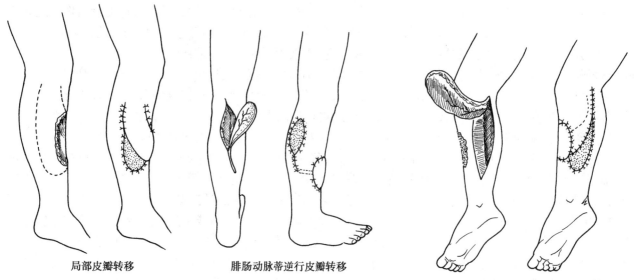

局部皮瓣转移　　　　　　腓肠动脉蒂逆行皮瓣转移

图 8-3　胫前软组织缺损局部皮瓣转移方法示意　　　　　图 8-4　腓肠肌内侧头肌皮瓣转移方法示意

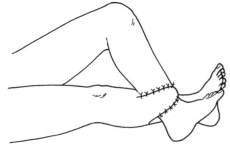

图 8-5　小腿内侧交叉皮瓣转移方法示意

肢体周径过小,如小腿中下 1/3 处,皮下缺乏良好的软组织,转移皮瓣可因血液循环不良而坏死、感染。挫伤而血运不良的患肢,不宜进行皮瓣转移。此外,在转移皮瓣时,应充分估计皮瓣血运和血流方向,否则会由于皮瓣血运障碍导致皮瓣坏死。在进行小腿皮瓣转移时,必须遵循宽打窄用、留有充分余地的原则,且切取供区皮瓣必须低于创面,否则会因切取的皮瓣回缩而无法覆盖创面,或由于其张力过大而导致边缘坏死。在修复创面时,大块撕脱的皮肤,尤其是逆行撕脱者,不应原位缝合,由于该皮肤血运不良,很可能发生坏死。应将撕脱的皮肤修整为断层游离皮片原位植回(撕脱皮肤必须无明显碾挫坏死)。污染严重的伤口、就诊较晚且感染趋向明显者,入院后也应清创,清除污物、失活或坏死组织。但伤口和创面可不必缝合,以后随伤口的变化情况而适当处理。亦可在伤后 48~72 小时依据伤口的变化情况进行多次清创,直到彻底清除坏死组织为止,然后依据伤口情况,采用合适的方法闭合伤口,甚至可在伤后 5~7 天闭合,之前可用 VSD 临时覆盖创面。

总之,病情简单,感染风险低的患者,一期清创、骨折固定,同时行皮瓣修复创面,即"固定和皮瓣"技术应是最佳选择,即使是复杂骨折也应争取 1 周内闭合创面。最近研究显示,1 周后闭合创面也可获得满意疗效。

高能量造成的严重创伤,合并休克、多处骨折或多脏器损伤,应按 DCO 基本理念和流程处理。不宜急诊行皮瓣手术修复创面者,适当清创、骨折固定后,可用 VSD 处理创面。一期手术无法彻底去除失活及污染组织或异物者,一期清创、骨折固定后以 VSD 或纱布临时覆盖创面,观察组织变化情况,可再次清创。濒临坏死的肢体,即 MESS 评分 7~9 者,难以确定是否即刻截肢,或由于创伤面积过大,暂时无法修复者,也可先以 VSD 或无菌敷料、凡士林纱布覆盖创面,以后依据组织病变转归情况酌情处理。如运用显微外科技术、软组织修复重建技术、骨折固定技术、骨移植技术、骨搬移技术等挽救伤肢。防止将尚存部分功能、可修复成活的肢体进行截肢。软组织缺损面积过大,的确无法闭合的肌腱、骨质外露者等,其骨折伤口不具备一期闭合的条件,清创、骨折固定后,以 VSD 临时覆盖创面,可在 1 周或稍长时间内,以延迟一期缝合、皮肤移植、旋转皮瓣或游离皮瓣移植的方式最终闭合。但在最终修复创面之前,伤口组织应受到保护,通过适当的敷料技术保持干燥。目前 VSD 临时覆盖伤口是不错的选择。闭合伤口时,必须置入适当的引流条或引流管,使伤口积血和积液充分引流。必要时还可采用生理盐水持续闭合灌洗创面的方法预防感染。

需特别强调的是,尽管 VSD 可以促进复杂创面愈合,但同时也会带来一些不良反应。VSD 治疗超过 7 天感染率显著增加;长时间覆盖于骨、肌腱、神经等组织仍难以避免其变性坏死;感染性创面应用 VSD 常可能导致引流管堵塞(用新型附带灌注引流装置的 VSD 可避免);创面过大者应用后可能发生负氮平衡,甚至营养不良；在不规则创面或在应用骨外固定支架的创面处有时密封性欠佳，易漏气，导致负压失效；创面污染轻、感染易控制、无肌腱及骨外露的创面，纱布换药较 VSD 价格较低且效果较好。大量肌肉等软组织严重损伤、肢体缺血与凝血功能异常及存在厌氧菌感染为其禁忌证。有学者指出，近年来 VSD 的适应证过泛，需严格控制，应依据患者的综合情况，充分权衡利弊，适时选用 VSD，进行综合治疗，以达到最佳治疗效果的目的。

十、对伤口早期感染重视不够、处理不当

开放性骨折术后并发感染的转归，与能否早期发现并及时正确干预有关。如果术后不重视对伤口的严密观察，当术后数天伤口出现红、肿、热、痛等早期浅表感染时，未能及时发现并适当处理，则可使感染向深部蔓延，引起难以处理的骨感染，如浅表型感染（骨浅表层）、髓内型感染（限于髓腔内）、局限型感染（涉及部分髓腔及骨皮质）、弥散型感染（累及整个髓腔及周围骨皮质）等。如果对早期出现的深部感染未能及时发现和正确处理，未能进行早期伤口开放、彻底清创、引流等，则可导致骨感染的长期不愈，使后期治疗更加困难。

因此，开放性骨折的术后伤口应严密观察，对感染应做到早发现、早诊断、早处理。皮肤坏死而继发感染者，如能及时发现，切除坏死组织并植皮或延期闭合伤口，则完全可以防止感染扩散。表浅感染，除体温可能升高、血常规异常外，其主要表现为伤口局部红、肿、热、痛，或渗出等，尤其是伤口持续疼痛，是感染的重要特征之一，其出现时间早于伤口的红肿和渗出。深部感染，尤其骨感染，应明确认识。已行清创的闭合性伤口，若无感染，则术后 3～4 天肿胀开始消退，疼痛减轻；若为深部感染，则患肢持续肿胀，甚至日趋加重，疼痛加剧。此外，由于外露肢体是观察深部感染的重要窗口，如果外露肢体肿胀加重，被动伸屈指／趾时引起牵拉痛，出现窦道、死骨等，均可作为深部感染的重要参考指征。同时，行内固定的开放性骨折，若内固定部位伤口有炎性渗出，或渗出液为陈旧性积血，则首先应考虑感染，若为脓性渗出，则表示感染已发生。开放性骨折术后，无论浅表感染或深部感染，一旦明确诊断，则应及时适当处理。首先必须充分引流，按感染的部位、深度、范围、患者体位等，设计引流切口，且必须保证引流通畅。引流切口应在感染部位的最低处。同时，应认真、彻底清除伤口内的异物，如碎骨片、植骨块或感染区的缝线等，尤其是坏死组织及增生的肉芽组织必须彻底去除，有放射学变化的内固定物，即显示内固定物松动者，也应更换。但能有效稳定性骨折端的内固定物应予以保留。在进行上述处理的同时，还应进行脓液细菌培养及药敏试验，合理使用抗生素，并加强营养和支持治疗。严重感染危及生命者，可行截肢处理，但必须慎重。

十一、对骨折相关性感染认识不足、处理不当

骨折相关性感染（fracture related infection，FRI），尤其开放性骨折并发感染，是创伤性骨科一种常见的严重并发症。迄今为止，尚无明确定义。2016 年 12 月 AO 基金会在瑞士达沃斯举行了第二阶段专家共识的会议，最终形成了关于 FRI 的初步定义，确立诊断需要形成 2 个不同权重的标准，即确定诊断（只要满足 1 个条件即可确定感染的存在）或提示性诊断（一些与感染可能相关但需要进一步明确的 FRI 特征）。FRI 确定性诊断标准：①瘘管、窦道或伤口裂开；②伤口脓性渗出或术中发现深部脓液；③术中有 2 个独立来自深部组织或内置物表面取样点的微生物证实为同一种细菌；④术中取出的深部组织当中，组织病理性检查通过特异性染色分型细菌或真菌。FRI 提示性诊断标准：①临床表现（任何一个）：疼痛（不负重，随时间延长不断加剧，新发的），局部肿胀，局部发红，局部皮温增高，发热（口腔内温度超过 38.3℃）；②影像学特点（任何一个）：骨溶解（骨折端，内置物周围），内固定松动，死骨形成（逐渐形成的），骨愈合过程受阻（骨不连），骨膜反应（出现在非骨折部位或已愈合的骨折部位）；③分型致病菌：术中深部组织或内置物表面（包括超声清洗液）只有一份标本培养发现致病菌。④升高的血清炎症标志物；⑤伤口渗出：术后数天新发的其他原因难以解释的持续性不断的伤口渗出；⑥关节感染：新发关节积液的骨折病例。

FRI 是骨科领域的一大难题，处理也极为棘手。如果对此认识不足、处理不当，未按"彻底清创、局部稳定、消灭死腔、充分引流、有效覆盖、局部及全身敏感抗生素应用"等骨感染的基本治疗原则进行处理，将对患者功能恢复造成严重影响，甚至可能是灾难性后果。例如，对彻底清创认识不足、重视不够、处理不当，尤

其对清创中的"彻底"把握不当，仍以传统的方法仅清除坏死组织、异物及炎性肉芽组织，使正常组织中残留的浮游细菌黏附于骨或内置物表面形成"细菌生物被膜"，使感染难以控制或复发。如果对骨感染中骨的"局部稳定"认识不足、处理不当，因惧怕内固定物在伤口内成为异物而影响伤口或骨折的愈合，一旦发现深部感染，便将内固定物去除；或认为骨感染的病灶清除后不应一期应用内固定，以防止感染灶内异物影响伤口愈合，这将使骨折端失去稳定性，不但造成伤口难以处理、难以愈合，而且严重影响骨折愈合；有的为了局部稳定，对骨折未愈合的患者采用传统的外固定支架固定，其理由是外固定支架在提供稳定固定的同时还可避免创口内存在异物，但应用外固定支架患者耐受性差，当感染控制后更换内固定时有增加感染的风险。如果对消灭死腔及局部应用抗生素认识不足、处理不当，仅用肌瓣，甚至勉强用转移肌瓣或肌皮瓣填塞清创后的骨缺损或骨死腔，局部未用能够较长时间释放的抗生素，使局部抗生素浓度过低，将造成浮游细菌难以杀灭，感染复发。如果对充分引流重视不够，引流方式、时间不当，使引流不充分、不畅，或因惧怕引流管导致逆行感染而使引流管放置时间过短，将导致创面渗出液淤积，不利于感染控制。如果对清创后的创面有效覆盖重视不够，覆盖创面方式方法不当，或强行关闭创口，或滥用皮瓣技术，进一步减少局部血供，影响局部抗菌药物浓度和免疫力；或对抗生素发挥作用的条件认识不足，对清创后局部和全身应用抗生素把握不当等，均可导致感染复发，甚至反复处理而难以治愈。

因此，必须提高对 FRI 的认识，重视对 FRI 的规范处理。应明确认识到，骨折愈合较伤口愈合更重要且困难，必须按骨感染的基本治疗原则进行治疗。彻底清创是治疗骨感染的基础环节，要准确把握"彻底"二字，应明确必须将感染病灶清这一不规则的"囊性结构"，包括其内容物如死骨、异物、脓液、炎性肉芽组织及坏死软组织、囊壁等一并清除，并要在切除囊壁坏死组织的基础上扩大切除 2mm 的正常软组织，以清除其浮游细菌。清创手术必须坚持先软组织，后骨组织的顺序进行。在皮肤进行清创时，一般坚持扩大切除感染坏死软组织 2mm，去除原切口缝线。显露病灶后，首先切除囊壁组织，同时坚持扩大切除 2mm 正常软组织；软组织切除完毕，切除炎性肉芽组织、异物及死骨；最后切除感染骨，包括去除内固定后螺钉孔的清理。囊性组织切除后，以生理盐水反复冲洗，以减少细菌负荷。术中加用氯己定、过氧化氢溶液处理，可极大减少细菌负荷，然后切除边界骨 5mm，清除浮游细菌。无血操作是实现彻底清创的重要条件，在手术时应尽可能在四肢根部应用止血带，亦可采用填塞压迫以及电凝等多种出血控制技术。点状出血是活骨的特征性表现，称为"红椒粉征"。清创不应受限于骨性或软组织的缺损，否则将会使正常组织中残留的浮游细菌黏附于骨或内置物表面形成细菌生物被膜。清创后术区应重新消毒后更换无菌巾及手术器械，手术人员更换手套和手术衣。

局部稳定有利于骨感染的控制，是骨感染控制的辅助环节。新近研究表明，采用抗生素骨水泥被覆内置物能显著降低内置物导致相关感染的发生率。有学者采用抗生素骨水泥包裹的钢板或髓内钉内固定稳定骨折端获得满意的临床疗效，在规避了外固定架缺点的同时并未增加感染率。因此，在彻底清创的基础上，在抗生素骨水泥包裹的前提下，骨感染清创术后可以采用内固定物作为固定方式，如钢板、髓内钉或骨水泥棒，亦可采用骨外固定支架或将锁定加压钢板外置的方法固定。清创后必须消灭骨死腔及骨缺损，骨组织缺损形成的死腔及残余的浮游细菌是局部感染复发的 2 个重要潜在因素，亦是骨感染控制的辅助环节。彻底清创后采用抗生素骨水泥消灭骨组织死腔解决了骨感染控制与骨缺损修复两大临床难题，目前已经成为骨感染治疗的新方法。骨死腔不消灭，感染复发率高达 86%，而采用肌瓣填塞死腔后感染复发率降至 46%，在消灭死腔的基础上，局部应用高浓度的敏感抗生素是彻底杀灭浮游细菌、阻止细菌生物膜形成的有效手段。20 世纪 80 年代，Cierny 等采用抗生素骨水泥填塞骨死腔，避免了肌瓣填塞的次生损伤。随着骨水泥在局部形成诱导膜并在骨缺损修复中特殊作用的揭示，采用抗生素骨水泥填塞死腔日益受到重视。抗生素骨水泥在骨组织缺损处填塞不但能消灭死腔、提高局部抗生素浓度、杀灭浮游细菌，使骨感染治愈率达到 79%～100%，而且能在骨缺损局部形成类骨膜组织——诱导膜，以利于骨缺损的修复（图 8-6）。

四肢大段骨缺损（＞4cm）亦可行骨搬移治疗，即以 Ilizarov 张力 - 应力法则行干

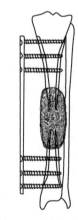

图 8-6　用抗生素骨水泥包裹填充骨缺损，消灭死腔，将锁定加压板外置以稳定骨折端

骺端截骨延长恢复肢体长度，通常彻底清创后先将骨折断端加压对接，造成肢体的急性短缩，再选取干骺端截骨延长。由于清创创面大且渗出较多不利于感染控制及术后管理。因此，清创后必须采用负压引流。术后 72 小时内为创面渗出高峰期，但清创后创面大和 / 或渗出多的创口时仅放置 72 小时不够。有学者报道创伤后骨髓炎患者病灶清除术后采用负压引流，引流管最长放置 28 天，并未引起逆行感染。2014 年，Aytac 等采用类似方法治疗 67 例伤后骨髓炎患者获得了满意疗效，引流管最长放置 6 个月。因此，不必对骨感染患者长时期放置引流管导致的逆行感染有过多担忧。恢复健康的软组织覆盖及局部血供对提高局部抗菌药物浓度、增强局部免疫力至关重要。绝大多数骨感染病例清创后创口多可闭合。一些创口难以闭合者，可以采用皮肤牵张技术、皮瓣移植或转移技术闭合，也可分期闭合，的确难以闭合者，亦可暂时行 VSD 覆盖创口，但一般不作为常规方法，且必须保证闭合的创口有血运、无张力。这类伤口闭合术后应延迟 3 周拆线。局部和全身应用抗生素在骨感染的治疗中有重要作用。局部抗生素通过抗生素骨水泥与包裹抗生素骨水泥的内置物使用，其释放抗生素时间可达 4～6 周。Elson 等试验证实，骨水泥链珠置入后前几天，其释放抗生素浓度达到峰值，随后释放的抗生素浓度逐渐呈指数级降低，但直到骨水泥链珠置入后 80 天仍能测出。而全身抗生素，传统观念认为急性感染全身抗生素治疗应持续 4～6 周，慢性感染应延长 3～6 个月。但是 Rod-Fleury 等发现感染复发与全身使用抗生素时长无关，其原因最终归结于清创不彻底。Haidar 等提出在彻底清创和良好的血管化皮瓣覆盖创面后，可缩短抗生素使用时间。

　　总之，彻底清创是控制骨感染的基础环节，但至今还没有制订出具有循证医学依据的标准，骨感染控制的辅助环节中，局部稳定、消灭死腔、充分引流、有效的软组织覆盖是敏感抗生素杀灭浮游细菌的必要条件。最大限度地实现污染创口向无菌创口的转变，从而控制骨感染。

第九章　创伤性截肢不当的分析及对策

截肢是经骨或关节将没有生机和/或功能及因局部疾病严重威胁患者生命的肢体截除,是治疗肢体严重创伤的重要方法。其目的是牺牲肢体,挽救患者生命,且便于安装假肢。截肢既是一种破坏性手术,又属于重建与修复手术,通过截肢后安装假肢,可恢复肢体一定的功能。因此,骨科医师必须以对患者高度负责的态度,极其慎重地考虑是否应该截肢、如何截肢和截肢后的假肢安装等问题。否则,将会对患者造成灾难性后果。

一、对创伤性截肢原则把握不准确

(一)适应证把握不当

随着显微外科理论的深入和技术水平的迅速提高,很多严重创伤肢体经妥善修复而得以存活,并保留有一定的功能。如果对经过修复可成活,且可恢复一定功能的肢体予以截除,或对当时诊断不明确、对损伤情况难以准确评估,经过几天观察可以保留的肢体急诊截肢,将会导致患者终身残疾。但如果对保留后毫无功能的肢体竭力挽救,最终保留下来的肢体将成为患者的累赘,不得不截除而安装假肢,得不偿失。

因此,创伤性截肢,必须严格把握其适应证。在截肢前要准确评估,慎之又慎。截肢与否应有至少2名高年资外科医师共同评估判定,既要考虑解剖和功能上的缺陷,也要考虑患者的心理、经济、社会地位、宗教信仰等。截肢的决定需要患者和家属的参与。要做好患者、家属及相关人员的思想工作,留取伤情的相关资料,除患者或家属签字外,还要有医师、科主任及医院相关部门同意签字等,方可施行截肢手术。

一般认为,创伤性截肢的适应证如下。

1. 严重的肢体毁损伤,如严重的压砸伤、挤压伤、炸伤、烧伤、冻伤或电击伤,使肢体组织毁损范围广泛,无法进行修复,或修复重建后,肢体无功能,反而成为患者的累赘,可考虑急诊截肢。但对某些当时难以判断伤情,暂时不威胁生命者,清创后可观察数天,再决定是否截肢。Lange认为Gustilo-Anderson ⅢC型胫骨开放性骨折合并胫神经完全离断应该作为截肢的适应证,但胫神经的碾压撕脱性断裂应区别于切割性断裂,因前者需大段神经移植方可吻合,而后者则可直接端端吻合,其功能恢复效果差别较大。

2. 各种原因造成的肢体坏死,如血管损伤、血管吻合失败时间过长,已广泛血栓形成,或由于石膏、小夹板等压迫,或肢体热缺血超过6小时,未能及时发现和早期正确处理,导致肢体坏死,无法修复重建者,可考虑截肢。Lange发现,胫骨开放性骨折如伴有肢体缺血,则70%的患者需截肢,严重挤压伤的热缺血时间超过6小时即不考虑保肢。但胫骨远段1/3部位的完全性血管损伤,热缺血时间可适当放宽。

3. 肢体广泛严重感染合并脓毒血症,或广泛的气性坏疽等。此类感染虽经彻底外科处理,如切开引流、灌洗及合理使用抗生素等,仍不能控制感染而危及患者生命者,可考虑截肢。但单一肌间隔的厌氧性感染,可先采用广泛切开引流,合理使用抗生素、高压氧等治疗,严密观察病情变化,不必确诊后便立即截肢。

4. 经修复或断肢再植术后保留的无任何功能肢体,或严重畸形的肢体,或有重要神经严重损伤,通过复合组织瓣移植或转移等方法,仍无法修复的肢体等。对这类无任何功能残留的肢体,不如截肢后安装假肢以代偿部分功能,或这类肢体给患者生活和思想造成严重障碍和痛苦,通过认真研讨,与患者反复协商,在患者或家属强烈要求下,可慎重考虑截肢。

5. 严重损伤的肢体,急诊处理时难以评估其是否截肢或保留者,应先行彻底清创、止血、临时固定骨折、包扎等处理,短时间观察后认为可保留且可恢复一定功能者,可保留肢体,经过严密观察认为无任何功能和保留价值者,如小腿 2 个以上骨筋膜隔室的肌肉毁损,或骨缺损长度超过胫骨长度 1/3,或 MESS 评分＞7 分的患者可予以截肢处理。保肢技术强的医疗团队,MESS 评分≤9 分的患者亦可保肢治疗,＞9 分者倾向于截肢。

6. 患者及家属的主观意愿、医从性及经济能力,医疗团队的保肢技术等,亦应考虑。

（二）截肢平面选择不当

既往由于安装假肢技术的限制,要求按固定平面截肢。近年来,随着假肢技术的研发与提高,特别是全接触套筒式假肢的应用,对截肢平面已无严格要求。原则上,在满足外科治疗的前提下,尽可能保留肢体的长度,使安装的假肢能最大限度地发挥其功能,且能保留一个皮肤愈合好、软组织条件好、无压痛、有感觉的肢体残端。尤其是对上肢手指保留重视不够,将使手丧失了最重要劳动功能。临床中如果对此相关知识了解不清,或受传统技术的影响,仍按传统的截肢平面截肢,对可保留的部分肢体未能保留,或为了使手术进行起来方便,随意进行截肢,未能尽量保留残肢的长度,使残肢丧失了可保留肌肉的部分功能,导致不能充分利用残肢的杠杆作用更好地发挥假肢的功能。因此,截肢总的原则是一定要从病理与功能两方面考虑。病理是要将全部病变、异常和无生机组织切除,在软组织条件良好、皮肤能达到满意愈合的部位,即最远的部位进行截肢。而对患者截肢后的康复能力进行合适的评估,即截肢后能否佩戴假肢,能否恢复一定的功能,则是功能水平的考虑。

1. **上肢截肢**　在肩部,则尽可能保留肱骨头,以利于假肢接受腔的适配、悬吊和稳定,以利于安装的假手肘关节与手钩的活动;在上臂,则应尽量保留残肢长度或肘关节,能保留肱骨髁的,就不要在髁上截肢;在前臂、腕关节、手掌与手指等,均以保留其长度为原则。仅保留一个正常功能的小手指,也比将前臂截肢后安装目前世界上最高级的假肢的功能要好得多。目前,最高级的智能手也不能完成手的灵巧、协调、感觉与他人交流的功能(图 9-1)。

2. **下肢截肢**　在骨盆,则应尽量保留髂嵴和坐骨结节,以保留假肢的安装、负重和悬吊部位;在髋关节,尽可能保留小转子以上部分,以有助于假肢接受体的适配和悬吊,增加负重面积,使假肢髋关节的部分活动功能有所保留;在大腿、膝关节,则尽量保留其长度,或行关节离断,以保存部分肌肉功能,保留股骨髁,有利于假肢承重和悬吊;小腿高位截肢,应尽可能保留胫骨结节,以保存膝关节部分屈伸功能;小腿低位截肢,应尽可能以小腿中下 1/3 交界处为截肢平面,因为在此处安装假肢较理想,且不会由于软组织少、血运不良等影响伤口愈合;在踝关节,应采用 Syme 截肢术;在足部,则应采用 Boyd 截肢术。踝关节离断术是被禁忌的(图 9-1)。

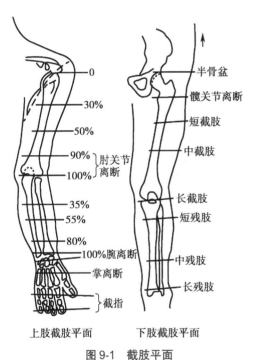

图 9-1　截肢平面

二、截肢手术操作不当

（一）残端切口皮瓣设计不当

截肢残端的切口皮瓣设计,将影响残肢装配假肢后功能利用。因此,残端皮瓣必须有良好的血液循环和感觉,残端软组织有适当的松紧度却又不显多余和不足,并要有适当的活动度,还不能有不稳定瘢痕。如果不重视皮瓣设计,将可能导致并发症。例如,设计皮瓣过小,缝合后皮肤张力过大,将导致伤口裂开、感染,或形成不稳定瘢痕,在以后的假肢活动中,皮肤将被磨损、破溃,甚至需二次修整残端;皮瓣设计两角瓣过多,缝合后残肢形成两角翘起的猫耳状皮赘,影响假肢的装配;设计皮瓣的负重部位血运不良,在以后活动中,易发生慢性溃疡等。如果为追求常规截肢手术皮肤切口的要求短缩肢体,将影响假肢功能。

因此,截肢皮瓣设计通常应尽可能做到上肢皮瓣前后等长(图 9-2),下肢皮瓣以血液循环良好的一侧留长。如小腿截肢,后侧皮瓣血运较前侧丰富而应留长(图 9-3)。

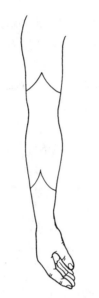

图9-2　上臂、前臂截肢皮瓣设计

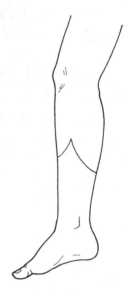

图9-3　小腿截肢皮瓣设计

但在实际操作中,还应依据患者伤情以及皮肤存活情况设计,不应追求常规截肢的皮瓣设计要求而缩短残肢,应尽可能保留血液循环较好、易存活的皮肤。对外伤坏死皮肤,不应保留,防止术后伤口感染形成瘢痕,安装假肢后容易发生溃疡,影响功能。但临床中为保留肢体长度,依据病理和功能,灵活设计皮肤切口和皮瓣是合适的。

（二）肌肉处理不当

截肢肌肉处理不当,将影响假肢安装后的肢体功能保留。如在处理肌肉时,仍按传统圆锥形残端的方法将肌肉环形切断,回缩的肌肉断端与截骨处在同一水平面,使肌肉失去附丽点,肌张力减弱,影响假肢功能。在截肢部位的肌肉血液循环处于边界时,将肌肉在张力下缝合,可能导致肌肉坏死。肌肉在现代假肢装配中,圆锥形残端的肌肉处理方法,不符合全接触式受腔的生物力学要求。

因此,对肌肉的处理,必须符合现代假肢的全接触式受腔的要求,使肌肉有一定的张力。①肌肉固定术:将肌肉在截骨端远侧 3～5cm 处切断,形成肌肉瓣,将其在适当张力下经骨端钻孔缝合至骨端固定,防止肌肉回缩,并获得新的附丽点,改善肢端血液循环,保留残肢部分功能。但是当截肢部位的血液循环处于边缘界线时,禁忌行肌肉固定。②肌肉成形术:将相对应肌肉互相对端缝合,截骨端被肌肉组织完全覆盖包埋,保持肌肉于正常生理状态,形成圆柱状残肢,以满足全接触、全面承重的假肢接受腔的装配要求（图9-4）。③肌肉固定和成形术:以上两者兼而有之的处理方式。对筋膜的保留,应与皮肤相同,用筋膜包围周围切断的肌肉,使截肢残端皮肤有一定的滑动度,以减少假肢对皮肤的挤压和摩擦,防止压疮。

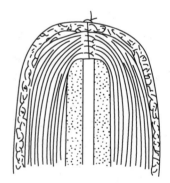

图9-4　肌肉形成圆柱状残端

（三）神经处理不当

截肢的神经处理的传统方法,是在肌肉断端将神经尽可能拉出后切断,使其自然回缩。这样回缩的神经残端,由于神经纤维的再生而形成神经残端瘤,导致术后肢体疼痛。

现代截肢是将神经残端拉出后以丝线结扎处理,或将神经外膜剥离,切断神经束后,将外膜结扎,闭锁残端,将神经纤维包埋在闭锁的神经外膜内,使神经残端不能继续生长。可防止术后神经残端瘤引起的疼痛。近年来,美国麻省总医院手外科 Eberlin 报道,他们设计了一种目标肌肉神经再支配手术。即截肢过程中,将切断的神经末梢重新指向其他直接连接肌肉的神经末梢。这样,当切断的神经试图重新生长时,它们就可以通过另一个神经末梢生长并进入肌肉中。这让被切割的神经拥有新的功能,并可大大减轻患者的痛苦。此外,由于有更多的肌肉信号可以利用,患者还能在截肢后接驳更复杂的假肢。

（四）血管处理不当

创伤截肢通常均在止血带下进行，由于止血带的作用，截肢时创面内大血管无明显出血，使重要血管及其分支辨认困难。如果对知名大血管解剖关系不清，漏扎主要血管或分支；或对大血管处理不细致，结扎不牢靠，术后结扎线松脱等，可能导致大出血；小血管结扎不牢靠，导致术后形成血肿，将引起伤口感染等。

【病例】患者女性，19岁。车祸导致小腿及足部毁损伤1小时，在当地医院经抗休克治疗，于止血带下急诊行小腿高位截肢术。术中未见明显活动出血，但由于术中解剖关系不清，结扎血管比较盲目，未能显露腘动脉和胫后动脉而关闭残端。术后由于休克被纠正，动脉血栓被血流冲击脱落，造成伤口大出血而再次休克。急诊探查，证实胫后动脉未被结扎而致大出血，术前后输血1 000ml。

此例患者再次出血的主要原因是对截肢部位的重要血管解剖关系不清，未认识到结扎主要血管的重要性，手术时未能明确是否已结扎胫前、胫后动脉就关闭创面等。

因此，术前应掌握和熟悉截肢部位的解剖关系。术中应按主要血管的解剖部位和走行对其分离、缝扎，对其他肌肉内、肌间隙内的分支小血管亦应仔细结扎。血管处理完毕后，放松止血带，冲洗创面时，应再次逐一检查主要血管是否被遗漏、结扎是否牢靠，防止术后大出血。

（五）骨骼残端处理不当

在骨残端的处理中，如果剥离骨膜过多，会导致残端骨坏死；保留骨残端过长，将导致肌肉、皮肤缝合后张力过大，造成皮肤伤口裂开、残端软组织坏死或感染；骨残端未用骨膜包埋，将导致残端骨突生长，安装假肢负重时，会使残端疼痛等。在行小腿截肢时，如果腓骨残端保留过短，且未行胫腓骨残端融合，由于腓骨头颈处的股二头肌牵拉，腓骨残端容易发生外展畸形，为安装合适的假肢造成困难，亦影响假肢的功能等。

因此，在处理骨残端时，禁止对骨膜剥离过多，应将锐利的骨缘用骨锉修整钝圆、光滑，防止锐利骨缘刺激和压迫残端软组织引起疼痛。当小腿截肢时，若腓骨残端短于7cm，胫腓骨残端应行植骨融合，或将其骨膜互相缝合，连线结包埋残端（图9-5）。

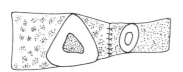
将胫腓骨残端带有碎骨片的骨膜瓣相互缝合

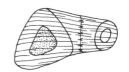
将胫骨内侧骨膜与腓骨残端外侧骨膜相互缝合，包埋胫腓骨残端

图9-5 小腿截肢胫腓骨残端的融合处理方法示意

（六）残肢伤口处理不当

1. 闭合截肢伤口处理不当 急诊行创伤性截肢，通常伤口均可一期闭合，称为闭合截肢。闭合截肢的伤口，如果皮瓣保留不够，缝合后皮肤张力过大，将导致伤口裂开、皮肤坏死或感染；如果将已严重损伤而坏死的皮肤进行缝合，将导致伤口感染、开裂或不愈合等。

因此，在缝合闭合截肢的皮肤伤口时，必须在皮肤无张力、血液循环良好的情况下缝合，以便伤口顺利愈合。残端缝合后皮肤张力过大，伤口皮肤或其他软组织有可能坏死、感染或开裂者，应重新截骨，缩短残端，使伤口在无张力下缝合。

2. 开放截肢伤口处理不当 开放截肢是由于创伤或感染严重，气性坏疽，或伤口污染严重，为抢救更多伤员的生命，或为抓紧时间抢救伤员生命，缩短手术时间；完成截肢后，将残端肌肉、皮肤等不予缝合，伤口开放。截肢术中，如果对残肢能够多保留的皮肤未予保留，术后对残肢皮肤未予牵引等，则会导致皮肤回缩而无法进行二期闭合伤口；严重感染或气性坏疽的肢体截肢术后，应对残端皮肤进行牵引处理，以便二期闭合伤口，但如果过早进行牵引，将会使引流不畅，加之皮牵引对残端肢体的压力将可能导致感染扩散等。

因此，开放截肢伤口近端的皮肤，若能够保留较长皮瓣者，可将皮瓣内翻缝合于皮瓣根部筋膜处。同时，术后应对残肢近端皮肤予以皮牵引，防止由于皮肤回缩而无法闭合伤口。在进行二期闭合伤口时，可将内翻缝合的皮肤展开,以便在无张力下缝合。但严重感染和气性坏疽患者的开放截肢,1周内不应行皮牵引。通常情况下,截肢后4~6天,可依据伤口情况决定是否闭合。若患者全身情况良好,残端伤口无明显感染,皮肤长度能够覆盖创面,可行延期闭合。若伤口感染未能控制,则应继续行皮牵引、抗感染、引流等治疗,待感染完全控制后再行闭合。有条件者可采用VSD处理创面。

三、术后处理不当

(一)引流条安置不当

如果为了操作方便,过长时间在止血带下进行手术,术中无法观察创面活动性出血情况,导致术中止血不够彻底;术后未放置引流条或引流不畅,将会使伤口内积血;放置引流条时间过短,引流不彻底,将使伤口内形成血肿;引流条放置时间过长;或创面较大的伤口,如大腿或小腿截肢,伤口内仅放置1处引流条,造成引流不畅,形成血肿等,均可导致伤口感染。

因此,要预防血肿,最重要的仍是术中要彻底止血,尤其在止血带下截肢时,闭合创口前应放松止血带,仔细检查伤口内是否有活动性出血。防止休克患者术后血压回升,将已形成的血栓冲击脱落而发生术后大出血。截肢术后,尤其下肢,必须在创面内放置引流管或半管的瓦槽式引流条,以便充分引流。创面较大者,应放置至少2根引流条。引流时间不少于24~48小时,感染者可放置72小时以上。

(二)术后未行外固定

截肢术后,如果仅对伤口及残端加压包扎而未行功能位石膏固定,将导致残肢关节挛缩畸形,影响残肢功能;残肢未固定,由于肌肉挛缩,可能导致肢体疼痛;伤口拆线后未行加压包扎,将会使残肢肿胀,若长时间肿胀,不但影响假肢安装,而且会明显影响假肢功能等。

因此,截肢术后,一般情况下均应以石膏外固定残肢于功能位2周左右,以减轻残肢肿胀,防止关节挛缩畸形。伤口缝线拆除后,应以弹力绷带加压包扎残端,在残肢未安装假肢前,不可间断,防止残端水肿。有条件者,术后可尽快装配临时假肢,以此可对患者起心理安慰作用,减轻幻肢痛,也有利于残肢肌肉功能锻炼。

(三)功能锻炼不当

截肢后残肢的肌肉收缩和关节功能锻炼,对残肢的功能恢复和假肢功能的发挥都有十分重要的作用。若不重视残肢的功能锻炼,将导致残肢肌肉失用性萎缩、关节挛缩等,使假肢难以充分发挥其功能。

因此,无感染的闭合截肢术后的残肢,应尽可能早期安装假肢。以利于残肢有效的功能锻炼。10周以后可考虑安装永久性假肢。若早期难以安装假肢,亦应尽可能加强肌肉和关节功能锻炼,增强康复信心。

第十章 骨折内固定不当的分析及对策

骨折内固定不但能使骨折良好复位，而且能依靠内置物较牢固地维持骨折复位后的对位及稳定性，使骨折顺利愈合，恢复功能。骨折内固定技术，已有近百年历史，在骨折的治疗中经历了几个标志性阶段。普通钢板、髓内钉、螺钉、钢针、钢丝等，在既往的骨折治疗中发挥了重要作用。1958 年，Müller 提出 AO 加压钢板牢固固定骨折以获得骨折端的加压和绝对稳定，这曾是骨折治疗的"金标准"。20 世纪 80 年代交锁髓内钉为长骨干骨折治疗开辟了新途径。20 世纪 90 年代初期 AO 组织研发的角稳定锁定螺钉，如微创内固定系统（less invasive stabilization system，LISS）和锁定加压钢板（locking compression plate，LCP）成为内固定革命性的里程碑，称为"生物学固定""生物学钢板"。生物学固定的内涵是必须充分重视局部软组织及骨的血运，固定坚强而无加压。但内固定技术对骨折部位内环境干扰较大，对局部血液循环、力学环境、骨折愈合等都会产生一定影响；内固定置入的金属异物对局部组织可产生蚀损（钛板很少）、过敏反应、应力遮挡、骨质疏松等；此外，骨科医师的理论知识、认知水平、临床经验、技术水平等，均影响着内固定的疗效。在临床工作中，由于各种原因，骨折内固定的并发症比较常见，故应引起每个骨科医师的高度重视。目前，骨折治疗的主流方法和发展方向是微创的内固定及骨外固定。本章重点对四肢骨干骨折内固定的失误及对策进行讨论，而有关脊柱、骨盆骨折固定的失误及对策，将在脊柱、骨盆骨折章节讨论。

第一节 对内固定的认识不足

一、适应证把握不当

虽然内固定是治疗骨折的主要方法之一，但并非所有骨折均可采用内固定治疗。如果适应证把握不当，在骨折治疗中随意采用，将可能对患者造成不必要的手术创伤，或术后伤口感染、骨髓炎，内固定物松动、变形或断裂，骨折畸形愈合、延期愈合或骨不连，甚至肢体功能障碍等并发症。例如，有的为了开展新项目、使用新材料，对已功能复位且骨折端稳定，或原本通过非手术治疗可获得满意疗效，或为避免手法复位的失败者，采用切开复位内固定；未损伤关节面的稳定性桡骨远端骨折、横断的掌指骨骨折、胫骨中段无移位稳定性骨折，甚至无移位髌骨、肩胛骨及肱骨外科颈骨折者等行内固定，小儿肱骨髁上骨折虽有移位却不进行手法复位而行内固定，脊柱单纯压缩性骨折未超过 1/3、无神经损伤、脊柱稳定者等采用内固定。不但增加了患者不必要的手术创伤，而且可能导致并发症。如果全身情况很差，或合并其他严重并发症的患者采用内固定，可能危及患者生命；皮肤条件不良者进行内固定，可能导致伤口感染、骨折延期愈合或骨不连等。

因此，应准确把握内固定的适应证。目前认为内固定必须有利于恢复并维持骨折部位的解剖关系和稳定性，有利于骨折愈合，且与其他方法相比，更简单且有效。例如，未损伤关节面的稳定性桡骨远端骨折、横断的掌指骨骨折、胫骨中段无移位稳定性骨折，无移位髌骨、肩胛骨及肱骨外科颈骨折，小儿肱骨髁上骨折、单纯胫骨中段无移位的骨折的患者，由于骨折端稳定，复位后容易维持其稳定性，故应首选非手术治疗。脊柱椎体单纯压缩性骨折未超过椎体高度的 1/3 且无神经损伤趋向的稳定性骨折，或老年脆性骨折无重度或严重疼痛的患者，亦应采取非手术治疗。全身情况很差或皮肤条件不良者等，亦不应首选内固定治疗，以免造成感染甚至生命危险。但多发性骨折、多段骨折或合并血管、神经、肌腱损伤者等，应首选内固定治疗，可简化治疗方法，也便于探查或修复血管、神经、肌腱损伤，有利于功能恢复和减少并发症。采用其他复位固定的方法难以奏效者,如关节内移位骨折、不稳定性骨折者等,采用切开复位内固定则可获得满意复位和固定效果,也便于术后护理,有利于骨折愈合与关节功能的恢复。此外,老年四肢尤其下肢骨干骨折患者,为了预防长期卧床的并发症,能够耐受麻醉和手术创伤,且皮肤和软组织情况符合手术条件者,也应考虑采用内固定治疗,以便早期活动,缩短卧床时间。总之,应依据患者的骨折部位、骨折类型,年龄、性别、职业、社会、经济、生理、心理状况等个体差异,及医师的技术水平、医院的设备条件等进行综合考虑,使患者利益最大化,以对患者高度负责的态度,决定是否行内固定,不可生搬硬套,更不可为手术而手术或行"功利"性手术。

二、内固定时机把握不当

如果手术时机把握不当,将难以获得满意的固定效果,甚至导致并发症。例如,软组织挫伤严重、肿胀明显,甚至已有张力性水疱、血疱者,急诊切开复位内固定,或开放性骨折伤后时间过长,局部软组织已有明显感染趋向者,行切开复位内固定,则可能导致术后感染、骨髓炎,甚至手术失败;关节内骨折,随意拖延内固定时间,由于骨折块的粘连、变形等,增加了骨折复位固定的难度,更不便于早期进行关节功能锻炼。老年体弱、伤后应激能力较强、尚能承受手术创伤者,延迟手术时机,则可能由于身体状况恶化而难以耐受手术创伤,造成患者长期卧床而发生多种并发症;若长时间等待脑外伤昏迷患者清醒后再行骨折内固定,则将延长病程,亦不便于护理,甚至影响患肢功能的恢复;合并血管损伤或骨筋膜隔室综合征者,未行急诊手术探查,修复血管、神经,或行筋膜间隔彻底切开减压,将导致肢体缺血,甚至缺血性坏死或多器官衰竭等严重并发症。严重多发损伤骨折合并休克,所谓的"临界"患者,尽管早期确定性治疗(内固定)骨折已被证明能够缩短住院时间和 ICU 监护时间,并有助于患者早期活动,但 24 小时内持续时间较长的手术治疗可能给多发伤患者带来一系列并发症,甚至导致多器官衰竭。

因此,软组织肿胀严重者,在排除骨筋膜隔室综合征或血管损伤后,应抬高患肢,用骨牵引或石膏托临时固定,5～7 天肿胀消退后再行内固定。骨折部位或开放性骨折有感染趋向或已感染者,应进行细菌培养及药敏试验,合理使用抗生素,并加强局部外科处理,使皮肤条件改善、感染治愈后再行内固定。一般闭合性骨折,肢体肿胀不明显者,经 3～5 天术前准备即可手术。有研究认为,在某些情况下,延迟 1～2 周行内固定手术,不但可增加骨折愈合的概率,而且可加快骨折愈合速度,原因可能是骨折的当时,机体会发生初次应激反应,而延迟手术又可激发第二次应激反应,从而促进骨折愈合。但手术延迟时间过长,将可能增加骨折,尤其是关节内骨折复位固定的难度。关节内骨折,如无特殊情况,则尽可能在 1 周内手术,以便早期进行关节功能锻炼。高龄患者,尤其是下肢骨折,如无禁忌证,则应尽早手术。一方面,机体在应激状态下可增强其对手术创伤的耐受性,另一方面,对患者在心理上也有安慰和治疗作用,有利于康复,也符合加速康复外科理念。合并颅脑损伤昏迷的四肢骨折患者,在生命体征稳定、手术安全的情况下,应尽早进行内固定,以使患者在脑功能恢复的同时,骨折得以愈合,功能得到恢复,也便于护理。合并重要血管神经损伤或骨筋膜隔室综合征的骨折患者,或开放性骨折患者,应尽可能早期明确诊断,争取在伤后 6～8 小时行清创、血管神经探查、修复,或行筋膜间隔切开减压,同时行骨折内固定,或行骨外固定器固定。但对"临界"患者早期行内固定手术治疗应当保持高度警惕。总之,内固定手术时机,应结合患者各方面的具体情况综合分析,适当选择。

三、年龄选择不当

骨折内固定的年龄选择是否恰当,影响内固定的疗效。小儿,尤其是年龄较小的幼婴儿,大部分内固定将影响其骨骼的生长发育。如儿童四肢骨折,如果采用髓内钉固定,或对骨骺以粗大螺钉固定,由于髓内钉或螺钉穿入时会损伤骨骺而影响其骨骼发育,也会增加感染的风险,而且需二次手术去除内固定。老年体衰、全身多个器官功能严重障碍或衰竭者,已难以耐受手术创伤,如果勉强手术,则可能危及患者生命。

因此,小儿骨折,尤其小年龄(＜6 岁)者,尽可能首选皮牵引或骨牵引,同时辅以手法复位小夹板或石膏外固定,只要骨折端可获得功能复位,绝大多数会获得满意疗效。因为儿童处于生长发育期,其骨折愈合快,且有较强的自行矫正力线和少部分旋转畸形能力,即使轻度畸形愈合,在以后的骨骼生长发育过程中,会自然塑形,自行矫正。复位的确困难,且影响其功能的儿童四肢长骨干骨折,可采用钢板及螺钉内固定,严禁用较粗大的髓内钉或螺钉固定,小儿髓内钉固定确有指征者,可用 AO 弹力钉,严禁将钉穿过骨骺。老年体弱、多脏器功能严重障碍、难以耐受麻醉和手术创伤者,应慎重选择内固定,以免危及生命。总之,在内固定手术的年龄选择上,应依据患者的具体情况慎重对待。

四、陈旧性骨折的内固定处理不当

陈旧性骨折已达到功能复位且已有骨痂形成者,如果为获得解剖复位而采用切开复位内固定,除增加不必要的手术创伤和痛苦外,也有增加感染、骨折迟期愈合或骨不连的风险;四肢骨干骨折畸形愈合且关节僵硬者,采用强度不够的内固定器材固定,术后需辅以长时间的外固定,则可能导致已僵硬关节的功能更加难以恢复;关节内明显移位的陈旧性骨折,未及时切开复位内固定,将造成骨折畸形愈合,导致创伤性关节炎等。

因此,已获得功能复位的四肢骨干陈旧性骨折,只要能维持其复位至骨折愈合,无须为获得解剖复位而行切开复位内固定。关节僵硬、肌肉萎缩、骨干骨折已畸形愈合而影响功能者,则应认真分析,综合考虑。通常不具备进行坚强内固定条件者,可暂不处理骨干骨折,应尽快加强关节功能锻炼,使关节功能恢复正常或基本正常后再行骨干骨折切开复位内固定,并尽可能选用强度高的内固定器材,如髓内钉、加压钢板、微创钢板或骨外固定器等;具备坚强内固定条件者,可尽快行坚强内固定,并早期进行关节功能锻炼。因为治疗严重关节功能障碍,比治疗陈旧性骨干骨折和骨折畸形愈合的难度更大。在关节功能障碍和骨干骨折畸形愈合的治疗中,应将恢复关节功能放在首位。复位不良的关节内陈旧性骨折,则应尽快切开复位坚强内固定,必要时应进行植骨,使骨折解剖复位和早期进行关节功能锻炼。如股骨头未坏死的陈旧性股骨颈骨折及膝关节、踝关节内陈旧性骨折等,均应尽早切开,解剖复位,坚强内固定。总之,陈旧性骨折或骨折畸形愈合者,必须认真分析,制订合理的治疗方案,以期尽快恢复功能。

五、术前准备不足

术前准备是手术能够顺利进行,提高内固定手术质量的必要环节,尤其是开放性骨折的术前准备更为重要。如果准备不充分,对骨折及合并伤了解不够详细,诊断不够明确,或未能制订合理的手术方案、不明确内固定的目的,则可能在术中发生意外情况时,手忙脚乱,难以获得满意的手术效果。例如,术前器械、内固定器材、C 臂等准备不足,在术中由于骨折复杂,不得不匆忙改变手术方式或更换不合适的内固定器材等而影响固定效果;由于重新准备器械而延长手术时间,或因器械消毒不够彻底导致感染;术前检查不够全面、仔细,对合并伤诊断不明确,在进行骨折内固定时,才发现其他部位有严重合并伤,如腹腔脏器破裂出血、失血性休克等,不得不匆忙改变治疗方案;有糖尿病、高血压或其他严重基础疾病的非急诊骨折患者,在未进行相关病症处理,如降低血糖和降血压等术前准备的情况下,急诊进行内固定,可能加重原发疾病的病情,或导致相应的并发症。

因此,应高度重视和充分做好内固定前各项准备工作。首先对伤情应有明确的诊断,制订切实可行、符合患者实际情况且合理的治疗方案,明确内固定要达到的目的,制订手术计划和选择合适的内固定方式等。应明确是否存在危及患者生命的严重合并伤,若存在危及生命的合并伤,则必须首先抢救生命,处理合并伤,对骨折可仅做简单的牵引复位或外固定处理,待生命体征完全稳定后再行骨折的最终治疗。复杂骨折,应依据骨折类型认真分析,选择合适的固定方式,应备齐所有相关器械和器材,并应准备多种规格的内固定器材,以便术中选用。手术室的相关设备应仔细检查,如普通 X 线机或 C 臂等,以便在术中随时使用。一些特殊器械和内固定材料,主刀医师必须亲自选试,必要时进行模拟演练,做到心有预案。术中的每个操作环节都应规范,不允许存在任何侥幸心理,只有在术前全面思考,做好充分准备,才能在术中做到有备无患,随机应变。要遵循宁可“备而未用”,不可“用而未备”的原则。有糖尿病、高血压或其他严重基础疾病的单纯骨折患者,应对骨折暂时行牵引或外固定等简单临时处理,并同时对原发疾病进行有效治疗,使其达到或基本达到手术要求的指征后再行骨折内固定手术。

第二节　手术操作不当

一、手术入路选择不当

选择正确的手术入路，是顺利完成骨折内固定、保证手术质量的前提。如果手术入路选择不当，骨折部位显露不清，或对病变部位的局部解剖关系不熟悉，显露途中"迷路"，将无法显露骨折部位，会使内固定的操作不便，影响手术质量，甚至造成重要血管、神经或其他脏器的损伤。例如，肱骨近段骨折内固定，手术入路过于偏后，可能造成腋神经损伤，三角肌瘫痪；肱骨中段骨折，切口过于偏外下，易损伤桡神经；前臂尺桡骨显露只选一个切口，不但难以显露骨折端，而且将导致尺、桡骨自切口处融合，前臂旋转功能障碍；部分椎体严重压缩性骨折、椎管明显占位、严重后凸畸形或骨折时间超过 2 周的胸腰椎爆裂性骨折，如果采用脊柱后路手术，目前来说，无论从手术减压、骨折愈合、生物力学稳定性还是远期疗效方面均不如前路有优势；胸腰椎骨折不伴有神经功能障碍者，或仅有轻度感觉异常而无运动障碍及鞍区感觉障碍，无须做椎管减压者，如果仍按传统方法采用后正中切口入路手术，由于该入路需广泛剥离脊旁肌（主要是多裂肌），损害了肌肉的血供和走行于肌肉深面的支配神经，导致术后多裂肌与椎板瘢痕愈合，加之多裂肌失神经支配后肌肉发生退行性变，同时由于置钉于剥离肌肉的内侧，使该处肌内压增高、血流急剧减少，肌肉可能发生不可逆变性坏死，严重影响多裂肌功能，增加术后背痛的发生率。髋臼前柱骨折选择后外侧入路，则难以顺利完成手术，且影响手术质量等。

因此，必须依据骨折部位和骨折类型选择合适的手术入路。首先必须熟悉该手术部位的解剖关系。选择的切口应易于显露病灶、便于手术操作、对患者创伤小、有利于伤口愈合及功能恢复。在显露途中能够避开重要血管、神经，或尽可能由肌间隔进入，以免损伤重要组织器官，并尽可能减少骨外膜剥离和其他软组织损伤，保护骨折部位血运，以利于愈合。肱骨近段骨折，通常应选择前外侧入路，中段骨折应以骨折部位为中心，选择外侧切口。尺桡骨骨折则必须以骨折为中心，分别选择尺侧和桡侧切口。部分椎体严重压缩性骨折（前缘高度压缩超过 75%）、椎管明显占位（超过 50%）、严重后凸畸形（>30%）或骨折时间超过 2 周的胸腰椎爆裂性骨折，行脊柱前路手术比较合适，以便直接行骨折复位、椎管减压、矫正畸形及骨折固定。胸腰椎骨折不伴有神经功能障碍，或仅有轻度感觉异常而无运动障碍及鞍区感觉障碍，无须做椎管减压者，应采用椎旁肌间隙入路行手术内固定，这手术切口虽然与传统切口相同，但其深部入路完全符合微创理念，既避免了脊旁肌的剥离牵拉损伤、减少了术中出血，又保护了肌肉的血管、神经，可有效减轻术后长期腰背疼痛。髋臼前柱骨折应选择前侧的髂腹股沟入路，以便显露骨折端和进行骨折复位内固定。

二、术中软组织破坏过多

骨折周围的软组织对骨折端的血运及生物力学稳定性，有十分重要的作用。目前，临床普遍存在着重视骨折的处理而忽视肢体软组织的保护与处理。在骨折内固定手术中，如果软组织破坏过多，或将骨折端骨膜大范围剥离，则会破坏骨折端的"活页"结构，减弱其生物力学稳定性，并破坏血运，造成骨折延期愈合或骨不连，甚至骨坏死。如果为了手术操作方便，随意切断、剥离骨折周围的肌肉，将导致肌肉瘢痕组织形成与粘连，血液循环障碍；随意切断骨折部位可以保留的分支血管，将影响骨折愈合；暴力牵拉软组织或强力钝性分离肌肉，将造成肌肉等软组织失活而导致伤口感染；随意切断或剥离连接骨块的软组织，将导致骨折块延迟愈合、骨不连或骨坏死等。

因此，骨科医师必须明确认识"骨头是树苗，它的根扎在软组织中，接骨者应该是园丁，而不是泥瓦匠、木匠或铁匠。"在行骨折内固定手术时，必须细心保护骨折周围软组织，尤其要保护骨膜，尽可能减少对骨膜的分离，要采用微创手术，保护骨折端的血运和固定后骨折端的生物力学稳定性。在对骨折端的显露中，其周围软组织应尽可能行锐性分离，避免强力牵拉、钝性分离，应按照"既便于骨折固定，又可保护骨折端血运"的原则进行。近年来，AO 从原来强调机械学固定的观点，逐渐演变为以间接、微创复位生物学固定为主的观点，即 BO（biological osteosynthesis），如采用的带锁髓内钉、微创接骨板、桥式接骨板、锁定钢板等内固定技术，既保护了骨折部位的血液循环，又获得了坚强固定或生物学固定的效果。

三、术中碎骨块去除或剥离过多

骨的完整性对骨折端的生物力学稳定性有十分重要的作用。将骨折块复位可增加骨折端的接触面积，恢复其生物力学稳定性，有利于骨折愈合。但在粉碎性骨折切开复位过程中，难免破坏骨折端血运，也可能使部分骨折块难以解剖复位，甚至缺损。骨缺损，由于骨皮质的本质已改变，缺少胶原，愈合后的骨折端强度不够，在普通 X 线片上却并不能明显显示其征象，如果对此认识不足，又缺乏适当的保护措施，将可能发生再骨折。如果在内固定手术中，游离骨折块去除过多，或为了使碎骨块复位，将其过度剥离，使碎骨块成为死骨，则影响骨折愈合，或使骨折愈合后的强度大大减弱；如果骨缺损在进行内固定时未进行任何处理，如未进行一期植骨，或内固定后及功能锻炼期间未能以适当的外固定加以保护等，将使骨折固定后不稳定、应力集中，导致内固定物松动、变形或断裂，骨折延期愈合、骨不连，甚至再骨折等。

因此，在内固定手术中，尤其是粉碎性骨折，应尽可能保留其粉碎性骨折块，除开放性骨折已游离的碎骨块保留后很可能导致感染者外，对其余骨折块，均应尽可能复位固定。在条件许可的情况下，应一期植骨，使骨折粉碎的区域桥接起来，形成外骨痂，以增加骨的强度。这种方法在新鲜粉碎性骨折的钢板固定中非常重要，尤其是钢板对侧的碎骨块，要尽可能保留，防止由于钢板对侧骨缺损使骨折端应力集中，造成钢板变形或断裂。目前认为在骨干粉碎性骨折中，不宜勉强解剖复位，而应以闭合或微创间接复位固定为宜，一般情况下不主张首选钢板固定，即使使用也要用微创钢板（minimally invasive plate osteosynthesis，MIPO）固定或微创内固定系统（less invasive stabilization system，LISS）固定，以免进一步破坏骨折端血运。无法固定的小骨折块，应修整后充填于骨折间隙，起植骨、促进骨折愈合、增强其生物力学性能和骨折端生物力学稳定性的作用。

四、操作不当导致骨折复位固定不良

临床实践表明，骨折切开复位内固定，除严重粉碎、变形或严重骨缺损者外，通常可获得解剖复位固定。但如果手术操作不规范、复位方法不当，甚至对骨折局部解剖关系不清，将难以获得解剖复位。如肱骨髁间粉碎性骨折，对肱骨小头、滑车和肱骨内髁的解剖关系辨别不清，则无法获得解剖复位。在复位后固定时，医师相互配合不够默契，或由于对骨折端的临时固定不够牢固等，在施行钢板、螺钉或髓内钉等最终固定过程中，将导致骨折移位。如股骨转子间骨折复位后，在实施动力髋螺钉（dynamic hip screw，DHS）、动力髁螺钉（dynamic condylar screw，DCS）或 γ 钉固定过程中，未能维持好骨折端的复位状态，将可能使固定后的骨折端移位，发生髋内翻畸形。骨折复位后置入内固定器材时，由于操作不当或临床经验不足，或对器械使用方法不够熟悉，将造成内固定物置入位置不当，影响其固定效果，甚至使固定失效。如在股骨转子间骨折或股骨颈骨折内固定中，常可见到复位不良和内固定钉置入位置偏斜（图 10-1～图 10-3），或将内固定物置入髋臼内等（图 10-4）。

因此，行复位内固定时，应认真辨别各骨折块间的解剖关系及对应位置。如肱骨髁间粉碎性骨折，首先应将肱骨小头、滑车、内外髁等骨折块明确辨认后，方可进行复位固定，使肱骨髁间骨折变成肱骨髁上骨折，再按肱骨髁上骨折的复位固定方法处理。在复位固定过程中，应尽可能使骨折获得解剖复位，并准确而牢固地置入内固定器材。复位后极不稳定的骨折，如股骨颈骨折复位后，可采用导针确定置钉位置并临时固定；股骨髁或胫骨平台骨折复位后可用克氏针临时固定，X 线检查复位满意后，再改用空心加压螺钉或其他内固定器材行确定性固定，这样通常可获得满意的复位固定效果（图 10-5）。复杂骨折，尤其关节内骨折，复位固定后，应立即拍摄 X 线片或进行 C 臂检查，评估复位固定效果。发现骨折复位不良或内固定器材置入位置不当者，应即刻调整，以免返回病房后方发现问题而再次手术。

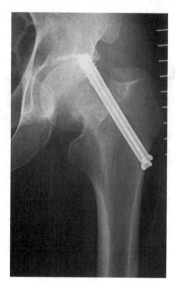

图 10-1　左侧股骨颈骨折，对位不良，空心加压螺钉置钉偏外，固定不牢固，髋内翻畸形案例

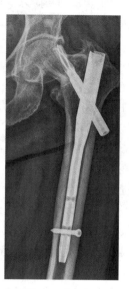

图 10-2　左侧转子间骨折，复位不良，头颈钉置钉偏外，穿出股骨头，髋内翻畸形案例

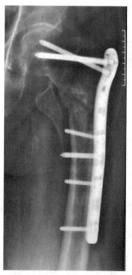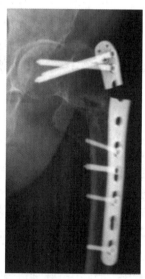

图 10-3　左侧股骨转子间骨折，复位不良、头颈部螺钉不够，造成应力集中，钢板自骨折端未置螺钉的螺钉孔处断裂，髋内翻畸形案例

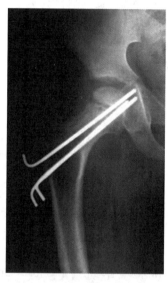

图 10-4　内固定物置入髋臼内案例

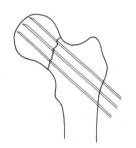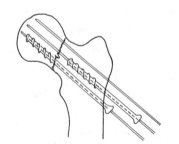

图 10-5　复位后应先用导针固定再用加压螺钉固定

五、操作不当导致医源性并发症 / 次生损伤

在骨折复位内固定手术中，手术者的临床决策、操作技术、临床经验和助手配合情况等，直接影响内固定的手术质量和效果。例如，由于麻醉效果不满意可能使复位固定困难，甚至造成次生损伤。在人工髋关节置换术中，若麻醉效果不良，髋部肌肉紧张，将会使人工股骨头复位困难，强力复位则可能导致股骨近端骨折、人工股骨头柄松动等；在处理陈旧性骨折、复杂骨折或关节内骨折时，由于器械准备不足，复位困难，或由于助手配合不够默契等，尤其当复位困难时进行暴力复位，将可能导致血管、神经损伤，甚至造成邻近关节脱位或骨折等并发症；在髓内钉置入过程中，由于选用髓内钉直径过大，或髓腔扩大不够，造成髓内钉嵌顿，在进退两难时强行击入，将导致骨折端劈裂骨折或根本无法进入；在行骨质钻孔或置入克氏针时，操作不细心，强力推进钻头，或对侧血管神经保护不当而造成损伤，临床中以钻头、克氏针、螺钉等损伤血管、神经者并非少见；在进行骨折复位或置入内固定物时，对已显露的重要血管、神经保护不够，如用纱布条或拉钩强力牵拉等，将造成血管、神经损伤；固定时，对骨折部位的血管、神经显露不清，盲目操作，勉强置入内固定器材，导致重要血管、神经损伤。有报道显示，在肱骨干中远 1/3 骨折治疗中，桡神经损伤占 5%～15%。笔者会诊中曾遇一骨科医师，行肱骨干骨折内固定手术，曾连续 3 例损伤桡神经，其中 1 例将桡神经完全损伤而不知原因，术后半年桡神经功能未恢复，肌电图检查诊断为桡神经完全损伤。

【病例】患者男性，37 岁。因右股骨干骨折钢板内固定术后 3 个月钢板断裂，在当地医院行断裂钢板去除、重新以钢板内固定手术。术中在股外侧置入钢板行股骨中段钻孔置钉时，未对股骨内侧的股动脉进行适当保护，钻速过快，对钻头的推挤力过大，钻头钻入过深，严重损伤股骨内侧股动脉，术中大出血，填塞止血后急诊转院治疗，术中见股骨中段股动脉挫裂伤约 3cm，切除 3.5cm 损伤血管后以人造血管修复股动脉后痊愈。

此例股动脉损伤，主要原因是骨折周围瘢痕、骨痂粘连，手术者临床经验不足，对股动脉在股骨中段的解剖路径不够明确，未对其采取适当保护措施，钻置钉孔时用力过大，钻头深入过度。

因此，行复杂骨折内固定前，所有参与手术者，包括麻醉医师等，应进行认真讨论，熟悉手术全过程。尤其手术者，对手术操作的重要步骤，必须了然于心，按照稳、准、轻、快的原则进行，切忌急躁情绪、盲目蛮干和侥幸心理。同时，手术应始终在良好的麻醉下进行，尤其在骨折或关节脱位复位时，麻醉医师应全力配合，以使手术顺利进行。在手术过程中，对于邻近骨折部位容易造成损伤的重要血管、神经，必须清晰显露，直视下加以保护。例如，行肱骨干骨折内固定手术时，对桡神经显露后，应以手套的橡皮膜标记和保护，严禁用纱布条或手套的橡皮筋牵拉，尤其是用拉钩强力牵拉；骨折和关节脱位复位固定时，不可暴力牵拉或扭转，当复位和固定困难时更要耐心，认真分析、查找原因。骨折的重叠移位复位困难时，应运用折顶或撬拨（图 10-6）等技巧进行复位。

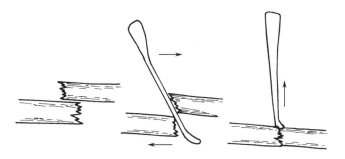

图 10-6　撬拨复位法示意

在行骨质钻孔或克氏针固定时，首先要明确钻孔周围重要血管、神经的解剖关系，不可强力推挤钻头，并应以骨膜起或拉钩等保护好对侧的重要血管、神经。在置入内固定器材，如髓内钉时应严格选择适当的规格，不能抱有试试看的侥幸心理。在手术遇到意外情况和困难时，如大出血、邻近部位骨折或器官损伤等，应保持沉着冷静，迅速查找原因，适当处理，必要时尽快请相关专科医师协助处理。

六、处理不当导致手术部位感染

手术部位感染（surgical site infection，SSI）亦是骨折相关性感染的范畴，是内固定术后 30 天内发生在手术部位的感染，或者是内置物手术 1 年内发生的感染。是术后最常见、最严重的并发症之一，不仅影响患肢功能的恢复，而且需要耗费大量医药资源。一旦感染迁延不愈，极易形成感染性骨不连，治疗极其困难，甚

至面临截肢的风险。骨折内固定手术所造成的骨及软组织损伤是引发内固定术后感染的首要因素。骨折、手术导致血运或多或少破坏，以及患者全身或骨折局部免疫力的降低等均会使感染的风险增加。如果对SSI重视不够，防治措施不当，将导致其感染率增加。择期手术，术前过早刮除毛发造成的微小伤口；营养不良、免疫功能较低者，未能加强营养和增强免疫功能；有烟、酒嗜好者，未行戒烟、戒酒；糖尿病、肝肾衰竭者，未行调整；软组织损伤严重或肿胀明显者，未按微创手术原则进行手术；创面较大者未充分引流等，均会引起感染，亦影响骨折愈合。抗生素应用不当，如围手术期使用不及时，未行药敏试验，针对性不强，用量不足等，均会影响感染的治疗或使感染复发。对已发生的感染处理不当，可能导致骨折相关感染的严重后果。

【病例】患者男性，36岁。因高处坠落伤造成脾破裂、右侧多发性肋骨骨折、创伤性湿肺、右肱骨干骨折、右股骨转子间粉碎性骨折、左踝关节骨折并创伤性失血性休克入当地医院治疗。入院后对失血性休克、脾破裂及创伤性湿肺等进行处理。右肱骨干骨折行手法复位石膏固定，右下肢牵引、左踝关节手法复位石膏外固定等。患者生命体征稳定后，于伤后第9天行右股骨转子间骨折切开复位DHS内固定，由于骨折复位固定比较困难，手术进行约6小时，术后未放置引流装置，术后第4天患者高热，伤口红肿、渗出、感染，细菌培养为金黄色葡萄球菌及铜绿假单胞菌感染，未行敏感性抗生素的应用、仅局部换药纱布条引流等处理3天后出院。伤口1年多持续有较多的脓液及死骨由3个窦道口流出，骨折未愈合。去除钢板等内固定物后脓液减少，但伤口窦道未愈，且骨不连，颈干角为90°，髋内翻，患肢膝关节僵硬，髋关节屈伸活动约90°，患肢短缩4cm（图10-7）。

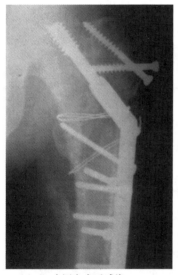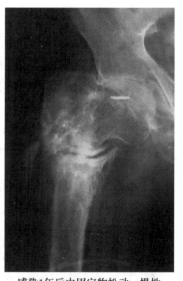

内固定术后感染　　　　　感染1年后内固定物松动、慢性
　　　　　　　　　　　　骨髓炎、骨不连，去除内固定后
　　　　　　　　　　　　髋内翻畸形

图10-7　股骨转子间闭合性骨折内固定术后骨感染，髋内翻畸形案例

此例SSI除与多发性创伤严重、失血量较多、低蛋白血症、抵抗力降低等因素有关外，与手术时间长、创伤大、院内空气中细菌对伤口污染、细菌有一定耐药性有关，尤其是与术后对创面未安置适当的引流装置，如负压引流或引流管等有关，使伤口渗血、渗液积聚于伤口内。更重要的是对感染后伤口处理不当。其感染早期未彻底拆开伤口缝线、未对坏死感染组织进行彻底清创并充分引流，或行伤口封闭式灌洗等，导致伤口深部严重感染、骨髓炎、骨不连、死骨形成等，使手术失败。此外，由于对感染的严重性及不良后果重视不够、评估不足，未向患者及家属明确告知感染可能使手术失败的危险性，使患者在感染未得到彻底治愈的情况下出院，导致急性感染转化为骨折相关性感染。

因此，SSI这一严重并发症必须高度重视。尤其是医师和手术医院必须重新检视自身无菌原则的遵守程度、手术室无菌原则的执行力度、假体置入无菌规范的依从程度、手术野消毒无菌原则的执行力度等。急诊骨折患者，应依据骨科损伤控制理念，首先按照抢救生命—保留肢体—恢复功能的基本程序决定是否进行一期固定或二期手术。软组织损伤严重、肿胀明显者,应尽可能减少对血运的破坏,减少骨膜剥离和软组织损伤,可采用微创手术,如微创经皮接骨板接骨术,或骨外固定器固定骨折。择期手术患者,应依据其手术部位局部和全身情况把握好手术时机。手术部位毛发目前已不主张刮除,对影响手术进行的毛发,可在麻醉后用推刀去除。即使远隔手术部位的感染灶亦应处理消退,尤其要调整好患者的营养状态及免疫功能,控制血糖水平等。有烟、酒嗜好者,应行戒烟、戒酒,糖尿病、肝肾衰竭者,应调整其功能等。已发生的感染,应及时发现、明确诊断并准确分类。早期感染可以通过简单的清创或引流加上联合应用抗生素进行控制。骨感染(如骨髓炎)则应按骨感染的原则进行处理,要明确患者的 Cieny-Mader 生理分类(A 类、B 类或C 类)与病理解剖分型(Ⅰ型、Ⅱ型、Ⅲ型或Ⅳ型),同时依据其不同分型和分类进行术前评估,从而选择更有针对性、更有效的治疗方案。

预防是治疗感染的最好方法,也是最为重要的。除努力在术前消除或减少感染的危险因素外,在术中或术后亦应给予营养支持。为预防感染,实现有效和可靠的骨折内固定,将会为骨折的愈合和感染的后续处理创造良好、有利的条件。准确、规范应用抗生素对防治内固定术后感染至关重要,手术医师应严格遵照我国国家卫生健康委员会制定的《抗菌药物临床应用指导原则》正确使用。预防用一般在术前 0.5~1.0 小时,或麻醉开始时给药,使显露时局部组织中抗菌药物的浓度已足以杀灭手术过程中污染手术野的细菌。超过 3 小时的手术,或失血量大(>1 500ml),可在术中给予第 2 剂。总的预防用药一般不超过 24 小时,个别情况可延长至48 小时。污染手术可适当酌量延长。患者出院后 30 天应复查,了解出院后有无 SSI 发生,以防延误治疗。

第三节　内固定器材选择使用不当

一、钢板螺钉选择使用不当

钢板螺钉属于偏离骨干中心轴的固定器材,长期以来是进行四肢骨折内固定的主要方法之一。固定后的稳定性是通过螺钉的轴向作用力,使钢板与骨面的接触实现的,载荷传导依赖板 - 骨界面间产生的摩擦力。由于各种钢板的作用原理和性能不同,钢板螺钉分为多种类型,简述如下。

1. **普通钢板**　20 世纪初,Sherman 和 Lane 等分别设计钢板,用这类钢板固定骨折后,对断端无加压性能,骨折端之间有一定间隙,将以外骨痂为主的形式愈合(二期愈合或间接愈合)。如果间隙过大,易致骨不连。此外,此类钢板较窄、较薄,固定强度不够,固定后易变形或断裂,常需石膏外固定辅助,从而影响邻近关节早期功能锻炼,现已基本淘汰。

2. **槽形钢板**　为了克服普通钢板对骨折端无加压性能,影响骨折愈合的缺点,20 世纪 40 年代,Townsend、Eggers 和 Collison 分别设计了带槽钢板。应用此类钢板时要求螺钉不要拧得过紧,利用肌肉收缩功能,使螺钉与钢板在肌肉收缩时滑动,缩小骨折端间隙,使骨折端持续接触,促进骨折愈合。由于其固定不够牢固,目前也很少使用。

3. **加压钢板**　为了解决上述 2 种钢板存在的问题,20 世纪 40 年代末至 60 年代初,Danis、Venabl 及AO 学派的 Mller 等设计了在安置钢板过程中,由附加的加压装置使骨折两断端互相靠拢挤压的加压器型钢板。但手术切口大、创伤大、操作复杂,现已基本被淘汰。20 世纪 50 年代末至 60 年代,Bagby 和 AO 学派Allgower 设计了不用加压器加压的动力加压钢板(dynaminc compression plate, DCP)(图 10-8)。

此类钢板宽厚,机械强度大,能使骨折端稳定,对骨折端又有一定的压应力,骨折直接愈合(一期愈合),又称生物力学固定。由于其使用方便,能在术后数月仍维持明显加压作用,术后无须外固定,可以早期进行关节功能锻炼,目前在临床仍被应用。但由于此类钢板与骨面紧密接触导致钢板下的骨坏死及严重骨质疏松等问题,又有学者设计了有限接触动力加压钢板(limited contact dynamic compression plate, LC-DCP),即将其贴骨面加工成沟槽形,截面呈梯形(图 10-9),在沟槽下未接触钢板的骨面未见发生坏死。还有学者设计了点状接触钢板(point contact-fix, PC-Fix)和锥状点式接触钢板(conical cylinder point contact fixator,CCPC-Fix)等,即钢板与固定骨仅以点状接触,能更好地防止钢板下的骨坏死。此类钢板固定时对软组织损伤比较严重,破坏骨折端血运,影响骨折愈合。

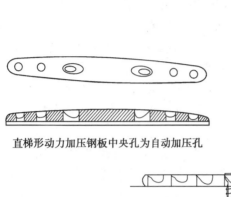
直梯形动力加压钢板中央孔为自动加压孔

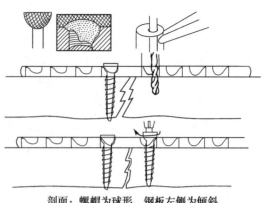
剖面：螺帽为球形，钢板左侧为倾斜的滚动移行槽，右侧为水平滑动槽

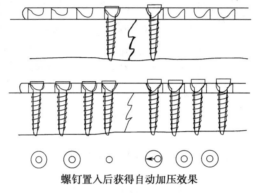
螺钉置入后获得自动加压效果

图 10-8　动力加压钢板固定示意

4. 微创钢板　为了克服 AO 技术的缺点，20 世纪 80 年代，Mast 等提出间接复位的生物学固定技术，依靠软组织牵引使骨折复位，以减少骨折端软组织的剥离，保护骨折块的血运，从而提出 BO 新概念。BO 新概念对邻近关节的骨折强调恢复解剖关系，对骨干骨折，要求维持长度，防止旋转和成角即达到功能复位，尽可能保护软组织的血运。20 世纪 90 年代中晚期，Krettek 等提出微创经皮接骨板接骨术（minimally invasive percutaneous plate osteosynthesis, MIPPO），为钢板内固定技术改进代表之一。MIPPO 就是在骨干骨折远近两端做小切口，从皮下或肌下插入接骨板，再用螺钉将其固定在骨折远近端。由于跨过骨折部位没有螺钉固定的接骨板相对较长，每单位面积上分配的应力相应减小，避免了接骨板应力集中。由于骨折部位附着的软组织未被破坏，骨折处血供得以保存，从而保证了骨折的顺利愈合，使接骨板具有更大的抗疲劳性能。此外，类似的 MIPO 所达到的是一种弹性固定，骨折块间一定程度的微动，促进了骨折的愈合。为解决内固定物与骨面紧密接触，还设计了如桥形钢板、Weber 波形钢板（图 10-10）等，适用于严重粉碎性骨折或确有骨缺损者。

5. 解剖钢板（异形钢板）　由于骨折部位的不同，对特殊解剖部位的骨折，有学者设计了特殊形状的钢板，使用时不用折弯。如固定胫骨髁骨折的 T 形或 L 形钢板用于固定股骨远近端的 95° 和 130° 角状支持钢板（图 10-11）。有固定股骨颈骨折、股骨转子间骨折、股骨髁骨折或胫骨髁骨折的滑动加压螺钉钢板（图 10-12）。

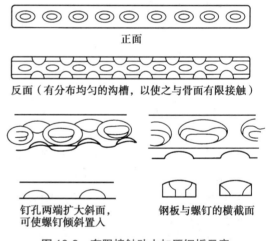
正面

反面（有分布均匀的沟槽，以使之与骨面有限接触）

钉孔两端扩大斜面，可使螺钉倾斜置入　　钢板与螺钉的横截面

图 10-9　有限接触动力加压钢板示意

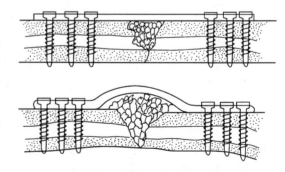
图 10-10　桥形钢板与波形钢板示意

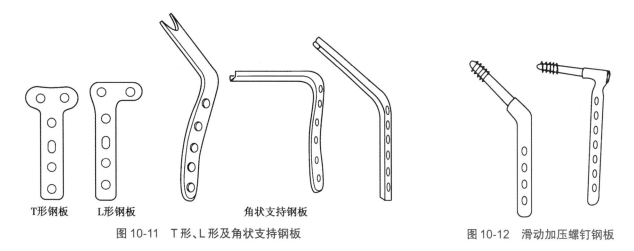

图 10-11　T 形、L 形及角状支持钢板

图 10-12　滑动加压螺钉钢板

　　还有用于锁骨外端与肩锁关节骨折脱位的锁骨钩状钢板,用于桡骨远端骨折的巴顿骨折钢板,用于胫骨远端骨折的匙形钢板,用于 Pilon 骨折的钢板及三叶草形钢板,及用于跟骨骨折的跟骨钢板等(图 10-13)。

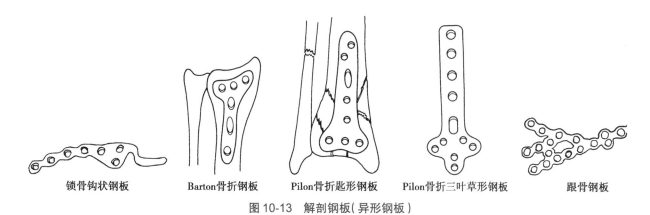

锁骨钩状钢板　　　　　Barton骨折钢板　　　Pilon骨折匙形钢板　　Pilon骨折三叶草形钢板　　　跟骨钢板

图 10-13　解剖钢板(异形钢板)

　　6. 重建钢板　　重建钢板的特点是在钢板的侧方均有切槽,使之可以在各种平面塑形(图 10-14)。其刚度和强度不大,可用于应力不大的、形态复杂部位的骨折,又称矫形钢板。

　　7. 微创内固定系统　　微创内固定系统(less invasive stabilization system, LISS)是 20 世纪 90 年代 AO 组织设计开发的一种钢板螺钉固定系统,其持续使钉板系统能与骨面保持一定距离,不干扰骨膜与骨皮质的血运,从而达到生物学固定的效果,与其他钢板螺钉相比,其主要改进是螺钉帽与钢板孔都带有螺纹,螺钉拧入钢板孔对骨折进行固定的同时,钢板和螺钉之间通过螺纹进行了固定(图 10-15)。

　　固定后,钢板可不贴附在骨表面,螺钉与钢板间连接锁定成整体,不会产生晃动,其形式相当于内

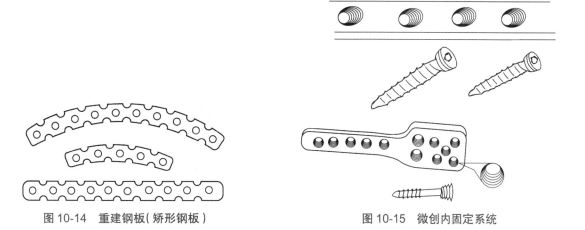

图 10-14　重建钢板(矫形钢板)

图 10-15　微创内固定系统

置的骨外固定器。依据不同部位骨折,设计有多种类型LISS,如股骨远端微创内固定系统(less invasive stabilization system-distal femur, LISS-DF)及胫骨近端微创内固定系统(proximal lateral tibial, LISS-PLT)。因此又称其为内固定支架。近十几年来,又发明了具有标准皮质螺钉动力加压单元与锁定螺纹孔单元复合孔结构的新型LCP,具有动力加压及锁定性能,目前,股骨近端解剖预弯型LCP在国外和国内部分医院已应用。LISS可用于多种类型的骨折,是目前较理想的固定方法之一。此类钢板均与固定骨折部位的骨表面形态一致,术中无须预弯;固定后,由于钢板与螺钉之间角度的固定,对骨折端的内外翻稳定作用增强,螺钉不易松动;经皮固定后,可减少对骨折端血运的破坏。但该固定方式操作难度大,要求高,价格较贵,其螺钉对骨折无牵拉复位性能。近年来在LCP的基础上研发了一种新型的锁定加压钢板系统,即通用锁定系统(general locking system, GLS),可分为2.7mm和3.5mm系统,包括直型、1/3和1/4管型、梯型、斜梯型锁定钢板。对LCP原有的功能单一的结合孔进行了优化,新型结合孔的每一端均可兼容骨皮质、骨松质及锁定螺钉,赋予了LCP与LC-DCP相同的双向加压功能。可用于骨干多节段骨折、骨盆骨折、粉碎性骨折等。

　　无论采用何种类型的钢板螺钉固定骨折,均有各自的优缺点和适应证,如果对此了解不清、把握不当,将导致相应的并发症。因此,医师术前必须依据患者的具体情况、自己的临床经验与技术及医院设备等,选用适合每个骨折患者的不同类型的钢板,以获得最佳固定效果。

(一)普通钢板螺钉选择使用不当

　　普通钢板目前已极少使用,在条件不具备的情况下,若能正确使用,亦可获得一定的固定效果。但如果随意使用或操作不规范,将导致并发症。例如,普通钢板未安置在四肢长骨干的张力侧,可导致张力侧骨折间隙在载荷下分离,使钢板弯曲或断裂,骨折延期愈合或畸形愈合等(图10-16)。

　　在骨折间隙较大或碎骨块未复位固定的情况下安置钢板,由于其强度不够,将导致钢板疲劳变形、断裂或螺钉被拔脱松动;如果将近骨折端的第一个螺钉孔钻在靠近骨折线一侧,当螺钉拧入时,因其推挤作用会造成骨折间隙分离(图10-17)。

　　如果钻其他骨孔时偏斜,不但会使骨折间隙增大,而且由于置入螺钉时钉柄部分难以"沉底",将导致固定不牢固(图10-18)。

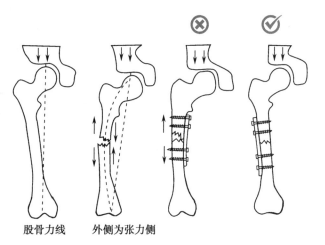

图10-16　钢板应按张力原则置于张力侧

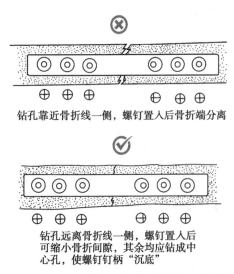

图10-17　近骨折端第一个螺钉孔的钻孔方法示意

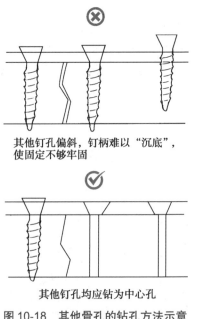

图10-18　其他骨孔的钻孔方法示意

在固定螺钉时,将其置于骨折间隙内,使骨折间隙存留异物而导致骨折延迟愈合或不愈合;将邻近骨折端的钢板孔钻骨孔后,骨孔内未拧入螺钉,将导致此钢板孔应力集中,钢板自此孔处断裂(图10-19);安置钢板过短,固定强度不够,载荷减小使钢板变形或断裂、骨折端移位,固定失效等(图10-20)。

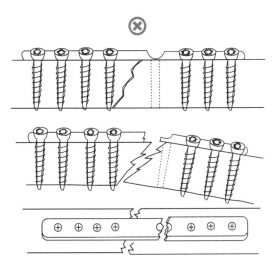

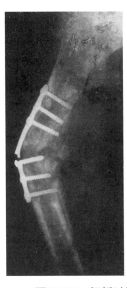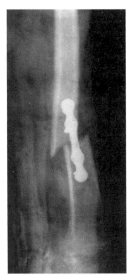

图 10-19 近端钢板孔钻骨孔后未置入螺钉使钢板断裂

图 10-20 钢板过短,固定不牢固案例

因此,尽可能不采用普通钢板固定,即便使用,亦应安置在骨干张力侧。如股骨干骨折应安置于后外侧;胫骨骨折多数应安置于内侧,特殊情况如内侧皮肤条件差,可安置于外侧;肱骨和尺桡骨骨折应安置于伸侧(图10-21)。

在拧入螺钉前,应将骨折远、近段向骨折端推挤,尽可能缩小骨折间隙,使骨折端紧密接触。钻孔时,近骨折两端的第1个螺钉骨孔应钻在远离骨折端一侧,其余骨孔应钻在钢板孔中央,这样在拧入螺钉时可缩小骨折间隙,亦可使钉柄沉底,增强固定的牢固程度(见图10-17)。此外,固定螺钉时,勿将近骨折端钢板钻骨孔留置,防止该钢板孔应力集中而断裂。所有钢板孔,尤其两端的螺钉孔,应尽可能拧入螺钉,以增加内固定的生物力学强度和提高骨折部位的整体性能。在固定四肢骨干骨折时,不宜将普通钢板作为首选,确因条件所限必须选用时,股骨干骨折,最少应选用8~10孔钢板,术后必要时需辅助以石膏、夹板或牵引固定;胫骨骨折至少应采用8孔;肱骨干骨折最少应选用6孔;尺桡骨骨折最少应选用4~6孔。钢板长度应为骨折处骨直径的4~5倍。钢板固定长度商(钢板长度/骨折长度)要大于8~10(图10-22)。

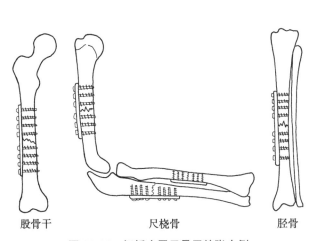

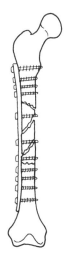

股骨干　　　　尺桡骨　　　　胫骨

图 10-21 钢板应置于骨干的张力侧

图 10-22 股骨干粉碎性骨折股骨干远近端应尽可能置入4枚以上螺钉

（二）加压钢板选择使用不当

1. 适应证把握不当　如果适应证把握不当,将影响固定效果,甚至使固定失效。开放性粉碎性骨折,软组织损伤严重者,采用加压钢板固定,不但加重软组织损伤,破坏骨折端血运,而且由于无法对骨折端进行加压固定而失去其加压性能,导致骨折延期愈合或骨不连,甚至骨感染等;长斜行骨折,采用加压钢板固定,会导致骨折块间滑移,难以获得纵向加压的效果,无法发挥加压钢板固定促进骨折愈合的性能。

因此,应严格把握好加压钢板固定的适应证。通常情况下仅适用于横行或短斜行等稳定性四肢长骨干骨折的固定。粉碎性骨折中的蝶形骨折,如果蝶形骨折块能被加压固定于骨折端,其他骨折端能获得解剖复位者,也可用加压钢板固定。长斜行骨折应选用加压螺钉垂直于骨折线固定后,用中和钢板保护固定。

2. 固定操作不当

（1）对骨折部的血运保护不够:如果为了手术操作方便,将骨折部位骨膜及周围软组织大范围剥离,尤其对粉碎性骨折块连接的软组织未能小心保护,使骨折部位血运进一步破坏,将导致骨折块坏死、骨折延期愈合或骨不连等。

因此,在显露骨折部位时,应尽可能减少不必要的软组织剥离,尤其要注意保护骨膜。保护粉碎性骨折块的软组织连接,不可随意剥离或切断。

（2）未获得骨折块间最大程度的稳定性:骨折复位后的稳定性与骨折块的解剖复位和加压固定密切相关。如果未能使骨折解剖复位,尤其对粉碎性骨折块未获得解剖位的加压固定,使固定后的骨折端不稳定,在功能锻炼和应力下,骨折端和钢板应力集中,将导致钢板断裂、骨折延期愈合、骨不连或畸形愈合等。

因此,粉碎性骨折,如蝶形骨折,在加压钢板固定前,必须将粉碎性骨折块加压固定于主骨干骨折端。然后,可用动力加压钢板固定远近主要骨折段（图10-23）,这样可使骨折部位获得整体牢固固定的效果。

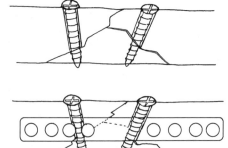

（3）不符合张力侧原则固定:偏心承重的骨骼如股骨和胫骨均承受有弯应力。如果将钢板安置于凹侧,如股骨干骨折置钢板于内侧即压力侧,则会使张力侧骨折间隙分离,即股骨干外侧骨折间隙分离,骨折端固定不牢固,将导致骨折延期愈合或钢板断裂等。

因此,安置钢板必须在骨干的张力侧。如股骨干为后外侧,胫骨干为内侧,前外侧腓骨、桡尺骨干等为伸侧。

图10-23　在加压钢板固定前,应将粉碎性骨折块加压固定于主骨干骨折端

（4）加压方向不正确:对短斜行骨折加压固定时,如果压力与骨折线方向一致,会使骨折端产生滑移,导致骨折重叠移位,骨短缩畸形,骨折端不稳定,压应力减弱或消失,难以获得加压固定的效果。

因此,以加压钢板对短斜行骨折端加压时,压力方向应与骨折线方向相反,以此可防止骨折端滑移与重叠移位,并获得加压固定的效果（图10-24）。

（5）未预弯钢板:有弧度的骨干骨折,若未按骨干的弧度将钢板预弯,将导致固定后钢板对侧骨折间隙

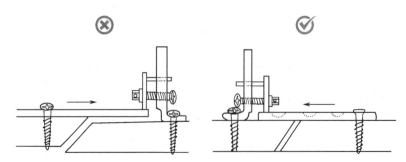

图10-24　斜行骨折加压方向与骨折线一致,使骨折端滑移,与骨折线方向相反则加压效果明显

分离,造成骨折延期愈合或钢板变形、断裂。

因此,有弧度的主骨干骨折在固定前应将钢板按骨干的弧度预弯 2mm 后再进行固定,以防止对侧骨折间隙分离,并可维持骨折端的压应力(图 10-25)。

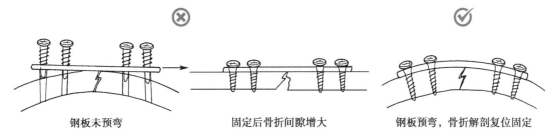

| 钢板未预弯 | 固定后骨折间隙增大 | 钢板预弯,骨折解剖复位固定 |

图 10-25 有弧度的骨折,在钢板固定时应预弯

(6)动力钢板钻孔位置不当:使用动力钢板固定,如果每个骨孔均钻成偏心孔,将导致多枚螺钉不能"沉底",使螺钉钢板接触不够紧密,造成固定后其生物力学刚度和强度不足,固定不牢固,螺钉被拔出或断裂。或为了使螺钉"沉底"而强力拧入,将导致螺钉断裂。

因此,使用动力钢板时,骨折一端固定后,只能在靠近骨折线的另一端第 1 个钢板孔钻远离骨折线的骨孔,螺钉"沉底"后,钢板将起加压固定作用,其余钢板孔则必须钻成中心孔(图 10-17、图 10-18)。

(7)对钢板保护不够:如果不重视保护钢板表面,在折弯过程中造成钢板表面损伤,或在钢板孔处进行折弯,由于损伤部位或折弯钢板孔处应力集中而使钢板弯曲或断裂;拧入螺钉时,用力方向与螺钉长轴不一致,导致螺钉弯曲或断裂等。

因此,在钢板置入的操作过程中,应细心保护钢板表面,严禁在钢板孔处折弯。拧入螺钉时要始终以其长轴为着力方向,不可偏斜。

(三)解剖钢板选择使用不当

解剖钢板是为特殊解剖部位骨折研制的特殊钢板,形状各异,只能用于特定部位的骨折类型,每种钢板又具有不同的固定原理和生物力学性能。临床应用时,如果对于这类钢板的特殊性能了解不清,不依据患者具体情况和骨折类型而随意使用,将导致固定失效。例如,严重粉碎性桡骨远端骨折采用普通单钢板固定,则难以牢固固定骨折端,在功能锻炼中则可能使骨折移位,畸形愈合。严重骨质疏松、内后侧严重粉碎性或较低位的不稳定性股骨转子间骨折,采用 130° 动力髋滑动加压钢板固定,则由于在压应力下,加压螺钉头部可能切出股骨头,进入关节腔,导致创伤性关节炎对胫骨髁(胫骨平台)骨折,尤其严重粉碎性骨折,不采用髁支持钢板固定,则难以牢固固定骨折端。外踝粉碎性骨折不用腓骨解剖钢板,则难以牢靠固定。

因此,解剖钢板在使用前应详细了解其性能特点及固定原理,选择类型合适的钢板使用于相应的骨折部位和骨折类型,不可随意调换,并应熟悉和掌握其固定方法及操作技术。严重粉碎性桡骨远端骨折,则应采用桡骨远端的背侧或桡侧专用钢板或 Bartongb 钢板固定。骨质疏松、内侧严重粉碎性或较低位的股骨转子间骨折,应选用能使骨折端固定更为牢固的 95° 动力髋滑动加压钢板固定,且侧钢板必须够长,至少应有 4 枚螺钉固定远侧骨皮质,或用倒置 LISS-DF 固定。低位的股骨髁上骨折,可采用防旋性能较强的 95° 髁动力钢板并加防旋钉固定。有条件者,可用解剖锁定钢板,胫骨髁(胫骨平台)严重粉碎性骨折,则应选用 T 形或 L 形髁支持钢板固定。外踝粉碎性骨折,可采用腓骨解剖锁定钢板固定(图 10-26)。

(四)锁定钢板选择使用不当

1. 适应证把握不当 LISS 为微创手术治疗关节及关节周围骨折提供了一种良好的新方法,在生物学固定中发挥了重要作用。但如果对其固定的材料力学及生物力学原理和性能了解不清,适应证把握不当,将难以获得满意的固定效果。

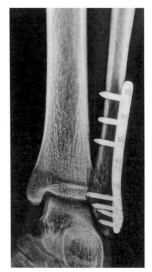

图 10-26 外踝粉碎性骨折用腓骨解剖锁定钢板固定案例

例如,简单的骨干骨折采用锁定钢板固定,一旦骨折对位不理想,或骨折端存在间隙,则由于该钢板的螺钉对骨折端无牵拉复位和加压性能,便会影响骨折愈合,或导致骨折畸形愈合,甚至由于应力集中而使钢板断裂;斜行骨折,如果骨折线的方向与骨折块滑向钢板的方向不一致,则骨折端之间会发生嵌插,远离钢板的骨折块被贴近钢板的骨折块阻挡,使骨折无法满意复位;锯齿样骨折端,同样可造成骨折嵌插而难以复位。

因此,应准确把握锁定钢板固定的适应证。简单骨干骨折,通常 LISS 不作为首选,如果一定要用,则对骨折端必须临时复位,在锁定前对钢板两端的普通孔中各使用 1 枚普通骨皮质螺钉进行加压固定,之后再行锁定螺钉固定。目前研究资料表明,锁定钢板的绝对适应证包括干骺端粉碎性骨折,如关节周围骨折、多段粉碎性骨干骨折(图 10-27);骨质疏松性骨折(因为锁定加压钢板可更好地对抗弯曲力和扭转力减少钢板螺钉的拔出,置钉过程中无骨螺纹的破坏),如老年股骨转子间骨折等(图 10-28);假体周围骨折;儿童骨干、成人干骺端骨折(图 10-29)。

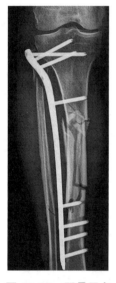

图 10-27　胫骨干多段粉碎性骨折用经皮锁定钢板固定案例

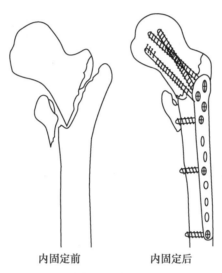

内固定前　　　　内固定后

图 10-28　老年股骨转子间粉碎性骨折用锁定解剖锁定钢板结合微创经皮接骨板接骨术固定示意

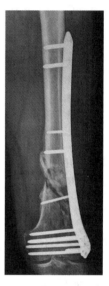

图 10-29　股骨远段粉碎性骨折用解剖锁定钢板微创经皮接骨板接骨术固定案例

锁定钢板的相对适应证包括一些相对禁忌使用髓内钉固定的骨折,如髓腔形态异常及多发伤患者的骨干骨折;骨折部位已有内置物;继发骨折或再移位、髓内钉固定后不稳定;外固定器固定后更换为内固定;肿瘤手术;张开楔形截骨术(如胫骨近端)紧急情况下锁定钢板可做外固定器用;骨折线方向与骨折块滑移方向一致的斜行骨折及非锯齿样骨折端等。

2. 使用操作方法不当　锁定钢板是根据大多数人的解剖特点设计的,虽然在骨折固定中有较强的力学和生物力学性能,但如果固定方法不当,操作技术不规范,将难以获得牢固固定的效果,甚至使固定失效。近年来,文献报道锁定钢板的并发症发生率为 16.7%～63.0%。其发生原因绝大多数是医源性的。如果由未经规范培训或临床经验不足的医师进行手术,将锁定钢板按普通钢板的原理及技术进行操作固定,尤其对复位不良的骨折端拟以螺钉牵拉进行复位,不但难以获得复位的效果,而且会在强力牵拉下,使螺钉因扭力超负荷而断裂。置入钢板时未注意钢板位置,亦未进行 X 线透视监控,导致钢板偏离骨干中心,尤其是股骨干,未能置于其外侧中心而多为偏前,容易导致钢板最近端的锁钉以切线方向置入,螺钉只有一部分置入骨皮质内,术后由于负重增加,发生锁定螺钉切割骨干皮质,甚至有螺钉未置入骨质中;置入钢板过短、螺钉过少,将导致钢板或螺钉断裂。置入锁定螺钉时不但不用生理盐水降温,防止骨坏死,而且不用螺钉瞄准器,使螺钉偏离钉孔轴向等,导致骨感染、骨折延期愈合、骨不连及内固定失效,甚至复位丢失、骨折畸形愈合、创伤性关节炎等。例如,胫骨平台骨折未进行解剖复位就用空心加压螺钉对两髁加压固定,然后再用锁定钢板固定，或是直接便以锁定钢板固定；用传统的大切口，广泛剥离骨膜及骨折块附着的软组织，在直视下置入锁定钢板；用微创技术于肌肉下骨膜外、非直视下插入钢板时，如果解剖知识不足，将可能发生血管、神经损伤等。

因此，在采用锁定钢板固定时，必须严格按其固定原理和规范程序进行操作。要进行严格、规范的培训。固定前应制订合理的手术计划，对软组织进行准确评价。严禁按普通钢板的理论和操作方法进行固定。固定时应以牵引器或复位钳对骨折部位进行恢复力线、长度和使骨折靠拢，远离钢板的骨折块，可采用普通螺钉牵拉复位固定，以使骨折尽可能获得解剖复位。置入钢板时应以 X 线透视监控，防止钢板偏离骨干中心。置入钢板不可过短、螺钉不可过少，以骨折端能够获得牢固固定为宜。置入锁定螺钉时应采用生理盐水降温，防止骨坏死。置入锁定钉时，应以定位导向器定位，使锁定钉与钢板的偏角在 5° 左右，以分散锁定钉的应力，避免锁定钉完全垂直于钢板而导致锁定钉断裂。例如，进行胫骨平台骨折固定时，解剖复位后应尽可能以 1～2 枚拉力螺钉加压固定，以恢复关节面的平整，并应预留锁定钉的位置，以使骨折获得解剖复位和牢固固定的效果；尽可能采用微创技术置入钢板，采用远、近端皮肤切口将钢板置入肌肉下骨膜外时，应避开重要血管、神经的走行部位。

（五）去除钢板的时机不当

钢板内固定后，不同刚度的钢板造成应力遮挡的程度不同，导致骨质疏松的程度和时间也不同。根据 Wolff 定律，在功能载荷下，钢板的刚度越高，应力遮挡也越大，钢板下骨骼承受的载荷就越小，随着时间的延长，则骨质疏松越严重。但是，如果钢板去除过早，骨折愈合不够牢固，尤其是加压钢板固定后，骨折为一期愈合，骨痂量极少，骨的惯性力矩与抗弯力小，容易发生再骨折；去除过晚，由于应力遮挡时间过长，骨质疏松更为严重，亦容易发生再骨折等。

因此，必须重视和把握好钢板去除时机。骨折愈合后则应及时去除钢板，不应过早或过晚。钢板去除后，应注意保护骨折部位，2～3 个月避免剧烈活动，必要时可在支具的保护下或以石膏夹板外固定进行功能锻炼，促进骨痂更好塑形，增强其应变力，使骨量和骨质结构恢复正常。

二、髓内钉选择使用不当

髓内钉固定技术属于中心轴性固定，抗弯力强，是治疗四肢长骨折的常用方法。1940 年德国的 Kütschen 设计了 V 形髓内钉，在治疗股骨、胫骨和肱骨骨折中获得了良好效果。它具有牢固固定骨折端的性能，可免除外固定，且远离骨折部位闭合穿钉，避免了对骨折局部软组织和血供的破坏，因此，被广泛接受。根据髓内钉机械学性能和生物力学特点，髓内钉大致可分为 4 类，即普通髓内钉、带锁髓内钉、加压髓内钉和可膨胀髓内钉。

1. **普通髓内钉**　样式很多，以 Kütscher 钉和三刃钉为代表，按钉的横截面分 V 形钉、梅花钉、实心带槽钉等。还有多钉固定的 Ender 钉、双矩形钉和钢针等（图 10-30）。

2. **带锁髓内钉**　20 世纪 60 年代初，该类钉由 Kütscher 设计，经 Gross-kempf 改进，并研制了瞄准装置。也有多种形式，主要特点是髓内钉较粗，用于锁定钉 - 骨关系的锁钉均固定在长骨远离骨折部位的两端，有的固定时需扩大髓腔，其固定强度大，适应范围广泛。近年来，由于电视 X 线机影像增强技术，尤其是近年的手术导航系统的发展，带锁髓内钉得到广泛应用（图 10-31），在很多国家已成为长骨干骨折治疗的标准内固定方式。

3. **加压髓内钉**　髓内钉打入后，将骨折远端与髓内钉联锁固定，再在钉尾安装螺母，收紧螺母后对骨折端有轴向加压作用，促使骨折端紧密接触，加压固定，促进骨折愈合（图 10-32）。

4. **可膨胀髓内钉**　主体由合金柱状薄管和 4 根径向辐条组成，外形设计与骨髓腔的弯曲形状一致，远端呈锥形，近端有单向阀门。合金状薄管呈压缩折叠状，故直径较小，无须扩髓。压力泵向钉体内注入生理盐水后，其顺应髓腔的形态膨胀，钉体注水膨胀后直径可达膨胀前的 150%～160%，与髓腔紧密接触形如沙漏状，其抗扭力、抗折弯能力很强（图 10-33）。

使用时通常无须扩髓和使用锁定钉。其不同于带锁髓内钉依靠三点固定的机制，应力集中而容易断钉。2000 年意大利学者 Lepore 首先报道了此类髓内钉治疗骨干骨折的病例，早期疗效满意。

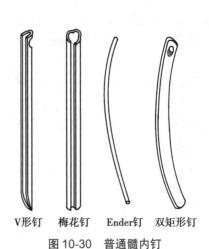

V形钉　梅花钉　Ender钉　双矩形钉

图 10-30　普通髓内钉

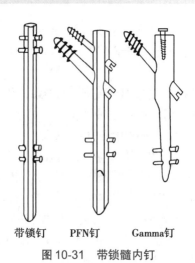

带锁钉　PFN钉　Gamma钉

图 10-31　带锁髓内钉

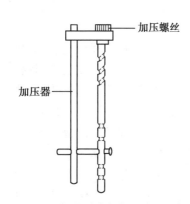

加压螺丝

加压器

图 10-32　加压髓内钉（Huckstep 钉）

髓内钉按内固定方式，分为闭合穿钉、开放穿钉和半开放穿钉，按扩髓与否又可分扩髓穿钉和不扩髓穿钉，按穿钉方向分顺行穿钉和逆行穿钉。如果对髓内钉的类型和性能了解不清，对该技术掌握不够，使用操作不当，将导致并发症。

（一）适应证把握不当

1. 普通髓内钉固定的适应证把握不当　V 形钉和梅花钉的防旋转、防短缩性能较差，如果用于固定骨干髓腔峡部以外骨折，如长骨干两端髓腔较宽部位的骨折，则由于髓腔宽大，髓内钉不能紧贴骨皮质而使固定后的骨折端不稳定而发生轴向移位，或由于骨折部位应力集中而导致髓内钉弯曲或断裂；儿童骨干骨折，粗大的髓内钉内固定，由于破坏骨骺将影响其骨骼发育；污染严重的开放性粉碎性骨折，清创不够彻底，术后感染趋向较大者，采用髓内钉固定，可能导致经久不愈的感染，甚至使固定失败等。粉碎性骨折、多段骨折进行固定，由于固定后的骨折端很不稳定，将导致患肢短缩畸形或髓内钉弯曲或断裂等。

因此，普通髓内钉通常只能用于髓腔峡部的横行骨折、短斜行骨折或短螺旋形骨折，也可用于部分髓腔峡部的蝶形骨折，但其骨折块必须能与主骨干牢固固定（图 10-34）。

若用于干骺端，则需用阻挡钉技术稳定骨折端。四肢长骨的髓腔峡部参照：肱骨为中 1/3 与远 1/3 交界处，尺骨为中段处，桡骨为中 1/3 与近 1/3 交界处，股骨为中段处，胫骨为中 1/3 与远 1/3 交界处。但儿童骨

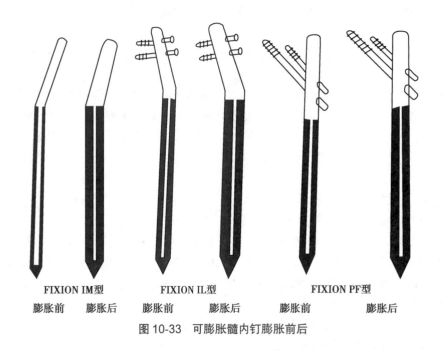

FIXION IM型　　　　　FIXION IL型　　　　　　FIXION PF型

膨胀前　膨胀后　　膨胀前　膨胀后　　膨胀前　膨胀后

图 10-33　可膨胀髓内钉膨胀前后

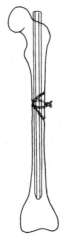

图 10-34　普通髓内钉固定股骨干蝶形骨折示意

干骨折不宜选用。粉碎性骨折、多段骨折，或严重污染开放性骨折清创后有感染趋向者，亦不宜采用。

2. 带锁髓内钉固定的适应证把握不当 带锁髓内钉的研制，使髓内钉的适应范围明显扩大，可用于斜行、螺旋行、粉碎行及髓腔峡部以外的骨干骨折。但如果其适应证把握不当，将导致并发症。例如，污染严重的开放性粉碎性骨折，若清创不够彻底，有感染趋向或已感染者，采用髓内钉固定，术后将可能发生难以控制的感染；干骺端骨折，即距关节面距离小于9cm的骨折，若选用带锁髓内钉固定，由于其抗旋转力明显不够，强度和刚度不足，则容易导致髓内钉应力集中而断裂；骨干的干骺端骨折，由于其髓腔大，采用髓内钉固定时，髓内钉会偏离骨干轴线，如果不采用阻挡钉技术，将会使骨折端后期发生轴向移位、成角、畸形愈合；儿童骨折，在一般情况下，不宜选用髓内钉固定，由于粗大的髓内钉可破坏其骨骺，将可能影响其骨骼生长发育；老年严重骨质疏松患者，采用髓内钉固定，由于其骨质过于脆弱，在固定过程中，将可能发生相邻部位骨折等。1周内的骨折患者采用髓内钉固定，有并发脂肪栓塞综合征的风险。

因此，严重污染的开放性粉碎性骨折，清创不彻底，或已有感染趋向者应慎用。清创彻底者，可选用不扩髓的带锁髓内钉固定。干骺端骨折，不宜采用带锁髓内钉固定。确需髓内钉固定者，如胫骨远端骨折，则可用1999年Krettek等提出的骨阻挡钉技术，即在置入髓内钉前，经皮于远骨折端向髓腔内置入1～2枚阻挡钉。阻挡钉的作用原理是"缩小"了胫骨远段髓腔的宽度，迫使髓内钉在髓腔内中心化，相当于增加了钉骨接触面，增强钉骨之间的稳定，消除了髓内钉与骨髓腔不匹配而产生的移动空间，使其满足髓内钉固定的"三点原则"，将不利于骨折愈合的剪切应力转化为有利于骨折愈合的轴向应力。阻挡钉的位置和方向，应依据术前X线片和术中骨折位置确定。若为限制骨折向前成角，平衡软组织张力，阻挡钉则置于胫骨中心轴线后侧，使髓内钉在其前方通过；若为限制骨折向外侧成角，阻挡钉应置于胫骨中心轴线外侧，使髓内钉在其内侧通过；若为限制骨折向内侧成角，阻挡钉应置于胫骨中心轴线内侧，使髓内钉在其外侧通过（图10-35）。

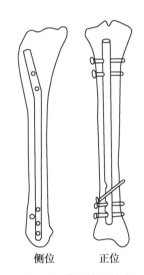

侧位　　　正位

图10-35　胫骨阻挡钉技术示意

阻挡钉通常应放置在发生畸形的凹侧，必要时亦可在凸侧，骨折的近端或远端，以此可获得骨折的复位和维持复位，增强骨折端的稳定。但股骨髁上骨折，可采用特制的股骨髁上逆行髓内钉固定。儿童骨折，慎用髓内钉固定。老年骨质疏松严重的患者，用髓内钉固定时应小心谨慎，防止发生相邻部位骨折。1周内的骨折，尤其女性股骨干骨折故应慎用髓内钉固定，待7～10天后可行髓内钉固定。

3. 加压髓内钉固定的适应证把握不当 加压髓内钉目前应用还不够广泛，如果粉碎性骨折、斜行骨折或螺旋形骨折，或骨干两端髓腔较宽大的骨折采用加压髓内钉固定，由于这类骨折属于不稳定性骨折，固定时若辅以轴向加压，会导致骨折端不稳定、重叠移位，髓内钉变形或断裂等。

因此，加压髓内钉只适用于骨折端骨皮质完整的单纯横行骨折，粉碎性骨折、斜行骨折或螺旋形骨折，则应慎用。

4. 膨胀髓内钉固定的适应证把握不当 该类髓内钉属于一种新型内固定物，批准应用较晚，目前国内还未普遍采用，据现有临床报道，旋转不稳定性骨折或横行骨折，如果使用膨胀髓内钉固定，由于其抗扭转负荷的能力明显不如带锁髓内钉，可能导致骨折旋转畸形；存在隐匿性微骨折或纵行骨折或骨的质量较差的患者（如患有先天性成骨不全），或骨折较复杂的患者，如果使用该类髓内钉，则可能导致骨质崩裂或肢体短缩畸形等并发症。

因此，膨胀髓内钉对旋转不稳定性骨折、横行骨折，或有隐匿性、纵行骨折，或骨的质量较差的患者应慎用，胫骨干骨折尤其AO分类的A型或B型骨折，股骨干骨折、肱骨干骨折、股骨转子下骨折、病理性骨折、骨质疏松性骨折，以及骨不连等均可使用。虽然这一新型内固定系统具有固定牢靠，抗扭转能力强，对扩髓没有要求，又具有微创、操作简便、可早期负重、骨折愈合快等优点，但Smith等在49例下肢干骨折使用膨胀髓内钉的治疗中，发现总的并发症发生率很高，为30.6%，并且这与骨折类型之间缺乏相关性。Steinberg等和Ozturk等的研究也分别有20.4%和12.5%的患者发生严重并发症。

（二）髓内钉选择使用不当

髓内钉的选择使用是否合适，直接影响骨折固定效果。如果选择髓内钉直径过小，无论是普通髓内钉还是带锁髓内钉，都会由于其机械强度和生物力学强度不够而导致髓内钉变形或断裂，使固定失效。同时，由于骨皮质不能紧握过细的髓内钉，导致骨折端产生滑移、旋转或成角畸形。选择髓内钉直径过大而勉强击入，可能导致髓内钉嵌顿，难以击入和拔出，或在置入过程中，由于置入困难而不得不再次扩大髓腔，导致骨皮质过薄而骨折固定不牢固；髓内钉过长，则可能击入关节腔，发生创伤性关节炎或外留残端过长，影响关节活动，发生局部滑囊炎；髓内钉过短，其抗弯曲、抗剪力和轴向固定力均明显减弱，将导致骨折移位、变形，或髓内钉断裂；尺桡骨双骨折采用无防旋转性能的克氏针髓腔内固定，由于前臂的旋转活动将会使骨折端不稳定、旋转移位，甚至造成骨不连、骨折延期愈合或畸形愈合等。

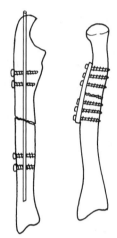

因此，在行髓内钉固定前，对各种类型髓内钉的机械性能和生物力学性能应详细了解，按骨折部位、类型等选择长度与直径合适的髓内钉。同时，应备齐各种器械。在选用普通髓内钉内固定时，应首选梅花钉，而V形钉由于其强度不足目前已弃用。若要选用V形钉，可用较细的双钉固定，以增强其刚度和防旋转性能。通常选择髓内钉的长度为股骨干长度（大转子至股骨外侧髁）减去2～4cm；胫骨长度（从胫骨结节至内踝）减去2～4cm；尺桡骨长度减去3～4cm；肱骨长度（肩峰至尺骨鹰嘴）减去3～4cm。选择髓内钉的直径为X线片显示骨髓腔最狭窄部直径减去1～2mm（X线片距球管为80cm）。选择髓内钉直径过大，打、拔极其困难者，为防止打、拔时发生大出血、休克、脂肪或空气栓塞等并发症，可将外露髓内钉残端锯除，另选其他方法固定，如采用镍钛形状记忆合金环抱固定器或锁定钢板单皮质固定等。骨折愈合后，由于紧贴髓内钉处的骨皮质被吸收导致萎缩，髓内钉会松动而拔出。尺桡骨骨折，不宜采用钢针行髓腔内固定，应尽可能选用钢板螺钉或用带锁髓内钉固定，也可选用一侧钢板螺钉固定，另一侧用髓内钉固定，防止骨折端旋转不稳定（图10-36）。四肢长骨干骨折固定选择髓内钉的规格（表10-1）。

图 10-36　尺桡骨骨折内固定示意

表 10-1　四肢长骨干骨折常用髓内钉规格

四肢长骨名称	长度 /cm	直径 /mm	厚度 /mm
股骨	28～40	7～12	1.2
胫骨	20～30	7～9	1.2
肱骨	20～25	6～8	1.2
尺骨	18～23	2～4	0.8
桡骨	15～20	2～4	0.8

（三）髓内钉固定操作方法不当

1. 普通髓内钉固定操作不当　通常闭合穿钉对供给骨皮质2/3的髓腔内滋养动脉血供有部分破坏，在开放穿钉中，如果剥离骨膜及软组织过多，会使骨折端血运进一步破坏，导致骨折延期愈合或骨不连；闭合穿钉时，如果骨折端复位不良，将会使置钉困难或打入过程中骨折端进一步移位，固定后骨折端不稳定、应力集中，导致髓内钉弯曲、变形或断裂。在扩髓固定中，扩髓过大会使骨质不能紧贴髓内钉，造成骨折端滑移、固定不牢固、应力集中，肢体短缩、旋转畸形，或髓内钉弯曲、断裂等；扩髓不够会使髓内钉打入、拔出均十分困难或骨折远端分离，术中"骑虎难下"。在髓内钉打入过程中，骨折远端未施轴向对抗力，会使骨折端分离或旋转畸形，固定不牢固，髓内钉变形或断裂，骨折延期愈合或骨不连；髓内钉置入后，其残端留置过长将影响其关节功能，留置过短可能使髓内钉滑入髓腔内，造成去除困难等。

因此，开放穿钉固定时，应尽可能减少对软组织和骨膜的剥离，尤其要保护骨膜与骨折块的连接。闭合穿钉时，首先必须使骨折端解剖复位，防止髓内钉的尖端顶住复位不良的骨折远端骨皮质，使骨折端分离。若遇此情况，应将骨折远端重新复位，或重新调整髓内钉置入方向。难以复位的骨折端和粉碎性骨折块，仍应争取闭合穿钉和不扩髓穿钉，必要时可行小切口开放直视下复位，将骨折块捆扎固定。因为普通髓内钉固定,骨折端应有良好解剖复位,碎骨块应牢固地固定,只有这样,才能维持骨折端的力学稳定性。固定时是否扩髓,应视髓腔峡部和所选择的髓内钉而定。髓腔偏窄者需扩髓,以保证使用足够强度的髓内钉。但过窄者则不宜采用髓内钉固定。原则上,中国人扩髓至12~13mm,扩髓过大会导致骨与钉接触面积的比率明显降低,而适当扩髓可以增加骨折端的骨与钉的接触面积,增强骨折端的力学稳定性,同时,不愈合的陈旧性骨折,扩髓时产生的骨屑亦可能促进骨折愈合。开放性骨折,尽可能采用不扩髓固定,防止扩髓时将创面内的污染细菌带入髓腔,引起深部感染。此外,在髓内钉固定中,无论扩髓与否,选择的髓内钉均应小于髓腔狭窄部和髓腔扩大器直径1mm,因为在髓腔扩大器的可屈性钻头沿弧形髓腔管刨削前进时,钻头碰到硬的骨皮质会产生跳跃,造成扩大后的髓腔并不是一个完整的轴向圆周,常留有硬的骨嵴,故穿入的髓内钉直径应比髓腔扩大器直径小1mm。在置钉过程中,应对骨折远端施以轴向对抗力。置钉后骨折远端分离者,应拔出髓内钉,行骨折远端扩髓后再置钉。髓内钉残端留置应适当,以去除髓内钉时拔出器可插入钉孔为宜,不可过长或过短。

2. 带锁髓内钉固定操作不当 带锁髓内钉与普通髓内钉的最大区别为前者直径较大,两端有锁钉。实验表明,髓内钉直径增加1mm,则强度大大增加,如直径8mm的髓内钉强度较7mm的强度增加70%,直径9mm较7mm增加2.73倍。此外,带锁髓内钉一端或两端以锁钉固定于骨皮质,克服了普通髓内钉对不稳定性骨折不能控制骨折端旋转和短缩的缺点,尤其是可用于股骨和胫骨的部分粉碎性骨折,或髓腔峡部以外骨折的固定。但如果不依据骨折类型选择合适类型和规格的髓内钉,或操作不当等,将导致相应的并发症。

(1)选用髓内钉的规格不当:如果选用的髓内钉直径过小,则将使骨折端滑移,固定强度不够,过大将造成劈裂骨折或骨折间隙增大;髓内钉过长,则可能穿入关节腔,过短则会因其抗旋转和抗弯性能减弱,导致骨折端旋转和成角畸形等。

因此,固定前应依据健侧肢体的髓腔大小、骨干长度及骨折部位等,选择适合类型和规格的髓内钉,防止由于选钉不当,造成手术操作困难并影响固定效果。

(2)静力性固定或动力性固定使用不当:采用静力性固定或动力性固定,主要是针对下肢骨折而言。动力性固定,是指锁钉仅置入髓内钉一端的锁钉孔内,即髓腔峡部以外的骨折一端,另一端通过髓腔内的髓内钉固定,骨折远、近端在纵轴,于载荷状态下受压靠拢。静力性固定,是指锁钉置入骨折远、近端的髓内钉锁钉孔内,限制了骨折端的轴向靠拢和旋转移位,骨折端在载荷下无压应力(图10-37)。

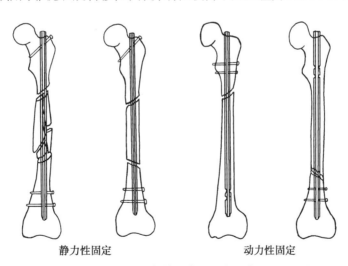

静力性固定 动力性固定

图10-37 带锁髓内钉固定示意

如果使用不当,将难以获得满意的固定效果。该用动力性固定者,却用了静力性固定,则由于骨折端无压应力而导致骨折延期愈合或骨不连。该用静力性固定者,却进行动力性固定,则由于骨折端的滑移,使骨折端不稳定,髓内钉或锁钉断裂,患肢短缩畸形。例如,股骨干髓腔峡部近侧骨折,将锁钉置于远、近骨折端两侧,使骨折端间无压应力,则会影响骨折愈合;将锁钉置入股骨远侧端,则由于近侧骨折端髓腔大而固定后不稳定,在应力下向远侧滑移,导致骨折端移位,或由于应力集中而髓内钉断裂。髓腔峡部远侧骨折,将锁钉植于骨折端两侧,使骨折端间无压应力,则影响骨折愈合;将锁钉置入股骨近侧端,会使骨折端滑移、短缩,或应力集中而髓内钉变形、断裂。严重粉碎性骨折,采用动力性固定,将导致骨折端骨折块的压缩移位、骨折端不稳定、患肢短缩畸形。此外,如果将静力性固定过早变为动力性固定,则由于骨折愈合不牢固,造成粉碎性骨折端压缩变形、骨折移位等。

因此,在固定前应明确动力性固定和静力性固定的原理及性能,依据骨折的不同部位和类型正确选择固定方式。例如,股骨或胫骨髓腔峡部近侧骨折,采用动力性固定时,应将锁钉固定在骨折近侧端锁钉孔内;髓腔峡部远侧骨折,则应固定于远侧锁钉孔内。粉碎性骨折、骨缺损、粉碎性骨折块难以牢固固定于主骨干者,应采用静力性固定,即骨折端近侧和远侧端均置入锁钉。在固定后期,大量骨痂形成后,可将远离髓腔峡部一侧的锁钉去除,由于该处锁钉对骨折端的力学稳定性能较小,去除后对其稳定性影响不大。这样使静力性固定变为动力性固定,增加骨折端的纵向压应力,促进骨折愈合与新骨塑形,并增强骨折部位的骨质强度,防止再骨折(图 10-38)。

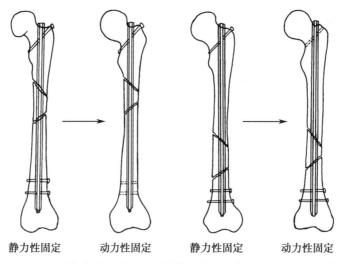

静力性固定　　　动力性固定　　　静力性固定　　　动力性固定

图 10-38　骨折临床愈合后及时将静力性固定变为动力性固定示意

(3)严重粉碎性骨折复位不良:严重粉碎性骨折或有骨缺损者,复位不良或未与健侧肢体的长度和 X 线片对照,随意进行静力性固定,则可能使被固定后肢体短缩、延长或旋转畸形;若采用动力性固定,将导致患肢短缩畸形等。

因此,固定前应准确测量健侧骨干长度。以健侧为标准,恢复患肢的长度,并尽可能使骨折端获得解剖复位并恢复力线。术中应以 C 臂监测评估复位固定效果。严重粉碎性骨折或有骨缺损者严禁用动力性固定。

(4)锁钉置入不当:如果髓内钉与锁钉定位器的连接不够紧密,将导致锁钉置入困难;锁钉未置于锁钉孔内,失去其锁定性能,将导致固定失效。在临床上,有时置入远侧锁钉较为困难,主要原因是当髓内钉穿入髓腔后,由于骨干弧度和髓腔峡部的不同,髓内钉和锁钉定位器的关系会有所改变,将导致定位器定位偏差,髓内钉锁钉孔与定位器置钉孔不吻合。如果用克氏针探测锁钉孔时操作不规范,则锁钉将难以顺利置入锁钉孔;如果为了缩短手术时间,将锁钉孔的 2 枚锁钉中只置入 1 枚而空置 1 孔,则骨折端不稳定,影响骨折愈合,亦将使空置锁钉孔处应力集中,髓内钉自该处断裂。此外,置入锁钉过长,会磨损皮肤引起疼痛;过短,未穿过对侧骨皮质,则固定不牢固,锁钉容易松脱、断裂,失去锁定性能等。

因此,在置入锁钉前,必须拧紧髓内钉和定位器间的所有连接螺丝,防止连接部件松动而造成定位不准确。置入锁钉后,应行 C 臂检查。正位像,髓内钉内外缘的半月形钉孔切迹消失;侧位像,在锁钉的位置看不到钉孔,则表示锁钉位置正确。远侧钉孔位置的寻找,可在定位器下,以直径 2.0~2.5mm 的克氏针探测。当克氏针钻入后,同上述方法用 C 臂检查,证实克氏针确实穿过钉孔后,再行标准钻孔,固定锁钉,避免反复寻找钻孔而使钉孔扩大,锁钉松脱。术中对所有锁钉孔均应置入锁钉,尤其是远侧骨折端必须置入 2 枚锁钉,以增强其固定强度和抗旋转性能。在不具备 C 臂等设备的情况下,由于术中锁钉难以定位,应慎用带锁髓内钉,防止锁钉置入失误而导致内固定失效。近年来,应用计算机导航系统,可以进行闭合复位和检查髓内钉的置入位置,提高了闭合锁钉置入的准确性,有效地缩短了手术时间,避免了长时间的 X 线辐射对患者和医务人员的伤害,亦提高了手术质量。

（5）髓内钉偏离骨干轴线:每一长骨干均有中轴线。如果钉的置入偏离中轴线,将导致骨干中轴线的改变,造成患肢畸形,尤其对髓腔峡部以外的骨折,更易造成钉的偏移。例如,股骨或胫骨骨远段骨折,置钉后远段骨髓腔较大,髓内钉在髓腔内的移动性仍较大,如果骨折远端在不稳定状态下未采用穿髓阻挡钉的技术进行控制,未能增强内固定系统的稳定性,将导致骨折端不稳定、骨折移位。胫骨骨折伴有远端骨折块时,不使用阻挡钉以利于对线并避免后期轴向移位,而只用交锁钉固定,则可导致膝内翻畸形。

因此,置钉时首先应注意导针的位置,必须将其置于骨干中轴线上。例如,股骨干骨折,必须在转子窝与大转子的弧形交界处进针（图 10-39）,即大转子最高点内侧;胫骨必须在胫骨结节近侧和胫骨髁间区下方。手术中,助手应保持骨折远、近两端的中轴线一致,在骨折远端的髓腔宽大处,锁钉前可在髓内钉周围置入穿髓阻挡钉,再使用阻挡钉有利于对线并避免后期轴向移位。阻挡钉应置于骨折成角的凹侧,以平衡软组织张力。由于胫骨远端骨折常易向前内侧移位,故阻挡钉通常置于髓内钉内侧。

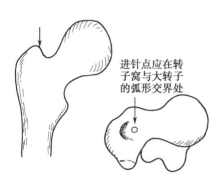

进针点应在转子窝与大转子的弧形交界处

图 10-39　股骨近段导针进针点示意

（6）阻挡钉技术使用不当:置入阻挡钉距骨折端过近或骨折端存在隐匿性骨折者可导致置钉处骨折;斜行骨折或粉碎性骨折,如果未在 X 线透视下明确评估置钉部位有足够的骨皮质获得双皮质固定,或反复钻孔置钉,将导致置钉处骨折。阻挡钉置入距髓内钉过远,将会使阻挡失效;距髓内钉过近,甚至置于轴线上,将会使髓内钉无法置入。

因此,在阻挡钉者入前,应拍摄 X 线片或行 CT 检查,明确骨折端是否存在隐匿性骨折,应在距骨折端 3～5cm 处置钉。斜行或粉碎性骨折,应明确评估置钉部位有足够的骨皮质获得双皮质固定,尽可能避免反复钻孔置钉。阻挡钉的置入距髓内钉不可过远,亦不可过近,更不能置钉于髓内钉进针点的中央。应以能够获得改善骨折对位、维持骨折端稳定为目的。

3. 加压髓内钉固定不当　加压髓内钉目前并未广泛应用,它是普通髓内钉的改型,钉尾有可控制钉尖两翼张开的螺丝及加压螺丝,最大可产生 650kg 的压力,足以使骨折端压拢。由于加压髓内钉对骨折端有较大的压应力,粉碎性骨折、斜行骨折和螺旋形骨折等不稳定性骨折使用时,如果压力过大,则会使骨折端滑移,肢体短缩畸形。

因此,加压髓内钉仅适于髓腔峡部的横行骨折、短斜行骨折等稳定性骨折,而且加压的力度也要适当,以免发生相关的并发症。

4. 膨胀髓内钉固定不当　该类髓内钉的固定压力主要是对合金柱状薄管注水加压后产生压力,使其钉体膨胀,紧贴髓腔内壁,但其有一短暂的适应过程,如果一次加压过大、过猛,将导致骨皮质劈裂;压力未稳定而过早拔去压力泵,将可能使压力回缩,影响固定效果。

因此,向钉体内注入生理盐水加压时,应反复、多次地逐步缓慢加压,切忌一次加压过大、过猛,膨胀过程中压力达到预定值[髓内钉加压 50～70bar,股骨头内拉力螺钉加压 90～120bar（1bar=100kPa）]并稳定且不再回落后,膨胀才完成,方可拔去压力泵。

三、螺钉固定选择使用不当

螺钉内固定治疗骨折,用途广泛,可单独使用,也可与其他内固定器材联合使用。螺钉种类繁多,性能各不相同,通常可分为两大类:AO（ASIF）螺钉和普通螺钉,前者又可分为骨皮质钉和骨松质钉。AO 螺钉和普通螺钉有着根本的区别。AO 螺钉钻孔后,必须先用丝锥攻丝,在骨孔内壁攻出阴螺纹后方可拧入螺钉,其螺纹比普通螺钉更水平,且较深,螺钉前端无沟槽（图 10-40）。

由于 AO 螺钉不能自行攻出骨内螺纹,又称非自攻型螺钉,其直径各不相同。AO 骨皮质螺钉全长均有螺纹,直径为 2.2~4.5mm,用于加压钢板内固定。若需将其用于骨折块间加压固定,则应将入钉侧的骨孔稍扩大,变成滑动孔,使其产生加压固定作用,可用于较大块的粉碎性骨折、斜行骨折或螺旋形骨折固定(图 10-41)。

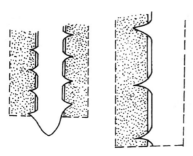

图 10-40 AO 螺钉(非自攻型螺钉)拧入骨内较深

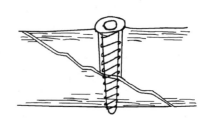

图 10-41 AO 骨皮质螺钉的加压固定法示意

AO 骨松质螺钉为半螺纹螺钉,螺杆、螺纹均较粗大,直径各不相同,能较牢固地抓住骨松质,有较强的加压固定性能(图 10-42)。

普通螺钉,在钻孔后,可直接将螺钉拧入,骨孔内螺纹是由螺钉在拧入过程中自行攻出的,该螺钉前端有一攻丝沟槽,故又称自攻型螺钉。此螺钉全长均有螺纹,直径 3.3mm,用于一般内固定(图 10-43)。

Herbert 钉是 Herbert 和 Fisher 近年来研制的一种双头加压螺钉,其主要结构为两头螺纹的螺距不同,置入时产生加压作用,有坚强的固定效果,钉尾可埋入骨质中(图 10-44),主要用于手舟骨骨折的治疗。目前有学者用不同型号和规格的 Herbert 钉治疗股骨颈、股骨转子间、距骨颈、垂直剪切型内踝、跗跖关节等骨折获得较好的疗效。

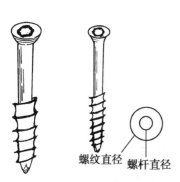

图 10-42 AO 骨松质螺钉

螺纹直径　螺杆直径

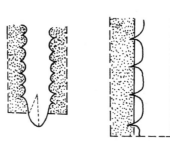

图 10-43 普通螺钉(自攻型螺钉)仅拧入骨内少许

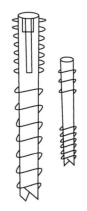

图 10-44 Herbert 钉

Herbert 钉为两头螺距不同的双向加压螺纹,钉尾可埋入骨质中。

(一)适应证把握不当

螺钉的抗折弯力只有骨皮质强度的 1/3,抗扭转力只有骨皮质强度的 1/150。因此,单独用螺钉固定骨干骨折,其强度是不够的。如果对此认识不足,长骨干斜行骨折、螺旋形骨折或粉碎性骨折单纯用螺钉内固定,术后也不用外固定加强,则由于其固定强度不够而导致螺钉断裂、脱出,骨折端移位、成角畸形或骨折端自螺钉处断裂等。股骨颈骨折,若用 1~2 枚空心加压螺钉固定,则由于其固定强度不够且无防旋转性能,将导致螺钉断裂、骨折移位、骨折延期愈合或骨不连等。

因此,单纯用螺钉固定骨折仅适用于单纯撕脱骨折,如内踝、肱骨内外髁、肱骨大结节(图 10-45)及股骨颈骨折等。

长骨干斜行骨折、螺旋形骨折或蝶形粉碎性骨折等,若采用螺钉固定,则必须附以其他如石膏、支架或

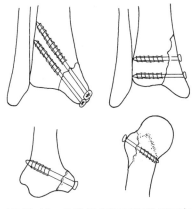

图 10-45　单纯用螺钉固定骨折示意

骨外固定器固定。同时应至少采用 3 枚螺钉固定，其中 1 枚应垂直于骨折面固定。其他类型骨干骨折的内固定，则应辅以钢板配套使用。股骨颈骨折，以空心加压螺钉固定时，如无特殊情况，通常应置入 3 枚空心加压螺钉，否则会由于其固定强度和防旋转性能不够而使固定失效。

（二）螺钉选用不当

选用螺钉的长度、直径大小及类型等是否合适，均影响其固定效果。如果选用不当，将导致固定失效，甚至造成血管、神经损伤等。例如，选用螺钉过短，未穿过对侧骨皮质，甚至只穿过一侧骨皮质，其固定强度不够，将难以获得牢靠固定的效果；选用螺钉过长，则可能造成对侧重要血管、神经损伤，或由于钉端刺激周围软组织，引起疼痛、滑囊炎、关节功能障碍等。有报道在治疗股骨干粉碎性骨折中，由于螺钉过长而造成股动脉损伤的严重并发症。选用螺钉直径过大，尤其是小儿干骺端骨折，可造成骨骺损伤，对小骨折块则可能使骨折块碎裂；选用螺钉直径过小，由于其强度不够，可导致螺钉松脱或断裂。选用螺钉类型时，如果不区别加压螺钉与普通螺钉、骨松质螺钉与骨皮质螺钉的不同固定强度和生物力学性能，将导致固定失效。例如，将骨松质螺钉用于骨皮质固定，则加重骨皮质损伤，甚至导致骨皮质劈裂骨折；将骨松质螺钉用于加压固定时，若选用的螺钉螺纹过长，未能使全部螺纹通过骨折线，则难以获得加压固定的效果（图 10-46）；将骨皮质螺钉用于骨松质固定，则由于螺钉的螺纹细小，对骨质把持力度不够，将导致螺钉松动或拔脱等。

因此，选用螺钉固定前，应认真分析骨折类型，熟悉各种类型螺钉的规格、机械力学和生物力学性能，以及固定原理，选用合适的螺钉。选用螺钉长度，以将钉拧紧后，钉尖超过对侧骨皮质 1～2 个螺纹为宜。直径小的骨折，如指／趾骨，尤其小儿干骺端骨折，不可选用直径过大的螺钉，以免造成骨质碎裂或小儿骨骺损伤。直径大的骨干或骨折块较大者，不可选用直径过小的螺钉，以免其强度不够，使螺钉断裂。在使用过程中，各类型及规格的螺钉，均不可随意替换使用。例如，普通螺钉不能随意替代骨松质螺钉或 AO 螺钉，骨松质螺钉的螺纹比较粗大，在旋入过程中，不易滑丝松动，且有较强的加压性能，但只能用于骨松质骨折的内固定。骨松质螺钉的螺纹仅在钉的前端，其全部螺纹必须超过骨折线，而螺纹亦不可过长，否则难以获得加压固定效果（图 10-46）。骨皮质螺钉较骨松质螺钉的螺杆、螺纹均细，整个螺杆均有螺纹，拧入骨皮质后，螺纹与骨皮质接触较紧密。

（三）螺钉固定操作不当

螺钉固定的操作技术，对固定效果十分重要。如果操作不当，将影响固定效果。如选用钻头和螺钉直径不相匹配，钻头直径过大，会使螺钉松动而固定失效，过小，会使螺钉拧入困难，若暴力拧入，则可能使骨孔劈裂或损伤螺帽而进退两难；使用骨松质螺钉时，暴力向前推挤，将螺钉直接推入骨内，则破坏了骨孔内的骨螺纹，导致螺钉松动；拧入骨松质螺钉时，为了对骨折端更进一步加压，最后几圈拧入过紧，使螺钉原地打转、滑丝，或由于未加垫片，使钉尾陷入骨皮质内，失去加压固定效果；用非自攻型骨皮质螺钉固定钢板时，对骨孔未用丝锥攻丝，强力旋入螺钉，将导致骨孔内骨螺纹的微骨折，使螺钉失去与骨的把持力，固定失效；用骨皮质螺钉加压固定骨折块时，未将入钉侧骨孔扩大，变成滑动骨孔，使骨折块固定后，骨折间隙仍存在而失去加压固定效果（图 10-47）。

固定骨干斜行骨折或螺旋形骨折时，将螺钉全部垂直于骨折面或骨折线，无垂直于骨干固定的螺钉，则由于其抗弯性能较弱，将导致骨折移位、患肢短缩（图 10-48）等。

螺钉置入骨折间隙，不但无固定效果，而且影响骨折愈合；骨皮质螺钉未通过对侧皮质，将导致固定不牢固甚至脱出；螺钉置入对骨侧皮质过长，将导致对侧重要血管、神经损伤。

因此，在用螺钉固定前，首先要选择互相匹配的钻头、攻丝锥及合适类型和规格的螺钉等。例如，普通自攻型螺钉的直径约 3.3mm，则应选用 3.0mm 的钻头，无须攻丝。用 AO 骨皮质螺钉固定时，通常其螺柱为 3.0mm，螺纹直径为 4.5mm，应选直径 3.2mm 钻头，以 4.5mm 丝锥攻丝。选用骨皮质螺钉加压固定斜行、螺旋形或蝶形骨折块，或对骨折间隙有分离的骨折进行加压固定时，对侧皮质钻孔 3.2mm，入钉侧孔则用和螺纹直径相同的钻头钻孔，使其成为滑动孔（见图10-47）。应注意，对螺旋形骨折或斜行骨折以螺钉固定时，螺钉必须垂直骨折面固定，并穿经两骨折块的中央部，且又有螺钉与骨干纵轴垂直，否则在加压后骨折块间会出现移位（图10-49）。蝶形骨折块以螺钉固定，螺钉应置于骨干纵轴垂线和骨折线垂线夹角之间（图10-50）。

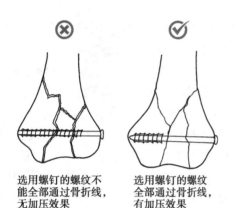

图10-46　骨松质螺钉用于加压固定示意

选用螺钉的螺纹不能全部通过骨折线，无加压效果

选用螺钉的螺纹全部通过骨折线，有加压效果

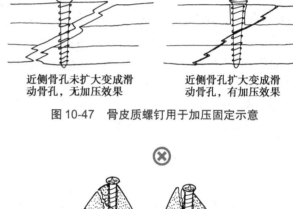

图10-47　骨皮质螺钉用于加压固定示意

近侧骨孔未扩大变成滑动骨孔，无加压效果

近侧骨孔扩大变成滑动骨孔，有加压效果

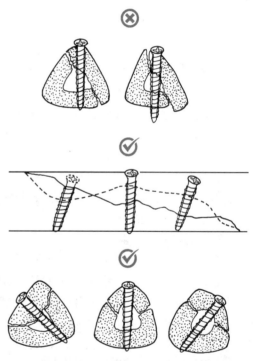

图10-49　螺钉应置于骨折块中央，且应有螺钉与骨干垂直

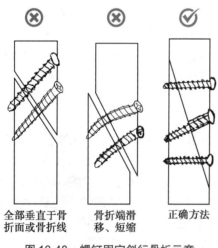

全部垂直于骨折面或骨折线

骨折端滑移、短缩

正确方法

图10-48　螺钉固定斜行骨折示意

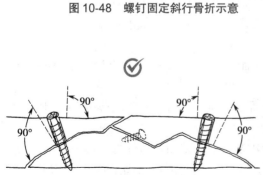

图10-50　固定骨折块，螺钉应置于骨干纵轴垂线与骨折面垂线的夹角之间

需特别强调的是，垂直于骨折面的螺钉不能防止骨折短缩移位，若固定目的是为防止骨折短缩畸形，则必须将螺钉垂直于骨干纵轴拧入，否则骨折端将会滑移。如长斜行骨折、螺旋形骨折，主要固定螺钉必须与骨干纵轴垂直（见图10-48）。用骨皮质螺钉固定骨折时，必须以丝锥攻丝，严禁强行由骨孔拧入螺钉，防止由于骨孔内壁的微骨折而使螺钉松动。螺钉、钻头、丝锥匹配比例见表10-2。

用骨松质螺钉固定干骺端骨松质骨折，拧入螺钉时不可暴力推挤；螺钉拧紧后不可为了"锦上添花"再拧几圈加压。通常情况下，应对螺钉的钉尾加垫片，防止螺钉陷入骨内。螺钉置入距骨折端不可过近，更不许置入骨折间隙。骨皮质螺钉必须通过对侧皮质，且不可过长，以穿过 2 个螺纹为宜。

表 10-2　AO 螺钉及所需钻头和丝锥比例

螺钉类型	螺钉直径 /mm	钻头直径 /mm	丝锥直径 /mm
骨皮质螺钉	4.5	3.2	4.5
	3.5	2.5	3.5
	2.7	2.0	2.7
	2.0	1.4	2.0
骨松质螺钉	4.5/6.5	3.2/4.5	4.5/6.5
	4.0	2.5	4.0
踝螺钉	4.5	3.2	4.5

四、钢丝、钢针固定选择使用不当

（一）钢丝固定不当

1. 适应证把握不当　与其他固定材料的固定强度相比，钢丝固定的强度更小，大的骨折块，单纯用钢丝固定，将难以获得牢固固定效果。单纯以钢丝固定锁骨骨折、桡尺骨骨折而失效者，并非鲜见。

因此，钢丝通常不可作为骨折固定的主要方式，一般应与钢板、钢针、髓内钉、骨外固定器等固定器材联合使用。例如，四肢骨干骨折，钢丝固定仅作为对粉碎性骨折、斜行骨折或螺旋形骨折块固定的辅助加强。在特殊情况下，颈椎后路融合及指骨、掌骨或髌骨等斜行骨折或小骨折块可单独使用。但对其中较大的骨折块，也应与克氏针或螺钉等联合使用，加强固定牢固度。近年来研究表明，钢丝环形绑扎骨干骨折，可能对骨干起止血带的作用，影响骨折端血运，导致骨折延期愈合或骨不连，因此尽可能慎用钢丝环扎骨干，即便使用，也不可采用直径过大的钢丝。

2. 钢丝固定操作方法不当　单纯以钢丝固定骨折，如果只扎一处，则由于应力集中而容易导致骨折端移位；在骨干粗细相接处环扎固定，由于钢丝有向细处滑移的趋向而松动，使固定失效；环扎固定时，只扎一圈，亦容易松动而失效；在用钢丝联合其他方法固定时，有时容易将钢丝安置于软组织，如肌腱、肌肉或韧带的表面，而未能紧贴骨面，在以后的应力活动中，由于钢丝对韧带或软组织的切割而使钢丝松弛，导致固定不牢固。如以克氏针钢丝张力侧固定髌骨骨折时，未能紧贴髌骨骨面与克氏针的交界处结扎，在以后的关节活动中由于钢丝对股四头肌腱和髌韧带的切割而松弛，使其难以发挥张力侧的固定作用，导致骨折块移位。拧紧钢丝时若不注意方法，用力不均匀，或钳夹部位不恰当，将导致钢丝松脱或绞断钢丝；钢丝环扎在骨干的骨膜外，可能影响骨折端血运；将钢丝的扣结置于重要血管、神经行经部位，将可能导致血管、神经损伤等。

因此，较大骨折块或斜行骨折，慎用钢丝固定。若需固定，则应捆扎 2 处以上（图 10-51）。固定骨干粗细相接部位时，为防止钢丝向细处滑移而松脱，应在绑扎的骨皮质上钻孔，将钢丝穿过骨孔捆扎固定（图 10-52）。以钢丝行张力侧固定时，如尺骨鹰嘴骨折、髌骨骨折或内踝骨折等，则应将钢丝紧贴于骨皮质与克氏针交界处结扎，以增强其固定的牢固程度。具体操作是沿穿过肌腱或韧带的克氏针纵行切开肌腱或韧带，显露骨皮质和克氏针交界处后再安置钢丝（图 10-53）。拧紧钢丝时，作用于 2 根钢丝上的力要均匀，防止 1 根钢丝缠绕在另 1 根钢丝上而松脱断裂（图 10-54）。以钢丝钳夹持拧紧钢丝时，应钳夹在钢丝交叉的后边这样就不容易绞断钢丝。钢丝尽可能置于骨膜外，以免影响骨折端血运。行钢丝扣结时，应远离重要血管、神经，防止其卡压或损伤血管、神经。

（二）钢针固定不当

1. 适应证把握不当　钢针有多种型号和规格，直径在 2.5mm 以上的称为骨圆针（又称 Steinmann 针或

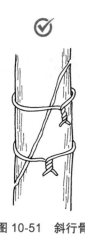

图 10-51 斜行骨折捆扎钢丝法示意

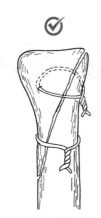

图 10-52 骨干粗细相接部位捆扎钢丝法示意

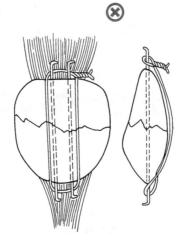

钢丝浮于肌腱表面

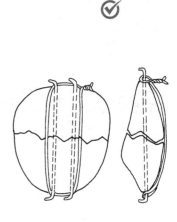

钢丝紧贴肌腱附着处骨面固定

图 10-53 韧带、肌腱附着处的钢丝固定方法示意

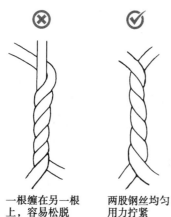

一根缠在另一根上，容易松脱　两股钢丝均匀用力拧紧

图 10-54 拧紧钢丝的力度示意

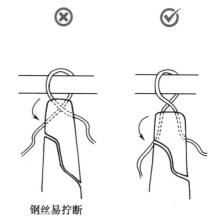

钢丝易拧断

图 10-55 用钢丝钳夹持钢丝拧紧法示意

斯氏针），直径在 0.9～2.5mm 的称为克氏针（Kirchner 针）或细钢针。由于其直径不同，固定强度和对骨折端固定后的稳定程度各不相同。如果对适应证把握不当，可导致固定失效或并发症等。例如，四肢骨干骨折，尤其是下肢骨干骨折，如股骨干或胫骨干骨折或粉碎性骨折以钢针固定时，由于其固定强度不足，即使是 3.5mm 的骨圆针，单纯以钢针固定，也将难以获得牢固的固定效果；某些部位的骨折，如尺骨鹰嘴、肱骨髁、髌骨、内外踝及跟骨等骨折，单纯以钢针固定，不联合应用其他固定材料如钢丝、螺钉等加强，亦难以获得牢靠固定的效果；前臂双骨折，如果均选用钢针固定，由于其抗旋转性能差，将会使骨折端旋转和不稳定等。

因此，载荷较大的下肢骨干骨折，尤其股骨或胫骨干骨折，原则上不应单纯用钢针固定，尽可能与其他内固定器材配合使用。应力不大的骨干骨折，或某些特殊部位的骨折，如肱骨外科颈骨折、肱骨髁上骨折、肱骨内髁骨折、指骨骨折及部分跟骨骨折等，可选用克氏针固定。在特殊情况下，如不具备空心加压螺钉固定的设备和条件，也可对股骨颈骨折采用多根钢针内固定（图 10-56），但在条件具备的情况下尽可能慎用。

肱骨髁、尺骨鹰嘴、髌骨、内外踝、跟骨等骨折可选用克氏针钢丝或螺钉张力侧固定，或联合固定，术后适当辅以石膏、支具或夹板外固定，通常可获得良

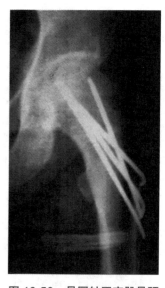

图 10-56 骨圆针固定股骨颈骨折案例

好固定效果。前臂骨折，不应首选钢针固定，尤其是前臂旋转轴两端骨折，如桡骨近段或尺骨远段，由于其骨干的旋转活动较大，固定后骨折端难以稳定，容易造成骨折延迟愈合或骨不连。而尺骨近端和桡骨远端骨折，对无条件者可适当采用钢针固定。总之，在选用钢针固定骨折时，必须依据骨折类型、钢针的机械强度及生物学强度等选用合适的钢针，切忌盲目性和随意性。

2. 钢针固定操作不当　钢针固定某些部位的骨折，简单、实用而有效。但如果操作不规范，将难以获得满意的固定效果，导致并发症或使固定失效。例如，小骨折块，选用直径较大的钢针固定，则可能将骨折块挤压碎裂，使固定失效；较大骨折块，如果采用过细钢针固定，如成人肱骨髁上骨折，选用 1.5mm 钢针，则由于固定的强度不够而固定失效；钢针的进针点和出针点距骨折端过近（图 10-57A），固定后由于应力集中而使骨折移位，钢针折弯或断裂；固定后，针尾留置过长，将刺激周围软组织，引起滑囊炎，或针尾磨损皮肤；钢针残端未折弯，在活动和功能锻炼中，将可能发生钢针游走，甚至游走至身体其他部位，引起严重并发症。文献报道，用骨圆针固定股骨颈骨折，而有骨圆针滑移入盆腔，刺入直肠，固定锁骨骨折、肩锁关节脱位、胸锁关节脱位有骨圆针游入胸腔、纵隔等；用钢针交叉固定骨折时，若交叉点在骨折间隙（图 10-57B），会使钢针的应力集中于交叉点，导致钢针松动、弯曲或断裂等。

因此，应依据骨折的部位、类型和载荷大小等，选用直径合适的钢针进行固定。进针点和出针点应尽可能在距骨折面稍远处，防止距骨折面过近造成应力集中，导致骨折移位，钢针折弯或断裂。同时，钢针必须穿出对侧骨皮质，以可触及针尖为宜。钢针固定后的针尾不应过长，应折弯后紧贴骨面，不刺激软组织。有条件者尽可能于手术台上以 C 臂或 X 线检查，明确钢针固定位置是否恰当、固定是否牢靠，若有不当应及时处理。用交叉克氏针固定，钢针的交叉点应在骨折端的一侧骨质内，避免钢针在骨折间隙内交叉（图 10-57C）。固定后被动活动骨折端不稳定者可再加针，以增强其稳定性（图 10-57D）。

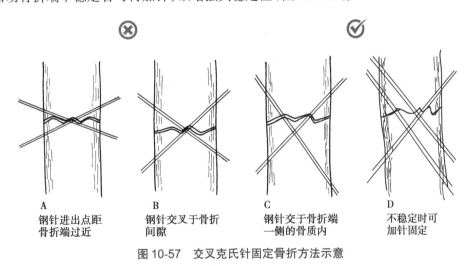

| A
钢针进出点距骨折端过近 | B
钢针交叉于骨折间隙 | C
钢针交于骨折端一侧的骨质内 | D
不稳定时可加针固定 |

图 10-57　交叉克氏针固定骨折方法示意

第四节　内固定术后处理不当

一、未辅以适当外固定

骨折内固定术后，由于选用的内置物和固定方式不同，其固定的强度、对骨折端的力学稳定性和固定效果各不相同。内固定并不牢靠者，如普通钢板和普通髓内钉固定股骨干骨折，克氏针固定肱骨髁上骨折，或单纯用螺钉、钢丝等固定骨干骨折等，如果术后未辅以适当外固定，则可能导致骨折端移位、内固定物变形或断裂，使固定失效。

因此，内固定并不牢靠者，应辅以适当的外固定，如石膏、小夹板、骨外固定支架或支具固定等。但在治疗后期，骨折端有较多连续骨痂形成后，应及时去除外固定，以利于关节功能锻炼和骨痂塑形，增强骨的强度。但采用钢板固定者，尽可能选用坚强内固定，如加压钢板或微创钢板等，术后无须外固定，且可早期不负重活动。

二、功能锻炼不当

功能锻炼是治疗骨折的三大原则之一。如果对功能锻炼重视不够,不早期进行有效的功能锻炼,则功能恢复难以满意。有些患者由于惧怕功能锻炼会引起骨折移位或再骨折,拒绝功能锻炼;有的进行锻炼的活动度和力度不够,导致肌肉萎缩、关节僵硬及骨质疏松等;用带锁髓内钉静力性固定者将静力性固定变为动力性固定后,未及时适当负重活动,会使骨折端无纵向应力刺激而导致骨折延期愈合,或去除内固定后发生再骨折。有些患者由于各种原因,急于恢复功能,过早、过度进行功能锻炼造成韧带损伤或再骨折。有的医师不重视功能锻炼,对患者未进行正确指导、制订个性化的康复计划,甚至为了尽快恢复关节功能,采用暴力手法行被动关节活动,导致关节韧带损伤或骨折等并发症。

【病例】患者女性,19岁。因左股骨干骨折在当地医院行梅花钉固定。术后1个半月,发现髓内钉弯曲,强力手法矫正后,因髓内钉不全断裂而用长腿石膏外固定于伸直位2个月。骨折愈合后,由于膝关节固定时间过长而于伸直位僵硬。主管医师急于恢复膝关节功能,在麻醉下强行暴力被动屈曲膝关节,导致胫骨结节撕脱骨折,骨折块移位于膝关节边缘,之后未采取任何治疗措施。4个月后,由于撕脱的胫骨结节在膝关节内增生,由原骨折块的0.5cm×1.0cm,增生为4.0cm×4.5cm,且进一步移入关节腔,使膝关节屈曲35°畸形、僵硬、患肢间接短缩4cm,严重功能障碍(图10-58)。笔者会诊后,行股四头肌松解,同时,切开膝关节,将增生的胫骨结节修整复位后,以螺钉、钢丝固定。术后第2天即行膝关节主动、被动功能锻炼,半年后膝关功能基本恢复正常。

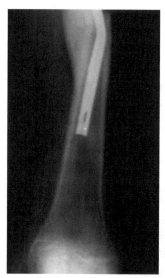 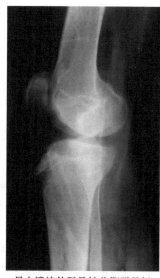 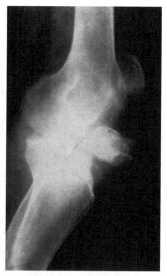

暴力锻炼后髓内钉折弯　　　　暴力锻炼使胫骨结节撕脱骨折　　　　撕脱骨折块在关节内增生

图10-58　功能锻炼不当导致的并发症案例

此例导致膝关节功能严重障碍的主要原因是对已弯曲的髓内钉未及时更换为直径较大、强度较高的髓内钉重新固定,反而采用暴力手法矫正已弯曲的髓内钉与骨折畸形,导致髓内钉断裂;髓内钉断裂后误用长腿石膏长时间固定膝关节于伸直位,导致膝关节僵硬;由于不了解循序渐进地进行功能锻炼的基本原则,于麻醉下暴力被动屈曲膝关节导致胫骨结节撕脱骨折,对撕脱骨折块未进行任何固定处理,使骨折块在膝关节滑液中增生、移位,导致髌骨脱位、膝关节畸形、僵硬等。

因此,骨折内固定术后,医患双方必须重视功能锻炼,应依据骨折部位和类型以及不同的固定方式,制订合理的功能锻炼方案。应遵循早期、适当、有效及循序渐进的原则进行,避免在麻醉下行暴力被动活动僵硬关节。术后早期,应进行肌肉等长收缩,或顺重力运动锻炼,防止肌肉萎缩,扩大关节活动范围。例如,股骨干骨折内固定术后早期,患者取俯卧位,行膝关节主动或被动伸屈活动,使骨折端不承受肢体重力及剪力,在保持骨折端稳定状态下,进行关节锻炼(图 10-59A);治疗的中后期,由于骨折已临床愈合,能承受一定的弯应力和剪应力,可适当进行逆重力运动锻炼(图 10-59B);治疗的后期,患者平卧位时可进行抬高患肢,或坐位时小腿悬吊床缘,进行伸屈膝关节的功能锻炼。肱骨干骨折内固定术后早中期,患者取平卧位或坐位,将前臂平置于床面或桌面,前臂垂直向上,以屈肘 90° 为出发点,进行伸屈肘关节的功能锻炼;手术后期,患者坐位或站位时,上肢可进行外展和上举的功能锻炼等。髋、膝部骨折内固定术后,应遵循“早活动、晚负重”的原则进行锻炼。防止过早负重导致骨折端移位而并发髋内翻或膝内外翻畸形。带锁髓内钉固定的下肢骨干骨折,当将其静力性固定变为动力性固定后,应及时负重,使骨折端产生压应力,促进骨折愈合及骨痂塑形,防止髓内钉去除后发生再骨折。

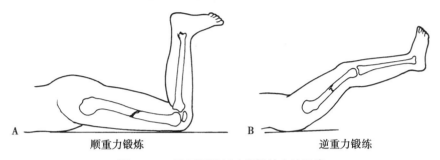

图 10-59 股骨干骨折功能锻炼方法示意

功能锻炼是一个比较漫长的过程,不能操之过急,也不能束之高阁。应依据每个患者的不同情况包括性别、年龄、职业、心理因素和社会情况,以及医院的设备条件、医师的技术水平和临床经验等,制订具体、切实可行、适当且行之有效的个性化康复计划。尤其对长时间关节僵硬、骨折延期愈合或感染患者,更要做好思想工作,增强其从医性,积极主动配合治疗和功能锻炼。在条件允许的情况下,要充分利用现代科技手段科学地进行功能锻炼,要做到动和静相结合,主动锻炼和被动锻炼相结合,循序渐进,持之以恒,使功能锻炼真正有效地体现在骨折治疗的全过程,达到早期最大限度恢复功能的目的。

第十一章　诊治不当导致骨折延期愈合、骨不连或骨折畸形愈合的分析及对策

第一节　诊治不当导致的骨折延期愈合或骨不连

骨折愈合是一种骨再生，是人体组织的一种非凡的修复功能。骨折愈合的机制非常复杂，促进骨折愈合是目前研究骨折修复的前沿课题，涉及细胞生物学、生物化学、生物力学、矿物学和内分泌学等学科，现已逐渐深入到细胞生物学及分子生物学水平，如基因重组骨形态发生蛋白质（bone morphogenetic protein，BMP）的生产、分子杂交聚合酶链反应的应用等。影响骨折愈合的因素包括全身因素与局部因素。前者主要包括年龄，如老年尤其绝经后妇女；全身或局部制动及失用情况；营养不良；长期应用激素类药物（如糖皮质激素）、抗凝血药和抗炎药等。后者主要包括局部损伤程度，如复合伤、严重污染，骨与软组织破坏程度、范围，其中包括微血管破坏程度；骨折类型及部位，骨缺损程度及软组织嵌入情况；治疗情况，如诊治是否及时、手术损伤范围，内、外固定强度、类型及置入时间，载荷引起骨与软组织变形的程度、时间及方向，骨折片接触范围（间隙、移位、过度分开），治疗措施及手术技术；并发症，如感染、静脉淤滞、内置物刺激及腐蚀等。本章重点讨论在四肢骨折诊治过程中导致的骨折延期愈合、骨不连与畸形愈合。

骨折愈合是指骨连续性恢复，重新获得骨结构强度，再现胚胎原始发育方式，最终完全恢复原有骨结构和性能。骨折愈合的先决条件是良好的生物学反应、适当的生物力学环境和多种控制骨细胞系活性的分子生物学因素；骨折局部必须有充足的血供，存活的、多能多向分化的细胞和基质的支持。骨折临床愈合标准为局部无压痛及纵向叩击痛；局部无异常活动；X线片显示骨折端有连续骨痂，骨折线已模糊。骨性愈合标准主要为放射学表现，即骨痂通过骨折线，骨折线已消失或接近消失。

骨折延期愈合是指骨折愈合时间已超过9个月，但骨折端仍未出现骨折连接，表现为骨折愈合较慢，但仍有继续愈合的能力和可能性，针对其原因经过恰当的处理，仍可达到骨折愈合。

目前没有一个确切标准定义骨折术后多久未愈合才能诊断为骨不连。只是明确骨不连是指骨折后正常愈合的过程发生终止。目前，关于骨不连的定义较多，涉及广义论、影像学表现、愈合时限等方面。国内较为推崇的是，骨折超过6个月即为骨不连。国际上最常用的骨不连诊断标准由美国食品药品管理局（Food and Drug Administration，FDA）制定，即骨折9个月仍未愈合，并且已连续3个月没有任何愈合迹象。由此可见，确诊骨不连有2个基本要素，一是时间，即骨折后6~9个月骨折仍未愈合；二是已经连续观察3个月，骨折仍没有愈合迹象。但无论哪个要素，应用于临床均需要具体分析，采用个体化原则。例如，下肢长骨干骨折，即使超过8~9个月，继续采用原固定而不采用手术干预，骨折仍有自愈可能。临床上X线检查是诊断骨不连的主要手段，典型的骨不连一般包括以下几个特征：骨折端有间隙；骨折端硬化、局限性密度增高；骨髓腔封闭，骨质菲薄，断端变细、变尖；骨质疏松，骨矿丢失；骨痂间无骨小梁通过；假关节形成。除X线检查外，双能X线、螺旋CT、定量CT、CT数字化处理、超声、放射性核素骨显像、MRI、实验室检测等，尤其是超声检查、CT数字化处理具有良好的应用前景。因此，定义骨不连的意义主要在于通过普遍认同的概念具体分析骨折愈合情况指导临床诊断，而不是用框架概念限定诊断。骨不连的分类/分型较多，从临床角度，可分为肥大性、营养不良性、萎缩性骨不连，以及感染性、假关节性、骨缺损性骨不连等。每一类型骨不连的形成机制不同，但有的分型之间又有联系，通过分型可了解产生骨不连的原因并制订相应的治疗方案。

一、未及时诊治导致的骨折延期愈合或骨不连

创伤，尤其是多发性创伤患者，如果不详细采集病史，或不进行全面仔细检查，对与骨折相关的症状和

体征重视不够，不仔细全面阅读和分析其X线片等临床资料，则可能导致对隐匿性骨折的误诊或漏诊，贻误治疗时机，造成骨折延期愈合或骨不连。例如，腕关节损伤患者，如果未针对性地检查其鼻烟窝及手舟骨结节处是否有肿胀、压痛，未拍摄手舟骨的正侧位及腕部尺偏正位X线片等，则可能导致对手舟骨骨折的误诊或漏诊，贻误治疗时机；小儿肘部损伤，由于其骨骺在X线片上不显影，如果不仔细检查其肱骨远端是否有骨擦感或骨折块，仅依赖X线片进行诊断，则容易造成对肱骨内外髁骨骺分离或肱骨远端骨骺分离的误诊或误诊，贻误治疗时机；在明确股骨干骨折的诊断后，不重视对其同侧髋关节检查，不拍摄同侧髋关节的正侧位X线片或不认真阅片，则可能对合并的同侧股骨颈骨折误诊或漏诊，贻误治疗时机而造成骨折延期愈合、骨不连，甚至股骨头坏死。严重多发性损伤的患者，未能对其全身进行细致检查和严密临床观察，则可能将其伤后已存在肢体畸形等异常未发现，导致对合并四肢骨折的误诊或漏诊，造成骨折延期愈合或骨不连等。

因此，创伤，尤其是高能量损伤患者，应详细采集病史，认真听取患者或陪护人员的陈述，在病情允许的情况下，对患者进行全面仔细检查，并认真分析和研究其相关信息资料，对骨折应早期诊断和及时治疗。伤后怀疑某一部位骨折，仅依据X线片难以明确诊断者，应对相关部位进行严密观察或行进一步检查，防止对隐匿性骨折的漏诊、漏治。例如，腕部损伤，则应针对性地对手腕舟骨进行仔细检查，必要时行CT检查，或伤后1~2周再次进行X线复查，以明确诊断。小年龄幼儿肘部撞击伤，应仔细检查其肱骨远端是否有骨折的特征，如骨擦感或骨折块等。股骨干骨折明确诊断后，应对同侧髋部仔细检查，防止将股骨颈骨折漏诊、漏治。临床上将股骨干骨折合并同侧股骨颈骨折，前臂骨折合并舟骨骨折，严重多发伤患者合并其他部位骨折等漏诊、漏治，造成骨不连的报道并非鲜见，应引起高度重视。

二、治疗不当导致的骨折延期愈合或骨不连

（一）骨折局部血运破坏过多导致的骨折延期愈合或骨不连

骨折局部血运破坏造成骨折延期愈合或骨不连，除与骨折部位、骨折严重程度、软组织原发损伤程度等有关外，医源性损伤是血运破坏不可忽视的重要因素。可以说造成骨折延期愈合或骨不连的医源性因素大于成骨细胞缺陷的作用。实验研究表明，术中的骨膜剥离，滋养动脉结扎、损伤或髓腔扩大等操作，对长骨血供均可造成一定影响，不利于骨组织的修复。如果为了便于复位固定的操作，或为了过度追求解剖复位及术后"完美"的X线片等，术中对软组织和骨膜剥离过多，大范围显露骨折段；股骨干、胫骨干骨折可用髓内钉固定者，却用钢板固定；术中强力牵拉软组织或过多暴力钝性分离，拉伤血管，使残存血运破坏；行髓内钉固定时髓腔扩大过多等，都将直接或间接破坏骨折端的血运，影响骨折愈合。

因此，术中必须高度重视保护骨折局部血运，尽可能减少骨膜及其他软组织损伤，包括肌肉、韧带起止点和肌间隔筋膜附丽点的剥离。术中应重视微创操作，显露时应以锐性分离为主，避免强力牵拉软组织，尤其应重视保护残存于骨折部位的软组织，防止继发性损伤。股骨干、胫骨干骨折尽可能用髓内钉固定，减少对骨折端血运的破坏。术中不应为获得解剖复位而过度剥离骨膜。骨干中远1/3骨折，如胫骨中远段骨折，手术时要注意保护滋养动脉。此外，在选择和制订治疗方案时，应尽可能选择既可牢固固定，又能保护骨折局部血运的固定方式，如采用髓内钉、LISS、LCP、桥形接骨板、点接触钢板等经皮固定，或选用骨外固定器固定等。开放性骨折或有严重软组织损伤者，清创时要特别重视保护软组织，要做到既彻底清创，又尽可能地减少软组织损伤。

（二）骨折端接触不良导致的骨折延期愈合或骨不连

1. 骨折复位不良　骨折复位不良可使骨折端血管扭曲或变形，或骨折端在畸形位压迫血管，影响骨折局部血运。行骨折复位时，如果两骨折端之间嵌夹的软组织未行分离，软组织的阻隔将妨碍骨折断面间的接触，从而妨碍骨痂会合；骨折复位不良，会使骨折端存在过大间隙，骨折端力学不稳定，生物学环境不良，将导致成骨细胞难以爬过间隙，仅由纤维组织充填其中，导致骨折延期愈合或骨不连等。

因此，在进行骨折复位时，应将骨折端嵌夹的软组织完全分离，骨折端良好对位，尽可能缩小骨折间隙。

2. 骨缺损过多或血肿过大　开放性粉碎性骨折，清创时去除碎骨块过多或骨折复位时碎骨块复位不

良，或对骨折延期愈合多次手术治疗后，或对骨折端反复修整等，均可造成骨缺损，使骨折端间隙增大，导致骨折延期愈合或骨不连。此外，骨缺损过多或骨折间隙过大，会使骨折间隙血凝块过大，如不及时处理，较大的血凝块不易被机化和骨化，也可能导致骨折延期愈合或骨不连。但最近有研究表明，骨折原始血肿对促进骨折愈合有重要作用，主要原因是原始血肿内含多种骨诱导物质，血肿机化形成的网架是新骨生长的骨传导物质，有良好的骨传导作用；原始血肿在体内被清除时能刺激增加骨折炎症期炎症反应，从而促进骨折区细胞浸润、增殖与分化和毛细血管生长。但血肿过大仍对骨折愈合不利，尤其是可能引起骨折局部感染，造成感染性骨不连、骨缺损。

因此，在骨折治疗中，粉碎性骨折块应尽量保留并复位固定，不可去除碎骨块过多。的确无法保留者，如严重污染的骨片去除后，应尽可能植骨填充，这样既可增强骨折端的力学稳定性，又可增加骨折端的接触面积、缩小骨折间隙，为骨折愈合提供良好的力学环境。创面较大、骨折间隙较大或止血不彻底的伤口，应放置引流装置以减小血肿。骨缺损长度≤5cm 者，通常以自体骨或同种异体骨移植。缺损长度≥6cm 时，应采用 Ilizarov 的牵拉骨再生理论牵引骨延长或骨搬移及带血管蒂骨移植治疗，亦可采用近年来开展的膜诱导技术（induced membrane technique，IMT）修复骨缺损。该方法在感染性骨不连、骨缺损的治疗上取得了较大突破，获得了满意疗效。总之，骨缺损应依据每个患者的具体情况选择合适的处理方式。

3. 过度牵引　在牵引治疗骨折的过程中，如果长时间过度牵引，将会使骨折端长时间分离，骨折间隙增大，骨折端失去接触，导致骨折延期愈合或骨不连。有学者治疗胫骨骨缺损的研究指出，骨折间距为0.5cm 时，骨折愈合时间为 1 年；间距为 1cm，骨折愈合时间将长达 2 年。

因此，以牵引治疗骨折，应争取在 3 天内达到牵引复位的目的，然后以适当重量维持牵引，保持骨折端的复位和力学稳定性，防止牵引重量过大造成骨折间隙增大而影响其愈合。

（三）反复手法复位导致的骨折延期愈合或骨不连

如果为了追求"完美"的解剖对位，"好心"地对骨折反复进行手法复位，将会使骨折周围软组织严重损伤，影响其血运；同时，会使骨折端变得圆钝、失去其稳定性而移位。此外，反复复位会使骨折端连续的原始骨痂断裂，导致骨折延期愈合或骨不连。

因此，可获得功能复位者，不应为了获得解剖对位而反复复位。已进行 2～3 次规范的手法复位仍难以获得满意复位者，则应放弃手法复位，改用其他方法治疗，防止造成不必要的骨和软组织损伤，影响骨折愈合。

（四）骨折固定不牢固骨折端力学不稳定导致的骨折延期愈合或骨不连

骨折固定的目的，不仅是要维持骨折端良好的接触，而且更重要的是要维持其力学稳定性、对抗不利于骨折愈合的应力，尤其是在骨折愈合早期，如果不采用适当的方法牢固固定骨折端，维持其力学稳定性，则可能由于肢体的重力、活动时产生的张力、剪力及旋转力等而影响骨折愈合。例如，肱骨干骨折手法复位后，未行过肩石膏或夹板外固定，则可能导致骨折端的力学不稳定，加之石膏与肢体重力的牵引，将使骨折间隙增大；严重粉碎性桡骨远端骨折，以手法复位石膏或夹板外固定，由于骨折端很不稳定，固定后复位可能丢失；股骨颈骨折仅以 2 枚骨圆针或空心加压螺钉固定，由于其固定强度不够，骨折端不稳定，可能导致固定失效，骨折移位；股骨干骨折，用强度不够的骨外固定支架或普通钢板固定，则难以牢固固定骨折端和维持其力学稳定性，将导致骨折延迟愈合或骨不连。大量研究资料显示，在骨折延期愈合或骨不连诸因素中，骨折固定不恰当、不牢固，骨折端的力学不稳定，如内固定钢板过短或髓内钉过细强度不够等是主要的原因，必须引起高度重视。此外，骨折固定去除过早，由于骨折愈合不牢固，将导致再骨折、骨折移位、骨折延期愈合或骨不连。

【病例】患儿男性，8 岁。右尺桡骨远段骨折，当地医院对尺骨采用切开复位克氏针内固定手术，桡骨未行任何处理，术后以石膏固定。固定 4 周后桡骨骨折愈合，而尺骨远段骨折未愈合。保留克氏针、并夹板外固定 1 年，尺骨骨折仍未愈合，且克氏针松动、退出（图 11-1）。转本院后去除尺骨克氏针，行尺骨骨折钢板内固定加植骨术治愈。

此例骨折延期愈合、骨不连，主要原因是固定不牢固，骨折端的力学不稳定等。

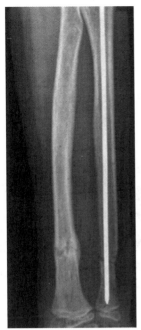
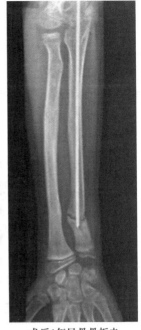

术后4周　　　　　　　术后1年尺骨骨折未
　　　　　　　　　　愈合，钢针松动

图 11-1　尺桡骨双骨折仅用克氏针固定尺骨，桡骨未固定案例

　　因此，骨折必须选择合适的固定方式，牢靠固定骨折端，维持其力学稳定性，以对抗骨折端的张力、剪力与旋转力。例如，肱骨干骨折，手法复位后，则应采用过肩石膏或夹板固定，且应将前臂以颈腕吊带悬吊，以加强骨折端的力学稳定性。严重粉碎性桡骨远端骨折，则应首选切开复位内固定或骨外固定器牵引固定，以维持骨折端的力学稳定性。骨干骨折以钢板固定时，钢板的长度必须是骨干直径的 4～5 倍，尤其是股骨干螺钉必须穿过 8 层骨皮质。股骨颈骨折，尽可能选用 3 枚空心加压螺钉固定，以对抗骨折端的弯应力和剪应力。股骨干骨折，慎用强度不够的骨外固定支架或普通钢板固定，应首选带锁髓内钉固定，以增强其应力强度。临床经验表明，在骨折固定不牢固而导致骨折延期愈合的情况下，若重新牢固固定骨折端，骨折的修复会重新开始并最终愈合。此外，骨折固定应有足够的固定范围，以减小骨折端的应力，同时还需适当的固定时间，固定时间过短会使骨折愈合不牢固而发生再骨折或骨折延期愈合。

　　（五）感染导致的骨折延期愈合或骨不连

　　感染是骨折延期愈合或不愈合的重要原因之一。感染会导致骨折端坏死或骨滋养血管闭塞，使血管再生和重建血运的爬行替代过程延长，骨痂形成和转化过程受到干扰。开放性骨折的感染，与骨折污染程度、软组织损伤程度、清创是否彻底、内固定方式选择是否恰当、固定是否牢固、骨折端力学是否稳定、无菌操作是否严格、手术条件是否具备、抗生素使用是否合理及患者全身情况、依从性是否良好等均有关。而闭合性骨折术后感染则多数与无菌操作不严、手术时机把握不当、术中操作不当、剥离范围过大、钝性分离过多和术后处理不当等有关。此外，内置物导致的感染亦与患者的某些局部因素和全身因素有关，局部因素如局部的静脉回流障碍、皮肤感染、神经疾病等，全身因素包括高龄、糖尿病、肝或肾衰竭等都可能使感染概率增加。患者依从性不够，过度活动或不活动等，亦会影响骨折愈合。尤其是对内固定术后的伤口感染重视不够，发现不及时，清创不彻底，导致感染进一步加重而继发骨感染。进而使早期感染变为延迟感染或晚期感染，或使浅表型、髓内型或局限型感染变为弥散型感染，使其难以治愈，甚至面临截肢的危险。轻率地过早去除有效内固定物后，也不再以其他有效的方式进行固定，使骨折端周围软组织收缩，骨质裸露，骨折端不稳定等，均可造成骨折延期愈合或骨不连。

　　【病例】患者女性，41 岁。右前臂撑地跌倒，伤后右前臂疼痛、畸形、功能障碍，入当地医院诊治，拍摄 X 线片等检查后诊断为右前臂蒙泰贾骨折。伤后第 3 天行切开复位内固定，尺骨骨折以 8 孔矫形钢板于尺骨后缘切口下固定，术后以广谱抗生素预防感染，切口一期愈合出院。出院后 1 个月，切口部位近段疼痛、红肿,出现脓疱。医师以缝合线头异物刺激处理,脓疱内未发现线头,遂继续使用手术期间使用的抗生素抗感染。1周后脓疱破溃,见大量脓液,诊断为伤口感染。以镊子扩大窦道,见钢板及骨质外露,用注射器以生理盐水冲洗窦道,纱布条引流,仍使用同一抗生素抗感染。门诊换药治疗2个月余,相继形成3个窦道,脓液较多,拍摄X线片显示钢板螺钉松动、骨折端骨质明显吸收坏死、骨不连等征象。遂行内固定去除、彻底清创、死骨切除等,以骨外固定支架固定,经细菌培养、药敏试验后,以敏感抗生素抗感染治疗,伤口愈合。术后1年半再次行腓骨带血管蒂移植修复骨缺损,伤口一期愈合,3个月后骨折端骨痂形成(图11-2),但肘关节屈伸及前臂旋转功能障碍。

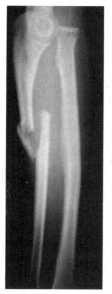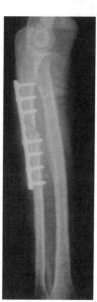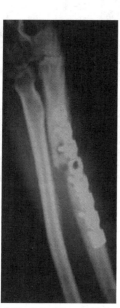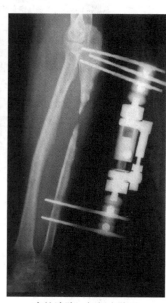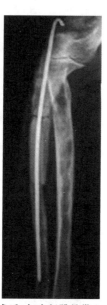

| 闭合性蒙泰贾骨折 | 钢板内固定术后 | 术后2个月感染、骨髓炎、内固定松动 | 病灶清除、钢板去除后用外固定支架固定 | 术后1年半行腓骨带血管蒂移植修复骨缺损,3个月后骨折端骨痂形成 |

图11-2　内固定术后感染导致骨不连X线片

　　本例术后感染导致骨髓炎、骨不连及部分功能障碍,主要原因是对内固定术后感染,即手术部位感染这一灾难性并发症的严重性与后果认识不足、重视不够。术后1个月伤口红肿、出现脓疱,表明已并发感染,但却未予及时切开引流、彻底清创,贻误早期彻底清创时机,亦未行脓液细菌培养及药敏试验,合理使用抗生素,继续使用手术时使用的抗生素。1周后感染加重,钢板、骨质外露后,仍未进行彻底病灶清除,未行药敏试验而继续使用同一抗生素抗感染,仅行门诊的简单换药处理。此外,本例术后感染与手术时将钢板置于尺骨后缘切口下,钢板表面无肌肉组织覆盖,血运不良等亦有关系。

　　因此,开放性骨折应早期彻底清创,术后放置合适的引流装置,防止创面内积血引起感染。污染严重有明显的感染趋向者,在伤口闭合后可采用生理盐水灌洗创面的方式持续冲洗创面,或对创面开放,待反复彻底清创后二期闭合创面,防止感染,亦可采用抗生素溶液灌洗创面,但应注意防止导致细菌耐药;术前后合理应用抗生素,预防感染。闭合性骨折内固定,应严格无菌操作,尽可能减少对软组织的剥离与钝性分离,保护骨折端血运,减少手术创伤,并做好术后处理。伤口较深、较大者,应常规放置引流装置。术后发生感染者,必须高度重视,首先应尽可能住院治疗。应在手术室内开放伤口,并进行彻底清创,同时行细菌培养、药敏试验,使用敏感抗生素抗感染。除必须反复彻底清除炎性坏死组织及分泌物、充分引流外,对有效的内固定物不应轻率更换或去除。但有放射学变化或已失效的内固定物,则应更换或去除,或采用骨外固定器固定,以维持肢体长度和骨折端的力学稳定性,使骨折顺利愈合。

(六)功能锻炼不当及其他因素导致的骨折延期愈合或骨不连

　　功能锻炼对骨折愈合至关重要。适当的功能锻炼可使骨折顺利愈合,而不合适的功能锻炼则影响骨折愈合,甚至导致骨折延期愈合或骨不连。例如,过早行逆重力锻炼和下肢负重活动,可使骨折端产生张应力、弯应力、旋转力或剪应力,从而妨碍骨折愈合。过度功能锻炼,会使骨折端新生的连续性骨痂断裂,影响骨折愈合。此外,其他因素亦将影响骨折的愈合,如高龄,骨质疏松,营养不良,酗酒,治疗放射病的药物(如激素、抗凝血药、细胞毒性药物)等。近年来,吸烟也被认为是严重延期骨折愈合的因素。

因此,必须坚持科学、有效而适当的功能锻炼。在骨折早期仅可进行肌肉等长收缩锻炼,骨痂形成期应进行适当的应力锻炼,但应避免使骨折端产生张应力、弯应力、旋转力和剪应力的锻炼。在骨折愈合后期应进行适当的压应力锻炼,减少骨折端之间的应力遮挡,促进骨痂塑形、骨折愈合。对影响骨折愈合的其他因素亦应重视,如骨质疏松者应治疗骨质疏松,营养不良者应加强营养支持,有烟、酒嗜好者应坚决戒烟、戒酒,在骨折治疗期间,如无必要,则尽可能避免使用激素、抗凝血药、细胞毒性药物等。

(七)骨折延期愈合或骨不连、骨缺损治疗不当

骨折延期愈合或骨不连,尤其是感染性骨不连、骨缺损,至今仍是骨折治疗的难题。控制感染与骨重建,对于骨科医师与患者都极具挑战性。如果在临床中不依据患者的病因、软组织状况、骨折与骨不连类型、治疗过程、经济条件、心理社会等情况,制订合理的个性化治疗方案,选择合适的治疗方法,将导致治疗效果不满意,甚至病残。在生物性治疗方法中,可用自体骨进行植骨者采用异体骨或人工骨植骨,能用骨松质植骨者,用骨皮质,需用骨皮质和骨松质植骨者单用骨松质等,将影响骨折愈合与骨折愈合后的骨强度;可用骨髓注入这一简单方法促进骨折愈合者,用植骨进行治疗,将加重患者不必要的创伤;未使用生长因子、基因治疗,将难以促进骨折愈合。在机械治疗方法中,未依据骨不连的病因与类型,在现有的治疗方法中选用最合理的治疗方案和方法,将难以获得满意的治疗效果。尤其是大段骨缺损(>6cm),仍采用Ilizarov的牵拉骨再生理论进行牵引骨延长、骨搬移,或带血管蒂骨(腓骨)移植等技术治疗,这对患者而言,需长时期携带外固定支架,具有钉道感染、固定松动、生存质量低等缺点;带血管蒂骨移植术后虽然骨折愈合速度快,有可以重建骨缺损处骨皮质的优点,但存在骨折愈合后受力区应力性骨折、填充范围有限、供区并发症多、显微外科技术要求高等问题。2000年Masquelet等提出采用诱导膜技术(induced membrane technique,IMT)修复骨缺损的新方法,其基本原理是在骨缺损处置入骨水泥(感染性骨不连者用抗生素骨水泥)占位器诱发机体异物反应,形成诱导膜,二期在诱导膜形成的膜内置入自体骨松质或人工骨颗粒。该技术可以在有效控制感染的同时为骨缺损修复创造良好的生物和力学环境,诱导形成的膜结构阻隔其他组织(如纤维瘢痕组织)长入缺损区,为骨修复创造一个相对封闭的生物学环境,同时提供丰富的血运和成骨因子,使感染性骨不连、骨缺损的在治疗上取得了较大突破,获得了满意疗效,而且具有方法简单、未发现严格的手术禁忌证、感染控制率高、治疗周期短、便于护理、患者生存质量提高等优点(图11-3)。谢肇等用此方法治疗107例胫骨感染性骨缺损3～17cm获得满意疗效。在物理治疗方面,未适当采用低强度脉冲式超声(lowintensity pulsed ultrasound,LIPU)治疗,体外冲击波疗法(extracorporeal shock wave therapy,ESWT),电刺激疗法、高压氧治疗等,亦将不利于骨不连的治疗。

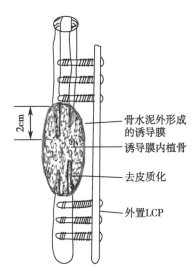

图 11-3　用诱导膜技术治疗感染性骨缺损示意

因此,治疗骨折延期愈合或骨不连,首先要具体问题具体分析,针对其病因制订治疗计划,选择合适的治疗方案。肥大性骨不连,应解决制动不足的问题,稳定骨折端;萎缩性骨不连,则必须恢复骨折端的成骨能力,可以切除骨折端的纤维组织并行自体植骨。感染性骨不连、骨缺损应进行感染控制和快速骨重建。在生物性治疗方法中自体植骨,无论骨松质、骨皮质,尤其是带血管骨,与受体骨有良好的亲和性,是目前是修复骨缺损和治疗骨不连的"金标准"。自体植骨的目的是移植含有丰富骨诱导生长因子的移植骨,同时伴随移植骨有小部分细胞存活,具备重要的成骨活性,如果骨缺损不多,单纯用骨松质植骨即可,慎用异体骨,特殊情况下可用重组合异种骨(recombinant xenograft bone,RBX)植骨;但自体植骨具有取材有限、手术时间延长、存在供区并发症等缺点,而异体骨具有传播疾病、免疫排斥反应的风险,人工骨脆性大,临床应用受到一定限制。此外,骨不连行自体骨髓注入骨折部位,由于其中含有间充质干细胞具有成骨活性,是骨

折愈合中骨痂形成所必需的,此方法简单、费用低廉、无供区并发症、无疾病传播的风险。骨皮质与骨松质均缺损患者进行植骨时,可同时使用骨皮质和骨松质进行植骨,以增强骨愈合后的强度。骨折延期愈合或骨不连亦可使用生长因子、基因治疗,生长因子可以概括为转化生长因子-β(transforming growth factor-β,TGF-β)超家族以及 BMP、RBX 等,在体外将骨诱导因子的基因转染到间充质细胞,再置入骨折缺损处,如RBX 植骨治疗骨不连,或电磁骨折治疗仪、超声等促进骨折愈合。在机械性治疗方法中,要依据患者的不同情况决定。目前的治疗原则仍是选择牢靠的固定方式,保护和维持骨折端的稳定性与血液供应,同时采用骨移植以及各种方法的联合应用,以获得足够的成骨活性。其手术方法的选择:无感染的骨不连、骨缺损,目前 LISS 或 LCP 固定加联合自体植骨是治疗骨不连的有效方法,通常采用开槽自体植骨,更换髓内钉时必须要再次扩髓,这不但可增加内固定的稳定性,而且扩髓产生的骨碎屑和生物刺激效应可有植骨的效果,并可促进骨痂生长。大段骨缺损,应依据具体条件可采用 Ilizarov 的牵拉骨再生理论进行牵引骨延长、骨搬移、带血管蒂骨(腓骨)移植、IMT 等方法治疗。感染性骨不连、骨缺损应尽可能采用 IMT。其治疗分两期进行,一期彻底清创后以抗生素骨水泥填充、包裹骨缺损,二期在一期手术后 2 个月进行重建手术,去除骨水泥、诱导膜内植骨(图 11-3)。一期彻底清创后用抗生素骨水泥包裹骨缺损,消灭死腔,外置 LCP 稳定性骨折端;二期去除骨水泥后,于诱导膜内植骨,诱导膜直径应超过骨组织直径,充分包裹骨折端,植骨材料完全覆盖去皮质化区域,以增强与骨端的锚合。

有学者报道,采用膜诱导与骨搬移相结合的方法,既可发挥膜诱导的优势又可节约骨源。在物理治疗中,可用 LIPU 治疗(适用于表浅部位的骨不连);ESWT(作用于骨不连的硬化骨端,可导致局部的微小骨折,形成新鲜血肿,各种炎性因子被募集后趋化激活了静止状态的成骨细胞,从而不断刺激骨痂生长,促进骨不连的愈合);电刺激(能够在组织中产生低强度的脉冲式电流,提高骨折端微环境中钙离子及某些细胞因子的浓度从而促进局部骨组织生长);高压氧治疗(作为骨不连的辅助治疗方法,可望改善骨不连局部的生物学环境)等方法。

第二节 诊治不当导致的骨折畸形愈合

骨折畸形愈合主要指骨折在非解剖或肢体非功能位置上的愈合,造成肢体功能障碍或明显外观畸形,又称非功能位愈合。临床上,并非所有骨折在非正常解剖位置上的愈合都称为畸形愈合。还有一种骨折愈合,虽然在非解剖位愈合,但在功能恢复上是可以得到补偿的,称为功能复位,功能位愈合不属于骨折畸形愈合范畴。骨折畸形愈合由多种因素造成,除与骨折类型和损伤程度及患者对治疗的配合等有关外,多数还与对骨折的诊断不及时、治疗方法不够恰当和术后处理不够妥善,尤其是功能锻炼不当等有一定关系。骨折畸形愈合可能对患者的功能造成一定影响甚至致残,因此应引起高度重视。

骨折畸形愈合、功能位愈合或解剖位愈合,因患者年龄不同、骨折部位不同,骨折愈合后的功能恢复不同,目前仍很难具体界定统一标准。而功能复位、功能位愈合只能作为最低要求。实践中,有些骨折错位愈合虽略低于功能复位要求,但对儿童来说,其功能是完全可以恢复的,对这类骨折的愈合,亦可作为功能位愈合。然而,在目前医疗投诉率明显增高,尤其是骨科投诉率居临床各学科之首的情况下,骨科医师不得不对功能位愈合和畸形愈合进行抉择,故应依据患者的具体情况,慎重对待。

骨折畸形愈合的解剖学分类如下。

1. 长骨干骨折的畸形愈合

(1)成角畸形:四肢长骨干如股骨、胫骨、肱骨、尺桡骨等,均有各自的生理弧度,当骨干骨折成角畸形愈合与其生理弧度一致,且在 10° 以内,对生理功能多无影响。若超过 10° 或与骨干生理弧度相反的成角畸形,则对功能产生较大影响,尤其对邻近关节功能影响更大。

(2)短缩畸形:成人骨折短缩畸形愈合,当短缩长度超过 2.5cm 时,会导致下肢行走和脊柱功能障碍,步行时会发生明显跛行,随年龄增长,会发生腰椎退行性改变。上臂短缩只要不超过 5cm,对上肢的功能影响不大;前臂尺桡骨短缩,有时会影响前臂的旋转功能。儿童正处于生长发育期,若无骨骺损伤,下肢骨折短缩长度小于 2cm 以内,可在生长发育过程中自行矫正。成人则应在 1~1.5cm。

（3）旋转畸形：由于各关节生理活动范围的不同，骨折旋转畸形愈合对功能的影响各不相同。如由于肩关节旋转活动范围很大，上肢骨干骨折 10° 以内的旋转畸形愈合对功能影响不大。下肢，除髋关节有部分旋转代偿能力外，因胫骨邻近关节无旋转代偿能力，超过 10° 的旋转畸形即可引起足的明显畸形，造成较大的功能障碍。

（4）侧方畸形：长骨干骨折的侧方畸形愈合如股骨、肱骨、尺桡骨，若不超过 1/4，对功能影响不大。但胫骨骨折应尽可能解剖复位，不应出现超过 1/3 的侧方畸形。

2. 近关节骨折的畸形愈合　此类骨折的畸形愈合，对其相邻关节的载荷传导、生物学应力及关节功能影响较大。在上肢可导致肢体畸形和关节功能障碍，如肱骨髁上骨折及小儿肱骨外髁骨骺骨折畸形愈合，可导致肘关节畸形及功能障碍；科利斯骨折畸形愈合可导致腕关节畸形与功能障碍。在下肢可导致创伤性关节炎等并发症，如股骨髁上骨折或胫骨近端骨折畸形愈合，可发生膝内翻或膝外翻畸形，由于力线的改变，可导致膝关节、踝关节创伤性关节炎，或足部畸形等。

3. 关节内骨折的畸形愈合　关节为活动枢纽，要求关节面平滑，关节内骨折要求解剖复位，任何关节内骨折的畸形愈合，必将影响关节的运动功能，同时由于关节面的不平整，将会引起关节面承重不平衡、关节软骨代谢紊乱、软骨坏死与代偿性增生等，导致创伤性关节炎的发生。

一、误诊或漏诊导致的骨折畸形愈合

骨折的正常愈合与早期正确诊断有重要关系。骨折移位不明显者，如果早期检查不仔细，未能及时诊断，或由于其他原因，如患者未及时就诊，延误治疗时机等，将导致骨折移位而畸形愈合。如小儿肱骨外髁骨折、骨骺分离或老年股骨颈嵌插骨折等，有的 X 线片显示骨折征象不明显，不仔细检查小儿肘外侧是否有游离骨折块和骨擦感，老年下肢外伤检查时足跟部有纵向叩击痛者，不进一步行 CT 等检查，则可能误诊或漏诊，导致骨折端移位、骨折畸形愈合。特别是某些骨折的症状和体征不明显，而其他部位有症状和体征明显合并伤的患者，其骨折被症状和体征明显的合并伤掩盖，吸引了医师的注意力，将造成对骨折的误诊或漏诊，导致骨折畸形愈合。例如，颅脑损伤患者，由于意识障碍，对其骨折伤情无法陈述，如果检查时不仔细、不全面，观察不细心或对观察到其他部位的异常情况未认真分析，则容易造成误诊，导致骨折畸形愈合。

【病例】患者男性，19 岁。被汽车撞伤后昏迷，在外院行颅内血肿清除术。术后半个月未清醒，右上肢功能障碍，转本院治疗。入院治疗 1 个月后患者神志恢复，左上肢及双下肢肌力正常，但右肘部畸形，屈曲功能明显障碍。仔细检查后，发现右肘关节稍肿胀、畸形、关节僵硬，X 线片检查显示：肱骨外髁骨折合并桡骨头粉碎性骨折，骨折明显移位且已有大量骨痂形成。经手术切开复位内固定、功能锻炼等治疗，半年后，肘关节活动仍明显受限，前臂旋转功能障碍。

此例骨折畸形愈合，主要是对肘部检查不仔细，长时间将肘部骨折漏诊漏治导致的。

因此，为防止误诊或漏诊导致骨折畸形愈合，应高度重视骨折的早期诊断与及时治疗。小儿肘部外伤高度怀疑骨折者，若 X 线片显示骨折征象不明显，则应对肘部仔细检查，若肘外侧有骨擦感或可触及骨折块，则应诊断为肱骨外髁骨折。一旦确诊，则应及时治疗。老年外伤患者，伤后髋部或膝部疼痛，检查中足跟纵向叩击痛、大转子外侧叩击痛阳性，但 X 线片显示骨折征象不明显者，则应反复拍摄 X 线片或行 CT，防止对股骨颈嵌插骨折的漏诊。多发性创伤及多发性骨折，如脑外伤、胸腹部外伤等严重创伤患者，在经过抢救治疗病情允许后，应进行全面仔细检查，认真观察病情变化，若发现其他部位，尤其是四肢或脊柱有异常情况，如疼痛、肿胀、畸形、功能障碍等，应认真分析、仔细检查，及时明确诊断，以免由于漏诊漏治而导致骨折畸形愈合。

二、治疗不当导致的骨折畸形愈合

（一）骨折复位不良

良好的复位是骨折正常愈合的基础，复位不良可导致骨折畸形愈合。如股骨髁上或胫骨平台骨折复位时，如果只注意骨折端对位而不重视力线恢复，将导致膝内翻或膝外翻畸形愈合。例如，尺桡骨骨折，虽然骨折端获得解剖对位，但骨折的旋转畸形未矫正或未恢复桡骨的生理弧度，将导致前臂的旋转畸形愈合。

股骨颈、股骨转子间骨折的髋内翻或旋转移位未矫正，将导致髋内翻、下肢内旋或外旋畸形。蒙泰贾骨折，如果仅将桡骨头脱位复位，而尺骨骨折未复位，或将尺骨骨折复位而桡骨头未复位，将导致骨折畸形愈合。小儿肱骨髁上骨折复位不良，可导致肘内翻或外翻畸形。关节内骨折复位不良，可导致关节软骨面畸形愈合。此外，骨折的长度恢复亦十分重要，尤其下肢，如果骨折重叠移位或成角畸形未矫正，将导致患肢短缩畸形，若超过 2~2.5cm，可导致下肢肌力减弱、平衡失调、步态失常等。如果骨折未获得解剖复位或功能复位，而将其正常愈合寄托于骨折愈合过程中的塑形及功能代偿，将导致骨折畸形愈合。

因此，应尽可能使骨折获得解剖复位或功能复位，尤其是四肢骨干骨折，不应只重视对位而忽视力线和长轴的恢复，只顾矫正重叠移位而不顾矫正旋转畸形。由于骨折愈合的塑形和代偿能力有限，如果骨折难以获得解剖复位，则应尽可能使其获得功能复位。虽然儿童骨折愈合过程中的塑形能力很强，但对明显非功能位的移位，尤其是大龄儿童，仍应尽力争取使其获得最基本的功能复位，以免骨折畸形愈合而影响其功能恢复，因为功能复位是骨折治疗后功能恢复的最基本条件。特别是蒙泰贾骨折，必须对尺骨骨折和桡骨头脱位解剖复位，防止骨折畸形愈合造成功能障碍。但在临床工作中，亦不应为了追求骨折的解剖复位而反复复位，更不应为了解剖复位而将能够闭合复位者行切开复位。

（二）骨折固定不牢固

骨折早期的牢固固定是骨折正常愈合的重要保证。如果固定不牢靠，将可能导致骨折移位而畸形愈合。例如，石膏固定范围不够，未包括骨折远近端各一个关节，或小夹板固定过短等，使骨折端应力集中，将导致骨折移位、畸形愈合；选用的固定方式不当，下肢骨干的严重粉碎性骨折未选用带锁髓内钉静力性固定，或锁钉不够、固定不牢靠，或未采用微创钢板或桥式钢板固定，将导致骨折移位或成角畸形；股骨干骨折采用普通钢板、髓内钉或 6~8 孔钢板固定，甚至仅用小夹板或石膏外固定，由于固定强度不够，骨折端不稳定，将导致钢板弯曲、断裂或骨折移位、成角，畸形愈合（图 11-4）；肱骨远端骨折仅用 1 枚克氏针固定，由于固定不牢靠，固定失效，骨折畸形愈合（图 11-5）。

因此，为了使骨折获得解剖位或功能位愈合，应选择牢靠而合理的固定方式。采用石膏外固定时，除保证其厚度外，应包括骨折部位上下各一个关节。采用内固定时，下肢骨干严重粉碎性骨折，通常应选用固定强度较高的带锁髓内钉或微创接骨板。特殊部位的骨折，应选用特殊类型的钢板，或对钢板进行预弯塑形，以使钢板紧贴骨面，牢固固定骨折端。

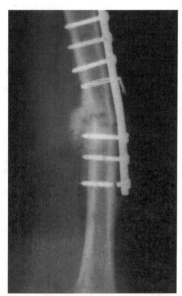

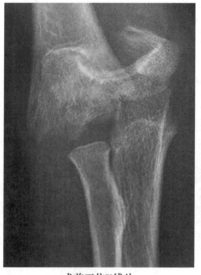

术前正位X线片

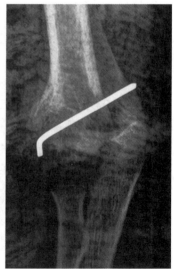

术后2个月正位X线片

图 11-4　用普通钢板 6 枚螺钉固定股骨干粉碎性骨折强度不够，骨折畸形愈合案例（骨折近端有一固定骨折块的钢丝影）

图 11-5　肱骨远端骨折用单根克氏针固定不够牢靠，复位丢失，骨折畸形愈合案例

（三）骨折复位固定后的观察和处理重视不够

任何固定方式都有其优缺点与适应证。目前没有哪种固定方式对骨折端的固定是绝对牢固的，并保持有效的骨折端的力学稳定性。在骨折愈合过程中，尤其是在骨折复位固定后，骨折端承载着各种形式的应变力，加之伤肢的病理变化，如肿胀消退、肌肉失用性萎缩，以及固定方法和材料的力学与生物力学性能的缺陷等，都将可能使骨折固定的有效性随时减弱甚至丧失，导致骨折移位。如果对固定后骨折端出现的变化未严密观察、仔细检查，如固定失效、复位丢失、患肢体位改变等，未能及时发现并适当干预，甚至过于自信地要求患者按骨折完全愈合的时间进行复查，将导致骨折畸形愈合。

因此，骨折复位固定后，即使认为固定十分牢固，也应在骨折未完全骨性愈合前，进行常规的定期复查，尤其应结合 X 线片显示的骨折愈合征象，评估复位固定效果与骨折愈合情况。骨折整复后外固定者，应每天对固定情况进行 2～3 次检查，固定松动、滑脱、过紧或过松等，均应及时调整。2～3 天进行 1 次 X 线片复查，若发现问题，如骨折成角、移位等，及时矫正，以免贻误处理时机。1 周后可每周复查 1 次 X 线片，评估复位固定效果及骨折愈合情况。行骨牵引者，应随时观察牵引情况，如骨折是否复位、力线是否恢复、体位是否改变和牵引是否有效等，不可长时间不闻不问。切开复位内固定者，应在术后立即复查 X 线片，评估复位效果和固定的牢固程度，发现问题及时处理。总之，应将仔细观察和认真处理贯穿于骨折愈合、功能恢复的全过程。

（四）功能锻炼不当

在骨折愈合的不同时期，新生骨的应力强度各不相同，如果功能锻炼不当，将导致骨折畸形愈合。如在骨折未完全骨性愈合的情况下，盲目暴力功能锻炼，或骨折未愈合而过早去除外固定等，将导致骨折端移位、畸形愈合。股骨颈或转子间骨折未骨性愈合者过早负重而导致髋内翻畸形等屡见不鲜。

因此，为了防止骨折畸形愈合，在骨折未完全骨性愈合前，对骨折的愈合状况应正确评估，依据骨折愈合的不同时期和愈合状况，指导患者进行适当的功能锻炼。未完全骨性愈合者，不可轻易去除固定，也不应急于求成而行暴力功能锻炼，尤其是下肢关节内或干骺端骨折，更不应过早负重。应遵循"早活动、晚负重"的原则进行功能锻炼。骨折的愈合情况难以准确评估者，宁可依据通常的骨折愈合时间，多固定一段时间而不可过早去除固定或过早、过度活动。

（五）过早去除固定

除少数骨折外，骨折局部有效的固定是骨折愈合的重要保证。而且每个部位骨折都有一个大致的愈合时间。但每一骨折都必须依据其愈合过程和征象，判断是否完成了愈合，其中有的骨折愈合判断是困难的（如股骨颈骨折）。如果对此认识不足、了解不够，过早去除骨折有效的固定，或过早使用患肢，将导致原本对位对线良好的骨折因复位丢失而畸形愈合。临床中，在骨折愈合的时间的问题上，有的医师倾向于"宁快勿慢"，不适当的追求愈合时间加速，置愈合的标准而不顾，过早去除骨折的固定装置；有的医师只看到骨折端有骨痂，不管其连接与否，就去除固定；有的医师见骨折达到临床愈合即去除固定，使患肢完全负重等，这样均可能造成骨折畸形愈合。

因此，在判断骨折愈合上，必须准确把握其愈合情况。目前虽然仍没有统一的骨折愈合定义，但在临床中，基本上所有的骨折可以在 3～4 个月愈合。常用的骨折愈合临床评价标准包括异常活动消失、骨折部位施加应力无疼痛及无痛、无支撑的完全负重。最近提出了放射学标准，即在 2 个放射学方向至少 3/4 的骨皮质有桥接骨痂连接。在骨折愈合的 6 期中，除撞击期、诱导期时间较短外，炎症期（骨折后 2～3 周完成），软骨痂期（6～10 周），硬骨痂期（伤后需 8～12 周），重建期（数月到数年）等都有相对的时间。以上基本知识都是临床骨科医师必须掌握的。有烟酒嗜好、营养不良、依从性不够的患者，以及骨折对位不够理想，固定不够牢固、骨折端血运不良，有骨缺损，血供比较差的骨骼骨折（如股骨颈、胫腓骨中下 1/3 交界部位、距骨、舟骨）的患者，由于其骨折愈合相对时间较长，其固定时间亦应适当延长。

第十二章 病理性骨折诊治失误的分析及对策

由骨骼疾病导致的骨破坏,或骨本身已存在影响骨结构坚固性的内在因素,骨强度和骨结构变得薄弱,在不足以引起正常骨骼发生骨折的轻微外力下发生的骨折,称为病理性骨折或衰竭骨折。临床常见的有骨质疏松,骨肿瘤(良、恶性骨肿瘤及骨转移癌),骨良性病变等导致的病理性骨折,其主要原因是骨质疏松、骨肿瘤或良性骨病变造成骨质破坏,使骨质变脆,骨的强度降低,承载和抵抗外力的能力减弱。与创伤性骨折相比,力量很小的外伤,如轻着地的跌倒、不剧烈的运动、搬重物、步行,甚至翻身、咳嗽等均可造成骨折,其治疗方法不同于创伤性骨折。由于有些病理性骨折的X线征象隐匿,病史较特殊,容易被误诊、误治。因此,应提高和重视对病理性骨折的认识,防止诊治失误。

第一节 诊 断 失 误

一、病史询问不详细导致的误诊

造成病理性骨折的病变包括良性骨病变,如骨囊肿、动脉瘤样骨囊肿、骨纤维结构不良,以及代谢性骨病变,如甲状旁腺功能亢进症以及慢性肝肾疾病等,亦有骨恶性肿瘤如骨肉瘤、软骨肉瘤等,其中转移性骨肿瘤导致的病理性骨折远高于原发性骨肿瘤。转移性骨肿瘤患者中,有些有癌症病史;而原发性骨肿瘤患者则可能表现为骨肿瘤部位的疼痛(夜间为甚)、相关部位的牵涉痛,或可发现病变部位有局限性肿块等。由于有些病理性骨折患者,常认为自己的骨折与其他疾病无关,就诊时多数不提及骨折以前的肿瘤病史,或对既往病变部位的疼痛,甚至对骨折前已发现的局部肿块等均不陈述。如果医师对病理性骨折重视不够、警惕性不高,对轻微外伤造成的骨折不详细询问病史及发病机制,将可能导致误诊。

【病例】患者男性,45岁。步行途中不慎跌倒,右手撑地,右上臂疼痛、畸形、活动受限。在当地医院X线检查,诊断为右肱骨干骨折,收住院治疗。入院后在臂丛神经阻滞下行切开复位钢板内固定,术中见骨质疏脆且易出血,未予重视。术后伤口愈合,但患者自诉上臂疼痛无明显缓解,术后3周拍摄X线片复查,显示骨折处呈明显溶骨性骨质破坏,拍摄胸部X线片后诊断为肺癌骨转移。追问病史,患者骨折前已咳嗽、胸痛3个多月,右肩痛1个月,较前消瘦、体重减轻。复查骨折后首次的X线片,显示右肱骨干骨折处已有局限性轻微的骨质破坏征象。

【病例】患儿男性,1岁3个月。活动时常哭闹不安,在多家医院就诊均未查出原因。在本院就诊时,门诊医师请笔者会诊。在患儿安静后仔细进行全身触摸检查,当活动左上肢时患儿哭闹,脱衣后见左肩稍肿胀,压痛明显,被动活动左上肢时大哭大闹。拍摄X线片显示肱骨近端病理性骨折(图12-1),术后病理诊断为骨囊肿。

因此,轻微外伤造成的骨折,应详细询问病史。包括有无肿瘤的常见症状和体征,如局部疼痛尤其是夜间疼痛、肿块,体重减轻或有无肿瘤手术病史等。

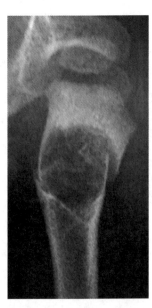

图 12-1 左侧肱骨近端骨囊肿导致的病理性骨折案例

此外,要注意询问家族史、遗传病史等,明确家族中有无类似易于发生骨折的患者。如成骨不全、骨软骨瘤、血友病等大多有遗传病史或家族史。同时,还要详细询问其他系统疾病及其全身治疗情况,包括这种疾病是否会造成骨破坏、治疗药物是否会造成骨丢失,以及骨折前患肢活动情况和活动能力等。活动时不明原因哭闹的小儿,应行全身仔细检查。

二、查体不仔细,将病理性骨折误诊为创伤性骨折或漏诊

所受应力较小的骨折,尤其是怀疑病理性骨折时,如果不进行全身检查,明确是否有慢性消耗性疾病,如成人是否有贫血,小儿是否有方颅、鸡胸等,则可能将骨肿瘤或小儿维生素 D 缺乏症导致的病理性骨折误诊为创伤性骨折。在对患者骨折进行局部检查时,如果不与健侧进行对照,由于病理性骨折应力较小,导致的畸形通常不够明显,则可能将病理性骨折误诊或漏诊。老年骨折患者,如果不重视是否存在多发性病灶,特别是对脊柱、骨盆及肋骨等部位的检查,则可能将其转移性骨肿瘤或多发性骨髓瘤的病理性骨折,误诊为创伤性骨折。原发性骨肿瘤或转移性骨肿瘤,或骨良性病变造成的病理性骨折,局部常伴有软组织肿块,与健侧肢体对比还可能存在肌肉萎缩,若不进行仔细检查,将可能误诊或漏诊。急性骨髓炎或高度恶性骨肿瘤,如尤因肉瘤、骨肉瘤等,常表现为局部红、肿、热、痛、皮温增高,部分骨肉瘤可见皮下静脉充盈等。这类病理性骨折,如不仔细检查骨折局部,或对已发现的局部异常,如骨折部位局部肿胀且较硬、皮下静脉怒张等,不进行分析研究,牵强地以骨折后的局部肿胀解释,则可能将其误诊为创伤性骨折。

【病例】患者女性,29 岁。不慎跌倒,右肩撞伤后肿痛 2 天,在当地医院就诊。入院查体,右肩部肿胀,皮下静脉轻度怒张,局部压痛,活动明显受限,拍摄 X 线片诊断为右肱骨外科颈骨折。由于骨折移位不明显,当地医院以手法复位,石膏外固定治疗。伤后 2 个半月,右肩肿胀稍减退,疼痛减轻。但皮下静脉怒张较前明显。肩关节功能较前稍恢复,却仍受限。拍摄 X 线片复查显示骨折端骨质明显囊性变,诊断为骨囊肿导致的病理性骨折,继续对症治疗。1 个月后以右肩疼痛加重、肿胀明显、皮下静脉怒张、压痛,肿胀部位质地较硬,无波动感,肩关节活动明显受限来本院就诊。拍摄 X 线片显示右肱骨头膨胀性溶骨性破坏,诊断为骨巨细胞瘤,行瘤体切除,人工肱骨头置换术。病理报告结果为骨巨细胞瘤(Ⅲ级)。

本例误诊主要是对骨折局部检查不仔细、分析不够等导致的。

因此,所受应力较小的骨折患者,尤其是怀疑病理性骨折时,应行全身检查。如成人有贫血或慢性消耗性病容,则应考虑原发性骨肿瘤或转移性骨肿瘤造成的病理性骨折。小儿骨折若有方颅、鸡胸等临床表现,则可能为小儿维生素 D 缺乏症导致的病理性骨折。在对骨折进行局部检查时,应与患者健侧进行对照,如果其畸形不够明显,但临床检查有骨折征象,则应考虑病理性骨折的诊断。老年骨折患者,特别应重视对胸部、脊柱、骨盆等部位的检查,多可发现病灶,防止将转移性骨肿瘤或多发性骨髓瘤导致的病理性骨折误诊为创伤性骨折。在对骨折肢体检查时,若发现骨折局部伴有软组织肿块或存在肌肉萎缩等,则应考虑可能为原发性骨肿瘤、转移性骨肿瘤、骨良性病变导致的病理性骨折。骨折局部有红、肿、热、痛、皮温增高,或皮下静脉充盈等临床表现者,则应考虑急性骨髓炎、高度恶性骨肿瘤导致的病理性骨折。不可牵强地以骨折后的局部肿胀、炎性反应等解释。

三、阅读 X 线片不仔细、不分析导致的误诊

病理性骨折发生于原发骨病变晚期者,由于骨质破坏严重,X 线表现明显,通常容易诊断。但若发生于原发骨病变早期,由于骨质破坏不明显,则诊断较为困难。资料表明,通常骨质破坏达 50% 才能在 X 线片上显示其溶骨性破坏区域。因此,在骨病变早期发生的病理性骨折,如果不认真仔细阅读 X 线片,不重视和分析 X 线片显示的异常征象,如骨折部位骨皮质是否有膨胀、变薄,骨折两端是否存在溶骨性、虫蚀样改变,以及两端髓腔的骨密度情况,或骨折周围软组织阴影中是否存在骨化及钙化等,则可能将病理性骨折误诊为创伤性骨折,将恶性骨肿瘤导致的病理性骨折误诊为良性骨肿瘤导致的病理性骨折。如果 X 线片的质量不高,则更容易造成误诊。此外,在临床工作中由于对 X 线相关知识掌握不足,有的医师将干骺端的正常骨

松质影误认为骨肿瘤的征象,如将肱骨结节、股骨髁、跟骨等部位的骨松质 X 线征象,误认为骨囊肿或骨肿瘤影等。

因此,外伤后的骨折,尤其较小应力造成的骨折,应认真仔细阅读 X 线片,对于骨折端骨质的每一异常征象均应认真分析。若骨折部位骨皮质有膨胀、变薄或畸形等征象,则应考虑为良性骨肿瘤或骨纤维结构不良等导致的病理性骨折。如果骨折两端有骨皮质破坏,或有溶骨性、虫蚀样改变,或骨折周围软组织阴影中存在骨化、钙化及软组织肿块影且边界不清,骨膜反应如 Codman 三角、葱皮样骨膜反应或针状、放射状骨膜反应等,则应考虑可能为恶性骨肿瘤导致的病理性骨折。同时,质量不高、清晰度较差或体位不当的 X 线片,应重新拍摄质量高、体位标准的 X 线片,防止将病理性骨折误诊为创伤性骨折。此外,在阅片时,也应注意勿将某些部位骨密度不高的正常 X 线征象,误认为是骨质的病理性改变。如将肱骨近端大小结节内侧的骨松质影像误认为骨囊肿,将股骨髁部骨松质显示的征象误认为骨质破坏等,必要时可拍摄对照位 X 线片鉴别。病理性骨折的诊断,应将 X 线征象与临床表现及病史结合,认真分析、综合判断,防止主观性和片面性造成误诊。

四、CT、MRI、数字减影血管造影、放射性核素骨显像使用不当导致的误诊

怀疑病理性骨折,而 X 线片又难以对骨折局部情况、骨质破坏范围等清晰显示者,或怀疑脊柱、骨盆及肩部病理性骨折,特别是移位不明显的病理性骨折难以诊断者,如果不进行 CT,则难以明确骨质破坏的范围和程度,将导致对该类病理性骨折的误诊。某些病理性骨折,如脊柱或四肢病理性骨折,如果不进行 MRI检查,将难以明确其骨折端髓腔及软组织肿块情况,难以明确椎体病理性骨折受累相邻椎体及附件的病变情况,对细小的骨小梁及不典型的疲劳骨折难以诊断,亦难以判断骨肿瘤导致病理性骨折的良恶性;不进行数字减影血管造影(digital subtraction angiography,DSA),将难以反映病理性骨折的血供情况,无法判断良恶性肿瘤及非肿瘤性疾病。高度怀疑转移性骨肿瘤或原发性骨肿瘤而又难以诊断者,不进行放射性核素骨显像,将可能造成误诊。

因此,X 线片难以确定的病理性骨折,应适当进行 CT、MRI、DSA 或放射性核素骨显像。CT 特别是螺旋 CT,可清晰显示四肢病理性骨折的局部情况及骨质破坏范围,对脊柱、骨盆及肩部病理性骨折,或移位不明显的病理性骨折的诊断更有意义,还可区分软组织肿块是血肿还是肿瘤。MRI 检查可以更加详细反映四肢病理性骨折端髓腔及软组织肿块情况,如软组织肿块边界不清者,可能为恶性骨肿瘤。椎体的病理性骨折,MRI 更能反映受累相邻椎体及附件的影像学变化,如骨质破坏与神经累的程度等。MRI 对病理性骨折髓腔出血、细小的骨小梁骨折以及不典型的疲劳骨折有诊断意义,并可对判断肿瘤的良恶性有帮助。DSA主要可反映病理性骨折的血供情况,判断良恶性肿瘤及非肿瘤性疾病。恶性肿瘤常可见到较多的异常血管和肿瘤的浓染。全身放射性核素骨显像,目前是诊断转移性骨肿瘤最准确的方法,并应对核素浓集区进行X 线或 CT 随访。但应注意骨显像和 MRI 检查有时亦可出现假阳性结果。

五、将骨质疏松造成的病理性骨折误诊为创伤性骨折

骨质疏松主要表现为骨量减少,使骨质变脆,骨强度降低,可分为原发性骨质疏松和继发性骨质疏松(由可诱发骨质疏松的疾病导致),易导致骨折,通常称为脆性骨折。老年失用性骨质疏松造成的骨折(多由原发性骨质疏松导致),诊断多无困难。但老年骨质疏松导致的股骨颈病理性骨折,常由于应力小、骨折移位不明显而被误诊或漏诊。此外,某些疾病导致的继发性骨质疏松造成的病理性骨折,如感染、内分泌疾病如甲状旁腺功能亢进症、慢性肝肾疾病、血液疾病、胃肠吸收障碍、长期服用激素类药物等。如果对该类骨折认识不足,阅读 X 线片不仔细,病史询问不详细,则可能将其误诊为创伤性骨折。

因此,骨折患者,首先应仔细阅读其 X 线片。Barnett 认为股骨中段骨皮质最厚部的厚度与骨干外径宽度比值小于 0.45,可定为骨质疏松。老年骨折患者,当 X 线片显示有骨质疏松征象者,即可诊断为骨质疏松性骨折。但髋部外伤后疼痛的老年患者,应仔细进行临床检查,防止将股骨颈骨折误诊或漏诊。其他年龄的骨折患者,应重视询问既往是否患有诱发骨质疏松的疾病,如骨折部位是否有感染,既往是否患有内分泌疾病如甲状旁腺或甲状腺功能亢进症、慢性肝肾疾病、血液疾病、胃肠吸收障碍或长期服用激素类药物

等。同时还应鉴别是原发性还是继发性骨质疏松。如果 X 线片提示有骨质疏松征象,则应进一步行骨密度（bone mineral density, BMD）测定,即测定骨骼中矿物质的含量。目前国际公认的骨质疏松检查法是双能 X 射线吸收法（dual energy X-ray absorptiometry, DXA）,世界卫生组织（World Health Organization, WHO）推荐的诊断标准为:DXA 测定骨密度值低于同性别、同种族健康成人的骨峰值不足 1 个标准差属正常（T 值≥ -1.0SD）;降低 1.0～2.5 个标准差为骨量低下或骨量减少（-2.5SD<T 值<-1.0SD）;降低程度等于或大于 2.5 个标准差为骨质疏松（T≤-2.5SD）;降低程度符合骨质疏松诊断标准,同时伴有一处或多处骨折,或 T 值≤ -3.5SD 为严重骨质疏松。

第二节　治 疗 不 当

一、非手术治疗适应证把握不当

骨质疏松导致的脆性骨折患者,尤其是能耐受麻醉和手术的老年患者,如果采用非手术治疗,由于长期卧床,即使骨折愈合,受全身体能明显下降、肢体肌肉萎缩、关节僵硬或认知障碍等影响,健康水平和生存质量将大大降低,且骨折可能移位,功能难以恢复。四肢骨折移位明显,尤其髋部骨折,或脊柱骨折有神经压迫症状,或累及椎弓结构,或脊柱不稳定、疼痛剧烈者,如果行非手术治疗,将难以获得预期的治疗效果。四肢良性骨病变导致的病理性骨折,多数属于不稳定性骨折,有的移位明显、骨缺损较大,如果采用外固定等非手术治疗,同样难以使骨折端复位、固定和维持其稳定性,由于固定时间较长,也难以进行病灶清除,将不利于骨折愈合。脊柱非肿瘤或良性骨病变导致的多发病理性骨折,无神经或脊髓压迫症状,未发生脊柱不稳定者,行手术治疗,则扩大了手术指征。原发性骨肿瘤、转移性骨肿瘤等造成的病理性骨折,由于肿瘤组织会突破自然屏障,且骨折端易刺破肿瘤组织导致出血,加速肿瘤生长,并导致肿瘤扩散或沿肌间隙蔓延。若采用复位、牵引、外固定等非手术治疗,其病理性骨折不可能愈合,也会影响生存率及保肢。长时间对恶性肿瘤患者采用外固定,包括牵引或石膏固定等,不但使骨折端难以获得复位、稳定与愈合,而且患者长期卧床和制动,常会发生肺栓塞、皮肤溃疡、骨量减少等并发症,疼痛亦难以缓解。如果采用单纯放疗或化疗,即使 20Gy 辐射剂量的放疗也可明显抑制骨折愈合,射线穿过石膏时产生的电子增强现象,会导致照射区域以外的皮肤损伤,其治疗效果也很难满意。

因此,脆性骨折治疗基本上与创伤性骨折相同,其中老年人多为原发脆性骨折,青壮年多为继发性脆性骨折,此类移位不明显的四肢稳定性骨折,或嵌插骨折,如 Garden Ⅰ型或部分Ⅱ型股骨颈骨折,Evans-Jensen ⅠA 或ⅠB 型股骨转子间骨折,或椎体压缩性骨折程度较轻（高度丢失<1/3）、疼痛不剧烈,不累及椎弓结构、不压迫脊髓、无截瘫症状者等,在有手术禁忌证的情况下,可采用非手术治疗。一般情况较差而无法耐受手术,或长期卧床不起,伤前患肢已失去负重功能,或存在严重意识障碍者,亦可行非手术治疗。四肢良性骨病变导致的病理性骨折,移位不明显、骨缺损较小者,在病灶不影响骨折愈合的情况下,可行外固定等非手术治疗。脊柱非肿瘤或良性骨病变导致的多发性骨折,无神经症状者,可非手术治疗。原发性骨肿瘤和转移性骨肿瘤造成的病理性骨折,非手术治疗仅适于患者预期寿命不超过 2～3 个月,难以耐受麻醉和手术创伤以及有手术禁忌证者。此外,手术难以改善患者的活动能力,不能减轻其痛苦,亦无益于护理者;或由于骨折远、近端骨质破坏,已不适于进行内固定,以免增加患者的手术痛苦和负担,降低生存质量者等,亦可采用非手术治疗。

二、非手术治疗方式选择不当

病理性骨折非手术治疗的方法较多,如果选择不当,将难以获得满意的治疗效果。骨质疏松导致的脆性骨折,老年人主要是由原发性骨质疏松导致的,青壮年则主要为某些疾病引起的继发性骨质疏松导致的,如甲状旁腺或甲状腺功能亢进症、慢性肝肾疾病等,在治疗骨折时,如果不对骨质疏松或导致骨质疏松的原发疾病进行治疗将影响骨折愈合;骨质疏松患者,由于其骨质量差、愈合慢,其治疗的主要目的是组织修复和功能恢复,如果对这一治疗目的重视不够,为强求骨折解剖复位而进行复杂复位与复杂固定,将可能造成一定的次生损伤或使固定失效。例如,椎体压缩性骨折虽然明显(高度丢失>1/3),但未累及整个前柱、非手术治疗有效而无剧烈疼痛者,行经皮椎体成形术,则扩大了手术指征。移位不明显的肱骨近端嵌插骨折行手法复位,将导致骨折端不稳定。有手术禁忌证的良性骨病变导致的病理性骨折进行手术治疗,将可能造成相应的并发症。原发性骨肿瘤或转移性骨肿瘤导致的病理性骨折,其治疗原则与该肿瘤的最终治疗一致,即针对病因的放疗、化疗与骨折复位固定等。如果不重视肿瘤的来源,盲目行放疗或化疗,将会导致不良后果。如乳腺癌,放疗后会出现脊髓压迫症和髋部骨折等并发症。激素治疗对肺癌、甲状腺癌、肠癌、肾癌导致的病理性骨折无促进作用,却对乳腺癌、前列腺癌导致的病理性骨折有效。非手术治疗长期卧床或制动,常会导致肺栓塞、皮肤压疮、骨量减少等并发症。

因此,病理性骨折首先应明确导致骨折的病因,针对其骨折与病因同时进行系统、规范化治疗。在治疗老年人的脆性骨折时,更应注意对骨质疏松同时进行治疗,以促进骨折愈合。某些疾病导致的继发性骨质疏松造成的病理性骨折,在对骨折治疗的同时,应重视对导致病理性骨折的疾病,如感染、内分泌疾病、慢性肝肾疾病等的治疗。骨折进行整复和固定时应以方法简便、安全有效为原则,尽量选择创伤小、对关节功能影响少的方法,不应强求骨折的解剖复位,应着重于组织修复和功能恢复。例如,椎体压缩性骨折不明显、脊柱稳定,或虽然压缩性骨折明显而非手术治疗有效者,移位不明显的肱骨近端嵌插骨折者,可行非手术治疗。良性骨病变导致的病理性骨折,其治疗原则类似于长骨的粉碎性骨折,通常均应手术治疗,但对有手术禁忌证,如患肢有皮肤感染、不能耐受麻醉和手术者,也可先行外固定,待骨折愈合后再行病灶清除手术。原发性骨肿瘤或转移性骨肿瘤导致的病理性骨折,应重视对病因的规范治疗,在适当外固定保护下进行化疗,有效的化疗能将骨折部位肿瘤局限,并形成一个新的边界,使骨折愈合或部分愈合,也使保肢治疗成为可能,亦是提高恶性肿瘤的 5 年生存率的基础。放疗可控制肿瘤疼痛,并对肿瘤进行长期的局部控制。资料显示,50%～90% 的放疗可使疼痛有所缓解。激素类药物对某些肿瘤的骨转移和骨折愈合亦有显著的疗效,但在进行放疗或化疗时应重视原发性肿瘤的来源,依据肿瘤来源适当采用。如乳腺癌骨转移造成的病理性骨折,则不适合放疗,而丙酸睾酮可作为辅助治疗,抑制肿瘤发展。应用雌激素可使前列腺癌骨转移的疼痛得到明显缓解。放疗和化疗对肾癌骨转移均不敏感,即使应用亦无益于病情缓解。

三、手术治疗适应证把握不当

手术适应证的准确把握,对治疗效果至关重要。如果对患者的个体情况评估不准确,手术适应证把握不当,将难以获得满意的治疗效果。例如,骨质疏松患者,其脊柱压缩性骨折虽不很明显,但疼痛剧烈,而非手术治疗又难以减轻疼痛者;或椎体爆裂性骨折,前、中柱崩裂,脊柱不稳定或有神经压迫症状者;或股骨颈、股骨转子间骨折,肱骨近端、桡骨远端骨折移位明显者等,采用非手术治疗,将难以获得满意疗效。良性骨病变导致的病理性骨折,由于骨折端的骨质破坏而极不稳定且骨折端存在病灶,如果非手术治疗,则可能使固定失效,影响骨折愈合。转移性骨肿瘤、原发性骨肿瘤造成的病理性骨折,尤其是单处转移性骨肿瘤造成的病理性骨折,以非手术治疗其疗效很难满意。但如果对全身情况十分衰竭的转移性骨肿瘤或原发性骨肿瘤导致的病理性骨折,其预期寿命已不超过 2～3 个月,且不能耐受麻醉和手术创伤或手术已不能改善其生存质量,或骨折两端骨质破坏严重已不适于内固定者,若勉强手术,其治疗效果不但难以满意,甚至会发生意外。

因此,病理性骨折应把握好手术适应证。术前应对患者全身情况进行准确评估,依据其个体情况,选择合理的治疗方案。骨质疏松尤其是老年脆性骨折,如脊柱骨折椎体压缩程度明显,虽然椎体后壁完整,但非手术治疗难以缓解疼痛者;椎体爆裂性骨折,前、中柱崩裂,脊柱不稳或有神经压迫症状者;老年股骨颈或股骨转子间骨折,肱骨近端或桡骨远端骨折移位明显者,应采用手术治疗。良性骨病变造成的病理性骨折,通常应按粉碎性骨折进行手术治疗,但对有手术禁忌证者可先行外固定,待骨折愈合后再行病灶清除手术。转移性骨肿瘤、原发性骨肿瘤和骨良性病变造成的病理性骨折,尤其单处转移性骨肿瘤造成的病理性骨折,预期寿命至少 3 个月,且能耐受麻醉和手术创伤者;术后可获得一定范围的活动或生活自理,或活动能力有一定的改善,并能减轻痛苦和便于护理者;骨折两端有可进行内固定或人工假体置换的基本条件者,通常可采用手术治疗。

四、手术方式选择不当

病理性骨折手术方式的选择,影响治疗效果。脆性骨折,由于多为老年患者,全身状况较差、骨质量差、骨折愈合缓慢、并发症较多,如果选择复杂、风险大、创伤大、时间长、出血多、固定不够牢靠或使骨质疏松进一步加重的手术方式,则可能发生相关的并发症或使手术失败;如果对肢体骨折采用拉力螺钉或加压钢板的绝对稳定固定,由于拉力螺钉的强力牵拉,会使钉-骨界面破坏而导致固定失败;加压钢板固定,由于骨密度下降,其压应力会造成复位丢失,加之钉-骨把持力不充分,可导致螺钉松动、拔脱;钉板对骨的应力遮挡,使骨量进一步丢失而导致再骨折,同时,置入钢板时的解剖复位会加大创伤、增加出血量,影响患者康复;股骨颈骨折采用空心螺钉加压固定,将可能发生螺钉切出股骨头、骨折不愈合或股骨头坏死等并发症;股骨转子间骨折用螺钉固定,由于固定不牢固,将导致固定失效;移位明显肱骨近端骨折采用克氏针固定,将难以获得牢靠固定的效果;脊柱骨折椎体虽然压缩明显,但椎体后壁完整,且无神经症状者,采用内固定治疗,则增加了患者不必要的损伤;椎体爆裂性骨折、椎体前中柱崩裂椎体后壁骨折,采用微创的经皮椎体成形术和后凸成形术治疗,则可能发生骨水泥渗漏、椎体高度矫正过度造成非手术椎体再骨折等并发症。长骨干骨病变或良性骨肿瘤导致的病理性骨折,如果病灶清除不彻底,将导致肿瘤复发;不植骨或骨折固定不牢固,则骨折难以愈合。恶性骨肿瘤导致的病理性骨折,如果化疗达不到有效控制者行保肢治疗,或对单发转移性骨肿瘤行病灶内刮除,会使病灶切除不彻底,将难以获得预期的治疗效果。脊柱骨肿瘤导致的病理性骨折,无论良性或恶性,如果病灶切除不彻底,将导致复发;骨缺损未行植骨或适当的重建,将难以恢复脊柱的稳定性,但恶性肿瘤周围已有软组织肿块者,若勉强行彻底的病灶切除,不但手术难以进行,病灶难以切除,而且可能对患者造成生命危险。

因此,需手术治疗的脆性骨折,行骨折固定时应考虑使用比较牢固的特殊内固定器材,如锁定加压钢板、粗螺纹钉、具有特殊涂层材料的内固定器材(如羟基磷灰石喷涂螺钉增强锚合力);应力遮挡少;螺钉穿过双侧骨皮质的技术;内固定强化技术,如螺钉周围使用骨水泥、膨胀器及生物材料强化;骨缺损严重者可用自体或异体骨移植以及生物材料填充;或在内固定的同时,依据其固定的牢固程度及患者个体情况,酌情选用合适的外固定。股骨颈骨折,可依据患者的具体情况酌情采用外固定架、内固定、人工关节置换等方法治疗。股骨转子间骨折有移位者,可依据患者的个体差异,采用选择合适的内固定方式,髓内固定系统包括 Gamma 钉、股骨近端髓内钉、股骨重建钉等,髓外固定系统包括 DHS、LCP、髋部解剖锁定钢板等。移位明显肱骨近端骨折可采用肱骨近端解剖钢板或 LCP,高龄且 3 部分以上骨折患者,可考虑行人工肱骨头置换术。椎体骨折虽然压缩明显,但椎体后壁完整,且无神经症状者,可考虑采用微创的经皮椎体成形术和后凸成形术治疗;椎体压缩、粉碎、疼痛不明显者则应严格把握手术适应证,避免非手术椎体骨折。椎体爆裂性骨折、椎体前中柱崩裂椎体后壁骨折,则应采用内固定手术,用骨水泥增强椎弓根钉的把持力。

长骨干病变或良性骨肿瘤导致的病理性骨折,应彻底清除病灶,植骨和骨折牢固固定骨折端,较大骨缺损可采用诱导膜技术等方法治疗。原发性骨肿瘤或单发转移性骨肿瘤导致的病理性骨折,化疗有效者,化疗后可选择临界或广泛病灶切除,并进行相应骨关节重建,肱骨近端骨折肿瘤切除后,以特制肱骨近端假体置换,肱骨干骨行病灶刮除、骨水泥填充、髓内钉或钢板固定;肱骨远端或尺骨近端可选择特制肘关节固定;如化疗达不到有效控制者,应选择截肢治疗,为了避免骨折部位肿瘤污染,必要时应行超关节离断。多发转移性骨肿瘤,可选择病灶内切除、骨缺损以骨水泥填充,并坚强内固定。股骨颈以双动特制长柄假体置换,股骨转子间病理性骨折,可选特制股骨近端假体置换,也可病灶内刮除,填以骨水泥,DHS 或 Gamma 钉固定;股骨干多选用髓内钉和骨水泥固定,股骨远端可行关节置换。脊柱骨肿瘤导致的病理性骨折,无论良性或恶性,应尽可能彻底切除病灶,对骨缺损行植骨或适当重建,以恢复脊柱的稳定性,但对恶性肿瘤周围已有明显软组织肿块者,可分块囊内切除,缺损的椎体可行人工椎体或钛网重建。

总之,骨肿瘤造成的病理性骨折,手术治疗前应首先对病灶进行评估,尤其应明确病变的性质、范围、骨破坏程度及骨强度状况,明确骨折是否稳定及其稳定程度。病理性骨折的手术重建原则应不同于一般创伤性骨折,由于病理性骨折愈合能力差,有较大量的骨质破坏和骨缺损,患者代谢能力差。因此,为了恢复骨的结构和稳定性,应采用更加稳定而牢固的固定方式,并适当应用骨水泥等材料加固和重建,如膜诱导技术。转移性骨肿瘤造成的病理性骨折,由于患者寿命有限,应选择使治疗目标能尽快实现的方式,即在短期内能有满意的治疗效果,如人工假体置换等。同时,还应对原发性肿瘤进行治疗,以便更长久地维持手术疗效,改善患者生存质量。

第十三章　心理因素、人文、健康素养对骨折诊治影响的分析及对策

医师和患者的心理因素、人文、健康素养在骨折的诊断治疗中,有不可或缺的作用。对于医师而言,其心理素质、性格、主观能动性和临床思维能力,对骨折的诊断治疗有关键性作用。对于患者而言,其心理因素和性格等在疾病的发生、就诊、治疗、从医性和转归过程中,也有不可忽视的影响。因此,应重视医师和患者心理因素在骨折诊治过程中的作用,防止和减少心理因素造成的影响。

第一节　医师心理因素对骨折诊治的影响

一、医学人文素养不足对骨折诊治的影响

医学人文精神是人类挚爱生命,在医学活动中坚持以人为本的精神。世界卫生组织早就发出警示:"错误的医学目的必然导致医学知识和技术的不恰当应用。当今的医学问题出在目的上,而不是手段和方法。"就如马克·吐温所描述的"手里拿着锤子的人,看什么都像钉子。"如果医学人文精神不足甚至缺失,将会使科学医疗变得"扭曲",医学技术主义盛行,在技术服务中不能将患者的利益放在首位,导致医师和医院的利益损害了患者的利益。如果没有正确医学价值观念,在对患者进行治疗时,对其的同情心和责任感不足,尤其是未从患者的利益出发,只是为了新方法或收费高,甚至是为了职称晋升或自己擅长,就一味地使用高难技术。医学人文素养不足时,就会有较强的功利性,重治疗,轻护理,重科技,轻人文,重生命数量,轻生命质量;嗜好做手术,随意放宽手术指征或扩大手术范围,夸大手术作用而不明确说明手术可能导致的并发症,甚至不顾患者的身心状况、经济能力以及社会情况,一味地诱导患者接受不必要的手术治疗;对于可做可不做的手术,强调"不做手术就很难好",或仅在术前将打印好的手术协议书让患者或家属签字,不做详细的解释,未能充分尊重患者的知情权和治疗方式选择权,一旦术后出现并发症,将造成患者或家属的误会;千方百计做对自己有利的手术,做自己爱做的手术,做新手术,做高科技手术,做大手术,轻视或不做小手术,甚至对自己不熟悉的大手术、复杂手术、高科技手术也敢勉强进行,过度治疗,甚至造成医源性损伤;诱导患者选用价格昂贵而性能相差无几的进口材料,使用对患者获益不是最大的治疗方法;使用拖延的手法来延长治疗时间,或夸大患者的病情,以使患者接受其治疗方法或采用其推荐的治疗器材,给患者造成不必要的经济损失和身心损伤,而使自己获益;不进行终身学习,知识和技术水平逐渐落后,用不达标准的或已淘汰的知识和技术治疗患者,达不到应有的疗效,甚至对患者健康造成不应有的损害。

【病例】患者男性,32 岁。因车祸导致 L_4 椎体 I 度单纯压缩性骨折,无神经损伤症状,在当地医院就诊,医院对该患者进行了切口约 12cm 的钉棒系统固定(图 13-1),术后及内固定去除后患者腰背长期疼痛、僵硬、竖脊肌、多裂肌萎缩,难以继续做专职货运司机工作。该患者如果行非手术治疗,或可恢复其原工作。

【病例】患者女性,69 岁。因跌伤导致左侧肱骨外科颈无明显移位嵌插骨折入当地医院住院治疗。医师告知该患者及家属,此类型骨折必须行钢板内固定手术,不做手术肯定不行,否则会导致左手会残疾。患者住院检查花费 2 000 多元后,因经济困难,无法进行手术而出院。转本院行石膏外固定后痊愈(图 13-2)。

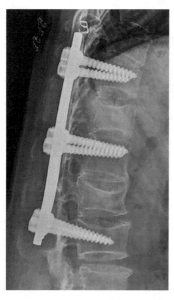

图 13-1 L₄椎体Ⅰ度压缩性骨折,行钉棒系统固定案例

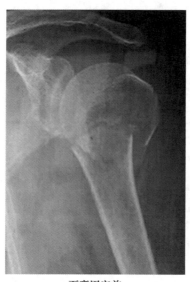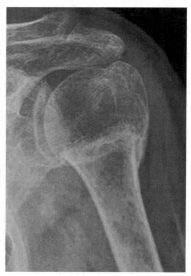

石膏固定前　　　　　　　　　石膏固定后骨折愈合

图 13-2 左侧肱骨外科颈嵌插骨折案例

因此,作为一名合格的医师,在医学活动中应努力提高人文素养。吴孟超、汤钊猷等 8 位院士在 2014 年中国首届"医学人文如何走进临床"学术研讨会上倡议:"医护人员始终应将患者的利益放在第一位,关爱患者、呵护患者,关心病,更关心患者,尽可能提供低成本服务,尽力减少对机体的损伤和副作用,注意扶持患者自我康复,谨慎使用高新技术,防止过度诊疗,在不影响患者健康的前提下尽力为患者提供低成本服务。"因此,在临床工作中,每个医务工作者都要有正确的医学价值观念,在对骨折患者治疗时,要对患者有同情心和责任感,一切从患者的利益出发,使自己的知识和技术首先对患者有益。严格遵循医学伦理的基本原则,即尊重原则、不伤害原则、有利原则和公正原则。如手术,为什么要做,为什么要这样做,如何做才符合患者的利益最大化。防止为了新项目或高收费,甚至是为了职称晋升或自己擅长,一味地使用高难技术、进口材料。应努力提高医学人文素养,做对患者有利的诊疗,有把握的诊疗,不做功利性诊疗(手术),尽量减少对机体的损伤和副作用,为患者提供适宜和最佳的诊疗服务;在重视治疗的同时,亦应重视护理,重科技的同时,还要重视人文,重生命数量的同时,还要重视生命质量。要严格准确把握手术适应证,不应随意放宽手术指征或扩大手术范围,不应随意向患者夸大手术作用而应明确告知手术并发症;必须向患者提供正确、易于理解、适量、有利于增强患者信心的信息,更不能不顾患者的身心状况、经济能力以及社会情况,一味地诱导患者接受手术治疗,尤其是大手术治疗。要帮助患者选择合理的治疗方案,认真做好与患者的交流与沟通,切实履行知情同意原则,尊重患者的自主权,倾听患者的诉求。履行各种医学道德伦理规范,遵守医学法规和相关卫生政策。学习和掌握人文知识和技能,注意提高个人的人文素质修养。要依据患者的具体病情、经济情况、心理需求和社会情况等个体差异,选用价格合适的材料和治疗方式,及时对患者进行恰当的治疗,决不允许无故拖延治疗。为了提高治愈率和患者的满意度,要不断进行终身学习,丰富自己专业知识,提高技术水平。同时,应高度重视整体医疗,认真实践生物心理社会医学模式,尽力为患者提供心理、社会支持。

二、辩证思维能力不足对骨折诊治的影响

思维是智力的核心,良好的思维品质,不但是人格的标志,亦是医师诊治水平的标志。通过思维,医师能够获得对疾病本质属性、内在联系和发展规律的认识。由于没有完全相同的骨折类型,甚至同一类型的骨折也有不同的临床表现,加之每个骨折患者之间的具体情况各不相同,在诊治过程中,如果不能因病、因人区别对待,不能以客观、求实、严谨的科学态度进行合乎逻辑的临床思维分析和个性化处理,将难以作出合理临床决策,难以获得满意的治疗效果。在对骨折诊断时,如果缺乏深刻的思维能力,不善于辩证地看问题,对零散的信息不能进行客观分析和正确的逻辑推理,不能借助有关疾病的信息、知识和经验认识疾病,

如对临床症状和体征不明显的骨折、隐匿性骨折或复杂骨折，仅凭不详细的病史，或一两张不标准或质量不高的 X 线片检查就轻率、主观地进行诊断，则可能导致误诊或漏诊。

【病例】患者女性，16 岁。腰部轻微扭伤，当时腰部疼痛，自行步入医院就诊。拍摄腰椎正侧位 X 线片检查，侧位 X 线片 L₅ 椎弓处显示"骨折"征象，即诊断为 L₅ 椎弓峡部骨折，并按此诊断进行相关处理（图13-3）。笔者会诊阅片后认为该"骨折"是髂骨髂板线与 L₅ 椎弓根的重叠影，并非骨折影，患者家属不放心，行 CT 证实了椎弓峡部未骨折。

本例将正常骨骺征象误诊为腰椎弓峡部骨折，主要原因是对患者的信息资料未进行辩证分析，对 L₅ 椎弓峡部骨折征象未认真分析，未能规范地拍摄腰椎斜位 X 线片，难以观察到不受髂骨髂板线干扰的 L₅ 椎弓峡部影像；不了解 17 岁以下女性髂嵴与髂板线未融合的 X 线征象特点；未仔细阅读和分析 X 线片，不了解不标准的侧位 X 线片会使髂骨髂板线影延伸至 L₅ 椎弓处显示骨密度减低影；未将患者病史、年龄、X 线征象与临床检查等信息资料结合，进行综合和辨证分析，仅凭直观印象进行诊断。

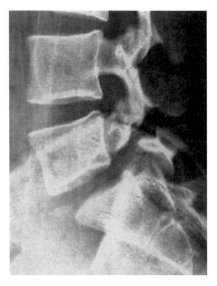

图 13-3　由于髂骨髂板线与椎弓根影重叠导致误认为是椎弓根骨折案例

骨折治疗，有的医师的"患者观"通常不是将患者看成是既有躯体、又有复杂心理活动，还有复杂社会关系的完整患者，而只看成是生病的器官、组织，只见病，不见人，只看病，不看患者，只治病，不治患者，不理解"治病""救人"的辩证关系，将"病""人"割裂开来，则难以制订合适的治疗方案、方式和方法，难以获得满意的治疗效果。为治病而治病，为手术而手术，为骨折固定而固定骨折。如果临床决策思维不正确，无论采取多么先进的治疗方法、医师有多么精湛的医疗技术、手术或其他治疗多么成功，但对患者而言，都可能是无益的，甚至是有害的。有一则笑话讲，古代有人治驼背，用木板将驼背患者背部压平，驼背算是矫正了，但结果患者却死了。虽是笑话，却说明了同样的道理，该医者治疗时，未能将"病""人"辩证思维，只管"治病"，不管"救人"。

【病例】患者女性，25 岁。被机器拉伤右前臂，疼痛、功能障碍急诊入当地医院，诊断为闭合性右臂丛不完全损伤。在未进行必要的临床观察的情况下行急诊手术，即切开数条 20～30cm 长的切口行尺神经、桡神经及正中神经探查术。此决策虽然用解剖方法在直视下明确了其神经无断裂损伤，无须任何特殊处理。但对本例患者而言，手术不但对神经恢复无益，而且，由于手术显露破坏了大段神经的血供，使其神经功能 4 个多月仍难以恢复正常。由于神经损伤的一期修复与二期修复，其手术效果无显著性差异，故急诊探查显然不是正确的临床决策。

因此，骨折进行诊治时，首先应依据患者的各种信息资料，对其骨折进行辨证分析，以客观求实态度进行正确的临床决策思维，以循证医学的思维和方法获得准确的诊断和制订正确的治疗方案。除用眼、耳、手、鼻、口诊断外，更重要的是应用"心"进行诊治、进行思考。对于每一个患者而言，医生应不仅关注他的"病"，更应关注患了病的"人"。医师面对的不仅是一个患病的生物体，而是一个具有丰富社会关系和多重社会价值的人。同样医师和患者之间不仅是医师帮助患者去除病痛，同时也包含心理的沟通、法律的契约、社会的责任、道德的良知等多重的社会内容和丰富的人类情感。由于世界上没有两个完全相同的骨折患者，而每个患者如性别、年龄、职业、家庭状况、社会地位、经济基础及社会心理等因素各有差异，因此诊治疾病不应简单化、格式化。同时，患者还受社会各方面条件的制约和影响，故对"病""人"的诊治，需进行准确的思维判断，慎重处理。通过思维，明确疾病与人体的内在联系，获得符合患者的正确诊断和治疗，作为骨科医师，除应具备高度的责任心、良好的职业道德、丰富的理论知识和临床经验、精湛的诊疗技术外，更要有高超的临床决策思维能力。只有正确的诊断和临床决策思维，才能进行正确的治疗，获得满意的治疗效果。

三、工作责任心不强对骨折诊治的影响

工作责任心是做好一切工作的基础，与每个人的气质和性格相关。工作责任心不强者，学习不认真，理

论知识掌握不够,工作不扎实,技术不熟练,工作得过且过。在询问骨折患者病史和进行临床检查时,不认真、不全面、不仔细,主观臆断,容易导致漏诊或误诊。在诊治骨折时不认真研究、不全面分析患者的相关信息资料,如全身情况、骨折类型、损伤程度,患者年龄、性别、职业及既往病史等,则难以制定合理的治疗方案;治疗中操作不规范、不细心,甚至粗心大意,则难以获得满意的治疗效果。

【病例】患者男性,29岁。车祸导致左大腿外伤,在当地医院X线检查,摄片时未包括髋关节,诊断为左股骨干骨折,应患者要求转专科医院治疗。转专科医院后重新通过电脑设置拍摄X线片,摄片范围以股骨干为中心,影像应包括股骨头、股骨颈、股骨干及膝关节。但在剪裁X线图片时,摄片医师仅发现左股骨干粉碎性骨折,未认真观察左髋关节及膝关节部位的图像,未能及时发现左股骨颈骨折征象,并且在打印图片时,草率地裁去髋关节区域的X线片,报告为左股骨干粉碎性骨折。第2天,临床骨科医师对股骨干骨折行带锁髓内钉内固定。卧床2个月后,扶拐下地活动,仍觉左髋部疼痛,复诊医师未行检查,以髓内钉残端刺激解释。3个月后,患者发现左下肢短缩4cm,左髋关节仍疼痛,且活动受限。复查X线片,显示左股骨颈基底部陈旧性骨折,明显移位畸形,骨折未愈合。查阅转院后首次X线电脑底片,左股骨颈基底部显示骨折征象,但无明显移位。

本例对股骨颈骨折的漏诊,首先与首诊基层医院医师临床经验不足,未考虑股骨干骨折合并同侧其他部位骨折的可能,也未全面仔细检查,未单拍摄髋关节X线片等有关。其次与转院后有关人员的责任心不强,阅读X线片不认真、不仔细,未考虑有同侧肢体其他部位合并伤的可能,对股骨颈基底部已显示的骨折征象未及时发现,也未进行相关临床检查等有关,导致又一次漏诊。再次与术后复诊医师的责任心不强有关,未重视患者在术后的治疗过程中陈述的患肢髋部疼痛、功能障碍等股骨颈骨折的重要信息,仅以髓内钉残端刺激痛的主观经验牵强解释,而未对髋部进一步的临床检查或拍摄X线片,导致再一次漏诊。多次贻误诊治时机。

因此,在临床工作中,必须"永远把患者的需求放在首位",遵循患者生命和利益高于一切的原则。要用一个医师的良心对待每个患者,结合其具体情况,分析各种信息,力争获得准确诊断,制订最佳治疗方案。同时,在诊疗过程中,必须认真仔细,规范操作,依据患者的具体情况进行处理。此外,患者反馈的各种病情变化的信息必须高度重视,认真分析并仔细检查,不允许仅凭自己主观臆断或个人经验牵强解释而贻误诊治时机,真正做到"慎于术前、精于术中、勤于术后"。

四、对重大手术或疑难病例未以循证医学论证甚至未讨论即进行临床决策

在重大手术之前和对疑难病例的讨论,是依据患者各种资料信息以及既往对该类疾病诊疗中的经验教训与临床指南,以循证医学理念进行认真分析、研究讨论、集思广益,对疾病作出准确诊断,制订对患者最有利的临床决策、最佳的治疗方案和最合适的治疗措施,也是认真总结经验,吸取教训,防止经验主义、教条主义和主观主义,提高诊疗技术水平的重要措施。对疑难病例、危重患者或重大手术在思想上不够重视,不循证、不讨论或讨论不认真,不是最大限度地考虑患者的利益;对疾病的诊断不明确,治疗措施不及时、不合理,对治疗中出现的意外情况估计不足,难以应对,将影响治疗效果;对手术适应证把握不当,对术前、术中发生的意外情况考虑不周,准备不足甚至不具备进行该手术的能力和条件,术中发生意外时,手忙脚乱、不知所措等,将难以获得满意的手术效果,甚至导致手术失败等。

因此,疑难病例、危重患者和复杂重大手术,应组织有关医师认真讨论,必要时组织相关科室或专科医师会诊。应以循证医学的思维和方式,将目前可获得的最佳证据与医师的实践经验及患者的需求和价值观三者结合,对患者进行最有利的临床决策。按实践循证医学5个步骤(5A):评价患者(assess)→提出临床问题(ask)→采集最佳证据(acquire)→评阅证据(appraise)→应用于患者(apply),广泛搜集相关资料,依据不同类型的临床指南以及患者的实际情况,获得对疾病的准确诊断;制定切实可行合理的治疗计划或手术方案,甚至是具体措施,以获得使患者满意的治疗效果。在讨论中,应充分发挥每个人的聪明才智,解决疑难问题,提高诊疗水平,切忌骄傲自满、盲目自负的主观主义。

五、性格特征因素对骨折诊治的影响

性格是指人对现实的态度和行为方式中比较稳定的、习惯化人格心理特征。每个医师都有不同的性格

心理特征，而不同性格心理特征，会出现不同的心理和行为上的反应，导致不同的结果。面对骨折患者，有的医师医德好、责任心强，临床经验丰富，以患者的利益为中心，急患者之所急，想患者之所想，以良心对待，使患者能够获得最佳的治疗效果；而有的医师则以自己的利益为中心，对于治疗方案、治疗时机的把握、治疗方法、所用材料的选择，甚至包括请上级医院会诊等，均以自己的利益为首要考虑，未能将患者的需求作为首要，因此难以获得满意的疗效。例如，在对患者的诊治过程中病情突然变化；术中发生重要血管或神经损伤，或造成某部位的骨折与关节脱位；骨折复位固定困难、钻头断裂、锁钉置入困难、髓内钉嵌顿等意外情况，均可能导致治疗或手术难以按原计划进行。意外情况发生后，责任心强，心理素质好，有沉着镇定、坚决果断和理智型性格且有经验的医师，会积极查找原因，采用适当而果断的措施进行处理，尽可能避免或减少对患者的不良影响；知识不足或临床经验虽然不够丰富，但心理素质较好、有着理智型和内向型性格的医师，其处理问题虽然谨慎、缺乏果断和能力，但为了对患者负责，会立即向有经验的医师请教，或请相关专科医师会诊，协助处理将对患者造成的不良影响降至最低；而临床经验不足，气质性格较差，又缺乏责任心者，在遇到意外情况时，优柔寡断，甚至惊慌失措，或遇到困难时，便产生急躁情绪，甚至不请示上级医师，随意处理将影响治疗效果。例如，在夜间行断肢/指再植时，因器械不能得心应手、手术时间长或手术难度大等，便不能坚持认真进行手术，将影响手术质量甚至放弃可成功进行的手术。有的医师对于发生的意外存有侥幸心理，甚至对自己不熟悉的手术，也不向上级医师报告或向有经验的医师请教，擅自随意进行且盲目操作，将导致不良后果。有的医师学习不够努力，相关知识掌握不足，采用不达标准，或已淘汰的知识和技术对患者治疗，损害患者的健康或达不到应有的治疗效果。1例脊柱骨折脱位轻微脊髓损伤患者，行椎管内探查并行后路复位钉棒系统固定手术，术中意外损伤椎旁血管，造成较大出血，数次止血无效，亦不请上级医师指导，患者出现失血性休克后，于慌乱中用大纱布块填塞止血，术后患者截瘫明显加重，经1年半治疗，脊髓功能部分恢复。

因此，每个骨科医师，应努力培养自己理智型和意志型的性格，应特别重视培养自己在紧急情况下良好理智型的性格特征。对每一骨折患者均应以维护患者的利益为己任，以医师职业道德和良心进行处理。在诊治骨折或手术出现意外情况时，应理智对待，要以对患者高度负责的精神，适当且果断处理。如手术有困难，时间长或遇到意外时，应克服急躁情绪，耐心细致、尽心、尽力、高质量地完成手术。独立处理有困难者，必须立即请相关有经验的医师或专科医师协助处理。如果需要改变治疗方案，可向患者或家属解释，并书面记录，使其明白、理解和谅解。出现意外情况的相关资料，要妥善收集和保存。在手术操作，甚至整个治疗过程中，要理智对待，遵循"稳、准、轻、快"的原则，其中"稳""准"最为重要。要理解"稳"，不单是手术全过程中的每次操作要稳，不慌乱、急躁，尤其是术中遇到意外情况和疑难问题时能沉着冷静，果断且妥善处理，更重要的是手术方法的选择要有科学的依据，手术的操作要有准确的把握，胸有成竹并对术中可能出现的各种意外情况要心中有数，并有相应的处理措施，确保手术的安全性。同时，整个治疗方案要稳妥，要做好充分的思想准备和各种相关物品的准备。"准"，不单是每项手术操作要准确无误，对手术范围内的解剖关系要清晰明了、有的放矢、操作规范，减少无序操作，更是诊断和各项治疗措施要正确，临床决策思维要正确，以获得预期的治疗效果。"轻"，不单是手术操作要轻巧，做到微创操作，尽可能减少钝性分离和组织损伤，更重要的是要尽可能减少在其治疗方面的次生损伤或并发症，减轻患者的痛苦。"快"，是在保证手术质量的基础上，操作要轻快且敏捷，尽可能缩短手术时间，减少重复操作和无效动作，遇到意外情况能果断且快速处理，还要千方百计缩短疗程，减少患者的痛苦，尽快使患者顺利康复。作为医师要终身学习，不断学习新的专业知识和新的专业技术，以获得满意的治疗效果，要真正体现一个医师的职业道德底线，能够将生命的责任内化于心、外化于行，以生命伦理精神面对关涉生命的事业。

六、医师工作状态和疲劳程度对骨折诊治的影响

骨科医师的工作状态，对于骨科急诊诊治效果有重要影响。通常在骨科急诊处理中，主诊医师进行明确处理措施时，主要考虑是否有适合手术室、所需器械的可用性和完整性、经验丰富的得力助手及其他因素，而经常忽视自己的工作状态和疲劳程度。尤其在决定是否在深夜进行手术时，有的骨科医师难以对自己的工作能力进行公正的判断，不是过高就是过低。同时疲劳和无法睡眠亦会有负面作用，如影响医师包

括整个团队的责任心。如果在疲劳、决策准确性降低以及工作技能减退的情况下处理骨科急诊,将可能导致相应的失误。

【病例】患者男性,45 岁。因被重物撞压伤右大腿后出血、不能动 2 小时于当晚 11 时急诊入当地医院就诊。入院查体:神志清,脉搏 140 次 /min、呼吸 22 次 /min、血压 100/58mmHg。右大腿远段及膝关节明显肿胀,大腿内外侧多处皮肤裂伤、活动性出血、皮下广泛剥离,小腿及足背皮肤有片状紫斑、皮温低,足背动脉触摸不清。诊断:①创伤性失血性休克(代偿期);②右股骨干开放性粉碎性骨折,右大腿皮肤潜行剥脱伤;③右腘动脉损伤? 入院后急诊清创,行股骨外侧钢板内固定手术,VSD 覆盖创面,术中输全血 800ml,多次以升压药维持血压为 100/60mmHg,术后 2 小时神志不清、昏迷。转 ICU 血压测不清,左足刺痛无反应,足背动脉搏动消失,术后 10 小时神志恢复,血压 126/76mmHg。患肢皮肤仍青紫、有水疱、无痛觉、皮温低。术后 20 小时左小腿散在水疱、发硬、皮肤张力高、皮温低无痛觉。诊断为左小腿骨筋膜隔室综合征行切开减压。伤后 38 小时会诊后,出现肾功能损害明显加重,患肢膝关节以下仍无感觉及运动功能,伤口每天引流约 1 000ml,建议截肢处理,患者及家属不同意。住院 45 天,清创 9 次均有坏死组织,右小腿大部分肌肉组织被清除,肾功能越来越差,遂行截肢、透析等处理,半月后伤口痊愈出院。

此例患者是主刀医师在日间已做了几台手术,夜间在疲劳的情况下接诊的急诊重症复杂骨折,其注意力集中到股骨干开放性骨折上,而对该患者典型的创伤性休克、右腘动脉损伤或右小腿骨筋膜隔室综合征的临床表现未足够重视与及时确诊。在患者休克未完全纠正的情况下,又进行了创伤较大的钢板内固定手术,使其损伤进一步加重。由于未能及时明确诊断右腘动脉损伤或右小腿骨筋膜隔室综合征这些急诊重症,夜间手术时则未能及时对其干预。加之在后续进行骨筋膜间室减压时对坏死组织多次清除不够彻底,导致长时间坏死组织吸收而发生肾衰竭。此例患者如果能按 DCO 的原则处理,救治休克、及时直视下探查腘动脉或行彻底骨筋膜间室减压、外固定支架简单固定骨折,严密观察病情变化,或安排精力充沛、有一定临床经验、技术水平较高的医师进行处理,其治疗方案的制订与治疗效果可能会有所不同。

因此,骨科急诊诊疗,尤其是重危或复杂骨折,必须在深夜进行手术时,要全面分析,统筹安排,要充分发挥团队协作精神。除对手术室、所需器械、助手及其他相关方面进行安排外,手术者必须正确评估自己的工作状态和疲劳程度,如心理上是否有充分准备,精力是否集中,经验和能力是否能够独立完成该类手术;对患者的诊断是否明确,对术中可能出现的意外情况是否有周密的考虑并能够完善地处理等。如果没有确切的把握,在不影响患者病情及生命或致残的前提下,复杂的血管、关节、复合组织重建等,最好推迟到所有前提工作准备充分,整个手术团队特别是主诊医师在良好休息之后进行,或请上级医师主导,以便应对复杂、危重骨科急诊的挑战。

第二节　患者心理因素与健康素养对骨折诊治的影响

一、心理因素与健康素养对求医行为的影响

患者的心理因素与健康素养对求医行为有明显的影响。有资料表明,在急性发病者中,25% 的患者不求医。在求医行为中,50% 的患者有不遵医行为。2010 年卫生部公布,我国城乡居民健康素养不高,具备健康素养的仅占 6.48%。部分边远地区居民的医药卫生常识更低,尤其是从农村转入城市不久的劳务工,不具备如何获取和理解健康信息,并运用这些信息维护和促进自身健康的能力。例如,病后不明确如何就医、在哪个专科诊治等,加之受虚假医疗广告等的影响,外伤后更是不知所措,病急乱投医。有的骨折患者不到正规医院就诊,而是迷信“游医”“接骨匠”的治疗。“游医”“接骨匠”缺乏一般的医疗常识和骨科专业知识,治疗时盲目蛮干,贻误病情甚至造成不良后果。如用小夹板固定骨折时,捆扎过紧导致骨筋膜隔室综合征,甚至肢体缺血坏死;有的为了自身的经济利益,将未骨折的患者按骨折处理,以夹板长时间固定,导致肢体功能障碍;有的骨折复位不良,仅以中草药外敷内服,造成骨折畸形愈合;有的由于采用中草药外敷,导致接触性皮炎、皮肤感染等,贻误治疗时机;有的将韧带损伤或骨折,误认为是一般软组织挫伤,处理不当贻误治

疗时机,导致关节不稳,功能障碍等。

【病例】患者男性,29岁。因高处坠落导致右足外伤入院就诊,诊断为右足距骨骨折,拟行内固定手术。但患者及亲属相信祖传老中医及草药,决意回家乡治疗,2个月后复查,X线片显示右距骨骨折未愈合、移位、硬化坏死,明显疼痛性跛行,但仍坚持继续中药治疗,拒绝手术。

【病例】患者男性,54岁。因右股骨颈骨折住院治疗。由于骨折移位不明显,入院后拟行空心加压螺钉内固定,被患者坚决拒绝,后又建议行骨牵引,仍被拒绝。患者要求出院,自请"接骨匠"治疗。2个月后,由于骨折不愈合导致严重髋内翻畸形。

因此,应普及人民群众的医药卫生常识和健康素养,使其具有获取和理解健康信息的能力,并运用这些信息维护和促进自身健康,提高对健康的自我保护意识。外伤后怀疑骨折者,应及时到正规医院的专科就医,认真听取医师的指导,以获得及时正确的诊疗。同时,应告知患者要相信科学,以"患者的角色"对待自己,与医护人员或亲友合作,防止由于"患者角色"缺如而造成不良后果。

二、心理因素与健康素养对治疗的影响

有些骨折患者,由于受经济制约和图廉价的心理影响,在选择治疗方式或选用骨折治疗器材时,总是尽可能选择费用最低的。有些患者由于对手术有较强的惧怕心理,或由于有的医师对患者术前谈话方式和内容不当,影响了患者对手术医师的信任感,使有些具有手术适应证的患者坚决拒绝手术,从而不得不采用不适当的治疗方式和医疗器材进行治疗,将影响疗效。有的患者不了解不同治疗方式的不同功效,为了尽快恢复功能,同时用多种方式治疗,如有的骨折患者在行石膏固定的同时,又请"草医"拆除石膏,在石膏下以草药外敷,再自行固定石膏,导致外固定失效,骨折移位甚至因中草药外敷导致药物性皮炎,以致失去最佳治疗时机。

【病例】患者男性,43岁。右踝关节粉碎性骨折,需手术治疗,以获得解剖复位和牢固固定的效果。但由于患者经济困难,顾虑手术费用较高,拒绝手术,医师不得不采用手法复位外固定治疗。1个月后复查,X线片显示骨折移位明显,医师再次建议其手术治疗,患者最终同意。术后骨折复位固定较满意,但踝关节功能半年后才基本恢复正常,延长了病程。

【病例】患者男性,26岁。从约2m高处不慎坠落,L_1椎体Ⅱ度压缩性粉碎性骨折,后缘有少许骨折块突入椎管内,伴不完全脊髓损伤,但大小便可自行控制。拟行切开复位椎弓根钉内固定,但由于患者惧怕手术,坚决拒绝,遂采用体位复位的非手术治疗。1周后,患者神经损伤症状明显减轻,但复位效果不满意,住院半月后要求出院。3个月后复查,神经功能基本恢复,但脊柱后凸较入院时明显。评估远期效果,脊柱后凸可能会继续增大,甚至可能会导致迟发性神经损伤等并发症。

因此,经济条件有限者,在基本保证医疗质量的前提下,应尽可能为患者节约医药费用,详细告知其应采用的适当的治疗方式,并告知其相关的各种方法利弊,告知患者可选择的、适合的医疗器材,并说明其产地、价格、性能、疗效及预后。在患者充分知情下,选择性价比高的医疗方式和医疗器材。惧怕手术者,应耐心听取其陈述,并向患者及家属解释手术的必要性、安全性及可能发生的意外情况,手术与非手术治疗的利弊,力求取得患者的信任,并告知手术的可靠性及各种安全措施,增强患者对手术治疗的信心。必要时应请权威专家研究并确定最佳手术方案,使患者深感医务人员对他的重视。通常应由主刀医师与患者和家属进行术前谈话,解释手术的简要过程及预后情况,使其做好充分的心理准备。

此外,可适当组织同类术后成功的患者与其交流,让患者了解本医疗单位的专业水平、主刀医师及麻醉师的专业技术情况,增强患者对自己疾病的了解和重视,并消除对手术的过分疑惧,坚定其对主刀医师的信任感和对手术治疗的信心。但若患者或家属坚决拒绝手术,则应慎重对待,以免造成不必要的医疗纠纷。应告知患者每种治疗方式可能获得的预期效果,尽可能避免同时采用多种方式治疗而影响疗效。

三、心理因素与健康素养对功能锻炼的影响

功能锻炼对于骨折治疗后功能恢复有十分重要的作用。部分骨折患者由于各种心理因素与健康素养的

影响，对遵从医嘱的重要性认识不足，或惧怕再骨折，或怕痛而不能坚持按医嘱积极主动地进行有效的功能锻炼，导致功能恢复不满意。例如，有的意外伤患者，由于家庭、社会、经济状况及自身性格等因素的影响，导致心情抑郁甚至对生活失去信心，难以使自己进入患者角色，拒绝功能锻炼；有的患者由于情绪低落、精神不振、惧怕疼痛或再骨折等，对功能锻炼消极应付；有的交通事故伤或打架斗殴伤患者，由于有强烈的被伤害后的愤懑、怨恨和报复情绪，产生消极对抗心理，不配合治疗和功能锻炼；有的患者伤后迫切希望尽快康复出院，不按医师的指导进行功能锻炼，擅自盲目、过度或暴力锻炼，尤其是髋、膝、踝等关节部位骨折治疗后，过早负重等导致肌腱拉伤，骨折移位、成角畸形或再骨折或内固定物变形、断裂等。

因此，不配合功能锻炼者，应认真做好耐心细致的思想工作，使他们尽快进入患者角色，明确遵从医嘱的重要性，并告知其功能锻炼的重要性、科学性。告知其功能锻炼是骨折治疗的重要部分，应遵从医嘱，配合治疗，并应告知患者功能锻炼的具体方法，消除其疑惧心理和消极情绪，自觉坚持锻炼。使患者明确认识在功能锻炼过程中，只要不是在活动时突然出现的剧烈疼痛、只要疼痛不是出现在骨折部位而是在关节部位，只要不是突然加剧的疼痛出现在关节活动的范围增加时，则不必担心，应继续坚持锻炼。应尽可能说服有怨恨情绪的患者正确面对，积极主动配合治疗。劝告有急躁情绪的患者功能锻炼要循序渐进、持之以恒的科学道理，应明确指出其盲目过度锻炼的危害性，使他们安心休养，配合治疗，主动坚持合理的有效锻炼。

第十四章 社会因素对骨折诊治影响的
分析及对策

社会因素与骨科疾病的诊治有密切关系,甚至直接影响其治疗效果。社会的进步,科学技术的提高,推动骨科学不断发展。而社会和科学技术发展的局限性,对骨科学的发展亦有一定的影响。如不锈钢的发明,使骨科内固定技术有了划时代的突破;CT、MR技术的发明,数字骨科、计算机辅助骨科手术、人工替代材料的应用等,对骨科及医学其他学科的发展产生了里程碑式的巨大影响;内镜的发明,使外科微创技术有了质的飞跃,尤其为骨关节损伤等疾病的诊治开辟了一个新的领域。但由于材料学、材料力学的影响,骨折内固定的金属材料、降解内固定材料和人工关节等的生物力学、材料力学和生物兼容性问题,骨折愈合的机制问题,骨折固定与功能锻炼的矛盾问题等,都未能得到根本解决。同时,由于人体疾病的复杂性,人对人自身和疾病的不认识还远大于认识,仍有很多疑难问题有待解决,有很多新的、更深入的问题有待发现、认识和研究。常见的股骨颈骨折、股骨头坏死仍被称为"未解决骨折",肢体严重毁损伤、神经损伤、脊髓完全损伤、恶性骨肿瘤导致的病理性骨折等,治疗效果并不理想。目前我国骨科诊疗水平发展还很不平衡,边远地区和基层医院的医疗条件、技术水平与发达地区和大医院相比仍有较大差距。除骨科专科医师缺乏、技术经验不足、医院的医疗设备和医疗器械落后外,人们的经济条件、交通状况亦影响骨折的诊断和治疗。

一、社会问题对创伤急救及骨折处理的影响

创伤急救及骨折处理的主力军在基层一线,然而乡镇卫生院甚至一些县市级医院由于受仪器、设备和技术水平(条件)的限制,更无专业创伤中心,难以处理复杂的创伤患者,通常进行简单处理后就向上级医院转送,且有的要长途跋涉,常延误抢救时机,影响救治效果,甚至导致有的患者残疾或出现生命危险。我国的多发性创伤救治起步较晚,其综合能力与国际先进水平还有不小的差距,主要体现在现场救治的时效性较差、现场救治人员总体缺乏规范化培训、院前与医院之间缺乏信息交换、转运能力欠缺等方面。目前边远地区和基层医院的骨科专科医师还很缺乏,具有一定骨科专业知识和较丰富临床经验的骨科医师更少。农村和基层医院部分骨折患者的首诊医师是非骨科专业医师,或是临床经验不足的骨科医师,这些医师对症状、体征明显的四肢骨折的诊断多无困难,但对于复杂的、较隐匿的或症状、体征不明显的骨折,如手舟骨骨折、腕骨骨折脱位、小儿骨骺分离、脊柱骨折脱位、无移位的嵌插骨折等,难以明确诊断,加之检查条件的不足,则可能导致漏诊或误诊。此外,即使骨科医师,也由于其理论知识、临床经验和技术水平有限,在多发性创伤、严重创伤、危重患者、复杂骨折或血管、神经损伤等创伤的处理上,存在一定困难,影响治疗效果。

【病例】患者男性,50岁。因颈部外伤疼痛在当地基层医院就诊,门诊的非骨科医师接诊后检查,未发现神经系统症状,拍摄颈部X线片,报告为颈椎未见骨折脱位。医师阅片后,也未发现已存在的骨折征象,诊断为颈部软组织损伤,并告知患者可用消炎镇痛药、理疗、按摩等治疗。患者随即到一理发店,让理发师推拿按摩。在推拿按摩过程中,该理发师在扭转患者头颈部时,患者当即出现高位截瘫,2个月后死亡。复查伤后首次X线片,C_5椎体显示有骨折征象,但由于移位不明显,当时未被首诊医师重视、发现而漏诊。

此例漏诊的主要原因是首诊医师专科知识不够,临床经验不足,阅读X线片不仔细,未重视颈部外伤可造成颈椎骨折的严重性,未能对患者进行认真仔细地检查和严密观察,对于X线片已显示的C_5椎体骨折征象未能及时发现,并及时正确处理。

因此,社会应建立和完善区域性严重创伤救治体系,建立多学科合作模式下的多发伤急诊中心;规范救治流程,加强和完善各级医院间的转诊和沟通协调机制,强化院前院内信息交接,强化急诊与其他科室之间的信息交换;成立院前、急诊以及专科救治团队,提高综合救治能力等。从而提高严重多发伤的救治效率,降低死亡率及致残率,更好地服务于广大人民群众。尽可能快速合理转运伤者、缩短转运时间。此外,应加强基层医务人员的急救医疗技术培训,提高基层医师对多发性创伤、多发性骨折的诊治水平,减少长距离对急重患者的转送。应加强基层医疗卫生机构骨科专科医师队伍建设,进行专业化规范培训,使基层医院,尤其边远地区的医院也能配备一些专业知识较强的骨科医师,使骨折患者能得到骨科专科医师的正确诊治,防止和减少诊治失误,提高诊疗水平。

二、基层骨科医师综合素质对骨折诊治的影响

医师的综合素质,包括工作责任心、职业道德、专业理论知识、技术水平、临床经验、心理素质和综合分析能力,尤其是临床决策思维能力等都有差别,均影响骨折诊治的思维和方法,影响诊治效果。基层医院的医师,在各种因素的影响下,其有关专业理论知识、临床经验及综合分析能力等均难以得到全面的培养和提高,从而影响他们对骨折的临床思维和诊治水平。例如,在诊断复杂骨折时,如果未能全面采集病史及相关信息资料,对采集到的相关信息资料难以进行系统分析,将可能导致对临床症状和体征不明显或复杂骨折的误诊或漏诊。在制定治疗方案时,对适应证难以准确把握,对手术与非手术治疗以及对内固定方式选择不当;对固定的力学、生物力学原理认识不足,对新的治疗方式掌握不够,尤其对内固定材料的型号、规格选择心中无数;该用非手术治疗的,采用手术治疗;该用髓内钉固定的,采用钢板固定;该用螺钉固定的,采用克氏针或钢丝固定等,都将影响治疗效果,甚至引起并发症。如果术前对设备和器械准备不充分,或手术经验不足,对手术的关键操作一知半解,甚至对骨折的诊断不够明确就进行手术,将难以保证手术质量。

因此,不但要加强基层医院骨科专业队伍的建设,重视骨科医师专业知识与技术水平的培训和提高,而且还要加强他们综合素质的培养,提高其临床思维能力。基层医师的骨折诊治水平决定了我国骨科,尤其是创伤骨科的发展速度。要通过举办各种学习班、专题讲座、病例讨论,提高他们专业知识、理论水平和临床决策思维能力,以"传、帮、带"等多种继续教育的途径,使他们逐步积累骨折诊治的经验,提高技术水平,预防和减少骨折诊疗中不必要的失误与并发症。

三、医疗设备不足对骨折诊治的影响

医疗设备,尤其是先进的辅助检查设备在骨科疾病的诊治中,发挥重要作用,有时甚至起决定性作用。计算机辅助骨科手术的发展使人工关节置换、膝交叉韧带重建、脊柱椎弓根螺钉固定、骨盆及髋臼骨折固定等手术智能化、微创化、精准化。某些特殊部位或特殊类型的骨折或损伤,通过先进医疗设备及器材的检查才能确诊或进行治疗评估。如膝关节半月板、韧带、关节软骨和髌板损伤等,均需要借助 MRI 检查确诊。MRI 检查也可对骨关节韧带损伤进行分类、制订治疗方案。脊柱脊髓损伤程度及恢复情况等的评估,也需依据 MRI 检查确定。脊柱骨折、手舟骨骨折、髋臼骨折、骨盆骨折、股骨颈骨折、跟骨骨折或 X 线显示不清的可疑骨折等,有的需借助 CT 确诊,或依据 CT 进行分型,制订治疗方案等。周围神经损伤、损伤程度及恢复情况等,需借助肌电图检查确诊和评估治疗效果。肩关节、肘关节、膝关节、踝关节的关节内隐匿性损伤等,需要借助关节镜检查确诊。血管损伤需要借助血管造影检查确诊等。

由于这些医疗设备价值昂贵,基层医院常无法配置,从而导致一些特殊部位的骨折和损伤在基层医院无法确诊和制订合理的治疗方案,造成部分骨折的误诊、漏诊。此外,所有影像学检查,如 X 线、B 超、CT、MR 等,均有其局限性和影像的伪影误差,而且这些检查的设备还受电压、电流、周围环境等因素干扰,加之医师的认知水平及临床经验等的局限性,骨折诊断不可能百分之百准确,在某些情况下发生漏诊或误诊有时难以避免。

因此,基层医院应加强医疗器材的配备,使有些隐匿性、复杂或特殊类型的骨关节损伤能获得及时正确的诊治。基层医院的医师,由于医疗设备的不足,对难以确诊又高度怀疑骨折或韧带损伤者,应请上级医院

专家协助诊断,或在患者条件允许的情况下,转送到有条件的医院诊治。非急诊的较大复杂手术或疑难病例,必要时应请上级医院会诊,协助诊治,不可盲目随意处理。怀疑骨折而受条件所限又难以明确诊断且难以转院者,要严密观察,于1周后再拍摄X线片复查,由于1周后其骨折端部分骨质被吸收,在X线片上可清晰显示骨折征象而获得确诊。例如,X线片未显示骨折征象的无移位手舟骨骨折、股骨颈骨折等,1周后摄片多可显示骨折征象,或行CT、MR或其他方法检查确诊。作为骨科医师,对于骨科疾病的诊断,也不可完全依赖X线片与其他特殊检查,应结合病史、临床症状和体征,尤其是临床物理检查,以及其他相关信息资料,综合分析,以获得准确诊断。

四、医疗器材性能对骨折诊治的影响

科学技术的发展,关系着医疗器材的研究和发展,在骨折的诊断治疗中,也直接或间接地影响其诊断与治疗。《2012年医疗器械不良事件监测年度报告》显示,2012年全国医疗器械不良事件报告总数突破18万份,涉及43类产品,可能与医疗器械质量不合格、使用不正确,或医疗器械性能有关。例如,内固定器材的耐蚀损性和组织兼容性不佳,将可能导致局部组织反应、骨折延期愈合或骨不连,亦可造成内固定器材变形、断裂。每种内固定器材的性能、固定原理和生物力学性能各不相同。钢板固定的应力遮挡会导致固定段骨质疏松,内固定去除后可能造成再骨折;椎弓根螺钉直径过小,或置入位置不当,应力集中,则可能断裂(图14-1);而脊柱骨折的内固定、人工关节置换、复杂骨折内固定等,若不具备设计科学、符合不同个体和不同部位骨骼生物力学特点、材料力学强度和工艺水平精良的医疗器材,则难以获得满意疗效。常用的带锁髓内钉的置入器械,还很少有一种能达到锁定时百分之百的准确无误,此缺陷不但给手术带来不便,甚至影响手术质量。在不具备C臂的条件下,要高质量地完成脊柱骨折椎弓根系列的复位内固定,或髋臼骨折切开复位内固定等复杂手术是困难和危险的。

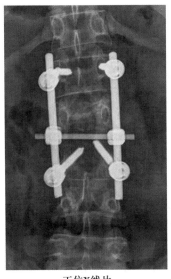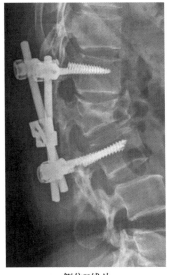

正位X线片
椎弓根针过细,右上及
左上、下置钉位置不当

侧位X线片
术后右上及左下椎弓根钉断裂

图14-1 由于L$_2$椎体压缩性骨折螺钉过细、置钉位不当导致右上及左下椎弓根钉断裂案例

近年来,随着我国社会经济的发展,尤其是加入世界贸易组织(World Trade Organization,WTO)以来,在医疗器材的制作材料、工艺水平和规格标准等方面都有很大提高,新的、更符合骨折诊治需求的医疗器材不断研发,为提高医疗水平起到了促进作用。但由于对医疗器材市场的管理力度不够,一些不合格的医疗器材仍流入市场和医院,从而导致由于医疗器材质量问题引发的医疗纠纷时有发生。曾有1例53岁女性左股骨颈骨折患者,在采用空心加压螺钉内固定手术中,当导针钻入股骨颈时,导针前端2cm螺纹部分因锈蚀而断入股骨头内。

因此，要从基础理论上加强对医疗器材的科学研究，不断改进和提高质量，研制新骨与关节的置入材料，以满足临床需要。尤其对于内固定器材，应不断创新，努力达到有足够的力学强度和抗疲劳性，极好的耐蚀损性，与人体组织较好地相容，不电解、无磁性、无毒、不致癌、不过敏，符合人体生物力学性能甚至个体性能，以及具有良好的工艺水平。在医疗器材研制与管理方面，社会各有关部门必须加强对医疗器材质量的监督、管理力度，严格禁止不合格的医疗器材流入市场、进入医院。骨科医师在使用医疗器材时，应依据不同类型内固定器材的性能、固定原理及生物力学性能，选择合适个体化的内固定器材；不符合规格、质量工艺水平较差的产品，应拒绝采用。拟采用的内固定器材，应将其厂名、型号、编号等详细记录，防止内固定器材因质量问题而无从查找原因。

五、数字骨科、计算机导航技术在临床应用中的问题

近20年来，在数字医学的基础上，数字化技术在骨科临床被广泛应用。裴国献等于2007年在数字医学和中国数字人技术的基础上提出数字骨科学的概念，也就是将数字化技术应用于骨科的解剖、诊断、治疗、研究、康复及功能评估等，是数字化技术与骨科学交融的一门新兴交叉学科。数字骨科学有狭义和广义之分，广义包括所有临床骨科中的数字化行为，如骨骼的三维解剖、三维重建、计算机导航手术、机器人手术、三维打印快速成型技术等；狭义包括数字骨科解剖、数字骨科手术、骨科虚拟仿真系统等。数字骨科学的发展和应用对骨科诊断、手术教学等方面将产生重大影响，有助于骨科手术质量与疗效的提高，推动骨科学的进一步发展。数字骨科学目前正在探索发展阶段，我国只是在部分条件相当的三甲医院开展。如果不具备集成化的数字一体化手术室系统，如未将大型化医学影像设备集成于手术室中，将导航和手术机器人甚至互联网技术集成到手术室中，没有价格昂贵的相关仪器及熟练的工作人员，将无法开展此项技术；目前计算机辅助手术（computer assisted surgery，CAS）应用于临床诊治骨折的计算机辅助骨科手术（computer asssisted orthopaedics system，CAOS）主要包括计算机辅助导航下脊柱、髋臼、股骨颈、股骨转子间骨折内固定、髋膝人工关节置换、骨折畸形愈合或骨关节截骨矫形，以及将三维打印快速成型技术用于复杂骨盆骨折、胫骨平台复杂骨折等术前规划等。如果不具有进行相关常规手术丰富的临床经验，不掌握相关部位治疗的技能，不能熟练地操作技术，不熟悉相关的X线、CT、三维CT成像的知识；对进行内固定的手术部位各个平面的三维放射影像解剖结构没明确理解，尤其是未经规范化、程序化、标准化的模拟仿真手术训练，没有经验丰富、熟悉导航操作经验的医师协作，将难以顺利完成导航操作技术。此外，导航前，如果未进行周密的手术计划，将会使手术耗时过多；在导航手术中，如果参考架固定不牢固、松动，工作站不能获得可靠图像，将导致定位错误；尤其是在图像扫描过程中，如果对患者固定不牢固、稳定，或术中动作不够轻柔，引起患者或参考架变化等，均可导致术中图像漂移，即术前导航系统采集的图像与术中患者位置（图像）不相符，其中也与术前体位与术中体位不同造成的骨折移位使其前后图像不符有关；术中如果操作技术不熟练、手的晃动等，也将会妨碍导航手术的精准施行，导致手术失败；如果术前准备不够充分，如行髋臼或骨盆骨折内固定手术中，对有明显肠道积气患者，如果术前不彻底灌肠，减少肠道积气对图像的干扰，则在导航中难以获得清晰的图像，将影响手术质量；在导航手术中，如果内固定物置入前不进行透视验证，由于图像存在漂移问题，完全依赖导航图像所显示的结果进行内固定物的置入，则难以保证手术的安全可靠。目前临床使用最广泛的光电导航设备，其工作原理是根据各设备之间的红外线来进行跟踪定位，达到手术导航的目的。但在术前未计划好示踪器的朝向，未能始终被导航系统发现和识别，则将在手术操作过程中会出现遮挡问题，一旦出现遮挡，导航系统将无法跟踪识别手术部位和工具，无法完成导航和操作。

因此，要进行计算机辅助骨科手术，就必须具备集成化的数字一体化手术室系统，如将大型化医学影像设备、导航和手术机器人，甚至互联网技术集成到手术室中，要有价格昂贵的相关仪器及熟练的工作人员。要有脊柱、髋臼、股骨颈、股骨转子间骨折内固定，髋膝人工关节置换、骨折畸形愈合或骨关节截骨矫形等相关部位进行常规手术治疗的丰富的临床经验、技能，能熟练地操作技术，并熟悉相关的X线、CT、三维CT成像的知识。对进行内固定的手术部位各个平面的三维放射影像解剖结构要充分理解，必须经规范化、程序化、标准化的模拟仿真手术训练。同时也要有丰富经验、熟悉导航操作的医师协作。在导航手术前，要有详细的实施计划，防止术中耗时过多。在导航手术中，参考架固定要牢固可靠，以使工作站能够获得可靠的

图像,定位准确无误。尤其是在图像扫描过程中,对患者必须牢固固定,术中动作要轻柔,不至于引起患者或参考架的变化,保证术中图像不发生漂移,即术前导航系统采集的图像与术中患者位置(图像)相符;同时也应使术前体位与术中体位相同,使其前后图像相符,保障手术的成功。手术操作技术要熟练,手要稳,不能晃动,以保证导航手术的精准施行。此外,术前要做好充分准备,如行髋臼或骨盆骨折内固定手术中,对有明显肠道积气患者,要彻底灌肠,减少肠道积气对图像的干扰,以便导航中获得清晰的图像,保障手术质量。在导航手术中,内固定物置入前必须进行透视验证,避免图像存在漂移,以便依据导航图像的结果,准确进行内固定物的置入,确保手术的安全可靠。以光电导航设备进行手术时,在术前应计划好示踪器的朝向,使其能够始终被导航系统发现和识别,防止手术操作过程中出现遮挡问题,使导航系统能一直跟踪识别手术部位和工具,顺利完成导航和操作。

六、群众医药卫生常识缺乏、健康素养不高对骨折诊治的影响

群众对医药卫生知识掌握的程度和医药卫生素养,关系着就医导向思维。医药卫生常识缺乏者,外伤后疑有骨折,不是首选到正规医院就医,而是找“祖传医师”“接骨匠”诊治。有的患者对于治疗过程中的病情变化,如外固定过紧的疼痛、麻木及患肢血运障碍,外固定过松的骨折端不稳定、移位等常识一无所知,出现不适反应时未及时复诊,贻误最佳处理时机,导致相应的并发症等。此外,由于目前我国医药广告管理尚不完善,某些医疗单位或个体,在媒体甚至在门诊病历上打出不实之词的医疗广告,对医药卫生知识缺乏,甚至有一定文化知识的患者造成就医误导,从而影响其治疗效果。

【病例】患儿男性,12岁。左肘关节外伤后肿痛、畸形。请当地“接骨匠”诊治,“复位”后以小夹板固定,并以中草药外敷内服。治疗中由于外敷中草药的刺激,皮肤发生溃烂,半月后发现患肢仍畸形,遂来本院X线检查,诊断为左肱骨髁上骨折畸形愈合。住院半个月皮肤溃疡治愈后,行切开复位内固定,但肘关节僵硬,活动受限,导致关节部分功能障碍。

因此,要提高全民的文化素质和健康素养,加强医药卫生常识的普及教育,防止和减少群众就医时被误导。同时,要加强对医药卫生广告的监管力度,严格限制宣传有不实之词的医药广告,避免其误导缺乏卫生常识、健康素养不足的群众。

七、患者社会状况对骨折诊治的影响

患者的社会状况包括其经济状况、家庭环境、社会关系、居住条件、交通设施等,是骨折后能否及时到正规医院就医,获得正确、规范医疗的重要条件。由于经济条件和家庭环境的影响,延误骨折诊治的病例时有发生。有的患者由于经济条件所限,骨折后长时间不就医,甚至在治疗过程中终止治疗而病废;有的患者在选择医疗器材和治疗方式时只能挑选价格低廉的器材和治疗方式,导致治疗后因器材质量问题和治疗方式选择不够合适而导致相关并发症等。

因此,全社会应重视经济困难的弱势群体,要通过有关部门,帮助他们解决就医问题,使他们得到及时规范的诊治。

八、加速康复外科推广使用不够对骨折诊治的影响

加速康复外科(enhanced recovery after surgery, ERAS)是2001年由丹麦外科医师Kehlet等系统提出并实施的。旨在采用有循证医学证据的一系列围手术期优化处置措施,减少手术患者生理和心理刺激,达到从疾病和手术应激状态中快速恢复的目的。是现代医学一项新的理念和治疗模式。研究表明,实施ERAS临床路径可以缩短患者住院时间,降低并发症发生率及死亡率,减少医疗费用。ERAS对长期以来人们习以为常的围手术期处理原则提出了革命性的改变,也可以说是与传统的围手术期医疗护理常规相悖的,但这一理念已经得到循证医学的支持,很快在北美得到普及。在欧洲和美国,ERAS已经被作为结直肠疾病围手术期处理的标准方案广泛执行20多年,并且逐渐扩展到骨科、妇科、胸外科等。2010年成立了国际ERAS学会。我国有关ERAS的报道和应用主要集中在近6年,主要集中在腹部外科手术,包括结直肠、小肠、胃

癌、腹股沟疝等，发展较为迅速。2019 年国家卫生健康委员会下发了《加速康复外科试点工作方案（2019—2020 年）》的通知，首先选择骨科开展试点工作，成立了以邱贵兴院士、裴福兴教授领衔的 20 位骨科专家组成的专家组，虽然通知指定了 195 家医院骨科为试点，但仍然集中在少数医院，并且处于初期经验积累阶段。如果对 ERAS 认识不足、重视不够、理解不深，不改进既往习以为常的围手术期处理常规，则难以最大限度地减少患者围手术期的应激、减轻患者的痛苦，促进器官功能的早期恢复，使患者机体尽快恢复到术前状态。例如，骨科手术如果术前对患者或亲属的宣教不够，知情同意等方面未详细告知其手术方式、手术过程及康复流程，将难以缓解患者的迷茫、焦虑、紧张和恐惧情绪，难以取得其充分的配合与理解，难以获得满意的治疗效果。如果术前、术后对患者的营养状况不评估，或较长时间的禁饮禁食，常使患者手术还没做，已经被饥渴折磨得更加烦躁和惶恐，导致患者出现不同程度的脱水、电解质紊乱、营养障碍和胰岛素抵抗，由此而不得不进行术中及术后大量补液从而加重组织水肿而产生并发症。如果围手术期对患者的基础疾病未能有效控制，将直接影响患者术后康复；如果术中不保温，低体温同样会增加机体的应激反应，并且带来免疫力下降、凝血功能障碍、增加心肺并发症的危险等，而术后体温恢复正常还要耗费机体大量的能量，增加了负氮平衡的概率；手术切口过大，操作不当，损伤过大，将增加手术应激反应，影响伤口愈合；如果麻醉不优化，不利于患者术后早期活动与疼痛管理；对手术前后的镇痛重视不够，措施不力，伤后所激发的疼痛造成神经高敏性的间隙延长，与术后切口造成的二次疼痛密切相关，使术后应激反应增加，甚至不利于肠蠕动恢复。如果按传统围手术期大量补液，研究表明大量的液体潴留不但加重心脏负荷，还导致组织和胃肠黏膜水肿，严重影响胃肠功能恢复，加重组织缺氧，影响伤口及吻合口愈合，将不利于康复，延长患者住院时间。此外，如果医师对治疗中的功能锻炼重视不够，将功能锻炼和骨折治疗割裂开来，对患者功能锻炼不进行具体指导，使患者锻炼时心中无数，将难以获得满意的治疗效果。部分患者对功能锻炼的重要性认识不足，尤其对骨折内固定后的功能锻炼重视不够，在锻炼中不够积极主动，敷衍了事；有的患者急于求成而暴力被动活动，导致内固定断裂、骨折移位或韧带损伤等。

因此，对 ERAS 要高度重视、深刻认识，以 ERAS 改进既往的围手术期处理常规。骨科手术术前应以多元化、多模式，如幻灯、动画等多种方式对患者或亲属做好详细的宣教工作，明确解释知情同意书。详细告知其手术方式、手术过程及康复流程，以缓解患者的迷茫、焦虑、紧张和恐惧情绪，取得其充分的配合与理解，增强战胜疾病的信心，增强患者的依从性。让患者知晓在治疗过程中自己所起的重要作用，激发其积极配合治疗的主观能动性，并对骨折预后有客观认识，尤其对术后并发症有充分的理解。术前、术后对患者的营养应进行全面的评估，有营养风险、需要营养干预的患者，应依据其病情制订最适宜的营养方式进行支持。做好患者手术前后的禁饮食管理，不可过长时间禁饮食，骨科医师应与麻醉师、病房护士和手术室护士按 ERAS 配合施行，尤其是麻醉师和护士。骨科手术通常不涉及胃肠道，简单的四肢手术，术前 6 个小时之前可以吃东西，2 小时之前可以喝水，术后醒来 20 多分钟就可喝温开水，让患者在心理上和身体上有舒服感；因此，大多数患者术后数小时即可恢复经口进食，全身麻醉和椎管内麻醉患者常规术后禁食水 6 小时缺乏临床依据。术后按照苏醒评分和防御反射性评分评价患者清醒程度，患者一旦完全清醒、胃肠蠕动恢复，即可进无渣饮品，12 小时后即可恢复正常饮食。围手术期对患者的基础疾病应有效控制，如心肺功能评估、血糖管理、血栓防治等。患者术中体温降低应进行保温，首先应提高室温，大量冲洗时应采用接近体温的液体，亦可使用保温毯以防止机体热量散失，静脉输液应加温处理。手术要做到切口小、微创、精准。手术前后的无痛处理中，应进行预防性镇痛与抗炎，术前应尽量减少对患者的搬动，口服非甾体抗炎药。麻醉方法应优化，全身麻醉提倡使用起效快、作用时间短的麻醉剂如七氟醚、瑞芬太尼等，从而有利于患者在麻醉后快速清醒以便早期下床活动。而硬膜外阻滞不仅可以镇痛，而且可以阻断交感神经的传入，减少手术应激，有利于肠动力恢复。同时，术后无痛处理是 ERAS 计划中的重要环节，有利于早期下床活动，是早期胃肠内营养和减少手术应激的需要。利用硬膜外导管进行术后镇痛也是最佳的选择。阿片类镇痛药可引起恶心、呕吐，且不利于胃肠道功能的恢复，围手术期均应尽量少用。围手术期不应大量补液，术后胃肠道无不良反应者 1～2 小时即可进饮食，无须补液。总之，ERAS 临床路径涉及多项围手术期处理措施，ERAS 团队对每一优化处理措施的切实落实、实施是保证 ERAS 真正惠及患者的关键。这需要不同科室人员相互协调，互相配合。同时，在实施过程中应考虑患者病情程度的不同及个体差异，切忌一概而论，应在保证患者安全的基础上，结合医院的实际条件，合理有序地开展，改善患者就医体验，提高诊疗效果和医疗服务效率，提高医疗资源利用率，让更多的患者从中受益。于骨折治疗中功能锻炼的重要性，医师应有明确认识，应对患者进行正确而具体的指导，使患者能适量而有效地进行功能锻炼。应从治疗第 1 天起，将有效的功能锻炼与其他治疗同步进行，并对其功能锻炼效果进行定期评估、适时调整。

下篇 各 论

第十五章 锁骨骨折诊治失误的分析及对策

锁骨为一 S 形长管状骨，内 1/3 前凸成弓状，截面呈棱柱状，外 1/3 后弯呈凹形，截面呈扁平状，中 1/3 直径最小，为管状。中外 1/3 处是和外侧扁平状的交界处，因应力集中而容易造成骨折，占锁骨骨折的 75%～80%。锁骨骨折是最为常见的肩胛带骨折，占全身骨折的 2.6%～4.0%，约占肩胛带骨折的 35%。中 1/3 锁骨骨折最为常见，约 69.2% 多由间接暴力导致，外 1/3 骨折多为直接暴力导致，内 1/3 骨折较为少见，多由向下的间接暴力导致。

Allman 将锁骨骨折分为 3 组。第一组：中 1/3 骨折，占锁骨骨折的 75%～80%；第二组：外 1/3 骨折，占锁骨骨折的 12%～15%；第三组：内 1/3 骨折，占锁骨骨折的 5%～6%。其中第二、三组骨折又分别分为 5 个亚型（图 15-1、表 15-1）。Crain 在 Allman 分型的基础上又进行了细化。

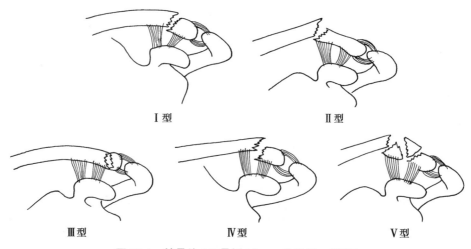

图 15-1　锁骨外 1/3 骨折 Allman 分型（Ⅰ～Ⅴ型）

表 15-1　Allman 锁骨骨折分类

分组	骨折情况	分型
第一组	锁骨中 1/3 骨折（占 75%～80%）	—
第二组	锁骨外 1/3 骨折（占 12%～15%）	Ⅰ型轻度移位骨折
		Ⅱ型明显移位骨折
		Ⅲ型锁骨远端关节面骨折
		Ⅳ型骨骺分离骨折（儿童型）
		Ⅴ型粉碎性骨折
第三组	锁骨内 1/3 骨折（占 5%～6%）	Ⅰ型轻度移位骨折
		Ⅱ型喙锁韧带内侧骨折
		Ⅲ型胸锁关节内骨折
		Ⅳ型骨骺分离骨折（儿童型）
		Ⅴ型粉碎性骨折

第一节　诊　断　失　误

一、查体不仔细导致的成人骨折误诊或漏诊

锁骨中 1/3 骨折，由于胸锁乳突肌的牵拉，内侧骨折端向上移位，外侧骨折端受肢体重力牵拉向前下移位，畸形明显，一般不易误诊。而外 1/3 的 Ⅲ 型骨折，属于关节内骨折，由于喙锁韧带保持完整，骨折端很少移位，如果不仔细检查，则可能导致误诊或漏诊。内 1/3 骨折，若肋锁韧带无损伤，则骨折移位不明显，查体不仔细，亦容易误诊或漏诊。因此，怀疑锁骨骨折，尤其是外 1/3 骨折者，应拍摄双肩应力位 X 线片（图 15-2），以明确喙锁韧带是否损伤。若喙突与锁骨近骨折段距离增宽，表示锁骨骨折，喙锁韧带损伤。仍难以诊断者，应行 CT 确诊。

内 1/3 骨折摄片时，射线球管应向头倾斜 40°～45°，可避开纵隔及椎体与骨折端的重叠影而显示骨折征象，必要时应行 CT 确诊。此外，诊断时应将 X 线检查与病史、症状、体征与临床检查结合。即使 X 线检查未发现骨折征象，但若有明显外伤史，患者以手托患侧肘部，锁骨局部有肿胀、压痛，有骨擦感，则应按锁骨骨折处理。且应告知患者或陪同人员，1 周后拍摄 X 线片复查，以便确诊。

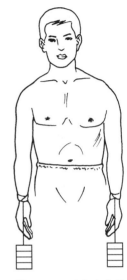

图 15-2　双肩应力位
X 线检查方法示意

二、查体不仔细导致的小儿骨折误诊

婴幼儿和儿童易发生锁骨骨折，约 50% 的骨折发生于 7 岁以下儿童，有时容易误诊。婴幼儿骨折被误诊的主要原因是婴幼儿不能确切陈述病史，查体时哭闹不安，配合不够。而家长只能以"跌伤"含糊地陈述有外伤史，也难以提供具体受伤机制。因此，其病史难以引起医师对锁骨骨折的重视与仔细检查，导致误诊或漏诊。加之婴幼儿多为青枝骨折，移位不明显或仅有轻度成角畸形，且皮下脂肪较厚，可掩盖骨折部位的畸形和肿胀，有时触诊也难以发现其骨折特征，故容易误诊或漏诊。儿童锁骨骨折，由于病史、症状和体征等容易询问和检查，根据典型表现，较易诊断。但骨骺未闭合的 15 岁以前少年儿童，锁骨近端骨骺分离骨折，如 Allman 二组 Ⅳ 型骨折，骨折近端常向上移位，若检查不仔细，则容易将其误诊为肩锁关节脱位；Allman 三组 Ⅳ 型骨折，其 X 线片显示的征象有时与胸锁关节脱位的征象类似，若不仔细检查和分析，则容易将其误诊为胸锁关节脱位。新生儿常因产伤造成锁骨骨折，占产伤的第一位，如果对锁骨部位不进行仔细的临床检查，则容易误诊或漏诊。

因此，小儿锁骨骨折，依据上肢外伤史及典型临床表现，如就诊时可见患儿保护性的头向患侧倾斜，下颏转向健侧，使胸锁乳突肌松弛而减轻疼痛；有的还可能用健侧手掌托持伤肢肘部，以减轻患肢重力的牵拉痛；加之拍摄 X 线片等辅助检查，多可明确诊断。上述症状和体征不明显者，则应仔细检查锁骨容易骨折的相关部位，锁骨中段肿胀、压痛，可触及骨擦感者，即可诊断为锁骨骨折。X 线片上骨折征象显示不明显，而又高度怀疑骨折者，也可在伤后 5～10 天再摄片复查，此时常可见骨折部位的新生骨痂而确诊。少年儿童的锁骨内端骨骺分离，由于在该年龄段，骨骺承受应力的强度比韧带小，外伤后、未发生脱位前，骨骺即已分离。因此，该年龄段肩部受伤后锁骨近端疼痛者，首先应考虑锁骨内端骨骺分离而并非胸锁关节脱位。新生儿，尤其难产者，出生后应对锁骨仔细检查，若发现锁骨部位有局限性肿胀，触痛或骨擦感，则应诊断为锁骨骨折。其中，多数新生儿骨折数天后，在牵动患肢时引起哭闹不安，才被重视和发现。新生儿锁骨骨折，一般情况下，拍摄 X 线片即可确诊。Allman 三组 Ⅴ 型骨折儿童骨折，由于骨膜的解剖特征，断端突破骨膜鞘，呈剥皮香蕉状，骨膜鞘的连续性为骨折提供了良好的愈合条件。

三、查体不仔细导致的锁骨近端骨折误诊

锁骨近端骨折临床并不多见，若肋锁韧带未损伤，其骨折移位会不明显。如果对此型损伤重视不够、查

体不仔细,可能导致误诊或漏诊。此外,由于锁骨近端解剖结构特殊,常难以拍摄侧位、斜位或轴位的 X 线片,加之由于此类型骨折比较少见而不被医师重视,故很容易造成误诊。锁骨近端骨折因不能早期诊断可导致胸锁关节创伤性关节炎,甚至影响肩关节功能。

因此,肩部外伤,不但要重视和检查锁骨中 1/3 和远 1/3 是否有骨折特征,而且对锁骨近端骨折也要高度重视和检查,防止漏诊或误诊。伤后锁骨近侧局部有肿胀、压痛、畸形等临床表现者,也应仔细分析和检查,不能仅满足于 X 线正位片未显示骨折征象而将骨折误诊为软组织损伤,必要时应行 CT 确诊。

四、对合并伤重视不够导致的漏诊

有的锁骨骨折可能有多种合并伤,如肩锁、胸锁关节分离,肩胛骨骨折等,若不重视查体,将导致误诊或漏诊。而锁骨骨折明显移位者,常可合并肋骨骨折、血气胸等,有资料统计占 25%~30%。如果对此合并伤重视不够、查体不仔细,将导致漏诊或误诊。此外,锁骨骨折合并臂丛损伤或锁骨下动静脉损伤虽较少见,但如果对此认识不足,对于患肢表现的血液循环障碍重视不够,对其神经功能障碍未认真分析和进行相关检查,则可能导致漏诊或误诊。

因此,锁骨骨折的合并伤应高度重视,对怀疑合并伤的相关部位仔细检查。应拍摄包含合并伤部位如肩胛骨、胸部或肋骨等的 X 线片,以免误诊或漏诊。骨折后患肢不能主动活动者,必须进行相关神经功能的检查。表现有患肢麻木、肌肉麻痹、皮肤感觉减退等症状和体征者,应考虑合并臂丛损伤,必要时行肌电图检查确诊。伤后患肢剧烈疼痛、肿胀、皮肤青紫、苍白、冷凉等血运障碍的临床表现者,应高度怀疑血管损伤,要仔细检查血管功能,必要时应进一步行血管造影确诊。

第二节　治　疗　不　当

一、非手术治疗不当

（一）适应证把握不当

手法复位外固定是治疗锁骨骨折的常用方法。如果适应证把握不当,将导致并发症,甚至使复位失败。新生儿和婴幼儿骨折采用手法复位 8 字形绷带固定,由于新生儿和婴幼儿皮肤娇嫩,8 字形绷带固定后,容易损伤皮肤。同时,由于新生儿和婴幼儿骨折后愈合塑形能力很强,其锁骨骨折无须手法复位外固定也能够愈合,对其功能也无影响。成人外 1/3 移位骨折,中 1/3、内 1/3 粉碎性骨折或斜行骨折采用手法复位外固定治疗,由于外 1/3 骨折面扁平,用外固定的方法难以维持其稳定性,而中 1/3 与内 1/3 粉碎性骨折,外固定也很难维持骨折端的力学稳定性,将导致复位丢失。此外,最新研究资料表明,除儿童骨折外,在中 1/3 骨折非手术治疗中,31% 的患者对最终疗效不满意,骨折短缩 2cm 者影响更为明显,而且非手术治疗中的 8 字形绷带或 8 字形石膏绷带固定,由于固定不牢固,将导致骨折畸形愈合,其中有的需切开复位内固定。

因此,新生儿和婴幼儿,仅以绷带将患肢屈肘位固定于胸壁即可,无须手法复位外固定。儿童和青少年,由于其骨折愈合后的塑形能力强,骨折的畸形愈合对肩关节功能影响不大,也可采用手法复位外固定。但由于患儿贪玩、好动,难以配合治疗,复位后必须妥善且牢靠固定,故应尽可能以双圈法固定（图 15-3）。

因为 8 字形绷带固定,数天后由于绷带弹力下降而松弛,会使固定失效。成人中 1/3 或内 1/3 横行骨折或短斜行骨折,由于复位后较稳定,加之成人能较好地理解与配合治疗,可有效维持骨折端的复位固定。

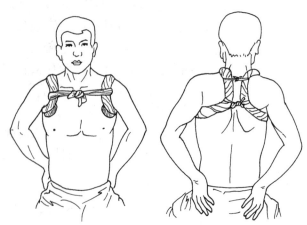

图 15-3　双圈固定法示意

故亦可手法复位8字形绷带或8字形石膏绷带固定(图15-4)。

有学者报道采用胶布粘贴背带和胸背带石膏绷带外固定治疗成人骨折(图15-5),由于胶布过敏或牵拉过紧可导致出现皮肤张力性水疱,而石膏背带固定因对骨折部位可能造成压疮也难以推广应用。有学者曾用骨外固定支架固定,由于其固定不如钢板内固定牢固,骨折复位丢失比较常见,而且患者难以耐受长期使用外固定支架带来的各种不便,对该固定方法的认同度低,目前未被普遍采用。仅适用于部分合并严重并发症、不能耐受内固定手术、开放性骨折、感染性骨不连的锁骨中段骨折患者。

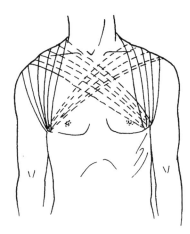

图15-4　8字形绷带固定法示意

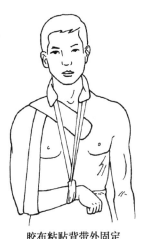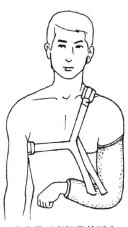

胶布粘贴背带外固定　　　　胸背带石膏绷带外固定

图15-5　胶布粘贴背带或胸背带石膏绷带外固定法示意

(二)手法复位方法不当

手法整复方法不当,将难以获得满意的复位效果。在临床上,有的手术者采用患者坐位、抬头挺胸,仅将患者双肩向后拉伸即完成复位全动作,此手法很难矫正骨折端的重叠移位,而重叠移位的矫正,是锁骨骨折复位成功与否的关键,重叠移位不能完全矫正,则骨折端难以成功复位和维持稳定。

因此,复位时除采用患者坐位、抬头、挺胸、双肩向后拉的手法外。应特别重视骨折重叠移位的矫正,其中双肩过度后伸的整复手法并非由手术者完成,主要由助手完成(图15-6),复位的关键是将患肩向上推举,上肢外旋,以矫正骨折端的重叠移位。而手术者则主要是进行重叠与侧方移位的矫正。复位时手术者站在患者前侧,两手拇指、示指分别紧捏骨折远、近端,并同时以向远端拔伸、提拉、按压或折顶等手法,矫正重叠、侧方移位(图15-7)。必要时请另一助手将患肩和患肢向外牵引协助矫正。而卧位复位,由于复位后仍需坐位方可固定,故除非患者无法坚持坐姿,已很少采用。

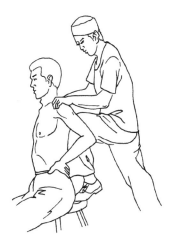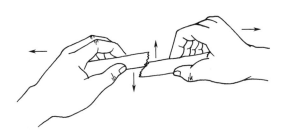

图15-6　助手复位法示意　　　　　图15-7　术者对骨折端的复位手法示意

（三）外固定松紧度与观察处理不当

8字形绷带固定过松，将难以维持骨折端的复位与稳定性，使骨折端复位丢失。在固定过程中，由于绷带长时间被牵拉而松弛，将失去其固定作用。固定过紧，将会压迫腋部动静脉或臂丛神经，导致肢体血运障碍或神经损伤，如果未及时发现和处理，将可能造成严重后果。用双圈法固定，如果双圈布卷过细，可导致皮肤压疮或血管、神经损伤；双圈的前固定带过紧，会将双肩拉向前屈，使骨折端成角或重叠移位，过松会使双圈外移，固定失效。此外，固定后尤其是采用8字形绷带固定者，如果不严密观察，未及时发现和调整固定带的松、紧度，将导致固定失效或出现相应的并发症等。

因此，固定时必须准确把握固定的松紧程度。8字形绷带和双圈固定，以保持双肩后伸、双上肢无青紫肿胀、麻木为宜。固定后，每天应定期检查。若发现双肩可自由前屈，无明显受限的感觉，则表示固定过松，应紧固。若双上肢麻木、疼痛、肿胀、青紫，甚至脉搏减弱或消失，且有活动障碍者，则表示固定过紧，应立即放松，待症状缓解后再重新适当固定。为防止固定过紧造成腋下血管、神经损伤，于固定前必须在双侧腋下加衬棉垫予以保护。用双圈固定时，制作双圈的布卷以被拉紧后其直径不小于2cm为宜。同时，应注意双圈的前固定布带不宜过紧，也不可过松，以固定后不易移动为度。此外，固定带必须在双圈纱布卷上扎紧，避免固定带在双圈上滑移，使固定过松。用8字形石膏绷带固定者，应注意保护皮肤，防止压疮，若发现固定过松或过紧，均必须立即重新固定。需特别强调的是对门诊固定后观察的患者，必须向患者或其家属以文字形式说明外固定术后注意事项，告知其如何观察固定过紧或过松的方法，并明确告知定期复查的具体时间。一般固定后每天复查2次，1周后每天复查1次；若住院，则应每天2~3次检查固定后的变化情况，以便发现问题及时处理。固定后，应嘱患者在坐位或站位时保持抬头挺胸、双手叉腰位，避免侧卧；仰卧时背部适当垫枕，以保持抬头挺胸位，维持骨折端的力学稳定性。骨折临床愈合后，通常以三角巾悬吊患肢1~2周，防止由于肢体重力的牵拉使骨折成角畸形。

二、手术治疗不当

（一）适应证把握不当

传统观念认为大多数锁骨骨折均可采用非手术方法治愈，很少发生骨不连。Neer报道骨不连的发生率仅为0.1%~0.8%，而手术治疗骨不连发生率可高达3.7%~4.0%。但近年来，随着循证医学的不断发展，研究表明，手术治疗的骨不连发生率并非像以往研究得那样高。以往为20世纪60年代的研究，手术治疗仅限于严重骨折，当时的软组织处理水平、手术技巧及器械均无法与现代相比。最近应用荟萃分析研究表明，钢板固定的骨不连发生率仅为2.2%，而非手术治疗的骨不连发生率为5.9%，移位骨折达15.1%。马宝通研究认为锁骨中段骨折，手术治疗与非手术相比，前者在骨折愈合、并发畸形、神经刺激、患者满意度等方面优于后者；而在残余疼痛、关节活动度、再骨折方面无差异。随着人们生活水平的提高，加之手术质量的提高以及内固定器械的不断完善，要求解剖复位的患者越来越多。因此，采用切开复位内固定治疗的比例明显增加。但如果为满足患者或家属的要求，随意扩大手术指征，甚至对儿童锁骨骨折也采取切开复位内固定，不仅给患儿增加不必要的手术创伤、感染风险，而且还要行去除内固定的二次手术。成人或青少年中段横行稳定性骨折，在无血管、神经损伤症状和体征，且骨折能良好复位和外固定的情况下，采用切开复位内固定，将造成不必要的手术创伤，其治疗效果并不比非手术治疗效果好。内1/3骨折，无血管、神经损伤者，采用手术治疗，其复位固定效果并非很满意，尤其是采用钢针固定且钢针尾端未折弯者，容易引起钢针游于胸腔的严重并发症等。

因此，应严格把握手术适应证。目前被广泛认同的手术指征为合并血管神经损伤、开放性骨折或进行性神经功能缺失；有明显移位的外1/3锁骨骨折、Allman Ⅱ型或Ⅲ型骨折，或明显的肩带内移；同侧的锁骨和肩胛骨骨折（浮肩）或双侧锁骨骨折；锁骨短缩超过2cm影响肩关节稳定，骨折延期愈合者，骨折畸形愈合大于30°；内1/3骨折，有血管、神经损伤者等。锁骨骨折合并其他部位严重损伤，或多发性骨折者等，为了有利于严重损伤或多发性骨折的治疗或护理，也可采用内固定治疗，亦可用外固定支架固定。在临床工作中，还应结合患者具体情况准确把握，成人锁骨外1/3无明显移位的骨折，中1/3或内1/3粉碎性骨折，尤其中1/3骨折，若患者对解剖复位及上肢功能恢复的要求较高，也可选择手术治疗。但对手术部位或附近软组织损伤或有活动性感染，或有妨碍充分内固定的病理性或严重骨质疏松患者禁忌手术。

（二）内固定方式选择不当

锁骨骨折的内固定方式包括克氏针或锁骨髓内钉固定，钢板螺钉固定（3.5mm LC-DCP、LCP、加压钢板、桥接钢板、钩状钢板或解剖锁定钢板），喙锁螺钉固定或 Bosworth 螺钉，克氏针张力侧固定，重建喙锁韧带固定，喙肱肌上移，镍钛形状记忆环抱固定器及钢丝等。如果对这些固定方式的固定原理、生物学和材料力学性能了解不清，选择不当将可能导致固定失效或其他并发症。例如，中段粉碎性骨折或短斜行骨折单纯采用钢丝或克氏针固定，由于固定强度不够，骨折端不稳定，将导致骨折延期愈合、骨不连或畸形愈合；横断或短斜行骨折以钢板固定，由于骨膜剥离范围较大，破坏骨折端血运将导致骨折延期愈合或骨不连。锁骨外 1/3 骨折，由于其骨不连发生率较中段为高，对肩关节功能影响较大，其治疗方式也较多。如果单纯以克氏针固定，由于骨折远端固定过少，固定不牢固而会使骨折复位丢失、骨折块劈裂或骨不连；喙突上方锁骨骨质不完整者，以喙锁螺钉或 Bosworth 螺钉固定，将导致锁骨骨质劈裂，固定失效；也有采用喙肱肌、肱二头肌短头附丽点上移到喙突上方的锁骨处行喙锁韧带重建，由于肌肉的弹性及活动性强，对骨折端的稳定性弱，将可能影响骨折愈合；以锁骨钩钢板固定，可能损伤肩锁关节，加之需较大范围剥离骨膜及软组织，将可能发生肩锁关节骨性关节炎或骨折延期愈合，老年患者由于骨质疏松，固定后可能发生锁骨钩钢板周围骨折；有学者采用重建喙锁韧带，即以高强度缝合线或缝合锚将喙突与喙突上锁骨缝合固定，使骨折端复位稳定，但由于其刚度小于正常喙锁韧带约 30%，不以其他辅助的方法增加其固定强度，则可能使固定失效。内 1/3 骨折，以钢针固定其尾端未折弯，则极易发生钢针游走于胸腔的严重并发症等。

因此，应依据锁骨骨折部位、类型与各内固定方式的材料力学和生物力学性能，选择恰当的固定方式。中段横断或短斜行骨折，以标准的 3.5mm LC-DCP 或 3.5mm 重建钢板固定是"金标准"，最好采用解剖接骨板，以节约术中接骨板塑形时间，并可防止重建钢板塑形后强度下降；亦可采用很少剥离骨膜的克氏针或髓内钉，以闭合复位或开放复位的方式髓内固定，近年来使用的钛制弹性髓内钉内固定，由于其弹性强、可使内置物适应不规则 S 形髓腔狭长的锁骨且能牢牢把持锁骨骨皮质，稳定性高、固定效果良好。粉碎性骨折，通常以钢板固定为佳，如角稳定钢板桥接内固定，若条件不允许，亦可采用髓内钉或克氏针加钢丝捆扎碎骨块固定或镍钛形状记忆环抱固定器固定等，但术后必须有效制动至骨折愈合；长斜行骨折或螺旋形骨折，钢板或髓内钉均可固定，由于钢丝固定的牢靠性差，若非不得已尽可能不用。锁骨外 1/3 骨折，尤其粉碎性骨折，复位固定均较困难，应依据骨折类型，采用适当的固定方式。通常可采用锁骨钩钢板固定（图 15-8），但对老年患者，一般情况下慎用，或可用 3.5mm T 形 LCP（锁骨外侧解剖锁定钢板）固定（图 15-9），对碎骨折块难以复位固定的 Allman Ⅱ型、Ⅴ型骨折，如果喙突上方锁骨骨质完整，亦可采用喙锁螺钉固定（图 15-10），或采用强力缝合线缝合锚（尾端带线的内固定物，体积小，可以完全埋入喙突骨质）缝合，通过缝合锚的尾线，将骨折端固定，获得喙锁间隙的临时固定（图 15-11）；而喙肱肌、肱二头肌短头附丽点上移至喙突上方的锁骨处行喙锁韧带重建，由于其固定的强度不够，应慎用或尽可能不用（图 15-12）；碎骨折块较大者，可采用克氏针张力侧固定方法（图 15-13）。锁骨内 1/3 骨折，可应用 3.5mm T 形 LCP 或 T 形桡骨远端锁定钢板固定，慎用钢针固定，若用，钢针尾端必须折弯。

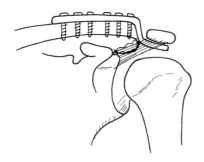

图 15-8　锁骨钩钢板固定示意

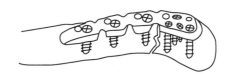

图 15-9　锁骨外侧解剖锁定钢板固定示意

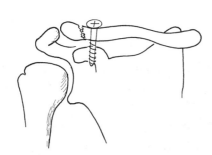

图 15-10　锁骨外 1/3 骨折喙锁螺钉内固定示意

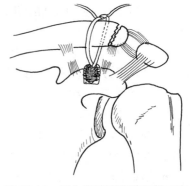

图 15-11　缝合锚重建喙锁韧带示意

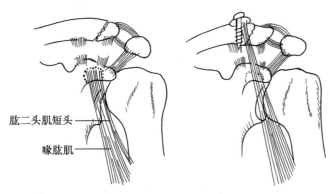

肱二头肌短头

喙肱肌

图 15-12　喙肱肌、肱二头肌短头附丽点上移至锁骨示意

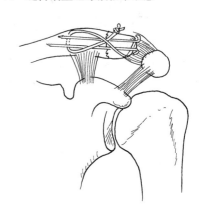

图 15-13　克氏针张力侧固定示意

（三）内固定操作不当

1. 损伤软组织过多　锁骨血供虽较丰富，但主要依靠在锁骨两端进入骨质中的多数骨膜血管，而滋养动脉仅为从锁骨中 1/3 后侧进入骨中的 1～2 支。术中剥离骨膜过多，尤其是剥离锁骨中 1/3 后侧骨膜，会损伤锁骨滋养血管，影响骨折端血运，导致延期愈合或不愈合。

因此，术中必须注意保护骨折端周围骨膜，尤其是注意保护中 1/3 后侧骨膜及滋养血管，尽可能减少对骨膜的剥离，保护骨折端血运。

2. 内固定器材选择和使用不当　选用合适的内固定器材，是锁骨骨折内固定获得成功的重要条件。选用不当，将导致固定失效。中 1/3 骨折如果选用 2～4 孔钢板，由于钢板过短而固定强度不够，将导致螺钉松动或钢板断裂；选用锁定钢板固定，由于螺钉锁定而应力比较集中，较普通钢板更容易发生钢板变形或断裂；钢板置入不当，如未安置于张力侧，将导致固定失效；选用过细的钢针或髓内钉固定，其抗弯强度不够，将导致骨折端成角畸形，钢针折弯或断裂。采用镍钛形状记忆环抱固定器（锁骨环抱器）固定，如果选用的型号和规格不当，将直接影响疗效，环抱器过短会使固定不牢固而滑脱或骨折端成角畸形；环抱器卡环直径过大，使骨干与卡环间间隙过大，固定后骨折端不稳定，导致骨折延期愈合、骨不连或畸形愈合；卡环直径过小会导致卡环固定骨皮质过少，造成环抱器滑脱、固定失效等。外 1/3 骨折选用锁骨钩钢板固定，如果选择的钩过长，将发生皮肤激惹引起疼痛；过短将导致钩滑脱；置入钢板时未贴近锁骨，未将钩置于肩峰下或仅小部分钩置于肩峰下，或钩的位置偏前等将导致术后脱钩；选用锁骨外侧解剖锁定钢板固定时，如果将锁钉置入肩锁关节间隙，将导致创伤性关节炎，如果钢板与锁骨远端贴合不够，将导致钢板断裂或螺钉拔出。

【病例】患者男性，41 岁。因外伤导致右锁骨中 1/3 粉碎性骨折，当地医院以重建钢板固定，由于对重建钢板未塑形，钢板与骨面贴合不够紧密，近骨折端仅有 2 枚螺钉把持骨皮质，加之术后未行有效制动，1 个月后内侧螺钉钢板松动，固定失效。转入另一医院后去除原固定钢板，以直型 6 孔 LISS 固定，近端固定螺钉松动，固定再次失效，骨折畸形愈合（图 15-14）。

此例两次内固定失效，主要原因是选用钢板过短，螺钉未穿过内侧至少 6 层骨皮质，即每一枚钉应穿过 2 层有效固定的骨皮质，应力集中，加之术后对患肢未行有效制动，使螺钉拔出，复位丢失。

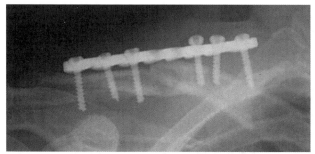

首次用6孔矫形钢板固定，由于钢板过短，1周后近端螺钉松动

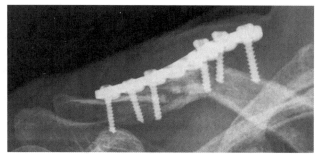

首次术后1个月，复位丢失，固定失效

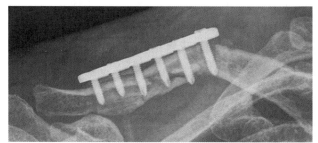

转另一家医院行第二次手术，仍用6孔LISS固定，
2周后复查X线片显示固定失效

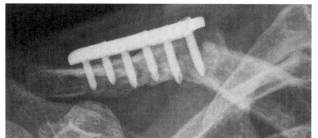

第二次术后2个月X线片显示骨折畸形
愈合，锁骨短缩2cm

图 15-14　右侧锁骨中1/3粉碎性骨折，由于内固定钢板过短复位丢失案例

因此，应依据骨折部位和类型选用合适的内固定器材，必要时可联合使用。中1/3骨折，如用钢板，则应以6～8孔为宜，骨折两侧主骨干最少置入3枚螺钉，以便通过6层骨皮质的把持力牢靠固定。通常可选用普通钢板或矫形钢板，尽可能不选用直型锁定重建钢板治疗锁骨干骨折，尤其是简单骨折，即使使用也应选择解剖锁骨锁定重建钢板，钢板应置于张力侧，即锁骨上方。若选用重建钢板，则应对钢板按骨折部位弧度进行塑形，以增强骨折端的力学稳定性。粉碎性骨折，要选用8孔钢板固定。简单骨折，近年来克氏针或钛制弹性髓内钉固定，效果良好。成人应按其髓腔大小以2.5～3.0mm直径为宜。斜行骨折或粉碎性骨折，通常不宜选用克氏针固定，即使使用也应以克氏针和钢丝联合使用，以增强固定强度。采用环抱固定器固定时，应选择适当的型号和规格，其长度应是骨折处骨干直径的3～4倍，必须使卡环环抱锁骨周径的2/3（图15-15），否则，难以获得牢固固定的效果。

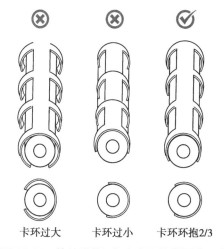

卡环过大　　卡环过小　　卡环环抱2/3

图 15-15　镍钛形状记忆合金环抱器固定示意

外1/3骨折，可选用锁骨钩钢板或3.5mm T形LCP固定，且钢板应尽可能置于锁骨上面。选用锁骨钩钢板固定时，以钩不短于或高出骨面为宜，高出部分应剪去；置入钢板时应紧贴锁骨，必须将钩置于肩峰下，或钩的位置偏前，防止脱钩。以锁骨外侧解剖锁定钢板固定者，钢板与锁骨远端亦必须贴合，术中以细针头确定肩锁关节间隙后再由远到近依次置入螺钉锁定骨折远端。

3. **骨折复位固定时损伤血管、神经**　行锁骨上面切口时，未将皮肤和皮下组织一起分离，且钝性分离附着于锁骨上的颈阔肌，可能损伤锁骨上神经。锁骨中1/3后面和第1肋骨前面的间隙，为臂丛和锁骨下动、静脉穿行部位。手术时，无论是剥离骨膜、分离骨折端嵌夹的软组织，还是骨折复位、撬拨碎骨块等，如用力过猛或器械打滑，均可能造成臂丛或锁骨下血管损伤。此外，行钢板固定钻孔时，如果对锁骨后的血管、神经未加保护，钻头钻入过深，或置入螺钉过长等，均可能损伤锁骨下血管、神经或穿入胸腔。

因此，沿锁骨上面切口时，应将皮肤和皮下组织一起掀起，锐性分离附着于锁骨上的颈阔肌，注意不要切断锁骨上神经（3个分支）。行骨膜剥离时，必须小心谨慎。持骨膜剥离器时应双手并用，一手握柄，另一手把稳骨膜剥离器的颈部,控制剥离器的撬拨力度,并稳定剥离器,防止打滑。用钢板、螺钉固定钻骨孔时,必须紧贴锁骨后用骨膜剥离器等保护锁骨后血管、神经。钻孔时宜用低速电钻或手钻,不可用力向前推挤钻头,以免钻通对侧骨皮质后钻头突然落空旋转,损伤锁骨下血管、神经。必要时可采用钢丝标记出钻头钻入骨孔的深度,防止钻入过深。宜将钢板置于锁骨的上面,以免由前面钻孔和置入螺钉时损伤血管、神经。置入螺钉的长度,以超过对侧骨皮质1~2个螺纹为宜。

4. **钢针内固定操作不当** 以钢针固定,方法简便,创伤小,固定牢固,费用低廉,是治疗锁骨骨折的常用方法。但如果不重视规范操作,将引起并发症。固定中1/3骨折,如果从肩峰向内侧直接穿入钢针,由于锁骨为S形,很难保证一次即可准确穿出远骨折端髓腔再进入近骨折端髓腔(图15-16),若反复穿针,不但延长手术时间,而且有损伤血管、神经乃至胸膜的风险;从近骨折端向远端穿针,除操作上的不便外,也有增加锁骨下血管、神经损伤的风险;近年来采用的钛制弹性髓内钉固定,由于其器械备有特制的锥形开口器,可自胸锁关节外侧2~3cm进针,至肩锁关节内侧1cm左右。固定后,如果未将钢针残端折弯,将可能使钢针游走进入胸腔等。因此,用钢针固定时应使针头自锁骨骨折远端穿出肩峰后外侧皮肤,固定针头,将针尾拔至骨折远端的断端处,斜形剪除针尾,针尾变尖后行骨折复位,再将变尖后的针尾钻入或击入骨折近端髓腔内。行骨折复位后再穿入近端髓腔,以钢针进入骨折近端髓腔2~3cm,穿过骨皮质即可(图15-17)。过浅其固定强度不够,易致钢针折弯或断裂;过深可能造成血管、神经或胸膜损伤。

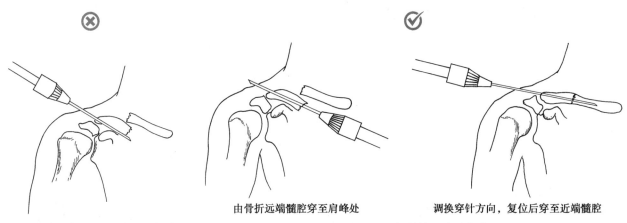

图 15-16 由肩峰处向骨折端穿针,容易穿出骨髓腔外

由骨折远端髓腔穿至肩峰处 调换穿针方向,复位后穿至近端髓腔

图 15-17 钢针的正确固定法

粉碎性骨折,应采用可吸收线或钢丝将碎骨折块捆扎于钢针周围,以增强骨折端的力学稳定性。固定后必须将钢针残端折弯,剪断埋置于皮下。曾有多个病例报道,钢针残端未折弯游走于肺或纵隔内,造成严重并发症。

三、功能锻炼不当

锁骨骨折愈合后,一般对肩关节功能影响不大,经过一定时间适当而有效的功能锻炼,功能恢复多较满意。但老年患者,若不重视肩关节功能锻炼或外固定时间过长,或内固定后长时间未行适当的功能锻炼,将可能导致肩关节僵硬、疼痛、功能障碍等并发症。内固定术后,尤其锁骨钩钢板固定后,未行适当制动或过早、过度活动,将导致应力集中性并发症,如肩峰骨折、锁骨近端骨折、内固定失效(锁骨钩钢板近端螺钉松动、拔出)、钩断裂、再骨折(图15-18)等。

因此,外固定或老年患者,应重视其肩关节功能锻炼,从治疗第1天起,就应进行主动的肩关节后伸钟摆活动,同时双手叉腰,行双肩关节的外旋活动;2~3周后可适当进行患肢的后伸与外展活动;3周后,形成适量骨痂时,可进行较大范围的活动。外固定去除后,可适当进行持续被动运动(continuous passive motion,CPM)活动肩关节。同时可进行理疗、按摩、局部封闭等。严重的肩关节功能障碍者,必要时可行关节镜下松解术。内固定者,应以颈腕吊带固定患肢3~6周后如果X线片显示复位未丢失,可去除吊带进行全范围主、被动活动,骨折愈合后可活动至正常范围。锁骨钩钢板去除前,肩上举、外展不应超过90°,慎行过度上举活动。

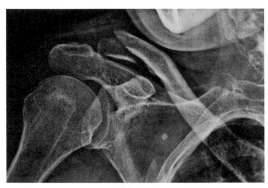
术前X线片

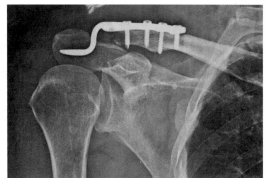
术后X线片

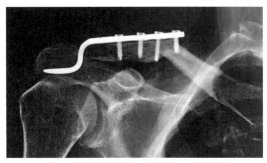
术后2个月过度活动，锁骨中1/3再骨折

图 15-18　右侧锁骨外 1/3 骨折内固定术后，由于过度活动，造成锁骨中 1/3 再骨折案例

第十六章 肩胛骨骨折诊治失误的分析及对策

肩胛骨是一扁宽形不规则骨,由于前后有肌肉保护,加之在胸壁上有一定的活动度,可缓冲一部分外力而很少骨折。资料显示,肩胛骨骨折占全身骨折的0.4%～1.0%,占肩部骨折的3%～5%。且多由高能量直接暴力损伤导致。Ada和Miller将肩胛骨骨折按解剖部位分为肩胛体部(占49%～89%)、肩胛冈、肩盂、喙突、肩峰等骨折(图16-1)。

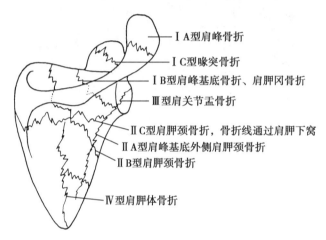

图16-1 肩胛骨骨折Ada-Miller分型

I A型肩峰骨折
I C型喙突骨折
I B型肩峰基底骨折、肩胛冈骨折
Ⅲ型肩关节盂骨折
Ⅱ C型肩胛颈骨折,骨折线通过肩胛下窝
Ⅱ A型肩峰基底外侧肩胛颈骨折
Ⅱ B型肩胛颈骨折
Ⅳ型肩胛体骨折

第一节 诊 断 失 误

一、只重视合并伤、未仔细查体导致的漏诊

肩胛骨骨折多由高能量直接暴力损伤导致,常有其他部位的严重合并伤,合并同侧损伤较常见。资料显示,肩胛骨骨折合并伤可达76%～100%,如合并脊柱骨折脱位、上肢骨折、肋骨骨折(27%～54%)、血气胸等。这些合并伤常由于病情危重、症状和体征明显会被重视、诊断,而肩胛骨骨折则容易被忽视而漏诊,其误诊漏诊率可高达43%。此外,如果未仔细查体,仅依据X线片进行诊断,则容易将青少年肩峰、喙突关节盂的次级骨化中心(骨骺)误诊为骨折。

因此,高能量损伤,尤其是交通事故或直接暴力导致的肋骨严重骨折或脊柱骨折,应重视合并肩胛骨骨折的可能。若损伤后表现有肩部肿胀、肩关节活动受限或活动时疼痛加剧等症状和体征者,更应考虑合并肩胛骨骨折的可能。通常拍摄肩胛骨正、侧位或腋位X线片多可获得诊断,必要时行CT或三维CT重建检查确诊。但应防止将青少年15～18岁出现、25岁融合的肩峰、关节盂和喙突等次级骨化中心误诊为骨折,诊断困难者,拍摄对侧对照位X线片可确诊(见图1-5)。未骨折则肩部无明显肿胀、压痛及活动受限。

二、未重视骨折对上肢稳定性的影响

Goss提出肩关节上方悬吊复合体(superior shoulder suspensory complex,SSSC)维持上肢与躯干稳定的理论。即肩关节上方复合体是由锁骨远端、肩锁关节及韧带、肩峰、肩关节盂、肩胛颈、喙突及喙锁韧带组成的环形结构(图16-2)。

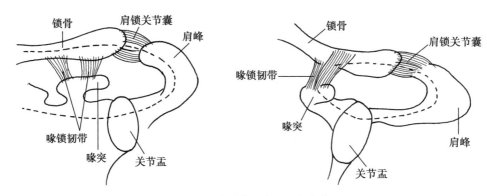

图 16-2 肩关节上方悬吊复合体

由于环形结构的稳定（与骨盆相似），当肩上方悬吊复合体中的一处骨折或韧带损伤时，不发生明显的移位和脱位，当两处骨折或韧带损伤时，悬吊复合体环形结构遭到破坏，发生移位，上肢的稳定难以维持，在这一结构中涉及肩胛骨骨折。如果对这一结构的基本概念不清，认识不足则难以明确肩胛骨骨折对上肢稳定性的影响，也难以制订正确的治疗方案。如肩胛颈骨折伴锁骨骨折或肩锁关节脱位者，环形悬吊复合体中两处损伤，常伴有不稳定或明显移位，或称浮肩，即上肢的不稳定性损伤。这样的不稳定性损伤，如果不能有效修复所有的损伤部位，则难以恢复环形肩关节上方悬吊复合体，将导致肩关节不稳定，影响肩关节功能。

因此，在诊断时应明确肩关节上方悬吊复合体环形结构是否遭到破坏，如肩胛颈骨折同时存在喙锁韧带断裂和锁骨骨折或肩锁关节脱位，由于悬吊复合体环形结构两处破坏，使上肢不稳定，治疗时则对此两处骨折与韧带损伤应同时修复。

第二节　治 疗 不 当

一、非手术治疗不当

（一）适应证把握不当

适应证把握不当，将难以获得满意的治疗效果。例如，肩胛颈骨折合并锁骨骨折，属于肩关节上方悬吊复合体环形结构不完整的不稳定性损伤，又称浮肩损伤，此类损伤采用闭合复位的非手术治疗，则难以使骨折端和肩关节稳定；关节盂缘骨折移位大于1cm，骨折块占关节面积 1/4 以上者，即肩关节的不稳定性骨折，如果采用非手术治疗，将难以获得解剖复位、牢固固定和骨折端的力学稳定性，后期可发生肩关节退行性变，严重影响肩关节功能；关节盂横行骨折，关节盂上方骨折，骨折块移位超过 0.5cm，肩胛体骨折移位超过1cm者，若采用非手术治疗，将难以使骨折端获得解剖复位，造成关节面的台阶状畸形愈合；喙突骨折常伴有肩锁关节脱位，非手术治疗对两处损伤的修复均难以获得良好的治疗效果；肩峰基底部骨折，由于剪力较大，非手术治疗难以愈合。

因此，肩关节上方悬吊复合体环形结构的稳定性骨折，如肩胛颈骨折无移位，肩胛盂骨折关节面台阶小于3～5mm，占关节面积小于 1/4，或肩胛体骨折移位小于1cm，喙突骨折无明显移位者，均可采用非手术治疗。移位明显的不稳定性骨折，则不应首选非手术治疗。

（二）功能锻炼不当

非手术治疗的方法比较简单，通常仅以颈腕吊带制动即可。但在临床中，有的医师担心骨折端再移位，外固定时间过长，导致肩关节僵硬、功能障碍。尤其是老年患者，长时间外固定更容易引起肩关节功能障碍。

因此，采用颈腕吊带固定者，症状消失后，即可早期行肩、肘、腕关节功能锻炼。老年患者更应早期进行，通常于伤后1～2周即可开始。大部分骨折6周后愈合并能保持较好的肩关节功能。

二、手术治疗不当

（一）适应证把握不当

适应证把握不当，将难以使肩关节功能满意恢复。例如，移位不明显或稳定性骨折采用手术治疗，一方面导致不必要的手术创伤，另一方面术后瘢痕组织形成，导致肩关节功能障碍。此外，由于肩胛骨骨折发生率比较低，相对其他部位骨折的手术治疗经验显得不足。严重粉碎性骨折，如果有关诊断、分型及正确的手术方案难以确定，手术操作技术不熟练，设备条件不足而盲目手术，将难以获得满意的治疗效果，甚至效果不如非手术治疗，造成肩关节僵硬、创伤性关节炎等并发症。有严重合并伤如果不重视救治严重合并伤而进行肩胛骨骨折的手术，将可能危及患者生命。

因此，应严格把握好手术适应证。术前必须明确诊断，手术者应具有较丰富的治疗肩胛骨骨折的知识和临床经验，有熟练技术和相关设备，制订合理且适合患者伤情的手术方案。有严重合并伤的患者，必须首先救治严重合并伤。若不具备上述条件，宁可非手术治疗，也比盲目手术治疗安全可靠。目前，肩胛骨骨折的手术指征可概括如下（表16-1）。

表 16-1　肩胛骨骨折移位及手术指征

骨折类型	移位程度及手术指征
肩峰骨折	7.5～8.0mm，下陷畸形，妨碍肩峰下关节活动；肩峰基底部骨折；骨折不愈合
肩胛冈骨折	7.5～8.0mm，影响冈上下肌正常滑动
喙突骨折	明显分离移位或压迫神经血管束；骨折合并肩锁关节脱位
肩胛颈骨折	在横断面或冠状面上成角畸形＞40°；骨折移位≥10mm，经牵引治疗无效；浮肩损伤者（肩胛颈骨折合并同侧锁骨骨折或肩锁关节脱位）
肩胛体骨折	肩胛体部外侧柱骨折刺入盂肱关节；影响肩袖功能；移位＞1cm，影响肩胸关节平滑性
肩胛盂骨折	合并肱骨头脱位，复位后有肩关节不稳定；骨折移位≥10mm；累及盂前窝 1/4 或后 1/3；或关节面移位台阶＞3～5mm 或伴有浮肩损伤
混合骨折	有上述骨折移位特征；合并肩袖损伤或肩胛上神经损伤；开放性肩胛骨骨折

（二）手术时机把握不当

高能量损伤造成的骨折，伤情较重且多有其他部位严重合并伤。在治疗时，如果不抓住主要矛盾，抢救危及生命的合并伤，如胸腹部或颅脑严重损伤等，使生命体征稳定，患者能够耐受手术创伤时进行手术，则可能造成生命危险。但生命体征稳定后，对于有手术指征者未进行手术将影响治疗效果。

因此，肩胛骨骨折的手术治疗，必须首先救治危及患者生命的合并伤，使生命体征稳定后方可进行。通常宜在伤后 1～2 周手术，2 周为手术的黄金时期。超过 3 周的骨折，由于骨折部位的变形、机化、瘢痕化及大量骨痂形成等，切开复位则难以获得满意的复位固定效果，其功能也难以满意恢复，故通常不主张手术。

（三）手术入路选择不当

近年来肩胛骨骨折手术治疗增多，临床上常用的手术入路有肩前方入路（图16-3）、改良 Judet 入路（图16-4）、肩后外侧入路（图16-5）、肩后方入路（图16-6）及前后联合入路等。

由于骨折类型不同，手术关注的"目标区"不同，一种手术入路难以满足所有骨折固定的需要，如果选择不当将难以获得满意的治疗效果。例如，喙突或盂缘前部骨折采用外侧入路，由于难以显露骨折部位，将影响手术质量和治疗效果；肩胛盂窝、肩胛颈、体部骨折采用后方或后上方入路，则难以顺利完成手术。如果对肩胛部或肩部的解剖关系不清，则可能在手术显露中造成医源性血管、神经损伤等并发症。采用 Judet 入路手术时，如果误从小圆肌与大圆肌间隙进入四边孔，不但使肩胛颈和肩胛盂显露困难，而且可能造成腋神经及旋肩胛动脉损伤；切断冈下肌时，如果不重视保护肩胛上动脉和肩胛上神经，则可能导致其损伤，影响肩关节功能。

因此，在明确手术指征后，应依据骨折类型、合并伤情况，按手术方案，首先确定手术目标区。选择手术入路的标准为能充分暴露手术目标区、便于安装内固定材、对肩袖及其他肩背部肌群损伤最小、不损伤主要血管和神经,且操作简单可缩短手术时间、减少出血等。肩前方入路适用于喙突及盂缘前部骨折。改良 Judet 入路可用于绝大多数后方骨折及混合骨折,如肩胛盂窝、肩胛颈、肩胛体骨折等。肩后外侧入路显露肩盂下半及横行骨折。肩后方入路可显露部分肩胛冈、肩胛颈及肩盂、肩胛体外缘骨折。前后联合入路应依据骨折类型及合并伤,选择前入路和后入路组合,其入路用于治疗前后混合肩胛骨骨折、浮肩损伤等。采用 Judet 入路时必须掌握肩胛部与肩部的解剖关系,应从冈下肌与小圆肌间隙进入,并应自头侧向尾侧分离,以免误入四边孔;在切断冈下肌时,应沿冈下肌腋缘从冈下窝中钝性分离部分冈下肌,将肩胛上动脉和肩胛上神经连同冈下肌向背侧有限地牵开,这可以避免其误伤。一旦损伤血管、神经,则应以显微外科修复。

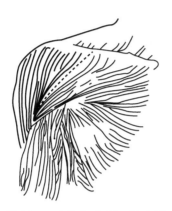

图 16-3　肩前方手术入路(虚线所示)

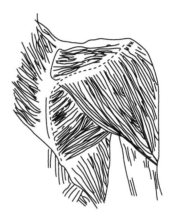

图 16-4　改良 Judet 手术入路(虚线所示)

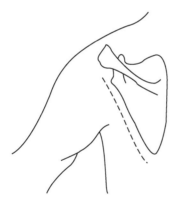

图 16-5　肩后外侧手术入路(虚线所示)

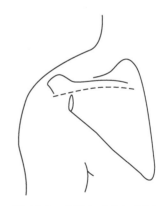

图 16-6　肩后方手术入路(虚线所示)

（四）内固定方式选择不当

肩胛骨的解剖结构及功能复杂,有关其功能的理论较多。肩胛骨骨折的治疗,目前仍缺乏大宗病例的前瞻性研究报道,不同方法处理结果的比较也不多,故在治疗上存在不同看法。但如果对内固定方式选择不当将导致并发症。例如,肩胛颈骨折采用克氏针固定,由于固定不牢固将导致复位丢失;肩胛盂粉碎性骨折采用螺钉固定,由于复位困难,固定不牢固,将导致复位固定失败;肩峰骨折单纯以克氏针或钢丝固定,由于固定强度不够而使克氏针松脱或钢丝断裂;不稳定性肩胛颈骨折,单用一块钢板固定,可能难以获得牢靠固定的效果,骨折端难以稳定;SSSC 两处以上的损伤,除对肩胛骨骨折固定外,不进行锁骨与其他部位,如喙突骨折的固定,则肩部难以获得稳定,将影响肩关节功能的恢复等。

因此,应慎重选择内固定方式,首先应明确诊断骨折类型,依据不同类型,选择合适的固定方式。肩胛盂骨折,骨折块较大者,可采用螺钉固定(图 16-7),也可采用矫形钢板固定(图 16-8);骨折块较小或不严重的粉碎性骨折,可采用钢丝部分环扎固定(图 16-9),或克氏针固定(图 16-10)。

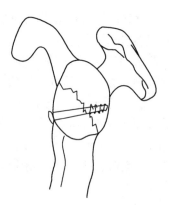

图 16-7　肩胛盂骨折块大者
用螺钉固定

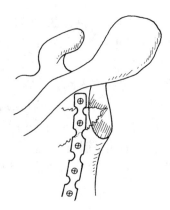

图 16-8　肩胛盂骨折用矫形
钢板固定

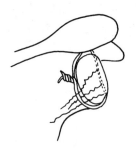

图 16-9　肩胛盂骨折
用钢丝环扎固定

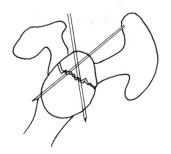

图 16-10　肩胛盂骨折用克
氏针固定

　　移位明显的肩胛体骨折,可采用重建钢板螺钉固定,也可采用克氏针固定。肩胛颈骨折,可选用
AO 3.5mm 系列钢板或单纯以螺钉固定(图 16-11)。

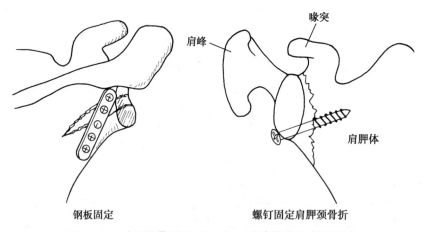

钢板固定　　　　　　　　　　螺钉固定肩胛颈骨折

图 16-11　肩胛颈骨折用 AO 3.5mm 钢板螺钉和螺钉固定

　　肩峰骨折应尽可能采用张力侧或钢板螺钉固定。喙突骨折由于常伴有肩锁关节脱位,可在行肩锁关节
脱位复位固定时,将喙突以螺钉或钢丝固定于锁骨,以使肩锁关节脱位的固定与喙突的固定互相协同,达到
牢固固定骨折端、早期活动肩关节的目的。不稳定性肩胛颈骨折,有学者采用双钢板固定肩胛颈与肩胛冈,
可达到牢靠固定的效果。SSSC 两处以上的损伤,马宝通等认为,除固定肩胛骨骨折外,亦应对锁骨骨折进
行固定,固定顺序应由肩锁关节脱位后至前,首先固定肩峰,再固定锁骨、喙突(图 16-12)。

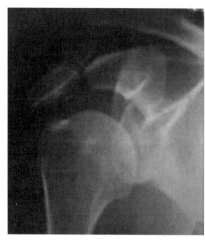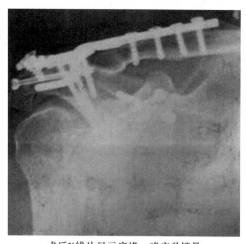

术前X线片　　　　　　　　术后X线片显示肩峰、喙突及锁骨
复位满意、固定牢靠

图 16-12　肩峰、喙突、锁骨远端骨折内固定 X 线片

第十七章 肩锁关节脱位诊治失误的
分析及对策

肩锁关节由肩峰关节面与锁骨外端关节面构成,肩锁关节的稳定性主要靠肩锁韧带和喙锁韧带维持。前者维持肩锁关节水平方向的稳定,损伤后锁骨外端会沿水平方向前后移位。后者维持锁骨外端垂直方向的稳定,损伤后锁骨外端会明显上移。正常肩锁关节有20°的活动范围(图17-1)。

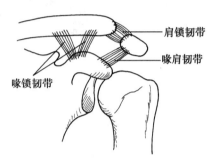

图17-1 肩锁关节

肩锁关节脱位约占肩部损伤的12%,多由肩峰外侧受到直接冲击导致(约占70%)。而上肢受到向上的间接暴力,如上肢受过伸位撑地外力,或上肢受到向下的间接暴力,或强烈牵引上肢向下等,均可导致肩锁关节损伤。尤其是患者侧位跌倒、上肢内收、使肩峰受到向下的暴力,更容易造成肩锁关节损伤。目前常用的分型是1996年Rockwood在Allman三型分类的基础上进行的分型,他将肩锁关节脱位分为6型(表17-1、图17-2)。

表17-1 肩锁关节脱位 Rockwood 分型

类型	脱位损伤情况
Ⅰ型	肩锁韧带扭伤,肩锁关节、喙锁韧带、三角肌及斜方肌均保持完整
Ⅱ型	为肩锁关节断裂,关节间隙增宽;喙锁韧带拉伤,喙锁间隙可较对侧有轻度增宽,三角肌、斜方肌保持完整;肩锁关节囊和肩锁韧带断裂,喙锁韧带部分断裂,肩锁关节分离和部分性脱位
Ⅲ型	肩锁韧带断裂,肩锁关节脱位,喙锁韧带断裂,喙锁间隙较对侧增宽20%~100%,锁骨向后上方隆起,有浮动感,即所谓"琴键征"阳性;三角肌和斜方肌常常从锁骨远端的止点撕脱
Ⅳ型	肩锁韧带断裂,肩锁关节脱位,锁骨远端向后方移位,刺入或刺穿斜方肌,喙锁韧带完全断裂,喙锁间隙从正位X线片上显示移位不大,但在腋位X线片上显示锁骨远端明显向后方移位,三角肌和斜方肌从锁骨远端撕脱
Ⅴ型	肩锁韧带断裂,肩锁关节脱位,喙锁韧带断裂,喙锁间隙较对侧明显增宽,为对侧间隙的100%~300%,三角肌和斜方肌从锁骨远端的止点撕脱
Ⅵ型	肩锁韧带断裂,喙锁韧带在肩峰下型中仍保持完整而在喙突下型中可仍保持完整。锁骨远端向下方移位,根据其移位后的位置可分为喙突下型和肩峰下型,三角肌和斜方肌远端撕脱

注:Ⅳ、Ⅴ、Ⅵ型很少见。

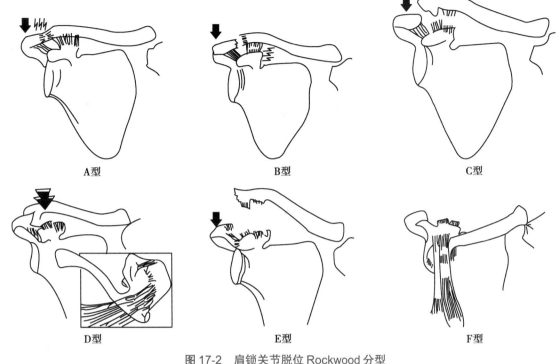

A型　　　　B型　　　　C型

D型　　　　E型　　　　F型

图 17-2　肩锁关节脱位 Rockwood 分型

第一节　诊断失误

一、重视、分析、判断不够导致的误诊或漏诊

肩锁关节 Rockwood Ⅲ型脱位,其肩锁、喙锁韧带完全断裂,依据锁骨外端明显上移的典型表现,通常不难诊断,而Ⅳ～Ⅵ型则更容易诊断。但 Rockwood Ⅱ型脱位,由于仅是肩锁韧带断裂,而喙锁韧带完整或仅有部分不完全拉伤,喙锁韧带对锁骨远端的垂直移位仍能完全或部分控制,故从肩部外形看,难以表现出锁骨远端明显上移的畸形;从肩部正位 X 线片,亦难以显示锁骨远端明显上移的征象,即使轻度上移,对于临床经验不足的医师,如果重视、分析、判断不够,可能导致误诊或漏诊。Rockwood Ⅰ型脱位,由于肩锁、喙锁韧带仅为挫伤,锁骨远端无移位,则更容易漏诊或误诊。

因此,上肢或肩部外伤后疼痛者,应重视肩锁关节脱位的诊断,应详细询问病史和受伤机制,并认真分析。肩部由肩峰外侧受到直接冲击导致的外伤,如侧位跌倒、患肩直接撞伤、肩峰受到向下的暴力等,应重视肩锁关节脱位的可能性,并应对肩部仔细检查。检查中若发现肩锁关节局部有压痛,外展时疼痛加剧,或锁骨远端有轻度后移或上移征象,即所谓"浮动感",则应考虑肩锁关节 Rockwood Ⅰ、Ⅱ型脱位的诊断。若诊断困难,应拍摄双肩对照位 X 线片,或行 CT 检查,以免漏诊或误诊。诊断仍有困难,但又无法完全排除脱位者,应按无移位的肩锁关节脱位处理,以免贻误治疗时机。

二、依赖 X 线检查和临床查体不仔细导致的漏诊

由于解剖的特殊性,Rockwood Ⅰ、Ⅱ型脱位的临床表现并不像Ⅲ型脱位那样明显和典型。如果对 X 线片未认真分析,或完全依赖 X 线检查,也不进行双肩的应力位特殊检查,则很容易导致 Rockwood Ⅰ、Ⅱ型脱位的误诊或漏诊。此外,合并胸部外伤或其他部位严重损伤者,如果不认真听取和重视患者对"肩部痛"的陈述,并进行仔细检查,未检查和发现肩锁关节的按压痛和"琴键征"(浮动感)阳性等体征,同样会导致 Rockwood Ⅱ型,甚至 Rockwood Ⅲ型脱位的误诊或漏诊。

因此,肩部外伤 X 线片显示不典型而又高度怀疑肩锁关节脱位者,可进行肩锁关节的相关检查或特殊检查,如拍摄对照位 X 线片或应力位检查。X 线片未显示脱位征象而肩锁关节处有疼痛和明显压痛者,应

考虑 Rockwood Ⅰ型脱位的可能,并按照 Rockwood Ⅰ型脱位进行相应处理。X 线片显示肩锁关节间隙稍有增大,锁骨外端稍抬高者,可行肩关节应力位 X 线检查,即患者取坐位或站位,在双上肢各悬吊 5kg 的重物,X 线球管置于胸骨正中,拍摄双肩前后位 X 线片。若显示患侧肩锁关节间隙明显增大,则表示有 Rockwood Ⅱ型或Ⅲ型脱位。必要时可行超声、CT、MR 等检查确诊。

第二节 治 疗 不 当

肩锁关节脱位的治疗方法很多,非手术治疗和手术治疗方法共数十种。目前,其治疗方法尚未完善,究竟采用哪种方法治疗,均应慎重对待,应结合患者脱位类型、年龄、性别、职业、社会及心理状况等进行准确把握与临床决策,防止和减少治疗中的失误与并发症。

一、非手术治疗不当

(一)适应证把握不当

由于对肩锁关节 Rockwood Ⅲ型脱位治疗方式的争议较大,选择非手术治疗时,如果不慎重考虑,全面分析,将难以获得满意疗效。例如,经手法复位可获得解剖复位,复位后又比较稳定、易于固定的 Rockwood Ⅱ型或Ⅲ型脱位患者,采用手术治疗,这将造成此类患者的手术创伤,而且手术治疗也并非均可获得十分满意的疗效;Rockwood Ⅲ型脱位行手法复位时,关节内有异物阻隔感,而难以获得解剖复位者,仍勉强手法复位外固定,则由于难以获得解剖复位而使肩锁关节畸形,导致创伤性关节炎;Rockwood Ⅳ~Ⅵ型脱位采用非手术治疗,由于其韧带及周围软组织损伤比较严重,移位明显不仅脱位难以复位,而且复位后也难以维持其关节的稳定,使关节畸形,导致创伤性关节炎。小儿的肩锁关节脱位,由于其解剖结构的特殊性,其肩锁关节韧带的强度比锁骨远端骨骺的强度大 2~5 倍,肩锁关节脱位时其韧带很少断裂,锁骨远端像剥皮香蕉似的完整,实际上,大多数属于锁骨外端骨骺分离而并非肩锁关节脱位,如果采取手术治疗,则将造成不必要的手术创伤。

因此,Rockwood Ⅰ、Ⅱ型脱位,绝大多数可通过非手术治疗获得比较满意的疗效,优良率可达90%以上。Rockwood Ⅲ型脱位,若能顺利获得解剖复位,且能够保持其稳定者,表示关节内的纤维软骨损伤较轻,则宜采用手法复位外固定治疗。难以复位或复位后很不稳者,则不宜非手术治疗。Rockwood Ⅳ~Ⅵ型脱位,也不应选择非手术治疗。儿童的肩锁关节脱位,由于绝大多数为锁骨外端骨骺分离,采用手法复位外固定,可较好地保持复位后的稳定状态,预后良好,故应首选非手术治疗。

(二)外固定方式选择不当

多数肩锁关节脱位手法复位容易成功,但维持其复位后的固定十分困难,尤其是 Rockwood Ⅲ型脱位,由于肩锁韧带和喙锁韧带完全断裂,胸锁乳突肌的强力牵拉,锁骨向后上移位的趋向很强,而 Rockwood Ⅳ~Ⅵ型脱位,由于其周围韧带损伤严重,极容易造成复位后的再脱位。这便造成临床上外固定的方法很多而效果难以满意,如肩背石膏绷带固定、胶布肩背粘贴固定、加压包扎固定、8 字形绷带固定、支具加背带固定、上肢外展固定及石膏固定等。其原理均是将脱位的锁骨远端向前下推挤,或抬高患侧上肢,使肩峰向锁骨远端靠拢、复位、固定并维持稳定。但锁骨远端向前下挤压力度的大小很难把握,如果挤压力过大会压伤皮肤,导致压疮,使外固定无法继续;挤压力过小由于肩峰向下、锁骨向上分离的力大于挤压力,将导致再脱位。复位后如果临床观察不仔细,未能及时再发现脱位情况并及时处理,将造成肩锁关节畸形,导致创伤性关节炎等。

因此,无论采用何种外固定方式,均应妥善固定并对锁骨远端挤压的力度应适当,不可过大或过小,以恰能维持脱位关节复位为宜且应因人而异。应特别强调的是,应随时观察复位固定后的变化情况,一旦发现固定松动或过紧均应及时调整。若调整后仍难以维持复位状态,则应放弃非手术治疗。此外,复位固定后,应尽可能将肩关节上提,同时向前下按压锁骨,在锁骨靠近肩峰的同时,肩峰亦向锁骨靠近,以保持肩锁关节的完全复位状况。Saha 曾经采用 Zero 位固定治疗肩锁关节脱位,即患肢上臂上举及外展各 155°,并于此位行 3kg 重的持续皮牵引 3~4 周后,换外展架或肩"人"字石膏固定 3~4 周,此位置外固定可使肩胛骨与肱骨在同一平面,肩胛冈轴线与肱骨长轴一致,肩部肌群肌张力最低,亦是肩袖损伤修复的理想体位,治疗中分离的肩锁关节、肩峰端与锁骨远端互相接近、靠拢,并使肩锁关节获得解剖学复位。但此方法需患者耐受3周以上的卧床牵引,对Rockwood Ⅲ型脱位的治疗效果并不满意,且有拉伤血管、神经的报道,仍应慎重选择,Rockwood Ⅱ型新鲜脱位为其主要适应证。

(三)外固定衬垫使用不当

在脱位复位后的外固定中,无论8字形绷带固定,还是石膏绷带肩背固定或胶布粘贴肩背固定等,都必须在固定前对锁骨远端以衬垫适当加压,以加强并维持其固定性能,使锁骨远端靠近肩峰并维持其复位状态,防止造成锁骨远端皮肤压疮。但如果压力过小,衬垫过松,则锁骨远端难以靠近肩峰,将导致复位丢失;压力过大,衬垫过紧、过硬,则会压迫皮肤导致压疮,甚至形成溃疡,使外固定无法继续。

因此,外固定时按压锁骨远端的衬垫必须稍软,且有一定弹性,不可过硬过厚。固定衬垫的压力应适当,以既可以牢固固定锁骨远端,又不至于压伤皮肤为宜。复位固定后,应严密观察。若衬垫处疼痛加剧,表示压力过大,应适当放松;若无被挤压的感觉,表示过松,应适当紧固。并应将固定后需观察的事项告知患者,且以书面材料交付,防止皮肤发生压疮而未能及时发现和干预。

(四)复位固定不当导致的创伤性关节炎

创伤性肩锁关节炎是治疗中最为常见的并发症,也是治疗的主要难题之一。一方面与原发损伤的类型有关,无论全脱位或半脱位,都是严重损伤的表现,其损伤必然累及肩锁关节内的纤维软骨与韧带,这些纤维软骨与韧带如果不能被修复或修复不完善,则可能导致创伤性关节炎或骨性关节炎;另一方面与治疗有关,脱位未获得解剖复位,关节畸形,纤维软骨难以获得良好修复或由于复位后固定不牢固,未能保持肩锁关节的解剖位置等。

因此,治疗时应向患者或家属明确告知,这种损伤并发创伤性关节炎的可能性较大,使患者和家属对发生此种并发症能够了解和理解并有心理准备。此外,治疗时对肩锁关节应完全解剖复位和牢靠固定,并始终有效地维持其复位固定,使损伤的纤维软骨盘、韧带等组织能得到解剖学修复,否则应放弃非手术治疗。

二、手术治疗不当

(一)适应证把握不当

近200年来,肩锁关节脱位的手术治疗颇有争议。Hippocrates最早建议采用非手术治疗。19世纪中叶后,有学者主张以手术治疗为主。20世纪30～40年代,非手术治疗又成为主导治疗方式。20世纪50年代后期,多数学者又主张手术治疗为主。近年来一些学者又推崇非手术治疗。总之,无论采用手术治疗还是非手术治疗,其疗效均非十分满意。在此情况下,如果对适应证把握不当,将更难以获得满意的治疗效果。例如,Rockwood Ⅱ型脱位采用手术治疗,由于术中难以清除彻底破碎的关节软骨盘,可能导致肩锁关节骨化或退行性骨性关节炎;老年体弱患者采用非手术治疗,长时间的外固定将可能造成冻结肩;经非手术治疗仍有症状的Rockwood Ⅱ型陈旧性脱位或关节有退行性改变、肩关节疼痛、功能障碍者,采用切开复位内固定治疗,将会使肩关节疼痛等症状难以缓解;儿童肩锁关节脱位,采用切开复位内固定,不但扩大了手术指征,增加不必要的手术创伤,而且治疗效果并不比非手术治疗好。

因此,应准确把握手术适应证,多数学者认为手术适应证为新鲜的Rockwood Ⅳ～Ⅵ型损伤;身体瘦,锁骨远端突出的患者;年轻活动量较大的患者,尤其是体力劳动,对肩关节功能要求高的患者;患者不能忍受长时间的外固定而又要求恢复肩锁关节正常外形者;工作常需重复上举上肢过头的动作者;闭合复位时关节内有弹性,有软组织妨碍复位者,卷入关节的软组织常是损伤的软骨盘或关节囊韧带;手法复位固定后长时间疼痛不缓解,关节功能受限者。

(二)手术方式选择不当

肩锁关节脱位的手术方式很多,迄今为止,尚无治疗肩锁关节脱位的理想方法。其手术方式大致可分为5类,即克氏针张力侧技术,喙锁韧带重建术,AO锁骨钩钢板固定术,肩锁关节固定融合术、锁骨远端切除术,关节镜下重建术等,每一类又包括多种术式,仅喙锁韧带重建就有60多种。在这些基本术式的基础上,还有很多改进,包括内固定器材的改进、术式的互相结合应用等。如果对这些术式的生物力学原理及优缺点了解不清,对每种术式的关键性固定原则及操作方法不掌握,对肩锁关节的解剖结构不熟悉,无相关手术规范学习和熟练技术,对患者的诉求与手术目的不明确等,则难以获得满意的治疗效果。例如,青壮年患者行克氏针张力侧固定,易发生克氏针松脱和钢丝在锁骨入口处断裂,甚至克氏针刺破胸腔脏器的严重并发症,同时克氏针会破坏关节面,导致创伤性关节炎。喙锁韧带重建,目前应用较广的是静力学重建和动力学重建。静力学重建主要包括喙锁间固定及邻近韧带移位喙锁韧带重建、自体或异体肌腱行喙锁韧带重建、人工材料行喙锁韧带重建。喙锁间固定主要包括 Bosworth 螺钉固定、缝合锚或缝合线固定等,但是螺钉固定会妨碍肩胛骨与锁骨的同步旋转功能,容易导致螺钉断裂或松脱,自体肌腱重建会造成自体组织的再损伤,患者多难以接受,而异体肌腱或人工肌腱材料重建喙锁韧带,会造成排斥反应和异物反应。近年来应用内置韧带替代物如缝合锚、编织聚乙烯带、纽扣钢板等技术重建喙锁韧带,其短期效果良好。但在长期应力疲劳下可能会导致韧带替代物、锁骨和喙突断裂,亦容易发生肩锁关节炎。动力学重建的代表为 Dewar 和 Barrington,他们于 1965 年将肱二头肌短头及喙肱肌在喙突的附丽点连同部分骨块一起凿下,将其上移并固定于锁骨上,此术式容易发生肩锁关节骨性关节炎。AO 锁骨钩钢板固定技术近年来已逐渐成为治疗各种技术固定脱位的首选治疗方法,但术后肩部疼痛及钩钢板去除后肩锁关节脱位复发是其常见并发症,这可能与手术复位不理想、钩端放置位置不佳或时间过长、肩峰下过多软组织被钩夹、关节面未有效清理和制动时间过长等有关。肩锁关节融合术,虽然可防止肩锁关节再脱位,但对一般患者关节的活动影响大,将难以获得满意的治疗效果。年轻或急性损伤患者采用锁骨远端切除术,将会使其失去关节复位、韧带重建,获得肩锁关节功能完全恢复的机会,对肩关节功能影响较大。关节镜下重建术,虽然手术创伤小,有利于新鲜损伤的关节囊及韧带的修复愈合和瘢痕化,肩锁关节可在一定范围内微动,短期内效果良好。如果将此技术用于陈旧性脱位或骨质疏松患者,尤其是未经规范学习者进行手术,将难以获得满意的治疗效果。青壮年患者陈旧性脱位或已发生创伤性关节炎或关节退行性变者,采用切开复位内固定、韧带修复重建手术,不进行锁骨远端切除,由于关节纤维软骨盘的破坏和退行性变,加之损伤韧带的挛缩等,使修复的手术操作十分困难,将难以获得满意的治疗效果。

因此,应明确认识每种肩锁关节脱位复位固定术式的生物力学原理及优缺点,掌握其固定原则及操作方法,熟悉肩锁关节的解剖知识,并进行规范学习和技术培训,同时应明确患者的诉求与手术目的,准确把握其适应证。克氏针张力侧固定,由于其并发症较多,目前已较少应用。近年来虽有学者报道使用钛缆替代钢丝治疗肩锁关节脱位,获得良好效果,但同样会引起肩锁关节炎和创伤性关节炎。喙锁韧带修复重建术式,应用较广,无论静力学重建或动力学重建,均有一定的治疗效果,尤其是近年来应用内置韧带替代物如缝合锚、编织聚乙烯带、纽扣钢板等技术重建喙锁韧带,其短期效果良好(图 17-3)。

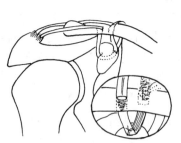
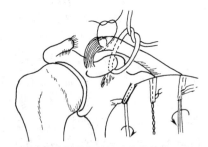

用不可吸收缝线或固定锚　　　　　　　　　用自体半腱肌肌腱重建肩锁韧带及喙
加强喙锁间隙的稳定性　　　　　　　　　　锁韧带,将喙肩韧带缝合于锁骨远端

图 17-3　喙锁韧带修复重建

但由于长期随访病例不多,循证不够,青壮年,或从事体力工作,或肩部活动较多的患者,为防止术后在长期应力疲劳下可能发生韧带替代物、锁骨和喙突断裂,或肩锁关节骨性关节炎等并发症,选择时应慎重。进行动力学固定时,应加用锁骨远端切除,以避免锁骨远端与肩峰的撞击和摩擦。AO 锁骨钩钢板固定技术,是利用杠杆作用的原理通过钩尖上抬肩峰时产生的对抗性反作用力下压锁骨,达到对脱位的肩锁关节及移位的锁骨远端骨折复位和固定的目的,近年来已逐渐成为治疗各种肩锁关节脱位的首选治疗方法。由

于操作技术与该钢板自身缺陷的原因,术后肩部疼痛及钩钢板去除后肩锁关节脱位复发是其常见并发症,手术时应尽可能获得较为理想的复位,以使固定后的锁骨远端平肩峰上缘或稍高于肩峰上缘 2.0~3mm 为宜。钩端放置位置要适合,由于肩峰穹隆前高后低,通常以置于肩峰前缘向后 2.0~2.5cm 处,或将钩部紧贴锁骨后缘骨膜插入肩峰下偏后为宜,以避开肩锁关节面,选用的钩过尖、大、厚,钢板预弯弧度不够,将占据第二肩关节间隙(即肩峰下间隙)可能导致肩峰下撞击综合征,放置时间不应超过 1 年,肩峰下间隙狭窄或老年或青少年患者慎用,以防发生肩峰下骨侵蚀和肩峰下撞击综合征或锁骨肩峰骨折或影响肩峰骨骺的发育。同时对钢板要进行适当预弯,避免锁骨远端和肩峰过度受压而发生骨折。此外,固定前对关节面应进行有效清理,锁骨钩不能钩夹肩峰下过多软组织,防止术后关节炎和关节疼痛。肩锁关节融合术,多适用于治疗肩锁关节反复脱位或中老年陈旧性脱位患者。锁骨远端切除术,目前也较少应用,其方法主要用于治疗慢性继发性肩锁关节炎患者。关节镜下重建术,短期内效果良好,但不适于陈旧性脱位与骨质疏松患者。陈旧性脱位,由于目前还没有其治疗的"金标准",术前应行锁骨远端切除,防止发生骨性关节炎,但此手术对肩关节功能影响较大,尽可能慎用。

总之,治疗肩锁关节脱位的方法很多,目前临床上应用较多的为钩钢板固定、韧带重建及喙锁间固定。但采用钩钢板固定的患者术后疼痛发生率高,影响肩关节外展功能。韧带重建后期解剖复位通常难以维持,易发生创伤性关节炎。随着内固定材料及器械的不断发展,肩锁关节脱位的治疗将会更加微创化,固定会更加牢靠,患者生存质量也会大幅提高。

(三)手术治疗操作不当

手术操作不当将导致医源性并发症。在复位固定前,如果对破碎的纤维软骨盘切除不彻底,对损伤韧带未妥善修复,尤其是肩锁韧带;对肩锁关节未获得解剖复位或固定不牢固,将难以获得满意的治疗效果。在张力侧固定中,固定的克氏针或钢丝过细或仅用 1 枚克氏针固定,或穿针位置不当,尤其是穿入锁骨的一端过短,可导致克氏针弯曲、断裂、松动或复位丢失;对针尾残端未折弯包埋于皮下,将可能使克氏针游走于胸腔或纵隔内;将克氏针残端外露,可导致针道感染,甚至锁骨骨髓炎等。在进行喙锁韧带修复重建时,如果采用双纽扣钢板方法固定(图 17-4),行锁骨和喙突钻孔修复喙锁韧带时不重视保护锁骨下和喙突下的血管、神经,将可能造成血管、神经损伤的严重并发症;固定前,如果对已解剖复位的肩锁关节不进行临时固定,将难以把握修复后韧带的张力,可能使固定后的肩锁关节难以获得真正的解剖复位。行喙锁韧带动力学重建时,为防止发生创伤性肩锁关节炎,应行锁骨远端切除术,但如果切除过短,当上臂外展超过 90° 时,锁骨外端仍会与肩峰发生接触而引起触痛和碰撞等症状,切除过长超过喙锁韧带,会引起锁骨上翘畸形等。在锁骨不牢固的情况下固定喙突骨块将可能使手术失败。采用 AO 锁骨钩钢板固定时钩端插入肩峰的位置过后会使锁骨过度下压,磨损穹隆下缘骨质;过于靠前或置入肩峰下过浅,将使脱位不能完全纠正亦有钩滑出的可能;陈旧性脱位如果不修复或重建喙锁韧带,将可能使术后脱位复发;锁骨钩钩夹肩峰下过多软组织,将导致术后关节炎和关节疼痛;钢板未进行适当预弯,由于钢板对锁骨远端和肩峰的应力过度集中而发生锁骨远端或肩峰骨折等并发症。

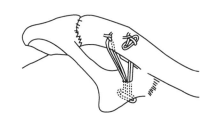

图 17-4　用纽扣钢板重建喙锁韧带示意

因此,在手术操作中,必须良好地显露关节面,彻底清除破碎的关节软骨盘和纤维软骨板。损伤的肩锁关节囊,尤其是肩锁韧带及喙锁韧带等,必须全面修复或重建。修复固定前必须以细克氏针将肩锁关节临时固定于解剖位,以便更好地进行关节固定和韧带重建,并准确把握修复或重建韧带的张力,以维持其解剖复位。以克氏针张力侧固定肩锁关节时,选用克氏针直径以 2.0~2.5mm 双针固定为宜,有条件者可用钛缆替代钢丝。尽可能在解剖复位的情况下,将克氏针在关节面和锁骨外段进行固定。要做好穿针这一重要操作,应在肩峰关节面逆行穿针,穿至肩外侧后,进行解剖复位,再顺行穿入锁骨外段 3~4cm,以针尖触及锁骨对侧骨皮质为度(图 17-5)。

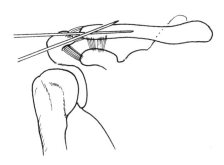

图 17-5　用克氏针在张力侧固定肩锁关节

　　针尾残端必须折弯包埋于皮下。在进行喙锁韧带修复重建时,如果采用双纽扣钢板方法固定,行锁骨和喙突钻孔修复喙锁韧带时,应在锁骨和喙突后下方用骨膜剥离器做一定的阻挡,以刚好穿过对侧骨皮质为宜;修复、重建、固定前,必须对已解剖复位的肩锁关节进行临时固定,以便准确把握修复重建后韧带的张力。行喙锁韧带动力学重建时,锁骨远端切除长度不应少于2.5cm,或可切至喙锁韧带附丽点外侧。如果锁骨的强度不够,应改变手术方法。采用AO锁骨钩钢板固定时,应选择的钩要钝、小、薄,以减少钩钢板对第二肩关节间隙的影响。钩端通常以置于肩峰前缘向后2.0~2.5cm处为宜,即肩峰的下方、靠后且较硬的肩峰骨质下面,并应紧贴锁骨后缘骨膜下插入,避免夹入过多软组织,避免损伤肩袖。陈旧性脱位应修复或重建喙锁韧带,防止术后脱位复发。进行钢板固定前,应对其进行适当预弯,防止发生锁骨远端或肩峰骨折等并发症。

第十八章　肩关节脱位诊治失误的分析及对策

　　肩关节脱位,实际指盂肱关节脱位。Kocher早在公元前1200年就提出了肩关节脱位的概念,一直沿用至今。在四大关节脱位中,肩关节脱位仅少于肘关节脱位,占40%～50%。肩关节脱位按肱骨头脱位方向分为前脱位和后脱位。前脱位最为常见,占肩关节脱位的95%以上。前脱位是由外力迫使肩关节强力外展、过伸和外旋,导致肩前关节囊、盂肱韧带及肩袖过度应力,使肱骨头自肩前方脱出。前脱位按肱骨头脱位的位置分为喙突下型、盂下型、锁骨下型和胸内型4个类型(图18-1)。

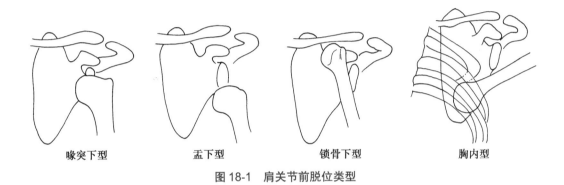

| 喙突下型 | 盂下型 | 锁骨下型 | 胸内型 |

图 18-1　肩关节前脱位类型

　　后脱位十分少见,Mclaughlin报道仅占肩关节脱位的3.8%,可能与后脱位容易误诊或漏诊有关。后脱位是上肢在屈曲、内收和内旋的位置受外力导致,直接外力沿肱骨干轴线作用于肱骨头,使肱骨头向后移位,造成肩关节后脱位。后脱位按肱骨头脱位的解剖位置分为肩峰下型(最多见)、肩后盂下型和肩胛冈下型3个类型。

第一节　诊　断　失　误

一、查体不仔细导致的误诊或漏诊

　　肩关节前脱位,只要详细询问病史,仔细检查,依据受伤机制和方肩畸形,以及特殊检查,如Dugas征阳性及肩关节的弹性固定等,不难诊断。如果对上肢或肩部外伤患者查体不仔细,或将注意力集中于其他部位症状和体征明显的合并伤而对肩关节脱位重视不够,则可导致误诊或漏诊。例如,将脱位的疼痛和功能障碍与肩部软组织损伤的疼痛和功能障碍混淆,甚至不进行肩部X线检查,则可能导致误诊或漏诊。尤其是后脱位,由于肩部外形并不呈现典型的肩峰突出、肩峰下空虚的方肩畸形,仅表现为患臂内收、内旋畸形、Dugas征阳性,且正位X线征象与正常肩关节相似。如果不认真分析患者的症状和体征,不进行肩关节脱位的相关特殊检查,特别是未拍摄侧位X线片,或阅片不仔细,未发现已显示的后脱位征象等,则很容易导致误诊或漏诊。有关资料表明,外伤性后脱位首次就诊漏诊率可达60%～80%。

　　因此,上肢或肩部外伤后,肩部疼痛、肿胀、肩峰突出、肩峰下空虚的方肩畸形,上肢有外展、外旋位弹性固定等症状和体征,或Dugas征阳性者,首先应考虑肩关节前脱位的可能,通常拍摄肩部正位X线片即可诊断。上肢或肩部处于内收、内旋、屈肘位外伤后,肩峰下压痛明显,患肢内收、内旋位弹性固定,上臂不能外展,肩部正位X线片无明显脱位征象,而Dugas征呈阳性者,则应考虑肩关节后脱位的可能,不可轻易诊断为肩部软组织损伤,应进一步拍摄肩部腋位或穿胸位 X 线片。同时应仔细阅读 X 线片,辨别正常与异常征象。若正位 X 线片显示其肱骨头内缘和肩胛盂前缘之间隙宽于 6mm,或显示肱骨大结节因内旋而消失呈"灯泡"征象,腋位或穿胸位 X 线片显示肱骨头后移(图 18-2)者,则可诊断为肩关节后脱位。

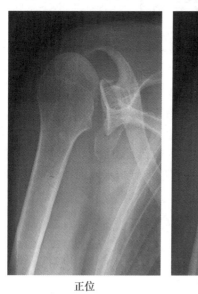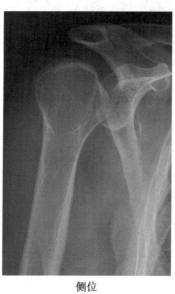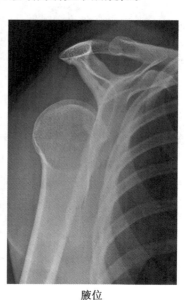

正位　　　　　　　　　　侧位　　　　　　　　　　腋位

图 18-2　肩关节后脱位 X 线片

总之,肩关节脱位,尤其是后脱位诊断困难而又高度怀疑者,必须常规拍摄肩部正位、腋位或穿胸位 X 线片,亦可拍摄健侧对照位 X 线片,以辨别关节间隙是否增宽、肱骨大结节是否内旋,不应仅以肩部正位 X 线片确定脱位的诊断。必要时可进行 CT 检查,CT 可清晰显示肱骨头脱位的方向及是否合并骨折等征象。

二、查体不仔细导致合并伤的误诊或漏诊

（一）合并骨折的漏诊

肩关节脱位合并肱骨颈或大小结节骨折者比较常见。亦可见合并 Hill-Sachs 损伤,即前脱位时,关节盂前缘撞击导致肱骨头后外侧上方压缩性骨折。后脱位时,关节盂前缘撞击导致肱骨头前方内侧压缩性骨折,称为反 Hill-Sachs 损伤。如果对合并骨折重视不够,体格检查不仔细,特别是老年人肩关节前脱位合并肱骨颈隐匿性骨折或 Hill-Sachs 损伤(Atoun 等报道在治疗 40 岁以上初发肩关节前脱位患者时,发生肱骨颈骨折的比例高达 5.4%),仅以一张肩部正位 X 线片进行诊断,或在阅读片时不认真、仔细,未发现已存在骨折的征象,尤其是未能发现肱骨颈骨折的骨折端重叠移位征象或 Hill-Sachs 损伤显示肱骨头压缩(槽状骨缺损),将导致漏诊,甚至按单纯肩关节脱位进行手法复位,使合并的肱骨颈骨折移位更加明显,给进一步治疗造成困难。此外,如果对自己的经验过于自信,对有复发性肩关节脱位的肩部外伤,未经仔细检查即诊断为肩关节脱位,甚至不经 X 线检查而行手法复位,可能导致其合并骨折的误诊或漏诊,甚至使骨折进一步移位。

【病例】患者男性,54 岁。左肩及上臂着地外伤后肩部肿痛、畸形 1 小时,在当地医院就诊。门诊拍摄肩部正位 X 线片后,诊断为左肱骨头盂下前脱位,合并肱骨大小结节骨折(图 18-3A),在未麻醉下行 Hippocrate 法复位,复位后拍摄肩部正位 X 线片复查,显示左肱骨解剖颈骨折、肱骨头仍位于肩胛盂下,左肱骨远骨折端明显上移,肱骨大小结节骨折明显移位。诊断为左肩关节脱位并肱骨近端四部分骨折(图 18-3B),后转来本院行人工肱骨头置换术(图 18-3C)。

本例由于对肩关节脱位合并肱骨近端骨折重视不够,体格检查不仔细。首诊时仅拍摄肩部正位 X 线片,未拍摄腋位或穿胸位 X 线片,未能明确肱骨近端骨折的类型。阅片时也不仔细,未能发现 X 线片上已显示的肱骨头与解剖颈间的骨折端重叠移位征象,导致合并的肱骨解剖颈骨折漏诊。由于将肱骨解剖颈骨折漏诊,便过于自信地行肩关节脱位手法复位,复位后使肱骨解剖颈骨折移位更加明显,且肱骨头脱位复位失败。

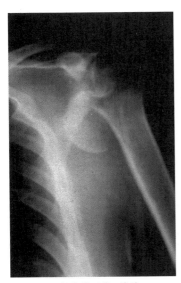
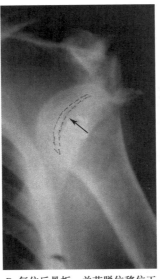
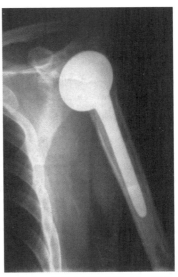

A. 复位前正位X线片　　　B. 复位后骨折、关节脱位移位正　　　C. 行人工肱骨头置换术后正位X线片
　　　　　　　　　　　　　　　位X线片（箭头所指为肱骨头与
　　　　　　　　　　　　　　　解剖颈间的骨折端重叠移位）

图18-3　肩关节脱位合并肱骨近端骨折处置不当，复位失败案例

【病例】患者男性，43岁。被摩托车撞伤后，因右肩关节"脱位"入当地医院治疗。既往有复发性右肩关节脱位病史。入院后，医师见其症状、体征均"符合"肩关节脱位的临床表现，未拍摄X线片，即行Hippocrate手法复位，复位"成功"后前臂悬吊带回家休养。复位后第5天由于患者肩部疼痛、功能障碍，且仍表现脱位体征而再次就诊。检查后如法复位，但数次均难以成功，拍摄X线片后，确诊为肩关节前脱位合并肱骨外科颈骨折。遂入院行切开复位内固定治疗。

本例将肩关节前脱位合并肱骨外科颈骨折误诊为肩关节前脱位，主要原因是未重视高能量损伤造成关节脱位合并骨折的可能性，仅注意复发性肩关节脱位病史，未拍摄肩部正侧位X线片，主观诊断为肩关节脱位并对合并骨折的肩关节脱位盲目进行手法复位，加之患者也以自己习惯性肩关节脱位为主诉就诊，医师对合并的骨折未引起重视等。

因此，初步诊断为肩关节脱位者，仍应进行规范的检查，包括拍摄肩关节正侧位、腋位或穿胸位X线片，不可盲目自信伤后肩部肿胀、触痛明显，甚至可触及骨擦感者，更应仔细检查。老年骨质疏松患者，特别应重视合并肱骨近端骨折的可能，应常规拍摄肩关节创伤系列（肩关节前后位、腋位、肩胛骨侧位）X线片，必要时应拍摄健侧对照位X线片；如果仍难以明确是否合并肱骨近端或Hill-Sachs损伤，则应行CT或三维重建确诊。X线片显示的任何异常征象均应仔细辨别，认真分析。切忌在肩关节脱位未拍摄相关体位X线片，并未确诊的情况下盲目进行手法复位。临床上因合并骨折的误诊或漏诊而导致的医疗纠纷并非鲜见。

（二）神经、血管损伤的误诊

肩关节脱位常合并神经、血管损伤，如果不仔细检查则可能导致漏诊或误诊。肩关节脱位合并腋神经损伤比较常见，有报道发生率为10.5%～25.0%。资料显示，50岁以上的患者，可高达50%。主要原因是肱骨头脱位穿破关节囊后，将腋神经顶在肩胛下肌，使腋神经向前下移位导致损伤。通常是神经被牵拉或挤压伤，大多数属于不完全损伤。如果对神经损伤重视不够，未对相关神经功能进行仔细检查，则可能导致误诊或漏诊，尤其是容易将腋神经损伤误诊或漏诊。脱位合并血管损伤相对较少，由于肱骨头挤压腋动、静脉向前下移位，并在胸小肌下缘受到剪应力的作用，可造成腋动静脉撕裂、内膜损伤或断裂，这仅见于老年患者，可能与老年人的血管硬化有关。如果未认真检查患肢血管功能，对伤后患肢剧痛、肿胀、麻木、冷凉，脉搏减弱或消失等临床表现未认真分析与严密观察，将可能导致误诊或漏诊。

因此，肩关节脱位应重视神经血管损伤。怀疑腋神经损伤者，应重点检查其支配的三角肌的收缩功能。检查时为了减轻患者的疼痛，检查者可以手托住患侧肘部，嘱患者做上臂外展动作，用另一手触摸三角肌。

若三角肌有明显收缩功能，三角肌外侧皮肤感觉正常，表明腋神经未损伤；若三角肌收缩功能减弱或消失，表明腋神经损伤，而皮肤感觉由于感觉神经有分布区域的交叉，不作为主要诊断依据。有条件者可行肌电图检查确诊。臂丛其他神经损伤，通过相关神经功能的检查，通常均可明确诊断。若合并血管损伤必须高度重视，尤其是对老年或有血液疾病的患者，应特别仔细检查血管功能。若脱位后患肢皮肤苍白或青紫、腋部肿胀明显、皮温降低、桡动脉搏动减弱或消失、肌肉功能障碍、麻痹，甚至休克等，则应考虑腋血管损伤，应尽快明确诊断，必要时行手术探查。诊断不够明确者，应尽快行血管造影或多普勒超声检查。

（三）肩袖损伤的误诊或漏诊

肩关节前脱位常合并肩袖损伤。肩袖由肩胛下肌、冈上肌、冈下肌和小圆肌组成，在肱骨头前、上、后形成袖套状结构，止于肱骨大结节处，其主要功能是使上臂外展、外旋或内旋。前脱位的肱骨头穿过关节囊再穿过肩袖可能会导致肩袖破裂。由于肩袖属于肌肉组织，X线片不显影，如果对此损伤重视不够，认识不足；对肩袖损伤的临床表现如肩主动外展、外旋或内旋有疼痛或外展功能障碍等未进行询问和检查，则可能导致误诊或漏诊。

因此，肩关节前脱位应重视肩袖损伤，应检查肩外展、外旋时的疼痛情况，若主动外展时肩部疼痛、无力或不能外展，肩峰下方与肱骨大结节间隙压痛，提示有肩袖损伤的可能，必要时可行肩关节造影、B超、MR或关节镜检查确诊。若诊断合并肩袖损伤，非手术治疗无效者，则应尽可能手术修复，以恢复肩关节的外展、外旋与内旋功能，消除或减轻肩外展时的疼痛。

第二节　治 疗 不 当

一、非手术治疗不当

（一）适应证把握不当

肩关节脱位合并肱骨颈骨折的患者，资料显示采用手法复位大多数难以成功，还可能导致骨折端的移位更加明显。合并 Hill-Sachs 损伤面积＞40% 的患者，尤其是伴有啮合性 Hill-Sachs 损伤未修复者，Bankart认为脱位复发的发生率达几乎为 100%。如果对此认识不足，重视不够，复位时对适应证把握不当，盲目复位，将难以获得满意的复位效果。陈旧性脱位，由于其肌肉、关节囊挛缩、粘连，手法复位难以成功者，若勉强暴力复位，则可能造成肱骨近端骨折或骨化性肌炎等并发症。

因此，行手法复位前必须明确诊断。合并肱骨颈骨折，尤其是合并解剖颈骨折的患者，通常需手术治疗。合并 Hill-Sachs 损伤面积＞40% 的患者，尤其是伴有啮合性 Hill-Sachs 损伤者，慎用手法复位治疗，亦需手术干预。单纯脱位或合并肱骨大小结节骨折者，通常采用手法复位使肱骨头复位后，大小结节骨折多可自行复位。但陈旧性脱位者，通常在良好的麻醉下可试行手法复位，若复位不成功则不应暴力或反复复位。

（二）未麻醉下复位

由于肩部肌肉力量并非十分强大，除少数急性或复发性肩关节脱位可在无麻醉下成功复位外，大多数肩关节脱位患者若采用无麻醉复位，将可能使复位失败或导致相应的并发症。例如，痛阈很低或特别惧怕疼痛的患者，对疼痛的应激特别强烈，在行牵引复位过程中，其保护性的肌肉痉挛将会造成复位困难。脱位时间较长者，由于其肌肉、关节囊挛缩及关节肿胀，如果在无麻醉下复位，肌肉和关节囊难以完全松弛，手法复位也很难成功。如果勉强暴力复位，则容易导致骨折、神经或血管损伤等。老年且有高血压、冠心病、骨质疏松等疾病的患者，在无麻醉下复位，由于疼痛的刺激，可能诱发脑血管意外或使心血管疾病加重，强力复位则可能导致肱骨颈骨折等。

因此，少数急性或复发性肩关节脱位，应依据患者的具体情况决定是否在麻醉下复位。若脱位在 1～2 小时，患者比较平静，肩部肌肉比较松弛，则可在无麻醉下试行手法复位，若患者情绪特别紧张，则应使其情绪稳定后，再行复位，必要时可适当应用镇静药或镇痛药，缓解患者的恐惧情绪。但经 1～2 次复位不成功者，则应在麻醉下复位。老年体弱、骨质疏松或有心血管疾病的患者，均应在良好的麻醉下复位，并应对心血管系统进行必要的监护，以免发生意外。陈旧性脱位，则必须在良好的麻醉下，耐心地进行复位，以轻柔的手法松解肩关节周围的粘连,松弛挛缩的肌肉组织和关节囊,待关节周围软组织松解后再行复位。

(三)手法复位方式选择和操作不当

肩关节脱位手法复位有多种方式,其原理各不相同,各有适应证。如果不了解其复位原理和基本操作方法,不依据患者的具体情况选择复位方式,则复位难以成功。例如,老年、女性或骨质疏松患者采用Kocher法(牵引回旋法)复位(图18-4),则很可能因杠杆作用力过大导致肱骨颈或肱骨大结节骨折;采用Hippocrates法(手牵足蹬法)复位(图18-5),如果突发暴力牵引、扭转,患者由于疼痛引起反射性肌肉痉挛,则可能使复位失败。在复位过程中行牵引、足蹬时,若牵引力不足,或不以足的内侧为支点将肱骨近端以杠杆的原理向外推挤,或上肢内收不够,则难以将肱骨头牵引推挤到肩胛盂内。

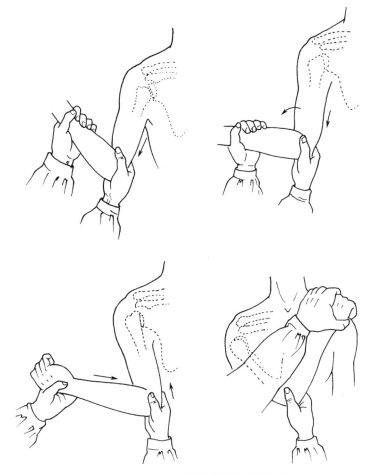

图 18-4　Kocher 法(牵引回旋法)示意

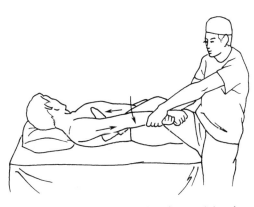

图 18-5　Hippocrates 法(手牵足蹬法)示意

因此,进行手法复位时,首先应明确各种复位方式的复位原理和适应证。年老患者,应采用较温和的方式,如俯卧位患肢 Stimson 悬吊法(图18-6),或手牵足蹬法等,防止导致肱骨颈或大结节骨折等并发症。采用其他方法复位失败,且为无骨质疏松的青壮年新鲜脱位者,可用牵引回旋法。但严禁暴力按压推挤,防止造成肱骨近端骨折。在复位过程中,采用手牵足蹬法复位时,应逐渐加大持续牵引力度,使肌肉和关节囊完全松弛,将上移的肱骨头牵引下降至肩胛盂水平,用足蹬于腋窝的足内侧为支点,以杠杆原理,尽可能将肱骨近端向外侧推挤,同时将前臂和上臂内收并轻度外旋,使脱位的肱骨头滑入肩胛盂内。后脱位者,复位手法基本同前脱位,主要是要将肱骨头从后向前推挤,切忌暴力复位。

近年来,笔者采用改良的手牵足蹬法和牵引回旋法相结合的牵引提拉内收法复位,获得了比较满意的效果。即患者仰卧,屈肘90°位,助手沿上臂畸形位方向牵引,术者站于伤肩外侧,双手拇指压肩峰向内侧推挤,余4指交叉环抱肱骨近端。在助手牵引外旋内收上臂的同时,术者同时将肱骨近端向外上方向提拉,即可复位。老年患者若此方法采用,应防止因骨质疏松导致肱骨近端骨折等(图18-7)。

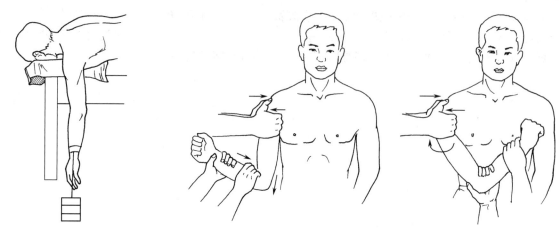

图 18-6 Stimson悬吊法示意   图 18-7 牵引提拉内收法示意

笔者采用自行研制的"多功能骨折关节脱位牵引复位器"复位,也获得了满意的效果。

（四）复位后处理不当

肩关节脱位常合并关节囊或肩袖破裂、关节囊松弛、盂唇撕脱骨折等。复位后,如果未将上臂于内收、内旋位固定,将导致关节囊修复不良、松弛,盂唇难以恢复正常位置,导致肩关节复发性脱位、肩关节周围炎、肩关节长期疼痛等并发症。

因此,复位成功后,应将患肢于屈肘、上臂内收、内旋位悬吊固定,且将上臂固定于胸臂2~3周,以使肩关节囊、肩袖、盂唇等软组织损伤修复。后脱位复位后应置患侧肩关节于20°外旋外展位固定4周以利于后侧关节囊修复。

二、手术治疗不当

（一）适应证把握不当

通常情况下,绝大多数肩关节新鲜脱位以手法复位可获得成功。但如果不考虑脱位类型、合并伤及个体差异,复位方式是否妥当,操作方法是否正确等,一旦复位不成功,即切开复位,不但对患者造成不必要的手术创伤,而且可能导致并发症。例如,老年陈旧性脱位,虽有肩关节功能障碍,但不影响生活自理者,行切开复位,将可能使原有肩关节周围炎的疼痛和功能障碍均较术前加重;合并神经损伤者,进行手术并行神经探查,由于肩关节脱位的神经损伤,多数为牵拉造成的不完全损伤,经过非手术治疗其功能多可完全恢复,未经3~4个月的观察治疗而行神经探查,很可能由于手术探查而损伤神经周围血运,影响神经及肩关节功能的恢复等。合并肱骨近端骨折,尤其是合并解剖颈骨折者,或合并Hill-Sachs损伤面积>40%者,不进行手术干预则很难获得满意的治疗效果。

因此,应严格把握好手术适应证。在下列情况下,可考虑切开复位:新鲜脱位经过2~3次规范的手法复位不成功者,或关节囊破口小、肱骨头大而手法复位难以成功者;前脱位伴肱骨大结节骨折、肱二头肌长头向外后移位且被挤夹于关节盂和肱骨头之间,使肱骨头难以复位者;前脱位伴肱骨颈骨折手法复位失败者;前脱位伴肩胛盂前下缘骨折或盂唇撕脱范围较广泛、手法复位后难以维持骨折端稳定者;合并肱骨大小结节骨折手法复位后仍明显移位者等,均可切开复位。临床上,后脱位极容易漏诊,多数病例在发现时,已脱位数周或数月,手法复位难以成功,故多数需切开复位。合并肱骨近端骨折,尤其是合并解剖颈骨折,或Hill-Sachs损伤面积>40%,尤其是伴有啮合性Hill-Sachs损伤者,则应手术干预。

（二）手术方式选择不当

由于肩关节脱位类型及合并伤不同，其手术方式也不相同。如果不依据脱位类型及合并伤，采用不同的手术方式，则难以获得满意的治疗效果。例如，急性脱位合并肱骨头骨折，尤其是后脱位肱骨头缺损较大者，不以肌瓣填充，则可能使复位后关节不稳定；若肱骨头前内侧骨压缩缺损（反 Hill-Sachs 损伤）超过40%，不进行修补或人工肱骨头置换术，则可能使肩关节不稳定或肱骨头坏死，或脱位复发。脱位合并肱骨颈三部分、四部分骨折者，不考虑骨折是否能获得解剖复位、是否在创伤小的情况下可牢靠固定骨折端，而是单一地采用切开复位内固定，导致有些严重骨折不但无法满意地复位固定，而且使肱骨头血运进一步严重破坏，导致肱骨头缺血性坏死、骨不连。慢性脱位，主要是后脱位，多为老年患者，由于其生理和精神状况较差，且多数合并有严重的骨质疏松，复位时极易发生骨折，有的脱位数月，甚至数年，肩关节无明显疼痛，且尚有部分功能，行切开复位，则可能难以获得无痛且功能满意的肩关节，甚至事与愿违；若骨质尚好，可进行手术治疗，但术中未辅以肩胛下肌移位、肩胛盂后方截骨或肱骨近端截骨，则难以获得满意的治疗效果。复发性脱位，不按其复发原因，如关节前方不稳定还是后方不稳定，是需进行韧带、关节修复重建，还是需附加骨挡、喙突移位或截骨术，尤其是将复发性脱位中的非创伤性（多为先天性）、多方向的不稳定性脱位，按创伤性、单方向的不稳定性脱位的术式治疗，则难以获得满意的疗效等。

因此，肩关节脱位，手术时应依据脱位及骨折类型等，机制及合并肱骨近端骨折的部位及类型等，采用适合患者损伤类型的方式。例如，急性后脱位合并肱骨头骨折者，若肱骨头前内侧骨缺损面积小于肱骨头面积的40%，则可采用肩胛下肌移位填塞的术式。如果缺损大于肱骨头面积的40%，则应考虑行人工软骨移植、表面关节置换术，长期慢性疼痛和脱位者可行人工肱骨头置换术。慢性脱位，若脱位数月或数年，关节已无明显疼痛且有部分功能者，可不必手术。脱位合并外科颈三部分、四部分骨折或肱骨头粉碎性骨折，若骨折块无法复位固定，而术中显露将对骨折部位血运破坏过多，肱骨头坏死可能性极大者，可行人工肱骨头置换术。其中能够复位内固定者，则应复位内固定。慢性脱位，有明显疼痛，且肩关节功能明显障碍者，若患者骨质尚好，可行切开复位，并辅以肩胛下肌移位，肩盂后方截骨或肱骨头旋转截骨等术式治疗。复发性脱位则必须明确诊断，尤其是应明确分辨是关节前方不稳定还是后方不稳定，是非创伤性、多方向不稳定，还是创伤性、单方向不稳定，应针对性地选择合适的手术方式。

（三）手术操作不当

肩关节脱位的手术操作技术，对手术效果有十分重要的作用，如果操作不当，将影响手术效果。例如，合并肱骨外科颈骨折，切开复位内固定时，如果剥离骨膜过多，范围过大，尤其是在剥离肱骨外科颈前外上方骨膜时，为了更好地显露骨折端、便于复位和固定，而未重视保护旋肱前动脉发出的提供肱骨头血运的前外侧动脉，将导致肱骨头缺血性坏死；有肩袖损伤者，若未行肩袖修复，术后肩外展活动时仍可能疼痛；肩关节脱位合并血管严重牵拉伤患者，仅行局限的血管修补或吻合术，术后将可能因牵拉引起血管广泛损伤或严重的血管内膜损伤引起血栓形成，导致患肢缺血性坏死；老年骨质疏松患者的慢性脱位手术时，若暴力复位，则可能导致医源性骨折等。

因此，肩关节脱位合并肱骨外科颈骨折，行切开复位内固定手术时，必须注意尽可能减少骨膜剥离，以保护肱骨头的血运。若合并肩袖损伤，术中应同时行肩袖探查修补，以免术后肩袖损伤难以恢复，需行二次手术。合并血管损伤者，应在直视下仔细探查血管，尤其是有血管内膜损伤者，必须将其损伤部分完全切除，以免术后残留的损伤血管血栓形成，导致缺血性坏死。切除后的血管必须在无张力下修复，防止血管修复失败导致严重后果。老年骨质疏松患者的慢性脱位，手术复位时严禁使用暴力。

三、术后外固定和功能锻炼不当

肩关节脱位复位后的固定和功能锻炼十分重要。如果不重视术后外固定和功能锻炼，尤其是手法复位成功后，便认为万事大吉，对患肢不做任何外固定，将使肩关节周围软组织难以良好修复，导致术后关节疼痛或发生复发性肩关节脱位。如果复位后外固定时间过长，尤其是老年患者，将会导致肩关节僵硬、疼痛、功能障碍等。脱位合并骨折患者，过度的功能锻炼，可能使内固定物松动、变形或断裂，手术失败等。

因此，肩关节脱位复位后应依据患者年龄、骨折脱位类型和治疗方式等确定外固定时间和功能锻炼的具体方法。青壮年患者,若软组织损伤较重,复位固定 3～5 周后行肩关节功能锻炼。锻炼早期应以前屈、后伸和轻微外展为主,注意不可外旋,防止脱位复发。以后可逐渐加大关节活动幅度,有条件者行 CPM 锻炼效果会更好。单纯脱位手法复位后,或脱位合并骨折行内固定手术后,固定比较牢固者,通常固定 2～3 周即可行关节功能锻炼。老年体弱或合并骨折患者,肩关节固定不应超过 2 周,应加强手及肘部功能锻炼。复位后固定不够牢固者,外固定时间不可过短,功能锻炼不可过早、过度,但早期应行肘、腕关节与手的功能锻炼,骨折愈合后可逐渐进行肩关节的功能锻炼。

第十九章 肱骨近端骨折诊治失误的分析及对策

肱骨近端由肱骨头、肱骨大结节、肱骨小结节及肱骨近干骺端组成。肱骨头与大小结节交界处称为肱骨解剖颈，大小结节与肱骨干的交界处称为肱骨外科颈。肱骨近端骨折占全身骨折的 4%～5%，占肩部骨折的 23.08%，男女比例约 1:3。因年龄差异，骨与关节囊及韧带结构的强度不同，其骨折类型各不相同。青壮年时期，由于骨的强度大于关节囊及韧带，肩关节脱位较为常见。儿童时期，由于韧带的强度大于骨骺板，肱骨近端骨折则比较常见，占上肢骨折的第二位，仅次于科利斯骨折。

肱骨近端骨折较为复杂，骨折分型对诊断和治疗方法的选择至关重要。目前所有骨折均依 X 线片进行分型，但由于 X 线片上骨折块影像的重叠而难以准确辨认骨折情况，因此至今仍无一种十分完善的分型方法。目前，国际通用的并被多数学者所接受的分型方法有 2 种。

一种分型方法是 1970 年 Neer 在 Cadman 提出的将肱骨近端分为 4 部分（解剖头、大结节、小结节和肱骨干骺端）理论的基础上进一步根据骨折块移位情况将肱骨远端骨折分为 4 型（表 19-1），此种分型方法目前被广泛应用，即以任何一片骨折块移位＞1cm 和旋转＞45° 为主要标准，移位少（未超过 1cm 和 45°），或大结节移位未到达肱骨头最高点水平者，仍作为无移位骨折看待。近年来，又加入了外翻嵌插型四部分骨折，由于骨折端嵌插，骨折端稳定，保留了肱骨头血运。有学者将骨折合并脱位称Ⅴ型，即肱骨近端骨折合并肱盂关节脱位（图 19-1）。

表 19-1 肱骨近端骨折 Neer 分型

分型	骨折情况
Ⅰ型	肱骨近端骨折，不论骨折部位和骨折块多少，各骨折块移位应在 1cm、旋转 45° 以内，即一部分骨折
Ⅱ型	一处骨折或解剖颈骨折有超过 1cm 和旋转 45° 的移位，其余三部分无骨折，或虽有骨折但无显著移位，即二部分骨折
Ⅲ型	骨折呈粉碎性，其中二部分骨折块有明显移位，另二部分无骨折或骨折后无明显移位，即三部分骨折
Ⅳ型	肱骨近端四部分均骨折，且有明显移位，肱骨头几乎呈游离状态，血供受到明显影响

Resch 根据骨折的损伤机制和病理生理特点，将肱骨近端骨折分为内翻型和外翻型损伤，其是对 Neer 分型的一个有益的补充，特别是有助于利用其逆损伤机制进行复位和固定以及选择手术方式。①内翻型：肱骨头与骨干处发生骨折，肱骨头处于内翻状态，此时肩袖止点完整。其中又分为内翻分离型和内翻嵌插型。②外翻型：骨折时肱骨头嵌插于干骺端，大、小结节常处于正常的长轴位置且有较完整的与骨干相连的骨膜。依据肱骨头外移的程度，又分为外翻嵌插型和外翻分离型。其中嵌插型的内侧链基本完整有利于保护血供，分离型则肱骨头缺血坏死可能性大。

另一分类方法是 20 世纪 80 年代初国际内固定研究学会（Association for the Study Stul Internal Fixation，AO/ASIF）在 Neer 分型的基础上，提出的一种新分型方法。首先将骨折分为 A、B、C 3 型，每型再分为 3 个亚型。肱骨近端以 11 表示，根据分类法分别有 9 种类型（表 19-2）。此种分类采用数字及字母符号，简单明了，为现代化电脑处理打下基础。

二部分骨折	三部分骨折	四部分骨折
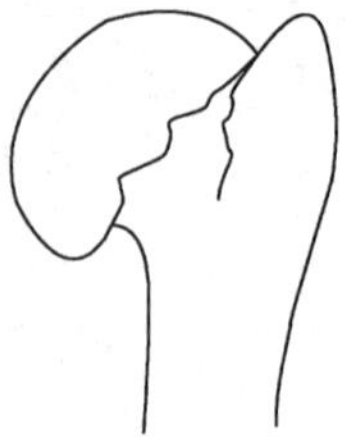 解剖颈骨折	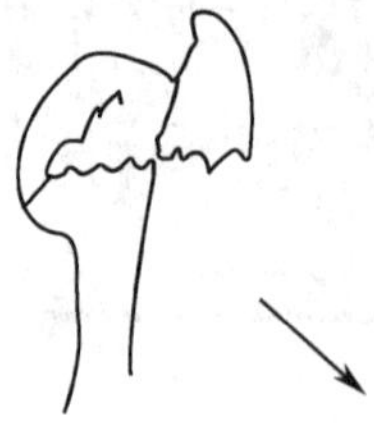 解剖颈大结节骨折	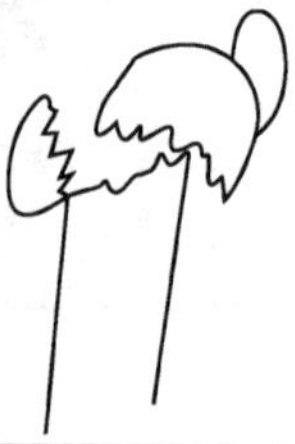 肱骨解剖颈、大结节、小结节骨折
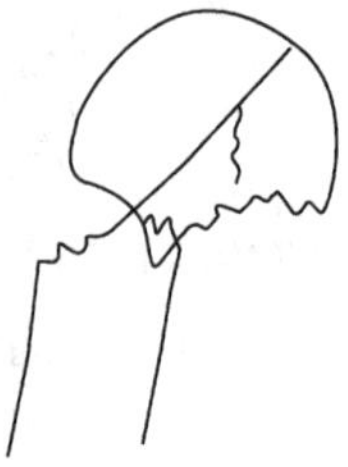 外科颈骨折	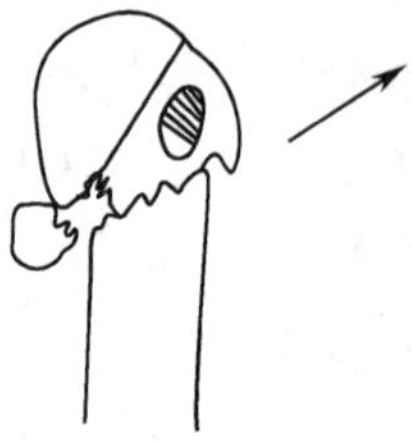 外科颈骨折，小结节骨折	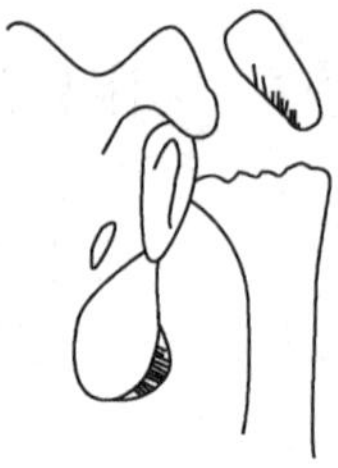 肱骨外科颈/解剖颈骨折，大结节、小结节骨折合并肱骨头前脱位
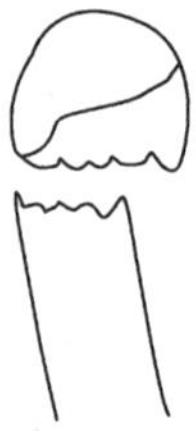 外科颈骨折	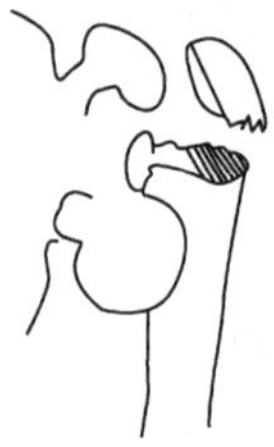 外科颈/解剖颈骨折，大结节骨折，合并肱骨头前脱位	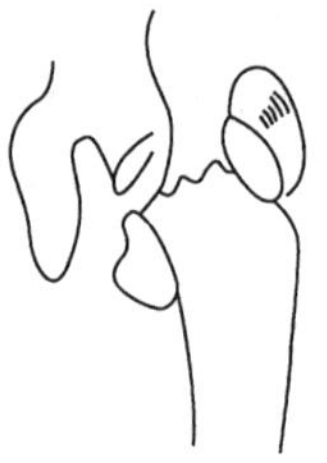 肱骨外科/解剖颈骨折，大结节、小结节骨折合并肱骨头前脱位肱骨头关节面损伤
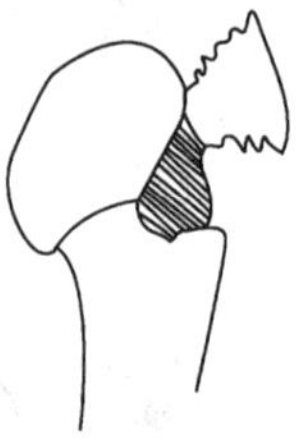 大结节骨折	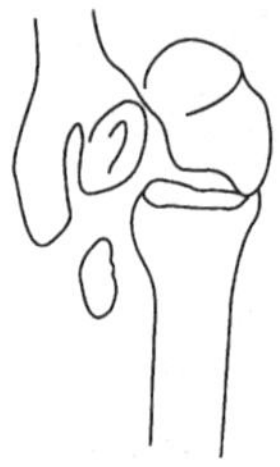 肱骨外科颈骨折、小结节骨折合并肱骨头后脱位	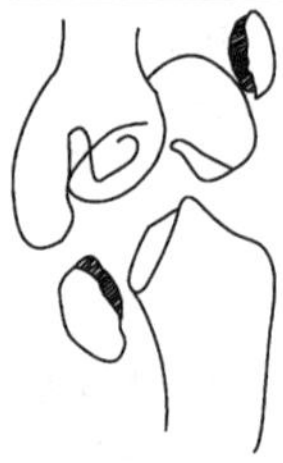 肱骨外科颈/解剖颈骨折，大结节、小结节骨折合并肱骨头后脱位
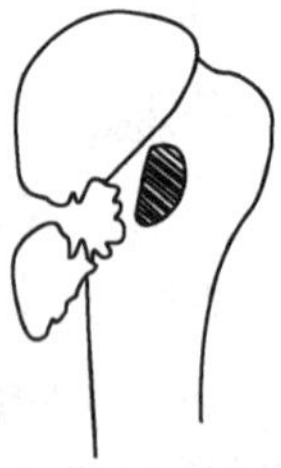 小结节骨折		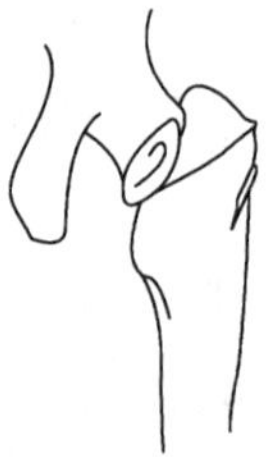 肱骨解剖颈骨折，大结节、小结节骨折合并肱骨头后脱位
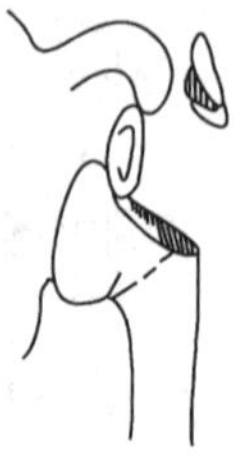 大结节骨折，合并肱骨头前脱位		
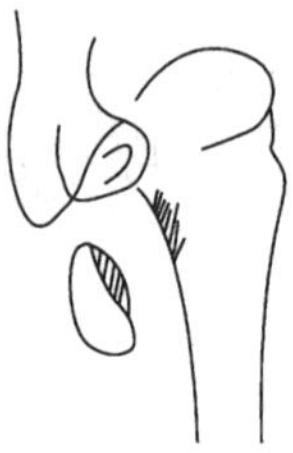 小结节骨折，合并肱骨头后脱位		

图 19-1　肱骨近端骨折的 Neer 分型示意

表 19-2　AO/ASIF 分型

类型	骨折情况		
11-A 型为肱骨近端关节外单纯骨折	A1 型：累及结节	A2 型：干骺端嵌插	A3 型：干骺端非嵌插骨折
11-B 型为肱骨近端关节外两处骨折	B1 型：干骺端嵌插	B2 型：干骺端嵌插	B3 型：盂肱关节脱位
11-C 型为肱骨近端关节内骨折	C1 型：有轻度移位	C2 型：两处骨折有显著移位	C3 型：骨折脱位

第一节　诊 断 失 误

一、查体不仔细导致的漏诊

　　肱骨近端骨折比较常见，诊断多无困难。但由于骨折类型复杂，受伤机制不同，如果查体不仔细，不认真，将导致误诊或漏诊。例如，站立位跌倒的老年或肥胖患者，由于伤情不重，骨折后的症状、体征不明显，或由于骨折部位肿胀和肥胖使肩部骨性标志或骨折畸形更不明显，如果对此重视不够、认识不足，查体时不仔细，加之难以触及肩部的骨擦感或异常活动等，则容易导致误诊或漏诊。小儿患者，由于其解剖结构的特殊性，其骺板强度较弱，容易骨折，加之查体时不够配合及 X 线片骨折征象显示不明显，更容易导致误诊或漏诊。高能量损伤导致的严重多发伤患者，若只重视其他症状、体征较明显部位的损伤，未重视对肩部的仔细检查，也容易造成误诊或漏诊，甚至长时间的漏诊而贻误治疗时机等。

　　因此，外伤后肩部疼痛肿胀或高能量损伤导致的多发伤患者，应仔细检查肩部。若肩部有明显触痛及功能障碍，尤其是可触及骨擦感或异常活动者，应高度怀疑骨折，必须拍摄肩部 X 线片确诊。特别是老年上肢或肩部外伤患者，由于骨质疏松，肱骨外科颈处骨皮质变薄，更容易发生骨折，且症状和体征多不明显，故更应高度重视对肩部的检查，防止漏诊或误诊。有学者统计，肱骨近端骨折 75% 为 60 岁以上的老年人，其中女性的发生率是男性的 2 倍。肥胖或小儿肩部外伤患者，应特别耐心、仔细地检查肩部是否有骨擦感，防止由于其骨折畸形不明显而导致误诊或漏诊。高能量损伤或伤后意识障碍，或其他部位有症状和体征明显的合并伤患者，应进行全面仔细检查。若发现肩部肿胀、触痛明显，有骨擦感（嵌插骨折骨擦感不明显），活动受限等则应及时行 X 线或 CT 检查确诊。

二、X 线检查方式和体位不当导致的误诊

　　X 线检查是肱骨近端骨折诊断和分型的主要依据。如果 X 线投照方式和体位不当，所拍摄 X 线片质量不高，则难以获得正确诊断和准确分型。此外，如果仅满足于拍摄肩关节的前后位或肱骨近端的穿胸位 X 线片，不拍摄肩关节创伤系列 X 线片进行诊断，由于肩胛骨平面与胸廓的冠状面间有约 30°~40° 的倾斜（图 19-2），肱骨头和肩盂之间亦有一定的重叠，这些倾斜、重叠等因素会影响 X 线片上显示骨折线的清晰度，可能导致骨折分型不准确。尤其是在肩关节创伤系列正、侧位 X 线片上，由于肱骨小结节与肱骨头影像重叠，如果不拍摄腋位 X 线片，则很难显示其骨折移位情况而漏诊。患者因疼痛难以完成肩部创伤系列 X 线检查，或对三部分、四部分骨折不行 CT 或三维重建检查，则可能难以准确诊断。

　　因此，肱骨近端骨折应按肩关节创伤系列投照法拍摄 X 线片，即拍摄肩胛骨前后位、侧位及腋位 X 线片。3 个投照平面互相垂直，而非肩关节的前后位和侧位（穿胸位）。拍摄肩胛骨前后位 X 线片时，患侧肩关节贴靠片盒，健侧向前倾斜 40°，放射球管垂直于片盒，拍摄的肱骨头与肩胛盂无重叠（图 19-3）。

　　拍摄肩胛骨侧位 X 线片，投照应保证肩胛骨投影垂直于胶片，球管垂直于片盒，患者健侧可前倾 30°~40°（图 19-4）。

　　拍摄腋位 X 线片时，患者仰卧位，患肩外展 70°，将 X 线片盒置于肩上，球管自腋下向上拍摄即可。亦可用改良腋位（Velpeau 位），患者站立，身体向后倾斜 30°，片盒置于腋下，球管从肩关节上方垂直图照（图 19-5）。

　　腋位 X 线片对于观察结节的移位程度及肱骨近端向后移位的程度十分重要，应尽可能完成。这些 X 线

摄片方式可避免病变周围其他部位影像的干扰,准确而清晰地显示骨折部位的 X 线影像,以获得可靠的诊断信息。经上述摄片后仍难以确定并高度怀疑骨折,或对三部分或四部分骨折难以明确分型者,应行 CT 或 CT 三维重建进行诊断和分型。

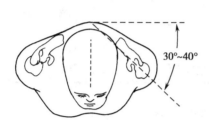

图 19-2　肩胛骨与胸廓冠状面的夹角

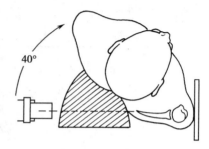

图 19-3　肩胛骨侧位 X 线片拍摄法示意

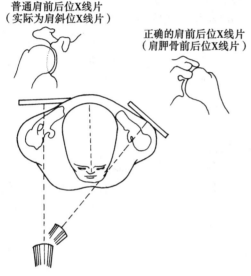

图 19-4　正确的肩前后位 X 线片拍摄体位及投影示意

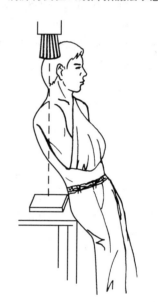

图 19-5　改良腋位 X 线片拍摄法示意

三、对 X 线片征象辨别不清导致的误诊

X 线阅片知识掌握不足,对于肱骨近端正常与异常的 X 线征象辨别不准确,将导致误诊或漏诊。例如,对 X 线片显示的小儿骨骺板分离与正常骨骺板征象辨别不清,则可能将 X 线片上明显显示的骨骺分离征象误认为正常骺板;对骨折分型的 X 线阅片知识掌握不够,尤其是对 Neer Ⅲ型、Ⅳ型骨折辨别不清,诊断分型不准确,将难以制订合理的治疗方案,也无法选择合适的治疗方式,从而影响治疗效果。

【病例】患儿男性,10 岁。右肩外伤后肿胀、疼痛 2 天,在当地医院 X 线检查后未发现明显骨折征象,诊断为右肩软组织损伤,未行相关治疗。伤后 2 次复查均未发现骨折,4 周后见肩部畸形。拍摄 X 线片等检查后,诊断为右肱骨近端骨骺分离畸形愈合,并发轻度骨化性肌炎,造成医疗纠纷。复读伤后首次 X 线片,发现肱骨近端外侧有一小骨折片,骨骺线不规整、骨骺稍有移位。

此例将肱骨近端骨骺分离误诊为肩部软组织损伤,主要原因是首诊医师对小儿肱骨近端骺板线正常与异常的 X 线征象知识掌握不够,对正常与异常骺板线辨别不清,将首次 X 线片上显示的明显骨骺分离误认为是正常骨骺线,尤其是对骨骺部位显示的小骨折片也未能发现和重视,将骨骺分离按软组织损伤处理。此外,由于未行任何固定措施,可能在小儿频繁的过度活动中,导致骨折处发生骨化性肌炎,骨折畸形愈合。

因此,不但要从理论上掌握肱骨近端骨折 X 线片的投照方法和阅片知识,而且要仔细阅读 X 线片,明确辨别其正常与异常征象。小儿怀疑似骨骺分离而又难以明确诊断者,首先应拍摄对照位 X 线片,当其 X 线片显示骨骺位置有改变或有小骨折块等征象,则应诊断为骨骺分离。此方式为可靠而简便的鉴别方法。同时应掌握小儿肱骨近端骨骺在 X 线片上显示的相关基本知识,如儿童 1 岁时肱骨头骨化中心出现,大、小结节骨化中心于 3～5 岁出现,此 3 个骨化中心于 6～7 岁时合成肱骨近端骨骺,18～25 岁时肱骨近端骨骺与骨干融合。据此可辨别骨骺分离与骨折,辨别正常骨骺线,防止将骨骺分离误诊为正常骨骺,或将正常骨骺线误诊为骨折(图 19-6)。

必要时,可拍摄对照位 X 线片,以明确骨骺是否异常。此外,已确诊的骨折,依据 X 线片显示的征象难以分型、难以制订治疗方案者,尽可能拍摄断层 X 线片或行 CT 检查确诊。

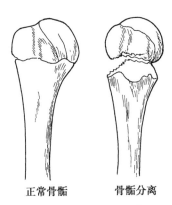

正常骨骺　　　骨骺分离

图 19-6　肱骨近端骨骺

四、对局部合并伤重视不够导致的漏诊或误诊

(一)神经损伤的漏诊

肱骨近端骨折合并臂丛损伤,有报道发生率为 6.1%,也有报道高达 21%～36%,其中腋神经损伤最多见。如果只重视症状和体征明显的骨折,而对症状、体征不明显的神经损伤重视不够,体格检查不仔细,甚至未行相关神经功能检查,则容易漏诊。如腋神经损伤可导致三角肌萎缩,肩关节病理性脱位或半脱位等,影响肩关节功能;桡神经损伤可影响伸肘、腕、指的功能;正中神经损伤可影响前臂及手的屈曲功能;尺神经损伤可影响手内在肌功能等。

因此,应高度重视肱骨近端骨折合并神经损伤,应仔细检查相关神经功能,尤其是腋神经的功能。例如,怀疑腋神经损伤者,可检查肩外侧皮肤感觉和三角肌功能,若三角肌麻痹,则表示可能合并腋神经损伤,必要时可行肌电图检查确诊。桡神经、正中神经及尺神经损伤的检查,应依据其神经的相关功能障碍情况进行诊断。

(二)肱动脉损伤三维误诊

肱骨近端骨折合并腋动脉或肱动静脉损伤,主要是由骨折端挤压或骨折时牵拉血管导致。临床上虽不多见,但如果对此重视不够,检查不仔细,对损伤后肢体远端剧烈疼痛、损伤局部的明显肿胀、肢端冷凉、桡动脉搏动减弱或消失,末梢血运不良等血管损伤的临床表现认识不足,将导致误诊或漏诊。

【病例】患者男性,14 岁。从 10 多米高处坠落。在外院诊断为左肱骨近端骨折、头皮裂伤、全身多处软组织损伤。住院后行肱骨近端骨折切开复位钢针内固定手术。术后第 3 天因上肢冷凉、疼痛而转本院。检查发现左上臂中段以下冷凉,手指青灰,桡动脉搏动消失,手腕、指活动均丧失,感觉消失,诊断左肱动脉损伤,立即行左肱动脉探查术。术中见左肱动脉近段挫伤约 5cm,且血栓形成,损伤动脉远端无搏动。手术切除挫伤血管,并分段探查远端血管,见远端仍有血管均广泛血栓形成,肌肉坏死,遂行截肢处理。

本例未及时诊断合并的肱动脉损伤,主要原因是对此部位骨折合并血管损伤认识不足,重视不够。对骨折治疗后患肢缺血的早期症状和体征未能及时认识和发现。当患肢出现严重缺血的明显症状和体征时才考虑重要血管损伤而转院治疗,为时已晚。

因此,肱骨近端骨折应常规检查伤肢桡动脉搏动情况,仔细检查手指末梢血运。若伤肢冷凉、肢端末梢血运差,皮肤苍白或发绀、皮肤感觉异常,或伤处局部肿胀,尤其是肿胀部位有搏动者等,则应考虑血管损伤。若疑有血管损伤,必须尽快确诊,有条件者可行血管造影或多普勒超声检查,一旦明确诊断血管损伤,则必须及时处理,在进行骨折固定的同时尽快修复血管。

第二节　治 疗 不 当

一、非手术治疗不当

(一)适应证把握不当

肱骨近端骨折,82%～85% 为无移位(骨折块移位<1cm,旋转<45°)或微小移位骨折,通常采用手法

复位外固定可获得满意疗效。有些移位（骨折块移位＞1cm，旋转＞45°）骨折，只要复位手法正确，操作规范，固定牢靠，同样可获得满意疗效。近年来研究资料显示，手术治疗与非手术治疗的并发症种类不完全一致，但均提示手术组并发症的发生率要高于非手术治疗组。但如果不加选择地均采取手法复位外固定治疗，不但使有些严重粉碎性骨折脱位难以满意复位，而且在复位过程中可能造成并发症。例如，Neer Ⅲ型、Ⅳ型骨折或肱骨解剖颈骨折，采用手法复位外固定治疗，不但其中大部分患者骨折难以获得解剖复位，也可能使多数患者骨折移位更加明显，即使复位，外固定也很难维持骨折端的力学稳定性，将导致移位；若反复复位，将进一步加重局部软组织损伤，导致关节僵硬，功能障碍，甚至造成肱骨头坏死等严重并发症；开放性骨折采用手法复位外固定治疗，则难以观察和处理伤口，可能导致伤口感染、骨折延期愈合等。

因此，应准确把握非手术治疗的适应证。目前多数学者认为除肱骨头骨折外，无移位或微小移位的一部分或二部分骨折，尤其是老年患者，可采用手法复位外固定治疗。有认知障碍或严重内科疾病者，非手术治疗不失为明智的选择。有移位的一部分或二部分骨折，若手法复位后骨折端稳定，无明显移位趋向者，也可采取非手术治疗。但合并肱骨解剖颈骨折者，慎用手法复位外固定。Neer Ⅲ型、Ⅳ型骨折或不稳定性骨折，更应慎用非手术治疗，防止手法复位失败而影响后续治疗及预后。老年严重骨质疏松骨折患者，尤其是粉碎性骨折，也可采用非手术治疗，防止由于骨质疏松，无法进行内固定导致手术失败。开放性骨折，在条件允许的情况下，非手术治疗不应作为首选。儿童骨折，由于其骨折愈合的塑形能力很强，骨折轻度移位或成角畸形愈合后，通过塑形对功能多无影响，故通常多可采用非手术治疗。

（二）麻醉不全或未麻醉下复位

肱骨近端及肩部肌肉较多，骨折后由于保护性肌肉痉挛，加之骨折邻近关节，手法复位时近骨折段难以成为牵引与反牵引的着力点，给复位造成一定困难。如果为图省事，在麻醉不全甚至未麻醉下行手法复位，不但使骨折复位更加困难、增加患者的痛苦，而且可能造成血管、神经损伤等并发症。

因此，在手法复位前应适当麻醉，使复位在完全无痛下进行。如果条件允许，尽可能在全身麻醉下复位。一方面，可使肌肉完全松弛，从容操作，复位易于成功；另一方面，可减小复位时的牵引、折顶、推挤、按压、旋转等操作力度，防止和减少复位时的并发症。

（三）反复复位导致的并发症

肱骨近端骨折类型复杂，加之该部位与肩关节的解剖结构比较特殊，有时手法复位难以一次成功。如果因此产生急躁情绪，多次反复进行强力牵拉、扭转、折顶，甚至暴力复位，将可能导致血管、神经损伤，或由于骨折被反复磨损而钝圆，或嵌插的骨折端完全解脱而影响骨折端的力学稳定性。

【病例】患者女性，33岁。因左肱骨外科颈 Neer Ⅱ型骨折入当地医院治疗，入院时检查无神经损伤症状和体征。经治医师3次暴力手法复位，因复位效果不满意而行肱骨近端前内侧入路切开复位钢针内固定手术。术后1个月复查，腋神经损伤，三角肌瘫痪导致肩关节半脱位（图19-7），经5个月的非手术治疗后方恢复功能。

此例腋神经损伤的主要原因是由反复暴力手法复位过度牵拉导致。

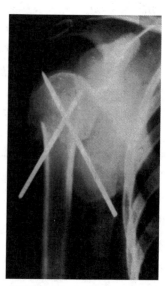

因此，进行肱骨近端骨折复位时，手术者和助手之间应默契配合，规范操作，克服急躁情绪和侥幸心理，严禁暴力牵拉、扭转和推挤。已获得功能复位者，不必为获得解剖复位而反复整复。由于肩关节的头大盂小，关节活动范围很大，一般20°以内的骨折成角畸形愈合，在其他关节的代偿下，肩关节功能不会有明显影响。通常经过2～3次规范复位而仍未获得功能复位者，应考虑骨折端可能嵌夹有肌腱或其他软组织，则应放弃非手术治疗。

（四）手法复位方法不当

肱骨近端骨折手法复位成功的关键，除应明确损伤机制、骨折类型和制订合适的复位方案外，更重要的是应掌握手法复位的要领和原理，正确地运用复

图 19-7　三角肌瘫痪、肩关节半脱位案例

位技巧,否则,将难获得满意的复位效果。例如,牵引时体位不当,将上肢完全伸直位牵引,由于肱二头肌肌腱的紧张与牵拉,骨折重叠移位难以矫正。对骨折的机制和骨折移位情况了解不清,未按逆损伤机制进行复位,而复位时盲目无绪,则复位难以成功,如对伤肢内翻着力、骨折端向外突出成角畸形者,不先行内收位牵引,使成角畸形矫正后再外展牵引,而是始终在外展位牵引,由于杠杆力的作用,将使骨折端的向外成角畸形难以矫正;不理解上举牵引复位的原理,对骨折端明显成角畸形者,始终将上臂置于中立位进行复位,将使成角畸形难以矫正。肱骨外科颈骨折合并肩关节脱位行手法复位时方法不当,或未能掌握以钢针撬拨技术进行复位,不理解和掌握用钢针牵拉与固定肱骨头容易复位成功的技巧,造成肱骨头旋转和难以固定导致整复失败。

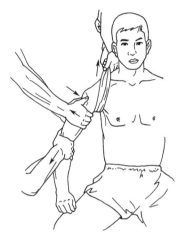

图 19-8　内翻外力造成骨折的复位方法示意

　　因此,复位前首先应依据损伤机制、骨折类型和移位情况,制订切实可行的复位方案和实施步骤。复位时应置肘关节于屈曲位,腋下以布带做对抗牵引。内翻外力骨折复位时,沿上臂纵轴牵引的同时应缓慢内收,持续牵引,手术者站在患者外侧,两手拇指按压骨折近端,余4指向外拨拉远端,使骨折内侧边对位后,助手再将上臂外展,使骨折端嵌插复位(图 19-8)。

　　外翻外力骨折,助手在纵轴牵引的同时,缓慢外展上肢,手术者双手于骨折近远端推拉折顶,使外侧骨皮质对位后,再将患肢回复到中立位。若为嵌插骨折成角畸形超过 45° 以上者,无论内收、外展位牵引,由于肱骨头也随远骨折端的活动而活动,畸形难以纠正,此时可将患肢上举,按骨折成角畸形的类型和方向,以肩峰为支点,利用上臂的杠杆作用挤压骨折近端,控制肱骨头的活动,使骨折复位,用此方法复位时注意勿损伤臂丛和血管(图 19-9)。骨折合并肱骨头脱位者,必须先整复肱骨头,再整复骨折。复位时在对抗牵引的过程中,术者双手拇指在腋窝部将肱骨头向外推挤,使肱骨头复位。用上述方法仍难以使肱骨头复位者,可在C臂透视下用钢针撬拨复位,即用直径 3.0～3.5mm、尖部带螺纹的钢针,于肩峰下 3cm 处旋转插入肱骨头,在助手牵引患肢的同时,将钢针与肱骨头向外牵拉,并持续牵引患肢,同时压迫肱骨头,然后行骨折复位,复位成功后去除钢针(图 19-10)。

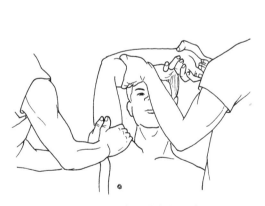

图 19-9　上举手法复位示意

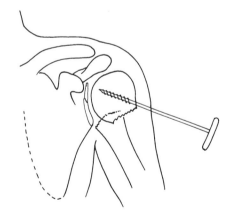

图 19-10　钢针撬拨复位方法示意

（五）复位后外固定不当

　　肱骨近端骨折复位后的外固定和体位十分重要。如果外固定及安置体位不当,将导致骨折端移位。例如,内翻型骨折,复位后骨折端仍不稳定者未行外展位固定,由于肌肉和内侧骨膜的牵拉,使骨折端再次成角畸形;复位后未采用过肩石膏固定,由于固定范围不够,加之肢体和石膏的重力作用,将导致骨折端移位成角畸形或分离;用夹板固定未过肩或过紧,将导致骨折移位或皮肤压疮,甚至肢体坏死,固定过松将导致骨折端移位;临床上也常见到无移位的骨折仅以前臂吊带悬吊固定,导致骨折移位;有学者采用复位后经皮穿针固定,疗效满意,但穿针过于靠后将可能损伤腋神经或桡神经等。

　　因此,应高度重视骨折复位后的外固定及患肢体位。内翻型骨折,复位后若骨折端不稳定,必要时可将患肢置于外展位固定，以维持骨折端的力学稳定性。也有学者提出，肱骨外科颈骨折后，由于胸大肌与背阔肌的牵拉，骨折远端可向内移位，故应避免上肢外展，不建议使用外展架防止骨折端移位。笔者采用复位后小夹板固定，置患肢于致礼位固定，即上臂外展 70°～90° 位卧床，患肢腋下垫沙袋防止其内收，此法简便，固定效果良好（图 19-11）。

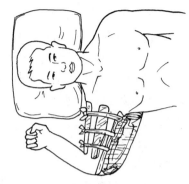

图 19-11　致礼位外固定方法示意

外展位着力者，可用过肩石膏中立或上臂轻度内收位固定。术后严密观察固定的松紧程度，通常应住院观察 1 周左右，发现问题及时处理。采用经皮穿针内固定时，进针点勿过于偏向外后侧。术后应认真观察，防止针道感染和钢针松动或游走等并发症。为防止钢针游走，固定后钢针尾端应折弯。临床经验表明，即使无明显移位骨折，也尽可能慎用单纯前臂吊带悬吊固定，由于此方法难以维持骨折端的稳定性，很可能在功能锻炼中使骨折端移位。应尽可能采用石膏或夹板固定。若条件有限，无法行外固定者，也应尽可能将上臂与前臂以三角巾于功能位固定于胸壁。

二、手术治疗不当

（一）适应证把握不当

手术适应证把握不当，将导致并发症。肱骨近端二部分骨折中的大结节骨折复位不良者，骨折块在上方时会造成肩峰下撞击综合征和肩袖损伤，则影响肩关节功能；小结节骨折闭合复位不良，移位超过 1cm 或其骨折块带有一部分肱骨头关节面者，将影响肩关节功能和肱骨头血运；肱骨外科颈骨折，有的可能有软组织嵌夹骨折端，闭合复位难以成功，则骨折难以愈合；解剖颈骨折，由于骨折近端很小，且呈游离状态，复位很难成功，加之非手术治疗的效果较差，很可能发生肱骨头缺血性坏死。三部分骨折，如果大小结节闭合复位难以获得解剖复位者，将对肩关节功能造成较大影响。四部分骨折，闭合复位很难获得解剖复位，也难以使骨折端获得稳定，任何年龄的患者，都难免影响肩关节功能的恢复。肱骨头内翻型或内侧干骺端粉碎性骨折，不重建肱骨近端内侧柱支撑，将难以使骨折端获得稳定和维持其复位。在三、四部分骨折及内翻的肱骨外科颈骨折中，大结节移位高于肱骨头，若不采用手术治疗，其治疗效果可能会很差。

因此，应把握好手术适应证。手术的目的是恢复肱骨近端正常的解剖关系，包括颈干角、后倾、结节与肱骨头的关系、结节与结节的关系，通常对于以下骨折应进行手术治疗。二部分骨折中的大结节骨折，其骨折块位于肩峰下间隙，复位难以成功，即骨折块在关节面上方，或移位超过 5mm，而体力劳动或运动员超过 3mm 者；小结节骨折移位超过 1cm 或其骨折块带有一部分肱骨头关节面者；肱骨外科颈骨折，闭合复位不成功，或解剖颈骨折者；三部分骨折或四部分骨折者，这类骨折切开复位内固定是骨折端获得解剖复位的首选方式。肱骨头内翻型或内侧干骺端粉碎性骨折，必须进行手术治疗方可进行重建肱骨近端内侧柱支撑，以获得骨折端的稳定而维护骨折的解剖复位，恢复肩关节功能。但四部分骨折，即使手术治疗，其预后亦较其他类型差，这也应向患者及其家属告知，以免造成医疗纠纷。三、四部分骨折及内翻型肱骨外科颈骨折，大结节移位高于肱骨头者，应采用手术治疗。Solberg 等认为内翻型骨折颈干角减小 20°，外翻型骨折大节结高于肱骨头 5mm 均应手术治疗。Lill 和 Voigt 将骨折移位的标准定义为骨折块移位 5mm，轴向成角 20°，大结节移位 2mm。

总之，肱骨近端骨折的手术指征，应从整体观念出发，取决于多方面因素，包括患者年龄、全身情况、骨折类型、骨折稳定性和骨质量（骨质疏松程度）、患者心理状况、并存疾病、各种手术方式的优缺点、大宗病例研究、证据及卫生经济学等。某些移位或不稳定性骨折类型，对于年轻患者或活动量较大、全身情况好的老年患者，具有手术指征。

（二）手术与固定方式选择不当

肱骨近端骨折手术与固定方式较多，有髓内钉、锁定钢板、张力侧、克氏针、普通钢板螺钉、T 形钢板以及人工肱骨头置换等，每种方式各有优缺点和适应证。如果对此了解不清，选择不当，将难以获得满意的治疗效果。髓内钉固定分锁定钉和弹性钉（非锁定）2 种，前者抗弯曲应力和旋转应力强，但容易造成肩袖损伤和医源性骨折；后者手术出血少、软组织损伤小，桡神经损伤风险低，但抗弯曲和旋转应力弱，稳定性差，亦不利于骨质疏松患者术后的早期活动。如果采用髓内钉固定四部分骨折、肱骨头或肱骨结节骨折，将难以复位和固定骨折块；用弹性髓内钉固定骨质疏松患者，由于其稳定性差，对老年骨质疏松患者，难以进行早期功能锻炼。锁定钢板具有很强的内侧支撑作用，抗扭转力和抵抗内翻应力更强，但内科情况不允许、儿童骨折或更适合微创手术者采用该手术，由于手术创伤较大，损伤儿童骨骺，将难以获得满意的手术效果。克氏针固定为微创手术，血运破坏少，但如果用于复杂粉碎性骨折，或骨质疏松患者，将难以获得牢固固定效果。普通钢板、T形钢板固定于三、四部分骨折，由于骨折近端主骨干过短，置入螺钉过少，难以牢固固定骨折端，使骨折畸形愈合，且钢板位置过高，导致肩峰下撞击综合征，加之钢板固定需要较大范围显露骨折端，对骨折部位血运破坏较大，将影响骨折的愈合或导致肱骨头坏死等并发症。在手术方式上，如果二部分骨折中移位明显的解剖颈骨折，甚至粉碎性骨折，采用复位内固定的方式治疗，由于肱骨头血运已完全破坏，复位固定后肱骨头仍可能坏死；移位超过5mm，或移位高于肱骨头的大结节，或移位超过1cm的小结节骨折，如果不进行复位固定，将影响肱骨头的稳定性。三部分骨折，尤其是年轻患者，骨折块移位不明显，且有肌肉附着，血运仍有保存者，采用人工肱骨头置换术，其疗效远不如切开复位内固定骨折愈合后的肩关节功能恢复好。四部分骨折移位明显，尤其是老年严重骨质疏松，或肱骨头已游离或劈裂，大小结节几乎呈游离状态者，勉强复位重建，可能导致肱骨头坏死。对骨折类型不明确，对患者的个体情况了解不清，对自己不熟悉的固定方式随意性地使用于患者，则可能引起不良后果。

因此，选择手术与固定方式时，首先应明确每种方式的优缺点和适应证。依据骨折类型、患者年龄、骨质情况等，选择合适的手术和固定方式。以关节周围骨折手术治疗的目的"力争解剖复位、坚强内固定、早期功能锻炼、尽快恢复关节功能"，以及"方式简单、固定牢固、不过多破坏骨折端血运"为原则进行手术。髓内钉适用于固定二部分骨折（图19-12），如外科颈骨折，尤其适用于脆性骨折，若使用于老年骨折患者，应禁止术后早期活动。除＞40岁的骨折脱位或肱骨头劈裂骨折和内科情况不允许手术、儿童骨折外，锁定钢板适用于绝大多数的两部分、三部分、四部分肱骨近端骨折（图19-13）。

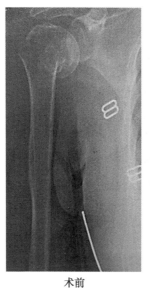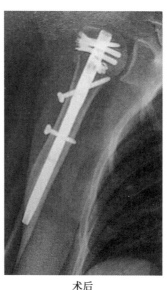

术前　　　　　　　　术后

图19-12　右侧肱骨颈粉碎性骨折髓内钉固定案例

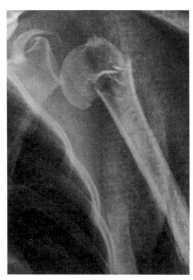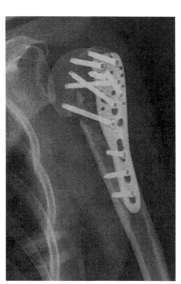

术前　　　　　　　　术后

图19-13　左侧肱骨近端骨折锁定钢板固定案例

　　克氏针固定适合于骨质良好的不稳定,且粉碎不严重的肱骨外科颈骨折,也可用于一些三部分骨折或外翻嵌插型四部分骨折,尤其适用于肱骨结节骨折以及内侧骨距完整的患者,但由于其固定不够牢靠,术后应随访复查和制动。普通钢板、T 形钢板由于固定不够牢靠,目前已少有使用。在手术方式上,二部分骨折中移位明显的解剖颈骨折,甚至粉碎性骨折,由于肱骨头血运已完全破坏,复位固定后肱骨头仍容易坏死,若为老年患者,可行一期人工肱骨头置换术,但年轻患者则应早期切开复位内固定。外科颈骨折,通常采用闭合复位经皮全螺纹克氏针固定,切开复位锁定钢板固定或锁定髓内钉固定等,研究表明,4 枚 3mm 全螺纹针按方框结构插入肱骨头,其外端如果与外固定器连在一起时其刚度和强度与锁定钢板和螺钉无显著性差异。锁定钢板与锁定髓内钉固定具有更好的生物力学稳定性,适用于严重骨质疏松患者,而锁定髓内钉由于其创伤小,固定牢靠,并发症率较低,更适用于老年体弱患者。移位超过 5mm 大结节,尤其是移位高于肱骨头,或移位超过 1cm 的小结节骨折患者,应解剖复位牢靠固定,其固定方式较多,可用张力侧或螺钉固定,骨质良好者用可吸收螺钉固定,若肱骨近端骨质疏松,可用 5-0 不可吸收缝线 8 字形缝合骨块或采用缝合锚技术缝合骨块,骨块的确较大者,亦可考虑使用接骨板固定。近年来亦有采用关节镜技术固定肱骨大结节者,且可同时进行肩袖探查和修复。三部分骨折,应首选切开复位内固定,骨缺损应行植骨处理。由于锁定钢板轮廓与肱骨近端更为匹配、近端多向螺钉把持力强、可保留骨折区血供、其边缘的缝合孔可将肩袖缝合固定,故通常采用肱骨近端锁定加压钢板或 AO 肱骨近端内固定锁定系统进行固定。四部分骨折,手术治疗预后较其他类型差,而外展嵌插型四部分骨折,经皮复位固定是非常可行的选择,但肱骨头塌陷、坏死的概率较高。年轻患者(<50 岁),尤其是肱骨近端外翻压缩性骨折,其关节面血运损伤并不严重,或骨质较好,骨折粉碎程度轻者,仍然首选切开复位内固定。近年来也有采用闭合复位后微创经皮插入钢板治疗肱骨近端骨折的报道,但此方法有损伤腋神经的风险。老年严重骨质疏松患者,骨质难以承载内固定系统、肱骨头关节面压缩超过 50% 者,则应采用人工肩关节或半肩关节置换术。此外,应强调的是,术前应依据患者的骨折类型、个体差异、经济和社会情况,结合医师掌握的技术及熟练程度等,制订个体化的治疗策略和固定方法,以获得满意的治疗效果。

　　（三）手术入路选择不当

　　如果手术入路选择不当,将影响手术质量,导致并发症。例如,肩部肿胀明显或肥胖患者,由于其骨性标志触摸不清,在对切口未进行标记的情况下切开,如果切口过于偏外,可能造成腋神经损伤,过于偏内可能造成头静脉损伤等。

　　因此,应重视选择合适的手术入路,为了使手术入路准确,术前应以亚甲蓝在皮肤上做切口标记。通常情况下应选用沙滩椅体位,经胸大肌、三角肌入路或肩前上方入路,亦有学者采用肩前内侧切口,即 Ollier 切口（图 19-14）,或肩前方切口,即 Thompson 与 Henry 切口（图 19-15）。

　　在显露过程中,应随时在切口内触摸骨性标志,并注意保护头静脉与重要血管、神经等。亦有的学者主张采用肩外侧 U 形切口,即前自三角肌前缘,经三角肌止点,至三角肌后缘中点,可切断三角肌止点,并将

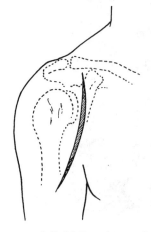

图 19-14　肩前内侧切口（Ollier 切口）

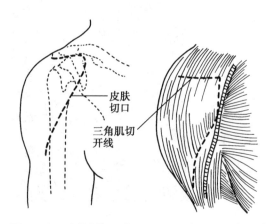

图 19-15　肩前侧切口（Thompson 与 Henry 切口）

三角肌向上翻转显露骨折端,在骨折端前、外、后三面显露骨折端进行复位和固定。此入路对三角肌损伤轻,可避免损伤肩袖及肩周组织,减少肩周炎的发生(图19-16),但此切口在显露过程中有损伤腋神经的风险,应谨慎操作。

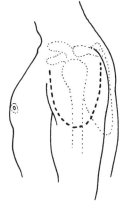

图19-16　肩关节外侧U形切口(虚线所示)

(四)手术操作不当

肱骨近端骨折内固定的手术操作不当,将影响治疗效果。如果为了复位固定操作的方便,未能遵循微创原则,过多剥离软组织,尤其是内侧软组织铰链,或将连接有软组织的骨折块完全游离,可能造成肱骨头或骨折块缺血性坏死;为达到解剖复位而强力牵拉软组织或骨折块,可能造成腋部血管、神经损伤或破坏骨块血运。在复位、固定肱骨头时,如果解剖关系不清,尤其是肱骨头的旋转移位情况不明确,则肱骨头难以获得解剖复位,尤其是有内翻畸形时,将导致骨折端不稳定,固定不牢固,复位丢失,甚至固定失败和继发性活动受限,螺钉穿出肱骨头等;对肱二头肌长头腱及结节间沟辨别不清,大小结节复位不良,或固定不合适,如较大骨块仅用1枚螺钉固定,将使骨折块移位,若移位超过5mm,会导致肩峰下撞击综合征,亦将难以维持肱骨头的稳定,更难以维持肱骨距的稳定;肱骨头置入的内固定器材过多、过于粗大,将影响肱骨头血运。肱骨颈复位固定时,未能重建肱骨近端内侧柱支撑,骨折端不稳定,加之内翻应力的作用,将造成术后内翻畸形,进一步导致内固定失败。如以锁定钢板固定时,对结节复位固定不当,将影响骨折端的稳定性,钢板的位置过高,将发生肩峰下撞击综合征;钢板的勺状端安置过于靠后,将导致钢板后上方和肱骨头的弧度不匹配;钢板安置过于偏前,将挤压旋肱前动脉的升支和肱二头肌的长头腱;肱骨颈内侧不放置支撑螺钉,将导致复位丢失或内置物断裂;锁定螺钉过长或由于骨折块下陷而穿出肱骨头,将引起疼痛和活动受限,破坏关节面,过短则由于对肱骨头的把持力不够,使骨折块再移位的风险增大;其位置不正确,将导致螺钉头部在钢板上锁定不全,螺钉头变形、冷焊接或螺钉松动;内侧支撑螺钉固定位置不当,使肱骨头不稳定,固定失败,肱骨头内翻;肱骨干双皮质螺钉数量不够,将导致钢板在肱骨干移位;嵌插骨折或老年骨质疏松患者固定后不植骨,该类型骨折复位固定后断端常残留较大空隙,可能导致螺钉对肱骨头支撑作用及把持力下降,发生术后复位丢失、螺钉穿出肱骨头等并发症。以克氏针固定时,克氏针过少、过细,将难以获得牢固固定的效果;克氏针、螺钉置入关节腔,将造成关节疼痛,并影响肩关节功能;克氏针残端未折弯,将可能使克氏针游走于胸腔;针状克氏针张力固定,骨折远端骨孔过浅,则骨质可能被钢丝拉裂等。髓内钉固定时,其钉尾偏高,超过肱骨头关节面高度,将导致术后肩峰下撞击征综合征。人工肱骨头置换时,假体高度、后倾角不适当,大小结节复位固定不当等,将导致"不愉快三联征",即肩关节功能较差、持续疼痛和关节僵硬等。

因此,在手术操作中,必须十分熟悉骨折部位的解剖结构,对其周围的重要血管、神经应细心保护,对骨折周围的软组织,尤其是与骨折块有连接的软组织要尽可能保留。在复位固定操作中,要遵循微创原则,尤其是要保护好内侧软组织铰链,在肱骨头解剖复位的同时不可强力牵拉软组织或骨折块。在对肱骨头的复位中,必须首先明确骨折块间的解剖关系与肱骨头的旋转移位情况,确认肱骨近端外侧的大结节和前内侧的小结节,以此为标志进行复位,不能有旋转、内翻畸形。严禁过多地剥离或暴力牵拉软组织及骨折端。术中可通过肱二头肌长头腱及结节间沟辨别并寻找大小结节骨折块,分别在其肌腱止点区进行牵引缝线缝合,还可通过牵拉缝线协助复位。较大的大结节骨折块要用2枚螺钉解剖位固定,以维持肱骨距的稳定。大小结节必须解剖复位牢固固定,不能解剖位固定者,必须行大小结节重建。固定肱骨头时,不可置入过多、粗大的内固定物。

肱骨颈骨折复位固定时,重建肱骨近端内侧柱支撑是内固定稳定及预防术后内固定失败的关键。尤其是高龄或复杂、肱骨干内侧粉碎性骨折或内侧皮质复位欠佳者,更应该注重,甚至必须重建肱骨近端内侧柱支撑。应将2~3枚内侧支撑螺钉准确地置入肱骨头内下方的软骨下骨(距关节面5~8mm),由于肱骨头内侧密度高,使肱骨头得到有效的支撑(图19-17A),稳定性骨折端,术中必须X线透视确认;简单骨折,断端内侧骨皮质解剖复位或内侧皮质相互接触并抵住者,可不用内侧支撑螺钉(图19-17B)。

大小结节应通过缝线牵拉解剖复位,并采用缝线张力侧加强,以此抵消部分肩袖肌产生的内翻应力,预防肱骨头内翻。用锁定钢板固定时,钢板必须置于大结节顶点下8~10mm,结节间沟外侧2~4mm,确保钢板与肱二头肌长头腱间有足够的距离,位置不当者必须重新调整。锁定螺钉置入后以距关节面 5mm 为宜,不可过长或过短,应有 5 枚以上不同方向的螺钉固定肱骨头。嵌插骨折或老年骨质疏松患者复位固定后,尽可能采用异体骨松质植骨,以增强螺钉对肱骨头支撑作用及把持力,防止螺钉穿出肱骨头。肱骨干钢板必须用至少 2 枚双骨皮质螺钉固定,而骨质疏松患者需要 3 枚螺钉固定。外科颈骨折以克氏针或螺钉固定时,克氏针或螺钉不应少于 2 枚,针/钉尖不应穿出肱骨头关节面,针尾应折弯后埋藏于皮下;以针状克氏针张力侧顺行固定时,远段骨皮质钢丝固定的骨孔距骨面不可过浅(图 19-18)。

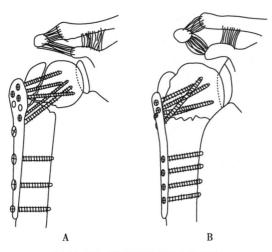

图 19-17　锁定钢板固定方法示意

A. 内侧皮质复位欠佳者应将 2～3 枚内侧支撑螺钉准确置入肱骨头内下方的软骨下骨;B. 内侧骨皮质解剖复位或内侧皮质相互接触并抵住者,可不用内侧支撑螺钉。

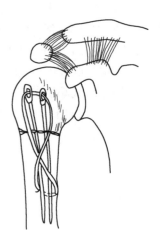

图 19-18　针状克氏针固定,骨孔不可过浅

　　以髓内钉固定,其插入点应选择肱骨大结节内侧和肱骨头关节面之间凹陷处开髓,术中应结合 X 线透视,髓内钉尾部要低于大结节没入肱骨软骨下 3～4mm。行人工肱骨头置换时,要依据术前双侧肱骨全长 X 线片测量选择假体高度,或复位大小结节及肱骨头,利用假体插入髓腔内深度定位。另外,测量胸大肌上缘到肱骨头顶端的距离,平均 5.1cm,亦为假体高度、后倾角把握的方法之一。术中保持肱骨头约 30° 的后倾角。

第二十章 肱骨干骨折诊治失误的分析及对策

肱骨干是指肱骨外科颈以下 1~2cm 及肱骨髁上 2cm 之间的部位。肱骨干近段轻度向前突出，呈圆柱形，中段逐渐变细呈椭圆形，为骨折好发部位，远段逐渐变成扁三角形。该段任何部位的骨折均属于肱骨干骨折，以中段多见，远段次之，近段最少，约占全身骨折的 3.5%。肱骨干的主要滋养动脉多为 1~2 支，多在骨干中远 1/3 前内侧交界处进入骨内，故肱骨中远 1/3 骨折易发生骨折延迟愈合或不愈合，且在此部位，桡神经紧贴肱骨干，自内后向前外斜行而下，骨折后易发生桡神经损伤。

肱骨干骨折有多种分类方法，依据骨折与外界是否相通分为开放性骨折和闭合性骨折；依据骨折线的方向可分为纵行骨折、横行骨折、斜行骨折、螺旋形骨折、多段骨折和粉碎性骨折。AO 的统一标准化分类用 12 代表肱骨干，将肱骨干骨折分为 A、B、C 型（表 20-1）。

表 20-1 肱骨干骨折 AO 分型

分型	骨折情况		分型	骨折情况	
A 型：简单骨折	A1 型简单骨折，螺旋形		C 型：复杂骨折	C1 型复杂骨折，螺旋形	
	A2 型简单骨折，斜行（≥30°）			C2 型复杂骨折，多段	
	A3 型简单骨折，横断（<30°）			C3 型复杂骨折，无规律	
B 型：楔形骨折	B1 型楔形骨折，螺旋楔形				
	B2 型楔形骨折，弯曲楔形				
	B3 型楔形骨折，粉碎性楔形				

第一节 诊 断 失 误

一、对严重合并伤重视不够导致的漏诊

高能量损伤造成的肱骨干骨折，可能有其他部位严重合并伤，如果只顾诊治症状和体征明显的骨折，不重视对隐匿性严重合并伤的诊治，则可能造成误诊或漏诊。例如，对伤后胸腹部疼痛、呼吸困难、血压降低等症状和体征不重视、不分析、不仔细进行相关检查，则可能导致合并胸、腹部脏器严重损伤的漏诊或误诊。如果对同侧肢体的合并伤重视不够，骨折诊断后，便不再对同侧其他部位进行检查，将可能导致同侧合并伤，如锁骨骨折、肩胛骨骨折或肩锁关节脱位等的漏诊。

【病例】患者女性，29 岁。因右上臂被汽车撞伤肿痛、畸形 2 小时入当地医院诊治。X 线检查诊断为左肱骨干闭合斜行骨折，接诊医师以手法复位石膏外固定后门诊观察，也未行其他相关检查。复位固定后，患者自诉腹痛，医师未予重视，仍未检查。在拍摄 X 线片复查骨折复位情况时，患者自觉头晕、心慌，经卧床休息后好转。回家后 4 小时，患者突然晕倒，急诊二次入院。入院检查：血压 100/70mmHg，脉搏 108 次 /min，呼吸 22 次 /min，腹部检查见左上腹皮肤有轻微伤，腹部压痛，B 超检查显示腹腔少量积液，脾破裂可疑，腹腔穿刺顺利抽出不凝血 5ml。急诊剖腹探查，见脾脏破裂而行脾切除，术中输血 800ml，经 3 周治疗后伤口愈合出院。

此例合并脾破裂失血性休克未能及时诊断，主要原因是首诊医师对高能量创伤骨折的严重合并伤重视不够，当患者已出现失血性休克的症状和体征，发生代偿性休克时，仍只顾处理症状及体征较明显的骨折，而未考虑其他部位的严重合并伤，导致发生严重休克时才进行相关检查。

因此,高能量损伤造成的肱骨干骨折,应高度重视其他部位的严重合并伤,尤其是对患者诉说身体某一部位的不适切勿轻视,对表现有胸腹部疼痛、呼吸困难或休克等症状和体征者,在全面体格检查的同时,应对相关部位仔细检查。应特别重视合并血气胸、腹腔脏器损伤破裂及休克等严重合并伤或合并症的及时诊断,以免造成严重后果。此外,在对骨折部位仔细检查的同时,也应对同侧肢体其他部位仔细检查,以免同侧肢体其他部位合并伤误诊或漏诊。

二、肱动脉损伤的误诊或漏诊

肱骨干骨折合并肱动脉损伤的诊断并不难,但如果对此严重合并伤重视不够,尤其是对血管功能未仔细检查,对肱动脉损伤的症状和体征认识不足;或由于临床经验不足,设备和技术条件等限制而诊断困难时,选择长时间观察,未能及时诊断和处理,将贻误治疗时机而造成严重后果。

【病例】患者女性,42岁。右上肢被机器卷入、挤压导致右上臂剧痛、功能障碍,在当地医院拍摄X线片诊断为右肱骨中段螺旋形骨折,骨折断端有明显分离移位。当时未行其他详细检查,即行手法复位,石膏夹托外固定。1.5小时后患者自诉右臂剧痛,手指麻木,活动功能障碍,再次就诊,接诊医师怀疑由石膏固定过紧导致,即放松石膏夹托,又因怀疑桡神经损伤而收住院治疗。住院后,患者仍诉右上肢剧痛、麻木,活动丧失,但仅以镇痛药治疗。第2天上午,发现患者右上肢肿胀明显,皮肤青紫、皮温低、桡动脉及肘动脉搏动消失,考虑肱动脉损伤,转院治疗。手术探查见肱动脉自骨折部挫伤不完全断裂,切除损伤动脉行静脉逆行移植后,患肢虽保存,但因前臂缺血时间过长,导致缺血性肌挛缩。

此例漏诊肱动脉损伤,主要原因是对肱骨干骨折造成肱动脉损伤认识不足,重视不够,当肱动脉损伤后的一系列症状和体征出现后,仍以骨折后疼痛、麻木等解释,仅进行对症处理,未对血管功能进行仔细检查,当肢体缺血的严重症状和体征出现后才考虑肱动脉损伤的诊断而贻误治疗时机。

因此,牵拉、压轧伤,刀砍以及其他高能量损伤等造成的肱骨干骨折,应高度警惕合并肱动脉损伤的可能,应认真检查患肢血管功能,及时明确诊断是否有肱动脉损伤。若伤后出现患肢剧痛、麻木、甲床充盈不足、皮肤冷凉,桡动脉搏动减弱或消失,进行性感觉障碍和肌力减退等临床表现,则应诊断为肱动脉损伤。有条件者应及时行动脉造影或多普勒超声检查确诊。高度怀疑肱动脉损伤而难以确诊者,应向患者和家属说明手术探查的必要性,在对骨折行切开复位内固定的同时,应对血管进行直视下的探查和处理,防止误诊或漏诊。

三、桡神经损伤的误诊或漏诊

肱骨干骨折合并桡神经损伤占5%～10%,Mast等统计占18%,其中以中远1/3骨折合并桡神经损伤最多见。该部位骨折合并桡神经损伤的临床症状和体征,不如骨折的临床表现那样明显,如果不重视桡神经功能的常规性检查,则可能漏诊,尤其是小儿骨折合并桡神经损伤,如果检查不仔细,加之小儿难以配合,则更容易造成误诊或漏诊。

因此,上臂刀砍伤、挤压碾挫伤,尤其是对中远1/3处的骨折,应重视对桡神经功能的常规检查。若发现患肢出现三垂征,即腕关节、拇指、手指不能主动背伸和手背虎口区皮肤感觉减退或消失,即应诊断为合并桡神经损伤。小儿骨折更应认真仔细检查,检查时可将患儿前臂置于检查者手掌上,使手腕、指下垂,对其手部反复刺激进行检查,若发现患儿能有伸指、伸腕动作,则表明桡神经功能存在,若始终未能发现有伸指、伸腕动作,则可诊断为桡神经损伤。

第二节　治疗不当

一、非手术治疗不当

(一)适应证把握不当

如果对肱骨干骨折非手术治疗的适应证把握不当,将影响其治疗效果。例如,横行骨折、短斜行骨折或

AO分类的A1、A2类骨折等，采用手法复位外固定治疗，由于复位后骨折端很不稳定，将导致骨折移位、成角畸形或骨不连；不能站直或坐直、骨折块明显分离，或老年活动不便的患者采用手法复位外固定治疗，由于长时间外固定，固定期间无法进行功能锻炼等，将导致肩、肘关节僵硬，功能障碍；肿胀严重者采用手法复位外固定，将可能导致皮肤压疮、患肢肿胀加重，甚至骨筋膜隔室综合征或肢体坏死等；开放性骨折，若采用手法复位石膏或夹板外固定，将使伤口难以处理，可能导致感染；小儿骨折，由于其骨折愈合塑形能力强，采用手术治疗，将造成不必要的手术创伤等。

因此，应把握好非手术治疗适应证。由于肱骨干能耐受一定程度的短缩、成角及旋转畸形（短缩＜3cm，成角＜20°，旋转＜30°），因此，大多数新鲜闭合性不合并血管、神经损伤的肱骨干骨折，采用非手术治疗可获得满意疗效，尤其是高龄、骨质疏松、全身状况差的患者。近年来使用功能性支具外固定治疗肱骨干骨折，因其使用简单、费用低，允许肩肘关节自由活动并可塑形，大有取代其他非手术治疗方法的趋势，目前已经成为肱骨干骨折非手术治疗的"金标准"。Sarmiento等报道了大样本功能支具治疗肱骨干骨折的效果，显示此种方法有很高的治愈率（98%）。但横行骨折、短斜行骨折或AO分类的A类骨折，则不宜首选手法复位外固定治疗。不能站直、坐直或老年活动不便的患者，应慎用非手术治疗，尤其是使用功能性支具。肿胀严重的闭合性骨折，若拟采用手法复位夹板或石膏固定，则必须先采用牵引或石膏托固定并抬高患肢，肿胀消退后再依据骨折类型，选择合适的固定方式，如功能性支具、夹板或悬垂石膏固定等。开放性骨折，通常不主张非手术治疗。皮肤条件差，感染趋向明显者，应待皮肤条件好转后再决定治疗方法。

（二）手法复位方法不当

复位方法不当，将难以获得满意的复位效果。例如，在复位中进行对抗牵引时，腋窝处未用布带反向牵引，或反向牵引力不够，而肘关节又置于伸直位，由于肱二头肌和肱桡肌的紧张，则重叠移位难以矫正；复位时突发暴力牵引，由于上臂肌肉较少，可能导致血管、神经损伤；位于三角肌止点以上的近段骨折，由于胸大肌的牵拉，骨折近端向内移位，骨折远端因三角肌牵拉向外上移位（图20-1），如果不按其移位的相反方向复位，则难以复位成功；为获得骨折端的解剖复位，反复暴力整复，将会导致骨折端的骨茬被磨损、变得圆滑，使复位后的骨折端不稳定，甚至造成血管、神经损伤等并发症；尤其是中远1/3骨折，若反复复位，或过度运用挤压、推捏或折顶等手法，轻者导致桡神经挫伤，重者可能因骨茬切割导致桡神经断裂等。

因此，行肱骨干骨折复位时，应在腋窝置布带进行反向牵引，并将肘关节置于半屈曲位，且不可突发暴力牵引。三角肌止点以上的近段骨折复位时，在助手牵引下，手术者双手拇指应抵住骨折远端外侧，其余手指自腋下环抱骨折近端内侧，双双手4指首先托提近端向外，使远端向外成角，继而拇指由外侧推骨折远端向内，即可成功复位（图20-2）。

远段骨折，由于肌肉薄弱，可在轻微牵引，甚至无牵引状态下复位。该部位的螺旋形或斜行骨折，若骨折端有轻度重叠还可增加骨折端的接触面，有利于骨折愈合，不必勉强行解剖复位。粉碎性骨折，术者用较

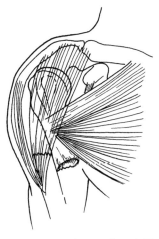

图20-1 三角肌止点以上骨折移位

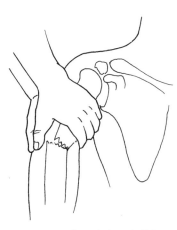

图20-2 三角肌止点以上骨折手法复位示意

轻手法将骨折碎片合拢即可，无须纵向牵引，不可使用重手法进行整复，防止骨折断端或骨折块分离而影响骨折愈合。中远 1/3 骨折，复位时切忌暴力牵拉、挤压、折顶或旋转，防止损伤桡神经。复位前后，必须反复检查桡神经功能，并详细记录，防止将复位前桡神经的原发性损伤，误认为是复位导致的医源性损伤。

（三）外固定方法不当

1. 外固定范围不当　复位后外固定的范围，对固定效果有十分重要的作用。如果固定范围不够，将使骨折端难以获得牢靠固定的效果。例如，采用石膏固定时未过肩，会导致骨折端应力集中，造成骨折移位或成角畸形，或由于石膏与肢体的重力作用，使骨折远端被过度牵拉而骨折间隙增大，导致骨折延迟愈合或不愈合；固定范围过大，将手腕乃至掌指关节固定，将可能导致腕关节与掌指关节僵硬，功能障碍等。采用小夹板固定时，夹板过短，也可使骨折端应力集中而难以获得牢固固定的效果，导致骨折成角畸形。

因此，复位后应按规范的外固定范围进行固定。若采用石膏固定，骨折近端应超过肩关节，骨折远端应屈肘位固定至腕关节；或采用过肩肘关节的 U 形石膏固定（图 20-3）。

采用小夹板固定时，近 1/3 骨折，其外侧夹板应采用特制的超肩关节夹板，远 1/3 骨折，其外侧夹板应采用特制的超肘关节夹板，而内侧夹板应自腋窝与肱骨等长，前侧夹板应近自肱骨头、远至肘窝。但应防止夹板过长压迫肘窝皮肤、血管、神经。过短则影响固定效果。同时固定后应以颈肘前臂吊带悬吊（图 20-4），防止骨折端过牵、成角或移位。

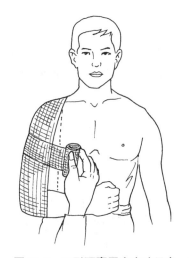

图 20-3　U 形石膏固定方法示意

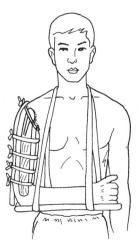 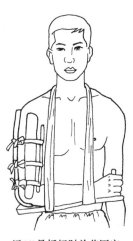

近 1/3 骨折超肩关节固定　　　　远 1/3 骨折超肘关节固定

图 20-4　小夹板固定方法示意

2. 未按三点固定原则固定　在石膏、夹板或功能性支具固定中，应按三点原则固定。否则，会使固定不牢固或骨折端不稳定，导致骨折端移位或成角畸形。

因此，以小夹板固定，应在骨折成角突出部位的骨折端加纸压垫，在其对侧的远、近端各加一纸压垫。但必须避开神经、血管走行的部位。若采用石膏或功能性支具固定，应在石膏固化前或功能性支具固定前，对上述部位适当加压，按三点固定原则塑形，待石膏固化或功能性支具固定妥当后才可松手，以增强骨折端的力学稳定性（图 20-5）。

3. 外固定松紧度不当　复位后外固定的松紧程度，对固定效果有至关重要的作用。如果固定过紧，轻者引起肢体肿胀、皮肤压疮，重者可引起肢体血运障碍、骨筋膜隔室综合征，甚至肢体坏死等严重并发症；过松会使骨折端不稳定而移位，导致骨折畸形愈合或骨不连。

因此，外固定应松紧适当。固定后，应严密观察手指末梢血运，并尽可能使患者住院观察，尤其是固定后发现手或前臂肿胀、青紫、冷凉、麻木等，则表示固定过紧、血运不良，应及时适度松解；固定过松，应及时紧固。同时，应向患者或家

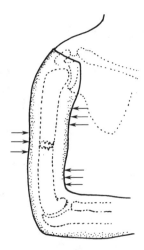

图 20-5　石膏固定的三点固定塑形示意

属明确告知外固定后的注意事项并记录。

4. 悬垂石膏过重导致骨折端分离 为了防止骨折复位固定后成角畸形，并较好地维持其复位效果，临床上常采用悬垂石膏固定法，对骨折端进行适当持续牵引。但如果运用不当，若石膏过厚过重，会由于石膏和肢体的重力作用，使骨折端过度牵拉而间隙增大，导致骨折延迟愈合或骨不连；若石膏过薄、过轻，则难以获得有效的牵引效果，导致骨折端重叠移位或成角畸形，甚至由于石膏强度不够而断裂，固定失效。

因此，采用悬垂石膏固定时，其重量应适当。固定过程中，应通过 X 线检查随时评估骨折复位情况和牵引固定效果。应依据牵引的具体情况及上臂肌力强度随时适当调整牵引重量。

二、手术治疗不当

（一）适应证把握不当

手术内固定是近年来治疗肱骨干骨折的主要方法，绝大多数疗效满意。但如果适应证把握不当，将导致并发症，增加患者不必要的手术创伤。例如，开放性骨折、复杂骨折的漂浮肩或漂浮肘、多发伤者，或在治疗过程中发生继发性桡神经损伤者，或不稳定性骨折如横行骨折、节段骨折，非手术治疗无法维持复位尤其是怀疑合并肱动脉或桡神经损伤者，不采用手术治疗，将难以获得满意的治疗效果，尤其是疑有肱动脉损伤者若不及时手术，则可能引起肢体严重缺血等并发症。但已获得功能复位，且外固定后骨折端较稳定者，为达到解剖复位的目的，采用切开复位内固定，不但增加不必要的手术创伤，而且疗效并不比非手术治疗好。

因此，应严格把握手术适应证。目前公认的绝对手术指征为开放性骨折、漂浮肩或漂浮肘、合并血管损伤、双侧肱骨骨折（多发伤）、继发性桡神经损伤者等。相对指征为横行骨折、节段骨折、非手术治疗无法维持复位者，尤其是怀疑合并肱动脉或桡神经损伤，以及过度肥胖、病理性骨折、骨不连、神经系统功能障碍、臂丛损伤、原发性桡神经损伤者等。但已获得功能复位，且外固定后骨折端较稳定者，则可继续进行外固定治疗。

（二）手术入路选择不当

手术入路的正确选择，尤其是肱骨干中远段骨折以钢板固定时的入路选择，对显露、保护或探查修复桡神经、显露骨折端、顺利完成手术至关重要。通常，中远段的新鲜骨折，均可采用前外侧入路，由于该入路将肱二头肌及前臂外侧皮神经向内侧牵开，在肱桡肌与肱肌之间可顺利显露桡神经，只要解剖关系清楚，通常很少损伤桡神经并能顺利显露骨折端。但如果切口过于偏前，甚至偏内，则可能在显露桡神经时迷路，甚至将其他神经误认为桡神经加以保护而损伤桡神经。需进行桡神经探查，甚至需显微外科修复的患者行外侧或前外侧入路，由于对桡神经显露不充分，则难以顺利完成手术。行经皮微创接骨板技术固定，如果选择前外侧、外侧或后侧入路，难免造成桡神经损伤。骨折愈合后行去除内固定的第二次手术时，如果不依据患者的具体情况慎重选择手术入路，均按原切口入路显露，则可能因多种因素的影响，如感染或软组织损伤过于严重等，使原切口形成较多的瘢痕组织，很可能使粘连在瘢痕组织内的桡神经与瘢痕组织难以辨别，加之组织粘连引起的桡神经位置改变等，使显露困难，可能造成桡神经损伤。

【病例】患者女性，41 岁。因右肱骨中近段骨折在外院行钢板内固定手术，术前检查桡神经功能正常。手术选择前外侧偏内切口，显露桡神经时，发现桡神经先天性变异，自肱骨中段前内侧向前外侧斜下走行，术中显露该神经约 16cm，在保护下以 6 孔自动加压钢板固定骨折端，术后桡神经功能丧失。肌电图检查显示桡神经完全损伤，正中神经部分损伤。术后 2 个月行桡神经探查，仍从原切口显露，发现先天变异的"桡神经"无明显损伤。术后半年，桡神经功能部分恢复，1 年半后大部分恢复。

此例桡神经损伤，主要原因是首次手术的前外侧偏内的入路，距肱骨远 1/3 外侧的桡神经沟较远，难以显露桡神经，使手术迷路而误向内侧分离，此部位容易显露正中神经。术中将已大段显露的正中神经误认为是先天性变异的桡神经，并加以保护，而在骨折复位固定时却未保护未能显露的桡神经，导致被误伤而未发现。第二次探查显露的仍为正中神经而并非桡神经，故未发现其明显损伤。

【病例】患儿男性，14 岁。左肱骨中远 1/3 粉碎性骨折钢板螺钉内固定术后。切口愈合良好，桡神经功能正常。术后 10 个月，骨折愈合去除钢板时在局部麻醉下由原切口入路，由于原入路内的瘢痕组织较多，术中分离瘢痕组织显露桡神经较困难,加之解剖关系不清导致桡神经不完全损伤,钢板去除后行桡神经修复,术后半年桡神经功能完全恢复。

此例桡神经损伤,主要原因是手术者临床经验不足,第二次手术由原切口入路,进入皮下后仍通过原切口的瘢痕组织显露桡神经及内固定物,显露中对神经组织与瘢痕组织的解剖学关系及外形辨认不清,误将桡神经不完全损伤,导致患肢功能长时间难以完全恢复。

因此,肱骨中远1/3骨折,选择前外侧手术入路时不可过于偏前或偏内,防止显露桡神经时迷路导致误伤。需进行桡神经探查,甚至需显微外科修复者,应选后侧入路,即通过肱三头肌旁入路到后侧入路,可充分显露桡神经与骨折端。如果要行经皮微创接骨板固定,则应选择前侧入路,即先于上臂近端前侧肱二头肌与三角肌间隙行3cm纵行皮肤切口,达肱骨干前缘皮质,沿骨皮质向骨折远端做肌下隧道;后于肘横纹近端肱二头肌外缘做一皮肤小切口及肌下隧道,于肌下隧道内置入微创接骨板。二次手术的入路更应慎重选择,原则上经原皮肤切口进入皮下后,尽可能游离皮瓣向外侧至肱三头肌中远1/3的内侧缘与瘢痕组织边缘,在无瘢痕组织内显露桡神经,以辨别桡神经与其周围组织,以免误伤。桡神经显露后,再显露骨折部位或内固定物。为了防止损伤桡神经,必要时也可选择外侧入路,由外侧远端显露桡神经,再向近端分离和显露骨折端。

(三)手术操作不当

桡神经除骨折原发性损伤外,医源性损伤是不可忽视的重要因素。资料显示医源性损伤占12.3%。如果对此重视不够,手术过程中操作不细心,尤其是手术进行不顺利时缺乏耐心,未能妥善保护桡神经,则可能造成损伤,甚至严重损伤。例如,手术时,止血带过细、安置过低、结扎过紧或压力过高等,均可损伤桡神经;在进行手术时,尤其是行肱骨干中远1/3骨折内固定手术时,过于自信,在未显露桡神经的情况下显露骨折端,或显露时解剖关系不清,将其他神经当成桡神经进行保护却对桡神经未做直视下的保护而误伤;对显露的桡神经以拉钩过度牵拉,或以无弹性纱布条牵拉等,造成损伤;在显露桡神经的过程中不但将其大段显露,而且将其周围软组织完全剥离,破坏了桡神经血供而导致缺血性功能障碍;在手术过程中,骨折复位困难时产生急躁情绪,尤其是粉碎性骨折复位困难时,无暇顾及保护桡神经,或器械滑脱等无意识造成损伤;骨折复位后以钢板内固定时,未重视和检查钢板两端是否挤压桡神经,甚至将桡神经挤压在钢板下而未及时发现,或对钢板表面未用软组织覆盖而直接将桡神经置于钢板表面,导致钢板挤压、刺激桡神经;以钢丝固定骨折时,将钢丝结扣置于桡神经部位,造成损伤;骨折复位不良,成角或畸形愈合,造成桡神经位置改变,或由于骨痂挤压等,导致骨折后期发生迟发性桡神经损伤;亦有报道骨折愈合去除钢丝时,自桡神经的前内侧向外侧暴力牵拉,导致钢丝切断桡神经等(图20-6)。

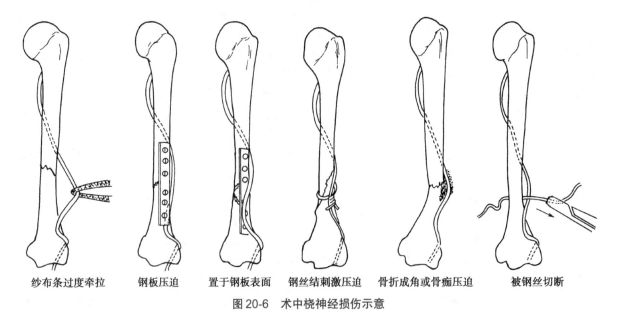

纱布条过度牵拉　　钢板压迫　　置于钢板表面　　钢丝结刺激压迫　　骨折成角或骨痂压迫　　被钢丝切断

图20-6　术中桡神经损伤示意

【病例】患者女性，21岁。因肱骨中远 1/3 粉碎性骨折在当地医院行钢板内固定手术，术前检查桡神经功能正常。行 6 孔钢板固定，手术顺利。术后伸腕、伸拇、伸指功能丧失。6 个月后骨折愈合而桡神经功能未恢复。询问主刀医师及助手，均明确告知，术中已清楚显露桡神经，而且妥善保护，"绝对"未损伤。但肌电图检查显示桡神经完全损伤。即行钢板去除，同时行桡神经探查，术中见桡神经与钢板上缘有一较大神经瘤，去除钢板后，切开神经瘤，其中无正常神经纤维束，切除约 1.5cm 神经纤维瘤后才显示正常神经纤维，行桡神经松解吻合术。术后 3 个月，桡神经功能部分恢复，6 个月大部分恢复。

此例桡神经损伤，主要原因是对桡神经的医源性损伤重视不够，相关知识掌握不够，临床经验不足，术中未能细心妥善保护桡神经，尤其是行骨折复位置入钢板固定时，可能使钢板严重挤压桡神经，导致桡神经于鞘膜内完全断裂，功能完全丧失。

【病例】患者男性，23岁。因车祸导致肱骨干粉碎性骨折，在当地医院行钢板内固定，术后 1 个月上肢各关节功能恢复正常。术后 1 年因骨不连行第二次手术，去除钢板后局部植骨改用钢针固定，术后即出现患腕下垂、拇指及掌指关节不能伸直。经非手术治疗半年，桡神经功能仍未恢复，仍骨不连。第三次手术中见桡神经被钢针严重卡压，去除钢针换螺钉固定切除桡神经卡压处瘢痕组织，修复桡神经。由于术中需探查桡神经，术者改用皮管止血带，在三角肌止点水平放置 75 分钟，术后第 2 天，肘关节屈曲受限，肱二头肌肌力 2 级，腕关节及手指屈曲不能，屈腕及屈指肌力 1～2 级，肘关节伸直之力，肱三头肌肌力 2 级，腕关节及手指不能伸直，相应肌肌力 0 级，拇指不能对掌、对指，手指不能内收、外展，相应肌肌力 1～2 级，1～5 指刺痛减退。肌电图检测桡神经肘以下完全损伤，正中神经、尺神经严重损害，肌皮神经轻度损害。第三次手术后 3 个月转复旦大学附属华山医院手外科时屈肘、伸肘功能已基本恢复，但桡神经、正中神经、尺神经功能状态与术后早期基本相似，均为完全损伤。

此例神经损伤，顾玉东指出，"这不能不说是医学界的耻辱"。第二次、第三次手术者均对桡神经损伤的认识不足、重视不够，没能够把别人的教训当作自己的教训，导致同一个错误一犯再犯。

因此，肱骨干中远 1/3 骨折手术时，必须首先高度重视桡神经损伤这一最常见的并发症。手术止血带应置于上臂近段，尽可能用气囊止血带，压力不超过 300mmHg。必须熟悉桡神经及其周围组织的解剖关系，如果对其解剖关系不十分熟悉，在显露过程中，应边分离、边用手指在其穿行部位触摸、探查。若在肱骨中远 1/3 外侧紧贴肱骨干表面触及条索状中等硬度的组织，则应小心分离显露，见到直径约 3mm 乳白色条索状组织，且伴行细小血管者，则为桡神经。对术中显露的桡神经，应认真辨认，所有桡神经的走行均是由肱骨中段后外侧，通过中远 1/3 外侧桡神经沟绕行于肱骨外侧到肱骨外上髁前。若发现桡神经"变异"，或走向前内侧，则表明术中显露的可能并非桡神经，应按其正常解剖部位重新显露，不可轻易按解剖变异对待。在显露分离桡神经时，应尽可能将其连同的周围少许肌肉组织一并分离牵拉、保护。防止剥离中损伤桡神经伴行血管导致功能障碍。保护桡神经时最好用橡皮膜条，不要用弹性较差的手套袖口皮筋，严禁用纱布条牵拉或拉钩强力牵拉。需特别强调的是，四肢手术的止血带应用应注意止血带的性质及使用时限，除非抢救，严禁使用皮管止血带，无法使用气囊止血带者，可以改用橡皮布（驱血时用），但必须使用时间控制在 60 分钟以内。

中远 1/3 骨折进行内固定时，在未充分显露桡神经的情况下，不允许直接显露骨折端，必须首先显露桡神经，再显露骨折端。在骨折复位，尤其是复位固定困难时，应保持冷静，必须重视保护桡神经。在行骨折复位时尽可能使骨折端获得解剖复位，防止骨折畸形愈合导致迟发性桡神经损伤。在内固定过程中，应高度警惕钢板、钢丝、钢针或螺钉等内固定物压伤桡神经。若难以避开，应采用周围其他肌肉组织先行覆盖内固定物。骨折复位、固定后应再次在直视下仔细检查。怀疑压迫桡神经，必须立即进行相应处理。为了防止内固定手术中桡神经损伤，在无须探查桡神经的情况下，尽可能采用闭合复位髓内钉内固定，或在进行骨折复位固定时最好设一助手专门负责保护桡神经。

（四）内固定不当

1. 螺钉固定不当　既往螺钉固定肱骨干骨折有其适应证，但如果单纯用于短斜行骨折、横行骨折或粉碎性骨折，由于其固定的骨干长度不够，使骨折端应力集中、固定不牢固，导致螺钉被拔出或自骨折处螺钉断裂。

因此，短斜行骨折、横行骨折或粉碎性骨折，禁用螺钉固定。单纯螺钉固定，仅适用于不具备钢板、髓内钉等固定条件的长斜行骨折和长螺旋形骨折,且内固定螺钉不应少于3枚,螺钉固定骨干的长度不应小于骨干直径的3倍。固定时应尽可能选用骨皮质拉力螺钉,钻头直径必须小于螺钉螺纹直径1~2mm,螺纹应完全穿过骨折线对侧和穿过对侧骨皮质,操作中首先用1枚螺钉垂直于骨折面加压固定,然后再垂直于骨干纵轴固定,否则难以获得牢固固定的效果,同时术后也必须以石膏或夹板外固定加强。由于单纯以螺钉固定的强度不够,现已弃用。

2. **钢板固定不当**   钢板固定是肱骨干骨折固定的主要方式。如果使用不当,将难以获得牢固的固定效果,甚至使固定失效。如果选用4孔钢板固定,由于钢板过短,骨折端应力集中,将导致螺钉被拔出或钢板断裂;粉碎性骨折,选用6孔钢板固定,由于骨折段过长,6孔钢板两端的螺钉距骨折端过近,应力集中,也会导致螺钉被拔起或钢板断裂(图20-7~图20-9);固定时操作不规范,如用自动加压钢板固定,选用螺钉与钻头不匹配,钻孔后未攻丝,将导致螺钉拧入骨孔后发生微骨折,使螺钉松动或拔脱;用微创钢板固定,钢板过短、置钉过少,则固定不够牢靠,复位不满意,将影响骨折愈合;用新型锁定加压钢板固定肱骨干骨折时,由于桡神经在上臂下1/3穿出肌间隔后转向前方,在此部位安置钢板则可能损伤桡神经;有骨缺损者未行植骨处理,则可能导致骨折延迟愈合或骨不连,或由于骨折端的不稳定,使钢板变形或断裂;陈旧性骨折未行植骨处理,将影响骨折愈合等。

因此,钢板固定,应依据骨折类型及对骨折端软组织损伤少、固定牢固、操作简便、可早期进行关节功能锻炼等原则进行选用。通常对短斜行骨折、横行骨折或骨折块较小的蝶形骨折,应选用6孔以上、强度足够的钢板固定,慎用强度不足的矫形钢板。粉碎性骨折,必须选用两断端主骨干部位各不少于3枚螺钉的钢板固定,并应将部分碎骨块加压固定于主骨干(图20-10)。

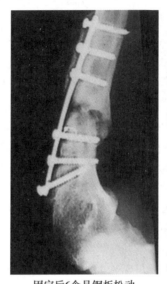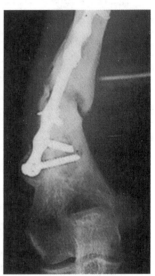

固定后6个月钢板松动   固定后10个月骨不连

图 20-7   粉碎性骨折块用6孔钢板固定X线片,螺钉被拔起、松动,骨折移位、骨不连案例

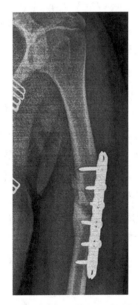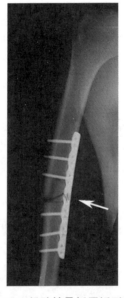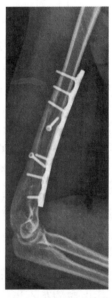

图 20-8   左侧肱骨干粉碎性骨折钢板固定,近端只有2枚螺钉穿过对侧骨皮质,固定不牢固,螺钉被拔起、松动,骨折端移位、成角案例

图 20-9   粉碎性骨折用矫形钢板固定,由于其强度不够、固定不牢固、应力集中,导致钢板自骨折端的螺钉孔处断裂案例(箭头所指)

图 20-10   将碎骨块加压固定于主骨干后,用6孔钢板固定案例

在操作中,螺钉、钻头与钢板必须匹配,严禁用同一直径的螺钉和钻头。以动力加压钢板固定时,钻孔后必须攻丝。以微创钢板固定时,必须在肌下隧道内紧贴骨面置入 10~12 孔的 4.5mm 窄加压钢板,C 臂 X 线透视满意后方可植钉,骨折远近端各置至少 3 枚螺钉。用锁定加压钢板固定时可放置于肱骨前外侧,以避开桡神经。软组织损伤较重、粉碎性骨折、骨折端缺损较多或陈旧性骨折等,怀疑可能发生骨折延期愈合或骨不连者,应尽可能行自体植骨,以促进骨折愈合。

3. 髓内钉固定不当　肱骨干骨折采用髓内钉固定,无须分离和显露桡神经,可减少桡神经的医源性损伤,被有的医师视为除近肩关节与肘关节骨折外的肱骨干各类型骨折的首选固定方式。但固定时如果选择髓内钉的类型和规格不当,或手术操作方法不当等,均可能发生并发症。例如,选用 V 形钉或梅花钉固定,由于肱骨远段髓腔呈前后扁平状,此类钉直径过大,顺行穿钉容易将骨折远端推离,使骨折间隙增大,导致骨折延期愈合或骨不连;此外,该类钉防旋转性能差,可造成骨折旋转畸形。选用钉过细或用 Ender 钉固定,由于钉与骨髓腔接触不够紧密,在功能锻炼或活动中,或在肢体重力作用下,将导致骨折端分离;选用髓内钉过长,或穿入关节腔,或留残端过长,将影响关节功能锻炼;选用髓内钉过短,其一端穿入髓腔的长度不够,固定强度不足,穿入髓腔过短一侧可能发生应力性劈裂骨折或由于骨折端不稳定而影响骨折愈合等。在穿钉方式的选择中,采用顺行穿钉,由于穿钉部位通常选在肱骨大结节顶点内侧,需在肩袖部位切口,加之钉尾的直接影响及刺激,可引起肩关节疼痛。选用髓内钉直径过大,或穿钉时远侧骨折端未对抗推挤,会使骨折间隙增大(图 20-11)。骨折间隙过大,则将导致骨不连(图 20-12)。

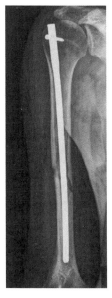

图 20-11　由于顺行穿钉固定选用髓内钉直径过大,使骨折间隙增大案例

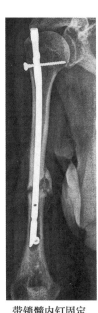

带锁髓内钉固定后骨折间隙过大,术后 1 年骨折未愈合 X 线片

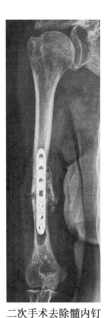

二次手术去除髓内钉改换锁定加压钢板固定加自体植骨,术后半年骨折愈合正位 X 线片

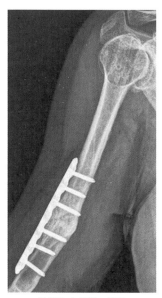

骨折愈合侧位 X 线片

图 20-12　右侧肱骨干骨折带锁髓内钉内固定术后骨不连案例

采用带锁髓内钉固定,如果近端锁钉穿过对侧骨皮质过多,可能会损伤腋部血管、神经;远端锁钉采用内外方向穿钉,则可能损伤桡神经。逆行穿钉时,如果进钉骨孔开口不够大、进钉点选择不准确或强行暴力穿钉,则可导致进钉孔骨皮质劈裂骨折等。

因此,行髓内钉固定时应依据骨折类型、医院设备情况、医师的技术水平与临床经验等,选用合适的髓内钉。除非条件有限或情况特殊,尽可能慎用 V 形钉、梅花钉或 Ender 钉,应首选带锁髓内钉。在选择钉的型号和规格时,应依据髓腔的大小选择合适的髓内钉。穿钉方式,应尽可能采用逆行穿钉。若采用顺行穿钉,则钉尾残端不可留置过长,尾端埋入骨面 5mm,以去除时能够顺利显露为宜,且在手术操作中应防止损伤肩袖而影响肩关节功能,损伤的肩袖组织应修复。顺行穿钉时严禁暴力击钉,扩髓比髓内钉大

1mm，置远端锁定钉时应在直视下并使用具有保护性的导钻及套筒。锁定钉不能超过对侧皮质2mm。有学者采用尾端带孔的2枚以上钢钉行顺行置钉，钉孔内置入钢丝，一方面作为寻钉标记，另一方面可将钉尾留短，防止刺激肩部软组织，而且可防止髓内钉滑入髓腔内。选用带锁髓内钉逆行穿钉时，近端锁钉穿过一侧骨皮质即可，无须穿过对侧骨皮质。远端锁定钉尽可能通过前后方向穿入，防止损伤桡神经，但也应防止损伤上臂前内侧的血管、神经。采用逆行穿钉内固定时，尺骨鹰嘴窝上方4~5cm的入钉骨孔，必须开凿形成上下直径够大的椭圆形骨孔，防止穿钉时劈裂骨折（图20-13）。

近年来，提倡以尺骨鹰嘴窝本身为入钉点，这可增加骨折远端部分的使用长度。

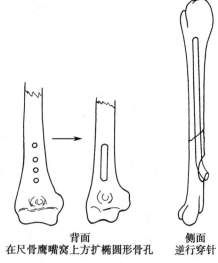

背面
在尺骨鹰嘴窝上方扩椭圆形骨孔

侧面
逆行穿针

图 20-13　逆行穿针方法示意

第二十一章 肱骨远端骨折诊治失误的 分析及对策

肱骨远端是由外侧柱（主要部分是肱骨小头）、内侧柱（非关节的内上髁）、中间柱（滑车）组成的骨性三角概念，相对肱骨纵轴有 40° 前倾角。肱骨滑车桡侧低于尺侧 5～6mm，由此肘关节伸直时，形成女性 10°～15°、男性 5°～10° 外翻提携角。肱骨远端骨折包括髁上、髁间、单纯累及内外髁的骨折等，此类骨折成人并不常见，约占成人骨折的 2%。而肱骨远端髁上骨折却是小儿肘部的常见骨折，占肘关节损伤的 50%～70%，文献报道伸直尺偏型骨折后遗肘内翻畸形可高达 68%。肱骨远端骨折的分型，目前较常用的是 AO 分型和 Jüpiter 分型，前者分为 A 型（关节外骨折）、B 型（部分关节内骨折）和 C 型（完全关节内骨折）骨折。每型中再分为 1、2、3 型（A1 型又分 A1.1 型、A1.2 型、A1.3 型；A2 型又分 A2.1 型、A2.2 型、A2.3 型；B2 型又分 B2.1 型、B2.2 型、B2.3 型；B3 又分 B3.1 型、B3.2 型、B3.3 型），分别为由简单到复杂或粉碎性骨折（图 21-1）。后者是 1998 年 Jüpiter 依据解剖部位将肱骨远端看成内外两个柱，中间夹持着肱骨远端关节（即肱骨远端滑车）（图 21-2），这三柱结构对关节功能而言，相当于建筑学上的拱桥，将肱骨远端骨折分类（表 21-1）。

表 21-1　肱骨远端骨折的 Jüpiter 分型

分型		骨折情况	
Ⅰ型：关节内骨折	A 型：单柱骨折	1. 内侧柱	a. 高位
			b. 低位
		2. 外侧柱	a. 高位
			b. 低位
		3. 矢状位劈裂（分离）骨折	
	B 型：双柱骨折	1. T 形骨折	a. 高位
			b. 低位
		2. Y 形骨折	
		3. H 形骨折	
		4. λ 形骨折	a. 内侧型
			b. 外侧型
		5. 多平面骨折	
Ⅱ型：关节外囊内型骨折	经柱骨折	1. 高位	a. 伸直型
			b. 屈曲型
			c. 外展型
			d. 内收型
		2. 低位	a. 伸直型
			b. 屈曲型
Ⅲ型：关节外囊外型骨折	A 型：外上髁骨折		
	B 型：内上髁骨折		
	C 型：肱骨小头骨折		
	D 型：滑车骨折		

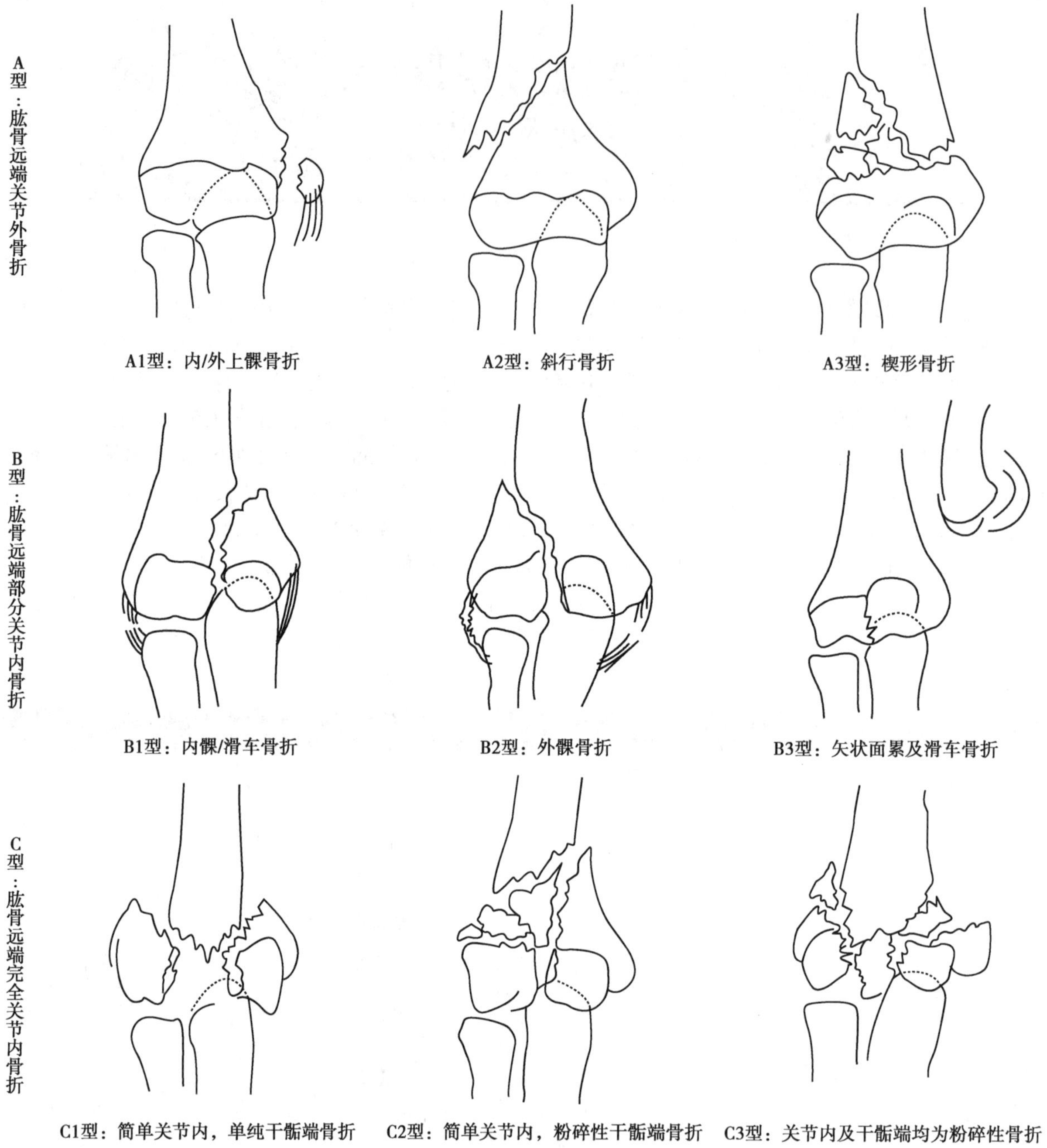

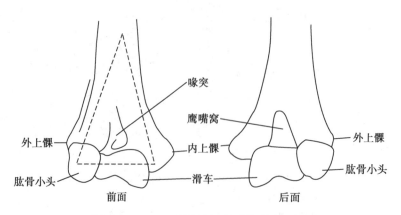

A型：肱骨远端关节外骨折

A1型：内/外上髁骨折　　　　A2型：斜行骨折　　　　A3型：楔形骨折

B型：肱骨远端部分关节内骨折

B1型：内髁/滑车骨折　　　　B2型：外髁骨折　　　　B3型：矢状面累及滑车骨折

C型：肱骨远端完全关节内骨折

C1型：简单关节内，单纯干骺端骨折　　C2型：简单关节内，粉碎性干骺端骨折　　C3型：关节内及干骺端均为粉碎性骨折

图 21-1　肱骨远端骨折 AO 分型

喙突

鹰嘴窝

外上髁　　　　　　　　　　　　　　　　内上髁　　　　　外上髁

肱骨小头　　　　　　　　　　　　　　　滑车　　　　　　肱骨小头

前面　　　　　　　　　　　　　　　　　后面

图 21-2　Jüpiter 的肱骨远端柱结构（概念）

由于肱骨远端的解剖结构复杂、骨折类型较多,是临床上难以处理的骨折之一,处理不当将对肘关节功能造成一定影响,因此必须高度重视该部位骨折诊治。

第一节　肱骨远端髁上骨折诊治失误的分析及对策

肱骨髁上指肱骨远端内外髁上方与肱骨干的交界部位。由于该部位呈前后位的宽扁状,骨皮质极薄,且向前卷曲,与肱骨干长轴形成 30°~50° 的前倾角,应力集中而易发生骨折。肱骨髁上骨折以儿童多见,好发于 5~10 岁,约占小儿全身骨折的 26.7%,占肘部骨折的 60%,居第 2 位。成人发生率仅占 1.4%。肱骨髁上骨折按受伤机制分为:①伸展型骨折(包括伸展尺偏型和伸展桡偏型),即受伤时肘关节处于过伸位,手掌撑地跌倒导致,占肱骨髁上骨折的 97.7% 以上。其中尺偏型为骨折远段向尺侧移位,由于内侧骨皮质较薄而骨折端有压缩,易发生肘内翻畸形;桡偏型为骨折远段向桡侧移位,由于桡侧骨皮质较厚,少有压缩。②屈曲型骨折,即受伤时肘关节处于屈曲位,远骨折端向前移位。国际上依据骨折移位程度的 Gartland 分型,将肱骨髁上骨折分为:Ⅰ型,骨折无移位;Ⅱ型,不全移位,但后侧骨皮质相连,骨折断端有成角畸形;Ⅲ型,骨折断端完全移位,Ⅲa 型为骨折远端向后外侧移位,Ⅲb 型为骨折远端向后内侧移位。AO 分型中 A2、A3 型则为肱骨髁上骨折。肱骨远端骨折 Jüpiter 分型的 Ⅱ型关节外囊内型骨折(经柱骨折)即相当于肱骨髁上骨折,分为高位伸直型、高位屈曲型、与低位伸直型、低位屈曲型、外展型、内收型骨折(图 21-3)。

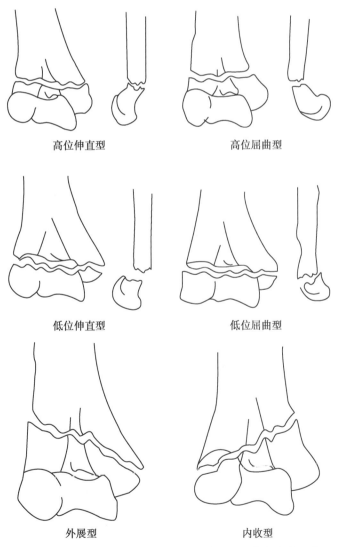

高位伸直型　　　　高位屈曲型

低位伸直型　　　　低位屈曲型

外展型　　　　内收型

图 21-3　肱骨远端骨折 Jüpiter 分型的 Ⅱ型关节外囊内型骨折
(经柱骨折)

由于肱骨髁上特殊的解剖结构,在其骨折的诊断治疗中,稍有不慎,将导致血管、神经损伤,肘部畸形,及肘关节、前臂及手的功能障碍等并发症。

一、诊　断　失　误

（一）对X线知识掌握不够导致的误诊或漏诊

成人肱骨髁上骨折诊断多无困难。但此类骨折以小儿多见,部分为肱骨远端骨骺分离。由于小儿肱骨远端骨骺多,解剖结构较为复杂,骨骺骨化中心出现与融合的时间各不相同。因此,小儿骨折、骨骺分离的X线征象较为复杂。如果对此基本知识掌握不够,对其X线片显示的影像辨别能力不强,尤其是该部位的骨骺骨化中心未出现之前发生的骨骺分离,则极易误诊,有学者统计肱骨远端骨骺分离误诊率为28.5%～100.0%。小儿肱骨小头及滑车外侧半为同一骨骺,1～2岁出现后滑车内侧半迟至8～10岁才出现,其他骨骺出现顺序为:内上髁7～8岁,滑车9～11岁,外上髁11～13岁(图21-4),而闭合均在16～18岁。

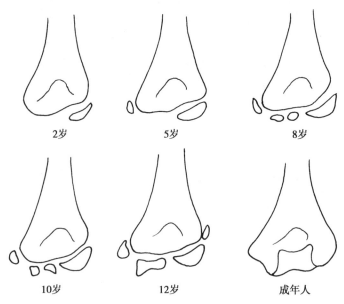

| 2岁 | 5岁 | 8岁 |

| 10岁 | 12岁 | 成年人 |

图21-4　肱骨远端的骨化中心

有些学龄前小儿肱骨髁上骨折/骨骺分离,仅显示为肱骨小头与肱骨的前倾角增大或变小,或肱骨头骨化中心后移,并可显示脂肪垫征即肘关节滑膜衬于关节囊内面,在冠突窝与鹰嘴窝内有脂肪组织充填,脂肪垫于肘关节标准侧位X线片中,在前后方向上显示其正常阴影,前侧宽6～7mm,后侧1mm,若此阴影增宽,与骨间距增大,则表明脂肪垫下或关节内有出血,为肱骨远端及肘关节内骨折的重要X线征象(图21-5)。而有的则显示为肱骨远端仅有一三角形小骨折片。若不熟悉这一解剖结构特点和骨折所显示的X线征象,则可能将此年龄段肱骨髁上骨折的另一特殊损伤类型,即肱骨远端全骺分离(图21-6)误诊为撕脱骨折或软组织损伤。

此外,在临床上,由于有些婴幼儿或小年龄段的小儿骨骺尚未出现,要是对此认识不足,则容易将小儿肱骨髁上骨折/骨骺分离误诊为肘关节脱位或肱骨小头分离,尤其是骨折后肿胀、畸形不明显而又难以触及骨擦感者,则更容易造成误诊或漏诊。

因此,要及时正确诊断小儿肱骨髁上骨折,就必须熟悉和掌握该部位X线片显示的正常与异常征象。通常,小儿肘关节标准侧位X线片显示,正常肱骨干的中轴线远段通过肱骨小头骨化中心中1/3和后1/3的交界处,肱骨小头骨骺、桡骨头骨骺均在桡骨中轴线上,或正位片上肱骨小头骨化中心位于肱骨外上髁与桡骨干骺端外缘的连线之内,或正侧位片上桡骨纵轴线必须通过肱骨小头骨化中心点等,以此为标志,即可诊断小儿肱骨髁上骨骺或桡骨头骨骺是否有分离。标准侧位X线片显示,肱骨小头骨化中心后移至肱骨纵轴线后侧,或骨折后的关节内渗出,可观察到脂肪垫征等,均是小儿肱骨髁上骨折的重要征象。若侧位X线片

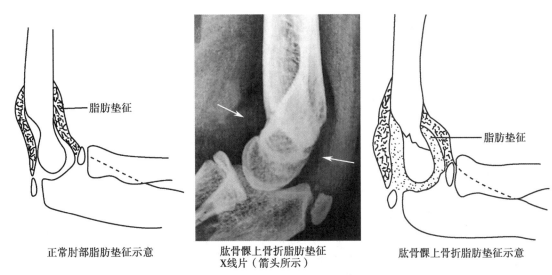

正常肘部脂肪垫征示意　　　　　肱骨髁上骨折脂肪垫征
　　　　　　　　　　　　　　　X线片（箭头所示）　　　　肱骨髁上骨折脂肪垫征示意

图 21-5　肘部脂肪垫与肱骨髁上骨折脂肪垫征示意及 X 线表现

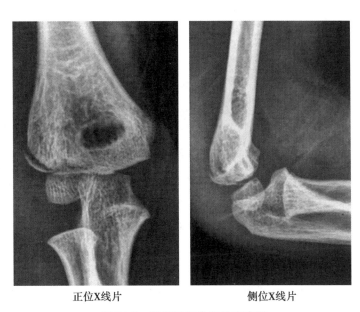

正位X线片　　　　　　　　　　侧位X线片

图 21-6　肱骨远端全骺分离案例

不标准，则难以显示。此外，还可依据桡骨头骨骺与肱骨小头骨骺的正常关系进行鉴别，即肱骨远端骨骺分离，肱骨小头骨骺与桡骨头骨骺的正常关系不变，而肘关节脱位则其关系会有所改变（图 21-7）。

肱骨远端骨骺分离与肱骨小头骨骺分离的鉴别，除临床检查时可发现前者肿胀、S 形畸形较明显，而后者肿胀较轻、仅在肘外侧有压痛及可触及活动骨折块外，肱骨远端骨骺分离，X 线片显示肱桡关节关系不变，而肱骨小头骨骺分离，则肱骨小头中心与桡骨中轴线不在同一直线上（图 21-8）。无移位的肱骨髁上骨折，斜位 X 线片有时可清楚显示骨折线（图 21-9）。

小儿上肢外伤后肘部疼痛、肿胀，即使是轻微肿胀且无明显畸形者，也不应轻易按"肘部软组织损伤"诊断，首先应考虑肱骨髁上骨折或骨骺分离，切忌仅依据相关科室出具的 X 线诊断报告单进行诊断，必要时可拍摄健侧对照位 X 线片确诊。X 线片显示肱骨小头骨骺前倾角小于 25°～30°、肘部肿胀、触痛明显者，应考虑肱骨远端骨骺分离，需进一步仔细检查，认真阅片。若 X 线片显示肱骨小头与桡骨头的关系正常，而肱骨小头骨骺边缘显示有三角形或薄骨片者，即可诊断为肱骨远端骨骺分离（图 21-10）。

同时，在临床工作中，对学龄前小儿肘关节外伤性脱位的诊断应慎重，由于此年龄段的小儿，骺板的强度远低于关节韧带的强度（关节囊和韧带的强度是骺板的 2.5 倍），在肘关节尚未脱位前，关节骨骺则可能已分离。此外，检查中若肘后三角关系正常且无软骨间相碰的声响，则可排除肘关节脱位的诊断。

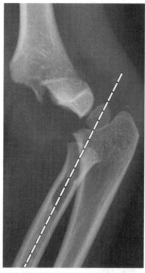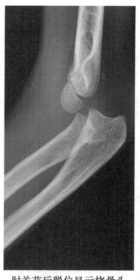

肱骨远端骨骺分离显示肱骨小头骨骺与桡骨头骨骺关系正常，均通过桡骨中轴线

肘关节后脱位显示桡骨头骨骺移至肱骨小头后方

图 21-7　肱骨远端骨骺分离和肘关节后脱位 X 线片

图 21-8　肱骨远端骨骺分离与肱骨小头骨骺分离 X 线片

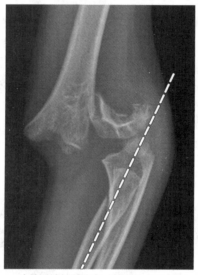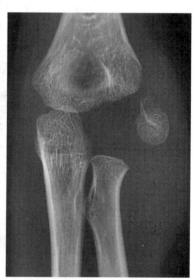

肱骨远端骨骺分离，肱骨小头骨骺、桡骨头骨骺均在桡骨中轴线上

肱骨小头骨骺分离，肱骨小头与桡骨头关系紊乱

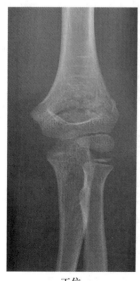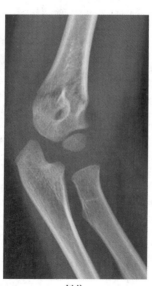

正位　　　　　　　　斜位

图 21-9　肱骨髁上骨折斜位 X 线片显示的骨折线

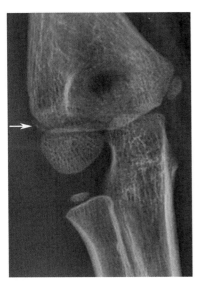

图 21-10　肱骨远端骨骺分离 X 线片显示肱骨小头外侧边缘的三角形小骨折片

（二）血管、神经损伤的误诊或漏诊

1. 肱动脉损伤的误诊或漏诊　肱骨髁上骨折合并肱动脉损伤，是造成患肢缺血坏死，导致小儿残疾的主要原因之一。血管损伤的常见原因包括骨折端直接损伤血管造成血管断裂；血管内膜损伤后血栓形成；骨折端压迫肱动脉导致肢体缺血；骨折局部刺激肱动脉痉挛；骨折局部血肿、组织水肿压迫肱动脉导致骨筋膜隔室综合征等。如果对骨折后尤其是小儿骨折后出现患肢血运障碍的临床表现重视不够，甚至对严重缺血的症状和体征重视不够，未进行血管功能的相关检查，或未能尽快确定其发生原因，将可能导致误诊或漏诊。但据文献报道，造成永久性血管损伤的概率非常低，不足 1%。

因此，肱动脉损伤必须高度重视。开放性肱骨髁上骨折合并肱动脉损伤，由于伤口大量鲜红色血液涌出，不难诊断。但闭合性骨折导致的肱动脉损伤，则必须及时明确诊断。若伤后手及前臂剧痛、麻木、手指苍白、桡、尺动脉搏动减弱或消失，皮温降低，皮肤感觉减退，被动牵拉试验阳性，毛细血管反应迟钝，尤其是前臂和手指剧烈疼痛等，以及骨折的局部疼痛不能解释者，则应高度怀疑肱动脉损伤，必须尽快行肱动脉造影或多普勒超声检查明确诊断。造成血管损伤的概率非常低，因此应严格把握手术切开复位探查血管的指征，降低手术并发症发生率。

2. 神经损伤的漏诊或误诊　除严重开放性骨折，如直接压轧伤、刀砍伤等可直接完全损伤神经外，还可由于肱骨骨折端外移挫伤桡神经或正中神经，而尺神经损伤则少见。这类神经损伤多为不完全性、功能性损伤。只要高度重视并仔细进行相关神经功能检查，均不难诊断。但如果对此损伤重视不够，认识不足，未进行神经功能检查，如未检查伤后患肢是否有垂腕、垂拇及垂指等桡神经损伤的功能障碍；未检查伤后前臂屈肌及手部肌肉麻痹、拇指不能外展，尤其是拇指、示指的远指间关节不能主动屈曲等正中神经损伤的功能障碍；未检查伤后小指末节及环指尺侧感觉迟钝或消失，小鱼际肌和手骨间肌麻痹等尺神经损伤的功能障碍；开放性骨折或闭合性骨折的术前怀疑神经损伤而手术内固定时未行相关神经探查等，则可能导致漏诊或误诊。

因此，应高度重视合并神经损伤。若发现伤后患肢有神经功能障碍的临床表现，就应仔细检查相关神经功能，尤其要检查拇指、示指的远指间关节能不能主动屈曲，防止正中神经损伤的漏诊，必要时应行肌电图检查，明确损伤程度并评估预后。近年来，国内外学者已达成共识，儿童闭合性肱骨髁上骨折合并神经损伤多为单纯性挫伤，少部分为神经轴突连续性中断而神经连续性仍存在，具有自行恢复的条件，骨折复位后神经绝大多数均可自行恢复，而不必进行手术。

（三）骨筋膜隔室综合征诊治失误

骨筋膜隔室综合征是肱骨髁上骨折，尤其是儿童肱骨髁上骨折最为严重且较常见的并发症之一，如果对此并发症重视不够，诊断不及时，治疗不当，轻者导致缺血性肌挛缩、肢体功能丧失，严重者可导致肢体坏死等严重后果。

1. 诊断失误　肱骨髁上骨折后由于原发性创伤部位出血、组织水肿或外固定包扎过紧，石膏外固定时屈肘角度过大，压迫动脉或静脉导致血液循环不畅、小动脉关闭等，均可导致骨筋膜隔室综合征的发生。若对这一并发症认识不足或重视不够，未能早期诊断，待 5P 征（即疼痛、无脉搏、苍白、感觉异常和麻痹）出现后才确诊，甚至仍在观察，则可能导致误诊或漏诊，贻误治疗的黄金时机而造成严重后果。

因此，肱骨髁上骨折合并骨筋膜隔室综合征必须高度重视，早期诊断。骨折或骨折手法复位外固定者，应密切观察患者的临床表现。如果伤后或复位外固定后出现：①前臂及手部发生与损伤程度不成比例的剧烈疼痛，特别是较小的患儿哭闹不止时应高度重视手指的被动牵拉痛；②前臂张力性肿胀（硬性肿胀）；③感觉异常（手套状感觉过敏、缺失），特别是出现正中神经（拇对掌）、桡神经（拇指背伸）、尺神经（分并指）同时受累时，应诊断为骨筋膜隔室综合征。一旦 5P 征明显出现后诊断和处理则为时已晚。当然有条件者可测试组织内压,若其间压力大于 30mmHg 或低于舒张压 20~45mmHg,亦可确诊。为了防止误诊或漏诊而贻误治疗时机,行手法复位外固定者,应尽可能住院严密观察。未住院者,则必须明确告知其观察方法,绝不可轻视这一容易致残的并发症。

2. 治疗不当　骨筋膜隔室综合征一旦出现,必须采取果断而有效的早期彻底减压等治疗措施。如果由于各种原因优柔寡断,长时间"观察"而延误治疗时机,或进行不规范的治疗,则可能导致严重后果。如仅使用脱水药消肿、按摩等,甚至进行抬高患肢的错误处理,将失去对这一严重并发症的最佳治疗时机,使病情进一步恶化,导致骨筋膜隔室区内大部分肌肉完全坏死,甚至引起急性肾衰竭;骨筋膜隔室区减压手术,仅在皮肤行间断小切口减压,而不进行全筋膜隔室区间皮肤与整个筋膜的完全彻底切开减压,则会使骨筋膜隔室区内组织继续处于高压状态或使其压力继续升高;仅在皮下切开骨筋膜而不切开皮肤,会使减压不彻底;仅切开自认为压力较高部位的皮肤与骨筋膜而仍保留其压力较低部位的皮肤与骨筋膜,未能完全彻底切开骨筋膜隔室区,使骨筋膜隔室压力继续存在;切开骨筋膜隔室区减压时,未进行血管、神经探查,使血管、神经损伤漏诊等,将造成组织损害进一步加重。

【病例】患儿男性,9 岁。因跌伤后左肘部肿胀、疼痛、畸形 4 小时入当地医院就诊。门诊以左肱骨髁上骨折收住院治疗。入院后查体,发现左肘部肿胀、畸形、手指冷凉、桡动脉搏动较健侧弱,X 线片显示左肱骨髁上伸直型骨折(Gartland Ⅲa 型)。连续 2 次行手法复位,复查后见复位不满意,以小夹板临时外固定后留院观察,拟进一步治疗。7 小时后,再次手法复位,复位基本满意后,以石膏夹板外固定出院。经数次复位固定后,患儿一直诉患肢剧烈疼痛。38 小时后,未诉疼痛但左手不能动。门诊复诊时,医师仅 X 线检查而未行外固定松紧度和患肢血运的检查,也未进行相关处理,如对过紧的外固定进行松解等,1 个月后由于手仍不能活动而来本院就诊。体格检查见患儿左手呈爪形手,手指主动活动基本丧失,感觉迟钝,而腕关节稍有活动,诊断为左肱骨髁上骨折合并缺血性肌挛缩,经 3 个月非手术治疗,手功能稍有恢复。

此例对骨筋膜隔室综合征未能及时诊治的主要原因,是对小儿肱骨髁上骨折易并发骨筋膜隔室综合征重视不够,认识不足;反复手法复位使肘及前臂软组织损伤进一步加重且组织内压增高,术后小夹板固定 8 小时,加重前臂缺血,并增加了骨筋膜隔室区的压力,导致骨筋膜隔室综合征。对已发生的骨筋膜隔室综合征的症状和体征未及时发现、诊断和处理,贻误治疗时机等。

因此,应高度重视合并骨筋膜隔室综合征的诊治。截至目前唯一的最有效的治疗方法仍是早期诊断、早期治疗、完全彻底切开减压。切口必须自肘上方至少 5cm,沿肱二头肌及其肌腱内缘,切开深筋膜,包括肱二头肌腱膜,再沿肘前屈侧横纹延伸,至肱桡肌边缘再转为直切口,并同时向前臂延伸至少 4cm(图 21-11)。

任何高压骨筋膜隔室的保留或减压不彻底,都将会使减压术前功尽弃。诊断不明确而又高度怀疑者,宁可早期切开减压,不可待 5P 征明显时才切开,若超过 6~12 小时,将会使肢体肌肉、神经、血管的变性和坏死不可逆转。只要在急性期内,无论早、晚期骨筋膜隔室综合征,都应该行骨筋膜隔室彻底切开减张术,晚期骨筋膜隔室切开减张也可挽救尚存组织的功能,减少病损。同时,骨筋膜隔室切开减压后,还应对伤肢的缺血再灌注损伤进行治疗,否则仍难以获得满意疗效。此外,在减压的同时,应在直视下探查血管、神经进行,修复损伤血管。血管损伤诊断困难时,有条件者术中应进行血管造影,以明确损伤部位和程度,并及时适当处理,以免漏诊或误诊。

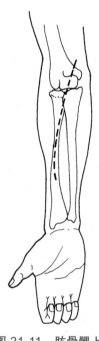

图 21-11　肱骨髁上骨折骨筋膜隔室综合征切开减压方法示意

二、治疗不当

(一)非手术治疗不当

1. 适应证把握不当　手法复位外固定治疗肱骨髁上骨折,尤其是小儿肱骨髁上骨折,可获得满意治疗效果。但如果适应证把握不当,将影响疗效。例如,肿胀明显甚至已形成张力性水疱的患者,行手法复位外固定,由于肿胀严重而使骨折端处于组织内的悬浮状态,复位后难以维持其稳定性,或由于复位时将张力性水疱挤压破裂,导致皮肤坏死、感染等并发症；患肢已严重肿胀，组织内压已较高或已有骨筋膜隔室综合征趋向者进行夹板或石膏管型外固定，使组织内压力进一步增高，将难以避免骨筋膜隔室综合征的发生或使较轻的骨筋膜隔室综合征病情加重，甚至导致组织坏死。超过 2 周的陈旧性骨折，采用手法复位外固定治疗，由于骨痂的阻碍，将难以获得满意的复位效果。正位 X 线片上显示尖细的斜行骨折，或鱼尾状、鹿角状骨折，复位后难以保持骨折端稳定性者，采用手法复位外固定治疗，将会使骨折复位丢失。"不可复性"肱骨髁上骨折，即 Gartland Ⅲ型骨折，其骨折近端常向前刺破肘前筋膜、肱肌、肱二头肌腱膜后位于肘前皮下软组织，骨折断端间嵌入软组织甚至血管、神经束时，此种骨折手法复位困难，反复整复可能加重血管、神经损伤；怀疑血管、神经损伤者均采用切开复位内固定或行手术探查血管、神经，将对有些患者造成不必要的次生损伤。

　　因此，应严格把握好其适应证。肿胀严重且有张力性水疱或血疱的患者，应尽可能选用皮牵引或骨牵引治疗，待肿胀消退后再决定复位方式。移位不明显者，用石膏托外固定于功能位，抬高患肢，严密观察，待肿胀消退后再决定治疗方式。肿胀看似明显，实则以畸形为主，即使有少许水疱但仍可清晰触及内、外髁，在不损伤皮肤的情况下，应抓紧时机，尽可能入院后立即行手法复位。由于骨折后的短时间内患肢肌肉呈应激状态，肌肉无明显痉挛或僵硬，加之肿胀不严重，此时手法复位极易成功，且能较好地维持骨折端的力学稳定性。复位成功后，畸形的消失将有利于静脉回流和肿胀消退。已形成较多骨痂且骨折移位较明显者，一般情况下不应首选手法复位。此类骨折亦可在骨折畸形愈合、关节功能恢复后行截骨矫形，以免早期手术造成血管、神经损伤，感染或骨化性肌炎等严重并发症。斜行骨折、鹿角状或鱼尾状等极不稳定的骨折，则不应反复行手法复位。高度怀疑或已合并骨筋膜隔室综合征者，严禁尝试手法复位或其他非手术治疗，必须及时行切开减压、骨折复位内固定。"不可复性"肱骨髁上骨折，可先试行手法复位，使其变为"可复性"骨折。怀疑血管神经损伤者，目前国内外学者已达成共识，首先在充分麻醉下行闭合复位、经皮克氏针固定，密切观察血管、神经功能恢复情况，再考虑是否进一步探查，而不是首选切开复位探查。

　　2. 复位方法不当　肱骨髁上骨折手法复位方法运用得当容易成功。如果运用不当，不但难以成功，还可引起并发症。例如，在复位时对骨折类型了解不清，不按规范操作进行，伸直型骨折复位时，先复前后重叠移位，再复侧方或旋转移位，会使重叠移位矫正后，由于骨折端的嵌插，侧方移位则难以矫正，导致肘内翻或肘外翻畸形；复位时突发暴力牵引，会使牵拉过度造成血管、神经损伤；复位过程中向前或向后推挤骨折远端时，将骨折远端过度推向前移或后移，可使伸直型骨折变成屈曲型骨折，或使屈曲型骨折变为伸直型骨折，增加了复位固定的难度（图 21-12），尤其是将伸直型骨折变为屈曲型后，会造成骨折端更加不稳定，复位固定更加困难，但推压不够，又将难以使骨折解剖复位；复位时不重视矫正侧方移位，尤其是对肱骨髁的尺侧移位矫正不够，或对桡侧移位又矫正过度，将导致肘内翻畸形等。"不可复性"骨折复位时若方法得当，在复位过程中可将其变为"可复性"骨折，但若方法不当，如将肘关节于伸直位牵引，将会使肱二头肌腱膜、肱肌等肘前结构处于紧张状态，更加锁紧了向前移位的骨折近端，同时也会使骨折近端下方的软组织受到严重挤压，反而使复位更难以成功。

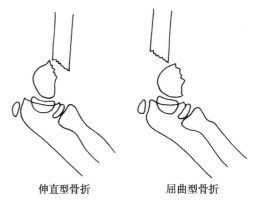

伸直型骨折　　　　屈曲型骨折

图 21-12　复位过度使伸直型骨折变成屈曲型骨折示意

　　因此，复位时应认真思考，依据骨折类型采用不同手法。无论对伸直型或屈曲型骨折，首先应矫正侧方或旋转移位，再矫正前后重叠移位。由于矫正骨折侧方移位比矫正前后移位对功能的影响更重要，恢复对线比恢复对位更重要。侧方移位的矫正，有利于预防肘内翻或肘外翻畸形。此外，复位时应于屈肘 40°～50° 位（屈曲型可伸肘位牵引）逐渐加大牵引的力度，持续牵引，严禁突发暴力牵拉或推挤。以伸直型骨折复位为例，纠正侧方移位和重叠移位时，两个助手应首先伸肘位对抗牵引，术者按骨折侧方移位的方向，双手拇指和其余 4 指相对，向内侧或外侧推挤，即可顺利矫正侧方（尺偏或桡偏）移位。最后矫正前后重叠移位时，一助手握患肢上臂，另一助手握前臂，进行反向牵引，牵引中有骨擦感，表示重叠移位可能被矫正，骨折端两侧骨皮质可能对合，此时术者双手 4 指环抱骨折近端前侧，拇指抵住肱骨髁和尺骨鹰嘴，在助手牵引下,4指向后用力而拇指向前推挤肱骨髁和尺骨鹰嘴。牵引前臂的助手在继续牵引中,同时缓慢屈肘前臂旋前,可矫正肱骨髁远端的后侧及尺偏移位,同时恢复肱骨髁的前倾角(图21-13)。

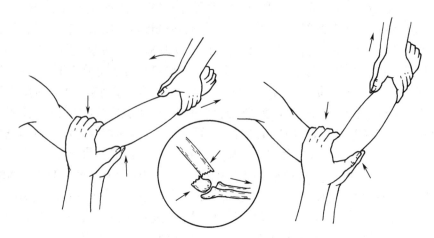

图21-13　伸直型骨折手法复位方法示意

复位后,尺偏移位矫正不够者,可再行矫正,且应同时注意矫正旋转移位。将骨折远端向桡侧轻微过度复位,可预防肘内翻畸形。"不可复性"肱骨髁上骨折,复位时应采用屈肘30°～50°位的轻柔缓慢牵引,使骨折近端慢慢向后移动,退出肘前软组织的束缚,成为"可复性"骨折。

3. **未重视矫正肘内翻畸形**　肱骨髁上骨折并发肘内翻畸形,有报道发生率高达50%。其主要原因是尺偏型骨折的尺侧骨皮质薄而易被压缩,加之尺侧未断裂骨膜的牵拉,使骨折远端具有向尺侧移位趋向,而手法复位有时难以恢复肱骨髁上骨折的正常对线。同时,骨骺未闭合的小儿尺偏型骨折或骨骺分离,由于骨折破坏了其内侧骨骺的生发层,在骨折愈合过程中,外侧骨折愈合生长快而内侧缓慢,可能导致肘内翻畸形。此外,复位时对尺偏型骨折矫正不够,或对桡偏型骨折矫正过度;于伸展型骨折复位后以石膏固定时肘关节屈曲度不够,肱三头肌及后侧骨膜松弛而使骨折端不稳定;前臂旋后位的固定使前臂屈肌紧张,骨折端的尺侧受到挤压,产生向尺侧移位的趋向;同时石膏固定数天后,肿胀消退,骨折远端在石膏内出现了再移位等,均可能导致肘内翻畸形。

因此,复位时应高度重视肘内翻这一常见而难以避免的并发症。从治疗开始便应采取有效措施进行预防。行尺偏型骨折手法复位时,应对骨折远端的尺侧移位完全矫正或稍矫正过度,使肱骨髁稍偏于桡侧位复位固定。伸展型骨折,复位后应保持小于90°屈肘位和前臂旋前位固定,以使肱骨远端后侧骨膜拉紧,肱三头肌紧张,前臂屈肌松弛,增强骨折端的力学稳定性和固定的牢固程度。同时前臂应旋前位固定,使前臂伸肌群紧张,尺骨半月切迹关节外侧缘顶住肱骨髁的下外侧面,压力可集中在肘关节外侧,骨折端桡侧嵌插,防止骨折远端向尺侧移位。特别强调,尺偏型骨折复位时,应充分矫正肱骨髁的原发尺偏移位。石膏外固定松动者应及时更换或紧固。临床实践表明,伸直型骨折复位后屈肘达120°以上时,骨折端才会稳定。当屈肘小于100°时,多数病例在肿胀消退后骨折远端在石膏夹板内会出现不同程度的再移位,导致肘内翻畸形。但若骨折部位肿胀明显,过度屈肘位的固定,则可能压迫血管而引起肢体远端血运障碍,对此应引起足够重视。过度屈肘位固定者,应严密观察手部血运,一旦发现血运障碍,应及时处理,待肿胀消退、症状缓解后再行过度屈肘固定。

4. **外固定方式及固定后观察处理不当**　复位后外固定方式不当,或未能严密观察、发现问题及时干预,将导致固定失效,甚至发生严重并发症。有的肱骨髁上骨折可能合并不同程度的血管、神经损伤,加之骨折后局部组织肿胀、压迫,如果复位后再以小夹板或石膏管型固定,则很可能由外固定的挤压导致前臂骨筋膜隔室综合征,甚至缺血性坏死。屈曲型骨折按伸直型骨折复位固定,将会使复位固定失败。如果仅以石膏托固定,将难以使骨折端获得稳定。

因此,复位后应首选前后位石膏夹板或支具固定,而慎用小夹板或石膏管形。伸直型骨折复位固定后,应严密观察手指末梢血运,每2～4小时1次。防止过度屈肘而压迫肱动脉导致血运障碍。石膏固定过紧、影响患肢血运者,应及时调整或放松。肿胀消退、固定松动者,应及时紧固。屈曲型骨折,临床不见见,但必须明确诊断,此型骨折部位前侧骨膜完整而后侧骨膜被破坏,因此复位后固定时应保持肘关节伸直位,使肱骨髁前侧骨膜张力增强,增加骨折端的力学稳定性,3周后可将肘关节屈曲固定,但不能大于70°,防止复位丢失。

（二）手术治疗不当

1. 适应证把握不当　虽然小儿肱骨髁上骨折大多数通过手法复位外固定可获得比较满意的疗效。但如果对复位时操作不规范,或方法不当,导致一次复位不成功者;或X线片显示已有少许骨痂而移位并不明显或仅有前后轻度成角畸形或通过手法复位完全可解剖复位者;或X线片显示移位较明显的新鲜骨折,由于惧怕手法复位难以成功者等,进行切开复位内固定,则扩大了手术指征,增加患者不必要的手术创伤和并发症。骨折后桡动脉搏动虽然触摸不清,但未能确诊合并肱动脉损伤者,未行手法复位而急诊行血管探查及骨折内固定,则可能对一些通过手法复位即可解除血管压迫者造成不必要的手术创伤与并发症;闭合性肱骨髁上骨折合并的神经损伤,尤其是儿童,由于其损伤多为牵拉伤,有自行恢复的条件,骨折后绝大多数可自行恢复,如果对此类患者急诊进行手术治疗,则可能造成一定的手术创伤与并发症。

因此,小儿的骨折愈合塑形能力强,与关节活动相一致的轻度畸形在活动中会自行塑形矫正,故大多数不应首选手术治疗。对一次规范复位不成功者,可行二次复位,若仍不成功,则骨折端可能嵌夹有软组织,可手术治疗。X线片显示有少许骨痂、骨折端稍有移位、骨折力线恢复不满意者,也可试行手法复位。但对复位后髁干角减小大于20°者,可切开复位。有些X线片显示骨折移位较明显,但不能预示手法复位必然不会成功者,如横行骨折,甚至粉碎性骨折,只要复位方法正确,多数可获得成功,故不应首选手术治疗。伸展型骨折桡动脉搏动不明显者,亦可首选手法复位外固定治疗,由于此类型骨折的近端前移,可能压迫肱动脉,加之近端肱二头肌腱膜的约束,可表现为桡动脉搏动减弱或消失,骨折复位后绝大多数肱动脉的压迫均可解除,桡动脉搏动即可恢复。但是,对此类型骨折,复位后必须反复严密观察末梢血运,有条件者,应及时行血管造影等检查,一旦发现患肢末梢血液循环无明显改善或呈进行性加重,则应立即手术探查,不可贻误治疗时机。肱骨髁上骨折,尤其是小儿肱骨髁上骨折,目前大多数学者认为,除非开放性骨折合并血管、神经损伤,或闭合性骨折明确诊断合并肱动脉损伤者,或陈旧性骨折畸形愈合影响功能和外观者等,其余均不应首选手术治疗。开放性骨折合并神经损伤、不可复性骨折伴神经损伤、闭合复位后神经功能丢失以及损伤神经的运动感觉功能均丧失者等,应进行骨折内固定与神经探查术。

2. 手术入路选择不当　如果单纯为了手术野显露好、操作方便,对新鲜的肱骨髁上骨折采用肘后入路,将肱三头肌横形、V形或舌形切断,或将尺骨鹰嘴切断,在直视下广泛显露骨折端和尺神经,这样虽然手术野宽阔、显露清楚,便于骨折复位固定,但由于广泛剥离软组织,将影响骨折端血运,尤其是小儿骨骺的血运,可能导致骨折延期愈合、骨骼发育障碍。同时,由于大范围的剥离,造成严重的软组织损伤,将导致肘关节广泛粘连、瘢痕组织形成甚至骨化性肌炎等并发症。

因此,除陈旧性骨折明显畸形或需行尺神经探查者外,应慎用肘后入路手术。临床中多选用外侧入路,或外侧入路加小切口内侧入路。此类入路既可清楚显露骨折端,也便于骨折复位。加用内侧小切口,除有利于肱骨髁骨折复位外,还可在直视下更好地进行尺侧骨折端复位、固定,防止由于尺偏型骨折的复位不良或桡偏型骨折过度复位而导致肘内翻畸形。此外,此类入路软组织剥离较少,瘢痕组织和粘连少,外固定时间短,关节功能恢复满意。但行此类入路显露时,应注意保护肘内侧的尺神经和外侧的桡神经。

3. 内固定方式选择不当　肱骨髁上骨折的内固定有钢板螺钉固定、螺钉固定和克氏针固定等方式,各有优缺点和适应证。如果选择不当,操作方法不规范,将影响固定效果。例如,成人骨折采用克氏针固定,由于固定强度不够,固定后骨折端不稳定,将导致骨折畸形愈合;小儿采用钢板螺钉或较粗大的螺钉固定,则可能损伤骨骺,影响其骨骼生长发育。选用克氏针固定时,如果克氏针直径过大,则可能造成骨质被劈裂,或骨骺损伤;过小,其固定强度不够,将难以牢固固定骨折端,使克氏针折弯、骨折复位丢失。在置入克氏针时,若未穿过对侧骨皮质,则固定不够牢固,将导致骨折复位丢失;交叉角度过大,入针点距骨折端过近,应力集中,将造成骨质劈裂;交叉角度过小,远离骨折端,易损伤远端血管、神经;交叉点在骨折端,其防旋转效果差,固定不牢固;能用交叉克氏针固定者,用一侧平行针固定,或未获得解剖复位而进行内固定等,将使骨折端不稳定,导致骨折复位丢失或骨折畸形愈合等(图21-14)。

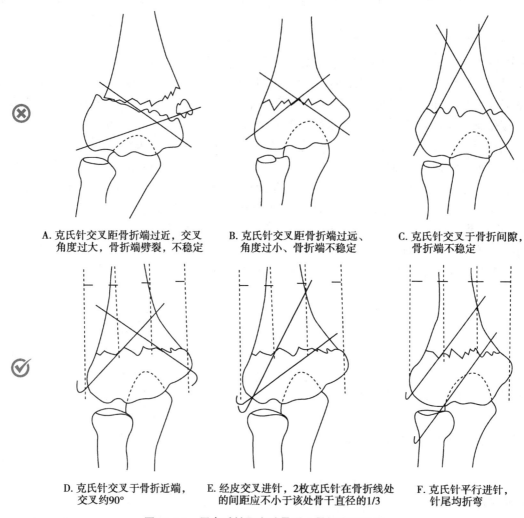

A. 克氏针交叉距骨折端过近,交叉
角度过大,骨折端劈裂,不稳定

B. 克氏针交叉距骨折端过远、
角度过小、骨折端不稳定

C. 克氏针交叉于骨折间隙,
骨折端不稳定

D. 克氏针交叉于骨折近端,
交叉约90°

E. 经皮交叉进针,2枚克氏针在骨折线处
的间距应不小于该处骨干直径的1/3

F. 克氏针平行进针,
针尾均折弯

图21-14　用克氏针固定肱骨髁上骨折方法示意

因此,成人肱骨髁上骨折可采用钢板螺钉进行单柱或双柱固定,或行螺钉固定,且固定必须牢固。小儿则应首选闭合复位,克氏针交叉固定。大龄儿童可酌情选用直径较小的螺钉固定,严禁以钢板固定。以克氏针固定,首先应将骨折解剖复位,以使骨折端具有稳定的基础条件。选用克氏针的直径应以1.5～2.0mm为宜,不应超过2.5mm。克氏针的交叉点应在骨折近端的骨髓腔或骨皮质内。穿针时应严格掌握穿针方向,必要时由助手用1枚克氏针做标记,在体表引导穿针。置针时必须以针尖穿过对侧骨皮质2mm为宜,否则会损伤其周围的重要血管、神经,也影响功能锻炼。2枚克氏针交叉点应在骨折近端或在鹰嘴窝近侧,交叉角约90°时固定最牢靠(图21-14D)。有学者研究发现,无论是经皮交叉克氏针固定或自外侧穿针,稳定的关键在于2枚克氏针在骨折线处的间距应不小于该处骨干直径的1/3(图21-14D、F)。并且2枚针在骨折线平面相距越远,固定越牢靠。针尾残端应留5mm,折弯后包埋于皮下,防止克氏针向对侧滑移。有学者对尺偏型骨折采用克氏针固定时,对桡侧以克氏针钢丝张力侧加压,使骨折端嵌插,可有效防止肘内翻畸形。

4. 经皮穿针内固定操作不当　经皮穿针内固定是近年来治疗髁上骨折的有效方法之一,取得了满意疗效。1974年Flynn首次报道应用闭合复位、经皮斜向对侧穿入克氏针固定治疗儿童肱骨髁上骨折。目前在C臂的监测下采用闭合复位、经皮克氏针内固定,已成为国外广泛采用的治疗方法,国内部分医院已逐步开展。此方法可避免骨折远端向尺侧的再移位,消除了肘内翻形成的因素,无须过度屈肘外固定,也可防止前臂缺血性肌挛缩的发生,住院时间短,肘关节功能恢复满意。笔者应用此方法治疗中发现,如果术中骨折端未获得解剖复位,尤其是对骨折远端的尺偏移位矫正不够,则术后仍有并发肘内翻畸形的可能。手术过程中如果对骨折端未能持续地维持其稳定,如对伸展型骨折稍有伸肘活动,则骨折端即可能移位,难以获得解剖复位和牢固固定的效果。穿针固定时,若不重视穿针方向和部位,则可能置克氏针于骨皮质外,导致固定失效,同时,术中患者和医师接受X线照射时间亦较长。

因此,采用闭合穿针的方式固定时,应尽可能使骨折端获得解剖对位,尤其是尺偏型骨折,应尽可能过度复位。术中助手必须牢固地维持骨折端的复位和稳定,尤其是伸展型骨折,严禁伸直肘关节的活动。同时,应保证克氏针必须穿过骨皮质,否则将可能影响肘关节活动,也难以获得牢靠固定的效果。对此操作要有手感和一定的临床经验。固定后应将肘关节被动伸直试验,如有骨折端不稳定、移位,则应多加1枚固定针。尺偏型骨折固定时应使前臂旋前,桡偏型应使前臂旋后,简单的记忆方法为:患儿拇指指向骨折初始移位方向,这样固定会增强骨折端的稳定性。X线防护条件较差者,应酌情采用。

5. 肘内翻治疗不当　肘内翻虽是肱骨髁上骨折最常见的并发症,但并非所有肘内翻均需手术矫形。否则,将给部分外观影响不大、肘关节功能正常、无须矫形的患者造成不必要手术创伤。此外,在行截骨矫形手术时,如果肱骨髁上外侧截骨过多,将导致肘外翻畸形;截骨过少,则肘内翻畸形难以完全矫正;截骨线过于靠近骨骺,将损伤骨骺而影响骨骼发育等。

因此,肘内翻<15°者,无须手术矫形;若>15°,可行髁上截骨矫形。截骨前应精确测量截骨角度和截骨块基底部宽度,准确截骨。截骨角度的测量方法,应以术前所拍摄肘关节伸直前后位X线片为标准,测量肘内翻角度,截骨角度为肘内翻角度加健侧肘外翻提携角角度(图21-15)。

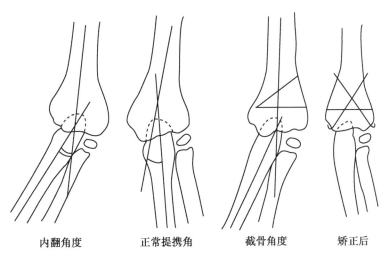

内翻角度　　　　正常提携角　　　　截骨角度　　　　矫正后

图21-15　肘内翻的截骨矫正方法示意

远侧截骨平面应在肱骨内上髁骨突基底近侧,中部距尺骨鹰嘴窝上0.5~1.0cm(伸肘前后位X线片测量)。截骨入路应取肘外侧切口,在肱三头肌外缘切开骨膜,向前后适当剥离显露肱骨干骺端。楔形截骨的底边长度:截骨部位直径×0.02×截骨角度(内翻角角度+健侧提携角角度),楔形截骨的两边应等长,对楔形尖端骨皮质应保留。截骨后缓慢合拢截骨处,勿暴力折挤,尽可能使保留的骨皮质在连续状况下塑形而不断裂,保持截骨端的稳定性。亦可行杵臼状截骨。复位后以交叉克氏针、钢板、螺钉或钢丝等固定。注意截骨位置不可过于靠近骨骺,以免损伤骨骺而导致肘关节畸形。截骨矫形内固定术后,应拍摄正侧位X线片评估矫形效果,以便发现问题及时在手术室处理。

第二节　肱骨髁间骨折诊治失误的分析及对策

肱骨髁间骨折是肘部的严重损伤之一,占全身骨折的0.47%。据以往统计以青壮年多见,但随着社会的发展,老年人的活动增多,50~60岁的肱骨髁间骨折并非鲜见。由于肱骨髁间骨折为关节内粉碎性骨折,手法复位外固定通常难以获得解剖复位,而切开复位由于骨折类型复杂,也难以满意复位和牢固固定。因此,术后外固定时间较长,加之原发性严重创伤与手术创伤形成瘢痕组织的影响,无论手术如何成功,至今仍有相当部分骨折的治疗效果不十分理想。对此情况,医师与患者均应有足够的认识。如果不依据骨折类型和患者具体状况,采用合适的治疗方法,将可能导致并发症。

肱骨髁间骨折的致伤外力和骨折类型较为复杂,骨折分类方法也较多,传统分类方法包括2种,一种为按骨折线分为T形骨折和Y形骨折,有的骨折可分为3块以上;另一种为按受伤机制分为伸展型和屈曲型骨折,前者是受伤时肘关节处于伸展位,肱骨内外髁骨折块向两侧分离,骨折远端向后移位,后者是受伤时肘关节处于屈曲位,骨折块远端向前移位。但这2种分类方法与骨折治疗方式的选择关系不大。目前,国内外常用的分类为肱骨远端骨折的AO分型和Jüpiter分型,前者的C型骨折,后者的双柱骨折与劈裂(分离)骨折为肱骨髁间骨折。

一、诊 断 失 误

(一)合并血管神经损伤的误诊或漏诊

1. 肱动脉损伤检查不仔细导致的漏诊
由于肱骨髁间骨折除老年人外,多由直接或间接的高能量损伤导致,加之该部位解剖结构比较特殊,无论开放性骨折或闭合性骨折,均有损伤肱动脉的可能。通常只要高度重视、仔细查体,诊断多无困难。但如果对伤后患肢肿胀,剧烈疼痛,麻木,皮温降低,肌力下降,脉搏减弱或消失等肱动脉损伤的临床表现重视不够,认识不足,对血管功能检查不仔细,将可能导致漏诊或误诊。

【病例】患者男性,36岁。车祸导致开放性右肱骨髁间骨折,因骨折无明显移位,在当地医院行清创缝合后石膏托外固定。术后9小时患者觉右手冷凉、麻木,查体发现桡动脉搏动触诊不清、肌力减弱。伤后12小时转来南方科技大学盐田医院,经动脉造影后诊断为肱动脉损伤,即行血管探查术。术中见肱动脉于骨折部位挫伤约3.5cm,呈紫红色,肱动脉外膜未破裂,近端搏动明显而远端无搏动。将挫伤严重的肱动脉切除1.5cm,见远端动脉内膜完整,行动脉吻合后桡动脉搏动明显,手温热。观察5分钟后,手再次变凉,桡动脉触摸不清,立即拆除吻合口探查,见吻合口内有血栓形成,近端动脉内膜稍有轻度损伤,切除近端动脉1cm,见内膜完整。行肱动脉端端吻合后,手温热。屈肘100°石膏外固定,伤口一期愈合。随访2年肘、前臂及手的功能恢复均基本满意。

本例未及时诊断肱动脉损伤,主要原因是对肱骨髁间骨折合并肱动脉损伤重视不够;清创缝合前和缝合时均未仔细检查前臂血运情况、未在直视下探查血管,加之其损伤为动脉壁的挫伤,早期仍有血流通过,难以及时诊断而漏诊。但由于术后发现患肢远端缺血的症状和体征后即刻转院治疗,并未对患者造成不良后果。

因此,应高度重视肱骨髁间骨折合并肱动脉损伤。伤后或治疗后均应认真检查、观察患肢末梢血运情况,只要发现肱动脉损伤的主要临床表现,如患肢剧痛、麻木、皮温降低、桡动脉搏动明显减弱或消失,尤其是骨折复位后桡动脉搏动仍触摸不清,均应高度怀疑肱动脉损伤,应行进一步检查。如动脉造影或多普勒超声检查,尽可能早期诊断并及时处理。因条件所限、诊断有困难而又高度怀疑肱动脉损伤者,应告知患者和家属急诊手术探查的必要性,防止漏诊漏治导致严重后果。不具备相关检查条件和难以进行血管损伤修复者,若时间允许,应尽快将患者转运到有条件的医院诊治,以免贻误治疗时机。

2. 神经损伤检查不仔细导致的漏诊
肱骨髁间骨折可合并尺神经或桡神经损伤,也可合并正中神经损伤。只要仔细检查,认真分析,诊断不难。但如果对此重视不够,对神经功能检查不仔细。如对伤后手尺侧皮肤感觉消失,骨间肌功能障碍的尺神经损伤;伤后垂腕位不能伸拇、伸指、伸腕的桡神经损伤;伤后前臂屈肌功能丧失、拇指不能外展的正中神经损伤等的症状体征重视不够,则可能导致误诊或漏诊。

因此,肱骨髁间骨折应重视神经功能的检查。若伤后有相关的神经功能障碍,则可诊断为该神经损伤。诊断困难者,必要时可行肌电图检查确诊。

(二)查体不全面,同侧肢体合并伤的误诊或漏诊

肱骨髁间骨折常合并有同侧肱骨近端骨折、尺骨鹰嘴骨折、尺骨冠突骨折或腕部骨折等。这些部位骨折的症状和体征相对比髁间骨折的症状轻、体征不明显,不易引起患者和医师的重视,加之查体时不全面,

不认真仔细，则容易导致误诊或漏诊。

因此，应高度重视髁间骨折发生同侧肢体其他部位的合并伤。应对相关部位进行全面仔细检查，尤其是高能量损伤者，更应全面仔细检查，包括 X 线检查，不应牵强地用肱骨髁间骨折的症状和体征解释其他部位的症状和体征，防止误诊或漏诊。

二、治 疗 不 当

（一）非手术治疗不当

1. 适应证把握不当　如果适应证把握不当，将难以获得满意的治疗效果，甚至导致并发症。例如，AO C2 型、C3 型骨折，采用手法复位外固定治疗，由于骨折块移位明显且有较复杂的旋转移位，将难以获得解剖复位；软组织损伤严重、关节内积血或肿胀明显者，由于骨折块漂浮于软组织与关节内，不但复位难以成功，而且复位后也难以维持有效固定；复位后用小夹板固定，将会进一步加重软组织损伤，加重组织内压力，导致肢体血液循环障碍，甚至坏死等严重并发症。

因此，手法复位外固定，仅适用于肱骨髁间 AO C1 型或无旋转移位的 C2 型骨折。青壮年有旋转移位的 AO C2 型、C3 型骨折，复位难度很大者，不应首选手法复位外固定治疗。软组织肿胀及骨折移位明显者，应以尺骨鹰嘴牵引复位，肿胀消退后再依据病情，决定治疗方法。老年身体状况不良，骨质疏松严重者，由于切开复位内固定，亦难以牢固固定骨折端，仍需长时间外固定，将导致关节僵硬。故可采用手法复位外固定或三角巾悬吊的方法治疗，以便早期行关节功能锻炼，在关节模造活动中保存和恢复部分功能。

2. 手法复位与外固定方法不当　造成肱骨髁间骨折的强大暴力，会使肱骨内外髁在向两侧移位的同时，也有旋转移位。骨折类型复杂，复位难度较大。如果复位前未进行良好的麻醉，由于疼痛和肌肉紧张，患者很难配合；复位时未认真分析骨折移位状况，未以手指对骨折块进行推捏、聚拢，将难以获得满意的复位效果。此外，由于骨折部位软组织及骨膜损伤严重，无论于伸肘或屈肘位的骨折，虽然其骨折远端向前或向后移位有一定的规律性，但该部位骨折端极不稳定，复位后固定时肘关节屈曲程度与骨折移位方向及骨折端的力学稳定性关系不大，而且此类骨折，其活页结构的内张力损伤并无规律可循，复位后骨折端的稳定程度主要依据骨折面及骨折复位状况而定。如果对此了解不清，复位后仍按受伤机制和骨折类型确定固定的屈肘角度与位置，则可能使骨折端不稳定而复位丢失。例如，伸展位骨折复位后，若不按骨折端的骨折面情况和稳定程度以适当的体位进行固定，均按肱骨髁上伸展型骨折的外固定，将肘关节屈曲于 90° 位，不但难以维持骨折端的力学稳定性，甚至可能使骨折端移位。屈曲位骨折的固定同样存在类似问题。

因此，手法复位必须在良好的麻醉下进行，手术者和助手应默契配合。牵引时要缓慢加力，严禁暴力牵拉和扭转。确认肱骨远端与内外髁的重叠移位矫正后，手术者双手同时向中间挤压聚拢内外髁，矫正内外髁的侧方和旋转移位。复位成功、施行石膏外固定前，尽可能在 X 线透视下，动态观察和评估骨折的稳定程度与肘关节屈曲角度的关系，明确能够维持骨折端稳定的最佳屈肘角度。不应依据受伤机制和骨折类型决定屈肘角度与位置。同时，应依据骨折类型，对石膏进行塑形，以使骨折端更趋稳定，固定更加牢固。

3. 尺骨鹰嘴牵引不当　20 世纪 60 年代末期，采用尺骨鹰嘴牵引，是非手术治疗肱骨髁间骨折的主要方法，此方法能使骨折获得比较满意的对线效果，且过头位的牵引，能较快消除肿胀。但适用于手法复位外固定或切开复位内固定可获得满意疗效者，如果采用牵引治疗，由于单纯纵向牵引很难使骨折块的轴向旋转移位复位，将难以获得比较满意的复位效果，故作为终结治疗，难以使患者满意。

因此，适用于手法复位外固定，或有条件进行切开复位内固定者，通常不应选择牵引治疗。若患者不具备手法复位外固定或切开复位内固定的治疗条件，如皮肤条件不良，骨折块过于粉碎的 AO C3 型骨折或骨质疏松难以进行复位内固定者，或拒绝手术治疗者等可进行尺骨鹰嘴牵引。牵引方式包括沿肱骨干纵轴的过头位牵引及肩外展位牵引等，应依据患者的骨折类型与移位情况适当选择。肿胀严重者，可行过头位牵引（图 21-16），肿胀不严重者，可行外展位牵引。

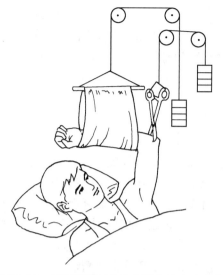

图21-16 尺骨鹰嘴过头位牵引复位方法示意

（二）手术治疗不当

1. 适应证把握不当 随着新的内固定器材的研发以及内固定技术的提高，有些传统认为难以手术复位内固定的肱骨髁间骨折，经手术治疗后获得了满意疗效。但如果适应证把握不当，将导致相应的并发症。例如，AO C1型或移位不明显的骨折采用切开复位内固定，不但增加伤口感染的风险，而且术中对软组织广泛剥离、瘢痕组织挛缩、粘连等，将导致关节僵硬、功能障碍或骨化性肌炎等并发症；软组织肿胀明显甚至已有张力性水疱者进行手术，将会使软组织损伤进一步加重，导致伤口感染；骨折移位>2mm者不进行解剖复位，将导致创伤性关节炎。严重粉碎性骨折或高龄、严重骨质疏松患者采用手术治疗，由于骨折难以复位固定，内固定器材对骨折块的把持力度不够，固定不牢固，需延长外固定时间，无法早期进行关节功能锻炼，将难以获得满意疗效。

因此，应严格把握手术适应证。目前多数学者认为，有移位的AO C1型、C2型、C3型骨折，开放性肱骨髁间骨折，或骨折合并血管、神经损伤者，可采用手术治疗。软组织损伤严重者，应对其损伤程度准确评估后，再决定治疗方法。通常应首先进行牵引治疗，使肿胀消退，于伤后1～2周手术较合适。骨折移位>2mm者，则应获得解剖复位。严重粉碎性骨折无法复位或高龄骨质疏松严重者，切开复位内固定不应作为首选治疗方法，应依据患者伤情、年龄、职业及医师的经验技术、医院设备等情况综合分析，适当处理，如行骨折复位内固定或人工肘关节置换术等。

2. 手术入路选择不当 肱骨髁间骨折传统手术入路多采用后侧途径，将肱三头肌腱舌形或V形切开，显露肱骨远端。该入路破坏了肱三头肌的连续性，术后必须延长外固定时间，不利于早期进行关节功能锻炼。有学者主张后侧入路，可采取经尺骨鹰嘴垂直于尺骨轴线截骨的方法，此入路虽然避免损伤肱三头肌腱，但又增加了尺骨鹰嘴关节面的损伤。也有学者采用肘前侧入路，虽然不损伤肱三头肌，但此入路需经肘前血管神经走行部位，对无血管、神经探查指征者，有损伤肘前血管神经的风险。单纯外侧入路，或内外侧联合入路，对肱骨远端的滑车、肱骨内髁等部位骨折难以显露，尤其是对AO C2、C3型骨折更难以显露骨折部位，也难以获得满意的复位固定效果。

因此，应依据骨折类型选择合适的手术入路。AO C1型骨折，滑车处无明显骨折块和移位者，可选用内外侧联合入路。外侧入路从肱三头肌和肱桡肌之间进入，内侧入路从肱二头肌和肱三头肌间隙进入。此入路不损伤肱三头肌，对无须过多显露肱骨髁间者较为适宜。AO C2型、C3型骨折，因其骨折块较多，需良好显露肱骨远端全貌，尤其是肱骨髁间全貌者，以选择经后侧尺骨鹰嘴关节内截骨入路为宜，有利于直视下进行复杂骨折块的复位、固定。当骨折固定完成后，尺骨鹰嘴可用骨松质螺钉、克氏针钢丝张力侧或8字形钢丝法固定。尺骨鹰嘴截骨，可经尺骨纵轴垂直半面或尖端在远端的多平面V形截骨等。临床中有学者采用与尺骨纵轴相倾斜的斜面截骨，使截取的鹰嘴骨片带肱三头肌腱，掀开游离带骨块的肱三头肌腱，可充分显露肱骨远端骨折部位。骨折复位固定后，用1mm钢丝固定带有肱三头肌腱的尺骨鹰嘴骨瓣（图21-17）。

此方法既不损伤肱三头肌、也不损伤尺骨鹰嘴关节面，且在尺骨鹰嘴关节面背侧截取骨瓣，术野显露良好，便于骨折解剖复位及牢固固定。

3. 骨折端复位不良 肱骨髁间骨折块的解剖复位，是骨折牢固固定、恢复关节功能的基础。如果骨

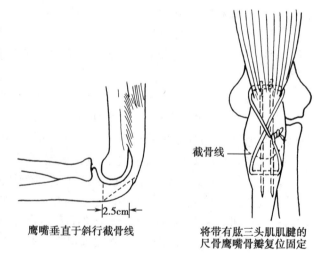

鹰嘴垂直于斜行截骨线　　　　将带有肱三头肌肌腱的
　　　　　　　　　　　　　　尺骨鹰嘴骨瓣复位固定

2.5cm　　截骨线

图21-17 尺骨鹰嘴截骨入路

折端复位不良,将直接影响疗效。例如,术前对骨折分类不够准确,复位时目标不明,将难以使骨折块良好对位;过于粉碎的骨折块,如 AO C2 型、C3 型骨折,其中部分骨折块被挤压变形,滑车、内髁等旋转移位,如果不仔细辨认骨折块的形状和解剖位置,复位时方法不当,将难以获得满意的复位效果;复位时对骨缺损不植骨,或由于难以达到解剖复位而对骨折块进行"修整",造成骨缺损,将导致骨折复位不良,骨折间隙增大,骨折端不稳定,影响骨折愈合及肘关节功能的恢复等。如果只重视肱骨髁间骨折的解剖复位而不重视髁上骨折的解剖复位,也将难以获得满意的治疗效果。此外,手术时机把握不当与骨折复位也有一定关系。例如,复位距离伤后时间过长,超过 7～10 天,则可能由于游离骨折块被部分吸收,或骨折周围粘连或骨痂形成等,将使骨折块的解剖形状和位置发生改变,造成骨折复位困难。

因此,复位前必须认真阅读 X 线片,明确骨折类型和骨折块移位状态,做到有的放矢。严重粉碎变形的骨折,虽然目前仍无满意的复位固定方法,但为了恢复一个无痛且功能满意的肘关节,则应尽最大可能地使骨折均获得最佳的复位和固定效果。因此应依据每一骨折块的形状和解剖位置进行复位。明显的骨缺损,应以自体骨植骨填充,增强骨折端的力学稳定性、促进愈合。复位时应首先依据滑车在矢状面上呈圆形、内侧直径较外侧稍大而向远端倾斜 3°、7/8 为关节软骨覆盖、其软骨面向后等特点进行辨认复位。同时应以此为标志,对其他骨折块进行复位。严禁对解剖关系辨别不清的骨折块随意修整,使骨折块变形而更加难以辨认,影响复位。难以控制自由活动的骨折块,可借助克氏针钻入其间作为把手进行复位,亦可将邻近的易于辨认其解剖位置的骨折块先行串接复位固定,再将串接复位固定的几组骨折块按其解剖位置进行组合复位固定,称为克氏针串接组合复位固定法,以达到解剖复位的目的。严重粉碎性骨折,可采用肱骨髁上短缩的方法复位,以保证关节面的完整与骨折近端的解剖连续性;在进行髁间骨折解剖复位的同时,亦应做好髁上骨折的解剖复位。此外,应力争在伤后 7 天内进行手术,以利于骨折的解剖复位。总之,骨折复位的标准应是尽可能恢复肱骨远端三角形结构的完整性和关节面的平整,恢复鹰嘴窝、冠突窝和桡骨窝的解剖形状,恢复肱骨远端的前倾角。

4. 内固定方式选择不当　肱骨髁间骨折至今仍属于很难治疗的上肢骨折之一,其内固定术后并发症发生率为 19%～50%,如内固定失效、复位丢失、骨不连或畸形愈合(常见为肘内翻畸形)、肘关节僵硬、尺神经炎等。除与该部位的解剖关系特殊、骨折状态复杂有关外,与内固定方式也有一定关系。不牢固的内固定使肘关节难以早期活动,将导致肘关节僵硬、功能障碍。肱骨髁间骨折的内固定方式包括既往传统的克氏针张力侧固定(图 21-18),Y 形钢板固定(图 21-19),垂直双钢板固定(图 21-20),近年来开展的平行双钢板固定(图 21-21)、新型肱骨远端解剖锁定钢板(图 21-22)固定等。

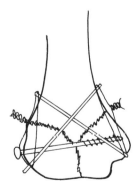

图 21-18　钢针、钢丝、螺钉张力侧固定示意

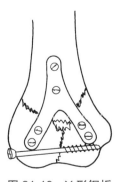

图 21-19　Y 形钢板固定示意

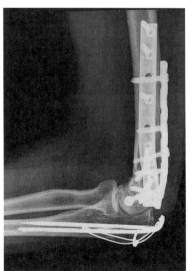

侧位X线片

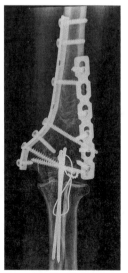

正位X线片

图 21-20　垂直双钢板固定案例
经尺骨鹰嘴截骨入路双钢板固定后,髁间以螺钉连接成三角形框架结构。

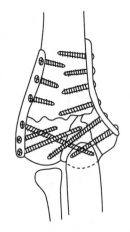
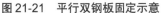
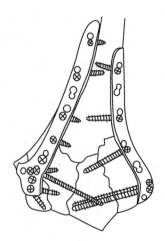

图21-21　平行双钢板固定示意　　　　图21-22　新型肱骨远端解剖锁定钢板固定示意

如果选择不当,将影响治疗效果。若用传统的克氏针、钢丝张力侧固定,固定虽比较牢靠,但由于其内固定材料强度不够,术后需外固定加强,不利于早期功能锻炼,易导致关节僵硬;用Y形钢板固定,由于其可塑性较差,仅适用于比较规则的T形或Y形骨折,且Y形钢板为平面结构,位于肱骨背侧,骨折处应力强度不够,会使钢板断裂;垂直双钢板固定(一块置于外侧柱的后面,一块置于内侧柱的内侧面),远端骨折块很难牢固固定在肱骨干上,外侧柱数量较少的螺钉不能保证其坚强固定,尤其是粉碎性骨折和伴有骨质疏松的患者,常在肱骨髁上发生骨不连和肘内翻畸形;平行双钢板固定(2块钢板分别置于内外侧柱的正内侧和正外侧面),经内、外侧柱远端的螺钉孔可向对侧置入螺钉,不仅可以固定肱骨头,也可以固定滑车,2块钢板通过两髁间连接在一起产生相当于三角形的框架结构的固定,且固定强度高,但由于钢板远端的螺钉数有限,对低位的骨折和较小的远端粉碎性骨折块难以固定,且对骨折端无加压作用。如果高龄、骨质疏松严重的老年患者,关节毁损,初次内固定失效无法再固定,或类风湿关节炎、关节已遭不同破坏等骨折患者,勉强进行内固定,将难以获得满意的治疗效果。

因此,肱骨髁间骨折应依据骨折类型,尽可能选择合适的内固定方式。以达到解剖复位、坚强内固定、早期功能锻炼,以期获得稳定、无痛、功能良好的肘关节。传统的克氏针、钢丝张力带固定,由于其内固定材料强度不够;Y形钢板固定,由于其可塑性较差,抗骨折处应力作用差,适合的骨折类型局限,目前已很少使用。垂直双钢板固定,适用于较简单、稍高位、骨质疏松不严重的骨折。平行双钢板固定,其固定强度较垂直双钢板固定更坚强,能形成"拱门"结构,固定牢固,故适用于对老年骨质疏松性肱骨远端C型骨折的治疗,不适用于低位的关节面骨折患者。肱骨远端解剖锁定钢板是针对肱骨远端骨折的新型锁定钢板系统,与以往的固定物比较除具有解剖塑形外,可以对肱骨髁上部位的骨折进行自动加压固定,可以增加髁部骨折固定螺钉的数量,髁部至少可以固定4枚螺钉(AO钢板只能固定1～2枚),适用于远端低位骨折和合并骨质疏松的髁上粉碎性骨折,特殊设计的C形钳对髁间骨折可加压固定,内外侧面螺钉斜行交叉锁定,使骨折固定为一体,能更加牢固地固定骨折,达到满意的初始稳定,可以满足尽早开始功能锻炼的要求,对软组织损伤小,对尺神经影响小,适应证更广,是目前较为理想的内固定系统,肘关节可以早期活动。但是操作技术有一定难度,需要注意对钢板的轻度塑形和钢板放置合适的位置,才能发挥其理想的固定作用。高龄、骨质疏松严重的老年患者,关节毁损,骨折无法复位和固定,初次内固定失效无法再固定等患者,则应采用人工全肘关节置换术,而关节已遭不同破坏的类风湿关节炎患者,全肘关节置换术的疗效更佳。

5. 复位内固定操作不当　复位固定操作方法,直接影响手术效果。如果复位时不按传统的方法首先复位固定髁间骨折,恢复滑车的解剖连续性,而是先复位固定髁上骨折,将造成复位困难,难以获得满意的复位固定效果;但对某些双柱骨折,其内外侧柱中相对简单的一侧骨折未能首先复位临时固定,使髁间骨折变为单髁骨折,而仍按先复位固定髁间骨折,再固定髁上骨折的顺序操作,则使可以简单操作的复位固定复杂化,其他骨折复位固定失去模板,难以复位;固定时选用的钢板过短,强度不够,将难以牢固固定骨折端;如果选用等长的双钢板固定,由于钢板近端应力集中,将导致钢板端应力骨折;如果对钢板塑形不当,钢板不能紧贴骨面固定不牢固，将影响复位固定的稳定性与骨折愈合；双柱严重粉碎性骨折、低位的关节面骨折，或 AO C2 型、C3 型，如果复位后不用克氏针临时串接固定，则可能在最终固定时，使骨折块移位，难以获得解剖复位和牢固固定；明显的骨缺损，尤其是滑车宽度丢失者未行植骨，复位固定后由于骨折块无支撑力而使骨折端不稳定，影响骨折愈合及关节功能的恢复；钢板远端螺钉过短，未能相互咬合固定，未形成"拱门"或"三角形"的稳定结构，固定难以牢靠和稳定；双钢板固定，尤其是肱骨远端解剖型锁定钢板固定，如果钢板未尽可能地置入肱骨髁远端，将难以发挥其固定关节面低位骨折的性能；内外侧钢板的位置不当，将会使螺钉穿入后方的关节间隙；粗大的螺钉穿入小儿肱骨小头骨骺，将影响其骨骼发育；术中破坏软组织过多，将可能导致骨折延期愈合、骨不连或骨化性肌炎等，严重影响肘关节功能恢复。钢板固定未前移尺神经，将可能使尺神经被金属内固定物撞击、摩擦及瘢痕粘连、卡压，导致尺神经炎。

因此，在复位内固定操作中，通常应首先复位固定两髁间骨折，恢复滑车的解剖连续性，争取获得解剖复位甚至"精确"复位，使髁间骨折变成髁上骨折，然后再对肱骨髁上骨折进行复位固定，而且每一处固定均应牢固。某些双柱骨折，如果其内外侧柱中有一侧是相对简单的骨折，可首先将简单骨折临时复位固定，使髁间骨折变为单髁骨折，再参考已复位的肱骨髁来复位固定复杂一侧的肱骨髁，这可以使复杂手术简单化。固定时选用的钢板不可过短，应有 6 孔以上，且双钢板不应等长，骨折粉碎严重一侧应稍长。钢板应适当塑形，使其紧贴骨面，以增强骨折端的力学稳定性。双柱严重粉碎性骨折、低位的关节面骨折，或 C2、C3 型骨折，复位后应以克氏针临时固定骨折块，术中以滑车和尺骨滑车切迹的解剖特点及宽度为标志进行复位，可获得比较满意的复位效果。关节内的小骨折块，尽可能利用钢板的螺钉来固定，亦可以采用 Herbert 螺钉固定更小的骨折块，也可以采用"残留克氏针"技术进行固定。明显的骨缺损，尤其是滑车宽度丢失者应行植骨处理。钢板远端应拧入足够数量尽可能长的螺钉，以固定尽可能多的关节面骨折块，且所有拧入的螺钉必须通过钢板并相互交锁，形成"拱门"或"三角形"的稳定结构。双钢板固定，尤其是肱骨远端解剖型锁定钢板固定，钢板应尽可能地置入肱骨髁远端，以便使远端骨折有尽可能多的螺钉固定。一般应放置在肱骨小头背侧关节面近端 2～3cm 处，以保证固定牢固又不影响关节活动。外侧钢板要尽量偏向鹰嘴窝一侧，且尽可能靠后，因为外侧柱后方没有软骨，是钢板放置的理想位置；内侧钢板宜置于肱骨内上髁的屈肌总腱附丽点的近端、轻度偏背侧的位置。小儿骨折，应防止将粗大螺钉穿过肱骨小头。同时术中必须坚持微创操作原则，保护血运。钢板固定后应前移尺神经，防止发生尺神经炎。建议肘关节损伤后制动时间不超过 2 周，以降低肘关节僵硬的发生风险。

第三节　肱骨内上髁骨折诊治失误的分析及对策

肱骨内上髁是肱骨内上髁骨化中心骨化与内髁融合的部分，一般 7～8 岁出现，18～20 岁融合，部分人终身不融合。位于肱骨远端内后侧，有前臂屈肌附着。肱骨内上髁骨折各年龄段均可发生，以 9～15 岁的小儿多见，占肱骨远端骨折的 14.1%，青少年多为间接暴力引起的撕脱骨折，骨折块可向关节内移位，成人则部分是直接暴力引起的单纯内上髁骨折。年龄小的儿童，其关节囊的起点在肱骨内上髁骺线上方，年龄大的儿童则附着于滑车的内侧嵴，故前者肱骨内上髁骨折属于关节内骨折，后者则属于关节外骨折。

AO 分型：A1.2 型为内上髁撕脱骨折；A1.3 型为内上髁撕脱骨折，嵌闭型。

Jüpiter 分型：Ⅲ型关节外囊外型骨折中的 B 型内上髁骨折。

小儿肱骨内上髁骨折的 Wilkins 分型，按骨折块移位分为 4 型（表 21-2、图 21-23）。

表 21-2　小儿肱骨内上髁骨折的 Wilkins 分型

类型	骨折移位
Ⅰ型	内上髁骨折块无移位或轻度移位
Ⅱ型	内上髁骨折块向下、向前旋转移位，可达关节间隙水平
Ⅲ型	内上髁骨折块嵌夹在肘关节内侧的关节间隙，肘关节实际处于半脱位状态
Ⅳ型	肘关节向后或后外侧脱位，撕脱的内上髁骨折块嵌夹在关节间隙内

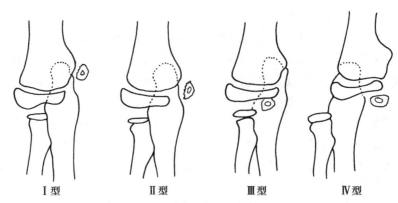

Ⅰ 型　　　　Ⅱ 型　　　　Ⅲ 型　　　　Ⅳ 型

图 21-23　肱骨内上髁骨折 Wilkins 分型

肱骨内上髁骨折治疗方法较简单,一般对肘关节功能影响不大。但如果诊治不当,则可能造成并发症。

一、诊 断 失 误

(一)查体不仔细导致的误诊

成人肱骨内上髁骨折,通常诊断不难。但骨骺未融合的青年或小儿,由于其骨骺的存在,如果不仔细检查,不认真分析,则可能造成误诊。5~6 岁以下的小儿,由于肱骨内上髁骨骺尚未出现,X 线片上并不显影,如果不仔细检查肘部肿胀情况、皮下淤血和骨擦感,则容易将带有肱骨远端小骨折片的内上髁骨折误诊为肱骨髁上骨折,或将肱骨内髁骨骺分离误诊为肱骨内上髁骨折。已诊断为肱骨内上髁骨折者,未重视和检查是否合并肘关节向后内侧的半脱位,则可能导致该损伤漏诊。临床也有检查不仔细,在肱骨内上髁骨折临床表现并不明显的情况下,将 20 岁以上肱骨内上髁未融合的骨骺误诊为肱骨内上髁骨折等。

【病例】患者男性,21 岁。因左肘部外伤后疼痛 1 天在当地医院就诊。查体仅见右肘后皮肤擦伤,但无明显肿胀和皮下淤血,肘关节活动稍受限,接诊医师依据 X 线报告"右肱骨内上髁有骨折影",诊断为右肱骨内上髁骨折,予以手法复位石膏外固定等治疗。3 天后来南方科技大学盐田医院拍摄 X 线片复查,显示右肱骨内上髁处有一椭圆形骨块,骨折线圆滑,考虑为内上髁次级骨化中心。去除外固定检查,肱骨内上髁无明显压痛,无骨擦感,肘后三角关系正常。拍摄左侧对照片,与右肘内上髁显示相同骨块,遂排除肱骨内上髁骨折。

本例将肱骨内上髁骨化中心误诊为肱骨内上髁骨折,主要原因是对部分人肱骨内上髁终身与内髁不融合的解剖学知识掌握不足,未仔细检查骨折部位是否有皮下淤血及肿胀,尤其未检查是否有骨折的特征如骨擦感等。

因此,青少年或小儿肘部损伤诊断时,应明确其受伤机制,并熟悉肱骨内上髁骨化中心出现和融合的年龄段,查体时应认真仔细。肘部外伤后内上髁有压痛、可触及骨擦感者,应诊断为肱骨内上髁骨折。无明显压痛、肘关节活动基本正常、肘后三角关系无改变者,即使 X 线片显示"骨折"征象,也不可轻易诊断为肱骨内上髁骨折,防止将部分青少年的肱骨内上髁次级骨化中心误诊为肱骨内上髁骨折。必要时可拍摄对照位 X 线片确诊。小于 5~6 岁的儿童,单纯依据 X 线片则无法判断是否有骨折,应仔细检查、认真分析。若肘关节肿胀明显、皮下淤血、肱骨内上髁处有骨擦感,或触及较尖锐的骨折端,即使 X 线片上未显示骨折征象,也应诊断为肱骨内上髁骨折。诊断为肱骨内上髁骨折者,若检查中发现合并肘关节后内侧半脱位,主要是因肱骨内髁骨折后,滑车对肘关节的稳定性丧失,使肘关节向后内侧脱位,则应诊断为肱骨内髁骨折或骨骺分离,而肱骨内上髁骨折合并的肘关节脱位则多脱向后外侧,可依此鉴别。对于 20 岁以上肱骨内上髁骨折患者,应仔细检查肱骨内上髁处是否有骨折的临床表现,如无骨折临床表现,如疼痛、皮下淤血、骨擦感等,则不可轻易诊断为肱骨内上髁骨折。

(二)依赖 X 线检查或读片不仔细导致的误诊或漏诊

X 线检查虽然是骨折诊断十分重要的依据,但肱骨内上髁骨折,如果完全依赖 X 线检查或阅读片不仔细,则可能导致误诊或漏诊。例如,移位不明显的 Wilkins Ⅰ 型骨折,由于 X 线片显示的骨折征象不明显,若不认真阅片,不仔细辨别 X 线片显示的骨折征象,不熟悉肘关节 X 线片的影像学基本知识,则可能导致误诊或漏诊;Wilkins Ⅱ 型骨折,虽然临床症状明显,如疼痛、肿胀、皮下淤血等,但由于骨折块远端或肱骨远端难以触及骨擦感,骨折块移位亦不明显,X 线片上仅显示为肱骨内上髁骨骺的长轴内旋,如果阅读片不仔细,则可导致漏诊或误诊;Wilkins Ⅲ 型骨折,其骨折块常位于滑车和尺骨半月切迹关节面之间,如果临床经验不足,对此型骨折 X 线片显示的骨折征象不熟悉,触诊时未能触及骨擦感,则可能将骨折块误认为滑车骨骺,或将滑车骨骺误认为骨折块。另外,拍摄 X 线片时,由于此型骨折的骨折块影像可能与尺骨鹰嘴次级骨化中心相重叠、混淆,如果对 X 线片显示的骨折征象不认真分析,仔细辨别,也可能误诊或漏诊。较小年龄的儿童,由于肱骨内上髁或内髁仅有骨化中心或骨骺,在诊断其肱骨内上髁骨折时,如果不重视和明确辨别骨折块中有无干骺端骨化影,则可能将肱骨内髁骨折或骨骺分离误诊为内上髁骨折,由于肱骨内髁骨折属于关节内骨折,其治疗方式、预后与肱骨内上髁骨折完全不同。

因此,肱骨内上髁骨折的诊断,应依据临床症状和体征及 X 线片认真分析。临床症状、体征明显而 X 线片显示骨折征象不明显者,如无移位或轻微移位的 Wilkins Ⅰ 型骨折,则应认真阅片,必要时应与健侧 X 线片对照确诊。标准的肘关节侧位 X 线片显示脂肪垫征或肘关节申顿线不连续(正位 X 线片示肱骨远端内侧骨皮质与肱骨内上髁应当是一连续光滑的弧线)(图 21-24),骨骺与干骺端不平行,骨骺边缘由于骺旋转移位而不清晰,或显示有较薄的干骺端骨折片者,则应考虑肱骨内上髁骨折。Wilkins Ⅱ 型骨折,除骨折的临床症状和体征较明显外,其 X 线片可显示大于 5mm 的骨骺线移位征象。若仍不能明确诊断者,可进行肘关节稳定性的测试。如行 Woods 和 Tullos 的重力外翻应力试验,即患者取仰卧位,上肢外展 90°、肩及上肢外旋 90°、肘关节屈曲 15° 以上,以消除尺骨鹰嘴对肘关节的稳定扣锁作用,若尺侧副韧带的前韧带松弛,肘关节不稳定,观察到单纯前臂及手的重力作用可造成肘关节内侧张开的征象则可诊断(图 21-25),也可在前臂轻微外翻加力进行测试并诊断。若拍摄健侧 X 线片对照则可更进一步明确诊断。Wilkins Ⅲ 型骨折,其骨折块嵌夹于关节间隙内侧缘,X 线片有时很难显示其骨折块,对此应认真阅片,仔细辨认正位 X 线片肱骨远端内侧是否有最突起的内上髁。如果肘关节正位 X 线片上未显示明显突起的内上髁,或关节间隙内显示有"多余"的骨块征象,则应考虑肱骨内上髁骨折的诊断,必要时可拍摄健侧肘关节 X 线片对照确诊。小儿肱骨内上髁与内髁骨折的骨折征象难以鉴别时,应仔细辨认干骺端的骨折块、肱骨、尺骨及桡骨的对应关系。如果干骺端内侧存在骨折块,且肱桡关节关系改变,而上尺桡关系无变化,表示肘关节脱位,则应诊断为肱骨内髁骨折,必要时可行 X 线对照位检查或行 CT、MRI 检查确诊。怀疑小儿肱骨内上髁骨折,如果 X 线片显示骨折块内有干骺端骨化影,则应诊断为关节内的肱骨内髁骨折。

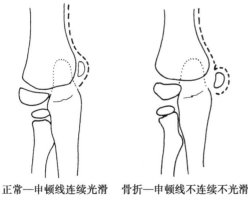

正常—申顿线连续光滑　　骨折—申顿线不连续不光滑

图 21-24　X 线检查显示肘关节申顿线示意

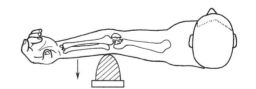

图 21-25　肘关节重力外翻应力试验方法示意

(三)查体不仔细导致合并伤的漏诊或误诊

1. 合并尺神经损伤的误诊　肱骨内上髁骨折合并尺神经损伤并非鲜见,多为不完全损伤,通常诊断不难,主要依据手掌尺侧和小指皮肤感觉障碍、小鱼际肌及骨间肌麻痹等即可诊断。如果对尺神经损伤重视不够,未行其相关功能检查,则可能导致误诊或漏诊。

因此,肱骨内上髁骨折,应重视对尺神经功能的检查,若发现有尺神经损伤的症状和体征,则可诊断。

2. 合并桡骨头骨折的误诊　肱骨内上髁骨折有可能合并桡骨头骨折,其机制是创伤时外翻的外力过大,除撕裂肱骨内上髁外,肘外翻力的继续作用使桡骨头受到肱骨外髁及肱骨小头的撞击,造成桡骨头或桡骨颈骨折(图 21-26)。

如果未行桡骨头部位触诊、挤压等检查,阅读 X 线片时不仔细,未发现桡骨头或桡骨颈骨折的 X 线征象及其临床表现,则可能导致误诊或漏诊。

因此,应重视桡骨头或桡骨颈的检查,如果检查中发现桡骨头、桡骨颈肿胀、压痛明显,可触及骨擦感等,则可诊断为桡骨头或桡骨颈骨折。同时应仔细阅读 X 线片,观察桡骨头或桡骨颈的 X 线征象。若桡骨头或桡骨颈处显示有骨折征象,则可确诊。

3. 慢性损伤引起的合并症的误诊　运动员或士兵过度地反复投掷或对上肢肌力的其他训练,由于上肢内侧在持续牵拉应力作用下,可导致内侧滑囊炎、尺侧副韧带钙化、内上髁肥大和内上髁应力性骨折等,尤其是应力性骨折(又称疲劳骨折),若不重视患者对该部位疼痛等症状的陈述,不认真仔细检查,则容易误诊或漏诊。

因此,长期反复过度的上肢肌力锻炼,或过度使用前臂屈肌而自诉肱骨内上髁部位疼痛者,应重视其应力性骨折及其他应力性损伤的相关疾病,对其内上髁应仔细检查,并拍摄 X 线片。若肱骨内上髁肿胀或明显压痛,X 线片显示骨质不规整(图 21-27),则应诊断为肱骨内上髁慢性损伤。

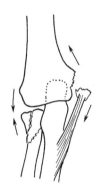

图 21-26　肱骨内上髁骨折合并桡骨头骨折示意

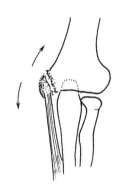

图 21-27　肱骨内上髁慢性损伤示意

二、治　疗　不　当

(一)非手术治疗不当

1. 适应证把握不当　无移位或轻度移位的肱骨内上髁骨折非手术治疗效果满意;Wilkins Ⅱ～Ⅳ型骨折采用非手术治疗还是手术治疗,仍存有争议。Smith 认为,几乎所有肱骨内上髁骨折均可采用非手术治疗治愈,至于治疗后的残疾,尚无法证明与骨折块的移位有关。但临床中,如果对肿胀严重者也采用手法复位外固定治疗,由于骨折块悬浮于肿胀的组织内,难以触摸其准确位置进行复位,也难以维持其复位后的稳定性,将可能使复位丢失。Wilkins Ⅳ型骨折,将嵌夹于关节内的骨折块未能拉出关节腔而仍行非手术治疗,其骨折块将可能与尺骨冠突融合,导致肘关节半脱位、关节囊及韧带松弛,影响肘关节功能。移位较明显的骨折,采用非手术治疗,骨折块难以复位和固定,骨折在移位状态下的纤维愈合,将可能造成前臂屈肌松弛,手指、腕关节的屈肌肌力减弱,或在肘外翻的应力活动时肘关节不稳定,甚至导致迟发性尺神经炎、骨折延期愈合或骨不连等并发症。如果对 2 周以上的陈旧性骨折采用手法复位治疗,由于骨折块与周围组织的纤维粘连和部分骨痂形成,使骨折块难以获得解剖复位。

因此,应严格把握好肱骨内上髁骨折非手术治疗的适应证。肿胀严重者,应抬高患肢,待肿胀消退后再行手法复位。对于各种类型骨折,若手法复位能使骨折块获得解剖复位或尚有轻度移位但能维持其复位者,力争在 24 小时内进行复位。伤后超过 2 周者,若不是患者坚决要求非手术治疗,则应慎用手法复位。Wilkins Ⅰ型或无明显移位骨折,或虽有尺神经功能障碍,但骨折块无明显移位者,均可采用非手术治疗,其尺神经功能障碍,待骨折愈合后,若其功能无明显恢复,可行尺神经探查。

2. 手法复位方法不当　肱骨内上髁骨折手法复位的方法十分重要,如果不严格按损伤机制和骨折类型规范操作,则很难获得满意的复位效果。例如,移位明显的 Wilkins Ⅱ型骨折,复位时未将前臂旋前,使前臂屈肌紧张,骨折块下移,将造成复位困难;Wilkins Ⅲ型骨折,复位时未将前臂先行旋后、外翻,未伸腕、伸指,则难以将移位至关节内的骨折块牵出,复位难以成功;Wilkins Ⅳ型骨折,若仅将肘关节脱位复位而未能使骨折块复位,肱骨内上髁骨折块仍将留在关节内,由Ⅳ型骨折变为Ⅲ型骨折,将导致肘关节功能障碍;由于临床经验不足,未掌握多种不同的复位方法,使用一种手法复位未获成功者,则采用手术治疗,将增加患者不必要的手术创伤等。

因此,行肱骨内上髁骨折手法复位时应依据受伤机制、骨折类型及骨折块的移位情况等采用不同方法进行。Wilkins Ⅰ型或Ⅱ型骨折复位时,患者应取屈肘 90°、屈腕、前臂旋前位,手术者用拇指向后、向近端推挤骨折块,绝大多数均可获得满意复位。Wilkins Ⅲ型骨折,通常采用 Rober 提出的复位手法,即肘关节伸直位,前臂旋后,使前臂屈肌处于紧张状态,对肘关节施以外翻应力的同时伸腕、伸指,靠前臂屈肌的力量将骨折块牵出肘关节,使Ⅲ型骨折变为Ⅱ型骨折,再按Ⅱ型骨折的复位手法,一般均可顺利复位。若复位未成功,可采用前臂伸直的复位方法,一手向外后推压肱骨远端,一手向内前推提桡尺骨近端,将内上髁骨折块提拉出关节腔。Wilkins Ⅳ型骨折,应先将肘关节脱位复位后,再按Ⅲ型骨折进行复位。

3. 复位后外固定不当　复位后如果外固定方法不当,将导致复位丢失或其他并发症。如复位成功后,未能维持骨折块的稳定,在行外固定时骨折块可能移位;骨折复位后如果将前臂置于中立位,甚至旋后位固定,由于前臂屈肌群的紧张牵拉,将导致骨折移位;采用石膏夹托外固定时,未将内上髁部位石膏按其外形塑形,导致骨折块移位;采用小夹板固定时,将纸压垫安置不当,或选用纸压垫形状不规范,将导致皮肤压疮,或使纸压垫未能发挥维持固定的性能,复位丢失等。

因此,复位成功后,手术者应在石膏或小夹板固定前,始终将骨折块按压固定在肱骨内上髁的部位,不可松手或变换体位。无论用小夹板或石膏固定,或在以后的功能锻炼过程中,骨折愈合前,均应始终保持前臂旋前体位,不可取中立位,更不允许旋后位,以维持骨折块的解剖复位和稳定。以石膏固定,应将肱骨内上髁部位的石膏在其未固化前,按内上髁的外形塑形,但应注意不可按压过紧,防止压伤内上髁处皮肤或尺神经(图 21-28)。以小夹板固定时,应采用特制的、有缺口的梯形纸压垫,或称为双峰垫,将双峰骑跨在肱骨内上髁进行固定,不可挤压过紧,防止压伤皮肤。

4. 外固定后观察处理不当　肱骨内上髁骨折复位外固定后,维持骨折端的力学稳定性比较困难,在功能锻炼与活动中,骨折块可能移位。如果对此重视不够,未及时发现并适当干预,将导致复位丢失。

因此,手法复位外固定后,应在 2 周内,每 2～3 天复查 1 次 X 线片,以后可每周复查 1次,持续 2 周。若发现骨折块有移位,应及时重新复位固定。有条件者尽可能住院观察 1～2 周,以便发现问题及时处理。此外,骨折复位外固定后,应严密观察患肢的血运情况,防止固定过紧造成血运不良,或过松而骨折移位等。

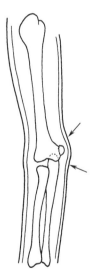

图 21-28　石膏固定塑形

（二）手术治疗不当

1. 适应证把握不当　多数学者认为肱骨内上髁骨折,应以手法复位外固定治疗为宜。但近年来,由于手术技术、医疗器械及设备的不断完善和改进,内固定的疗效多数比较满意,术后关节功能的改善较以往有明显提高,手术指征有所扩大。但如果不把握好手术适应证,则可能对患者造成不必要的手术创伤或一定的并发症。例如,Wilkins Ⅰ型或移位不明显的骨折采用切开复位内固定,既增加了不必要的手术创伤,又有伤口感染的风险,如果未用可吸收钉固定,还需二次手术去除内固定,而且疗效与非手术无显著性差异;软组织损伤严重、肿胀明显者,行切开复位内固定,将进一步加重局部软组织损伤甚至导致感染;合并尺神经损伤者,由于多为牵拉造成的不全损伤,其中大部分可自行恢复,若早期行尺神经探查术,则造成不必要的手术创伤。

　　因此,应把握好手术适应证。《坎贝尔骨科手术学》提出4点手术适应证可供参考。

　　(1)肱骨内上髁骨折块嵌夹于关节内,手法复位不能从关节内拉出者,或Ⅳ型骨折在肘关节脱位后骨折块仍嵌于关节内。

　　(2)合并有尺神经损伤症状的骨折而尺神经功能未恢复者。

　　(3)外翻不稳定,需要肘关节稳定性的患者,如运动员等。

　　(4)骨折块移位大于1cm并有旋转时,纤维愈合可能造成前臂屈肌肌力减弱,或肘内侧异常凸出而影响肘部外观、形似肘外翻畸形者。

　　此外,肱骨内上髁骨折块未获得解剖复位而发生迟发性尺神经炎者,也可进行手术治疗。骨折块移位超过1cm的Wilkins Ⅱ~Ⅳ型骨折,只要能坚强内固定,且患者要求手术者,则应切开复位内固定,以便早期进行功能锻炼。软组织损伤严重者,应于伤后1周,肿胀消退后手术为宜。

　　2. 内固定器材选择不当　肱骨内上髁骨折多数为撕脱骨折,其骨折块大小不等,甚至有些为撕脱粉碎性骨折片。如果不重视内固定器材的选择,将难以获得满意的固定效果。薄而小的碎骨块以螺钉固定,将会使骨折块碎裂;可用骨松质拉力螺钉固定的较大骨折块,采用克氏针固定,由于固定不牢固而需延长外固定时间,将影响关节功能的恢复;较小骨折块用过大直径螺钉固定,将会使骨折块被挤压碎裂(图21-29);若直径过小,因固定强度不够而螺钉被拔脱;骨骺发育中的小儿肱骨内上髁骨折固定,选用克氏针或螺钉过于粗大,将损伤肱骨远端骨骺,影响其骨骼发育,导致肘部畸形等。

　　因此,应依据骨折块的大小、形状等选用合适的内固定器材。薄而小或碎裂骨折块,可采用U形骑缝钉固定,也可在肱骨内上髁的骨折近端钻孔,以钢丝或丝线缝合。小而稍厚的骨折块,可用较细的克氏针交叉固定。稍大骨折块或骨骺发育中的小儿肱骨内上髁骨折,以尽可能选用较细的克氏针固定为宜。虽然肱骨内上髁骨骺对肱骨长轴骨干的发育无明显影响,但不能排除较粗大的克氏针或螺钉固定,很可能对肱骨远端骨骺造成一定损伤,影响骨骼发育。较大骨折块,可选用适当直径的骨松质拉力螺钉固定,以不挤碎骨折块为宜。近年来采用可吸收螺钉固定,疗效较好,无须二次手术去除内固定。

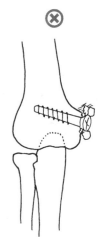

图21-29　螺钉直径过大导致骨折块被挤压碎裂

　　3. 内固定操作不当　操作不当,将难以获得满意的复位固定效果。由于有的骨折块薄而小,或陈旧性骨折块部分被吸收,或骨折端骨痂形成以及骨折周围组织粘连等,使骨折块和骨折端有时难以辨认,且比较脆弱,分离显露时,如果对骨折块过度牵拉、夹持或挤压,会使其碎裂而难以复位固定;骨折端或骨折间隙中的纤维组织或骨痂清除不彻底,甚至骨质未能充分显露而行复位固定,则术后X线片会显示骨折间隙较大,也影响骨折愈合;在显露骨折端、分离粘连中,对屈肌腱与瘢痕组织分辨不清,则可能将附着于前臂的屈肌腱误认为瘢痕组织而分离切断,或误将屈肌腱在骨折块的附着剥离,导致前臂屈肌肌力减弱。此外,在用螺钉固定时,如果将螺钉强力旋入骨质,则由于螺钉的强力挤压,会将骨折块挤压碎裂;采用克氏针固定时仅用1枚,或克氏针未穿过对侧骨皮质,由于固定不牢固,将导致骨折移位或克氏针松动。

　　因此,应认真规范地进行固定操作,仔细辨认骨折部位的解剖关系,严禁暴力牵拉、夹挤骨折块,并注意保护前臂屈肌腱及其附着,不可随意切除与分离骨折块及其周围软组织,以免损伤骨折块和前臂屈肌附着。辨认肌腱与瘢痕组织时,应注意肌腱组织有整齐的腱性纤维,且强度大,与骨块难以分离,而瘢痕组织则结构紊乱,早期比较脆弱,容易与骨折块分离。在骨折复位时,近骨折端形成的骨痂应彻底刮除,必须显露出近骨折端的骨折面,并将内上髁骨折块包裹的纤维组织及骨痂等彻底清除,使骨折面紧贴,达到解剖复位。较大骨折块,以螺钉固定时,并非拧得越紧越好,紧贴骨折面即可。用克氏针固定时,应依据骨折块的大小确定克氏针的数目。骨折块过小者,可用单针固定,针尖应穿过对侧骨皮质1~2mm,且应将针尾残端折弯后紧贴骨折块表面。稍大骨折块,通常用2枚克氏针交叉固定,以增加固定强度,针尾残端应折弯,包埋皮下(图21-30)。有条件者可行闭合复位穿针固定。

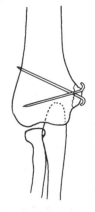

图21-30　用克氏针交叉固定稍大骨折块示意

4. 误伤尺神经或并发尺神经炎 切开复位内固定时如果不细心操作,易损伤尺神经,尤其是 Wilkins Ⅲ型、Ⅳ型骨折合并肘关节半脱位或脱位者,其周围解剖关系紊乱,尺神经可能移位,在显露骨折块和骨折端时容易损伤;在分离显露时,将尺神经远段游离过多,损伤其分支或血运,也可引起尺神经功能障碍等。此外,如果尺神经沟有明显骨折而复位不良,则骨折愈合后的骨痂将压迫尺神经,导致迟发性尺神经炎。

因此,在手术显露骨折块时,首先应从切口近端的正常部位显露尺神经,然后沿尺神经向远端游离。但应注意不可游离过多,以能够顺利进行骨折块复位固定为宜,防止损伤尺神经分支,影响尺神经血运。已游离的尺神经,应以橡皮膜保护,不可过度牵拉,防止拉伤或挫伤。尺神经沟骨折复位内固定时,应尽可能达到精确解剖复位,否则应行尺神经前移,以免骨折愈合后并发迟发性尺神经炎。已并发迟发性尺神经炎者,应及时行尺神经探查、前移术。

第四节 肱骨外髁骨折诊治失误的分析及对策

肱骨外髁骨折,以儿童肱骨外髁骨骺骨折较为常见,其发生率仅次于肱骨髁上骨折和蒙泰贾骨折而居第 3 位。资料显示,肱骨外髁骨折好发于 3～8 岁儿童,占小儿肘关节骨折的 10.4%。肱骨外髁骨折既有生长板损伤,又有关节内骨折,其骨折块常包括肱骨小头、肱骨滑车桡侧壁、肱骨外上髁骨骺、肱骨远端桡侧干骺端等。

依据骨折移位程度、临床治疗与预后,Jakob 将肱骨外髁骨折分为 3 型(表 21-3、图 21-31)。

表 21-3 肱骨外髁骨折 Jakob 分型

分型	骨折情况
Ⅰ型	骨折块无移位,骨折处呈裂纹状,伸肌腱膜与骨膜未撕裂,关节面连续
Ⅱ型	骨折块侧方移位,或向前外、后外侧移位,骨折间隙增大,伸肌腱膜及骨膜部分撕裂,或完全撕裂,关节面断裂
Ⅲ型	骨折块旋转移位,伸肌腱膜或骨膜完全撕裂,关节囊撕裂明显,骨折块旋转移位

王亦璁将肱骨外髁骨折分 4 型,其中Ⅰ、Ⅱ、Ⅲ型同 Jakob 分型,Ⅳ型为骨折脱位型,骨折块侧方旋转移位,同时伴肘关节囊及侧副韧带撕裂,肘关节向尺侧或桡侧脱位(图 21-31)。

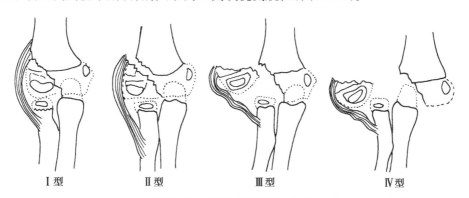

Ⅰ型　　　　　Ⅱ型　　　　　Ⅲ型　　　　　Ⅳ型

图 21-31 肱骨外髁骨折 Jakob 分型与王亦璁分型

AO 分型中的 B1、B3.1、B3.3 型为肱骨小头骨折。

成人肱骨外髁骨折诊断容易,故诊断治疗中出现的失误及并发症较少,对功能影响不大,而小儿肱骨外髁骨骺骨折,由于其临床表现、X 线特征等较复杂,出现诊治失误并不少见,常导致明显的功能障碍或发育畸形,且出现很晚,对肘部外形和关节功能影响较大,故应引起高度重视。

一、诊断失误

(一)检查判断失误导致的误诊或漏诊

小儿肱骨外髁骨折的局部肿胀相对肱骨髁上骨折的肿胀较轻,随其就诊时间的不同,疼痛、肿胀、畸形的表现也不相同。不同年龄的儿童,肱骨外髁骨折的类型也不同,其临床表现亦不尽相同。如果对此了解不清,则容易造成误诊或漏诊。例如,Jakob Ⅰ型骨折,由于骨折无移位,伸肌腱膜与骨膜未撕裂,局部肿胀不明显,几乎不能触及骨擦感,也无畸形,如果凭"经验",认为未触及骨擦感就不会有骨折,则可能误诊或漏诊。除王亦璁Ⅳ型骨折畸形明显外,Jakob Ⅱ、Ⅲ型骨折,即使骨折块有移位,骨折部位的畸形也不明显,如果不仔细检查是否有骨擦感,仅依据肘部有无畸形判断是否骨折,则可能导致误诊或漏诊。

因此,小儿,尤其是 3 岁以上偏大者,肘部外伤后疼痛、肿胀,无论其肿胀是否明显,只要疼痛较重,特别是伤后早期肘外侧肿胀、压痛明显者,应考虑肱骨外髁骨折的可能性。除常规 X 线检查外,还应仔细检查肘外侧是否有骨擦感。要是可触及骨擦感,或 X 线片显示肱骨外髁处有小骨折块,则可诊断为肱骨外髁骨折。3 岁以下,尤其是 2 岁以下的婴幼儿,肱骨远端骨骺的次级骨化中心尚未出现,且应力强度弱,肘部外伤后易发生肱骨远端全骺分离、王亦璁Ⅳ型骨折,由于合并脱位,可明显触及肘后三角关系异常,以此可与肱骨远端骨骺分离骨折的肘后三角关系正常鉴别。高度怀疑骨折而又诊断困难者,可行对照位 X 线片或 CT或 MRI 检查确诊。

(二)对 X 线检查认识不足导致的误诊

1. 将肱骨小头骨骺或骺线误诊为骨折　肱骨小头骨骺在 1~2 岁时出现,16~18 岁时与肱骨远端骨干融合。此年龄段,肱骨小头与肱骨骨干之间为骺板,在 X 线片上不显影,如果不熟悉该年龄段这一 X 线片所显示的特征,则可能将肱骨小头骨骺与肱骨干骺端之间的骺板线误诊为骨折。

因此,1~18 岁的肘部外伤,在阅读 X 线片时,应重视辨别肱骨小头骨骺和肱骨干骺端之间的骺线与骨折线之间的区别。骨骺在 X 线片上显示边缘光滑、形态规整,而骨折块则边缘呈现毛糙、尖锐的征象。骨骺线显示规整、圆滑的透亮线,而骨折线则不规整、锐利(图 21-32)。

此外,在临床上,肱骨外髁骨折,肘关节外侧肿胀、压痛、活动受限,若骨折块有分离或移位,可触及骨擦感。而正常骨骺无骨折者,肘部无以上症状和体征,诊断仍困难者,拍摄对照位 X 线片可确诊。

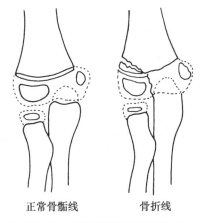

正常骨骺线　　　骨折线

图 21-32　正常骨骺线与骨折线对比

2. 对肱骨小头骨骺位置判断失误导致的漏诊　肱骨小头是肱骨外髁的重要组成部分。只有熟悉和掌握 X 线片上肱骨小头骨骺显示的正常位置,才能明确诊断肱骨外髁是否骨折,否则,将可能误诊或漏诊。例如,对 X 线片显示的肱骨小头已离开其正常位置,甚至已有细小骨折片的骨骺分离征象未及时发现或辨别不清,则会将肱骨小头骨骺分离误诊为正常骨骺;或对 X 线片显示的肱骨小头正常与异常的位置辨别不清,将未带有,甚至将带有外侧小骨片移位的肱骨小头骨骺分离征象,误诊为肘关节脱位;肱骨外髁骨折诊断后,不重视其周围的合并伤,也可能导致误诊或漏诊。

因此,要正确诊断肱骨外髁骨折或肱骨小头骨骺分离,则必须熟悉和掌握在 X 线片上辨别肱骨小头的正常位置与骨折征象。通常肱骨外髁或肱骨小头骨骺骨折,依据 X 线片有以下几种判定方法。

(1)肘关节正位(前后位)X 线片

1)肱骨小头骨骺中心偏离桡骨纵轴线,表示肱骨小头骨骺分离,向外移位,而肱尺关系、上尺桡关系正常(图 21-33)。

2)肱骨干骺端外侧显示无移位的片状小骨折块,尺桡关系及肱尺关系正常,表示存在无移位肱骨小头骨折(图 21-34)。

3)肱骨干骺端内侧见到片状或三角形骨折块,上尺桡关系正常,肱尺关系、肱桡关系不正常,表示肱骨远端骨骺分离(图 21-35),以此与肱骨外髁骨折鉴别。

(2)屈肘侧位 X 线片

1)正常时,肱骨纵轴线位于肱骨小头骨骺后缘,若肱骨小头骨骺后缘超过该线,表示肱骨小头向后滑脱骨折(图 21-36)。

2)肱骨纵轴线与肱骨小头中轴线夹角大于 30°~50°,表示肱骨小头骨骺分离,且向前移位(图 21-37);

小于30°~50°,显示肱骨小头向后移位。

反复检查仍难以确诊者,拍摄健侧对照位X线片检查是简单而可靠的方法,通常均可明确诊断。诊断困难但又高度怀疑骨折者,应行CT或MRI检查确诊。此外,肱骨外髁骨折诊断后,仍应高度重视其周围是否合并桡骨头、桡骨颈、尺骨鹰嘴或蒙泰贾骨折,应仔细阅读X线片,防止误诊或漏诊。

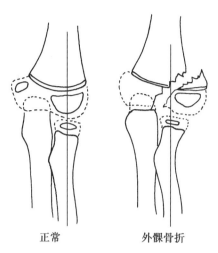

正常　　　　　　外髁骨折

图21-33　肘关节正位X线片显示肱骨小头骨折偏离桡骨纵轴线示意

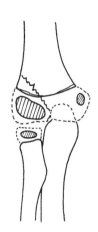

图21-34　肘关节正位X线片显示肱骨远端外侧三角形小骨折块,显示肱骨外髁骨折无移位或轻度移位示意

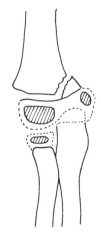

图21-35　肘关节正位X线片显示肱骨远端内侧三角形小骨折块,肱桡关系正常多显示肱骨远端骺分离示意

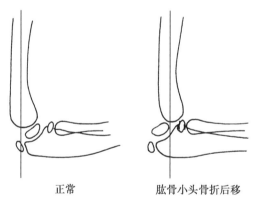

正常　　　　　　肱骨小头骨折后移

图21-36　屈肘侧位X线片显示肱骨小头后缘超过肱骨纵轴线,显示肱骨外髁骨折后移示意

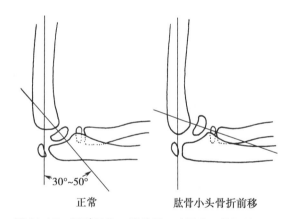

正常　　　　　　肱骨小头骨折前移

图21-37　屈肘侧位X线片显示肱骨外髁骨折前移,肱骨纵轴线与肱骨小头中轴线夹角大于30°~50°示意

二、治 疗 不 当

（一）非手术治疗不当

1. 适应证把握不当　肱骨外髁除Jakob Ⅰ型和部分Ⅱ型骨折外,Jakob、王亦璁Ⅲ型、Ⅳ型均为不稳定性骨折。但某些软组织损伤严重、X线显示为稳定性骨折,实际骨折移位的趋向很强,如移位很明显的Ⅱ型骨折,也属不稳定性骨折。如果对不稳定性骨折采用手法复位外固定治疗,则可能难以维持骨折端的力学稳定性,导致骨折端移位、骨折延迟愈合、骨不连或畸形愈合等。肱骨外髁骨折的畸形愈合,对患儿肘关节的外形和功能将造成十分严重的影响,而且目前还没有满意的治疗方法。由于肱骨外髁骨折有的为不稳定性骨折,复位容易,固定和维持固定均较困难,长时间维持固定更难。尤其是该类型骨折潜在的移位趋向很容易被临床经验不足者忽视,当发现骨折已移位时,由于骨折端已被纤维组织或骨痂充填,多数已无法用手法复位进行矫正,不得不切开复位内固定,有的则畸形愈合。

因此,手法复位外固定仅适用于Jakob Ⅰ型骨折和部分移位小于2mm的骨折,且局部软组织损伤较轻、肿胀不明显者。移位超过 2mm 和已有骨痂形成的陈旧性骨折，不宜手法复位外固定。Jakob Ⅲ型、王亦璁Ⅳ型骨折及软组织损伤严重的隐匿性不稳定性骨折者，也不应首选非手术治疗，防止由于骨折难以固定导致骨折畸形愈合。应特别注意的是，移位明显的骨折行闭合手法复位，即使获得了解剖复位，也难以长时间地维持骨折端的力学稳定性与解剖位愈合。移位后的陈旧性骨折、小儿骨折，手法复位应慎之又慎，防止骨折畸形愈合导致肘部发育畸形。

2. 手法复位方法不当　肱骨外上髁是前臂伸肌腱的附着部位和起点，在前臂旋后位时，肌肉的起点与止点距离最短而肌腱松弛。手法复位时，如果将前臂旋前位牵引，会使附着于外上髁的前臂伸肌紧张，导致肱骨外髁骨折块难以复位；将骨折块未向近端推挤或推挤的力度不够，则无法获得骨折块的解剖复位；反复复位或暴力复位，会加重关节部位软组织损伤，导致骨化性肌炎等严重并发症；未获得解剖复位的骨折行外固定，则可能导致骨折延迟愈合或畸形愈合，造成肘关节畸形、功能障碍，甚至发生肱骨小头骨骺缺血性坏死等并发症。

因此，行肱骨外髁骨折手法复位时应将肘关节伸直、肘内翻、前臂旋后，在腕关节背伸位下进行。以使前臂伸肌松弛，肘关节外侧间隙增大，有利于复位。同时，应依据骨折块移位方向，用拇指推挤骨折块。如骨折块向前外侧移位，则应向后内推挤，使其获得解剖复位。经规范的手法复位 1～2 次不成功者，即应切开复位内固定。

3. 复位后固定、处理不当　骨折复位成功后，应以石膏固定为宜。但固定时，如果不重视骨折块的移位趋向，未考虑伸肌的牵拉而未置前臂于屈肘、旋后位，或对石膏未塑形，则可能使骨折块移位；复位固定后，未及时观察骨折是否移位，外固定是否过松、过紧或移动等，并对发现的问题未及时处理，则可能导致骨折块移位，骨折畸形愈合，甚至由于外固定过紧引起皮肤坏死或患肢缺血性肌挛缩等并发症。

因此，肱骨外髁骨折手法复位后，手术者手指不可离开复位后的骨折处，在维持其解剖复位的前提下，保持前臂的旋后或中立位，严禁将前臂旋前位固定。以石膏固定时，应将肱骨外髁部位石膏迅速塑形，并维持至固化。复位固定后，应高度警惕骨折端有复位丢失的趋向，并明确告知患者或家属，及时复诊。应每 2 天复查 1 次 X 线片，连续 6～8 天，后每周复查 1 次。若发现骨折移位在 1 周内者，可重新手法复位外固定，超过 1 周，则应考虑切开复位内固定，不可继续观察或再次行手法复位。为防止骨化性肌炎，可适当应用吲哚美辛预防。固定过紧或过松者，应及时调整。

4. 闭合复位穿针内固定不当　近年来，有关肱骨外髁骨折手法复位闭合穿针内固定的报道较多，并取得了一定的疗效。但在手术操作过程中，如果未能有效维持骨折块的解剖复位，则会使骨折块在穿针固定时发生移位或固定不牢固，导致骨折延迟愈合、骨不连或骨折畸形愈合。有资料表明，单独闭合手法复位经皮穿针内固定，目前仍难以获得令人满意的复位和维持复位固定的效果。且经皮穿针需在 X 线下进行，操作困难，患者和医务人员均要接受较大剂量的 X 线照射。

因此，在现阶段，闭合手法复位经皮穿针内固定，不可作为治疗肱骨外髁骨折的首选方法。该方法仅适用于移位不明显的 Jakob Ⅰ型、Ⅱ型骨折，而 Jakob Ⅲ型骨折，几乎很少有满意的治疗效果，故应慎用。当然，随着社会的发展和科学技术的不断进步，本方法在今后可能会更进一步改进和完善，获得满意的治疗效果。

（二）手术治疗不当

1. 适应证把握不当　约 70% 的肱骨外髁骨折需要切开复位内固定治疗。但如果不分骨折类型和损伤程度，随意扩大手术指征，将可能导致相应的并发症。Jakob Ⅰ型或移位小于 2mm 的骨折行切开复位固定，将造成不必要的手术创伤或感染，还需二次手术去除内固定。小儿陈旧性骨折已出现骨化性肌炎，骨折已完全畸形愈合，骨折块已发生明显变形或伤后时间过长超过 1 年者，切开复位矫形，将难以获得满意的治疗效果。

因此，有移位的骨折，大多数学者推荐切开复位内固定治疗。尤其是移位大于 2mm、局部软组织损伤严重者，应尽可能早期切开复位内固定。陈旧性骨折未完全愈合，或骨折明显移位者，也应首选切开复位内固定治疗。如果手术方法得当，绝大多数可获得满意的治疗效果。手法复位固定后难以维持解剖复位和牢固固定者，则应尽快切开复位内固定，以便早期进行功能锻炼，不应无故延缓手术时机。小儿陈旧性骨折已出现骨化性肌炎征象，或已完全畸形愈合，肱骨远端已完全变形，或骨折块已明显变形，无法复位固定者，则应慎用手术治疗,以免骨折畸形无法矫正而使手术效果不满意。

2. 内固定方式及材料选择使用不当 肱骨外髁骨折的骨折块小,大多数又是儿童骨骼发育中的肱骨小头骨骺,内固定时如果处理不当,将导致并发症。例如,选用的克氏针过于粗糙且直径过大,或选用的螺钉直径过大、过长等,均可能在固定时将骨折块、肱骨小头骨骺挤压碎裂,或损伤干骺端骨骺,导致骨折延期愈合、骨不连或骨折畸形愈合,甚至造成肱骨远端发育畸形;用丝线缝合,或采用单根钢针固定骨折块,由于固定强度不够,将导致骨折块移位;骨折端有骨缺损者,未进行植骨处理,使骨折复位不良、固定后不稳定,将影响骨折愈合或使骨折畸形愈合等。

因此,小儿肱骨外髁骨折,尽可能选用2mm以下、工艺好、光滑的克氏针固定。以2枚平行或交叉针固定于干骺端或骨皮质为宜。避免将克氏针直接穿过肱骨小头,防止损伤骨骺,且应牢固固定,维持骨折端的解剖复位和稳定性。选用螺钉固定时,可选用1枚较细的自攻型骨松质螺钉,经骨折块的干骺端固定于骨折近端的干骺端。固定时尽可能不预先钻孔,以免钻孔过深而损伤骨骺。采用前路螺钉固定时,以2枚固定为宜,应将钉帽置于关节软骨以下,防止发生创伤性关节炎。骨折端有骨缺损者,应尽可能取自体骨植骨填充,以使骨折端获得解剖复位,增强其稳定性。单纯以丝线或不吸收线缝合固定骨折块,由于其固定强度不够,应慎用。

3. 手术入路选择不当 手术入路不当,将影响手术效果,导致并发症。例如,自肱桡肌内侧腱膜切开显露骨折处,则难以使外侧的原发撕裂口被利用而增加新的软组织损伤,将影响肱骨小头血运;自骨折的前侧显露,则会使肱骨外髁骨骺唯一的血管损伤,导致骨骺缺血,甚至坏死等。

因此,应选外侧Kocher入路,自肱桡肌外侧腱膜的原发撕裂处显露骨折端,可减少对骨折周围的软组织损伤,保护骨折局部血运。显露骨折块时,应从骨折块的后侧分离,以保护骨折块前侧的唯一血供,防止肱骨外髁骨骺坏死。也有学者采用肘前入路螺钉固定肱骨小头骨折,即肘窝S形切口,自肱二头肌腱外侧缘,下达肘横纹后,向外横过肘横纹约2cm,于肱二头肌腱外缘进入,显露肱肌,分离肱肌纤维,即可显露骨折端(图21-38)。但不能超过肱桡肌外缘,防止损伤桡神经,此入路术野显露良好,易于复位及螺钉固定。

4. 骨折复位操作不当 如果不由前侧进行骨折复位,则难以使肱骨远端软骨关节面获得解剖复位,导致骨折畸形愈合;陈旧性骨折的骨折块和肱骨远端干骺端的瘢痕组织或骨痂清除不彻底,或对骨吸收或骨缺损未行植骨,则会使骨折端对

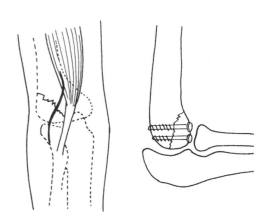

图21-38 经肘前入路用螺钉固定肱骨小头骨折示意

位和接触不良,导致骨折延期愈合、骨不连或骨折畸形愈合;陈旧性移位骨折,由于前臂伸肌挛缩,骨折复位困难,强行牵拉,也难以使骨折达到解剖复位,加之由于挛缩伸肌的牵拉,将会使骨折块被牵拉移位,或内固定物被牵拉松动,固定失效;陈旧性骨折块显露游离时,未自干骺端骨折面顺行游离,而是顺肌腱逆行游离,将导致骨折块血运破坏,影响骨折愈合;陈旧性骨折块的髁软骨面显露不清,附着其软骨面的纤维瘢痕组织或骨痂清理不彻底,将使骨折块的关节软骨和骨质显露不清,使骨折块的解剖复位困难;复位时不以滑车外柱为中心复位,则难以获得解剖复位等。

因此,进行骨折复位时,应尽可能由前侧操作,使前侧的滑车软骨面解剖复位。同时,应以手指触摸了解骨折块其他部位与肱骨远端骨折面的复位情况。行陈旧性骨折复位时,应对挛缩的伸肌腱行Z形延长,使骨折块在近乎游离状态下解剖复位。复位固定后,再将伸肌腱适当延长缝合,以缓解伸肌的张力,维持骨折端的力学稳定性。显露骨折块时,应自干骺端的骨折面游离,以减少对骨折块和软组织的损伤。骨折复位是最为困难的操作,尤其是陈旧性骨折。因此,操作中应仔细分离骨折块的髁软骨面,小心清除骨表面的瘢痕组织和新生骨痂,以滑车外柱为中心复位。骨折复位后应以细克氏针临时固定,拍摄X线片评估复位效果,复位不甚满意者,应重新复位固定,不可侥幸。为保证骨折顺利愈合,对骨折块和干骺端骨折面的瘢痕组织及骨痂要彻底清除,解剖复位后,以双克氏针牢固固定,防止骨折延期愈合或骨不连。陈旧性骨折,

只要不是完全骨性畸形愈合,一般情况下,均应切开复位内固定,以恢复肘关节解剖关系及功能,防止发生肘关节畸形。

5. 骨折畸形愈合矫正手术不当 骨折畸形愈合,是骨折未获得解剖复位和牢固固定的常见并发症。通常为骨折块的旋转畸形。这样的畸形愈合在小儿骨骼生长发育中,由于桡骨头缺乏肱骨小头的对应关系而过度生长,可影响肘关节外侧的稳定性。同时,肱骨小头的移位和肱骨外髁的发育不良,后期(损伤 3 个月以后)将导致肘外翻畸形和尺桡骨近端向外侧移位。在临床上,肱骨外髁骨折畸形愈合但未并发肘外翻畸形者,或后期已并发肘外翻畸形者,如果不尽早手术,将导致在骨骺发育中畸形更加明显,并严重影响肘关节功能。但在早期(伤后 2~3 个月)矫正肱骨外髁骨折畸形愈合的手术中,如果手术者临床经验不足,对肱骨小头和骨痂辨别不清或对相关知识和技术掌握不够,操作不当,或由于拍摄 X 线片体位不标准,X 线片质量不高,难以辨别骨痂与骨折块,则术中可能将肱骨小头骨折块和关节软骨当成骨痂清除,而将骨痂当成肱骨外髁骨折块进行复位固定,导致术后拍摄 X 线片发现肱骨外髁当成骨痂切除的严重后果。此外,由于伤后时间过长,骨折部位的骨折块、关节软骨面部分被吸收,加之纤维瘢痕组织的增生,瘢痕组织与伸肌腱紧密粘连等,使局部组织关系难以辨别,在分离瘢痕组织和肌腱粘连的骨折块时,如果误将肌腱当成瘢痕组织进行分离,将导致伸肌腱被切断,而保留了瘢痕组织,造成前臂伸肌肌力减弱,影响前臂及手的功能。

因此,术前应认真反复阅读图像清晰且体位标准的肘关节 X 线片。图像不清晰、体位不标准者,应重新拍摄 X 线片或行 CT 三维成像,明确骨折块移位方向和旋转角度,做到心中有数。在手术过程中,应仔细认真对照 X 线片,反复验证显露和操作的部位与骨折块的具体位置,如果辨别困难时应以 C 臂验证,以便准确无误地分离显露骨折块。在未明确辨别出骨折块各部位的关系前,切勿随意去除"骨痂"和切断附着的"瘢痕组织",防止误将肱骨小头当成骨痂,或误将肌腱当成瘢痕组织进行切除。当难以辨别骨折块与骨痂时,应首先显露骨折近端的骨折面和滑车,再寻找远端骨折块的骨折面,以找出的骨折面为突破口,顺行分离和显露整个骨折块,并找出肱骨小头关节面,在其内侧寻找滑车的外侧部分。由于肌腱挛缩,骨折块难以复位者,应仔细向远端游离伸肌腱的近侧部分,松解其表面挛缩的筋膜,并注意保护其血运,在后侧小心游离骨折块。术中应认真辨别骨痂与骨折块,前者比较疏松、结构紊乱,易于刮除,而后者较致密、较硬,其表面有牢固附着于肱骨外上髁的前臂伸肌腱。近端骨折面附着的骨痂和纤维组织要彻底清除,否则,远端骨折块难以解剖复位。复位时,应反复辨认复位后的桡骨头与肱骨小头的对应关系,辨认带蒂骨折块与骨折近端的关系,并试行复位,获得解剖复位后,可进行固定。必要时可用细克氏针或巾钳临时固定,拍摄 X 线片评估复位效果,若复位效果不满意,则可重新复位、固定。

第二十二章 肘关节脱位诊治失误的分析及对策

肘关节为全身四大关节之一,其结构特点为肱骨远端内外宽厚、前后扁平、侧方有强厚韧带保护,但关节囊前后部位相对较薄弱,尺骨冠突明显较尺骨鹰嘴小,其对抗尺骨向后移位的能力比向前差,因此,易发生肘关节后脱位。肘关节脱位占全身四大关节脱位的50%,仅次于肩关节脱位,而肘关节后脱位占肘关节脱位的77.3%。复位后,由于有肱三头肌及屈肌,以及类似铰链结构的骨性关节和内侧副韧带(medial collateral ligament, MCL)、外侧副韧带(lateral collateral ligament, LCL)的张力,不易发生再脱位。但若患者存在肘部损伤三联征(即肘关节后脱位同时合并桡骨头与冠突骨折)(图22-1),随脱位常伴有严重的软组织和骨性结构损伤。

肘关节脱位的准确机制目前尚不十分清楚,多由外伤导致,有些为高能量损伤。推测最易发生脱位的位置是肘部轻度过伸或至少是完全伸直位。跌倒后外力传导至伸直的肘部,在肘前方产生的应力发挥

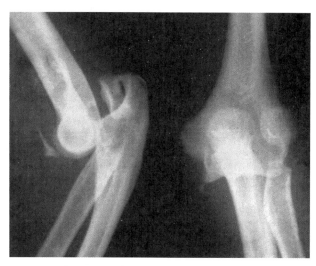

图 22-1 肘部损伤三联征(即肘关节后脱位同时合并桡骨头和冠突骨折)X线表现

杠杆作用,使鹰嘴脱出滑车;若肘部继续处于过伸位,则关节囊、侧副韧带在不断增加的张力下发生撕裂。肘关节后脱位是肱骨远端继续前移,尺骨鹰嘴向后移位导致;前脱位是跌伤后处于屈肘位,暴力直接作用于前臂后方,或跌倒后手掌撑地,前臂固定,造成尺桡骨完全移至肘前方导致;侧方脱位则由侧方应力导致。目前肘关节脱位可分为单纯脱位与复杂脱位,前者除合并关节囊、韧带和其他软组织损伤外,无合并骨折,易复位,复位后比较稳定;而后者还同时合并有一处或多处如桡骨头、尺骨鹰嘴等主要稳定结构的骨折,难以复位,复位后也多不够稳定。肘部损伤三联征即为复杂肘关节脱位,多由高能量损伤导致,摔倒时腕关节背伸着地,轴向应力经前臂传导至肘关节,而此时前臂相对躯体旋后,肘关节屈曲角度不超过80°,外翻应力作用于肘关节,导致在局部产生瞬时强大的旋转暴力,依次损伤前方骨性结构及关节囊、外侧肱桡关节及外侧副韧带复合体,后方关节囊,内侧副韧带甚至冠突内侧面;桡骨头与冠突的骨折与其相似,但在造成骨折时通常肘关节处于屈曲20°～80°位。

肘关节脱位目前常用的是Browner分型,可分为后脱位、前脱位、外侧脱位、内侧脱位、分离脱位等。

肘关节前脱位或后脱位的诊治多无困难,并发症也不多见。但若诊治不及时、不正确,尤其是对肘部损伤三联征处理不当,将可导致并发症,甚至严重并发症,因此不可掉以轻心。

第一节 诊 断 失 误

一、对儿童骨关节生物力学认识不足导致的误诊

儿童尤其是学龄前儿童,其肘关节的骨化中心复杂,出现时间不同,加之儿童各个时期骨关节韧带的不同生物力学性能,在X线片上,常显示骨折与脱位类似的征象。如果对此相关知识了解不清,认识不足,则

容易导致误诊。例如,肱骨髁上骨骺分离,仅表现为肱骨小头与肱骨干前倾角增大或变小,或肱尺、肱桡的对应关系改变,故常容易与肘关节脱位混淆而导致误诊;肱骨内外髁骨骺分离,滑车内侧半出现较晚(8～10岁出现),X线片显示不明显,故常将肱骨内外髁骨骺分离误诊为肘关节脱位。但韧带与骨骺的生物力学性能不同,韧带强度大,故儿童单纯肘关节脱位十分少见。

因此,儿童尤其是学龄前儿童,由于其肱骨远端呈前后扁平状薄片,肱骨远端大部分由骨骺及骺软骨组成,骨质比较脆弱,而韧带的生物力学强度比骨骺组织和骺板大2.5倍,当肘部受外力撞击时,在韧带和关节囊未破裂或尚未造成肘关节脱位的情况下,其骨骺所承载的应力却已造成肱骨远端(肱骨髁上)、肱骨内外髁或肱骨小头等的骨骺分离或骨折。故该年龄段儿童单纯的肘关节脱位极少,而骨骺分离或骨折则多见。凡已诊断为肘关节脱位的患儿,应仔细检查,认真阅读X线片,防止误诊。若X线片未显示明显的骨折征象,但临床检查可触及肘部骨擦感,则应诊断为肘部骨折,而并非肘关节脱位。必要时拍摄对照位X线片即可确诊。

二、查体不仔细导致的误诊

成人肘关节脱位,诊断多无困难。但对儿童肘关节外伤检查不仔细,尤其是对肿胀部位、程度和范围,皮下是否有瘀斑,早期瘀斑的部位,疼痛程度及压痛的具体部位等未仔细检查和明确辨别;对肘关节的主动活动、被动活动情况了解不够,对肘后Huter三角关系的基本概念和检查方法不熟悉,未触摸肘后是否有骨擦感等骨折的特有体征等,则容易将肘部骨折误诊为肘关节脱位。

因此,成人肘部外伤后,若肘后Huter三角关系(图22-2)明显改变,肘后尺骨鹰嘴窝空虚,肘关节弹性固定,前臂短缩畸形,肘前可触及肱骨小头及滑车,被动内收及外展肘关节,其活动度明显增大,肘关节不稳定等,则可诊断为肘关节后脱位。拍摄标准肘关节正侧位X线片即可确诊。儿童肘部外伤,必须仔细查体。若肘后肿胀不明显而畸形明显,皮下无明显瘀斑,疼痛不剧烈,全肘无明显压痛点,肘后三角关系有改变,肘关节弹性固定,则应考虑肘关节脱位。但应注意10岁以下儿童肘关节脱位很少见,而肱骨髁上骨折却常见,诊断时应慎之又慎。若肘部伤后肿胀明显,且为周圈状皮下广泛淤血,疼痛剧烈,被动活动时肘关节可有一定的活动范围,有骨擦感,肘后三角关系未改变,标准侧位X线片显示脂肪垫征,则应考虑肱骨远端骨骺分离或肱骨髁上骨折。若伤后早期肘外侧肿胀,压痛明显,皮下有瘀斑,肘关节可被动活动,侧位X线片显示脂肪垫征,则应考虑肱骨外髁骨折。

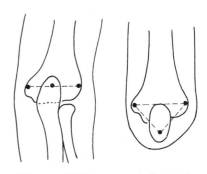

图 22-2　肘后 Huter 三角关系示意

三、对合并伤重视不够导致的误诊或漏诊

有的肘关节脱位是由高能量损伤或复杂外力导致,常发生合并伤。如果对其合并伤重视不够,检查不全面、不仔细,阅读X线片不认真,将导致误诊或漏诊。例如,肘关节脱位复位后,未对肘关节进行被动活动和拍摄X线片复查,将无法了解关节活动情况,无法了解关节内是否有骨擦感或骨性阻挡,则可能将肱骨内上髁Ⅳ型骨折误诊为肘关节脱位,也可能导致合并的桡骨头骨折误诊或漏诊;未认真检查肘关节是否稳定,尤其是未检查是否有再脱位,亦未认真阅读X线片,辨别是否合并尺骨冠突骨折征象,则可能导致合并的尺骨冠突骨折漏诊;未认真检查手部血管、神经功能,如桡动脉搏动是否存在,手指末梢血运是否正常,手指活动及皮肤感觉是否正常等,则可能导致合并的肱动脉、正中神经或尺神经损伤等误诊。

因此,应重视肘关节脱位的合并伤。脱位复位后,应认真检查其伸屈活动及稳定性,并拍摄X线片复查。在被动活动中,若发现关节内有骨性阻挡或异常骨擦感,且影响关节活动者,则应考虑合并肱骨内上髁骨折嵌入关节内,若侧位X线片显示关节间隙有骨折块征象,即可确诊为肱骨内上髁Ⅳ型骨折。此外,应认真阅读复位后的肘关节正侧位X线片,观察分析桡骨头的影像,以明确是否合并桡骨头骨折,如果仍难以确定,可行CT确诊。肘关节脱位合并冠突骨折,多为强大的旋转剪切应力使滑车撞击冠突导致,而非肱肌撕脱。因此,不但在复位前应仔细观察冠突的影像,更重要的是在复位后复查X线片时,应观察冠突的影像,以免将肘部损伤三联征误诊误治而影响肘关节功能的恢复。肘关节脱位合并肱动脉损伤并不多见，但应常规进行肱动脉功能检查。若伤后肿胀明显、软组织张力大、短时间内肘前内侧出现皮下瘀斑及张力性水疱，肱动脉或桡动脉搏动减弱或消失，手指末梢血运差，皮温降低，手法复位难以成功，则应考虑肱动脉损伤，应进一步检查确诊，如行肱动脉造影等，一旦确诊，应及时处理。合并的神经损伤，以正中神经损伤最为多见，若检查中发现相关神经功能障碍，则可诊断相应的神经损伤。

第二节 治疗不当

一、非手术治疗不当

（一）适应证把握不当

肘关节前脱位或后脱位，绝大多数可采用手法复位治疗，且疗效满意。但合并肘关节周围骨折或属于其他类型的脱位，如果不依据患者的具体情况，随意复位，不但难以成功，而且可能发生严重的并发症。例如，4周以上的外伤性陈旧性脱位进行手法复位，由于血肿机化、肌腱挛缩、关节囊粘连，复位极为困难，勉强暴力复位，则可能造成关节内广泛软组织撕裂伤和骨膜及关节软骨损伤，导致骨化性肌炎这一严重并发症；有明显骨性阻挡的脱位，多数是由于关节内嵌夹有骨折块，如内上髁撕脱骨折块，若勉强反复复位，骨折块在关节内反复磨损关节软骨，将导致创伤性关节炎；肘部损伤三联征，手法复位的最终治疗很难获得骨折的解剖复位，即使勉强复位，也容易再脱位。

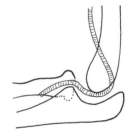

复位时正中神经嵌夹于肘关节间隙

因此，4周以上的外伤性陈旧性肘关节脱位，应慎用手法复位，严禁暴力复位。合并内上髁骨折且骨折块嵌夹于关节间隙者，不可反复勉强复位，以免损伤关节软骨。肘部损伤三联征，复位后通常肘关节不稳定，或骨折难以获得解剖复位和牢固固定，则应切开复位，对合并的骨折和韧带损伤应同时进行复位内固定与修复。若抱有在复位以后的功能锻炼中使肘关节自行稳定的侥幸心理，则可能对肘关节功能恢复造成严重影响。

肘外翻时正中神经牵拉伤

（二）复位方法不当

单纯肘关节脱位的复位方法简单，只要复位手法规范正确，绝大多数复位均可成功。如果不重视复位操作手法，可造成并发症。例如，肘关节后脱位进行复位时，将肘关节处于完全伸直位牵引，则可能使正中神经嵌夹于复位后的关节间隙，造成正中神经损伤或加重原发性神经损伤（图22-3）；复位时未将前臂置于屈肘位向下、向后牵引，则难以使移向后上、位于鹰嘴窝的冠突前移，复位将难以成功；如果暴力复位，则可能损伤冠突。肘关节前脱位，不将前臂近段向下后方牵拉，则复位难以成功。肘关节侧方脱位，于伸肘位复位，则很可能使侧方脱位在复位中变为后方脱位，加重软组织损伤。合并骨折的肘关节脱位，若先行骨折复位，再行脱位复位，则在进行脱位复位时，会导致已复位的骨折端再移位。伤后数周的陈旧性脱位，由于关节囊、肌腱、肌肉挛缩，复位十分困难，若复位时缺乏耐心，产生急躁情绪而暴力复位，则可能导致其他部位骨折，血管、神经损伤或骨化性肌炎等。

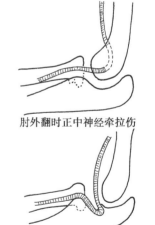

复位时正中神经肘前嵌夹伤

图 22-3 复位时正中神经受压的 Hallet 分型

【病例】患者男性，15岁。左肘外伤后活动受限2个月，在外院诊断为左肘关节后脱位，即行手法复位。复位十分困难，采用强力牵引复位，复位中听见"咔"声，以为复位成功，屈肘80°石膏托外固定。固定后患肢疼痛剧烈，肿胀严重，见皮下瘀斑，2周后渐好转，1个月后去除外固定，见肘部畸形，手不能自主活动，皮肤感觉减退，转来南方科技大学盐田医院。拍摄X线片显示肘关节脱位并肱骨髁上骨折，畸形愈合，前臂缺血性肌挛缩，遂行切开复位内固定手术。手术证实为肘关节脱位，肱骨髁上骨折。术后复读伤后首次X线片，显示肘关节脱位，而肱骨髁上未显示骨折征象。术后1年，肘关节及手指功能仍严重障碍。

本例对陈旧性肘关节脱位手法复位重视不够，对复位困难估计不足，复位时采取暴力手法，导致肱骨髁上骨折。复位后也未拍摄X线片复查，主观地认为复位成功而行过度屈肘位外固定，导致肱动脉受压，并发前臂骨筋膜隔室综合征，其间未及时诊治骨筋膜隔室综合征而导致缺血性肌挛缩。

因此，手法复位时，应依据肘关节脱位类型采用适当的体位和方法。后脱位复位，应屈肘，将前臂近段向前向下牵引即可复位，不允许伸肘位牵引。前脱位复位，可在轻柔牵引下屈肘，并将前臂近端向下后牵引，将肱骨远端向前推挤，即可复位。侧方脱位复位，应在屈肘位或轻度伸肘位牵引前臂，然后对肘内侧或外侧直接施加压力，并注意向前牵引前臂，即可复位。合并骨折的脱位，应先行脱位复位，再行骨折复位，否则，将难以使骨折块解剖复位。陈旧性脱位复位，一定要高度重视，应在良好麻醉下施行，开始动作要轻柔，小心松解关节粘连，于屈肘位缓慢加力牵引，严禁暴力复位。

（三）复位后处理不当

复位后如果不对肘关节进行屈伸活动检查和拍摄标准体位的X线片，则可能将嵌夹在关节内的骨折块漏诊；不进行肘内翻、外翻位或再脱位的应力检查，则可能将肘内侧或外侧副韧带损伤或尺骨冠突骨折漏诊；未认真检查前臂及手的血运，则可能导致血管损伤漏诊；急性复发性不稳定肘关节脱位，复位后，未屈肘位固定，以增强肌肉的张力而使肘关节稳定，则可能引起再脱位。

因此，复位后应及时进行肘关节屈、伸及内、外翻被动活动检查，若屈伸活动中有"骨阻挡"，应立即拍摄高质量的X线片，防止将嵌夹在关节间隙内的骨折块漏诊。并应进行肘关节的被动内翻或外翻应力检查，明确是否合并内、外侧副韧带损伤。同时，应对复位后的肘关节进行复发性脱位的检查，明确其是否合并尺骨冠突骨折。若合并骨折，则应及时复位固定，防止肘关节不稳定。复位后，应重视对前臂及手部血运的检查，若发现血运障碍，则可能合并血管损伤，必须及时诊治，以免造成严重后果。急性复发性不稳定性脱位，复位后应将肘关节置于小于90°屈肘位固定，以增强肌肉的张力，防止再脱位。不稳定性脱位，屈肘制动不应超过8周。

合并骨折的脱位，制动不应超过3~4周。长时间固定造成的肘关节僵硬，即使通过锻炼，有的仍难以完全恢复功能。

二、手术治疗不当

（一）适应证把握不当

虽然绝大多数肘关节脱位，可通过手法复位获得满意疗效，但部分患者仍需切开复位。如果不把握好手术适应证，将导致并发症。例如，伤后2~3周的单纯脱位，手法复位即可痊愈者，若采用切开复位，不但增加了不必要的手术创伤，甚至可引起关节粘连、感染、关节僵硬等并发症；特殊类型的脱位，如爆裂性脱位或合并桡骨头、冠突骨折的肘关节三联征等，其肘关节很不稳定，尤其是合并的骨折手法复位很难成功，但仍反复，甚至暴力复位，将可能加重软组织损伤，导致骨化性肌炎，肘关节功能障碍；严重损伤已数月的陈旧性脱位，已有骨化性肌炎的临床表现，或骨化性肌炎未稳定者，若切开复位，则可能加重骨化性肌炎，使肘关节功能难以恢复等。

因此，应严格把握好手术适应证。通常对下列情况可采取切开复位：手法复位失败者；4~5周以上的陈旧性脱位、手法复位已难以成功者；复位后关节内仍有骨性阻挡者；爆裂性脱位或肘关节三联征；儿童3周以上的脱位；脱位时间长，无骨化性肌炎及肌肉明显萎缩者等。此外，脱位时间长、已有骨化性肌炎者，必须待骨化性肌炎已有明显的骨小梁形成、边界清晰、有成熟边缘，半年以后仍影响关节活动时，才可在切开复位的同时切除骨化性肌炎组织。在骨化性肌炎早期，不应进行任何方式的手术，以免加重病情。

（二）手术方式选择不当

需手术治疗的肘关节脱位，由于脱位类型、时间，患者的年龄、职业等不同，若选择同一手术方式切开复位，将难以获得满意的治疗效果。例如，合并冠突骨折的不稳定脱位，对冠突不进行固定，将难以恢复肘关节的稳定和功能；伤后数月的陈旧性脱位，由于关节长时间的互不适应和桡骨相对较长，复位十分困难，如果勉强复位，则可能由于关节的不吻合而发生创伤性关节炎或再脱位；需要关节有部分伸屈功能的非体力工作者,行关节融合术,则将对其工作造成影响;体力劳动者采用关节成形术,由于成形后的肘关节不稳定,且肌力较弱,难以进行体力劳动;术前拟行切开复位,术中发现关节软骨已坏死、剥脱、严重粘连或异位骨化者,仍按术前方案进行复位,将导致关节粘连更加严重,功能难以恢复等。

因此,术前应依据脱位类型、合并伤情况、脱位后的时间及患者的年龄、职业等,选择不同的手术方式。合并冠突骨折者,若复位后肘关节不稳定,则应对冠状突骨折进行复位内固定。脱位数月的患儿,如2～3个月以上者,由于尺骨鹰嘴半月切迹失去肱骨远端的刺激,切迹开放角变小,则不宜行关节成形术和置换术,以免影响其骨骺发育,可行假复位处理,即对处于非功能位的肘关节,在麻醉下通过手法操作,将其由非功能位改变成功能位,并于此前将尺神经前移,以免术中因牵拉尺神经导致其麻痹,同时应将肘关节于功能位固定3周。成年人伤后数月的陈旧性脱位,若患者仍需肘关节有一定伸屈功能,可行肘关节成形术或肘关节切除术,但应明确告知患者,术后关节不稳定、无力。中年以上患者,可行人工关节置换术。体力劳动者,为获得稳定的肘关节,可行肘关节融合术。关节软骨面严重坏死脱落者,可依据患者的伤情、职业、年龄,尤其患者的要求,考虑行假复位、关节成形术、关节切除术或人工关节置换术等,未必一概进行复位。

（三）手术操作不当

手术操作是否规范,关系治疗效果。例如,手术时使用止血带,为图手术操作方便,手术结束关闭切口时仍不放松止血带进行彻底止血,将会使关节内积血,造成关节粘连或感染;术中剥离骨膜和软组织过多,尤其是对关节软骨破坏过多,将可能导致骨化性肌炎、关节僵硬或创伤性关节炎;术中仅对关节脱位进行复位,而对合并的韧带损伤未修复,骨折未复位固定,如冠突骨折、肱骨内上髁骨折、肱骨小头骨折或内侧副韧带损伤等未行处理,则将导致骨折畸形愈合或关节不稳定,影响关节功能的恢复等。

因此,手术时使用止血带,则手术结束前必须放松止血带,彻底止血,并以大量生理盐水反复冲洗关节腔及创面。手术可取后正中切口,将肱三头肌腱舌形切断,在手术过程中,应遵循微创原则,尽可能减少骨膜下和其他软组织的剥离、切除和松解,以减少手术创伤。合并关节周围骨折,尤其是冠突、内上髁或肱骨小头等骨折者,应复位内固定。合并韧带损伤者,应进行修复。关节软骨部分破坏者,应特别注意保护,不可随意剥离,避免过多损伤关节面,导致创伤性关节炎。

（四）对肘关节三联征处理不当

肘关节三联征为复杂肘关节脱位。后脱位合并桡骨头和尺骨冠突骨折,并伴有严重软组织损伤,因其损伤形式复杂、处理困难、术后疗效差、并发症多等,1996年Hotchkiss提出命名为肘关节恐怖三联征。为了便于临床,国内学者建议去除“恐怖”,命名为肘关节三联征。发生肘关节三联征时,会破坏肘关节初级(肱尺关节、内侧副韧带前束、外侧副韧带构成)与次级(肱桡关节、伸屈肌群构成)结构稳定。如果处理不当将可能发生骨化性肌炎、创伤性关节炎、关节僵硬、关节不稳定,尺神经症状等并发症,发生率为25%～40%,且目前仍无有效治疗方法。如果检查不仔细、不规范,对神经、血管、远端尺桡关节损伤,前臂骨间膜、远端尺桡关节韧带的撕裂等则可能漏诊;未行急诊的近侧尺桡关节复位,将会使肿胀继续加重,亦难以获取精确的影像学资料;未行CT三维重建,将难以确定骨折类型和制订合理的治疗方案;未制订详细的治疗计划,修复损伤结构顺序不当,难以获得满意的治疗效果;冠突不修复,将难以维持肘关节轴向稳定,后内侧、后外侧旋转稳定和防止肘内翻;轻易行桡骨头切除,将严重影响肘关节的稳定性,很可能发生骨关节炎和再脱位;未行尺神经前置术,将可能发生尺神经症状;韧带未修复,尤其是外侧副韧带未修复,术中亦未能评估肘关节骨性结构的同轴稳定性并进行相关处理,则术后肘关节难以获得稳定。

【病例】患者男性,29岁。右肘关节外伤,X线显示右肘关节后脱位、桡骨头和冠突骨折。在当地医院急诊复位,石膏固定,12天后行桡骨头切除、冠突以钢丝缝合固定,由于肘关节不稳定,复位欠佳,便以克氏针贯穿肱桡关节固定。术后3个月去除克氏针,X线片显示肘关节广泛骨化形成,肱尺关节、肱桡关节退变,患者肘关节功能严重受限,伸屈活动范围10°。

此例患者治疗后肘关节功能严重障碍,除损伤严重,骨折、脱位复位不理想外,主要是由治疗不及时,且轻易切除了桡骨头,加之损伤韧带未修复,肘关节术后很不稳定,制动时间过长等导致。

因此,应高度重视肘关节三联征的处理,大部分需早期手术治疗,不可延误手术时机,防止发生骨化性肌炎和关节僵硬等并发症。其手术原则为重建重要的骨性关节结构,恢复运动关节的同轴稳定性;修复损伤的软组织结构;术后早期进行关节功能锻炼。首先应详细了解患者损伤机制和有无神经、血管损伤,注意检查邻近关节,尤其是远端尺桡关节和腕关节,防止对前臂骨间膜、远端尺桡关节韧带的撕裂,以及桡骨远端、舟骨骨折等的漏诊。急诊 X 线检查确定肘关节脱位后,应在全身麻醉下行闭合复位,以缓解疼痛和肿胀,并在复位后行进一步检查,获取可靠精确的影像学资料。影像学检查除常规 X 线片外,还应常规进行 CT 和 CT 三维重建,以确定骨折类型。术前要制订合理、详细的治疗计划,包括体位、皮肤切口、手术入路和术后固定方式的选择,并备好手术器械如螺钉、缝合锚钉、桡骨头假体和试模、铰链式骨外固定器、C 臂等。通常可经外侧(沿肱骨外上髁和桡骨头中线劈开指总伸肌,近端沿外侧肌间隔切开,以显露冠突和桡骨头)或后侧入路完成手术。术中应按规范的修复顺序对损伤结构进行系统有序修复。即由深到浅依次修复冠突、前关节囊、桡骨头、外侧副韧带及肘部伸肌群。Regan-Morrey Ⅱ型和Ⅲ型冠突骨折必须修复,可用1 枚或 2 枚拉力螺钉自后向前固定,不能修复者可用自体骨重建,至少使冠突高度>50%。桡骨头骨折不可轻易切除,力争手术修复,桡骨头碎裂严重(3 块以上)无法固定或合并 Regan-Morrey Ⅱ、Ⅲ冠突骨折时,人工桡骨头置换术是绝对指征。合并外侧副韧带和内侧副韧带损伤者亦尽可能予以修复,尤其是外侧副韧带必须进行修复,且要缝合至肘关节的旋转中心,即肱骨小头外侧处。尺神经,通常应将其前置,以免发生尺神经损伤。术中冠突、桡骨头和外侧副韧带修复完成后,应检查关节的稳定性,如果存在关节不稳定,则应对造成关节不稳定的相关部位进行翻修或行铰链式骨外固定器固定。

(五)骨化性肌炎处理不当

骨化性肌炎是指在不该出现骨质的部位出现骨质结构、骨小梁,是由局部原发的血肿机化和有活性的成纤维细胞形成导致。在 X 线片上,早期骨化呈编织样排列,无明确边界。骨化性肌炎是异位骨化的集合,严重创伤、制动、手术时机把握不当、强力被动活动等均可并发骨化性肌炎。此外,延长脱位肢体制动时间,肢体未能做到早期活动等,亦可导致成纤维细胞向成骨细胞转化,导致异位骨化。如果对骨化性肌炎的发病机制及处理原则了解不清,盲目处理,则可能引起不良后果。如在骨化性肌炎未成熟的早期,"好心"地进行切除手术,将会进一步激活骨化性肌炎组织,使病情加重,影响关节功能的恢复,甚至造成严重的关节功能障碍。不影响关节活动者进行切除,将造成不必要的手术创伤。

因此,骨化性肌炎的处理,首先应了解骨化性肌炎的发病机制,在治疗肘关节脱位时做到早期预防。如进行早期活动,轻柔被动活动尤为重要。同时,可使用吲哚美辛等药物进行预防。已发生骨化性肌炎者,必须明确诊断其是否成熟。异位骨化已有清晰骨小梁形成和存在成熟边缘且影响关节活动者,可予以切除,通常在伤后 6~8 个月进行。另外,放射性核素骨扫描对判断骨化性肌炎是否成熟及手术时机的选择有决定性意义。手术切除后,应立即开始主动活动,以降低复发率。

第三节　功能锻炼不当

一、长时间未进行功能锻炼

肘关节脱位手法或切开复位,制动时间过长,康复方法不当,关节主动或被动功能锻炼延迟等,均将导致关节僵硬,严重者可导致骨化性肌炎等严重并发症。

肘关节是人体最容易出现僵硬的关节。因此,单纯脱位复位后制动时间不宜过长,通常屈肘 90° 制动7~10 天,一般不超过 2 周。CPM 的疗效缺乏足够证据支持,不建议常规使用。有学者报道,单纯肘关节脱位复位后,采用硬固定(如金属支具、塑料支具、动态铰链式支具、长石膏托等)仅 1 周即可,1 周后可改用软固定(如布类套具、弹力套具、护肘弹力套等),并结合轻柔功能锻炼,可取得满意疗效。

二、功能锻炼方法不当

适当的功能锻炼会加速肘关节功能恢复。如果锻炼方法不当,将可能成为关节僵硬的重要促进因素。例如,过于激进的康复方式会损伤软组织,使损伤的增殖期重回炎症期,影响功能恢复,甚至导致骨化性肌炎等并发症。若锻炼达不到适当的有效程度,或因惧怕疼痛而拒绝锻炼,将导致关节僵硬、功能障碍等。

因此,应高度重视采用恰当的康复方式,才能促进肘部功能恢复,尤其是对严重肘部损伤患者。康复计划的进程取决于患者愈合阶段。早期,即炎症期的目标是控制疼痛和肿胀,在稳定骨关节的前提下,进行轻柔的主动和被动相结合的功能锻炼,以伸屈肘关节为主,锻炼时以感觉到关节出现能够忍受的疼痛感为度;在增殖期,则可以有控制地施加应力以促进胶原形成,通过低水平力量训练重建神经肌肉控制;后期,即重塑期,可增加拉伸和力量训练,促进功能恢复。也应严禁强力锻炼,任何强忍剧痛的过度锻炼,或惧怕疼痛而拒绝锻炼,都是不适当的。锻炼要循序渐进,特别是陈旧性脱位的功能锻炼更为重要,否则难以获得预期的康复效果。

总之,过长的制动时间、术中过多的软组织剥离、不恰当的固定方式、术后康复延迟或过于激进的康复方式等均是导致肘关节僵硬的可控的人为因素。规范化治疗对减少肘关节僵硬有重要意义。

第二十三章 桡骨近端骨折诊治失误的分析及对策

桡骨近端包括桡骨头和桡骨颈,均属于关节内结构。桡骨近端骨折包括桡骨头及桡骨颈骨折和小儿桡骨近端骨骺损伤。桡骨头骨折成人多见,占所有成人肘关节骨折的 30%。桡骨颈骨折则小儿多见,属于骨骺分离,占肘关节损伤的 6%。桡骨头或颈骨折多由间接暴力导致,即伸肘位手掌撑地跌倒,肘关节处于伸直和旋前位,外力沿前臂纵轴向上传导,引起肘部过度外翻,导致桡骨头与肱骨小头猛烈撞击,造成桡骨头或桡骨颈骨折。

桡骨近端骨折分类较多,目前比较常用的是 Mason 分型:Ⅰ型,无移位或轻度移位的桡骨头或桡骨颈骨折,关节内骨折移位小于 2mm;Ⅱ型,有移位的桡骨头或桡骨颈骨折(包括移位大于 2mm,关节活动无阻挡骨折,骨折范围超过 30%,粉碎不严重,允许内固定);Ⅲ型,严重的桡骨头和桡骨颈粉碎性骨折,无法重建,需要行桡骨头切除等处理。

此分类未包括桡骨头骨折是否会形成前臂旋转的机械性阻挡的特点,因此,Hotchkiss 依据患者的 X 线表现、临床特征及肘关节的合并伤,如肘关节脱位、尺骨鹰嘴骨折、尺骨冠突骨折、骨间膜损伤联合下尺桡关节脱位等,对 Mason 分型进行了改良,是目前比较公认的分型(图 23-1、表 23-1)。

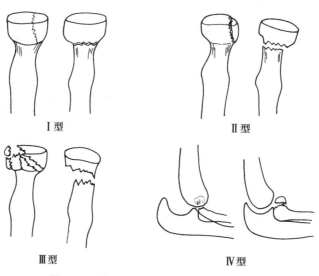

图 23-1 桡骨近端骨折改良的 Mason 分型

表 23-1 桡骨近端骨折改良的 Mason 分型

类型	骨折移位及治疗建议
Ⅰ型	桡骨头或桡骨颈的轻度移位骨折:①由于疼痛和肿胀使前臂旋转受限;②关节囊内骨折块移位<2mm
Ⅱ型	桡骨头或桡骨颈的移位骨折(移位>2mm):①由于机械阻挡或关节面对合不佳,使活动受限;②骨折粉碎不严重,可采取切开复位内固定治疗;③骨折累及范围超过了桡骨头边缘
Ⅲ型	桡骨头或桡骨颈的严重粉碎性骨折:①没有重建桡骨头完整性的可能;②为了恢复肘关节或前臂的活动范围,需行桡骨头切除
Ⅳ型	桡骨头骨折合并肘关节周围其他损伤,包括尺骨鹰嘴骨折、尺骨冠突骨折、内外侧副韧带损伤、肘关节脱位、骨间膜损伤联合下尺桡关节脱位等

第一节 诊 断 失 误

一、病史询问不详细导致的误诊或漏诊

桡骨近端骨折多由明显外伤导致。学龄前儿童的桡骨头骨骺分离与桡骨头半脱位的临床表现相似，肘关节均处半屈曲状，前臂旋前，肘关节屈曲及前臂旋转活动均可引起疼痛，患者拒绝主动取物，手臂不能触及头部等。但两者发病机制完全不同，小儿桡骨头骨骺分离多由明显跌伤手掌撑地导致，多见于7岁以上儿童。桡骨头半脱位多由牵拉手或前臂时小儿跌倒或身体歪斜，被牵拉旋转导致，多见于4岁以下的学龄前儿童。由于学龄前儿童桡骨头尚未发育完全，几乎与桡骨颈等粗，肘关节周围肌肉、韧带发育较差、关节囊也较松弛，当肘关节突然受到牵拉时，可引起桡骨头半脱位。如果对此类损伤的发病机制和临床表现了解不清，病史询问不详细，未询问受伤机制是跌伤还是牵拉伤，则可能将桡骨头颈骨骺分离误诊为桡骨头半脱位。

因此，跌撞伤和牵拉伤的不同病史是诊断小儿桡骨头骨骺分离和桡骨头半脱位的重要依据之一。外伤后肘部疼痛的患儿，应详细询问病史和发病机制，10岁以上患儿手掌撑地跌倒，肘部处于伸直和旋前位者，应首先考虑桡骨近端骨折，并进一步检查，否则，将可能造成误诊或漏诊。4岁以下儿童手或前臂的牵拉伤，则多为桡骨头半脱位。

二、查体不仔细导致的误诊或漏诊

桡骨近端骨折大多数由非强大暴力导致，通常无明显的全身其他部位损伤，而肘部损伤的临床表现又多不明显。如果不仔细认真检查肘部和桡骨头或桡骨颈，未检查桡骨头是否有压痛，是否有轴向叩击痛或骨擦感，屈伸旋转活动是否受限等，加之临床经验不足，则可能将桡骨近端骨折误诊为肘关节软组织损伤。

因此，手掌撑地跌伤导致肘部疼痛者，不可轻易诊断为肘部软组织损伤，应对肘部仔细检查。如果发现肘部尤其是外侧肿胀，桡骨头处有压痛或间接轴向压痛，前臂旋转、伸屈活动明显受限，活动时疼痛明显加重，桡骨头处有骨擦感等，则应高度怀疑桡骨近端骨折，应拍摄肘关节正侧位X线片。诊断仍困难者，可拍摄对照位X线片或行CT确诊。

三、对X线知识掌握不足导致的误诊或漏诊

X线片显示小儿桡骨头骨化中心在5～7岁时出现，最初时为片状或圆形，偶见有2个骨化中心，骨化中心与骨干之间的骺板在X线片上不显影。17～20岁才与桡骨干融合。如果对此生理现象的X线片征象了解不清，不熟悉其出现规律，则可能将正常桡骨头骺板的征象，误诊为桡骨头或桡骨颈骨折；小儿手撑地外伤，拍摄标准肘关节侧位X线片显示脂肪垫征者，仍未考虑桡骨头骨折，不进一步检查，则可能导致误诊或漏诊等。

因此，必须熟悉和牢记小儿桡骨头骨化中心（骨骺）的发育规律，熟悉其骨化中心与桡骨干融合的X线征象。此年龄段肘部外伤后疼痛者，若X线片显示骺板边缘圆润光滑，间隙规整者，则考虑为正常骺板；若显示桡骨近端有锐利粗糙而不规整间隙，肘部标准侧位X线片显示脂肪垫征者，则应考虑骨骺分离。若仍难以诊断，可拍摄对照位X线片或行CT确诊。

四、对合并伤重视不够导致的误诊或漏诊

虽然桡骨近端骨折多数由非高能量创伤导致，但在单纯的跌伤中也可出现合并伤。如果对此重视不够，检查不仔细，则可能导致误诊或漏诊。例如，阅读X线片时，对关节间隙水平或桡骨头前侧或近侧显示较大骨折块的征象分析重视不够，则可能将肱骨小头骨折块误认为是桡骨头粉碎性骨折块，导致漏诊；对较强大的沿前臂向上传导的外力，以及由于身体重力下压的作用，使伸直的肘关节被强力外翻撞击和挤压，在桡骨头颈骨折的同时，可能合并内侧副韧带撕裂、肱骨内上髁撕脱骨折、尺骨鹰嘴或尺骨近端骨折等，如不认真

分析、检查,将可能导致误诊(图 23-2),或将有此类合并伤的桡骨头骨折误诊为尺骨鹰嘴或尺骨近端骨折;高能量损伤造成的桡骨头颈骨折,尤其是 Mason Ⅲ 骨折的患者,虽仅合并尺骨冠突骨折,无明显肘关节脱位,但如果不重视检查肘关节的稳定性,不重视前臂和腕关节的疼痛、肿胀等临床表现,将导致合并的肘关节三联征、下尺桡关节脱位和骨间膜撕裂伤(称为 Essex-Lopresti 损伤)(图 23-3)误诊或漏诊等。

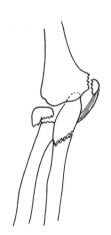

图 23-2　桡骨头骨折合并肱骨内上髁骨折、尺侧副韧带损伤、尺骨近端骨折(蒙泰贾骨折)示意

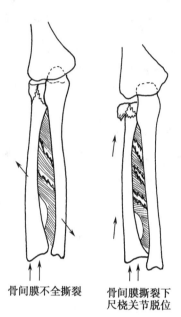

骨间膜不全撕裂　　骨间膜撕裂下尺桡关节脱位

图 23-3　Essex-Lopresti 损伤示意

因此,桡骨近端骨折,尤其是有前臂和腕部疼痛者,拍摄 X 线片时除肘关节外,还应包括同侧腕关节,并应仔细阅片。肘关节间隙水平或桡骨头前或近侧显示有骨折块者,应考虑合并肱骨头骨折。若诊断有困难,应行 CT 确诊。肘关节内侧显示有骨折片或检查该部位有压痛、鹰嘴骨折或尺骨近段骨折者,应考虑尺侧副韧带损伤、尺骨鹰嘴骨折或蒙泰贾骨折。高能量损伤造成的桡骨头骨折,尤其是 Mason Ⅲ 型骨折,如果合并冠突骨折,即使无明显肘关节脱位,亦应高度重视是否合并肘关节三联征,必要时应在麻醉下诱发肘关节脱位,如果麻醉后能诱发肘关节脱位,可考虑仍属肘关节三联征机制;如果有腕关节疼痛、肿胀,骨间膜压痛者,则应考虑其合并下尺桡关节的稳定韧带和 Essex-Lopresti 损伤(相关资料显示 Mason Ⅱ 骨折 Essex-Lopresti 损伤的发生率为 44.4%,Mason Ⅲ 骨折其发生率为 70.0%),应行 MRI 检查和腕关节 X 线检查确诊,防止误诊或漏诊。

第二节　治疗不当

一、非手术治疗不当

(一)适应证把握不当

如果适应证把握不当,则可能导致并发症。例如,移位明显的 Mason Ⅲ 型、Ⅳ 型或部分不稳定的 Ⅱ 型骨折采用手法复位外固定治疗,不但难以获得满意的复位效果,而且由于复位不良,将导致骨折畸形愈合,造成前臂旋转的机械阻挡,影响肘关节及前臂功能,或发生创伤性关节炎、迟发性下尺桡关节分离等并发症。小儿桡骨颈骨折,倾斜超过 60° 者,采用手法复位外固定,将难以维持骨折端的力学稳定性,使复位固定失败等。

因此,成年人桡骨头骨折,非手术治疗仅适用于在肘关节稳定的情况下,Mason Ⅰ 型骨折和稳定的大部分 Mason Ⅱ 型骨折(约 74%)。Lapner 和 Furey 等认为 <25% 的桡骨头骨折和压缩 <2mm 的骨折,或移位 2~3mm 的骨折,或成角 <30° 者,可采用非手术治疗。小儿桡骨头骨折,桡骨头多为软骨组成,可缓冲更多

暴力,其损伤很少发生桡骨头骨折,而多为桡骨颈骨折,故对桡骨头倾斜＜60°者,可采用手法复位或钢针撬拨复位外固定治疗。

(二)手法复位方法及复位后处理不当

桡骨头颈骨折属于关节内骨折,手法复位难度较大,如果复位方法运用不当,将难以获得满意的复位效果。若在麻醉不良的情况下进行复位,由于疼痛,尤其是患儿难以配合时,复位常无法进行;复位时未明确桡骨头移位的方向,未能灵活变换体位,将难以使骨折块复位,甚至复位后反而不如复位前对位;复位后未严密观察骨折端的变化情况,出现问题未及时处理,将导致骨折移位、畸形愈合等并发症。

因此,复位应尽可能在麻醉满意的情况下进行。手术者应明确骨折块的移位方向,伸直肘关节,前臂旋后,牵拉前臂的同时并内收,使肱桡关节间隙外侧变宽,在旋转前臂的活动下,使桡骨头达到表浅而突出的位置,再向桡骨头移位的相反方向推压复位。若此方法未能奏效,手术者可一手持前臂远端,将肘关节置于屈曲位,另一手捏住肘部,拇指按压在桡骨头骨折处,牵拉下将前臂逐渐旋前,直至完全旋前,使骨折块复位,X线检查评估复位满意后,屈肘90°位前臂旋前位固定。复位后仍应每1～2天复查1次。若发现骨折移位,应及时矫正。

(三)钢针撬拨复位不当

手法复位失败,或软组织肿胀严重、骨折块触摸不清者,可在C臂透视下,采用钢针撬拨法复位,通常可获得成功。但如果操作方法不当,将难以获得满意的复位效果或导致并发症。例如,不重视无菌操作,可造成关节内感染;选用撬拨的钢针过细,撬拨力度过小或将钢针折弯,则复位难以成功;撬拨时方法不当,使骨折块滑移、翻滚,则复位失败。此外,在撬拨时如果进针部位失误,可能造成桡神经深支损伤;复位不顺利时,产生急躁情绪,操作用力过大,则可能将桡骨头撬裂,甚至撬碎;桡骨颈骨折已翻转90°成角者,撬拨复位方法不当,则可能将桡骨头撬拨翻转180°"复位",使干骺端对着肱骨头,桡骨头关节面对着远骨折段的骨折端,造成假复位、骨不连(图23-4)。

因此,进行桡骨头撬拨复位时,应严格无菌操作。选择撬拨的克氏针,一般以直径2.5mm为宜。撬拨的2枚克氏针,1枚针经肘关节后外侧皮肤刺入桡骨头,另1枚自尺侧尺骨后侧刺入桡骨远段的近骨折处,切勿从前外侧刺入,以免损伤桡神经深支。操作中以刺入桡骨头的针固定并把持桡骨头,刺入桡骨远段针固定把持桡骨并向桡侧推抵,以免桡骨远段向尺侧靠近,将桡骨头向桡骨骨折远端推移(图23-5),即可使骨折复位成功。桡骨颈骨折90°成角者,复位时必须明确辨认桡骨头的移位和翻转角度,准确插针,按骨折移位方向和角度向其相反方向撬拨,以使复位成功。此类型骨折复位十分困难,因此,尽可能慎用撬拨复位法,应切开复位固定。

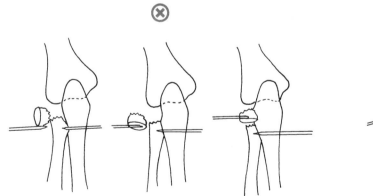

图23-4　钢针撬拨不当,桡骨翻转90°造成桡骨头假复位

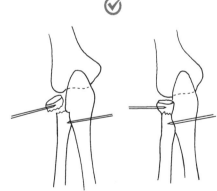

图23-5　用钢针撬拨复位方法示意

二、手术治疗不当

(一)切开复位内固定不当

1. **适应证把握不当**　切开复位内固定可恢复肱桡关节关系,获得解剖复位,防止机械性阻挡等并发

症。但如果随意扩大手术指征,将导致并发症。如果无移位或轻度移位的 Mason Ⅰ 型或部分稳定的 Ⅱ 型骨折行切开复位内固定,不但造成不必要的手术创伤,甚至会导致感染、骨折端移位等并发症,而且并不比非手术治疗效果好。60 岁以上老年或骨质疏松严重者行切开复位内固定,将难以获得牢固固定的效果。严重粉碎性骨折已无法进行聚拢固定者,采用切开复位内固定,也将难以获得满意疗效。桡骨头骨折块过小,或严重骨质疏松无法内固定或骨折块不参与组成近侧尺桡关节者,如果行内固定,对关节功能恢复意义不大。

因此,桡骨近端骨折切开复位内固定,必须准确把握手术适应证。目前公认的手术适应证包括:①Mason Ⅱ 型桡骨头骨折,包括大于桡骨头 30% 的骨折及移位超过 3mm 的切片骨折者;②有合并伤可能导致肘关节不稳定者,如合并肘关节脱位、肘内侧副韧带损伤、肱骨内上髁骨折、肘关节三联征、前臂骨间膜损伤、下尺桡关节脱位等;③年龄小于 55 岁的所有 Mason Ⅲ 型骨折者,若合并肘关节不稳定,可适当放宽年龄限制。

桡骨头骨折块<25%,或严重骨质疏松无法内固定或骨折块不参与组成近侧尺桡关节者,可行骨折块切除术。但对 3 块以上的粉碎性骨折,只要能够复位牢靠固定者,亦应首选复位固定。

2. 手术显露不当 桡骨头颈处有骨间后神经(桡神经深支)通过,该神经由肘上主干分支后紧靠肱桡关节,绕过桡骨头进入旋后肌的深层与浅层之间,穿过旋后肌,沿前臂骨间膜背面走向远端。如果手术显露时取外侧切口且过长,超过肱骨外上髁远端 5cm,或切口过于偏前,或手术时将前臂置于旋后位,使旋前圆肌连同桡神经深支被牵向后侧等,将造成桡神经深支损伤;术中拉钩过于向前牵拉软组织,也可拉伤桡神经深支。在显露过程中,如果对桡骨近端的软组织剥离过多,甚至为图手术操作、复位固定方便,将环状韧带切断,则可能造成上尺桡关节或肱桡关节脱位、桡骨头缺血坏死、上尺桡关节粘连、前臂旋转功能障碍等。不依据不同骨折类型选择合适的手术入路,将难以充分显露手术部位。

因此,手术显露时,可取肘外侧切口,但不应超过肱骨外上髁远端 5cm,同时应将前臂完全旋前,并尽可能保护桡神经深支后外侧韧带复合体,在肘肌的前缘或后缘进入关节。通常取 Kocher 切口,在肘肌与尺侧腕伸肌间隙进入,将尺侧腕伸肌向前牵开,若尺侧副韧带完好,则应在其尺骨附着处的前方切开关节囊(图 23-6)。

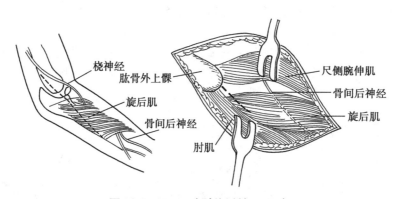

图 23-6 Kocher(肘外侧)切口示意

若肘关节稳定,则应充分牵开指总伸肌腱,以便显露桡骨头。同时,切口不可向远端延伸过多,显露中不可暴力向前牵拉软组织,且始终应将前臂置于完全旋前位,这样才可避免损伤桡神经。此外,在手术显露过程中,应尽可能避免损伤桡骨近端过多软组织和环状韧带等。合并尺骨鹰嘴骨折应行肘后正中入路。肘关节三联征患者,近年来有学者采用不同于 Kocher 切口的肘外侧切口,即沿肱骨外上髁和桡骨头中线劈开指总伸肌,沿外侧肌间隔切开,显露冠突、桡骨头和外侧副韧带等。

3. 选择内固定方式和手术操作不当 桡骨近端骨折内固定方式的选择和手术操作是否规范,对于治疗效果至关重要。如果桡骨头的切片骨折块采用克氏针固定,由于固定不牢靠、针尾残端外露过长,将会使骨折块难以固定,且针尾残端亦影响上尺桡关节的活动;将桡骨颈骨折复位后,为了固定骨折端,以钢针由肱骨外髁后侧向前贯穿固定桡骨头于肱骨小头前,将导致肘关节的屈伸及前臂旋转功能严重障碍(图 23-7);累及桡骨颈的骨折,如果不采用钢板固定,则难以稳定骨折端,不选用低切迹钢板,将会磨损环状韧带;以微型钢板固定时,如果将钢板置于桡骨头颈的内侧,将影响肱桡关节的活动,造成前臂旋转功能障碍;将桡骨头长久固定于尺骨桡侧,将影响前臂旋转功能,导致上尺桡关节粘连、融合等并发症(图23-8);桡骨颈骨折以克氏针自桡骨远端固定时,若克氏针穿出桡骨头关节面,则影响肘关节的屈伸活动,可导致创伤性关节炎,而单枚克氏针固定,固定不牢靠导致桡骨头旋转移位;骨折复位时,未重视保护骨折块和关节软骨面,未保护骨折块连接的软组织,或强力钳夹骨折块或桡骨头,将造成关节软骨面、桡骨头或骨折块碎裂,使骨折复位难以进行,手术失败;关节内游离碎骨块清除不彻底,将导致创伤性关节炎等并发症。

因此,应重视内固定方式的选择。桡骨头的切片骨折块,解剖复位后最终可采用Herbert螺钉或可吸收螺钉固定。先以巾钳或细克氏针临时固定,在准确测得需用的螺钉长度后,严格按照AO器械的操作要求拧入Herbert螺钉,通常可拧入2枚。螺钉尾应进入软骨面下埋头处理,绝不能超出软骨面,术后无须去除(图23-9)。累及桡骨颈的骨折或粉碎性骨折,解剖复位、临时固定后可用低切迹微型钢板螺钉固定(图23-10),但要注意钢板应放置于桡骨头颈的外侧,即上尺桡关节后缘稍偏外处的非关节面部分——"安全区"。钢板必须准确塑形,使其紧贴骨面。螺钉尾部不能突出钢板表面。无条件用微型钢板固定者,亦可采用2枚1~1.5mm克氏针自桡骨头外侧边缘至桡骨近端交叉固定,针头不可外露,针尾残端剪短折弯后,尽可能贴紧桡骨头关节面并置于"安全区",防止影响关节活动。这种固定方法不够牢固,容易使克氏针松动或骨折块移位。固定时尽可能慎用将桡骨头固定于肱骨小头的方式。有学者为了加强桡骨头固定的强度,以细克氏针将桡骨头临时固定于尺骨,此方法虽然固定牢固,但有导致上尺桡关节粘连、融合的风险,临时固定2~3周即可,且应慎用,仅对用其他方法固定后的确难以维持骨折端稳定者可酌情选用。此外,在桡骨头颈复位固定时,严禁用止血钳等强力钳夹桡骨头或骨折块。关节内的游离骨块应全部去除。近年来有学者以肘关节镜治疗Mason Ⅱ型骨折,可以有效地复位固定桡骨头骨折,手术创伤小、恢复快,是一种比较满意的治疗手段。

1993年法国医师Metaizeau介绍了一种不切开骨折端,用髓内克氏针复位固定的方法。即先在桡骨远端桡侧做一小切口,直视下在桡骨上钻一小孔,穿入直径为1.2~2.0mm克氏针,在克氏针远端有一横行手柄,针尖沿髓腔抵达骨折端,针尖自然在桡骨髓腔内走行,会使针尖指向桡侧。在手法挤压和钢针撬拨下,使骨折端复位,将克氏针穿入桡骨头(图23-11)。若骨折不稳定,可同法再穿一针,将第一根拔除。术后石膏制动2~3周,8周后拔针,行肘关节功能锻炼。此方法疗效优于切开复位固定,但操作难度较大,有待临床总结。

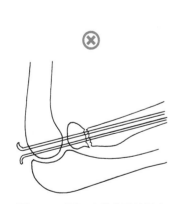
图23-7　不正确的克氏针固定方式示意

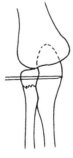
图23-8　桡骨头固定于尺骨

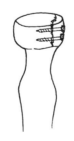
图23-9　切片骨折用Herbert螺钉固定

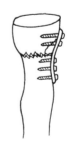
图23-10　桡骨头骨折用微型钢板固定

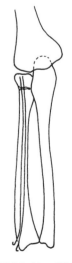
图23-11　髓腔内用克氏针固定

（二）桡骨头切除不当

1. **适应证及手术时机把握不当**　桡骨头切除是治疗桡骨头Mason Ⅲ型骨折的方法之一,对于保存肘关节功能有一定效果。但桡骨头切除,将导致桡骨头与肱骨小头正常对合关系丧失,还会加剧肘关节后外侧旋转不稳定,发生肘内翻、肘腕部疼痛、肘部和前臂活动受限、肘关节外翻不稳定、提携角增大等。同时也会对腕关节功能造成一定影响,还可能并发急性或慢性尺桡骨纵向分离,出现桡骨上移(发生率可达20%~90%)、握力下降、迟发性尺神经炎、肌力减退、下尺桡关节半脱位、异位骨化等。如果对能够复位内固定的桡骨近端骨折、肘关节不稳定者,采用桡骨头切除,将导致桡骨头切除的相应并发症;骨骺发育中的小儿必然会导致桡骨发育障碍、肘部畸形,严重影响肘关节及前臂功能;移位粉碎性桡骨头骨折且合并肘关节或前臂韧带断裂(分别占91%和9%)者,将会使肘关节更加不稳定。桡骨头切除的时机目前仍有争议,如果把握不当,尤其是对活动量较大的年轻患者,亦将造成不良后果。例如,严重粉碎性骨折无法复位固定者,不早期行桡骨头切除,而勉强行复位内固定,由于难以获得解剖复位,且固定不牢固,将导致骨折畸形愈合,造成机械性阻挡,最终仍需切除,造成患者二次手术创伤,且延长病程;不具备复位固定条件者,如设备、器械不足,医师缺乏相关手术经验和技术,难以高质量完成复位固定手术等,却勉强行切开复位固定,由于复位固定难以满意,将会使骨折畸形愈合,发生机械性阻挡,最终仍难以保留桡骨头等。

【病例】患者男性,18岁。10年前因右桡骨颈闭合性骨折,在当地医院行桡骨头切除术。术后1年逐渐发生肘外翻畸形,近半年出现左小指麻木和屈曲畸形,前臂旋转受限。X线片显示,桡骨上移,下尺桡关节脱位。诊断为左桡骨头切除术后,并发肘外翻畸形、迟发性尺神经炎、下尺桡关节脱位。南方科技大学盐田医院后行尺神经前移术,术后尺神经功能部分恢复,而其他症状和功能未改善。

本例轻率地对小儿桡骨头切除,主要原因是对小儿桡骨头切除后对其关节发育的严重影响认识不足,对切除后会导致桡骨上移、肘部明显畸形,影响肘部功能及外形,严重的肘外翻畸形牵拉尺神经,将导致迟发性尺神经炎等后果了解不够。

因此,能够复位固定的桡骨近端骨折,应尽可能复位固定,不应随意行桡骨头切除。近年来,内固定治疗结果难以预测的桡骨头粉碎性移位骨折,采用假体置换已经逐步成为治疗趋势。有研究表明,无论外侧副韧带、内侧副韧带是否损伤,行桡骨头金属假体置换均可以改善肘关节的稳定性。目前认为,除手术复位和内固定不可能的老年患者外,一般不建议行桡骨头切除术,可考虑桡骨头切除后行人工桡骨头假体置换术。桡骨头切除仅适用于对功能要求很低、骨折部位存在感染或其他治疗方法失败后,且肘关节稳定亦未合并韧带损伤的患者。其主要的禁忌证是存在内侧副韧带或骨间膜损伤者。小儿桡骨头骨骺分离,应尽可能保留桡骨头,并保护其骨骺不受损伤。移位粉碎性桡骨头骨折且合并肘关节或前臂韧带断裂者,应行桡骨头切除并进行桡骨头假体置换术。桡骨头切除的时机,虽然目前仍在争议中,但主要应根据患者骨折类型、性别、年龄、职业,治疗预后及医师的临床经验等决定。难以复位固定,且在复位固定后的检查评估中,有明显的机械阻挡性关节功能障碍,且无条件行人工桡骨头置换术者,则可尽快行桡骨头切除。机械性阻挡不明显且可复位牢固固定者,应复位固定,观察数周后,若发现有明显机械性阻挡时,再行桡骨头切除,这样或许可保留部分患者的桡骨头。手术内固定失败者,或不具备复位内固定条件,且不能进行人工桡骨头置换者,可实施桡骨头切除,以便早期进行关节功能锻炼。也有学者研究认为,切除桡骨头的时间早晚,对肘关节功能影响并不大。

2. 手术操作不当 桡骨头切除为骨科手术中的小手术,但若重视不够,操作不当,将导致并发症。例如,切除长度过短,上尺桡关节仍然存在,术后变形的桡骨头残端将导致前臂旋转功能障碍,或原有的机械阻挡未能改善;切除过长,切除水平在环状韧带以下,或对术中发现的环状韧带损伤未修复,由于桡骨近端失去环状韧带的控制,则容易导致桡骨近端移位,且由于肱二头肌止点被切除,其肌力将明显减弱,肘关节屈肌肌力减弱;切除的桡骨头残端处理不当,如未能将其修平磨光,并用骨膜或周围软组织覆盖,骨面未充分止血等,将导致桡骨头残端粗糙不平,关节内积血机化、纤维化,引起关节粘连,或桡骨头骨皮质残端因裸露而增生、骨化等,影响肘关节功能。

因此,行桡骨头切除,应在环状韧带上缘水平,切除1~1.5cm。桡骨头残端应修平磨光,骨面出血要用骨蜡止血,并将桡骨残端周围骨膜及软组织覆盖于残端骨表面并缝合。关节内碎骨屑应彻底清除,以免术后形成关节游离体。放松止血带后,应彻底止血,以生理盐水反复冲洗关节腔,清除关节内积血。术中发现环状韧带损伤者,应予修复。

（三）人工桡骨头假体置换不当

1. 适应证选择不当　桡骨头是肘关节的重要稳定结构。由于桡骨头和桡骨颈的解剖很复杂,且不同个体之间存在很大差异,虽然目前 Acumed 人工桡骨头假体可有 200 种组合,但不一定能适合每个个体的匹配,加之不同手术医师的临床知识、经验和技术水平的差异,如对人工桡骨头颈大小、假体长短的把握不准确等。如果对无移位或轻微移位的,或 3 块以下的桡骨头骨折,且未合并骨质疏松、可进行桡骨头骨折复位固定者;肘关节无机械性阻挡和不稳定,对肘关节内或周围存在急性感染者;神经损伤影响肘关节主要功能,或肘关节融合后其关节稳定者等,行人工桡骨头假体置换术,将可能导致骨关节炎和肘关节不稳定等并发症。如果对 3 块以上的桡骨头严重粉碎性移位骨折,尤其是合并 Regan-Morrey Ⅱ、Ⅲ型冠突骨折者行内固定治疗,由于无法获得解剖复位、牢靠固定和稳定骨折端,最终难以获得满意的治疗效果。

因此,人工桡骨头假体置换术应慎重对待。目前国内外对桡骨头骨折行假体置换术的适应证并没有很好的界定。通常认为主要适用于移位、粉碎性的桡骨头骨折,伴有侧副韧带损伤或骨间膜损伤,并且手术不能获得牢靠稳定的内固定,或行桡骨头切除术后肘关节不稳定、骨折不愈合或畸形愈合后,是一种补救性治疗。Fowler 和 Goitz 通过文献回顾,总结了桡骨头置换手术的适应证:桡骨头粉碎性骨折,不能获得满意的复位和可靠的内固定;复杂的肘关节损伤,骨折累及超过 30% 桡骨关节面,且无法重建;骨折超过 3 个的碎骨块或严重粉碎;桡骨头切除后肘关节不稳定;桡骨头切除、畸形愈合或肘关节骨折脱位后导致桡骨头疼痛和不稳定;怀疑 Essex-Lopresti 损伤;肘关节三联征;不能重建的桡骨头骨折,合并内侧副韧带损伤、骨间膜损伤或肘关节脱位等。3 块以上的桡骨头粉碎性移位骨折,尤其是合并 Regan-Morrey Ⅱ、Ⅲ型冠突骨折,选择人工桡骨头假体置换术是绝对指征。此外,桡骨头骨折的重建和固定还取决于医师的个人经验、可用的器械以及患者是否存在骨质疏松、骨折类型如骨折块大小、粉碎程度与合并伤情况等。

2. 置换手术操作不当　如果桡骨头切除过长或过短将难以匹配人工桡骨头假体,可能使置换后的假体过短或过长,过短将导致肘关节外翻不稳定和肱尺关节负荷增加,过长将导致肱桡关节过度填塞,引起肱骨小头磨损,肘关节屈曲受限、僵硬和肘外侧疼痛;桡骨头的切除面与桡骨颈髓腔不垂直,则假体难以完全置入;选择桡骨头假体前,未将粉碎的桡骨头骨折块完全收集并在体外拼合,将难以选择合适的桡骨头假体,如果假体直径过大,将导致尺骨桡切迹的边缘负荷增加,肘关节旋转中心外移,影响前臂旋转,直径过小将会使上尺桡关节出现点样负荷,导致肘关节疼痛和关节炎;置入假体的高度不合适,将造成相应的并发症;未行 X 线透视下检查试模置入后肱尺关节、上尺桡关节及肱桡关节对应关系,将会使置入的假体难以匹配,术中未修复断裂的韧带,影响肘关节稳定与功能。

因此,桡骨头切除的手术操作十分重要,直接关系着治疗效果。桡骨头切除不可过长,最多不超过 17mm。桡骨头的切除面应与桡骨颈髓腔垂直,并用与假体柄直径同等大小的平台锉处理桡骨头颈残端,将其磨平。选择人工桡骨头假体前,应将粉碎的桡骨头骨折块完全收集并在体外拼合,以便在测量人工桡骨头假体大小的同时确认其已经完全切除。置入假体的高度相当重要,应在直视和 X 线透视下试模假体与肱尺关节、上尺桡关节及肱桡关节的对应关系,即人工桡骨头假体边缘应与半月切迹软骨面相平,不能超过 2mm 的误差。术中要注意以缝合锚或经骨孔修复外侧副韧带和伸肌止点。

第二十四章　尺骨鹰嘴骨折诊治失误的分析及对策

尺骨鹰嘴是尺骨近端最坚强的部分之一，是一个较大的弧形突出，位于皮下，易遭受直接暴力损伤。尺骨鹰嘴与冠突一起组成鹰嘴半月切迹，其凹陷的关节面与肱骨的滑车关节面连结，构成肱尺关节，由于解剖结构上的特点，该关节只能在前后位进行屈伸活动，维持肘关节的内在稳定性。尺骨鹰嘴骨化中心在9～10岁时出现，15～19岁融合，少数人终身不融合。部分人在肱三头肌腱内还有一籽骨，即肘髌骨，有时容易误诊为尺骨鹰嘴骨折。

尺骨鹰嘴骨折多发生于老年与青壮年，占肘部骨折的10%，占全身骨折的1.17%。尺骨鹰嘴骨折的分型较多，临床常用的包括 Colton 分型、Schatzker 分型和 Mayo 分型等。Schatzker 改良的尺骨鹰嘴骨折Colton 分型如下（表 24-1、图 24-1）。

表 24-1　Schatzker 改良的尺骨鹰嘴骨折 Colton 分型

类型	骨折情况
I 型	骨折无移位或移位<2mm，稳定性好
II 型	骨折有移位，又分为：
II A 型	撕脱骨折：鹰嘴尖端有一小的横行骨折块，多见于老年患者
II B 型	横行骨折：自接近于半月切迹的最低处开始，斜向背侧和远端
II C 型	粉碎性骨折：包括鹰嘴的所有骨折，可合并肱骨远端骨折及桡骨头骨折
II D 型	骨折 - 脱位型：在冠突或接近冠突部位鹰嘴骨折，尺骨远端和桡骨骨头向前或向后脱位

Schatzker 分型是 Schatzker 将 Colton 分型进行改良，依据骨折的损伤机制以及需要采用何种内固定器材将尺骨鹰嘴骨折分型如下。①横行骨折：鹰嘴近端撕脱骨折，由间接暴力导致，采用张力带固定；②横行

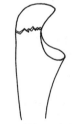

I 型：骨折无移位

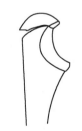 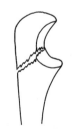 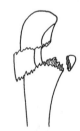 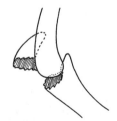

II A型：撕脱骨折　　II B型：横行骨折　　II C型：粉碎性骨折　　II D型：骨折，脱位型

图 24-1　尺骨鹰嘴骨折 Schatzker 改良的 Colton 分型

压缩性骨折:直接暴力造成关节面部分压缩性骨折,宜采用钢板固定;③近端斜行骨折:间接暴力导致的、位于尺骨近端半月切迹骨折,宜采用张力带固定;④远端斜行骨折:骨折线向更远处延伸,骨折端不稳定,简单张力带固定不能提供稳定固定;⑤粉碎性骨折:由直接暴力导致,宜采用钢板固定;⑥骨折-脱位:经鹰嘴骨折肘关节脱位,多由高能量损伤导致,可合并其他骨折如冠突骨折合并肘关节不稳定。

Mayo Clinie 分型是基于骨折移位、粉碎性和稳定性提出的简单、实用,目前应用最广泛的分型方法(表24-2)。

表24-2　尺骨鹰嘴骨折 Mayo Clinie 分型

类型	骨折情况
Ⅰ型	无移位,肘关节稳定的骨折(Ⅰa 型:非粉碎性骨折;Ⅰb 型:粉碎性骨折)
Ⅱ型	有移位但关节稳定的骨折,移位>3mm(Ⅱa 型:非粉碎性骨折;Ⅱb:粉碎性骨折)
Ⅲ型	移位肘关节不稳定的骨折(Ⅲa 型:非粉碎性骨折;Ⅲb 型:粉碎性骨折)

尺骨鹰嘴骨折的发生机制:①传达暴力,肘关节在微屈状态下跌倒,手撑地,肱三头肌强烈收缩,可造成鹰嘴撕脱骨折,骨折块上移;②直接暴力,直接打击,或鹰嘴直接撞于地面等,多为粉碎性骨折,骨折虽移位不大,但由于软组织损伤较重而易发生感染;③肘关节过伸位,鹰嘴抵于鹰嘴凹深部,跌倒时手掌撑地,造成鹰嘴骨折,常并发肘关节后脱位;④高能量暴力直接作用于半屈肘位的尺桡骨背侧,迫使尺桡骨一起向前移位,鹰嘴撞击阻挡其向前移位的肱骨滑车,导致尺骨滑车切迹处鹰嘴骨折,肘关节前脱位。

尺骨鹰嘴骨折诊治一般多无困难,但如果诊治不当,将影响肘关节功能。

第一节　诊　断　失　误

一、拍摄X线片体位不当导致的误诊或漏诊

尺骨鹰嘴骨折的多种类型,通常情况下拍摄肘关节正侧位X线片即可确诊。但对某些特殊类型的骨折如无移位的矢状面斜行骨折,由于骨折端的斜行重叠,侧位X线片难以显示其骨折线,而正位X线片骨折线与滑车相互重叠,也显示不清,可能导致误诊或漏诊;有些骨折,尤其是有其他部位明显合并伤者,初诊时难以配合拍摄取标准体位的肘关节正侧位X线片,则难以显示骨折的确切位置和骨折粉碎程度,包括半月切迹处关节面的撕裂情况和桡骨头是否骨折等,可能导致误诊或漏诊。

因此,肘部外伤后怀疑尺骨鹰嘴骨折者,应尽可能拍摄取标准体位的肘关节正侧位X线片,依据标准侧位X线片,可判断大多数骨折的准确位置、骨折类型、移位情况及粉碎程度。若依据标准的正侧位X线片仍难以诊断者,尤其是X线片征象与临床表现不符,如肘后肿胀、鹰嘴处压痛明显,甚至有骨擦感的临床特征者,则应拍摄肘关节斜位X线片,或行CT检查,防止将矢状面斜行骨折或合并骨折误诊或漏诊。

二、临床检查不仔细导致的误诊或漏诊

9~10岁前的儿童,其尺骨鹰嘴骨骺未出现,在X线片上不显影。9岁后,尺骨鹰嘴有2个骨骺,按先后顺序出现骨化中心,先出现的骨骺偏后,骺线前宽后窄。如果对这些知识掌握不够,病史采集不详细,对发病机制了解不清,则可能导致儿童尺骨鹰嘴骨折的误诊或漏诊;未仔细检查尺骨鹰嘴部位是否有骨擦感,则可能将未出现骨骺的尺骨鹰嘴部骺软骨骨折误诊为桡骨头半脱位或肘部软组织损伤;亦有报道,此年龄段由于尺骨鹰嘴骨骺尚未出现,而X线片仅可显示尺骨近段,因此尺骨近段骨折合并桡骨头脱位(蒙泰贾骨折)常被误诊为尺骨鹰嘴骨折;如果对10~19岁患者尺骨鹰嘴骨骺未闭合的知识掌握不够,则可能将尺骨鹰嘴骨骺误诊为尺骨鹰嘴骨折,甚至诊断为粉碎性骨折,或将尺骨鹰嘴骨折误认为正常骨骺等。此外,如果对此年龄段的患者检查不仔细,对肘后的骨擦感或尺骨鹰嘴骨折处的凹陷未检查和发现,或患者不配合检查等,都容易造成误诊或漏诊。

【病例】患儿男性,4 岁。不慎从自行车跌伤,伤后右肘活动受限,牵拉右上肢时疼痛剧烈,拍摄 X 线片未发现肘部骨折征象,诊断为右桡骨头半脱位,行手法复位,复位后症状未减轻。1 天后复诊,见右肘肿胀明显,检查可触及鹰嘴部骨擦感及骨折块,诊断为尺骨鹰嘴骨骺分离,行屈肘 30°～40° 位固定 2 周痊愈。

本例将尺骨鹰嘴骨骺分离误诊为桡骨头半脱位,主要原因是对 9 岁以前小儿尺骨鹰嘴骨化中心未出现的 X 线征象不熟悉,检查时不仔细,未能及时发现尺骨鹰嘴骨折处的骨擦感和骨折块等。

因此,应熟悉小儿尺骨鹰嘴骨骺在 X 线片上显示的征象,将 X 线片与病史及临床检查结合起来,综合分析,防止误诊或漏诊。9～10 岁以下、尺骨鹰嘴骨化中心未出现者,由于尺骨鹰嘴为骨骺,诊断尺骨鹰嘴骨骺分离时,不应完全依据 X 线片。该年龄段的尺骨鹰嘴骨骺分离征象在 X 线片上不显影,而其典型临床表现为肘部撞伤病史与伤后剧烈疼痛、肘后明显肿胀、可触及骨折凹陷、骨擦感及骨折块等。而桡骨头半脱位的病史是以牵拉伤为主,且无尺骨鹰嘴骨折的相关临床表现。此外,该年龄段的蒙泰贾骨折与尺骨鹰嘴骨骺分离的区别为:前者骨折位置较低,尺骨骨折有成角畸形且伴有桡骨头脱位(图 24-2A);后者尺骨干通常无骨折或成角,亦无桡骨头移位(图 24-2B)。

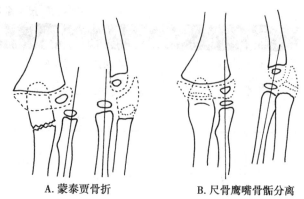

A. 蒙泰贾骨折　　　　B. 尺骨鹰嘴骨骺分离

图 24-2　10 岁以前小儿蒙泰贾骨折与尺骨鹰嘴骨骺分离的区别

值得注意的是,两者在治疗原则及方法上截然不同,若出现误诊,将引起不良后果。9～10 岁以上和 15～19 岁以下的肘部外伤患者,由于其尺骨鹰嘴骨骺尚未闭合,尺骨鹰嘴骨化中心与尺骨近端之间有一骨骺线,此骺线与骨折线相似,若认真阅读 X 线片,则不难鉴别。尺骨鹰嘴骨折者,有明显压痛和骨擦感,通常可触及骨折块,且关节肿胀明显,伸肘肌力明显减弱;而尺骨鹰嘴骨骺未骨折者,肘部肿胀不明显,尺骨鹰嘴处无明显压痛,也不能触及骨折间隙的凹陷和骨折块,无骨擦感,伸肘肌力无明显减弱。17 岁以上次级骨化中心未融合的无骨折肘外伤患者,除无骨折的特有体征外,次级骨化中心多为双侧性,在未闭合骺生长板的周围,有一层清晰的硬化边缘。若仍难以诊断时,拍摄健侧对照位 X 线片即可确诊。

三、对肘髌骨认识不足导致的误诊

肘髌骨是一个真正意义上的骨,临床上很少见,位于肱三头肌进入鹰嘴的止点内,与髌骨相似,有关节软骨面,朝向尺骨,且有一个真正的滑囊。如果对此解剖变异知识了解不清,则可能将肘髌骨误认为尺骨鹰嘴骨折。

因此,在阅肘部外伤的 X 线片时,若发现尺骨鹰嘴外形结构完整,其后侧近端有一独立骨影,应考虑可能为肘髌骨,可拍摄对侧对照位 X 线片进行鉴别。亦有肘髌骨骨折的临床报道,此为极罕见病例,应注意进行诊断和鉴别诊断。

第二节　治 疗 不 当

一、非手术治疗不当

尺骨鹰嘴骨折的非手术治疗,如果适应证把握不好,治疗方式不当,将导致并发症。例如,移位骨折采用手法复位外固定治疗,由于骨折端不稳定,固定后骨折间隙过大或移位,即使骨折能够纤维愈合,也由于拉长了肱三头肌腱,其肌力减弱,导致关节不稳定;移位骨折端的畸形愈合,半月切迹形成台阶,将导致创伤性关节炎。此外,肘关节行伸肘零度位固定,将可能导致尺骨鹰嘴关节面部分"张口",使肘关节不稳定,更重要的是,可能导致肘关节的屈肘功能障碍。粉碎性骨折采用非手术治疗,由于骨折端很难获得解剖复位,将可能会发生创伤性关节炎;外固定时间过长,将导致肘关节僵硬等。

因此,应严格把握非手术治疗适应证。目前认为,无移位的尺骨鹰嘴骨折;大多数小儿骨折;高龄,且患有全身衰竭性疾病,难以耐受手术创伤者,或高龄严重粉碎性骨折无法复位固定者;皮肤条件差,手术会导致感染者等,可采用非手术治疗。行非手术治疗时不应将肘关节固定于完全伸肘位,应采用屈曲45°～80°长臂石膏固定。通常以固定2～3周为宜,不可过长。若超过3～4周,肘关节的伸屈功能将受限制,且难以在功能锻炼中恢复正常。尤其是高龄严重粉碎性骨折,外固定尽可能少于3周,之后改用吊带固定,使关节于活动中模造,以保存部分肘关节功能。也可用三角巾将肘关节悬吊于功能位,早期行功能锻炼。

二、手术治疗不当

(一)适应证把握不当

手术治疗可使绝大多数尺骨鹰嘴骨折获得满意疗效。但如果不严格把握好适应证,将导致并发症。无移位骨折采用手术治疗,不但增加患者不必要的手术创伤,而且可能导致感染、骨折延期愈合或骨不连;高龄严重粉碎性骨折或严重骨质疏松者,采用手术治疗,很可能由于难以解剖复位和牢固固定而导致手术失败;皮肤条件不良者进行手术,将导致感染等。

因此,尺骨鹰嘴移位骨折、粉碎性骨折、小儿骨折等手法复位后骨折端移位仍大于3mm者,骨折端可复位固定,或能够耐受手术创伤,皮肤条件良好者等,均可采用手术治疗。

(二)内固定方式选择不当

尺骨鹰嘴骨折内固定有多种方式,临床常用的包括克氏针张力侧固定,钢板螺钉系统固定(主要是AO解剖加压锁定钢板螺钉,以及传统的普通钢板、后侧钢板及1/3管状钢板等),髓内钉固定,单纯8字形钢丝固定和单纯螺钉固定,尺骨鹰嘴切除及肱三头肌成形术等。如果对这些固定方式的固定原理和方法掌握不够,选择使用不当,将难以获得满意的固定效果。例如,横行或短斜行骨折如Schatzker B型或Mayo Ⅱb型骨折,采用钢板螺钉系统固定,由于手术切口长,固定较复杂,且对骨折处需要有广泛剥离,有发生异位骨化的风险,同时由于钢板刺激局部皮肤,甚至形成皮下滑囊,影响切口愈合或感染。传统的普通钢板,只能固定于尺骨的侧面,无法固定在尺骨的最大张力侧尺骨后缘,属偏张力侧固定,有固定不够牢靠的弊端;后侧钢板,多需部分切断肱三头肌腱使之与尺骨鹰嘴贴合,有损害伸肘力量的缺点;1/3管状钢板,虽可包绕于尺骨背侧,但不符合尺骨后缘的解剖形态,其固定效果亦不确切。如果对此类型骨折采用髓内钉、单纯8字形钢丝或螺钉固定,由于其固定不够牢固,术后外固定时间长,术后难以早期行关节功能锻炼,或在锻炼过程中使骨折移位。粉碎性、横行压缩性、长斜行或肘关节不稳定的骨折如Schatzker D型、E型或Mayo Ⅱa型、Ⅲb型骨折,采用张力侧固定,由于压力侧骨质缺乏有力支撑,可能造成骨折块间的压缩和移位,使鹰嘴短缩,鹰嘴的活动轨迹异常,关节面变窄,造成关节撞击、活动受限或创伤性关节炎,且有克氏针移位松动、退出和针尾刺激皮肤导致疼痛等不足。较小的撕脱骨折片,采用髓内螺钉固定,由于肱三头肌的牵拉和螺钉的挤压,将导致骨折片被撕裂或挤压碎裂,固定失效。小儿明显移位骨折采用髓内钉或粗大螺钉固定,会损伤骨骺,将可能影响其尺骨发育等。如果单纯采用克氏针髓内固定,由于固定不牢固,将导致骨折复位丢失,或骨折畸形愈合(图24-3)。老年骨质疏松患者,拉力钉亦难以发挥其性能。对于粉碎性骨折合并尺骨干、冠突或桡骨头骨折者,属不稳定性骨折,采用尺骨鹰嘴骨折块切除治疗,则可能导致肘关节更加不稳,严重影响肘关节功能。

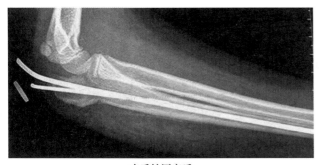

克氏针固定后

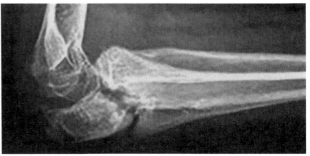

固定1个月去除固定后骨折端移位

图24-3 尺骨鹰嘴骨折单纯用克氏针髓内固定1个月,因固定不牢固,骨折畸形愈合案例

因此,尺骨鹰嘴骨折,其治疗关键是解剖复位、合适的内固定物、坚强固定及早期功能锻炼。内固定方式的选择,首先应明确了解各种内固定方式的力学、生物力学原理和性能,掌握和熟悉其固定方法,依据骨折类型,选择合适的固定方式。横行骨折或短斜行骨折,如 Schatzker B 型或 Mayo Ⅱb 型骨折目前最常用的是克氏针张力侧固定技术,这也是横行骨折的最佳治疗方法,短斜行骨折亦可采用此方法治疗,为了防止骨折端移位,在使用张力侧固定前应垂直于骨折线置入 1 枚拉力螺钉进行辅助固定;亦有采钢板螺钉系统、髓内钉、单纯 8 字形钢丝或单纯螺钉固定的。粉碎性、横行压缩性、长斜行或肘关节不稳定的骨折如 Schatzker D 型或 Mayo Ⅱa、Ⅲb 型骨折,目前主要是采用 AO 解剖加压锁定钢板螺钉和张英泽等研制的中心张力侧尖钩接骨板固定,其优点是能达到重建关节面获得解剖复位、恢复肘关节的稳定性并进行牢固固定,然后进行早期功能锻炼的治疗原则,切忌以克氏针行髓内固定。传统的普通钢板、后侧钢板及 1/3 管状钢板,由于存在一定的弊端,目前已较少使用。近年来,虽然某些尺骨鹰嘴骨折病例采用钢板系统或克氏针张力侧方式固定均可,但克氏针张力侧固定在一些方面稍优于板钉固定,且性价比较高,但在难以抉择时,多数学者建议仍选择钉板固定;髓内钉、单纯 8 字形钢丝固定和单纯螺钉固定,由于固定不够牢固,目前并不作为主流的固定方式。较小的撕脱骨折片,可采用克氏针张力侧固定,必要时亦可采用 AO 钢板固定。小儿明显移位骨折尽可能采用克氏针或克氏针张力侧固定。老年患者忌用拉力钉固定。粉碎性骨折合并尺骨干、冠突或桡骨头骨折者,忌用尺骨鹰嘴骨折块切除及肱三头肌成形术治疗,此方式仅用于极少数老年人、骨折粉碎严重,侧副韧带、桡骨头及冠突与半月切迹远端完整的患者。

(三)内固定操作不当

1. 克氏针张力侧固定不当 张力侧固定,有克氏针钢丝张力侧固定和单纯钢丝张力侧固定等。如果操作方法不当,将影响固定效果。例如,以克氏针钢丝固定时钢丝不够紧,或在缠绕钢丝时未贴紧骨面,使钢丝漂浮于肱三头肌腱表面,在功能锻炼中,钢丝将被牵拉下沉而松弛,导致固定失效,骨折端分离(图 24-4);单纯用钢丝环形固定,由于其强度不够,难以对抗功能锻炼时肱三头肌的牵拉力,将使钢丝更加松弛,骨折端移位。

因此,以克氏针张力侧钢丝固定时,复位后应向骨折远、近端平行钻入 2 枚 2mm 直径的克氏针,克氏针自肱三头肌止点的骨折近端进入,达骨折远端的尺骨后侧穿钢丝的骨孔远端。为使钢丝拉紧,在置入钢丝时,应沿克氏针将肱三头肌腱纵向切开至尺骨鹰嘴骨面,使钢丝紧贴骨面,再对钢丝的两边均打结拧紧,使骨折两边有平衡的压力(图 24-5)。

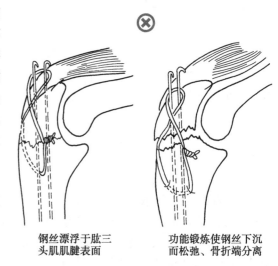

钢丝漂浮于肱三头肌肌腱表面　　功能锻炼使钢丝下沉而松弛、骨折端分离

图 24-4 克氏针张力侧固定不当示意

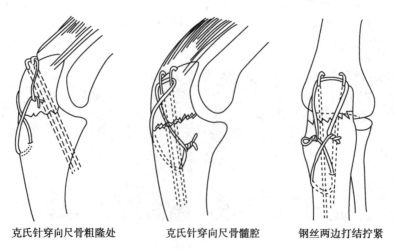

克氏针穿向尺骨粗隆处　　克氏针穿向尺骨髓腔　　钢丝两边打结拧紧

图 24-5 钢丝应紧贴骨面,两边应打结拧紧

　　为了牢固固定骨折端,尽可能不选用单纯钢丝环扎固定,即使选用,穿钢丝的骨孔应钻在尺骨轴心或稍靠后的部位,以符合张力侧固定原则(图 24-6)。但骨孔不可过于靠后,防止菲薄骨皮质被割裂而固定失效(图 24-7)。骨孔后侧骨皮质的厚度不应少于 2~3mm。为了使骨孔后侧的骨皮质有一定厚度,增强其抗切割力,于尺骨后缘两侧分别向中心方向斜行钻孔,两孔交汇后,将钢丝折弯成一定弧度,再从骨孔穿过(图 24-8)。

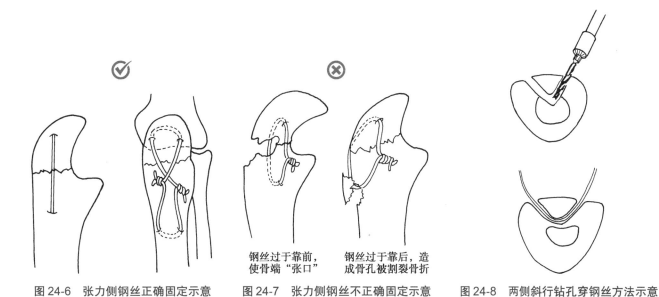

图 24-6　张力侧钢丝正确固定示意　　　　图 24-7　张力侧钢丝不正确固定示意　　　图 24-8　两侧斜行钻孔穿钢丝方法示意

（图24-7中标注：钢丝过于靠前,使骨端"张口"　　钢丝过于靠后,造成骨孔被割裂骨折）

　　为了减轻钢针残端过长影响肘关节功能锻炼和引起局部疼痛,有学者将钢针针尾端制作成针孔状,以便钢丝从中穿过,这样既减少针尾过长的刺激,又防止钢针在功能锻炼中被退出,还可使钢丝紧贴骨面,加强固定的牢固程度。

　　2. 钢板固定不当　钢板固定亦属张力带固定。粉碎性骨折采用钢板固定前,如果不以克氏针临时固定,或以 Suresh 的 Lost K-wire 技术(克氏针埋头技术)处理即先将累及关节面的碎骨块逐块复位并用直径1mm 的克氏针固定,克氏针剪断埋入骨内(不再去除),使骨折获得解剖复位和基本稳定后再以钢板固定,而直接以钢板固定,则可能顾此失彼,骨折块难以聚拢,造成复位、固定困难、固定后的骨折端不稳定,不但延长手术时间,还将影响复位固定效果;粉碎性骨折被压缩造成的骨缺损未行植骨处理,将导致骨折端不稳定、骨折延期愈合或纤维性愈合;钢板固定前,不以 C 臂进行透视,观察复位是否满意,将难以获得满意的治疗效果;钢板置于尺骨的后内或外侧者,由于这种内固定属于偏张力侧固定,有研究认为其生物力学稳定性不如后侧钢板。固定钢板时,不首先固定尺骨鹰嘴近端骨折块,将会增加骨折复位的困难。尺骨鹰嘴骨折合并肘关节前脱位,比较少见,又称经鹰嘴肘关节前脱位,多由高能量损伤导致,鹰嘴粉碎性骨折且多合并冠突骨折,肘关节极不稳定,如单纯采用克氏针张力带固定而未加用钢板固定,由于关节不稳定,将导致骨折移位,固定失效;仅对鹰嘴固定,未对冠突或其他部位骨折进行固定,未修复韧带损伤,仍会使关节不稳定,影响关节功能恢复。

　　因此,尺骨鹰嘴粉碎性骨折以钢板固定前,应以克氏针临时固定,或使用克氏针埋头技术对骨折块进行固定,以支撑关节面。被压缩的骨缺损应撬起,恢复关节面平整,并对其骨缺损进行植骨处理,以稳定骨折端。钢板固定前,要以 C 臂透视,显示骨折复位满意,才可进行固定。钢板应安置在尺骨后缘,以获得真正意义上的张力带固定。条件不足者,亦可行尺骨后外侧或后内侧固定,有利于切口愈合。撞击鹰嘴窝的钢板应裁掉,以防发生骨关节炎。固定钢板时,应先固定尺骨鹰嘴近端,最好有 1 枚螺钉穿过鹰嘴固定到冠突水平,以支撑关节面,随后依次固定尺骨干部位的螺钉。为了获得微创效果,骨折平面局限于冠突水平以上的病例,可采用微创置板技术,以缩小切口范围。粉碎性骨折或纵斜行骨折,解剖复位后可用特制的中心张力侧固定、尖钩钢板固定,由于此钢板呈角钢板形状,可紧扣于尺骨后缘上,使固定更加牢靠。经鹰嘴肘关节前脱位或其他类型的粉碎性骨折,应首选钢板内固定,有的可采用特制的钩状钢板,必要时可再以克氏针张力带加强。合并其他部位骨折,如冠突骨折,均应分别同时固定,对损伤的内外侧韧带应进行修复,以增强肘关节的稳定性(图 24-9)。

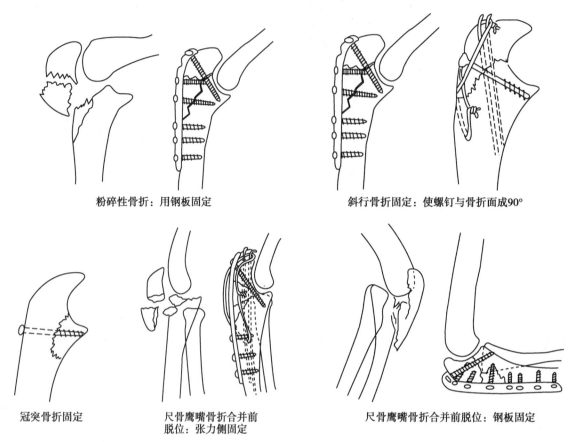

粉碎性骨折:用钢板固定　　　　　　　　　斜行骨折固定:使螺钉与骨折面成90°

冠突骨折固定　　　尺骨鹰嘴骨折合并前　　　尺骨鹰嘴骨折合并前脱位:钢板固定
　　　　　　　　　脱位:张力侧固定

图 24-9　尺骨鹰嘴骨折内固定方式示意

3. 髓腔内固定不当　有几种专为尺骨鹰嘴骨折设计制造的髓腔内固定专用髓内钉,主要为具有足够长度、把持骨折远端、直径较大的螺钉。如果使用不当,将影响其固定效果和关节功能的恢复。例如,粉碎性骨折采用髓内钉固定,由于髓内螺钉的加压性能,会使粉碎的骨折端压缩而鹰嘴变短,其活动轨迹异常,难以获得牢固固定的效果,关节功能也难以满意恢复;固定时以普通螺钉行髓内固定,由于螺钉过细、过短,尺骨近段髓腔较大而难以牢固把持骨折远端,将可能使骨折移位;螺钉过细,强度不够,对骨折远端骨皮质的把持力不够,可能使螺钉自骨折处断裂或拔脱;采用不带螺纹的髓内钉固定,由于该类髓内钉对骨折远端无把持力,将可能使骨折端移位;置钉时用普通螺钉或将螺纹置于骨折线处,由于骨折端应力集中或固定不牢固,将导致螺钉断裂或拔脱,固定失效(图 24-10);采用 AO/ASIF 6.5mm 骨松质螺钉行髓内固定时,选用螺纹过少,对远端髓腔把持不够牢固,会使螺钉松脱,将螺纹植于骨折线处,由于应力集中,亦可导致螺钉断裂等(图 24-11)。

因此,尺骨鹰嘴骨折采用髓腔内钉固定时,应首选成人横行骨折或斜行骨折,小儿骨折不宜以粗大的髓内钉固定。选用螺钉式髓内固定,螺钉应粗大,且有足够长度,以便牢固把持骨折远端,不应选用无螺纹的髓内钉。用 AO/ASIF 6.5mm 骨松质螺钉固定鹰嘴骨折,在固定时应注意选用远端有足够长度的螺纹,防止骨把持不

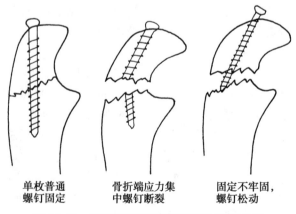

单枚普通　　　骨折端应力集　　　固定不牢固,
螺钉固定　　　中螺钉断裂　　　螺钉松动

图 24-10　普通螺钉固定可使螺钉断裂或松动

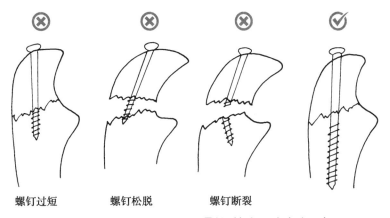

螺钉过短　　　螺钉松脱　　　螺钉断裂

图 24-11　AO/ASIF 6.5mm 骨松质螺钉固定方法示意

牢固而螺钉松动。置钉时应将螺纹全部置于骨折远端。此种固定方法目前已较少使用。

4. 尺骨鹰嘴切除及肱三头肌成形术不当

（1）适应证把握不当：尺骨鹰嘴切除及肱三头肌成形是治疗尺骨鹰嘴骨折的方法之一。国外应用较多，国内报道较少。1997 年，Rettig 报道尺骨鹰嘴切除术在肘关节活动功能方面其疗效等于内固定术。1981年，Gartsman 报道在肘关节活动、稳定性和肌力方面，切除术与内固定术相同，但内固定术并发症较多。尺骨鹰嘴切除有其适应证，并非适于所有尺骨鹰嘴骨折。如果对适应证把握不当，将难以获得满意的治疗效果，甚至造成肘关节不稳定。尤其是合并尺骨干和桡骨头骨折（骨折 - 脱位型损伤）者，若行尺骨鹰嘴切除术，将导致整个肘关节的很不稳定，造成严重功能障碍。

因此，应严格把握手术适应证。MacAusland 和 Wyman 认为，冠突和肘前软组织完整者；单纯尺骨鹰嘴骨折，无肘关节周围其他部位合并伤者，可行尺骨鹰嘴切除。此外，有学者认为，陈旧性骨折骨不连、严重广泛粉碎性骨折、老年骨质疏松骨折、未累及滑车者等，也可行尺骨鹰嘴切除术。若骨折合并其前方结构损伤，如合并尺骨干或桡骨头骨折，或半月切迹完整者，应列为禁忌证。

（2）手术操作不当：尺骨鹰嘴切除操作方法不当，将影响治疗效果。如果用钢丝将肱三头肌腱缝合于骨折远端，由于术后关节功能锻炼的屈伸活动，可导致钢丝断裂，固定失效。将肱三头肌腱缝合固定于原附丽点，则可使尺骨鹰嘴残端的骨折端形成台阶，与肱骨滑车发生摩擦，导致创伤性关节炎等。肱三头肌成形时未保留其肌腱止点部分骨皮质，将会使成形的肱三头肌腱难以与尺骨牢固愈合。

因此，应以不吸收缝合线将肱三头肌腱缝合固定于骨折远端含有关节软骨面的骨质边缘（图 24-12）。

国内对此手术开展不够广泛，相关报道不多，故对此术式应酌情采用。行肱三头肌腱成形时，肱三头肌肌腱止点处应保留一层骨皮质，以利于其与远端骨断面牢固缝合，如果不能保留一层骨皮质，则可将肱三头肌腱向下翻转固定到远端钻孔内。

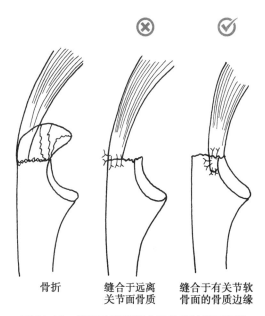

骨折　　缝合于远离　缝合于有关节
　　　关节面骨质　软骨面的骨质边缘

图 24-12　肱三头肌腱缝合于关节软骨面部位

第三节　功能锻炼不当

一、未能早期功能锻炼

恢复肘关节的屈伸功能和稳定性，是治疗尺骨鹰嘴骨折的最终目的。如果长时间对肘关节行半伸肘位外固定或未行肘关节的屈伸功能锻炼、锻炼不当或关节活动范围不够等，将导致肱三头肌、肘关节囊挛缩、关节周围瘢痕组织粘连和肘关节僵硬等并发症。

因此，无论是非手术治疗还是手术治疗，都必须重视早期、有效、合适的肘关节功能锻炼。由于尺骨鹰嘴骨折属于骨松质骨折，其骨折愈合能力强，不愈合率不超过 5%。治疗 2～3 周时，骨折已基本临床愈合。通常情况下，功能锻炼不会引起骨折移位。在张力侧固定下的横断、撕裂等类型骨折，或非手术治疗的无移位或不完全骨折，治疗后即可开始功能锻炼，使用颈腕吊带 1 周或 3～5 天足够，无须 2 周以上的颈腕吊带或石膏外固定。

二、缺乏有效锻炼

肘关节的功能主要靠肱三头肌和肱二头肌的肌力维持，依据肘关节的活动范围和稳定衡量。如果不重视对肌肉肌力和肘关节活动范围的有效锻炼，将难以恢复肘关节功能。例如，锻炼时有的患者由于惧怕疼痛而不进行主动屈伸肘关节的功能锻炼；有的医师未具体指导患者进行有效的肌力锻炼，仅行肩、腕关节的轻柔活动；有的患者惧怕锻炼引起再骨折或骨折端移位，锻炼时肘关节的活动范围不够，导致肘部肌肉、关节囊挛缩，造成肌肉失用性萎缩，肌力减弱，肘关节无力、僵硬等。尤其是行尺骨鹰嘴切除术后，由于肱三头肌肌力减弱，若未能适当增加其肌力锻炼，则难以恢复肘关节的稳定和功能。

因此，应高度重视肘部肌力和关节活动范围的有效锻炼。术后医师应指导患者进行主动握拳、伸指、伸腕、屈腕等活动。2～3 周后即可进行肘关节的主动伸屈活动，增强肌力，防止肱三头肌与关节囊挛缩和纤维组织的粘连。锻炼时应明确告知患者，锻炼时关节内的疼痛，是牵拉挛缩的肌肉和关节囊的正常反应，关节内有痛感才能使锻炼有效，只有主动活动关节达一定的范围，才能使肌肉、关节囊和肌腱的挛缩被牵开，粘连被松解，才能防止肌肉失用性萎缩，达到松弛肌腱与关节囊、恢复肌力的目的。尺骨鹰嘴切除术后，更应加强肱三头肌肌力的锻炼。但是，锻炼应循序渐进，持之以恒，避免暴力锻炼，防止被动强力牵拉而使骨折端移位。适当而有效地坚持功能锻炼，不但不会出现骨折被拉移位，反而会促进骨折愈合与功能恢复。

第二十五章　前臂骨干骨折诊治失误的分析及对策

前臂骨由尺、桡骨组成,两骨以骨间膜相连。尺、桡骨近端在肘部形成上尺桡关节,尺、桡骨远端在腕部形成下尺桡关节,两关节是前臂旋转功能的主要结构。尺骨近端粗大,在肘关节稳定中起重要作用。桡骨远端粗大,在腕关节稳定中起重要作用。两者分别为肘、腕关节的重要组成部分。尺骨全长较直,其髓腔亦较直。桡骨有一定弧度突向桡侧约 9.3°,其髓腔呈漏斗状,远侧较大,近 2/3 为漏斗柄,中段 1/3 非常狭窄。桡骨中 1/3 借其弧度与尺骨保持一定骨间隙,其解剖关系发生改变,将使前臂旋转受到一定的影响。前臂的旋转轴是桡骨头至尺骨茎突。

骨间膜为一致密的膜状纤维,纤维走向背侧,自桡骨斜向内下抵于尺骨,掌侧反之,起附着肌肉,稳定上、下尺桡关节,维持并限制前臂旋转功能的作用。当前臂处于中立位,即半旋前或半旋后位时,尺、桡骨间距离最远,骨间膜和骨间膜中斜索的张力均匀(图 25-1)。

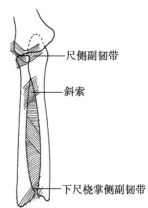

图 25-1　前臂骨间膜

前臂骨折较为常见,约占全身骨折的 11.2%,以青壮年居多。小儿的桡、尺骨骨折和骨骺损伤,占前臂骨折、骨骺损伤及关节脱位总数的 40%,是小儿最为常见的损伤。

前臂双骨折的常用分型为横行骨折、斜行骨折、螺旋形骨折、螺旋形或斜行骨折带有一骨折块;粉碎性骨折;节段性骨折;骨折处骨缺损等。此外,根据骨折在尺、桡骨长轴上的位置分为尺桡骨近段、中段和远段骨折,此分类对尺、桡骨骨折的治疗具有一定意义。

第一节　诊　断　失　误

一、查体不仔细导致合并伤的漏诊

单纯前臂双骨折很少无移位,诊断多无困难。但高能量损伤造成的双骨折,有的全身其他部位有严重合并伤。如果只重视对症状、体征明显的骨折诊断与处理,而不重视对全身其他部位或骨折同侧相邻部位合并伤的检查,将导致误诊或漏诊。例如,诊断前臂骨折后,未仔细检查胸腹腔脏器是否有合并伤,并发失血性休克等,将导致误诊或漏诊。尺桡骨骨折亦可能合并血管、神经损伤,尤其是开放性骨折,如果不仔细检查血管、神经功能,则可能导致误诊或漏诊等。

【病例】患者男性,25 岁。车祸导致左尺桡骨开放性骨折 2 小时收住当地医院治疗。入院查体:血压 100/70mmHg,脉搏 90 次 /min,神志清,左前臂中段开放性骨折,软组织损伤严重,手及末梢血运正常。腹部轻压痛,腹腔穿刺未抽出不凝血,B 超检查腹腔少量积液,生命体征平稳,但脉搏稍快。急诊行清创,骨折复位钢板螺钉内固定。术中患者突然面色苍白,冷汗淋漓,神志恍惚,血压为 50/20mmHg,脉搏 128 次 /min,腹部稍膨隆,腹腔穿刺,顺利抽出不凝血约 10ml。立即停止骨科手术,行剖腹探查,见腹腔积血约 2 000ml,由肠系膜上动脉破裂导致,行肠系膜上动脉修补术,手术输血 2 000ml。生命体征稳定后,继续行桡骨钢板、尺骨髓内钉固定。1 个月后痊愈出院。

此例对腹部血管损伤未能及时诊断,主要原因是对高能量损伤的前臂骨折可能合并重要脏器损伤认识不足,对腹部压痛及 B 超检查"腹腔少量积液"这一腹腔内出血的重要信息重视不够,检查不全面、仔细,尤其是未对腹腔脏器出血进行严密观察和进一步检查,只重视了伤情明显的骨折的诊断和治疗等。

因此,高能量损伤的尺桡骨骨折,应详细询问病史、致伤原因及受伤机制。在诊断骨折的同时,应重视对全身其他部位脏器损伤的仔细检查和诊断,尤其是前臂骨折后发生休克者,应进行全身系统检查,防止严重合并伤,尤其是失血性休克的漏诊。开放性骨折的血管、神经损伤,必须高度重视,应将血管神经功能的检查列为常规检查,防止漏诊。

二、骨筋膜隔室综合征的漏诊或误诊

骨筋膜隔室综合征与前臂原发创伤有关,如严重的压砸伤、血管损伤等,也与对骨折的处理观察不当有关,如骨折后未严密观察患肢血运、疼痛、肿胀情况,手法复位后外固定过紧、术中止血不彻底、关闭切口时同时关闭深筋膜等。如果对此认识不足、重视不够,骨折或骨折处理,尤其是对石膏、夹板外固定后观察不仔细,对患者前臂及手部出现的剧烈疼痛、皮肤苍白、冷凉、感觉减退、活动丧失、脉搏减弱或消失等骨筋膜隔室综合征的症状、体征重视不够,甚至以骨折部位的疼痛、肿胀、功能障碍等牵强解释,将导致漏诊或误诊,贻误治疗时机。

因此,前臂骨折手法复位外固定或手术后,应重视骨筋膜隔室综合征这一严重并发症。若伤后或骨折外固定后,前臂出现剧烈疼痛及广泛压痛,尤其是被动牵拉试验阳性,骨折局部或前臂肿胀明显,且肿胀部位触诊有一定的硬度和张力,皮肤感觉迟钝,肢端麻木、冷凉,脉搏减弱或消失等,则应高度怀疑合并骨筋膜隔室综合征,有条件者可行筋膜隔室压力测定,若组织内压高于40~50mmHg,则可诊断为骨筋膜隔室综合征。而动脉搏动的存在与否,不作为诊断骨筋膜隔室综合征的唯一指征。骨筋膜隔室综合征必须早期诊断,一经诊断必须及早干预,如从肘至腕完全切开受累骨筋膜隔室等,以免发生严重后果。

三、X线检查范围不够导致邻近合并伤的漏诊或误诊

尺、桡骨骨折尤其是高能量损伤造成的骨折,常合并其相邻部位的骨关节损伤。如果只重视症状、体征明显的尺桡骨骨折,而不重视传达暴力导致的邻近关节部位损伤;拍摄X线片时未包括邻近关节,临床查体不仔细,则可能导致邻近关节骨折或关节脱位的漏诊。拍摄X线片未包括肘关节,未对肘关节仔细检查,则可能导致肱骨远端骨折、桡骨头骨折或脱位的漏诊;拍摄X线片未包括腕关节,未对腕关节仔细检查,则可能导致下尺桡关节脱位、腕部骨折或脱位的漏诊或误诊。

因此,尺、桡骨骨折X线检查时,应包括肘关节和腕关节,甚至需拍摄邻近关节的多视角X线片。相关部位应仔细检查,以明确相邻关节的损伤情况。例如。尺、桡骨近段骨折,应拍摄以肘关节为中心的正侧位或斜位X线片,防止合并桡骨头脱位(蒙泰贾骨折)的误诊。尺、桡骨远段骨折,应拍摄腕关节正侧位X线片,防止将下尺桡关节脱位的漏诊。怀疑手舟骨骨折者,应进一步拍摄腕关节斜位X线片,对腕部应仔细检查。诊断仍不明确者,必要时应拍摄健侧对照位X线片,或行CT检查。

第二节 治 疗 不 当

一、非手术治疗不当

(一)适应证把握不当

多数尺、桡骨骨折,尤其是中近段骨折,由于旋前圆肌、肱二头肌、旋后肌等及骨间膜对骨折端的牵拉,使骨折端成角而旋转,移位复杂。手法复位难度很大,若勉强进行,多数复位难以成功,而且增加患者的痛苦和局部软组织损伤;不稳定的斜行骨折、节段性或粉碎性骨折,采用手法复位外固定治疗,由于复位后难以维持骨折端的力学稳定性,将使骨折端移位;已有骨痂的陈旧性骨折,或已多次进行手法复位失败的患者,若勉强行闭合手法复位,或反复复位,不但复位难以成功,而且可加重局部软组织损伤,产生张力性水疱或血疱,甚至导致骨筋膜隔室综合征;开放性骨折行手法复位外固定,不但手法复位难以施行,伤口处理不

便,而且会增加感染的概率。

因此,应严格把握适应证。临床实践表明,小儿青枝骨折;成人骨折无移位者;骨折端仅有成角而移位不明显者;轻度移位的横断或短斜行稳定性骨折,或间接暴力造成的骨折,即桡骨骨折端距肘关节近(多为横行骨折),尺骨骨折端距肘关节远(多为斜行骨折)等,复位后辅以外固定,并能够基本维持骨折端的稳定性者,可采用手法复位外固定治疗。稳定性尺桡骨中远段骨折,由于其周围肌肉少有旋转性能,骨折端主要为重叠移位,复位后便于维持骨折端的力学稳定性,也可采用手法复位外固定治疗。但不稳定性骨折、中近1/3骨折、中远1/3骨折,或已有骨痂形成的陈旧性骨折等,若手法复位1~2次不成功者,其骨折断端已被磨损,将难以维持其稳定性,则不宜再反复进行手法复位。开放性骨折禁忌手法复位外固定治疗。

（二）麻醉和复位体位不当

尺、桡骨骨折采用全身麻醉进行闭合复位,由于肌肉过于松弛,复位后骨折端无张力,将难以维持骨折端的稳定性。尺、桡骨骨折端的移位,不但受肌肉牵拉及骨间膜与桡骨生理弧度等影响,而且受患者体位的影响,复位过程中,如果不重视患者的体位,则难以成功。例如,尺、桡骨近1/3骨折,骨折线在旋前圆肌止点以上时,由于骨折近端受旋后肌及肱二头肌的牵拉屈曲而旋后移位,骨折远端因旋前圆肌及旋前方肌的牵拉而旋前移位,复位时如果将肘关节置于伸直位牵引,将使桡骨骨折近端更加旋后而屈曲,则复位难以成功;尺、桡骨中1/3骨折,由于骨折近端受旋前圆肌、旋后肌和肱二头肌的牵拉,骨折远端受旋前方肌和骨间膜的牵拉,复位时未将前臂远端置于中立位,则将使骨折端在旋后和旋前的情况下复位,亦难以成功;尺、桡骨远1/3骨折,由于骨折近端处于旋前位,整复时,如果将骨折远端置于中立位,则将使骨折远端难以与近端对位。

因此,应选用神经阻滞麻醉进行复位,以使前臂肌肉无痛下保持一定肌张力,有利于复位时骨折的"自然复位",即在复位中,由于骨折断端的肌肉、骨膜、骨间膜等软组织的张力作用,骨折断端会有"自然复位"的效果,从而使骨折达到解剖对位或近解剖对位,并使骨折端嵌插。复位时首先应明确骨折端移位情况,按骨折部位和类型,采取合适的体位进行复位。尺、桡骨近1/3骨折复位时应屈肘90°,前臂远段于轻度旋后位(拇指尽量背伸外展时,拇指指背对着肱骨外髁),使骨折端互相接近,则复位容易成功(图25-2)。

尺、桡骨中1/3骨折,复位时应将前臂置于屈肘中立位(拇指指背对着肘关节中心点,即肘窝中心),使两骨折断端互相靠拢,则复位容易成功。尺、桡骨远1/3骨折复位时应屈肘将前臂远段置于旋前位(拇指指背对着肱骨内髁),以骨折移位的相反方向按压骨折端,矫正骨折端移位或成角畸形(图25-3),复位容易成功。

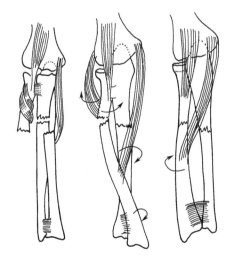

图25-2　尺、桡骨近1/3骨折移位及复位示意

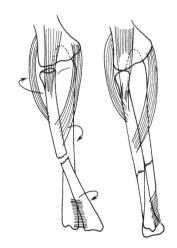

图25-3　尺、桡骨远1/3骨折移位及复位示意

（三）强求解剖复位

尺、桡骨骨折手法整复要达到解剖对位比较困难,如果为了获得解剖复位而反复整复,不但难以获得满意的复位效果,而且可能造成并发症。反复手法复位,首先会加重骨折部位软组织损伤、影响骨折端血运,导致骨折延期愈合或骨不连,其次骨折端的骨茬反复磨损变得钝圆,使稳定性骨折变为不稳定性骨折,甚至由于反复复位而可能造成血管、神经损伤或骨筋膜隔室综合征等严重并发症。

因此,尺、桡骨骨折,只要已获得功能复位,则不必为追求解剖复位而反复进行手法复位,否则可能适得其反。

（四）未重视复位顺序

尺、桡骨骨折手法复位的顺序十分重要。如果不按其解剖特点、骨折机制、移位方向、骨折类型及位置,遵循一定的顺序进行复位,则难以获得满意的复位效果。

1. **未先矫正旋转畸形**　骨折后由于诸多旋转肌肉的牵拉,常造成骨折端旋转畸形,如果未矫正旋转畸形,而先矫正骨折端的重叠移位,则由于骨折端的嵌插,导致旋转畸形难以矫正。

因此,复位时应首先矫正旋转畸形,再矫正侧方和重叠移位。旋转畸形矫正的判定方法是拍摄前臂中立位的正侧位 X 线片,并与其健侧对照,确定矫正效果(图 25-4)。若旋转畸形未矫正,则应重新复位,防止骨折旋转畸形愈合由于复位固定过程中矫正尺骨的旋转角度难以把握,应以 X 线片上尺骨远端旋转时尺骨茎突的变化作为参照(图 25-5)。

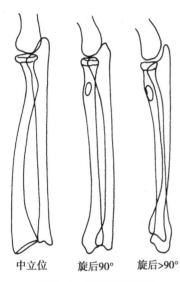

中立位　　旋后90°　　旋后>90°

图 25-4　侧位旋后程度

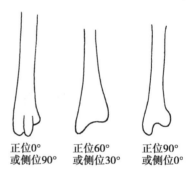

正位0°　　正位60°　　正位90°
或侧位90°　或侧位30°　或侧位0°

图 25-5　X 线片中尺骨远端旋转时尺骨茎突的变化示意

2. **尺骨或桡骨骨折的复位顺序不当**　尺骨或桡骨骨折端同时进行复位,其难度较大,顾此失彼,难以成功;如果先复一侧不稳定性骨折,再复另一稳定性骨折,则已复位的不稳定性骨折将可能移位,使复位失败。

因此,在复位前应明确骨折的部位和类型。若其中之一是稳定性骨折,应先整复稳定一侧,以稳定性骨折端为支点和支架,整复另一骨折端,则复位容易成功。

3. **不同水平面骨折的复位顺序不当**　临床中多数骨折线不在同一水平面,对此类型骨折复位时,如果不认真分析,确定合适的复位顺序,则可能使复位失败。例如,尺骨近段和桡骨中、近段骨折复位时,如果先行桡骨骨折复位,由于其骨折端面积小,复位后骨折端接触面小,不够稳定,在整复尺骨骨折时,会使已复位的桡骨骨折端移位;对桡骨远段和尺骨中远段骨折,如果先整复尺骨骨折,则由于其骨折端接触面积小,稳定性差,在整复桡骨骨折时,可能使已复位的尺骨骨折端移位;同理,尺桡骨近段或远段骨折,如果不按先整复稳定侧骨折,再整复不稳定侧骨折的顺序复位,也可能导致复位失败等。

因此,尺骨近段和桡骨中、近段骨折复位时,若均为不稳定性或稳定性骨折,则应先整复尺骨骨折,以尺骨为支架,再整复桡骨;若桡骨远段和尺骨中、远段骨折均为稳定性或不稳定性骨折时,应先整复桡骨远段骨折,再整复尺骨;若其中之一为稳定性骨折,另一为不稳定性骨折,则应先整复稳定性骨折,以其为支撑点,再整复另一不稳定性骨折。

4. **骨折和脱位的复位顺序不当**　骨折和脱位的复位顺序,对复位效果有重要影响。如果顺序不当,将会增加复位的难度。例如,尺、桡骨折合并关节脱位复位时,先整复骨折,后整复关节脱位,由于脱位的骨折端漂浮不定,使骨折难以整复,即使骨折获得复位,但在整复关节脱位时,将可能使已复位的骨折端移位。

因此,尺、桡骨骨折合并桡骨头脱位或肘关节脱位者,应先整复桡骨头或肘关节脱位,使上尺桡关节或肘关节稳定后,再整复骨折。亦有学者先整复稳定的尺骨骨折,以尺骨为支撑,以利于桡骨头的复位。加莱亚齐骨折合并的下尺桡关节脱位,则由于桡骨骨折的复位而下尺桡关节脱位会自行复位。

(五)未用折顶手法矫正重叠移位

前臂肌肉较发达,肌力较强,而肌腱又缺乏弹性,骨折手法复位时,其重叠移位的矫正十分困难。如果不用折顶的手法复位,而使用暴力牵引,不但复位难以成功,而且可能由于暴力反复牵引造成软组织严重损伤。

因此,矫正骨折重叠移位时,应在矫正旋转移位和侧方移位的前提下,用折顶的手法进行整复,可获得事半功倍的效果。即复位时,术者站于患者伤侧,在助手牵引的同时,术者双手拇指从背侧按压骨折突起部位,使骨折端向掌侧成角,触摸骨折端向掌侧成角的部位,探及掌侧骨面平齐时,余4指用力自掌侧提拉骨折端,再矫正向掌侧的成角,即可使重叠移位矫正(图25-6)。

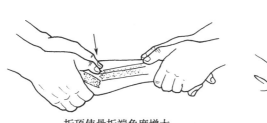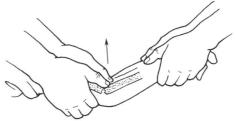

折顶使骨折端角度增大　　　　　　　　背侧骨皮质平齐后提拉骨折端复位

图25-6　用折顶手法复位示意

(六)未重视应用分骨手法和使用分骨垫

应用分骨手法和使用分骨垫有助于尺、桡骨骨折端的复位与稳定,并可增强骨折端的力学稳定性。如果复位时不用分骨手法,则骨折的侧方移位和桡骨的生理弧度难以恢复,骨折端力学环境不稳定;复位后不用分骨垫,则难以维持正常的尺、桡骨间隙和桡骨的生理弧度,导致骨折愈合后前臂的旋转功能障碍。

因此,当骨折成角、旋转、重叠及侧方移位矫正后,应对尺、桡骨进行分骨。即置前臂于中立位,将双手拇指在前臂背侧,示、中指在掌侧,拇指和示、中指分别将尺骨和桡骨向两侧推挤,使尺桡骨的间距增大,骨间膜紧张,矫正骨折的侧方移位(图25-7)。

复位后,将分骨垫置于尺桡骨之间,或以石膏塑形维持分骨,使骨间膜保持紧张,骨折端稳定,以恢复桡骨的生理弧度和前臂的旋转功能(图25-8)。

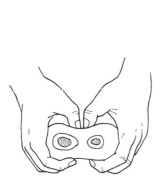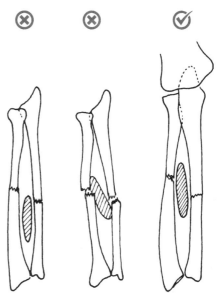

图25-7　指捏法分骨示意　　　　　　　图25-8　置分骨垫方法示意

（七）小儿青枝骨折复位不当

小儿尺桡骨青枝骨折，由于一侧骨皮质和骨膜保持完整，骨折端很稳定。如果复位方法不当，其成角畸形则难以矫正。例如，复位时，由于惧怕将青枝骨折变成完全骨折，矫正成角畸形时用力不够，使成角畸形未能完全矫正，或根本未矫正；有的即使完全矫正，但未行过度复位，也将导致在复位后的功能锻炼中，由于完整一侧骨膜的牵拉，使骨折端再次成角畸形。

因此，小儿青枝骨折的复位应慎重对待，认真分析。对青枝骨折是否需要造成完全骨折后再复位存有争议。支持者认为，不折断保持连续的一侧骨皮质，则骨折成角畸形难以矫正，在以后功能锻炼过程中，复位也可能丢失；反对者认为，保持一侧骨皮质的连续，不仅可保持骨折端稳定，而且在以后的功能锻炼中，不会发生旋转畸形。临床中，笔者的体会是，青枝骨折手法复位后，若成角畸形小于 5°，则不必折断完整侧骨皮质，因为即使存留小于 5° 的成角畸形，将对其功能影响不大，在以后的骨折愈合塑形过程中也可自行部分矫正。大于 5° 的成角畸形，则尽可能予以矫正，以免影响前臂的旋转功能。在矫正成角畸形时，手术者双手拇指按在成角畸形凸侧，余 4 指置于成角畸形凹侧，在助手持续牵引下，术者双手拇指按压，余 4 指上抬，当听到骨折端的"咔"音时，意味着嵌插侧骨皮质被牵拉松解，畸形已矫正，否则，畸形可能未矫正。由于在持续牵引下复位，骨折断端的骨膜有一定的活页性张力，按压凸侧成角畸形时，仅使嵌插侧的骨皮质松解，而完整侧骨皮质不会完全断裂，复位后的骨折端仍保持在稳定状态。必要时可行过度复位，以恢复骨干轴线。

（八）复位后外固定不当

1. 小夹板固定不当 小夹板固定前臂骨折简单易行，使用得当，可获得满意效果。否则，不但难以发挥其固定性能，甚至可能造成严重并发症。如果选择的夹板不规范，将难以获得牢靠固定效果。在绑扎布带时，过松，会使夹板移位，固定失效；过紧，将引起前臂血液循环障碍、骨筋膜隔室综合征，甚至造成肢体缺血性坏死等严重并发症。

【病例】患儿男性，12 岁。从自行车跌下，右手撑地跌倒，导致右尺、桡骨骨折。在当地医院手法复位成功后以小夹板外固定。固定时用细尼龙绳绑扎夹板，回家休养。治疗后当晚，患肢剧痛，复诊医师未予重视，仅对症处理，2 周后，因患儿手指麻木、活动丧失而转本院治疗。检查发现小夹板仍紧紧捆扎于前臂，手指冷凉，主动活动丧失，皮肤感觉基本消失。X 线片显示骨折对位对线良好，诊断为右尺桡骨骨折合并前臂缺血性肌挛缩，经更换石膏夹板外固定等治疗后随访半年，患肢功能虽有所改善，但手功能恢复仍不满意。

此例发生缺血性肌挛缩主要原因是用无弹性的尼龙绳绑扎夹板过紧，导致骨筋膜隔室综合征，医师对骨筋膜隔室综合征认识不足、重视不够，对已发生的骨筋膜隔室综合征未及时发现和适当处理，如未松解夹板或进行切开减压等。

因此，采用小夹板固定，夹板的长宽必须合适，其长度：掌侧自肘横纹下 1cm 至腕关节止，桡侧自桡骨头至桡骨茎突，尺侧自尺骨鹰嘴尖至第 5 掌指间关节。宽度：掌侧和背侧近、远端各为伤肢近、远段最大周长 1/3，近宽远窄，桡、尺侧为伤肢前臂最大周长的 1/7，上下等宽。应选用稍有弹性的布带绑扎为宜，不应过松或过紧，绑扎后，用手指将布带在夹板上能够移动上、下 1cm 为度，对夹板过松或过紧均应及时发现并适当处理。

2. 分骨垫使用不当 如果分骨垫过厚，会造成皮肤压疮；过薄，难以获得分骨效果；放置位置偏斜，会导致骨折端移位，如未放置于尺、桡骨两骨折线间，过高或过低都会使骨间膜张力不均匀，造成骨折端成角或移位；分骨垫未固定，将可能使其移位或脱落。

因此，制作分骨垫时应内加铅丝，以便行 X 线检查时了解分骨垫的准确位置。其厚薄应依据患者前臂皮下脂肪和肌肉的丰厚程度决定，以分骨垫下压后骨间膜有一定的张力为度。分骨垫应置于尺桡骨骨折间，不可偏近或偏远（见图 25-8）。放置时可用胶布对其固定，防止移位或脱落。

3. 石膏固定不当 如果不重视石膏固定的方式方法，将影响固定效果。例如，石膏过厚、过长，一方面增加重量，令患者不适，另一方面对邻近关节固定过多，如超过掌指关节等，将影响无须固定关节的功能（图 25-9）；石膏过短，则难以获得牢固固定的效果，如未固定肘关节，由于石膏和肢体重力的作用，将导致骨折端成角畸形(图25-10);固定过松,使骨折端不稳定,将导致骨折移位或成角畸形;固定过紧,会压迫肢体,导致血运障碍、骨筋膜隔室综合征,甚至肢体坏死等严重并发症;不按三点和分骨原理进行固定和塑形,将导致骨折端不稳定,固定不牢固而复位丢失等。

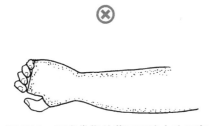

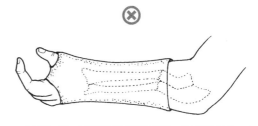

图25-9　固定掌指关节不正确方法示意　　　　图25-10　石膏固定范围不够,骨折端成角

因此,石膏固定范围,应超过肘、腕关节。固定的松紧度,以肢体在石膏腔内无松动感,但不压迫肢体,不影响血运为宜。特别注意固定不可过紧,以免影响患肢血运。骨折复位后首次固定,尽可能避免采用石膏管型,以石膏夹托固定为宜。3～5天局部肿胀消退、石膏松动后,仅将缠绕绷带紧固即可。另外,石膏未固化前,应按分骨原理对骨折部位进行塑形,使其在前臂掌、背侧中轴线形成凹陷,起分骨和分骨垫的作用。同时,还应按骨折的原始成角方向,进行反向加压、三点固定,以获得牢固固定的效果。

（九）外固定后观察处理不当

小夹板或石膏外固定后,如果未能及时发现问题并及时干预,则可能造成并发症。例如,复位外固定早期,未能及时发现固定过紧,组织内的压力增高,未及时予以处理,则可能导致伤肢血液循环障碍;小夹板或石膏外固定3～5天后,肿胀消退,夹板或石膏松动,如果不及时发现并紧固,将导致骨折复位丢失;分骨垫移位或脱落未及时发现和干预,将会使骨折端向前臂中心轴靠拢,导致骨折成角畸形,影响前臂旋转功能;在石膏或夹板外固定后的功能锻炼过程中,未及时观察骨折端的变化情况并发现问题适当处理,则可能造成骨折端移位、骨折畸形愈合等。

因此,采用小夹板或石膏外固定后,必须随时观察伤肢及外固定变化情况,至少连续3天,每天2次,并尽可能留住院观察。若发现手指麻木、青紫、肿胀、皮肤冷凉或苍白等,则表示固定过紧,应立即松解。松解后,若症状未减轻,甚至加重,表示已并发骨筋膜隔室综合征,应及时切开减压,改为内固定。小夹板或石膏固定松动者,应及时紧固。分骨垫移位或脱落者,应及时调整或重新安置。复位外固定后未住院观察者,应向患者、家属或陪同人员等口头或书面明确告知外固定后的注意事项。石膏固定后的1个月内,应每周拍摄X线片复查1次,以后每2周复查1次,至骨折愈合。外固定石膏可4～6周更换1次。

二、手术治疗不当

（一）适应证把握不当

随意扩大手术指征,将导致一定的并发症。例如,成人无明显移位骨折、小儿骨折或整复后达到功能复位且骨折端稳定的患者,采用切开复位内固定,不但造成不必要的手术创伤,而且可能造成伤口感染,骨折延期愈合或骨不连;肿胀明显,甚至有张力性水疱、皮肤条件不良者,采用切开复位内固定,将可能造成伤口感染、甚至使手术失败。

因此,Richrds和Corley等提出,尺桡骨骨折切开复位的适应证:①所有移位的成人尺桡骨骨折或手法复位失败者;②所有移位的单一桡骨骨折;③单一尺骨骨折成角大于10°;④所有蒙泰贾骨折脱位;⑤所有加莱亚齐骨折脱位;⑥开放性骨折;⑦骨折并发骨筋膜隔室综合征等。可作为参考,但临床上仍应依据患者的具体病情、骨折类型、年龄、职业等严格把握适应证。

（二）手术时机把握不当

尺、桡骨骨折的手术时机,目前仍存争议。有学者主张,伤后7～14天是手术的最佳时间,此时肿胀消退,炎性反应较轻,有利于伤口愈合。但多数学者主张,成人骨折,若有手术指征,仍应尽早手术,最好在伤后24～48小时进行。Tile等认为,早期手术,无论在操作上,还是在功能恢复方面都有好处,如在肌肉挛缩之前手术,则骨折容易复位,并更容易获得解剖复位,有利于清除血肿。同时,骨折牢固固定后,便于早期活动,减轻患者术前制动的不适和精神压力。Heim 认为,伤后 6～8 小时进行手术,可降低骨折交叉愈合的风险。但在临床中如果开放性骨折贻误治疗时机,将可能导致伤口感染、骨髓炎等并发症;合并血管、神经损伤,或骨筋膜隔室综合征的患者,不及时手术并进行血管探查修复,或未对骨筋膜隔室及时切开减压,将导致肢体缺血,甚至缺血性坏死等严重并发症。

因此,必须把握好尺桡骨骨折的手术时机。开放性骨折,合并血管、神经损伤,或骨筋膜隔室综合征的患者,必须急诊手术。闭合性骨折合并脱位难以复位的,亦应尽快手术。闭合性骨折,通常在伤后 12～24 小时手术比较合适,一般不超过 48 小时。肿胀明显,甚至有张力性水疱的闭合性骨折的患者,应在排除血管、神经损伤,骨筋膜隔室综合征的情况下,抬高患肢,使用脱水药或迈之灵等恢复静脉动力,待肿胀消退后手术。

(三)手术入路选择不当

如果对手术入路选择不当,将造成并发症。例如,显露尺骨,如果自尺骨后缘直接显露,由于其皮下无肌肉组织,将影响切口愈合,甚至发生感染。桡骨近 1/3 背侧切口,有损伤桡神经深支的风险,掌侧切口则可能损伤桡侧血管、神经;如果采用一个切口同时显露尺桡骨骨折端,不但使骨折端显露困难,术中复位固定困难,而且由于两骨折断端在同一切口内连通,手术对骨间膜的损伤及骨梢落在骨间膜,在骨折愈合过程中,机化的血肿及间质细胞极容易被骨化,可能使尺桡骨之间发生骨性融合,前臂的旋转功能严重障碍;尺骨和桡骨分别切口,若之间距离过近,可导致两骨折端相互融合。

因此,应依据骨折部位选择合适的手术入路。尺骨近段可选择后侧 Boyd 入路,亦可显露尺骨干,不易损伤桡神经深支;尺骨近段亦可选用 Gordon 入路,可沿尺骨后缘偏前或偏后切口,使切口内包含有肌肉组织。桡骨近中 1/3 骨折,通常经背外侧 Thompson 切口,在桡侧腕短伸肌和指总伸肌之间显露骨折端,应注意保护桡神经深支。桡骨近 1/3 和远 1/3 骨折,亦可采用 Henry 掌侧切口,由肱桡肌和桡侧腕屈肌之间显露。此切口可避免损伤桡神经深支,但切口附近仍有较大血管和神经,应注意保护。桡骨中 1/3 骨折采用 Thompson 切口,其优点是骨折易于显露且钢板可置于张力侧,但却不易延伸切口。总之,尺、桡骨骨折端必须分别切口显露,且应尽可能拉大切口间的距离。近年来,有学者采用背侧单切口治疗尺、桡骨中上段,两骨折断端距离相近(≤3cm)的双骨折,手术从 2 个肌肉间隙显露尺桡骨,禁忌从 1 个肌肉间隙显露尺、桡骨骨折端,可减少手术瘢痕。术后疼痛轻、功能恢复快且较美观。

(四)手术显露的体位与操作不当

在手术显露时,如果体位安置不当,前臂旋转,将会导致显露时迷路而损伤血管、神经;为图手术方便,显露时广泛剥离软组织或骨膜,将严重破坏骨折端血运,影响骨折愈合,可能导致软组织坏死、感染。

因此,一般情况下应使患肢外展,肘关节微屈,前臂中立位。骨折周围软组织,应尽可能保护,尤其是应尽可能减少骨膜剥离,保护骨折端血运,防止骨折延期愈合或骨不连。

(五)内固定方式不当

髓内钉和钢板螺钉是尺桡骨折的主要内固定方式,各有利弊。如果未按骨折部位和类型选择,将影响固定效果。例如,桡骨骨折选用髓内钉固定,由于髓内钉的刚度大而外形直,固定后桡骨的生理弧度消失,将影响前臂旋转功能;桡骨中段最为狭窄,直的坚硬的髓内钉难以置入且会使其生理弧度改变,影响前臂旋转功能。靠近前臂旋转轴的桡骨近段或尺骨远段骨折采用克氏针髓内固定,由于其防旋转性能差,固定后骨折端不稳定,将导致骨折延期愈合或骨不连;桡骨远段骨折以髓内钉固定,由于髓腔大,固定后骨折端不稳定,将可能使骨折复位丢失;尺、桡骨骨折均以克氏针固定,由于其固定不牢固,且无防旋转性能,固定后骨折端不稳定,将导致骨折延期愈合、骨不连或旋转畸形;粉碎性骨折或严重骨质疏松患者采用加压钢板固定,不但难以获得加压固定的效果,而且有可能导致骨折的继发性移位,短缩畸形;尺骨骨折以钉板系统固定,由于软组织的广泛剥离,将可能发生感染,骨折延期愈合或骨不连,或神经、血管损伤等并发症;软组织损伤严重的开放性粉碎性骨折,均采用钢板螺钉固定,将进一步破坏骨折端血运,影响骨折愈合;清创不彻底者采用髓内钉固定,将可能并发深部感染。小儿尺桡骨不稳定性骨折采用钢板固定,将造成较大的手术瘢痕,影响其功能恢复。

因此,内固定方式,应依据骨折部位、类型和内固定器材的不同性能适当选择。桡骨骨折,或邻近前臂旋转轴的桡骨近段或尺骨远段骨折,应首选钢板螺钉固定,钢板应在5孔以上。以髓内钉固定桡骨骨折时,因为桡骨的解剖学特点,目前所使用髓内钉通常都具有一定的弯曲度,并且有一定的弹性,其通过骨折线后能够具有防止扭转力、旋转力及成角的力量。尺桡骨骨折,尺骨为近段骨折者,可选用髓内钉固定,而桡骨则应选用钢板(如锁氏加压钢板)固定,不应同时均以克氏针髓内固定。粉碎性骨折或严重骨质疏松患者应采用锁定钢板进行相对稳定固定,锁定加压钢板不但可以获得加压固定的效果,而且也能为粉碎性骨折提供成角稳定固定。尺骨骨折通常以髓内钉固定较为合适,可避免钉板系统固定的诸多并发症的发生。多段骨折亦可采用髓内钉固定,尺、桡骨远段骨折均应选用钢板螺钉固定。软组织损伤严重的尺、桡骨开放性粉碎性骨折,不应对尺、桡骨均选用钢板螺钉固定;污染较重,清创不彻底者,忌用髓内钉固定;污染较轻,清创彻底者,尺骨骨折可酌情选用髓内钉固定,亦可用骨外固定器或骨外固定器加钢板或髓内钉局限性固定,桡骨则以钢板螺钉固定为宜。小儿尺桡骨不稳定性骨折一直是治疗的难题,功能恢复情况在钢板组和髓内钉组间无差异,但钢板组的手术时间和内固定去除时间更长,且瘢痕更大。临床中可依据患儿的个体情况及医师熟悉和掌握的技术适当选择。

（六）内固定操作不当

1. 钢板螺钉固定操作不当　在用钢板螺钉固定时,有的采用一侧切开复位固定完成后,再复位固定另一侧,且先固定稳定性骨折一侧,再固定不稳定一侧,以稳定一侧作为支架,复位和维持另一侧骨折端的力学稳定性。临床实践表明,这样操作的弊端是,进行另一侧不稳定的骨折复位固定时,由于其复位固定难度较大,很可能复位时导致已固定的稳定侧钢板松动、变形或骨折端移位。桡骨骨折固定时,如果未按其生理弧度对钢板进行预弯,将导致固定后桡骨的生理弧度改变,影响前臂的旋转功能。此外,置入钢板时,如果安置在骨面不规整的一侧,使其不能贴紧骨面,将导致固定后骨折端不稳定,固定不牢固。粉碎性骨折,如果不先复位骨折块较大一侧的骨折端,而随意复位固定,则可能导致复位固定困难。选用钢板过短,强度不够,固定不牢固,将可能导致钢板折弯断裂,固定失效。

因此,以钢板螺钉固定尺桡骨骨折时,应采用双切口同时显露双侧骨折端,并将两处骨折临时复位固定,以了解和评估骨折解剖复位效果。操作中应先复位固定不稳定一侧,再固定稳定侧。安置钢板时,桡骨近1/3骨折,钢板应置于桡骨背侧,这样可避免前臂旋转时,钢板碰撞尺骨冠突而影响旋转功能。桡骨中1/3骨折,应将钢板按桡骨的正常生理弧度塑形,置于桡侧,亦可将钢板卷曲使用,最大限度地恢复桡骨的生理弧度。桡骨远1/3骨折,应置于掌侧,这样虽不符合张力侧原则,但由于掌侧桡骨面较平直,肌肉亦较多,钢板可紧贴骨面,使固定更为牢固,亦有利于伤口愈合。粉碎性骨折,应先将较大骨折块与相邻的骨干以压力螺钉固定,并将钢板与骨干固定,然后,再将另一骨折端与钢板固定。以选用5孔以上动力加压钢板为宜,主骨折端至少有效固定7层骨皮质(即4枚以上螺钉固定),远近骨折端至少拧入3枚螺钉。

2. 髓内钉固定操作不当　髓内钉固定,如果适应证把握不当,钉的类型选择不当,手术操作不当,将影响固定效果。例如,感染者若采用髓内钉固定,将导致感染扩散;髓腔过小者未扩髓固定,或选用髓内钉直径过大,不但固定时操作困难,而且可能造成劈裂骨折等。采用直径过小的髓内钉固定,由于固定强度不够,将导致固定不牢固,髓内钉折弯或断裂。采用无防旋转性能的髓内钉固定,将可能导致骨折端旋转畸形。

因此,在通常情况下,感染性或髓腔小于3mm的骨折,慎用髓内钉固定。髓腔过小者,则应扩髓固定。选择的型号不应直径过大或过小,并尽可能不同时采用无防旋转性能的髓内钉固定。桡骨骨折,拟用髓内钉固定时,应选用有弧度的髓内钉。桡骨髓内钉应从桡骨茎突处入钉,亦可选择Lister结节作为入钉点(桡骨远端背面的一个小骨突),此入钉点有并发拇长伸肌腱损伤的风险,置钉时在钉尾安装钉帽即可保护好该肌腱。尺骨则应从尺骨最近端入钉,穿钉时避免损伤钉孔周围肌腱。

第三节　功能锻炼不当

尺、桡骨骨折治疗后的功能恢复程度,与功能锻炼方式和有效程度有重要关系。如果等骨折完全愈合后再行功能锻炼,则将导致关节功能难以完全恢复。但骨折未完全愈合而进行过度的功能锻炼,尤其是使用无防旋转性能的髓内钉固定者,进行旋转性活动的功能锻炼,则可能导致骨折端移位、骨折畸形愈合或再骨折。

因此,应重视和坚持适当的功能锻炼。无移位或轻度移位的稳定性骨折,手法复位外固定后,只要骨折部位疼痛稍减轻,即可进行伸指、握拳等活动,防止肌腱粘连和肌肉失用性萎缩。1周后,可行肩关节的前屈后伸活动。骨折端稳定而坚强内固定者,术后无须外固定,故伤口疼痛减轻后即可进行肘、腕关节的功能锻炼。不稳定性骨折,2周后骨折局部已有纤维连接,此时可进行肩、肘、腕关节的功能锻炼。采用无防旋转性能的髓内钉固定者,3周后才可进行前臂旋转功能锻炼,否则,过早活动可能使骨折端发生旋转移位。在X线检查中,若无足够的证据显示骨折已有骨性愈合,则严禁试验性举重物或体育性锻炼。

第二十六章　蒙泰贾骨折诊治失误的分析及对策

　　1814年,意大利医师Monteggia首先描述了尺骨近1/3骨折合并桡骨头向前脱位,命名为蒙泰贾骨折(Monteggia fracture),曾称孟氏骨折。1967年,Bado提出蒙泰贾骨折的具体概念,即尺骨骨折位于尺骨近1/3和尺骨鹰嘴基底之间,且合并桡骨头脱位。Bado还扩展了Monteggia对该损伤的原始描述,包含了任何部位的尺骨骨折合并桡骨头脱位。蒙泰贾骨折各年龄段均可发生,以青少年、儿童多见,约占前臂骨折的5%。Bado将该骨折分为4种类型(表26-1、图26-1)。

表26-1　蒙泰贾骨折Bado分型

分型	骨折情况	受伤机制
Ⅰ型 (伸展型)	任何水平的尺骨干骨折,尺骨骨折向掌侧成角,合并桡骨头前脱位。最多见,约占73%,又称伸展型骨折	①来自前臂背侧的打击,造成尺骨骨折和桡骨头前脱位 ②手撑地跌倒时,前臂处于旋前位,体重和手的传达暴力使前臂极度旋前,桡尺骨在中上段处相交叉合并形成支点,尺骨强力撬起桡骨近端,发生桡骨头前脱位的同时,发生尺骨骨折 ③伸肘跌倒时,肘关节过伸,肱二头肌强烈反射收缩,使桡骨上段被前拉脱位,同时发生尺骨骨折
Ⅱ型 (屈曲型)	尺骨骨折向背侧成角,合并桡骨头向后脱位。约占3%,又称屈曲型骨折	前臂旋前位跌倒,肘关节处于屈曲位,发生尺骨骨折向背侧成角,并桡骨头后脱位
Ⅲ型 (内收型)	尺骨干骺端骨折向外侧成角,并桡骨头向外或前外侧脱位,常合并桡神经损伤。约占23%,又称内收型骨折	伸肘位跌倒,上肢处于内收位,肘关节受内翻应力,尺骨近端发生向桡侧成角骨折,骨折为干骺端的青枝、横断或纵裂骨折
Ⅳ型 (特殊型)	尺桡骨骨折合并桡骨头前脱位。非常少见,约占1%。Bado认为是Ⅰ型合并桡骨干骨折	Ⅰ型骨折脱位后,桡骨受到二次损伤导致

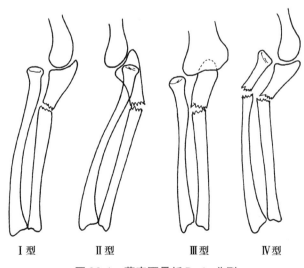

Ⅰ型　　　Ⅱ型　　　Ⅲ型　　　Ⅳ型

图26-1　蒙泰贾骨折Bado分型

蒙泰贾骨折类型和机制比较复杂,诊治时如果不熟悉相关解剖结构、骨折类型和发病机制,则可能导致并发症。

第一节　诊　断　失　误

一、查体不仔细导致的误诊或漏诊

蒙泰贾骨折有骨折共同的临床表现,即肘部疼痛、肿胀、压痛以及功能障碍等。但蒙泰贾骨折也有其临床特征,即多数为尺骨近 1/3 骨折合并桡骨头脱位或半脱位。如果对其特征了解不清,检查不仔细,未触摸尺骨近 1/3 段是否有明显的压痛、骨擦感或异常活动,未检查桡骨头是否脱位等,则可能导致误诊或漏诊,其漏诊率可高达 20.8%。

因此,前臂外伤,尤其是间接暴力造成的尺骨近 1/3 骨折,必须重视蒙泰贾骨折的诊断。应仔细检查尺骨近 1/3 及肘关节等部位。若发现尺骨近 1/3 有明显压痛,且可触及骨擦感或异常活动,肘关节可触及向前、向后或外侧脱出的桡骨头,则可诊断为蒙泰贾骨折。同时还应进一步检查,如拍摄标准体位的肘关节及前臂的正侧位 X 线片等,明确骨折类型。

二、未拍摄标准体位的 X 线片导致的误诊或漏诊

拍摄标准体位的 X 线片,对诊断蒙泰贾骨折有重要意义。标准体位的 X 线片可明确显示尺桡骨的轴线、桡骨头以及肱桡关节的关系等。如果对此重视不够,认识不足,对尺骨骨折有成角或重叠移位者,未拍摄标准体位的肘关节正侧位 X 线片,则难以辨别尺桡骨轴线是否正常、桡骨头是否脱位,将导致误诊或漏诊。此外,前臂骨折拍摄 X 线片时,如果未包括肘关节,将造成桡骨头脱位的漏诊,从而导致蒙泰贾骨折的误诊或漏诊。

因此,前臂骨折,应重视拍摄标准体位的 X 线片,尤其是尺骨近 1/3 骨折有成角或重叠畸形者,必须拍摄以肘关节为中心、标准体位的前臂正侧位 X 线片。拍摄侧位 X 线片时,应将前臂置于中立位,将肱骨及前臂平放在 X 线片暗盒上,并屈肘 90°。依据标准体位的 X 线片,认真分析桡骨轴线是否通过肱骨小头中心,明确辨别桡骨头是否脱位或半脱位等,即可诊断。

三、对小儿尺骨近 1/3 骨折认识不足导致的误诊或漏诊

蒙泰贾骨折 Bado Ⅲ型,虽然成人少见,但依据 X 线片诊断通常多无困难。该类型骨折儿童多见,其 X 线片常仅显示尺骨近段的青枝、纵裂或褶皱形骨折征象,移位多不明显。有时只显示为尺骨向外侧成角畸形,桡骨头向前外侧或外侧脱位或半脱位征象。如果不仔细阅片,未能准确判断桡骨头或骨骺的位置,尤其是未能明确尺骨是否成角、短缩等骨折征象;或对尺骨近 1/3 的纵裂、青枝,尤其是对成角的骨折征象辨别不清,或摄片时未获得标准体位的正、侧位 X 线片等,则可能导致误诊或漏诊。更为常见的是对小儿肘部骨关节,尤其是对骨骺的结构不熟悉,对相关知识掌握不够,阅读 X 线片时不认真仔细等导致的误诊或漏诊。

【病例】患儿女性,6 岁。2 个月前跌伤右肘及前臂,在当地医院拍摄 X 线片未见骨折,以右肘部软组织损伤外敷中草药治疗。2 个月后,拇指不能背伸,来本院诊治。查体发现右肘稍有畸形,前外侧可触及脱位之桡骨头,肘关节旋转活动稍受限,右拇指不能主动背伸,虎口处皮肤感觉稍迟钝。拍摄 X 线片显示,桡骨头向前外侧脱位,尺骨中近段向外侧成角。复阅首诊 X 线片,见尺骨近段向外成角畸形约 8°,桡骨头向前外侧脱位,但较本院拍摄 X 线片所显示的移位距离稍小。诊断为陈旧性蒙泰贾骨折 Bado Ⅲ型合并桡神经损伤。行切开复位,见尺骨近 1/3 处骨痂生成,骨干稍有成角畸形。矫正尺骨畸形后,显露桡骨头,发现桡骨头向前外侧脱位,桡神经深支被嵌夹于肱骨小头和桡骨头之间。松解桡神经后,行桡骨头复位,以尺骨筋膜条做环状韧带重建,对尺骨骨折以钢板固定,术后 1 年随访,仍有桡骨头半脱位,但神经功能已恢复,肘关节功能正常,前臂旋转功能尚满意。

此例误诊的主要原因是对小儿肘部及前臂 X 线片知识掌握不足、阅片不仔细,未发现尺骨近段青枝骨

折后的成角畸形及桡骨头脱位征象；对小儿肘外伤后尺骨成角，即蒙泰贾骨折重视不够，认识不足，亦未检查桡神经功能，将桡神经深支损伤漏诊。

因此，小儿前臂外伤后，应重视蒙泰贾骨折的诊断。对肘部和前臂肿胀、疼痛、功能障碍者，应拍摄标准体位的前臂正侧位X线片，且包括肘、腕关节在内。阅读X线片时，对正、侧位X线片显示桡骨轴线未通过肱骨小头的桡骨头脱位征象，尺骨近1/3至尺骨鹰嘴基底之间骨皮质有纵裂、褶皱、凹折、裂痕，尤其是成角者等，则应诊断为蒙泰贾骨折，若诊断仍有困难，可拍摄健侧对照位X线片或行CT检查确诊。

四、对桡骨头脱位认识不足导致的误诊或漏诊

尺骨骨折合并桡骨头脱位或半脱位，是蒙泰贾骨折的临床特征，也是诊断蒙泰贾骨折极为重要的依据。如果对此重视不够，认识不足，在前臂的X线片中发现有尺骨骨折征象后，便以为诊断明确，不再对肱桡关节的关系仔细检查、阅片，甚至对已显示的桡骨头脱位或半脱位辨别不清，未能发现；不熟悉在肘关节侧位X线片上小儿正常肘关节在任何角度的屈伸位置，桡骨纵轴线应通过肱骨小头骨化中心，否则即为桡骨头脱位或半脱位的基本知识；间接暴力造成的尺骨骨折，尤其是对小儿该部位青枝骨折很可能合并桡骨头脱位或半脱位认识不足、重视不够，检查不仔细，未能发现桡骨头脱位的临床表现，甚至仅依据X线报告进行诊断，将导致桡骨头脱位的漏诊。

【病例】患儿男性，4岁。因左上肢撑地跌倒后，左肘部疼痛、肿胀、活动受限，在当地医院就诊。经门诊拍摄X线片等检查，诊断为左尺骨近段青枝骨折，由于未发现骨折端有明显移位，仅以小夹板外固定治疗。后经数次复查，均以尺骨近段骨折外固定处理。治疗20天后，家长发现患儿肘部畸形，再次复查，仍诊断为左尺骨近段骨折骨痂形成。3个月后患儿肘部畸形更加明显而转来南方科技大学盐田医院，X线检查诊断为左陈旧性蒙泰贾骨折，阅读伤后首次及数次复诊的X线片，均明显显示尺骨纵裂骨折，稍成角畸形，桡骨头向前外侧完全脱位的征象（图26-2）。入院后行尺骨骨折矫形内固定、桡骨头复位、环状韧带重建术治愈（图26-3）。

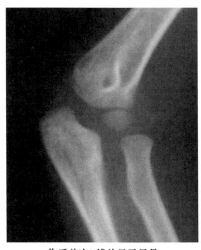 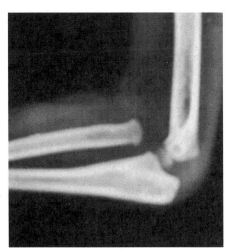 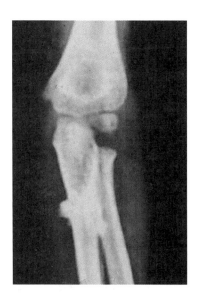

伤后首次X线片显示尺骨
青枝骨折、桡骨头脱位

伤后3个月复查X线片显示尺骨
骨折愈合，桡骨头仍然脱位

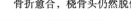

图26-2　桡骨头脱位漏诊（蒙泰贾骨折误诊）案例

图26-3　尺骨矫形植骨内固定、桡骨头复位、环状韧带重建术后1个月X线片

本例误诊的主要原因是对尺骨近1/3骨折合并桡骨头脱位，即对蒙泰贾骨折认识不足，对如何在X线片上辨别桡骨头是否脱位的知识掌握不够，阅片不仔细，将X线片已明显显示的桡骨头脱位长时间未能认识和发现等。

因此，首先要认识到单纯尺骨骨折大多数均由直接暴力导致，故又称警棍骨折。间接传达暴力导致的

尺骨近 1/3 骨折多数为合并桡骨头脱位的蒙泰贾骨折。尺骨近 1/3 骨折,甚至尺骨任何部位间接暴力造成的骨折,不可轻率地诊断为简单尺骨骨折。在阅读尺骨近 1/3 或尺骨骨折的 X 线片时,应仔细辨别是否显示有骨折成角、重叠和桡骨头脱位的征象。如肱桡关系不正常而肱尺关系正常,就应诊断为桡骨头脱位,即蒙泰贾骨折。X 线片上显示尺骨近 1/3 骨折成角畸形或重叠移位者,无论是否合并明显桡骨头脱位,都必须精确测量尺骨轴线和桡骨纵轴线的变化情况,明确桡骨纵轴线是否通过肱骨小头中心。此外,尺骨近 1/3 骨折,必须常规仔细检查肘关节,明确是否有桡骨头脱位。因为有或无桡骨头脱位的尺骨骨折,不但诊断不同,而且其治疗方法及预后都是截然不同的。为了防止桡骨头脱位的漏诊漏治,尺骨骨折有成角畸形或重叠移位患者,尤其是小儿患者,通常均应按蒙泰贾骨折进行桡骨头的复位处理与严密反复观察。

五、桡神经损伤的漏诊或误诊

蒙泰贾骨折 Bado Ⅲ型,由于脱位的桡骨头紧靠肱桡关节,绕过桡骨头的桡神经深支(骨间后神经)常被嵌夹于脱位的桡骨头和肱骨小头之间,行脱位复位时桡神经深支也可被嵌夹于肱桡关节间隙,或对桡神经的过度牵拉等,均可导致桡神经深支损伤。桡神经支配桡侧腕长伸肌的肌支在肘关节以上,桡骨头脱位对其无损伤,故伤后伸腕功能存在。而手部骨间肌为尺神经所支配,手指也可由尺神经部分代偿而伸直,但桡神经深支支配的拇伸肌麻痹而导致伸拇肌功能丧失,指总伸肌等麻痹导致掌指关节、指间关节不能背伸。因此,蒙泰贾骨折 Bado Ⅲ型,如果未仔细检查桡神经深支功能,尤其是拇指背伸功能,则可能导致漏诊。此外,由于蒙泰贾骨折 Bado Ⅲ型以小儿多见,检查时患儿难以配合,更容易导致漏诊。

因此,已诊断的蒙泰贾骨折 Bado Ⅲ型,必须仔细检查患侧的伸拇与伸掌指、指间关节功能,即桡神经深支功能。检查时,应将腕关节屈曲位固定后,再让患儿伸指,尤其是伸拇指,以免出现在被动伸腕位伸指时,用伸腕替代伸指的假动作而导致漏诊。同时,应仔细检查虎口处皮肤感觉,只要该处皮肤感觉在反复检查中有迟钝的表现,主动伸拇功能丧失,即可诊断为桡神经损伤。应详细记录桡神经的功能,防止复位,尤其是手法复位时,将桡神经嵌夹于肱桡关节间隙内而未能及时发现。

第二节 治 疗 不 当

一、非手术治疗不当

(一)适应证把握不当

蒙泰贾骨折,多数可用手法复位石膏或小夹板外固定治愈,尤其是小儿骨折。但某些类型的骨折如 Bado Ⅳ型骨折,如果采用手法复位治疗,则可能由于桡骨头及近段桡骨处于悬浮状态,手法复位很难获得成功。皮肤条件差,有感染趋向,或身体状况很差难以耐受手术创伤者,采用切开复位内固定治疗,则可能对患者造成不良后果等。

因此,蒙泰贾骨折 Bado Ⅰ～Ⅲ型的治疗,可采用手法复位外固定。Bado Ⅳ型骨折,则应慎用,但若其尺骨为较稳定的横行骨折,也可试行手法复位,若复位不成功,即应手术,不可反复复位,以免加重局部软组织或造成桡神经损伤。总之,对各种类型的蒙泰贾骨折,应依据患者的年龄、骨折类型等综合考虑,把握好适应证。规范地进行手法复位 1～2 次仍不成功者,无论何种类型的骨折,均不可反复复位。

(二)复位体位和方法不当

蒙泰贾骨折有多种类型,复位时如果前臂体位和方法不当,则复位难以成功。例如,桡骨头前脱位复位时,将前臂旋前,则会使桡骨头更加前移而难以复位;Bado Ⅰ型骨折复位时,将尺骨骨折端和桡骨头向前推挤;Bado Ⅱ型骨折复位时,将骨折端和桡骨头向外侧推挤;Bado Ⅳ型(特殊型)骨折不首先复位桡骨头脱位,再整复尺骨骨折等,则尺骨骨折与桡骨头脱位将难以复位。

因此,复位时应依据骨折类型确定复位体位与方法。通常应将前臂置于适当的旋后体位,使前臂伸肌松弛,以便桡骨头的复位(图 26-4)。

Bado Ⅰ型骨折复位时,应将肘关节屈曲 90°,前臂旋后位,术者拇指自前向后按压桡骨头,同时,将前臂做轻度旋前和适度旋后动作,使桡骨头复位,随着桡骨头复位后的支撑作用,尺骨一般均可顺利复位。若尺骨为横断稳定性骨折,可先整复骨折,再整复桡骨头脱位,亦可成功复位。Bado Ⅱ型骨折复位时,应在牵引下将肘关节自90°略加伸展,达120°~130°,术者将向后成角的尺骨骨折复位后,再以拇指按压向后脱位的桡骨头即可复位。Bado Ⅲ型骨折复位时,牵引方法同Bado Ⅱ型骨折,可将桡骨头自外向内推按压即可复位。Bado Ⅳ型骨折,通常复位均较困难,主要是桡骨头难以复位。应按桡骨头脱位方向进行反方向按压推挤,桡骨头复位后,可按前臂双骨折复位方法进行复位。

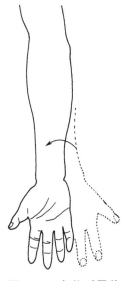

图26-4　复位时置前臂于旋后位示意

（三）复位顺序不当

桡骨头脱位和尺骨骨折的复位顺序,存有争议。有些学者主张,先复位桡骨头脱位,以桡骨的支撑作用使尺骨骨折复位。有些学者主张先复位尺骨骨折,以尺骨为支撑,再复位桡骨头。对此如果不分析,盲目复位,将难以成功。例如,尺骨为不稳定性骨折,如果先行复位,则行桡骨头复位时会使尺骨骨折端移位。此外,由于其骨折端不稳定,复位后亦难以对桡骨头的复位有协同作用;若尺骨为稳定性骨折,若先复位脱位的桡骨头,则难以发挥尺骨骨折复位后对桡骨头复位的协同作用,而且尺骨骨折复位较桡骨头脱位的复位相对容易,这样将简单的复位复杂化;Bado Ⅳ型骨折先行骨折复位,再行桡骨头复位,大多数在进行桡骨头复位时,会使骨折移位。

因此,复位时应依据骨折类型,尤其是尺骨骨折的稳定程度,决定复位顺序。若尺骨骨折为斜行骨折或粉碎性不稳定性骨折,则应先进行桡骨头复位,以桡骨的稳定和支撑,协同尺骨骨折复位。若尺骨为横断或青枝骨折,可先行尺骨骨折复位,以尺骨的协同和支撑,使桡骨头复位,通常大多数可成功复位。Bado Ⅳ型骨折,通常应先行桡骨头脱位的复位,再行骨折复位;如果尺、桡骨均为稳定性骨折,亦可先行骨折复位,以复位的尺桡骨为支撑,使桡骨头复位。

（四）复位后外固定体位和方法不当

复位后外固定的体位和方法不当,将导致固定失效。例如,Bado Ⅰ型骨折,伸肘位固定,则由于尺骨后侧骨膜松弛,使骨折端不稳定,骨折移位;Bado Ⅱ型骨折,屈曲位固定,则可能使骨折向后成角畸形。此外,行石膏固定时,如果对石膏未塑形,或固定范围过大或过小等,均将影响固定效果。

因此,Bado Ⅰ型骨折,应置前臂于旋后、屈肘大于90°位固定。Bado Ⅱ型骨折,应置前臂于旋后的半伸肘,即屈曲约70°位固定。Bado Ⅲ、Ⅳ型骨折,应置前臂于中立位、屈肘大于90°位固定,且石膏应从腋下固定到掌指间关节近侧,以增加固定强度。固定后,应定期观察复位固定效果,发现问题及时处理。桡骨头不稳定而多次脱位者,应采用Lumbrinudi主张的方法,即自肘后肱骨小头处穿1枚细克氏针,向前至桡骨头颈髓腔内行临时固定,4周后去除克氏针(图26-5)。

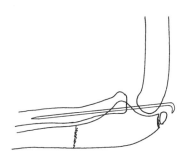

图26-5　将桡骨头自肱骨小头至桡骨头颈髓腔行内固定方法示意

二、手术治疗不当

（一）适应证把握不当

由于成年人肌肉牵拉力较强,骨折愈合较儿童缓慢,塑形能力较差,如果对成人蒙泰贾骨折不进行坚强内固定,将难以维持骨折端的力学稳定性而使骨折移位。儿童蒙泰贾骨折,虽然大多数通过手法复位外固定可获得满意疗效,但对环状韧带损伤、尺桡骨切迹部位有软骨碎片阻挡,或由于桡神经深支嵌夹而阻碍桡骨头复位者,若强行手法复位,不但复位难以成功,而且可能造成桡神经严重损伤;尺骨骨折不稳定、复位不良、再移位及大龄儿童,勉强复位,将难以维持肱桡关节和尺骨骨折端的稳定性。此外,皮肤条件差、有感染趋向者进行手术,将可能导致伤口感染等。

因此,成人蒙泰贾骨折,通常不应首选手法复位外固定治疗。行1~2次规范的手法复位不成功者,则应切开复位内固定。儿童蒙泰贾骨折环状韧带撕裂后残端碎片嵌入肱桡关节间隙,或环状韧带撕裂而桡骨头完全脱出、完整的环状韧带嵌入肱桡关节;尺骨骨折不稳定、复位不良、再移位及大龄儿童;尺骨切迹部位的软骨碎片阻碍桡骨头复位,或桡骨头前脱位,桡神经深支滑向桡骨头背侧、阻挡桡骨头复位者等,应采取切开复位牢固内固定治疗。皮肤条件不良者,应使皮肤条件改善后进行手术。

(二)显露与复位时损伤桡神经

手术显露时损伤桡神经,多在显露桡骨近端、切断旋后肌时未从尺骨侧切开,而直接自桡骨头处切开;或在切开时不细心,未分离桡神经深支,导致穿过旋后肌的桡神经深支损伤。手术复位损伤桡神经,多数由术中对桡骨头行闭合复位时体位不当,使神经受到桡骨头的压迫,或在手法复位时突发强力牵拉导致。

因此,为避免桡神经损伤,应尽可能由尺骨侧切开旋后肌筋膜和骨膜,在骨膜下剥离,并向桡侧牵拉,使桡神经包含在旋后肌中,以便保护(图 26-6)。

若术前无桡神经损伤症状,则不必探查桡神经和 Frohse 腱弓。有桡神经损伤表现者,可行 Frohse 腱弓切开,松解其压迫的桡神经(图 26-7),或行桡神经探查,明确桡神经是否被嵌夹于肱桡关节间隙,以便解除压迫。通常桡骨头脱位多行闭合复位,但复位时切勿突发暴力推挤桡骨头,应按桡骨头脱位的方向,以拇指将其反方向缓慢推挤,防止暴力推挤将桡神经嵌夹于肱桡关节间隙。此外,尺骨骨折和桡骨头脱位复位时,严禁强力牵拉。

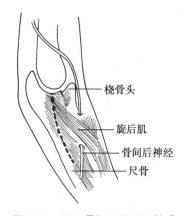

图 26-6　沿尺骨切开旋后肌筋膜

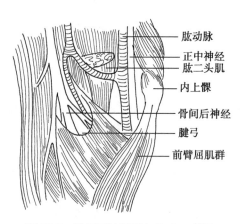

图 26-7　骨间后神经穿入 Frohse 腱弓

(三)儿童蒙泰贾骨折只治疗桡骨头脱位

儿童 Bado Ⅲ型蒙泰贾骨折,其尺骨多为不完全性骨折。此型骨折的中、后期,由于其骨折愈合、塑形及上肢的活动等,其 X 线片常显示桡骨头脱位而尺骨骨折征象已不明显。如果对此类型骨折的这一 X 线征象,阅片时不认真,未仔细检查尺骨轴线是否正常,未辨别尺骨是否有骨折,尤其是对陈旧性骨折或成角畸形的征象了解不清,将导致陈旧性尺骨骨折漏诊,手术时仅对桡骨头进行复位而对尺骨骨折的成角畸形未予矫正,使手术失败。

【病例】患儿男性,9 岁。右肘部外伤后疼痛,功能障碍 1 个月。在外院诊断为桡骨头陈旧性脱位,手法复位失败后行切开复位。术中桡骨头复位困难,且极易脱位,反复数次均失败。遂屈肘 90° 复位后,以细克氏针自肘后肱骨小头向前固定桡骨头。术后 1 个月,去除克氏针后当天,桡骨头再次脱位,转来本院。入院后,检查见右桡骨头脱位,X 线片显示,尺骨近 1/3 向外成角畸形,桡骨头向前外侧脱位。诊断为陈旧性 Bado Ⅲ型蒙泰贾骨折,行切开复位尺骨陈旧性骨折矫形内固定。术中见尺骨近端有少量骨痂,清除骨痂,将尺骨骨折畸形矫正后,对桡骨头复位,并同时修复环状韧带,再将尺骨骨折以 5 孔钢板固定。随访 1 年,桡骨头未脱位,肘关节功能恢复正常。

本例尺骨骨折漏诊漏治的主要原因是对小儿陈旧性蒙泰贾骨折认识不足,阅片不仔细,未能发现尺骨青枝骨折成角畸形的 X 线征象,加之尺骨骨折已愈合,骨折征象已不明显,造成将陈旧性蒙泰贾骨折按单纯桡骨头脱位诊治,由于手术方案不恰当,导致治疗失败。

因此,小儿外伤性桡骨头脱位,尤其是陈旧性脱位,首先应考虑 Bado Ⅲ型蒙泰贾骨折可能。除应检查桡骨头外,更应仔细阅读以肘关节为中心、标准体位的前臂正侧位 X 线片,辨别是否有尺骨骨折或成角畸形的征象。若 X 线片显示尺骨近 1/3 骨折或尺骨轴线成角,或有骨痂生长,或有陈旧性骨折线征象等,则应诊断为陈旧性蒙泰贾骨折,按蒙泰贾骨折处理。

(四)尺骨骨折复位固定不当

尺骨骨折,尤其是陈旧性骨折的复位固定,必须获得实质上的解剖复位和坚强固定,否则桡骨头将难以复位,且难以维持上尺桡关节和肱桡关节的关系及其复位后的稳定,导致手术失败。如果未行桡骨头复位,而先行尺骨骨折的复位和内固定,由于在桡骨头脱位的情况下,对尺骨骨折强行复位固定,实际是在尺骨在畸形情况下的复位固定,这样会使桡骨头更难以复位和维持稳定,即使勉强行环状韧带重建,也难以使其稳定,最终导致桡骨头脱位或半脱位。尺骨骨折未获得坚强固定,在功能锻炼过程中,由于骨折端的移位,可导致桡骨头再脱位,使骨折延期愈合或骨不连。此外,如果尺骨骨折内固定的切口与钢板均位于尺骨后缘,由于切口下钢板无肌肉覆盖,将导致切口裂开、感染或骨不连等。

因此,治疗时首先应对尺骨骨折进行复位,并临时固定,再行桡骨头的手法复位。若桡骨头复位顺利,表示环状韧带完整,无残片嵌夹于上尺桡关节,也无神经或其他瘢痕组织嵌夹于肱桡关节,即可进行尺骨的终结解剖复位和牢固固定。若桡骨头复位困难,表明环状韧带可能有损伤,其残片嵌夹于肱桡关节间隙,或有桡神经嵌夹其间。则必须探查肱桡关节,对环状韧带进行修复或重建,使桡骨头复位。然后行尺骨的解剖复位内固定。一般以 6 孔动力加压钢板固定为宜,亦可采用微接触钢板或点式接触钢板固定,其固定必须牢固。骨缺损或骨折间隙稍大者,可行自体骨松质植骨。植骨时必须注意,将植骨块安置在骨间膜的相对面。若置入骨间膜一面,则可能导致骨桥形成。若用髓内钉固定,尽可能慎用圆形髓内钉,应以带锁髓内钉或三角形钢针固定,防止骨折端旋转畸形。蒙泰贾骨折,尤其是陈旧性骨折,钢板螺钉固定仍是首选。此外,尺骨骨折固定,切口与钢板置入均应避开尺骨后缘。

(五)桡骨头处理不当

桡骨头是前臂旋转功能的重要结构。如果对桡骨头骨折或脱位处理不当,将影响前臂的旋转功能。例如,合并桡骨头骨折能够解剖复位,并保持桡骨头完整者,行桡骨头切除,将导致下尺桡关节脱位和肘关节不稳定;已无法解剖复位内固定的桡骨头骨折,勉强复位内固定,则由于桡骨头的畸形愈合,将导致肘关节旋转功能障碍,或上尺桡关节创伤性关节炎等。对桡骨头脱位行闭合复位时,若复位困难且有明显阻碍者,仍不进行切开复位,并对相关问题进行处理,则桡骨头的复位难以满意和稳定;复位后桡骨头不稳定、容易脱位者,未及时认真查找原因并处理,如尺骨骨折是否获得实质上的解剖复位,或由于桡骨头脱位超过 6 周而上尺桡关节已严重变形和瘢痕组织增生、挛缩等的影响,将难以保持桡骨头的复位。

因此,蒙泰贾骨折合并桡骨头骨折,若桡骨头骨折能够复位内固定者,则应尽可能进行解剖复位内固定。已无法复位内固定者,可行人工桡骨头置换术。其无条件进行人工桡骨头置换者,可行桡骨头切除。桡骨头脱位,手法复位不顺利者,必须切开显露肱桡关节探查环状韧带,若为环状韧带嵌夹阻碍,则应行环状韧带修补或环状韧带重建术;若为嵌夹于肱桡关节的桡神经阻碍,应小心予以松解、复位,并使桡骨头复位。桡骨头复位后仍不稳定者,应及时认真检查尺骨骨折是否获得实质上的解剖复位,其成角或短缩畸形是否已完全矫正,若尺骨骨折未获得实质上的解剖复位,6 周内者,均应重新切开复位内固定。超过 6 周,已无其他更好的方法处理者,可行桡骨头切除,但应慎之又慎。

(六)儿童蒙泰贾骨折弹性髓内钉治疗不当

钛制弹性髓内钉(elastic stable intramedullary nail, ESIN)固定作为儿童骨干骨折的一项新技术,操作简单、损伤小、皮肤切口小、固定可靠,同样可用于儿童蒙泰贾骨折,获得满意疗效。但如果适应证把握不当,对可以非手术治疗的患儿或不稳定性骨折采用弹性髓内钉固定,将可能导致相关的并发症,如骨不连、退钉、感染等;弹性钉直径选择不当,按髓内钉的使用常规选择,将难以形成支撑力,特别是长斜行骨折,难以获得牢靠的固定效果;入钉点选择不当,距骨折线过近,难以达到三点固定的原则,固定效果较差;钉尾留置不当,将可能导致浅表感染、皮肤激惹症状、感觉异常,甚至骨髓炎等并发症。

因此,采用 ESIN 固定治疗儿童蒙泰贾骨折时,首先应把握好适应证。尺骨髓腔呈上宽下窄的锥形,近段最宽,中段次之,峡部位于远段,故尺骨近段不稳定性或粉碎性骨折,或骨折线接近尺骨近端(与骺板距离<6cm)者,不应首选 ESIN 固定。尺骨中近段交界区骨折和中段骨折,可选用 ESIN 固定。ESIN 的直径,应依据尺骨骨折线的类型和位置选择。骨折线距尺骨近端较远(与骺板距离大于 6cm),可用 2 枚 ESIN 固定,以获得骨折端的稳定。尺骨中段骨折,选用 ESIN 的直径应以骨折断端髓腔为参照,约为其直径的 2/3。入钉点应尽量切近近端骺板(1.0~1.5cm),钉尾可反向预弯,使钉形成 S 形,以达到三点固定的原则。尺骨入钉点应在尺骨后缘的桡侧,此处有良好的软组织覆盖,钉尾残端长度保持 0.5~1.0cm,折弯角角度控制在 10°~15°。这既可避免钉尾对皮肤的刺激,也便于去除内固定钉。

第二十七章 加莱亚齐骨折诊治失误的分析及对策

1934年，意大利医师 Galeazzi 详细描述了18例桡骨中远 1/3 骨折，命名为加莱亚齐骨折（Galeazzi fracture），曾称盖氏骨折。Compbell 还将其称之为"必须骨折"，意为要获得良好的功能，必须采用切开复位内固定的方法治疗，并指出要注意此骨折常合并下尺桡关节脱位或半脱位，采用强力牵引拇指可将其整复。此种骨折各年龄段均可见，而老年人较多，儿童少见，其发生率为蒙泰贾骨折的6倍，占前臂骨折的 3%~6%。

王亦璁等将加莱亚齐骨折分为3种类型（表27-1、图27-1）。

表 27-1　加莱亚齐骨折王亦璁分型

类型	骨折情况
Ⅰ型	桡骨干远端青枝骨折合并尺骨小头骨骺分离或骨折平面较低，常见于儿童，此类骨折损伤轻、容易整复，手法复位后比较稳定
Ⅱ型	又称不稳定型。骨折端为斜行骨折或螺旋形骨折，骨折端移位明显，下尺桡关节脱位明显，损伤较重，骨间膜亦有一定损伤
Ⅲ型	桡骨远 1/3 骨折，下尺桡关节脱位，合并尺骨茎突、尺骨干骨折或尺骨干之外伤性弯曲。多为机器绞轧伤所致，损伤重，骨间膜多有严重损伤

Walsh 和 Mclaren 分类，按受伤机制分为2型。Ⅰ型：旋后损伤，即桡骨远折端向背侧移位，骨折向掌侧成角，尺骨头向掌侧突出；Ⅱ型：旋前损伤，桡骨远折端向掌侧移位，骨折向背侧成角，尺骨头向背侧膨出（图27-2）。

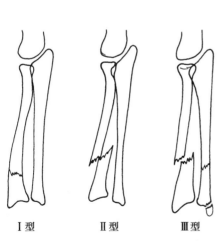

Ⅰ型　　Ⅱ型　　Ⅲ型

图 27-1　加莱亚齐骨折王亦璁分型

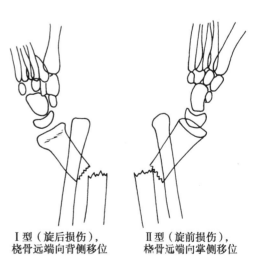

Ⅰ型（旋后损伤），桡骨远端向背侧移位　　Ⅱ型（旋前损伤），桡骨远端向掌侧移位

图 27-2　加莱亚齐骨折的 Walsh 和 Mclaren 改良分型

2001年 Rettig 等将加莱亚齐骨折分为2型。Ⅰ型：骨折位于下尺桡关节近端 7.5cm 以内；Ⅱ型：骨折位于 7.5cm 以上。60% 的Ⅰ型骨折在术中发现下尺桡关节不稳，仅有不到 10% 的Ⅱ型骨折合并下尺桡关节不稳。

加莱亚齐骨折可由直接和间接外力导致,直接伤可为机器绞轧伤和打击伤,间接伤由跌倒时前臂旋转,手掌撑地时外力传导导致。此类损伤中,下尺桡关节掌背侧韧带三角纤维软骨盘多已断裂,骨间膜亦有一定损伤,故损伤较重。加莱亚齐骨折,若诊治不当,尤其是对儿童腕部骨骺认识不足,将导致并发症。

第一节　诊　断　失　误

一、对下尺桡关节脱位认识不足导致的误诊

通常对于桡骨中远 1/3 骨折的诊断不难,但如果对其合并下尺桡关节脱位认识不足,重视不够,未认真检查下尺桡关节,明确是否脱位等,则可能导致误诊。

因此,手臂旋前或旋后位跌倒,手撑地造成的桡骨中远 1/3 骨折,若骨折移位明显或桡骨骨折端缩短成角者,则必须认真检查下尺桡关节。若下尺桡关节肿胀、压痛,旋转活动受限,尺骨头向背侧或掌侧移位,甚至可触及骨擦感者,则可诊断为加莱亚齐骨折。若诊断仍有困难,应拍摄健侧对照位 X 线片或行 CT 检查等确诊。

二、对 X 线检查认识不足导致的误诊

桡骨中远 1/3 骨折,X 线检查误诊或漏诊的可能性很小。但其下尺桡关节脱位的误诊或漏诊则时有发生,主要原因是拍摄前臂 X 线片时,未包括下尺桡关节,或未能拍摄标准的侧位 X 线片,使下尺桡关节脱位征象难以显现。此外,小儿,尤其是 5 岁以上的儿童,尺骨远端骨化中心已出现者(次级骨化中心出现年龄为 5.5~9.5 岁,闭合时间为 14~20 岁),如果未发现和重视尺骨远端干骺端存在的骨折块,或骨骺与尺骨远端干骺端的位置改变等,则可造成下尺桡关节脱位或尺骨下端骨骺分离的漏诊,从而导致加莱亚齐骨折的误诊。

因此,桡骨中远 1/3 骨折 X 线检查时,必须包括腕关节在内的标准体位的侧位 X 线片,即尺侧 4 块掌骨必须排列在同一平面上,使 2~5 掌骨重叠,手舟骨、月骨、三角骨重叠,桡尺骨远端重叠,以此判断尺骨远端向掌侧或背侧移位征象。若侧位 X 线片显示尺骨远端向掌侧或背侧移位,腕关节正位 X 线片显示桡骨短缩,下尺桡关节间隙增大,再结合相关临床检查,即可诊断为合并下尺桡关节脱位的加莱亚齐骨折(图 27-3)。

儿童除拍摄标准的腕关节侧位 X 线片外,更应重视尺骨远端骨化中心与尺骨干骺端的位置变化。若骨化中心与尺骨远段干骺端间距有明显变化,或干骺端显示有骨折块,则应诊断为尺骨远端骨骺分离。必要时可拍摄健侧对照位 X 线片确诊。仍难以确诊,但又高度怀疑下尺桡关节脱位者,可行 CT 检查。CT 旋前位图像对诊断掌侧半脱位灵敏度最高,中立位图像对诊断下尺桡关节分离和背侧半脱位灵敏度最高,而旋后位对确定下尺桡关节半脱位或分离后复位情况最具价值。

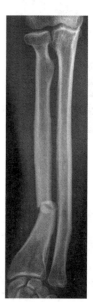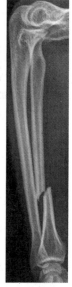

正位　　　　侧位

图 27-3　加莱亚齐骨折正侧位 X 线片显示桡骨骨折短缩或成角

第二节　治　疗　不　当

一、非手术治疗不当

(一)适应证把握不当

儿童骨折由于骨膜对骨折端的稳定作用,加之韧带及骨间膜的损伤较轻,骨折复位比较容易。但成人由于旋前方肌的收缩,使桡骨远骨折段向尺骨靠拢,并被牵拉向掌侧移位,肱桡肌的牵拉使桡骨骨折远端向近侧短缩和尺侧成角,外展拇长肌和拇伸肌的牵拉,使桡骨骨折远端向尺骨靠拢,向近端缩短(图 27-4)。

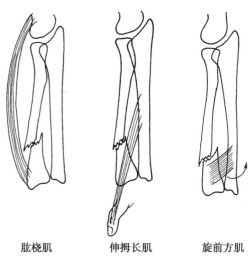

肱桡肌　　　伸拇长肌　　　旋前方肌

图 27-4　桡骨骨折远端移位机制

加莱亚齐骨折王亦璁分型的Ⅱ型和Ⅲ型或 Rettig 分型的Ⅰ型，其桡骨中远 1/3 骨折位置较高，前臂骨间膜、肌肉和骨膜的牵拉，加之骨折多呈斜行或螺旋形，导致骨折既有成角旋转，又有重叠移位，使该类型骨折复位十分困难，即使复位成功，由于骨折端的极不稳定，也会使复位后的骨折移位或成角畸形。如果勉强对王亦璁分型的Ⅱ型和Ⅲ型骨折手法复位外固定治疗，将可能使治疗失败。

因此，除王亦璁分型的Ⅰ型骨折由于其桡骨中远 1/3 骨折靠近腕关节，近乎接近科利斯骨折平面，而且下尺桡关节为半脱位，比较稳定，或由于儿童青枝骨折比较稳定等，可采取手法复位外固定治疗外，成人Ⅱ型、Ⅲ型骨折由于骨折端为不稳定的斜行或螺旋形，且合并下尺桡关节脱位及骨折部位又稍高于Ⅰ型骨折，肌肉牵拉的力量较大，手法复位难以成功，且外固定后很难维持骨折端的力学稳定性，骨折端将会再次移位、成角，不宜首选非手术治疗。

（二）手法复位方法不当

小儿加莱亚齐骨折，90% 可通过手法复位石膏夹板外固定取得较好的疗效。但如果复位方法不当，将难以成功。例如，Walsh 和 Mclaren 分型的Ⅰ型（旋后损伤）采用前臂旋后位复位，或Ⅱ型（旋前损伤）采用旋前位复位，则难以成功；桡骨骨折的旋转移位矫正不满意，将难以使骨折端获得稳定；青枝骨折在强力牵引下暴力按压矫正成角畸形，则可能使不完全骨折变为完全骨折，使稳定性骨折变为不稳定性骨折；其成角畸形矫正不完全，则难以恢复桡骨的纵轴长度，影响下尺桡关节复位；在牵引复位过程中，未将患者拇指和余 4 指分开牵引，而是握住 5 指一并牵引，则由于拇长伸肌、拇展肌的牵拉，将难以纠正骨折重叠移位等。

因此，Walsh 和 Mclaren 分型的Ⅰ型（旋后损伤）的复位，应在牵引前臂旋前的同时，手术者应将桡骨远端旋前，并向掌侧按压，矫正桡骨远端旋转移位。亦可用克氏针插入骨折远端外侧，依骨折的旋转方向进行旋转复位。Ⅱ型（旋前型损伤），牵引下将前臂旋后的同时，手术者应将骨折远端旋后，并将桡骨远端向背侧按压复位。儿童青枝骨折，复位时，亦应在缓慢牵引下按压突出畸形的骨折端，矫正成角畸形，严禁暴力按压。在牵引复位时，应牢记拇指和余 4 指必须分开牵引，且必须强力牵引拇指，否则桡骨骨折端的重叠或成角畸形将难以矫正。

（三）外固定方法不当

加莱亚齐骨折复位后，骨折端很难稳定。对于成人而言，即使原发骨折端移位不明显或已获得解剖复位，但在以后的活动中，骨折仍有移位的可能性，尤其是在固定方法和位置不当的情况下，移位的趋向会更大。骨折复位后，如果旋后损伤采用旋前位固定，旋前损伤取旋后位固定，将难以使骨折端获得力学稳定性，使复位丢失。无论用石膏或小夹板固定，若不遵循三点固定的原则，不对石膏进行塑形或对小夹板采用纸压垫增强其稳定性能，则很难维持复位后骨折端的稳定。

因此，旋后损伤复位后，必须将前臂固定于旋前位；旋前损伤，复位后固定于旋后位，并均应屈肘 90°。采用石膏外固定时，必须将石膏在未固化前进行塑形。旋后损伤，应将桡骨远端向桡掌侧按压塑形；旋前损伤，应将桡骨远端向桡背侧按压塑形。若用小夹板固定，除用分骨垫外，旋后损伤应在前臂掌侧骨折端与桡骨远端背侧加纸压垫；旋前损伤应在前臂背侧骨折端与桡骨远端掌侧加用纸压垫，以维持骨折端的稳定。尺桡关节不稳定者，必要时可用克氏针临时贯穿固定下尺桡关节 2～3 周。复位外固定后，应每天复查 X 线片，以了解骨折端是否移位。若移位，或下尺桡关节脱位、半脱位，则应放弃非手术治疗而改用手术治疗。

二、手术治疗不当

（一）桡骨骨折内固定方式选择和操作不当

加莱亚齐骨折的桡骨骨折端髓腔宽大，若选用髓内钉内固定，则很难有效控制骨折端的旋转和短缩移位(图 27-5);由于前臂中远 1/3 部位的肌肉较多,如肱桡肌、旋前圆肌、旋前方肌等,骨折复位后移位趋向较大,如果用强度及长度不够的钢板固定,则在肌肉的强力牵拉下,可发生钢板弯曲、螺钉松动,骨折端移位,骨折畸形愈合或骨不连;斜行骨折或粉碎性骨折,采用加压钢板固定,则可能使骨折端滑移,骨折畸形愈合等。

　　因此,桡骨中远 1/3 骨折,不应选用髓内钉固定。横行骨折,应采用至少 6 孔 3.5mm 系列钢板固定。粉碎性骨折或斜行骨折,应选 8 孔钢板固定,并尽可能使骨折线两端的钢板等长,防止由于应力集中而螺钉松动。骨折线两端至少应有 3 枚螺钉有效固定,且螺钉距骨折线最近间距应大于 1cm。若螺钉孔难以避开骨折间隙,则不拧入螺钉,可将此钢板孔空置,以免造成骨折延期愈合或骨不连。若为横行骨折,复位后可用动力加压钢板固定。斜行骨折复位后,可先以拉力螺钉垂直骨折线加压固定骨折端,再以钢板固定;若为桡骨远端骨松质斜行骨折,可用骨松质螺钉加压固定,再以中性钢板固定。置入钢板时,应依据骨折部位桡骨的形状,对钢板适当塑形,以获得骨折端及下尺桡关节的解剖复位牢固固定。骨缺损较大者,应行自体植骨,以增加骨折端的力学稳定性,并促进骨折愈合。以钢板固定时,应采用 Henry 前侧切口,将其置入桡骨掌侧(图 27-6),由于掌侧骨面平整,且有较多肌肉组织,以使钢板紧贴骨面,以利于骨折端的稳定和切口愈合。

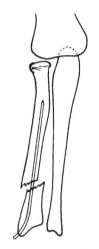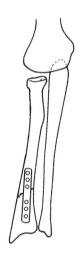

图 27-5　髓内钉内固定后骨折端滑移　　　　图 27-6　钢板固定应置于桡骨掌侧

(二)下尺桡关节脱位处理不当

　　桡骨骨折解剖复位固定后,下尺桡关节脱位一般可自行复位。但如果对下尺桡关节脱位处理不当,未能复位,则可能影响治疗效果。例如,下尺桡关节脱位漏诊,桡骨骨折未获得解剖复位,下尺桡关节间隙中嵌夹有软组织,或对下尺桡关节背侧撕裂的软组织或关节囊未能修复,对复位后易脱位的关节未行暂时固定,使损伤的软组织未能良好修复等,均可导致下尺桡关节复位丢失,关节功能障碍。

　　因此,首先应明确下尺桡关节是否脱位以及脱位程度,再决定复位方法。同时应对桡骨骨折解剖复位和牢固固定,为下尺桡关节复位创造基本条件。下尺桡关节复位困难者,应切开复位。术中应探查关节间隙内是否嵌夹有软组织,下尺桡关节背侧软组织或关节囊撕裂者应进行修复。复位后极不稳定者,可采用克氏针或螺钉临时固定。

(三)陈旧性骨折处理不当

　　陈旧性骨折畸形愈合的治疗较为困难,疗效多不满意。如果对骨折类型诊断不明确,制订治疗方案时比较盲目,且无相关手术经验和熟练的技术,操作方法不当等,将难以获得满意的治疗效果。例如,功能障碍不明显者,采用手术治疗,其功能改善难以满意,且会造成不必要的手术创伤;陈旧性骨折,或由于骨缺损而骨折延期愈合者,内固定时未植骨,可导致骨不连;骨折和关节脱位畸形愈合者,轻率地进行尺骨头切除,使下尺桡关节毁损,可能导致腕关节及下尺桡关节不稳定等。

　　因此,陈旧性骨折应依据骨折类型、畸形愈合及功能障碍程度等,制订合适的治疗方案。桡骨残留成角小于10°、旋后或旋前功能无明显障碍,且无其他症状者,可不进行任何处理。若残留成角大于10°者,可进行相应矫正。骨不连或骨缺损,应进行自体骨植骨。如缺损过多,应行全层髂骨植骨,以恢复桡骨的纵轴长度,使下尺桡关节恢复其对应关系。骨折畸形不明显,而前臂旋转功能受限或关节疼痛者,可在桡骨骨折牢固愈合后,对尺骨进行重建,以恢复下尺桡关节的正常解剖结构及功能。若桡骨骨折畸形愈合导致桡骨短缩明显,且伴有尺腕关节撞击症状者,可考虑行尺骨短缩术。更复杂的关节畸形,可采用Bowers描述的尺骨头半切除加关节成形术,尽可能避免尺骨头切除。一旦需行尺骨头切除,可做尺骨头骨膜下切除,保留完整的尺侧副韧带复合体,以维持下尺桡关节的稳定性。也可行下尺桡关节融合,同时切除靠近下尺桡关节的一段尺骨,使尺骨远段形成假关节,以维持前臂的旋转功能。

（四）术后处理不当

术后处理正确与否,关系着下尺桡关节的稳定性及其功能的恢复。例如,内固定牢固、下尺桡关节稳定者,术后外固定时间过长,将导致关节僵硬;下尺桡关节复位后并不稳定者,固定时如果将前臂置于中立位,则会使下尺桡关节脱位或半脱位;下尺桡关节很不稳定者,术后不进行下尺桡关节的穿针固定,将导致下尺桡关节半脱位或脱位等。

因此,复位固定术后应被动旋转前臂,下尺桡关节未脱位者,可不必外固定。术后3天即可进行关节功能锻炼,但注意不可过度旋前活动。下尺桡关节脱位可以顺利复位,但不够稳定者,若尺骨头为背侧脱位,可将前臂固定于旋后位3周,3周后可行前臂自旋后位至中立位的活动,6周后可行旋前活动。若尺骨头为掌侧脱位,则进行相反的处理。复位后下尺桡关节极不稳定者,可行下尺桡关节近侧的关节外穿针固定。即用克氏针平行于桡腕关节横向穿针将尺骨头固定于桡骨远端。若尺骨头为背侧脱位,则将前臂固定于旋后位;若尺骨头为掌侧脱位,将前臂固定于旋前位,6周后去除克氏针行功能锻炼。

第二十八章　桡骨远端骨折诊治失误的分析及对策

　　桡骨远端骨折依据其发生机制和类型，包含科利斯骨折（爱尔兰学者 Abraham Colles 于 1814 年首次报道了这一伸直型桡骨远端骨折）、史密斯骨折（又称反科利斯骨折）、巴顿骨折、Die-punch 骨折（又称月骨负荷骨折或模具冲压骨折）等。科利斯骨折是发生在距桡腕关节面 2.5～3cm 处的桡骨远端骨折之一，骨折远端向背侧桡侧移位。1783 年 Pouteau 首先描述了这种骨折，1814 年 Abraham Colles 详细描述其特点，随后以科利斯骨折命名。在正常情况下，桡骨远端逐渐变宽，横切面略呈四方形，骨松质外面仅裹以极薄的骨皮质，为力学上的弱点。桡骨远端关节面向掌侧倾斜（掌倾角）10°～15°，平均 11°（图 28-1），向尺侧倾斜（尺偏角）20°～25°，平均 22°（图 28-2），桡骨茎突较尺骨茎突低 1.0～1.5cm（图 28-3），桡骨高度平均 12mm。

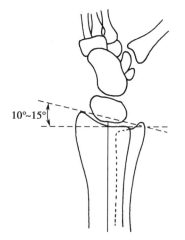

图 28-1　桡骨掌倾角

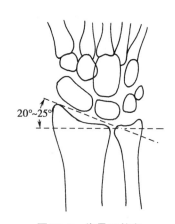

图 28-2　桡骨尺偏角

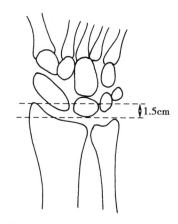

图 28-3　桡骨茎突较尺骨茎突低

　　科利斯骨折的治疗效果与恢复这些数值有较大关系。依据桡骨远端应力传导的特点，Rikli & Regazzoni 于 1996 年将桡尺骨远端分为 3 柱：外侧柱，由桡骨远端的桡侧部分构成；中间柱，由桡骨远端的尺侧部分构成，包括桡骨的月骨窝和乙状切迹；内侧柱，由尺骨远端、三角纤维软骨复合体及下尺桡关节构成（图 28-4）。此理论将医师的注意力更集中于月骨窝的中柱和尺侧柱的下尺桡关节。

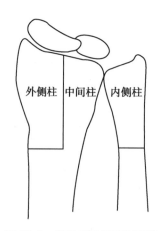

图 28-4　桡尺骨远端三柱理论

　　在桡骨远端骨折的分型中，AO 分型是目前桡骨远端骨折使用最广泛、适用的分型，对手术入路、固定方式及预后评价有很好的指导意义。依据关节内外分为 A、B、C 型（图 28-5）。A 型骨折（关节外骨折）：A1 型，尺骨骨折，桡骨完整；A2 型，桡骨单纯压缩性骨折；A3 型，桡骨多段骨折。B 型骨折（部分关节内骨折）：B1 型，桡骨矢状面骨折；B1.1 型为桡骨外侧简单骨折；B1.2 型为桡骨外侧粉碎性骨折；B1.3 型骨折（Die-punch 骨折，现已属于 B1.4 型，即塌陷骨折中的特殊类型）；B2 型，背侧桡骨骨折（背侧巴顿骨折）；B3 型，掌侧桡骨骨折（掌侧巴顿骨折）。C 型骨折（完全关节内骨折）：C1，单纯关节面或干骺端骨折；C2，关节面单纯骨折，干骺端粉碎性骨折；C3，

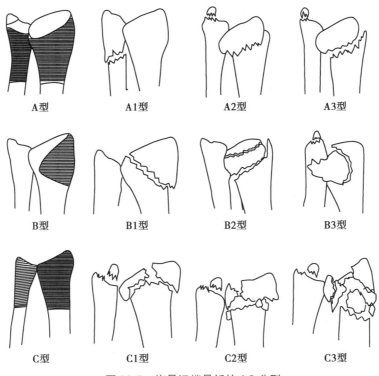

图 28-5　桡骨远端骨折的 AO 分型

桡骨粉碎性骨折。但此分型方法并非理想的分型方法,有的医师也并不以 AO 分型作为治疗方法选择的唯一标准。

科利斯骨折是上肢最为常见的骨折,占前臂骨折的 75%,以中老年人多见。其损伤机制多由间接暴力导致,跌倒时肘关节保护性伸直,前臂习惯性旋前位,腕关节背伸,手掌撑地,腕部传达暴力和身体重力冲击,使应力集中于桡骨远端的骨松质的脆弱部位,发生骨折。

科利斯骨折分类方法较复杂,据不完全统计,达 9 种之多,目前还没有公认的分类方法。1990 年 Cooney 通用分型强调,不同的桡骨远端骨折采用不同的治疗方法,并提供了相应骨折特点及治疗方案(表 28-1)。

表 28-1　桡骨远端骨折 Cooney 通用分型

骨折分型	治疗方法
Ⅰ型　关节外骨折,无移位	石膏外固定
Ⅱ型　关节外骨折,有移位	
a 可闭合复位,稳定	手法复位石膏外固定
b 可闭合复位,不稳定	手法复位经皮穿针
c 不可闭合复位	切开复位和外固定器
Ⅲ型　关节内骨折,无移位	石膏外固定,经皮穿针
Ⅳ型　关节内骨折,移位	
a 可闭合复位,稳定	经皮穿针
b 可闭合复位,不稳定	外固定器,经皮穿针
c 不可闭合复位	切开复位,经皮穿针,外固定器
d 粉碎性骨折	复位,钢板内固定＋植骨,外固定器

史密斯骨折,又称反科利斯骨折,主要表现为桡骨远端向掌侧移位,向背侧成角。1975年Thoms将其分为3型(表28-2)。

表28-2　史密斯骨折Thoms分型

类型	骨折情况
Ⅰ型	骨折线位于关节外,关节区完好
Ⅱ型	骨折线从桡腕关节的背侧斜向桡骨掌侧,骨折远端与腕骨一起向掌近侧移位
Ⅲ型	骨折线自腕关节面斜向桡骨远端掌侧

巴顿骨折(Barton fracture),为骨折线通过桡骨远端关节面的掌侧缘或背侧缘骨折,且合并腕关节半脱位。

Die-punch骨折,又称模具冲压骨折,是指外力作用下桡骨远端的关节面被月骨冲撞挤压导致的塌陷并移位(绝大多数)的骨折,存在不与周围关节囊相连的游离关节面骨折块,属于不稳定性骨折。1962年Scheek首先将从桡骨远端月骨关节面背侧部分撕脱的骨折块被命名为Die-punch骨折。现将这类骨折统称为桡骨远端Die-punch骨折,此骨折占桡骨远端关节内骨折45%,比较常见,在高能量损伤后的青壮年男性和低能量损伤后的老年女性中发病率最高。

既往对桡骨远端骨折的诊治要求相对较简单。治疗后,即使骨折畸形愈合,若对前臂及腕关节功能影响不大,一般情况下,不再行手术治疗。近年来,随着对桡骨远端骨折的认识及治疗技术的提高,以及对腕关节功能认识的改变,人们对桡骨远端骨折的诊治有了更高的要求,因此,如果对其诊治重视不够,尤其是治疗不及时、不恰当,将对患者腕关节的功能造成一定影响。本章节重点讨论科利斯骨折,而史密斯骨折、巴顿骨折比较少见,其相关讨论穿插其中。Die-punch骨折虽较常见,但既往对其认识不足,重视不够,其临床表现也不明显,故极易造成漏诊、误诊、误治,导致骨折畸形愈合、创伤性关节炎、关节疼痛及功能障碍等并发症。

第一节　诊　断　失　误

一、询问病史不详细和临床检查不仔细导致的误诊

科利斯骨折虽然比较常见。但如果对桡骨远端损伤,未详细询问受伤机制,未明确是手掌撑地旋前位跌倒,还是腕关节屈曲、手背着地旋后位跌倒,检查时未仔细检查和辨别腕部是餐叉样畸形还是工兵铲样畸形,凭主观经验诊断,则可能将科利斯骨折与史密斯骨折混淆,甚至误诊误治。

因此,科利斯骨折的诊断,应详细询问病史和受伤机制。由于这类骨折大多数伤情并非很重,患者通常可以明确说明受伤机制和受伤时的情况。如果跌倒时肘关节伸直,前臂处于旋前位,腕部背伸,以手掌撑地,则很可能造成科利斯骨折(图28-6)。如果受伤机制与科利斯骨折完全相反,其临床表现亦不相同,则可能造成史密斯骨折(图28-7)。科利斯骨折的临床表现为餐叉样畸形(图28-8),而史密斯骨折则表现为工兵铲样畸形(图28-9)。

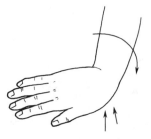

图28-6　科利斯骨折受伤机制

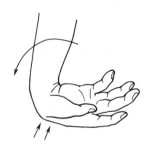

图28-7　史密斯骨折受伤机制

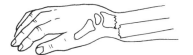

图 28-8　科利斯骨折腕部餐叉样畸形示意

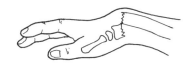

图 28-9　史密斯骨折腕部工兵铲样畸形（与科利斯骨折形成的畸形相反）示意

二、阅读 X 线片不仔细导致的误诊

无论是科利斯骨折、史密斯骨折，还是巴顿骨折或 Die-punch 骨折，X 线片均显示有不同征象，只要认真阅片，除 Die-punch 骨折外，诊断多无困难。但如果阅读片不认真、仔细，不分析，尤其是对有些 X 线片显示骨折移位征象不明显者，如果不仔细辨别骨折移位位置及方向，则容易将史密斯骨折误认为科利斯骨折，或将巴顿骨折误认为科利斯骨折或史密斯骨折，亦有将巴顿骨折误诊为桡腕关节脱位，Die-punch 骨折在普通 X 线片的三维重叠成像影中，难以显示明确的骨折征象，因此容易误诊或漏诊。资料显示普通 X 线检查由于骨折的重叠遮挡极易造成漏诊。有的通过拍摄一定角度的斜位 X 线片虽可显示到桡骨远端部分关节面，但在实际的临床应用中却有不确定性，Die-punch 骨折的误诊、漏诊率分别为 15.6%～17.1% 和 10.3%～11.1%，尤其容易误诊为桡骨远端撕脱骨折等。

【病例】患者男性，18 岁。活动中不慎跌伤，右腕部肿胀疼痛，在当地医院就诊，诊断为科利斯骨折，行手法复位后将右腕以背侧石膏掌屈尺偏位外固定。3 天后来本院复诊，拍摄 X 线片显示右桡骨远端掌侧缘骨折向掌侧移位。追问病史，患者外伤时以手背部撑地（旋后位）跌倒。遂诊断为巴顿骨折，行手法复位掌背侧石膏夹托固定（图 28-10）。

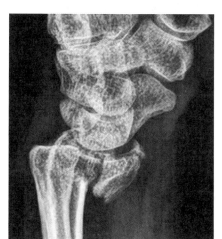
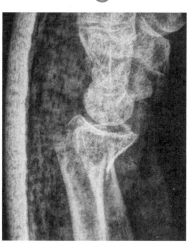
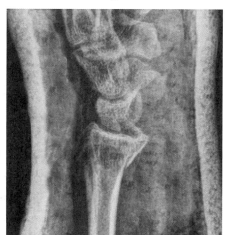

复位固定前侧位X线片　　第一次复位垂腕位固定后X线片　　第二次复位中立位固定后X线片

图 28-10　掌侧巴顿骨折被误诊为科利斯骨折案例

此例巴顿骨折被误诊为科利斯骨折，主要原因是未详细询问病史和损伤机制，未仔细阅读 X 线片，复位固定后自信复位固定效果满意，亦未复查 X 线片，导致复位丢失。

因此，桡骨远端骨折阅读 X 线片时，必须认真仔细，尤其是要明确辨别远骨折端的移位方向。骨折远端向背侧、桡侧移位，则应诊断为科利斯骨折（图 28-11）。骨折远端向掌侧移位，应诊断为史密斯骨折（图 28-12）。若桡骨远端背侧缘或掌侧缘骨折，合并桡腕关节半脱位，则应诊断为巴顿骨折（图 28-13）。桡骨远端月骨关节面背侧、内侧或掌侧，或月骨的背侧有骨折征象者，则应诊断为 Die-punch 骨折（图 28-14）；其 X 线片显示不够清晰时，即应进一步行 CT 检查确诊分型，以便指导治疗，防止由于误诊漏诊而治疗失误造成手功能的严重障碍。

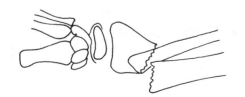

图 28-11　科利斯骨折移位示意

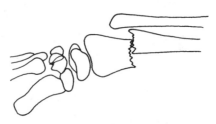

图 28-12　史密斯骨折移位示意

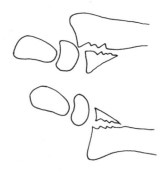

图 28-13　巴顿骨折移位示意

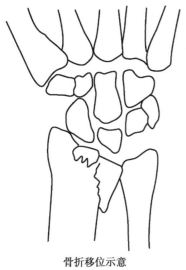

骨折移位示意

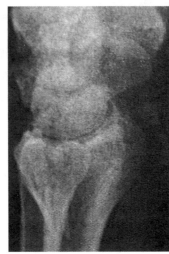

骨折移位侧位X线片

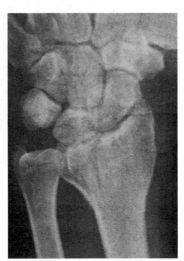

骨折移位正位X线片

图 28-14　Die-punch 骨折示意及 X 线片

三、合并伤的漏诊

（一）腕部神经功能检查不仔细导致的漏诊

科利斯骨折或史密斯骨折，可合并腕部的正中神经、尺神经或桡神经浅支损伤，其中正中神经损伤比较常见，Moyo 统计其发生率可达 13%。如果在诊断时未仔细检查相关神经功能，在治疗过程中亦未认真观察和检查，则可能导致误诊或漏诊。

因此，在诊断桡骨远端骨折时，应认真仔细检查腕部相关神经功能，尤其是正中神经。若发现拇指外展功能障碍，鱼际肌麻痹，示指、中指末节皮肤感觉减退或消失，则可诊断为正中神经损伤（图 28-15）。

在治疗过程中，也应测试正中神经功能，防止外固定不当造成腕管压力增高，导致慢性正中神经损伤的误诊。同时亦应仔细检查尺神经功能。若小鱼际肌处和小指皮肤感觉减退或消失，所有骨间肌与小鱼际肌麻痹，则可诊断尺神经损伤（图 28-15）。此外，还应检查桡神经浅支功能，若发现虎口部位皮肤感觉减退或消失，则可诊断为桡神经浅支损伤（图 28-16）。诊断有困难，可行肌电图检查确诊。

（二）对肌腱损伤重视不够导致的漏诊

肌腱的原发伤多见于切割伤，或被骨折断端嵌夹，或在以后的功能锻炼中被磨损或断裂。如拇长伸肌肌腱常被桡侧骨折端或骨痂磨损断裂。诊断时如果不重视检查手指的活动情况，或在功能锻炼过程

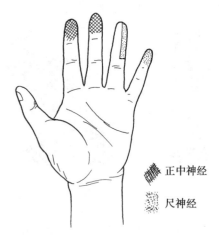

▨ 正中神经

▨ 尺神经

图 28-15　正中神经及尺神经皮支单一分布区

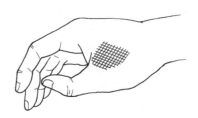

图 28-16　桡神经浅支单一分布区

中,不重视骨痂对肌腱是否磨损等,则可导致肌腱损伤的误诊或漏诊。骨折复位时,如果采用快速牵抖复位法,则容易将肌腱嵌夹于骨折端而不易发现。

因此,在诊断骨折或进行骨折手法复位前,应仔细检查各手指的活动情况,防止急性肌腱损伤的漏诊。复位前若发现手部神经功能正常,而手指活动障碍,则应考虑肌腱嵌夹或损伤。如为肌腱嵌夹于骨折端,则骨折复位后,其功能多可恢复。但在复位时应特别注意,不可强力牵拉腕部,尽可能慎用快速牵抖复位法,此复位方式容易导致肌腱嵌夹或断裂。此外,在功能锻炼过程中,应重视肌腱的磨损。若手指活动时骨折部位或相应的肌腱走行部位有疼痛,则表示该部位肌腱可能有磨损,应进一步明确诊断。

(三)检查不仔细导致腕关节不稳定的漏诊

在桡骨远端骨折中,有时可能合并关节韧带、关节囊等软组织损伤,关节面及骨折周围隐匿的严重粉碎性骨折、手舟骨骨折、舟月骨分离、桡腕关节半脱位等,这些因素均可导致腕关节不稳定。在诊断时,如果不仔细检查、明确是否存在腕关节不稳定的相关因素,则可能导致漏诊。

因此,必须高度重视腕关节不稳定这一容易被忽视的合并伤。高能量损伤患者,应针对性地检查手舟骨、月骨、三角骨等,并明确诊断其是否有骨折或脱位,尤其应检查是否存在关节半脱位等,并进行相应处理。粉碎性骨折,应认真阅读和分析X线片。若科利斯骨折显示桡骨中点移位>2.5mm,则表明存在腕关节背侧脱位(图28-17),即可诊断为腕关节不稳定。如果桡骨中点移位>2.5mm,则提示存在腕关节背侧脱位或半脱位。

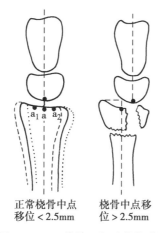

a点:桡骨中点
a₁点:月骨中点向背侧的2.5mm处
a₂点:月骨中点向掌侧的2.5mm处

正常桡骨中点移位<2.5mm　桡骨中点移位>2.5mm

图28-17　正常情况与腕关节脱位或半脱位情况下桡骨中点移位对比

第二节　治疗不当

桡骨远端骨折的治疗,目前尚无足够的临床证据证明哪种方法最佳,不同骨折类型的最佳治疗方式尚存争议。桡骨远端骨折的治疗目的为重建桡骨的解剖结构,包括恢复桡骨的高度、长度、整复关节面台阶或分离、恢复掌倾角和尺偏角、恢复下尺桡关节的正常关系、维持腕关节稳定,从而尽可能恢复腕关节功能。科利斯骨折后可以接受的复位标准是桡骨高度短缩<2mm;尺偏角在13°～30°,掌倾角在1°～21°。Die-punch骨折可接受的复位标准是骨折移位<2mm。在桡骨远端骨折的治疗中,解剖复位关节面要比单纯恢复掌倾角和尺偏角更为重要。月骨窝构成的中间柱是腕部的主要承重面和传递负荷的枢纽。此外,月骨关节面掌侧缘是下尺桡韧带的附丽点,影响下尺桡关节的稳定性。如果治疗不当,骨折畸形愈合,则可能发生无法忍受的疼痛和关节活动功能障碍等严重并发症。

一、非手术治疗不当

(一)适应证把握不当

大多数桡骨远端骨折,可通过手法复位石膏或小夹板外固定治愈。但不稳定性骨折,即骨折初始背侧成角>20°、横向移位10mm、背侧或掌侧粉碎>50%或超过骨骺直径、关节内骨折有移位、关节面台阶>2mm、桡骨短缩>5mm、伴有尺骨骨折和严重骨质疏松不能通过外固定维持复位、合并下尺桡关节不稳定等,如果采用手法复位外固定,由于骨折端不稳定,85%以上的患者在1周内会发生再次移位;合并软组织,如关节囊、韧带等损伤严重者,采用非手术治疗,将导致腕关节的继发性不稳定;桡骨远端关节面严重粉碎性骨折,或合并手舟骨骨折、舟月骨分离者,采用非手术治疗,将难以使骨折获得解剖复位,恢复和维持关节面的掌倾角和尺偏角,尤其是Die-punch骨折,由于此部位的骨折块缺乏软组织附着,仅通过韧带整复法达到精确复位的可能性很小,导致骨折畸形愈合、腕关节不稳定、创伤性关节炎等并发症。

因此,应按照骨折类型、粉碎程度、原发骨折移位程度以及关节的稳定情况等,选择合适的治疗方式。无移位骨折;移位不明显的粉碎性骨折;不伴有桡腕关节脱位者;或虽为粉碎性骨折并有移位,但手法复位后桡骨短缩不超过5mm,如AO A型和部分B型骨折等,可采用手法复位外固定的方式治疗。此外,Thomas分型的Ⅰ型史密斯骨折亦可采用手法复位外固定治疗。不稳定性骨折、严重粉碎性骨折有合并伤而腕关节明显不稳定者,如部分严重的B型、C型骨折,尤其是移位的Die-punch骨折,则不宜首选非手术治疗。

（二）手法复位牵引方法不当

科利斯骨折移位,尤其是重叠移位明显,且骨折超过2小时以上者,由于肌肉痉挛,如果复位时牵引方法不当,时间、力度不够,将难以矫正其重叠移位。例如,置肘关节于伸直位牵引,将会使前臂肌肉肌腱更加紧张;不持续强力牵引和对拇指与其余4指分别牵引,则由于拇长伸肌等痉挛会使肌肉难以松弛;牵引时仅用手术者和助手手臂的牵引力,而未依靠手术者身体的重力牵引,且牵引时间过短等,均会由于牵引力度不够而难以复位。

因此,助手应在维持肘关节屈曲、前臂旋前的体位下,抓握患肢肘部及前臂近端进行牵引。手术者应将患肢拇指和4手指分别抓握反向牵引。若手掌出汗、滑腻,可于手掌涂石膏粉以增加摩擦力。牵引时术者和助手手臂伸直,利用身体后倾的重力牵引(见图3-3),在牵引的同时,纠正侧方及旋转移位,并维持牵引至少5分钟,以使患者肌肉乏力、松弛。

（三）手法复位顺序和方法不当

手法复位过程中,如果复位顺序和方法不当,将难以获得满意的复位效果。例如,复位时如果先矫正骨折端的侧方或旋转移位,则在整复重叠移位时,将可能使侧方和旋转再移位;牵引时力度不够或未采用折顶手法,则难以完全纠正骨折的侧方或重叠移位;粉碎性科利斯骨折采用快速牵抖的手法复位,则可能使碎骨块分离移位,或损伤肌腱。

因此,在行手法复位时,一般情况下,尤其是科利斯骨折,应先矫正重叠移位,再矫正旋转或侧方移位。矫正重叠移位时,在牵引中,术者双手拇指置于骨折远端背侧,余4指托稳骨折近端掌侧,用拇指向掌侧用力推压骨折远端,即可使骨折畸形矫正。若持续牵引仍难以矫正者,可用折顶手法,使远近端骨折块呈近乎折叠状的背侧骨皮质对位,同时将远骨折端下压,并将远骨折端向掌侧反折,即可矫正。复位后由于骨折端的嵌插,应用力进行掌屈和尺偏的“过度复位”,进一步矫正桡骨骨折远端的背侧和桡侧移位。在这一组合复位手法中,若始终未能感到骨擦感,则复位可能难以成功。手法复位中的快速牵抖复位法,即在牵引中,旋转和侧方移位矫正后,手术者骤然加力猛抖上提骨折近端的同时下压远端,使骨折复位。此法仅适用于有移位的AO A型、部分B型骨折或Cooney Ⅰ～Ⅲ骨折,经验不足者尽可能少用。粉碎性骨折或肌腱钳夹于骨折间隙内者,严禁采用。史密斯骨折复位时应将骨折远端向背侧整复。

（四）未重视对两角两关节的矫正

两角(掌倾角、尺偏角)和两关节(桡腕关节、下尺桡关节)的矫正与恢复,是科利斯骨折整复成功的重要标志之一。可防止创伤性关节炎和关节畸形,也关系着腕关节功能的恢复。如果只重视骨折端重叠、旋转和侧方移位的矫正,而不重视对两角、两关节和桡骨长度的恢复,将会使腕关节功能恢复不满意。例如,基本复位完成后,未加大掌屈角度,则难以恢复掌倾角;未将骨折远端向尺侧用力推挤,则难以恢复尺偏角;未将手腕向近端推挤,则难以使桡腕关节复位;骨折成角或重叠移位矫正不良,将影响下尺桡关节的恢复等。

因此,桡骨远端骨折,必须高度重视恢复两角和两关节的矫正与恢复。当骨折端的基本复位完成后,应在维持牵引下,术者双手拇指紧扣骨折远端,其余4指抵住近端,逐渐加大掌屈角度,以恢复掌倾角(图28-18)。同时用力将桡骨远端向尺侧强力推挤,恢复尺偏角(图28-19)。

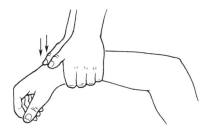

图 28-18　将桡骨远端向掌侧推挤恢复掌倾角示意

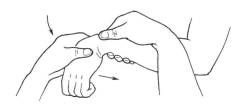

图 28-19　将桡骨远端向尺侧推挤恢复尺偏角示意

两角矫正后,桡骨远端关节面基本可以恢复平整。若关节面仍不平整时,可于腕关节掌屈、尺偏位向骨折近端推挤手腕,并稍微旋转腕关节,以腕骨为模具,使软骨关节面模造整复。下尺桡关节的整复,主要依靠桡骨纵轴长度的恢复,若桡骨纵轴长度得以完全恢复,下尺桡关节多可自行复位,故桡骨的重叠移位与成角畸形应尽可能完全矫正。

（五）外固定不当

手法复位后的外固定方法与体位不当,将难以维持骨折端的力学稳定性。例如,以石膏行外固定时,未能有效保持骨折端的复位状态,将导致在固定过程中骨折复位丢失。新鲜骨折,手法复位后以石膏管型固定,由于伤后骨折局部继续出血和肿胀,使其组织内压力增加,将导致固定部位皮肤压疮,甚至皮肤坏死等。如果为了维护掌倾角和尺偏角,防止骨折再移位,将腕关节于极度掌屈和尺偏位固定,由于此体位从解剖上改变了桡腕关节的正常接触部位,不但难以使骨折端稳定,而且增加了再移位的趋向。试图以腕关节背侧韧带的紧张维持骨折端的力学稳定性,过度屈腕超过 45°,则可能使腕管内压力增加,屈肌腱的正常功能受到影响,正中神经受压,导致腕管综合征,甚至肌腱缺血坏死和神经功能严重障碍;老年患者,过度掌屈位固定,可导致腕关节僵硬。在固定时如将前臂固定于中立或旋后位,将导致骨折端再移位。史密斯骨折和远端掌侧移位的巴顿骨折于垂腕位固定,远端背侧移位的巴顿骨折于伸腕位固定,将导致骨折端再移位等。

因此,在行石膏或小夹板固定前,应高度重视固定的方法与患者体位。手术者应亲自维持复位位置,直至石膏固化或小夹板固定完成。无移位或移位不明显的新鲜骨折复位后,以石膏自前臂近段至掌指关节近侧的背侧固定,固定后以手指可伸展活动为宜。移位明显或不严重的粉碎性骨折,复位后骨折端较稳定者,可行掌、背侧石膏夹固定,必要时可用石膏管型固定。但以石膏管型固定者,必须告知患者应住院观察,或每天门诊观察 2～3 次,连续 3 天,防止由于石膏固定过紧而未及时发现和处理。一般情况下,科利斯骨折应将石膏固定于掌屈 20°,稍向尺侧偏斜,但不可过度掌屈（图 28-20）,若需要过度掌屈,亦不应超过 30°,且 10～14 天应更换石膏于掌屈 20° 位固定,防止神经和肌腱长时间受压。老年患者,禁止过度掌屈位固定。通常应固定 4～6 周。外固定应能够控制腕背伸和桡偏移位,并保持两个角度的复位效果,防止下尺桡关节分离。史密斯骨折应按科利斯骨折相反的体位进行固定。巴顿骨折复位后的固定,背侧缘骨折者,手腕可掌屈位或中立位固定;掌侧缘骨折很少见,骨折端很不稳定,通常复位后中立位或稍微屈曲固定,使骨折端获得复位和稳定。

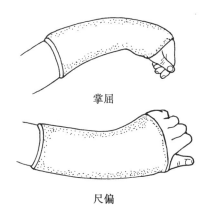

掌屈

尺偏

图 28-20　石膏固定于掌屈尺偏位

二、骨外固定支架使用不当

外固定支架可以很好地恢复并维持桡骨的长度和尺偏角,有效减少开放粉碎性骨折患者局部肌腱、神经等软组织损伤,虽对掌倾角的恢复有限,维持骨折复位的能力不如板钉固定,掌侧骨折块容易出现复位丢失,关节僵硬,针道感染,继发严重的骨质疏松等,亦被许多医师接受。但如果适应证把握不当,对外固定支架的性能了解不够充分，使用不当，将难以获得满意的固定效果。例如，复位后的稳定性骨折采用骨外固定支架固定，其最终效果并不比石膏固定好，且护理不便，患者生活不便，又有针道感染的风险；关节外骨折用跨关节支架固定，将不利于关节功能锻炼；骨质疏松严重者采用骨外固定支架固定，由于固定针对骨把持不够牢固，将使固定针松动，固定失效；穿针时未能避开正中神经、尺神经或桡神经浅支，或未行皮肤切口而经皮直接穿针等，将导致相关神经损伤或肌腱卡压；固定针的位置和穿针方向不当，将导致固定针松动，固定失效，或肌腱、血管、神经损伤；有的难以复位的骨折块可用有限切开复位克氏针微创固定者，未行克氏针复位固定，将使骨折难以获得解剖复位，骨折端难以稳定，复位丢失；无菌操作不严格，将导致针道感染等。

因此，采用骨外固定支架复位固定桡骨远端骨折时，应严格把握适应证。Kapoon 认为，骨折整复后，利用骨外固定支架维持对抗牵引固定，是治疗桡骨远端粉碎性骨折的首选方法。通常开放性骨折；极度粉碎，内固定无法获得稳定固定的骨折，如 AO C 型骨折；需要临时固定的骨折等，可采用外固定支架治疗。55 岁以上骨质疏松者，由于固定针把持不牢固，应慎用。关节外骨折和无移位的关节内骨折适用于不跨关节固定，可以早期活动腕关节，但骨折远端需保留 1cm 的掌侧骨皮质，其余则应行跨关节固定。复位后的稳定性骨折则不宜采用骨外固定支架固定。为了避免神经尤其是桡神经浅支损伤，穿针时必须避开该神经通路，并采用小切口、直视下置针，严禁经皮直接穿针。在桡骨中段置固定针时，应钝性分离桡侧腕长伸肌、桡侧腕短伸肌至桡骨干，置针于桡骨干背侧，且与桡骨干垂直。骨折远端固定针应与手掌平面成 45° 角，并垂直于掌骨背侧，置针不宜过深，仅穿过对侧骨皮质即可，防止损伤血管、神经。穿针完成后，再行骨折复位固定。难以复位的骨折块，可采用有限切开复位克氏针微创内固定，使骨折获得解剖复位和力学稳定，再以外固定支架固定。此外，穿针时必须严格无菌操作。

三、手术治疗不当

（一）适应证把握不当

近年来随着内固定器材的研发和内固定技术的不断提高，桡骨远端骨折采用切开复位内固定治疗的比例逐渐增加。桡骨远端骨折手术治疗的原则应是对骨折进行解剖复位、对移位的骨折块进行支撑固定、对骨缺损区进行植骨、早期进行辅助的主动功能锻炼、尽早恢复伤前的功能状态。但如果随意扩大手术指征，将导致并发症。例如，严重粉碎性骨折，以钢板螺钉无法固定者，勉强切开复位内固定，不但内固定不牢固，手术还破坏了骨折端的血运，影响骨折愈合，或使骨折畸形愈合。手法复位外固定可以治愈者，采用手术治疗，不但造成不必要的手术创伤，而且增加了手术感染的风险。Die-punch 骨折，由于在桡腕关节接触面中月骨占总接触面积的 46%，而远端的月骨关节面又承受绝大多数的应力，如果对骨折移位＞2mm 不进行解剖复位，将导致骨折畸形愈合。Knirkh 和 Jupiter 报道这将明显增加腕关节炎风险并缩小腕关节的功能范围。

因此，应把握好手术适应证。通常情况下，切开复位内固定仅适用于开放性骨折、手法复位外固定失败者、骨折后畸形愈合及陈旧性骨折。近年来对桡骨远端骨折治疗要求提高，经关节骨折有明显移位者，可直接切开复位内固定。美国骨科医师学会（AAOS）最新发布的《桡骨远端骨折治疗指南》建议，手法复位后桡骨短缩＞3mm，关节面向背侧倾斜＞10°；关节内骨折明显移位或台阶＞2mm。复位失败或复位后再移位者，则可选择手术治疗，不稳定性桡骨远端骨折亦可进行手术治疗。史密斯骨折的 Thomas Ⅱ型、Ⅲ型、掌侧巴顿骨折、桡骨茎突骨折等，由于其稳定性差，均可采用切开复位内固定治疗。严重粉碎性骨折无法复位内固定者，不宜贸然采用手术治疗，可用骨外固定器复位固定，或加局限性内固定。Die-punch 骨折移位＞2mm 者，应切开进行完全解剖复位，坚强内固定，尤其是小年龄患儿更应重视，以防止创伤性关节炎。

（二）手术入路选择不当

桡骨远端骨折的内固定手术入路主要有背侧入路、掌侧入路和掌背侧联合入路，各有优缺点，如果选择不当，将影响手术效果。背侧入路可以显露关节面，虽然可直视下解剖复位，并能对背侧移位骨折块复位支撑固定，对月骨关节面塌陷骨折直视下复位固定，同时可修复下尺桡关节损伤。但背侧入路对伸肌腱的破坏大，容易出现肌腱激惹，同时破坏背侧软组织的连续性，影响血供，亦难显露掌侧为主的骨折端，不便于骨折的复位固定，由于该入路软组织较少，钢板仅在皮下，将影响切口愈合，甚至容易引起感染；同时，桡骨背侧突起的 Lister 结节将影响钢板的平稳放置与肌腱的滑动，使钢板"悬空"，不但使固定不够牢固，而且可能磨损肌腱，导致滑囊炎、肌腱粘连，甚至肌腱断裂等。掌侧入路放置的内置物有肌肉等软组织覆盖，有利于术后康复锻炼，不但可以对肿胀的腕管进行一定程度的减压，还可以很好地固定背侧移位的桡骨远端 AO C 型骨折，但对关节面的显露较背侧差，且在固定过程中钻头等可能损伤背侧伸肌腱并导致正中神经纤维化，背侧软组织不剥离，可保留骨的血供。如果以桡骨远端的三柱理论研制的双钢板固定，不选择背侧入路则无法继续手术。掌侧巴顿骨折如果不采用掌侧入路，则无法进行复位和内固定等。如果对伴有更多软组织损伤的复杂骨折，或无论是背侧入路或掌侧入路，当术中发现对侧有较大的关节面骨块移位时，还是采用单一的背侧或掌侧入路，则难以完成骨折的复位固定。Die-punch 骨折向掌侧或背侧移位者，入路选择不当，则难以牢固固定骨折端。

因此，桡骨远端骨折的手术入路，要依据骨折类型、骨折移位方向及术后骨折稳定性进行正确选择。通常骨折向背侧移位者选择背侧入路，向掌侧移位者选择掌侧入路，桡骨远端复杂粉碎性骨折有时采取掌背侧联合入路。目前掌侧入路已成为桡骨远端骨折手术治疗的主要术式，也适用于多数原始移位骨折和粉碎部位在背侧的骨折。掌侧入路分为直接掌侧入路和桡骨远端 Henry 入路，两者疗效相当。Henry 入路较直接入路具有解剖简单、操作容易、旋前方肌修复良好、术后正中神经并发症发生率低等优点。有学者建议优先选用 Henry 切口。切口起于桡骨茎突近侧 6～8cm，向桡骨茎突做桡侧直切口，于桡骨茎突水平向掌侧做弧形切开，经肱桡肌尺侧缘分离，切断旋前方肌远端 1/2。若骨折主要损伤在背侧，如有碎骨块，或背侧骨折超过桡骨掌背侧直径 50%，背侧骨块无法复位时，亦可行背侧切口，以 Lister 结节为中心，但此种情况很少见。以三柱理论进行桡骨双钢板固定时，则应选择背侧入路。掌侧巴顿骨折，可行桡骨远端外侧切口，在桡腕关节水平向掌侧弧形切开即可显露骨折块。伴有更多软组织损伤的复杂骨折，或正在手术的对侧有较大的关节面骨折块时，可选用掌背侧联合切口。Die-punch 骨折向掌侧或背侧移位者，取掌侧或背侧入路。

（三）内固定方式、方法的选择和操作不当

桡骨远端骨折有多种内固定方式，如闭合克氏针固定、克氏针联合外固定支架及钢板螺钉固定等。如果不依据骨折类型、内固定方法的原理、患者个体情况、医师的临床经验技术及医院设备等综合考虑，则难以获得满意的固定效果。克氏针固定，如果用于关节内移位骨折或老年骨质疏松，骨质较差者，将可能使骨折难以复位，或骨折固定不够牢固而复位丢失，或骨折畸形愈合或克氏针松动等。克氏针联合外固定支架固定如前述，此不多赘。钢板螺钉固定，依据钢板的结构可以分为普通钢板、锁定钢板、解剖锁定钢板等；按钢板的适用部位可以分为掌侧钢板、背侧钢板、掌背侧联合固定及按三柱理论的背侧双钢板系统等。普通钢板如果用于骨质疏松骨折，累及关节面的骨折，粉碎骨块多的骨折等，由于操作中复位易造成骨松质块丢失并形成骨缺损，不能获得牢靠内固定的效果，早期功能锻炼易造成骨折移位，同时切开复位时软组织剥离过多，可破坏骨折端血运，影响骨折愈合，且钢板较厚易磨损肌腱。锁定钢板、解剖钢板如果用于骨折远端，没有足够的空间放置钢板及螺钉，骨折远端粉碎严重无法置钉或特殊的小骨块等患者，则难以获得牢靠固定的效果。青少年干骺端未发育完全者以钢板固定，则可能影响其骨骼发育，简单骨折以锁定钢板固定，其生物力学性能并不突出。背侧移位的严重粉碎性骨折块采用掌侧钢板固定，掌侧移位的骨折块采用背侧钢板或双钢板固定，则固定后的骨折端难以稳定。掌侧移位的 Barton 或 Die-punch 骨折行背侧固定，背侧移位的 Barton 或 Die-punch 骨折行掌侧固定，则将导致固定失效、复位丢失。桡骨远端"三柱"的中间柱和／或尺侧柱损伤者，采用单钢板固定，则难以获得骨折端的生物力学性稳定。此外，锁定钢板较普通钢板医疗费用较高，需要积累手术操作经验，在临床治疗选择上有一定局限。严重的关节内粉碎性骨折，采用单一的掌侧或背侧钢板固定，则难以稳定骨折端。骨块固定不当，大骨折块不以螺钉固定、小骨块不以克氏针固定则难以维持复位固定效果。关节面下骨缺损，不进行适当植骨处理，将难以有效支撑关节面，植骨操作粗暴，将可能加重骨折移位和骨缺损。

【病例】患者女性，56 岁。右腕外伤后肿痛、畸形，活动受限，在当地医院诊断右腕 Colles 粉碎性骨折（AO C2 型），行钢板内固定手术。术后 1 周拍摄 X 线片，显示骨折移位。2 个月后来本院就诊，骨折已畸形愈合（图 28-21），腕关节活动明显受限。患者拒绝接受进一步治疗。

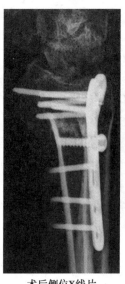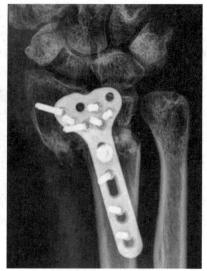

术后侧位X线片　　　　　　　　　术后正位X线片

图 28-21　右侧科利斯骨折 AO C2 型，用 T 形钢板固定，但螺钉
仅固定外侧柱，固定不牢固，术后 2 个月复位丢失，骨折畸形愈
合案例

　　此例科利斯骨折术后复位丢失、骨折畸形愈合，主要原因首先与患者属于严重粉碎性骨折、骨折端很不
稳定有关；其次与手术医师对桡骨远端骨折内固定的方式、方法及固定原理了解不足，对进行此类手术的临
床经验不足等有关。如果采用桡骨背侧双钢板内固定或将 T 形尺侧置入螺钉，或以外固定支架固定，甚至
手法复位石膏外固定处理，其效果或许有所不同。

　　因此，医师应该熟悉各种内固定方式的特点，依据骨折类型选择合适的手术方式。通常钢板螺钉固定
是首选，特别是锁定加压钢板固定，其次是外固定支架结合克氏针固定，单纯外固定支架或克氏针固定较少
使用。克氏针固定适用于不稳定的背侧成角骨折和桡骨茎突的撕脱骨折，以及简单的关节内骨折。在骨折
可以通过手法复位获得可接受的复位，经皮穿针技术较切开复位内固定可以获得更好的预后。临床上常选
择 2 枚以上的克氏针固定（图 28-22），必要时可用螺钉加强，有条件者以可吸收螺钉固定为宜。但关节内移
位骨折或老年骨质疏松，骨质较差者则应慎用。普通钢板螺钉固定，由于其并发症较多，目前已很少使用，
但在条件不足的情况下，关节外简单骨折或不累及关节面，或关节面简单骨折亦可使用，如选择 π 形或 T 形
等解剖钢板螺钉固定（图 28-23）等。

　　Anglen 报道分析桡骨远端骨折治疗效果、不良反应、并发症等得出结论，锁定与非锁定钢板内固定在疗

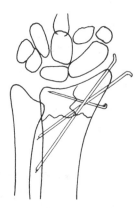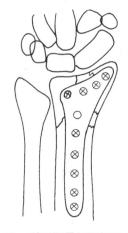

图 28-22　科利斯骨折克氏针固定示意　　　　　图 28-23　科利斯骨折钢板固定示意

效及并发症方面的差异并无统计学意义。锁定钢板、解剖钢板可提供良好的生物力学稳定性,锁钉锁定在钢板上可减少对骨膜的压迫性损伤,可防止脱钉与骨折再移位,降低复位丢失的风险,有利于骨折愈合,在远端锁定上有更多不同方向的选择,对固定各个移位的关节内骨折有明显的优势,除骨折远端没有足够的空间放置钢板及螺钉、骨折远端粉碎严重无法置钉或特殊的小骨块、或青少年干骺段端未发育完全者外,几乎适用于所有的关节周围骨折,尤其是骨质疏松性骨折。背侧移位的严重粉碎的骨折块,应行背侧钢板固定,掌侧移位的骨折块应采用掌侧钢板或双钢板固定,如掌侧移位的 Barton 或 Die-punch 骨折应行掌侧固定,背侧移位的 Barton 或 Die-punch 骨折应行背侧固定。由于桡骨远端骨折更常见的类型是骨折远端向背侧移位的不稳定性骨折,目前更多的医师倾向于使用掌侧锁定钢板取代背侧钢板固定背侧移位的桡骨远端骨折,并取得了令人满意的疗效。严重的关节内粉碎性骨折,如 C3 型骨折、Die-punch 骨折,必要时应采用掌背侧联合钢板固定。桡骨远端背侧移位骨折,中间柱和 / 或尺侧柱损伤者,应采用双钢板,即桡骨背侧的尺侧和桡侧各置 1 块 T 形钢板和动力加压钢板进行固定(图 28-24),目前此方法固定具有最佳强度和稳定性。

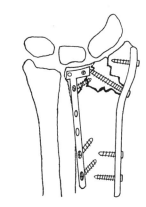

图 28-24　桡骨背侧双钢板固定示意

　　大骨折块应用螺钉固定、小骨折块应用克氏针固定可以获得维持复位和牢固固定的效果。Die-punch 骨折,属于中间柱损伤,月骨挤压骨折块应力强度大,应采用锁定加压钢板坚强固定。对关节面下骨缺损是否植骨仍有争议,若要进行适当植骨,骨材料不宜填充过多,植骨动作要轻柔精确,以免加重骨折移位和骨缺损。近年来,随着人工关节技术和产品的完善,腕关节严重创伤、关节僵硬和严重创伤性腕关节炎患者,行人工腕关节置换,可改善其功能,减轻疼痛,提高生存质量。但由于存在许多问题,如假体松动、肌腱损伤、假体脱位、假体磨损等,有待进一步观察远期疗效。加之操作有一定难度,其远期疗效,目前尚不能完全肯定,故临床应慎用。2014 年 Lebailly 等采用 1.5cm 小切口微创方法治疗 144 例桡骨远端骨折,获得良好的临床效果,可以治疗包括关节内移位在内的大部分桡骨远端不稳定性骨折。该方法在局部麻醉下采用传统掌侧 Henry 入路,直视下复位,以小型掌侧锁定钢板固定,其方法具有手术切口小、对骨膜软组织剥离少、术后愈合快、外表美观等优点,是目前外科领域的发展趋势。

　　近年来,应用关节镜技术治疗桡骨远端骨折逐渐增多。在关节镜下,术者能对 90% 以上的腕关节韧带损伤、关节不稳定、关节软骨损伤、关节面是否平整等,克服难以发现骨折碎片旋转和重叠的缺点、清除血肿及碎骨片、及时发现和处理伴发的软组织损伤。Wiesler 等认为关节镜治疗桡骨远端骨折的优点是直视下准确评估关节面的一致性,并修复相关病变,复位效果好,且软组织破坏小,但关节镜复位后固定不够牢固,早期活动可发生骨折再移位,需要外固定器械辅助。1998 年 Burke 和 Singe 提出使用牵引钢板替代外固定的方法治疗严重粉碎性桡骨远端骨折。Ruch 等、Richard 等、Lee 等采用牵引钢板治疗后认为,即使长时间跨关节固定,能有效治疗桡骨远端粉碎性骨折,尤其是老年骨质疏松性粉碎性桡骨远端骨折,钢板由皮下插于骨膜及关节囊外(图 28-25),尤其适用于严重粉碎性关节内骨折,或用解剖钢板难以固定者。但对用传统方式治疗可获治愈者,则不宜以此方式固定。

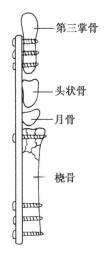

图 28-25　采用"牵开钢板"经皮下插于骨膜及关节囊外固定示意

（四）骨折畸形愈合治疗方法不当

　　桡骨远端骨折畸形愈合,治疗比较复杂。例如,科利斯骨折的畸形愈合,如果不慎重对待,适应证把握不当,手术方案不合理,操作方法不当,将难以获得满意的治疗效果。畸形不明显,且两关节结构基本正常者,采用手术治疗,术后功能改善与康复治疗的效果相差无几,却对患者造成不必要的手术创伤与风险;畸形明显、腕关节功能影响较大者,行桡骨远端截骨矫形时,植骨角度掌握不当,将难以矫正腕部畸形和改善腕关节功能;骨折畸形愈合影响腕关节旋转功能者,行尺骨头切除术或 Sauvé-Kapandji 手术时,截骨过长或过短,或下尺桡关节融合,或将纤维软骨盘切除等,将导致腕关节不稳定,其旋转功能亦难以改善;年龄较大、已发生创伤关节炎者,采用

图中标注：第三掌骨　头状骨　月骨　桡骨

截骨矫形,将难以减轻腕关节的疼痛。

因此,桡骨远端骨折畸形愈合的处理应慎之又慎。畸形不明显、两关节结构基本正常者,可通过康复治疗最大限度地恢复腕关节功能;畸形明显、腕关节功能影响较大者,如骨折移位 2mm,时间>3 周的陈旧性 Die-punch 骨折,可选择早期手术治疗,以减轻腕关节疼痛,改善腕关节活动,防止发生创伤性关节炎。影响腕关节屈伸等功能的患者,可行桡骨远端截骨楔形植骨矫形术,但手术时应注意植骨矫形的角度。术前应精心设计,使矫形角度和植骨角度相一致。影响腕关节旋转功能者,可行尺骨头切除术,但必须注意在骨膜下切除,并保持纤维软骨盘及韧带的完整性。为改善腕关节旋转功能,也可行 Sauvé-Kapandji 手术,截骨必须位于尺骨小头上 1～2cm 处,截骨长度为 1cm,以使截骨处形成假关节。同时应行下尺桡关节融合术。术中应注意保护纤维软骨盘,防止术后导致腕关节不稳定。严重创伤性关节炎、腕关节疼痛剧烈者,可行腕关节固定术,尤其是老年患者,可明显减轻腕关节疼痛。改善功能欲望强烈者亦可行人工关节置换术。

第三节　功能锻炼不当

一、长时间未功能锻炼

腕关节是人体最复杂的关节,在人的生活、工作中起极其重要的作用。桡骨远端骨折后,若长时间未进行腕关节功能锻炼,将导致关节僵硬、疼痛、功能障碍等。尤其是有些老年患者,由于担心活动后会引起骨折移位或疼痛,长期用颈腕吊带固定肩、肘、腕关节,造成肩关节及手指僵硬、活动时疼痛等,即肩手综合征。

因此,无论是非手术治疗还是手术治疗后,均应早期进行功能锻炼。尤其是老年患者,应防止肩手综合征的发生。首先要向患者明确告知功能锻炼的目的、要求及注意事项,鼓励患者在医师指导下进行有效而正确的功能锻炼。另外,外固定时间不宜过长,通常非手术治疗固定 4～5 周即可,一般不超过 6 周,老年患者不应超过 4 周。T 形钢板或锁定钢板固定者,由于固定比较牢固,可不用外固定,术后 2～3 天即可进行手指、腕和肩、肘关节功能锻炼。骨外固定器固定者,一般固定时间为 6～8 周,但在固定期间,必须尽早进行未固定的手指及各关节的功能锻炼,2～3 周后进行开锁锻炼。外固定去除后,应立即进行腕关节的功能锻炼,防止关节僵硬。

二、锻炼强度不够

大多数患者由于惧怕锻炼会引起骨折移位和疼痛而锻炼强度不够。例如,有的患者在锻炼腕关节屈伸功能时,却在活动手指和肩关节,实际上腕、肘关节基本未活动,所锻炼的关节也未发生任何疼痛的感觉,若时间过长将导致肩手综合征。

因此,在进行功能锻炼时,必须使需要锻炼的关节产生伸屈和旋转运动,任何锻炼方式如果未产生关节的这些基本运动,表明其锻炼是低效或无效的。锻炼早期,应感觉是关节部位而不是骨折部位的疼痛方为有效而安全,否则将难以获得满意的锻炼效果。

三、锻炼强度过大

锻炼强度过大,会适得其反。有的患者为了尽快康复,或由于其他原因,过早去除外固定,过度被动活动腕关节,将导致骨折移位、关节周围软组织损伤等。

因此,功能锻炼不可操之过急。应循序渐进,适当进行,持之以恒。医师必须在锻炼前,依据患者伤情、骨折类型、年龄、性别等个体情况,制订切实可行的康复计划和功能锻炼要达到的目标。应特别提醒患者,过度盲目锻炼将有害而无益。

第二十九章 手舟骨骨折诊治失误的分析及对策

手舟骨在近排腕骨中最大,细长如船形。无论是解剖形状还是运动功能,都是腕骨中最复杂的。手舟骨跨越腕中关节,连接远近排腕骨,并连接两排腕骨的运动,易遭受暴力而骨折。Destot描述了手舟骨骨折,手舟骨是最易发生骨折的腕骨,占腕骨骨折的51%~90%,占全身骨折的2%~6%。手舟骨腰部骨折后,受两排腕骨的剪切力较大,加之手舟骨近端无直接血液供给(图29-1),易发生骨不连(约30%),结节骨折少见。

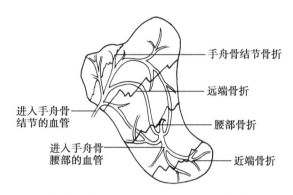

图 29-1　手舟骨骨折部位分类及血供

手舟骨在远近排腕骨运动中起连杆的作用,跌倒后,当腕部极度背伸撑地时,手舟骨受远近端腕骨的挤压,应力集中,手舟骨近侧被固定于桡骨远端的凹陷内,腕关节继续背伸,桡骨茎突背侧撞击手舟骨;加之身体重力下压手舟骨腰部,产生腰部骨折。腕关节受力越桡偏,手舟骨越趋向发生近端骨折,反之会发生远端骨折。

手舟骨骨折的分型,主要依据骨折的位置、骨折线的方向及稳定性分型。最常用的是Herbert分型、Russe分型和AO分型。

Herbert分型将手舟骨骨折分为4型(表29-1、图29-2)。

表 29-1　手舟骨骨折 Herbert 分型

分型	骨折情况	分型	骨折情况
A 型	新鲜稳定性骨折	C 型	骨折延期愈合
A1 型	结节部骨折	D 型	骨折骨不连
A2 型	腰部骨折	D1 型	纤维性愈合
B 型	新鲜不稳定性骨折	D2 型	假性愈合
B1 型	远 1/3 无移位骨折		
B2 型	腰部骨折		
B3 型	近端骨折		
B4 型	经舟骨月骨周围骨折脱位		

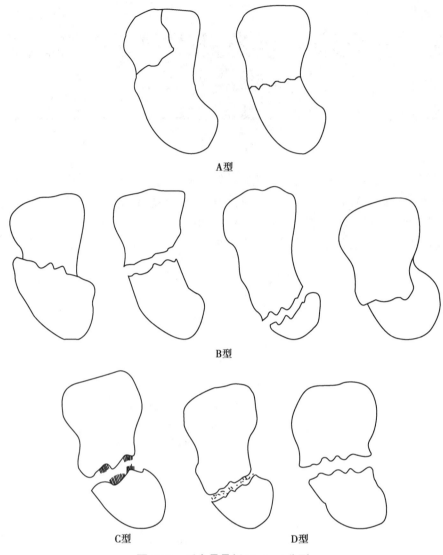

A型

B型

C型   D型

图 29-2 手舟骨骨折 Herbert 分型

Russe 分型将手舟骨骨折分为水平型、横断型和垂直型。水平型最稳定、横型次之、垂直型最不稳定。

AO 分型将手舟骨骨折分为 A、B、C 型。A 型，结节部撕脱骨折；B 型，横行、斜行或纵行骨折；C 型，多块或粉碎性骨折。

由于手舟骨体积小、形状不规则，骨折后若不及时诊断，恰当处理，将可能出现手舟骨缺血性坏死、骨不连或早期骨关节炎，对腕关节功能造成较大影响。将可能带来严重的社会经济后果。准确诊断和恰当处理均非易事，目前仍然是手外科医师的难题之一。

第一节 诊 断 失 误

手舟骨骨折漏诊率较高，据荣国威统计高达 16%。手舟骨骨折的延期愈合、骨不连或手舟骨坏死，与早期的误诊或漏诊有极大关系，因此，应高度重视手舟骨骨折的早期诊断。

一、查体或阅读 X 线片不仔细导致的漏诊

腕部外伤容易造成手舟骨骨折。如果对此重视不够，未行手舟骨的相关检查，加之手舟骨骨折后的畸形、骨擦感及异常活动等临床特征不明显，难以引起医师的警惕与重视；或由于阅读 X 线片时不认真仔细，未能发现已显示的骨折征象，或虽有骨折征象而显示不明显者，将导致误诊或漏诊。

因此，腕部外伤，尤其是腕部在极度背伸位撑地时的外伤，应重视手舟骨骨折的诊断。应详细询问病史和受伤机制，并仔细检查腕部。伤后腕部疼痛、活动受限，检查中发现挤压拇指或纵向叩击第2、3掌骨头，可引起鼻烟窝部位疼痛，尤其是有鼻烟窝肿胀、压痛与手舟骨结节压痛等手舟骨骨折的重要体征和典型临床表现者，应考虑手舟骨骨折的诊断。同时阅读X线片时应认真仔细，防止将X线片已显示的骨折征象未能发现，或分辨不清而导致漏诊或误诊。

二、对X线检查认识不足导致的误诊或漏诊

手舟骨骨折的临床表现虽然典型，但不具有特征性，因此手舟骨骨折的诊断常以X线检查作为重要依据，X线片一旦显示骨折征象即可确诊。但如果对X线检查手舟骨骨折的相关知识掌握不够，认识不足，拍摄X线片时体位不标准，则可能导致误诊或漏诊。例如，仅拍摄腕关节前后位、侧位X线片，甚至对常规检查简化而不拍摄斜位和舟骨位X线片，将难以获得舟骨轴位和长轴位的影像，使隐匿性骨折漏诊。尤其是X线首次摄片未发现骨折征象者，便不再拍摄其他相关体位或能够显示骨折征象的特殊体位X线片，不再追踪摄片复查，则可能使部分骨折漏诊。据Ceslie等统计，手舟骨骨折X线片阴性率为2%～20%，据Hante统计可达25%以上。未适时采用CT或MRI检查，将对斜行骨折尤其是隐匿性骨折的诊断和治疗方案的选择造成影响，在骨折急性期可能造成漏诊而导致不良后果。

因此，怀疑手舟骨骨折，应拍摄标准体位和高质量的X线片进行检查。手舟骨骨折诊断摄片体位多达10多种，其中最常用的是腕关节正侧位和2种特殊体位（45°旋前位、45°旋后位）。目前越来越多应用Stecher体位。摄片时患手握拳尺偏后，腕及前臂平放于底片盒上。腕关节背伸以使手舟骨与X线片平行；腕关节尺偏使手舟骨从腕关节窝完全伸展，与桡骨茎突距离加大，并使骨折间隙加宽，骨折在X线片上清晰可见。必要时应拍摄前后位尺偏10°、20°、30°位X线片。为了减少普通X线片灵敏度和特异度较低的问题，1989年Proubasta首先提出通过倾斜胶片来获得腕关节长轴和横轴的拉长影像，从而使骨骼结构的细节得以显现和放大，以利于观察腕骨（即carpal box概念），为诊断无移位的手舟骨骨折提供了极大的帮助，值得推广应用。高度怀疑骨折而初次X线检查未发现明显骨折征象者，绝不可轻易排除骨折的诊断，Waizenegger发现一些较隐匿的手舟骨骨折最迟可至6周时才有X线表现。此类患者应以石膏夹托临时固定10～14天后，再拍摄X线片复查，此后由于骨折端骨质逐渐被吸收，骨折征象在X线片上可清晰显示，此时复查，多可发现早期难以发现的骨折，但有研究表明，这并不能显著提高手舟骨骨折的确诊率。为了防止和减少手舟骨骨折的误诊或漏诊，临床上多将舟骨位与腕关节后前斜位、侧位组合使用，以获取更多的影像学信息而明确诊断。

此外，高度怀疑手舟骨骨折而又诊断困难者，为确诊或排查手舟骨骨折，可行腕关节冠状面和矢状面1～1.5mm厚度的CT检查，必要时应行长轴面扫描确诊。CT在检查手舟骨骨皮质骨折（包括隐匿性骨折）方面更优，因为在临床上判断骨皮质的损伤要比判断骨小梁的损伤更重要，骨皮质未断裂，发生骨不连的概率会很低。MR、超声、热成像及骨显像等检查，对确诊手舟骨骨折亦有很高的价值，尤其是骨显像，其特异度可达98%。

三、将二分舟骨误诊为手舟骨骨折

手舟骨由一个桡侧骨化中心和一个尺侧骨化中心发生，由于有的人两骨化中心未能融合而形成二分舟骨，又称双舟骨。临床经验和临床思维不足者，常会将二分舟骨误诊为手舟骨骨折或手舟骨陈旧性骨折。有时即使是有一定临床经验的医师，如果不仔细进行临床检查，不认真思考，不仔细阅读和分析X线片显示的影像学特征，也可导致误诊。

【病例】患者男性，34岁。因右腕外伤后疼痛、活动受限3个月来南方科技大学盐田医院就诊。拍摄X线片，报告为右手舟骨陈旧性骨折，收住院治疗。3个月前，右腕极度背伸位撑地跌倒，当时右腕疼痛，活动明显受限。在当地医院行右腕关节正、侧位X线片检查，未发现骨折，诊断为右腕软组织损伤，对症治疗。为此，患者对其首诊医院的"误诊"不满意，并将首诊时和3个月后的X线片请多家医院骨科医师会诊，均诊断为右手舟骨骨折。笔者会诊时仔细检查发现，患者右鼻烟窝与手舟骨结节处无明显压痛，而腕关节掌侧

压痛明显，活动受限。仔细阅读首诊和 3 个月后的 X 线片，发现首诊时的 X 线片显示右手舟骨腰部有一明显间隙，平滑、清晰而匀称，而 3 个月后的 X 线片未显示其骨吸收和骨坏死征象。但 2 个时期的 X 线片均显示头月关节间隙不清，头状骨处有一半月形骨折块影与头状骨重叠，怀疑为右腕二分舟骨并头状骨骨折（图 29-3）。拍摄左腕关节对照位 X 线片，见左手舟骨腰部也有一界限明显、边缘圆润、清晰而匀称的间隙（图 29-4）。

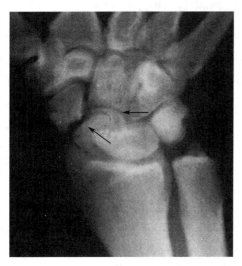

图 29-3　右腕二分舟骨并头状骨骨折 X 线表现（箭头所指为二分舟骨间隙与头状骨骨折）

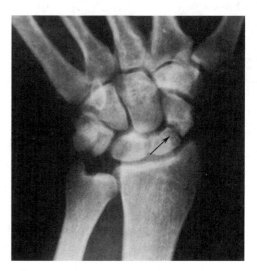

图 29-4　左腕二分舟骨 X 线表现（箭头指二分舟骨间隙）

追问病史，左腕无外伤史，无痛，活动正常，故诊断为双腕二分舟骨并右头状骨骨折。后行 CT 并经手术确诊为双腕二分舟骨、右腕头状骨颈部骨折，且骨折块向掌侧翻转移位 180°。术中发现头状骨骨折块坏死，予以切除。因患者对右手舟骨骨折的诊断仍存疑虑，要求探查手舟骨。探查中发现右手舟骨腰部有一明显的关节间隙，关节间隙中的关节软骨面光滑，未见其间嵌夹纤维结缔组织或其他软组织，亦未见死骨或骨吸收情况。随访 2 年，右腕关节功能基本正常，强力被动屈伸时微痛，而腕关节活动尚可，右腕握力稍减弱。

本例将二分舟骨合并头状骨骨折误诊为手舟骨骨折的主要原因是首诊医师对舟骨骨折的基本知识掌握不足，阅读 X 线片不仔细，对显示的右手舟骨与头状骨的异常征象未能发现。后续医师诊断时对于二分舟骨的畸形和头状骨骨折辨别不清，阅读 X 线片不仔细，亦未认真分析，将二分舟骨误诊为手舟骨骨折，且未发现头状骨骨折征象。本例确诊前，该患者在外院拟以右手舟骨陈旧性骨折的诊断即将行手术治疗。

因此，应提高对手舟骨骨折及二分舟骨的认识，辨别手舟骨骨折与二分舟骨的区别。前者多为单侧性，鼻烟窝或手舟骨结节处有压痛，X 线片显示锐利或毛糙的骨折线征象；若为陈旧性骨折，骨折端可能有骨质吸收、硬化或骨坏死征象。后者无明显外伤史，且多为双侧性，鼻烟窝及手舟骨结节处无压痛。X 线片显示手舟骨腰部可见明显的关节间隙征象，其边缘圆润、整齐，间隙匀称。直视下可见间隙内为光滑的关节软骨面。

四、将经手舟骨、月骨周围脱位误诊为手舟骨骨折

经手舟骨、月骨周围脱位的受伤机制为跌倒时，手背伸、桡偏、旋前位着地，地面反作用力使舟月关节韧带损伤，发生手舟骨、月骨分离；外力继续作用，依次使头月关节和月三角关节分离、手舟骨骨折、手舟骨远段骨折块与其他腕骨一起向背侧脱位，手舟骨近段及月骨与桡骨关系仍正常。如果对此损伤机制认识不足，阅读 X 线片不仔细，不认真，发现明显显示的手舟骨骨折后便不再认真观察其周围诸腕骨的影像关系，则容易将月骨周围的腕骨脱位漏诊，导致将经手舟骨、月骨周围脱位误认为手舟骨骨折。亦有将舟头综合征，即手舟骨骨折的近侧端撞击头状骨颈部，造成头状骨骨折，且骨折片翻转移位，误诊为经手舟骨、月骨周围脱位。

因此,腕部外伤,必须认真阅读 X 线片。明确辨别每块腕骨的确切位置和每个骨折块与周围诸腕骨的关系。应对 X 线片显示的异常征象认真分析,防止先入为主导致误诊或漏诊。正位 X 线片,应按手舟骨、月骨、三角骨与豌豆骨的顺序仔细阅读近排腕骨,辨别其正常与异常征象。并按大多角骨、小多角骨、头状骨与钩骨的顺序阅读远排腕骨。重点应对手舟骨、月骨及头状骨的影像进行仔细观察,明确其毗邻关系,辨别其关节间隙及位置是否正常。在侧位 X 线片上,应重点观察头状骨与月骨的关系,注意掌侧或背侧是否有游离骨折块等异常征象,更应防止手舟骨骨折的误诊或漏诊。若月骨与手舟骨近端未脱位而头状骨与其他腕骨脱向月骨背侧,且有手舟骨骨折者,应诊断为经手舟骨、月骨周围脱位(图 29-5)。

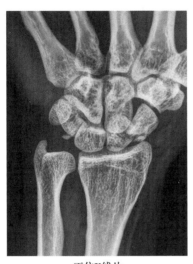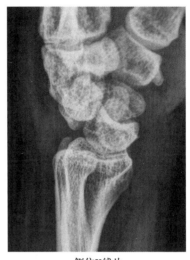

正位X线片　　　　　　　　　　　　侧位X线片

图 29-5　经手舟骨、月骨周围脱位 X 线表现

若正、侧或斜位 X 线片显示手舟骨、头状骨骨折,且头状骨骨折片有移位者,则应诊断为舟头综合征。必要时应拍摄对照位 X 线片确诊。

第二节　治　疗　不　当

一、非手术治疗不当

（一）适应证把握不当

手舟骨骨折的非手术治疗与手术治疗,虽无明确的严格界定,但手法复位后骨折端仍明显移位者,如果仍继续行非手术治疗,将可能导致骨折延迟愈合或骨不连。原发明显的移位骨折,采用非手术治疗,由于手舟骨位于桡骨远端宽大的关节面内,手法复位难以直接推挤和按压至手舟骨,无法使骨折解剖复位,最终仍需手术治疗。

因此,非手术治疗仅适用于单纯手舟骨骨折及经手舟骨、月骨周围脱位,且骨折块无移位或复位后移位不超 1mm 者。复位后骨折块移位仍超过 1mm 以上者,则不应继续非手术治疗。

（二）手法复位方法不当

手舟骨骨折后,桡骨、月骨、头状骨的直线位置丧失,腕关节不稳定。复位时,如果不重视恢复此直线位置,将难以维持腕关节和骨折端的力学稳定性。经手舟骨、月骨周围脱位复位时,如果没有足够的牵引力,或未自近端向远端推按腕骨,则将难以使骨折和脱位复位。

因此,复位时应重视矫正桡骨、月骨、头状骨的直线位置(图 29-6)。

复位牵引时应加大牵引力度,使周围韧带尽可能牵张,关节间隙增大,便于复位。经手舟骨、月骨周围脱位复位时,应有足够的牵引力,手术者应自腕背远侧,向远掌侧推挤脱位的腕骨尤其是头状骨,使其向远掌侧方向移动复位,不应由远端向近端推按,也不应垂直推按,否则复位难以成功。

（三）石膏固定范围不够

手舟骨骨折石膏外固定的范围,学术界存有争议,有学者主张肘上固定,亦有学者主张肘下固定。但研究发现,肘下石膏固定,前臂旋转时,骨折端有明显活动。如果固定范围不够,固定不牢固、骨折端不稳定,将可能导致骨折延期愈合或骨不连。固定范围过大,将可能导致肩手综合征、关节僵硬等。

因此,有移位而复位后的骨折,石膏固定时应以肘上固定为宜。稳定性骨折或骨折无移位者,也可行肘下固定。但远端石膏必须固定在远侧掌横纹的近侧,拇指固定于对掌位,且应超过拇指的掌指关节(图 29-7),否则将难以获得牢固固定的效果。

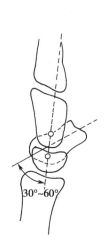
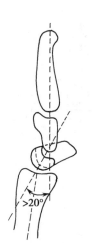
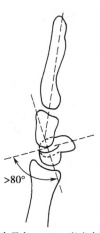

正常头状骨、月骨、桡骨的轴线在同一直线上,舟月角为30°~60°

头月角和桡月角 > 15°可能存在舟月分离;> 20° 可证实存在舟月分离

舟月角 > 60°,考虑存在舟月分离,> 80° 可证实舟月分离存在

图 29-6　桡骨、月骨、头状骨的直线关系

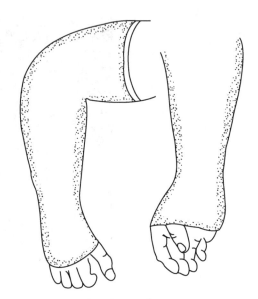

图 29-7　手舟骨骨折石膏固定范围和体位

（四）外固定方式和操作不当

为了维持骨折端稳定,则必须牢固固定,甚至要求骨折端不能有任何活动。如果长时间用石膏夹托固定,甚至用腕部支具或小夹板等,则难以获得牢固固定的效果和维持骨折端稳定性;在固定过程中,手腕部衬垫过厚,会使石膏与体表间留有间隙,导致骨折端不稳定;固定过紧,未及时发现和处理,会影响手部血运或导致皮肤压疮;过松,会使骨折端不稳定,导致骨折延期愈合或骨不连等。

因此,手舟骨骨折复位后必须以石膏管型固定。慎用石膏夹托或小夹板,禁止以腕部支具固定。而且以石膏管型固定时,不用或仅用 1 层纱布衬垫即可。固定不应过松或过紧,以固定后腕部无任何活动且不影响手部血运为宜。高分子树脂绷带,轻便,固化后可以水浸,固定牢固且有透气性能,可用于长时间的固定。固定后若发现手指肿胀、皮肤青紫、疼痛加重,则表示固定过紧,应及时干预。若固定后发现手腕有明显的活动间隙,表示固定过松,也应及时紧固。

（五）固定体位不当

手舟骨骨折外固定体位,对维持骨折端的力学稳定性有重要影响。如果将腕关节固定于掌屈位,由于掌侧的挤压,将使骨折块向背侧分离,且长时间的掌屈位固定,将影响腕关节的背伸功能。固定时如果使骨折线与前臂纵轴平行,由于手腕部的活动,将导致骨折端滑移而影响愈合。

因此,固定时,应将腕关节固定于背伸 20°~30° 的前臂中立位(见图 29-7),并应依据骨折线的走行方向尺偏或桡偏,即尽可能使骨折线与前臂的纵轴垂直。防止骨折端在前臂或腕关节的活动中滑移。

（六）固定时间把握不当

由于手舟骨特殊的解剖结构,骨折固定后维持其骨折端的力学稳定性比较困难,加之手舟骨近端无直接的血液供给,使手舟骨骨折手法复位外固定后,5%~22% 的患者发生骨不连,有文献报道骨不连率可达 50%。故传统认为,手舟骨骨折外固定时间较长,一般不少于 12 周。如果固定时间过短,骨折未牢固愈合,将会使骨折移位;固定时间过长,因腕关节肌腱、韧带和关节囊挛缩或粘连,使关节功能难以恢复。

因此,固定以 10~20 周为宜。其间可能由于肿胀消退、肌肉萎缩等使固定松动,一旦发现,应及时更换。固定超过 12 周、骨折仍未愈合者,可考虑切开复位内固定或植骨等,不可拖延,以免造成骨不连或舟骨坏死导致腕关节永久性功能障碍。陈旧性骨折,要求固定不少于 20 周。

二、手术治疗不当

(一)适应证把握不当

由于内固定器材的不断改进和完善,内固定技术进一步提高,手舟骨骨折手术治疗的满意率越来越高。1984 年 Herbert 螺钉的成功研制,使骨折愈合率达 90%~100%。但随意扩大手术指征,将造成不必要的手术创伤与并发症。例如,无移位或移位小于 1mm 者采用内固定,由于此类骨折通过适当外固定多可愈合,采用内固定将对患者造成不必要的手术创伤,且有伤口感染风险、内固定物需二次手术去除等弊端(除 Herbert 螺钉固定外);皮肤条件差或有感染趋向者行手术内固定,将可能导致感染性关节炎、关节功能障碍等。

因此,应严格把握好手术适应证。通常骨折移位超过 1mm、陈旧性骨折、骨折延期愈合或骨不连者,可采用手术治疗。经手舟骨、月骨周围脱位,手法复位失败或复位后手舟骨骨折未获得解剖复位者等,也应采用切开复位内固定。舟头综合征的头状骨骨折,手法复位很难成功,应首选切开复位内固定。皮肤条件差、有感染或感染倾向者禁忌手术,应待皮肤条件改善后,视骨折情况决定治疗方式。

(二)手术入路选择不当

手舟骨骨折手术入路,主要包括背侧入路和掌侧入路。手舟骨的大部分血供由背侧部分韧带供给,故背侧入路将对手舟骨的血运造成一定影响,不利于骨折愈合。但如果拟行桡骨茎突切除舟骨植骨术,从掌侧切口,将会使手术显露和复位固定及植骨等操作不便,影响手术质量。

因此,若单纯行内固定手术,目前多选用掌侧入路。该入路对手舟骨血供破坏较少,且便于植骨填充骨缺损,有利于骨折愈合。如果为了切除桡骨茎突,并以桡骨茎突进行植骨,则可选用桡背侧鼻烟窝处入路,以利于手术操作。但据相关研究资料,目前仍不能确定背侧入路与掌侧入路螺钉固定何者更优。

(三)选择内固定方式不当

手舟骨骨折有多种内固定方式,如克氏针、U 形螺钉、Herbert 螺钉或 AO 空心加压螺钉固定等(图 29-8)。

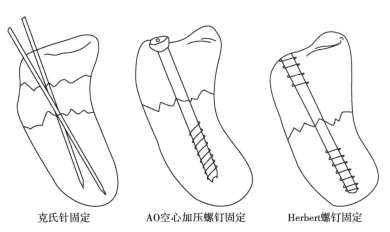

克氏针固定　　　AO空心加压螺钉固定　　　Herbert螺钉固定

图 29-8　手舟骨骨折的内固定方式

如果选择使用不当,将难以获得牢固固定的效果,甚至使固定失效。例如粉碎性骨折,采用 Herbert 螺钉或 AO 空心加压螺钉固定,则会使粉碎性骨折压缩变形,造成骨不连或创伤性关节炎;手舟骨结节骨折或较小骨折块采用螺钉固定,则骨折块可能被挤压而碎裂;横行骨折以克氏针或 U 形螺钉固定,则不如 Herbert 螺钉或 AO 空心加压螺钉固定牢固,但采用 Herbert 螺钉或 AO 空心加压螺钉固定时,如果复位不良或钉头螺纹未完全穿过骨折线,或未置钉于手舟骨中心,则不利于促进骨折愈合(图 29-9)。

因此,应依据患者的骨折类型、医院设备条件、医师自身的技术情况等,选用合适的内固定方法。粉碎

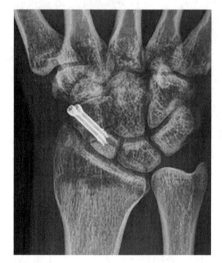

图 29-9 用 AO 空心加压螺钉固定，两钉头螺纹均未完全穿过骨折线，骨折端未获得加压固定效果

性骨折,可采用克氏针或 U 形螺钉固定。用 U 形螺钉固定时,应注意固定是否牢固。手舟骨结节骨折,亦可用克氏针或 U 形螺钉固定。横行骨折,则尽可能选用 Herbert 螺钉或 AO 空心加压螺钉固定。Herbert 螺钉是 Herbert 研制的用于固定手舟骨骨折的一种双头加压螺钉。其固定原理为两头螺纹的螺距不同而产生加压作用,有坚强固定效果,钉尾埋入骨质中,术后无须去除。使用该螺钉固定可使新鲜移位骨折获得 100% 的愈合率,亦可使延期愈合的手舟骨骨折获得 85% 的愈合率。但此螺钉价格较贵,置入器械复杂,在技术上要求螺钉必须固定于手舟骨中心。Herbert 螺钉或 AO 空心加压螺钉固定,钉头螺纹均应完全穿过骨折线和手舟骨中心,亦应在 C 臂监控下操作。

（四）手舟骨骨折骨不连的手术方式、方法不当

手舟骨骨折骨不连,指手舟骨骨折后 4～6 个月时仍未显示任何骨折愈合的征象。其原因除与骨折部位、损伤程度及骨折类型有关外,主要与诊治不及时、治疗方式不当,尤其是与骨折未获得解剖复位和牢固固定等有关。手舟骨骨折骨不连的主要临床表现为腕关节桡侧疼痛、活动受限、握力下降等。X 线显示骨折间隙变宽,骨断端附近骨质囊变、边缘骨萎缩、硬化,骨折向背侧成角、移位明显等,后期可出现桡舟关节炎,继而出现全腕关节的创伤性关节炎等。其治疗方法较多,主要包括切开复位植骨内固定、单纯植骨,或肌骨瓣转移植骨,吻合血管骨瓣移植、骨块钻孔、桡骨茎突切除、表面置换、近排腕骨切除、电刺激、部分或全手舟骨切除,人工假体置换、腕骨间融合、全腕关节融合等。但至今报道除 Herbert 螺钉固定外,其余疗效均不确定,而植骨融合仍是目前最常用的有效方法。在手舟骨骨不连的手术治疗中,如果处理不当,将难以获得满意的手术效果。

1. 骨折未获得解剖复位和牢固固定 手舟骨骨折骨不连在长时间的病理演变过程中,骨不连的骨折端和骨折块以及周围组织结构发生了较大变化,故在手舟骨骨折骨不连的手术中,多数将难以获得解剖复位和牢固固定的效果。加之植骨块过大、过小或植骨部位和固定方式不当等,将会使骨折复位不良、固定不牢固、骨折端不稳定或成角畸形,影响骨折愈合。粉碎性骨折的复位固定,如果未精心准备、认真操作,或由于复位固定困难、手术时间过长而产生急躁情绪等,使骨折在未获解剖复位的情况下进行固定,亦将影响复位固定效果。以螺钉固定时,钉过长则可能穿透关节面或顶帽高出关节面,导致创伤性关节炎,钉过短则难以牢靠固定骨折端。固定时未置防旋针,将可能造成骨折块旋转,骨折畸形愈合。

因此,手舟骨骨折骨不连患者行切开复位内固定,应认真研究骨折的原始状况及其变化,依据具体情况制订合理的手术方案和复位操作计划,耐心细致地辨别骨折块移位方向,尽可能在解剖复位的前提下,将植骨块精心打磨,仔细按骨缺损的大小和形状,安置于恰当位置。复位后,宜以细克氏针临时固定,并拍摄 X 线片评估复位效果,确定复位满意后,再以 Herbert 螺钉或 AO 空心加压螺钉固定。特别要注意矫正手舟骨的掌屈成角畸形,选择长度合适的螺钉。通常螺钉应比测量的长度短 2～4mm,防止加压时螺钉穿透手舟骨关节面进入腕关节,且必须置针于手舟骨中央,牢固固定骨折端。以 AO 空心加压螺钉固定时,应切除顶帽下部分关节面,以降低顶帽对关节面的撞击,防止发生创伤性关节炎;固定导针旁应平行穿 1 钢针,防止骨折块旋转,且应加用垫圈,以便适当加压固定。

2. 植骨与骨移植不当 骨折端植骨固定,是目前治疗手舟骨骨折不愈合的唯一有效方式。而植骨包括 2 种方法,一种是传统方法,即将植骨块制作成骨栓,置入手舟骨骨折两断端,获得桥状植骨效果,此植骨方法骨折愈合率在 60% 以下,而 Lnoue 报道植骨后以 Herbert 螺钉固定,骨折愈合率可达 90%。另一种是在增加植骨块血运理念的临床思维下,近年来有学者采用了多种方式的带血管蒂的骨转移,或吻合血管的骨瓣移植,如 Pechlaner 等的吻合旋髂深动静脉的游离髂骨瓣和 Doi 等介绍的吻合膝降动静脉股骨内侧髁骨瓣移植等,增加了骨折端的血运。不但能恢复手舟骨的长度,而且可促进骨折愈合,获得良好效果,有报道骨折愈合率达 100%。但在临床中,如果对植骨技术未掌握,植骨方法不当,缺乏相关手术技术和经验,或设备条件不具备,勉强手术,将难以获得满意的治疗效果。而有条件行带血管蒂植骨者,却采用骨栓以骨桥的形式植骨,由于其骨愈合率较低,将难以获得满意疗效。在进行带血管蒂骨移植或吻合血管的骨瓣游离移植手术中,对血管蒂保护不够,血管吻合质量不高,植骨不稳定,固定不牢固,尤其是适应证把握不当等,将影响植骨效果,甚至使手术失败。

因此,用植骨或骨移植治疗手舟骨骨折骨不连,在条件具备的情况下,可选用带血管蒂的骨瓣转移手术。在手术时,无论是否行带血管蒂的骨移植或吻合血管的游离骨瓣移植,都应细心操作,尤其是带血管蒂的骨移植,应防止血管蒂被扭转、张力过大、植骨块与血管蒂分离等。由于目前的带血管蒂骨移植有多种方式,如 Kawei 和 Yamamot 用旋前方肌来源的血管为蒂行骨移植,Malizos 从桡骨远端的桡侧取带桡动脉返支血管蒂的植骨块植骨,Bertelli 和 Knan 提出第 1、2 掌背动脉为蒂的第 1、2 掌骨块移植,吻合血管的髂骨瓣或股骨内侧髁骨瓣游离移植等。因此应依据手术者的技术水平、临床经验和患者的骨折类型等,采用恰当的植骨方式。但严重的桡腕关节炎、手舟骨近端钙化、手舟骨严重畸形或手舟骨软骨全部破坏等,行植骨手术,对手舟骨骨折愈合和症状缓解无意义,应慎重进行。骨瓣转移和吻合血管的骨瓣游离移植术,将增加供区的创伤,应把握好其手术适应证。非难治性手舟骨骨折则应慎用,尤其是吻合血管的骨瓣游离移植术。

3. 骨切除不当　为了缓解手舟骨骨折骨不连、植骨失败或已发生桡舟关节创伤性关节炎等引起的腕关节疼痛,可进行全手舟骨、部分手舟骨或桡骨茎突切除术。但骨切除后或切除不当,将会发生相应的并发症。例如,行全手舟骨切除,会使头状骨逐渐下降至手舟骨的位置,导致关节关系紊乱和关节功能严重障碍;行部分手舟骨切除术,即手舟骨近端骨块切除术,若近端骨折块过大,超过全手舟骨的 1/4,将导致腕关节不稳定;若骨折块未坏死、未粉碎或无明显移位而行手舟骨近端骨块切除,则将失去进行手舟骨骨折植骨内固定,使骨折获得愈合、缓解疼痛的治疗时机;在行手舟骨近端切除时,如果误将手月骨切除,将会使腕关节紊乱,对患者腕关节功能造成严重影响;已并发桡舟关节炎者,行桡骨茎突切除术时,如果切除范围不够,腕关节桡侧疼痛将难以缓解,切除范围过大,则会导致腕关节不稳定;如果为缓解腕关节疼痛,而行近排腕骨切除,使腕关节结构严重破坏,力量减弱,也将对患者造成灾难性后果等。

因此,应尽可能慎用全手舟骨切除术。防止远期(5～7 年后)腕关节功能障碍。行手舟骨近端切除术,必须是手舟骨近端骨折块小于 1/4,且骨折块已坏死,或骨折块严重粉碎、移位而无法整复,且已并发桡舟关节炎或植骨术失败者等。行手舟骨部分切除时,必须明确辨别手舟骨骨折块的解剖形态和位置,确认靠桡侧是有毛糙的骨折面而并非光滑的关节软骨面,必须明确辨别所要切除的骨块是手舟骨近端还是月骨。为防止误切月骨,可于骨折块穿细克氏针做标记,以 C 臂确认。有关此类失误的报道并非鲜见。手舟骨部分切除后的空缺处,可用其周围的肌腱制作成团状填塞,并固定于周围的关节囊或韧带处,防止造成诸腕骨关系的改变。行桡骨茎突切除时,应确认已发生桡侧的桡舟关节炎。切除时,应将桡骨远端与手舟骨相关节的部分全部切除,不可过大或过小。近排腕骨切除,必须慎之又慎,不可随意行之。当创伤关节炎累及舟头关节和头月关节时,除切除桡骨茎突外,亦可行舟头关节、舟月关节和头月关节融合,以消除疼痛、维护腕关节形态以及手的握力。

第三十章　手外伤诊治失误的
分析及对策

　　手是人类文明进步的标志之一,是人类生活和劳动的重要器官。手的结构和功能复杂、精细而灵巧,手腕、掌、指各部位在神经、肌肉的支配下,分工协作,行使其一系列灵活准确的捏、抓、夹、提、拧等功能。

　　在人类的各种活动中,手外伤尤为多见。据统计,手外伤占骨科急症总数的40%,仅次于下肢,占第2位。手外伤多为综合性损伤,常同时伴有皮肤、骨关节、肌腱、血管及神经损伤,或断指、断掌等。早期正确诊断和处理,对伤后手的功能恢复极其重要。严重的手外伤,哪怕是微小的疏漏和失误,也可能对其功能恢复造成影响,甚至残疾。因此,必须高度重视和认真对待手外伤,不可轻易认为是"小小的手外伤"而疏忽大意,以免造成不良后果。

第一节　掌指骨骨折的诊治失误及对策

一、查体和阅读 X 线片不仔细导致的漏诊

　　掌指骨位置表浅,骨折后通常容易诊断,尤其是指骨骨折,很少误诊或漏诊。但无论体格检查或阅读 X 线片,如果不认真仔细,仍会导致误诊或漏诊。例如,掌骨颈骨折,若骨折端向背侧成角,正位 X 线片上由于骨皮质嵌插,骨折征象显示不清晰,侧位 X 线片骨折端又与其他掌骨重叠而遮盖。加之临床查体时不仔细,不进行掌骨的纵向挤压或叩击试验,亦不拍摄斜位 X 线片等,则容易漏诊。第一掌骨基底部的关节内骨折(Bennett 骨折),通常拍摄手的正位 X 线片,实际是拇指的侧位 X 线片,由于其骨折块常位于掌骨基底部偏掌侧,且较小,在 X 线片上常被第二掌骨底部遮盖,使 X 线片显示其骨折征象不清晰而容易漏诊。此外,手的侧位 X 线片,实际是拇指的正位 X 线片。第一掌骨基底偏内侧的骨折块恰好被第一掌骨遮盖,其骨折征象显示不清。加之临床检查时不仔细,如不进行拇指的纵向挤压试验等,将腕桡侧的肿胀牵强地解释为软组织损伤,将会导致 Bennett 骨折的漏诊或误诊。第五掌骨基底部骨折,由于骨折线短而斜,有时在正侧位 X 线片上难以显示和发现骨折征象,若不结合临床仔细检查,认真分析,将导致漏诊等。

　　因此,手的压砸或打击伤,或用拳击硬物后的间接伤,若临床表现为掌骨头或基底部肿胀、压痛,活动明显受限,纵向挤压或叩击掌骨头会引起疼痛,则应高度怀疑掌骨基底部或掌骨头骨折,并应认真阅读 X 线片,以便及时明确诊断。高度怀疑掌骨骨折而 X 线片显示骨折征象不明显者,则应拍摄斜位 X 线片,以便清晰地显示骨折征象,防止误诊或漏诊。

二、非手术治疗不当

(一)适应证把握不当

　　手的解剖结构及功能复杂,掌指骨骨折类型复杂,治疗方法各异。如果适应证把握不当,将难以达到恢复功能的目的。不稳定性掌指骨骨折,如粉碎性骨折、斜行骨折、螺旋形骨折或关节内骨折等,采取手法复位外固定治疗,由于其骨折端很不稳定,外固定难以维持骨折端的力学稳定性;关节内骨折采用手法复位,很难使移位的骨折块获得解剖复位,将导致骨折畸形愈合;开放性骨折采用非手术治疗,由于外固定后对伤口难以观察与处理,将可能导致伤口感染。此外,伤后时间过长的移位骨折,采用手法复位外固定治疗,由于骨折部位血肿机化,纤维蛋白的渗出,将可能使骨折部位软组织以及邻近关节僵硬、粘连、挛缩,难以使骨

314

折获得解剖复位。特别是超过 3 周的骨折行手法复位,由于骨折部位周围软组织已发生纤维化,组织变硬,使手法复位更加困难。而超过 2 个月的手部骨折行手法复位,由于韧带、关节囊及其他软组织的挛缩,骨折或脱位局部已形成固定畸形,甚至骨折已畸形愈合,则复位很难成功。

因此,手法复位外固定仅适用于新鲜、稳定的掌指骨骨折,或掌骨基底部有韧带相连、很少移位的第 2~5 掌骨基底部骨折。不稳定性掌指骨骨折,应慎用手法复位外固定的方式治疗,防止骨折畸形愈合。开放性骨折,则不宜采取非手术治疗。对于陈旧性骨折脱位,尤其是伤后超过 3 周者,应慎重选择手法复位外固定,以免复位失败。

（二）第一掌骨基底骨折复位固定不当

第一掌骨基底骨折 Green 分型分为 4 型（表 30-1）。

表 30-1　第一掌骨基底骨折 Green 分型

分型	骨折情况
Ⅰ型（关节内骨折）	掌骨基底骨折合并第 1 掌腕关节半脱位或脱位,又称 Bennett 骨折脱位
Ⅱ型（关节内骨折）	掌骨基底粉碎性骨折合并第 1 掌腕关节脱位,又称 Rolando 骨折,与 Bennett 骨折不同的是,骨折呈粉碎性 T 形或 Y 形
Ⅲ型（关节外骨折）	第一掌骨基底斜行骨折,其骨折线由桡侧远端斜向尺侧近端,或由桡侧近端斜向尺侧远端
Ⅳ型（关节内骨折）	同 Bennett 骨折,但由于发生在儿童,骨折线通过骺板,很少发生脱位

第一掌骨基底部新鲜骨折,复位容易固定难。Ⅰ型、Ⅱ型骨折的发生机制为纵向和扭转暴力作用于掌骨基底部,由于鱼际肌、拇长展肌、拇长屈肌的牵拉,使第一掌骨基底向桡背侧脱位。又由于第 1、2 掌骨骨间掌侧和背侧韧带对第一掌骨基底部的牢固附着,使骨折块的近端留在原位,故出现掌骨基底向桡骨背侧脱位的典型 X 线征象。如果对此了解不够,复位后采用小夹板或石膏固定时,将拇指于过度伸展位固定,这样由于过度伸展的第 1 节指骨基底部,将掌骨头向尺侧推挤,在杠杆作用力下,脱位的掌骨基底更向外移位,使复位固定失败（图 30-1）。

Ⅱ型、Ⅲ型的不稳定性骨折,采用手法复位外固定,由于骨折端严重粉碎,复位后极不稳定,在以后的功能锻炼中,将会使骨折端移位,导致骨折畸形愈合,遗留一骨性突起、疼痛,甚至影响拇指的伸展功能。

因此,Bennett 骨折在复位成功后,应采用塑形的铝合金夹板或小夹板,将第一掌骨头固定于伸展位,而并非将指骨固定于伸展位。即用胶布束缚虎口处的掌骨头,并向伸展位牵拉固定;掌骨基底部,以纸压垫向尺掌侧推挤,以此维持骨折端的稳定与固定（图 30-2）。

但应注意纸压垫不可过硬、过厚、过紧,防止压伤皮肤。Ⅱ型、Ⅲ型骨折复位后,应立即拍摄 X 线片复查,若骨折未获得解剖复位,则应在 C 臂下以克氏针经皮复位固定,或经皮以微型加压螺钉固定,防止再移位、脱位。

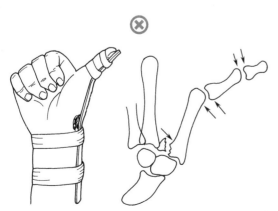

图 30-1　过度伸展位指骨固定将掌骨头推向尺侧,杠杆力的作用使骨折移位

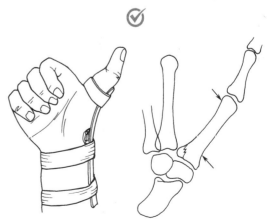

图 30-2　将掌骨头向桡侧牵拉,则掌骨基底部会向尺侧推挤,使骨折复位

（三）其余掌指骨骨折治疗不当

1. 掌骨骨折　常见的包括掌骨基底部、掌骨干、掌骨颈及掌骨头骨折等。由于骨折部位不同，其移位、成角各不相同，治疗方法也大相径庭。如果在治疗中不区分骨折类型和部位，用同一方法治疗不同部位和类型的骨折，将难以获得满意的治疗效果。

（1）掌骨基底部骨折：掌骨基底部骨折多合并腕掌关节骨折脱位，除第一掌骨外，2、3 腕掌关节相互间有韧带连接，骨折后较少移位，复位后以石膏固定即可。而第 4、5 掌骨基底部由于腕掌关节活动度大，若仍以石膏固定，则容易移位。

因此，第 2、3 掌骨基底部骨折，复位后以石膏固定为宜。而第 4、5 掌骨基底部骨折，由于复位后难以维持其稳定性，故不宜采用手法复位外固定治疗。

（2）掌骨干骨折：掌骨干稳定性骨折复位后，如果于掌屈位固定，由于伸肌腱的紧张牵拉，可使骨折向掌侧成角畸形。

因此，复位后，应使腕关节轻度背伸，掌指关节屈曲，指间关节于手的休息位固定。

（3）掌骨颈骨折：多由握拳时直接暴力伤导致，即所谓的"拳击骨折"，骨折端多向背侧成角。由于掌指关节侧副韧带附着于掌骨头两侧背部，复位时，若将掌指关节伸直位牵引，则侧副韧带以掌骨头的止点处为轴，导致掌骨头向掌侧旋转而使骨折端进一步移位（图 30-3）。复位后掌指关节于伸直位固定，会使骨折端向背侧突出成角。

因此，复位时必须保持掌指关节屈曲 90° 牵引，并沿指骨纵轴向背侧推挤掌骨头，使掌指关节背侧副韧带处于紧张状态，以利于骨折复位。复位后，掌指关节屈曲 90° 即握拳位固定（图 30-3）。

（4）掌骨头骨折：多由手握拳位的直接暴力导致，有斜行骨折、纵行骨折、横行骨折及粉碎性骨折。骨折移位与外力的方向一致，一般均向背侧突出成角。如果屈曲位复位，则难以成功。复位后，如果继续维持手指伸直位固定，则由于伸肌腱的紧张牵拉，骨折端将向掌侧突出成角畸形。斜行骨折、纵行骨折或粉碎性不稳定性骨折行非手术治疗，则可能使骨折端移位、骨折畸形愈合，或并发创伤性关节炎等。

因此，复位时将手指伸直位牵引，并自掌侧向背侧推挤掌骨头，则容易成功。复位后骨折端力学稳定的掌骨头骨折，应于屈指位固定，防止骨折端向掌侧成角；力学不稳定者，则应切开复位内固定，并争取获得解剖复位。严重粉碎性骨折，确已无法复位固定者，可采用骨牵引治疗，3～4 周后行主动功能锻炼。

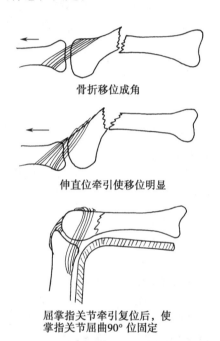

骨折移位成角

伸直位牵引使移位明显

屈掌指关节牵引复位后，使掌指关节屈曲 90° 位固定

图 30-3　掌骨颈骨折复位固定方法示意

2. 指骨骨折　指骨分近节、中节和末节骨折。骨折后由于各节指骨的解剖结构差异，骨折部位、移位方向和成角各不相同，其治疗方式、方法也有所不同。如果在治疗过程中未按骨折部位及类型区别对待，将可能使骨折畸形愈合而影响手部功能。例如，近节指骨骨折，由于骨间肌的牵拉，使骨折近端呈屈曲畸形，远端在伸肌腱中央腱束的牵拉下呈背伸状态，向掌侧突出成角。复位时，如果伸直牵引，则复位难以成功；复位后，伸指位固定，由于背侧骨膜的张力，会使骨折向掌侧突出成角畸形（图 30-4）。中节指骨骨折，如果不区别骨折部位和移位方向，全部伸直位或屈曲位固定指骨，则会使骨折端难以复位固定，如对指浅屈肌腱止点近端的骨折，将骨折远端屈曲位牵拉复位，由于指浅屈肌腱的牵拉和中央腱束在中节指骨基底背侧的牵拉，使骨折端难以复位。复位后，行屈曲位固定，则会使骨折端移位。指浅屈肌腱止点远端骨折，如将骨折远端伸直位复位，复位后伸直位外固定，则难以使骨折复位成功和牢固固定，将导致骨折成角畸形愈合，握拳时影响手的功能。末节指骨骨折，多由直接打击伤导致，多合并甲床损伤、甲下积血，积血会使甲下压力过高，发生剧烈疼痛，甲下积血若不早期引流，将会导致指甲脱落。

因此，不同部位及不同类型的指骨骨折，应采取不同的治疗方式。近节指骨骨折，复位时，应将伤指骨折远端屈曲位牵引，使骨折端分离，手术者另一手指从掌侧向背侧按压，矫正突出成角畸形。之后，在牵引

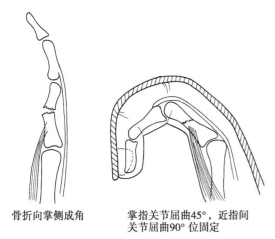

骨折向掌侧成角　　　掌指关节屈曲45°，近指间关节屈曲90°位固定

图30-4　近节指骨骨折移位复位固定方法示意

下，逐渐屈曲掌指关节45°，近指间关节90°，指尖对准舟骨结节，矫正其旋转畸形，复位后以前臂石膏托至指骨末节按上述屈曲角度固定（图30-4）。

中节指骨骨折的复位固定，亦应依据骨折部位和类型决定，如对指浅屈肌腱止点近端骨折，由于骨折近端背伸，使骨折向背侧突出成角。复位时，应将骨折远端伸直牵引复位，复位成功后，将伤指伸直位固定，使掌侧完整的骨膜起内张力侧的加强固定作用（图30-5）。

指浅屈肌腱止点远端骨折，由于指浅屈肌腱的牵拉，使骨折近端屈曲，同时，由于指伸肌腱在远节止点的牵拉，使骨折远端背伸，骨折向掌侧突出成角。复位时，必须将骨折远端屈曲方可复位，并将指间关节于屈曲位固定，使背侧完整的骨膜起内张力侧的加强固定作用（图30-6），维持骨折端稳定性。

有明显移位或关节脱位的骨折，手法复位难以成功，则不宜采用非手术治疗。手指末节骨折的甲下积血，应及时以注射器针头，去除针尖后，以酒精灯烧红，在指甲表面钻孔2～3个引流，使指甲与甲床紧贴，防止指甲脱落和甲下感染，也可缓解疼痛。

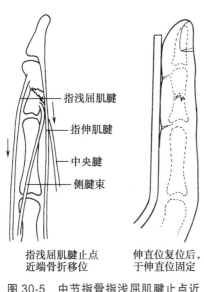

指浅屈肌腱止点　　伸直位复位后，
近端骨折移位　　　于伸直位固定

图30-5　中节指骨指浅屈肌腱止点近端骨折复位固定方法示意

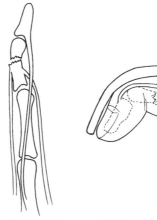

指浅屈肌腱止点　　屈曲位复位后，于屈曲位固定
远端骨折移位

图30-6　中节指骨指屈浅肌腱止点远端骨折复位固定方法示意

此外，示指、中指、环指、小指骨折复位固定时，应重视矫正其旋转畸形，复位固定后，各指的指尖在手指并拢屈曲时，均应指向手舟骨结节（图30-7）。指骨骨折外固定，通常用2cm宽的铝合金板自末节指骨至掌腕关节固定即可。

三、手术治疗不当

（一）第一掌骨基底骨折内固定方式、方法不当

第一掌骨基底部的关节外骨折，若手法复位失败，或复位后骨折端再次移位者，则应切开复位内固定。但是，如果严重粉碎性骨折采用切开复位内固定，则很可能由于骨折块过小而无法固定；掌骨基底部的关节内骨折，即Bennett骨折或Rolando骨折，采用直径过大的螺钉或克氏针固定，则可能将过小的骨折块挤压碎裂，使固定失效等。

因此，第一掌骨基底部关节外骨折，尽可能采用较细的克氏针交叉固定。严重

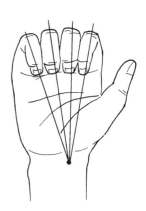

图30-7　指骨骨折复位后，指尖对准手舟骨结节固定，矫正旋转畸形

粉碎性掌骨基底骨折无法内固定者,可用指骨牵引治疗。关节内骨折,应选用单根克氏针固定,防止过多克氏针将骨折块挤压碎裂。固定小骨折块时,宜自远骨折块桡背侧斜向尺掌侧穿针(钉),不致使骨块移位,并可固定牢固。斜行骨折块较大者可用交叉克氏针(图30-8)或较细较长的螺钉固定,亦可采用骨片钉或镍铬形状记忆合金钉固定。

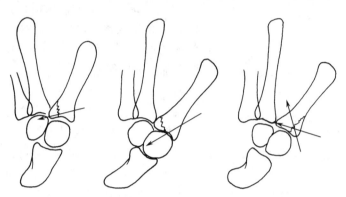

图30-8　Bennett骨折克氏针内固定方式示意

(二)其余掌指骨内固定方式、方法不当

1. **第2~5掌骨骨折**　这类掌骨基底部骨折,很少侧方移位,而旋转移位多见。复位固定时,如果未能矫正其旋转畸形,或固定不牢固,则会使手指明显偏斜,功能障碍;极不稳定的掌骨干骨折,该用微型钢板螺钉固定者,如果用克氏针固定,或该用2枚或多枚针固定者,选用单根针或钢丝固定,则由于固定不牢固而可能使固定失效。掌骨颈骨折成角超过30°者或陈旧性骨折者,可行切开复位内固定,如果采用直钢板固定,由于骨折靠近关节囊,在显露骨折部位置入钢板时,将损伤关节囊甚至关节面,造成术后关节粘连、挛缩等,且由于钢板固定骨折远端过短,固定不牢固而使螺钉被拔脱或松动,固定失效(图30-9A)。以克氏针固定时,如果反复穿插克氏针,将造成骨折部位骨松质的骨孔扩大,使钢针松动,固定不牢固,或克氏针穿过关节面或伸肌腱,影响关节功能的恢复。掌骨头粉碎性骨折,一般情况下,应切开复位内固定,但该处为骨松质,且为关节软骨面,复位固定时,如果用力夹持骨折块,会使骨折块碎裂或损伤关节面;固定时使用的螺钉或克氏针直径过大,则可能将骨折块挤压碎裂。

因此,第2~5掌骨基底部骨折固定时,应灵活选用合适的固定方式,首先矫正其旋转畸形,复位后可经皮以克氏针固定,亦可选用微型骨外固定器或形状记忆合金环抱器固定。不稳定的掌骨干骨折,应首选微型螺钉钢板或螺钉固定,也可用克氏针固定。例如,斜行骨折或螺旋形骨折,选用2枚以上螺钉或克氏针。

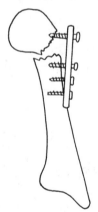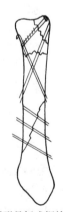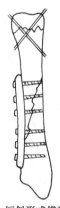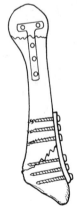

A. 掌骨颈骨折直　　B. 斜形骨折或螺旋形骨　　C. 短斜形或横形　　D. 掌骨颈骨折用
钢板固定后松脱　　　折用2枚以上螺钉或克　　骨折可用微型钢　　　T形钢板固定
　　　　　　　　　　氏针固定,进针方向应　　板或克氏针固定
　　　　　　　　　　与骨折面或线垂直

图30-9　掌骨头、掌骨颈、掌骨干、掌骨基底部骨折内固定示意

固定时，进针方向应与骨折线和面垂直（图30-9B），以增加固定强度。粉碎性骨折无法内固定者，亦可选用经皮横向穿针，经过骨折远端和近端，将其固定于相邻的正常掌骨干（图30-10）。

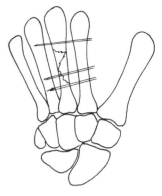

图30-10　掌骨干粉碎性骨折用克氏针横穿固定于相邻正常掌骨干上

短斜行骨折、横行骨折，亦可用微型钢板固定。掌骨颈骨折，采用交叉克氏针固定可基本满足骨折愈合的要求，对克氏针应准确定位，严禁反复穿插。固定时尽可能避免损伤关节囊和关节面。为防止克氏针穿过中央的指伸肌腱或两侧的副韧带，克氏针应从掌骨头背侧两边穿出，且应避免损伤关节面（图30-9C）。要以钢板固定，则必须选择T形钢板（图30-9D）。掌骨头粉碎性骨折，内固定时应注意慎用止血钳夹持骨折块，尽可能以钢针撬拨复位，以手指捏持复位后的骨折块，用低速电钻或手动钻穿插克氏针或手动拧入微型螺钉。选用克氏针直径大小以能较牢固地固定且不会挤裂骨折块为宜。若采用螺钉固定，尽可能不要将螺钉钉头或钉柄留在关节软骨面外，以免损伤指骨基底关节，发生创伤性关节炎。

2. 指骨骨折　不稳定性骨折、陈旧性骨折及近节指骨骨折手法复位失败者，可用克氏针、钢丝、螺钉或微型钢板等固定。在用克氏针固定时，克氏针未穿过对侧骨皮质，将使固定不牢固、骨折移位（图30-11A）；横行骨折用克氏针固定时，克氏针交叉角度过大，会使克氏针距骨折端过近，应力过于集中，固定不牢固，造成骨折端劈裂或松动（图30-11B）。采用钢丝固定时，骨孔钻偏、斜，或仅穿过一侧骨皮质，在拧紧钢丝后，由于骨折端受力不均，将造成骨折成角畸形；仅用1根钢丝固定，将导致固定不牢固，骨折成角畸形（图30-12）。

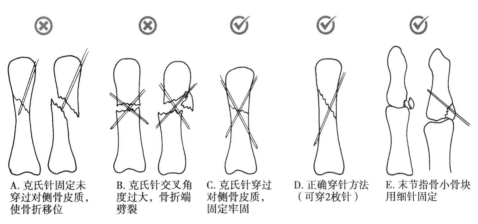

A. 克氏针固定未穿过对侧骨皮质，使骨折移位　　B. 克氏针交叉角度过大，骨折端劈裂　　C. 克氏针穿过对侧骨皮质，固定牢固　　D. 正确穿针方法（可穿2枚针）　　E. 末节指骨小骨块用细针固定

图30-11　指骨骨折克氏针固定方法示意

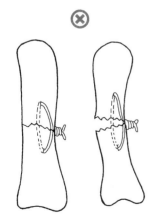

图30-12　指骨骨折仅用1根钢丝固定，使骨折端成角

用螺钉固定时，仅用1枚螺钉固定长斜行骨折或螺旋形骨折，由于固定不牢固，将导致骨折成角畸形，或螺钉被拔出、松动；将螺钉垂直于骨干轴线固定，由于固定不牢固，将导致骨折端移位或畸形愈合。骨折块过小者，采用螺钉固定，则可能将骨折块挤压碎裂，固定失效。距关节较近的骨折，用微型直形钢板固定，则可能造成关节囊或关节软骨面损伤或骨折固定不牢固等。中节指骨骨折，由于解剖结构的特殊，其骨干短而小，周围多有肌腱、肌肉包绕，如果采用微型钢板螺钉固定，则会影响肌腱的滑动而影响手的功能。末节指骨折，如果用2枚克氏针固定，则可能将骨折块挤压碎裂。固定时对甲床损伤未予修整，将导致指甲畸形；甲下积血未引流，会导致指甲脱落等。

因此，斜行骨折或螺旋形骨折用螺钉固定时，至少应用2枚螺钉，且进钉方向应与骨折线垂直。较大骨折块，可用1枚克氏针或1枚螺钉固定。过小的骨折块，尽可能采用细克氏针固定。距关节较近的骨折，以微型钢板固定者，应采用T形钢板，慎用直形钢板。横行指骨干骨折以克氏针固定时，交叉角度不可过大，克氏针距骨折端的距离不能小于6～8mm(见图30-11C)。钢丝固定,则应使钢丝穿过骨髓腔轴心位置,且尽可能使钢丝平行或交叉成90°,以增加固定的牢固度(图30-13),且钢丝必须穿过两侧骨皮质固定。

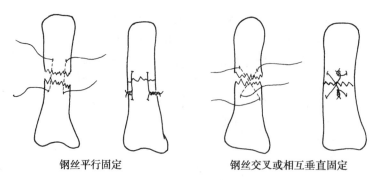

钢丝平行固定   钢丝交叉或相互垂直固定

图30-13 指骨骨折钢丝固定方法示意

由于此方法固定不够牢靠,目前已很少使用。小于关节面1/3的指骨基底部骨折,的确无法固定者,可将骨折块切除后,以钢丝将肌腱固定于其止点处(图30-14)。

近、中节指骨骨折采用克氏针固定时,助手必须维持好已解剖复位的骨折端,在钻入固定针时要保持骨折端不晃动、不移位,使骨折解剖复位固定。

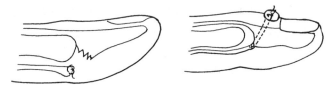

图30-14 小于关节面1/3的指骨基底部骨折可用钢丝将骨折块固定于其止点上

同时,应掌握好穿针方向,可逆行穿针,使2枚针穿入骨折远端后,将针尖退至骨折端平面内,再行解剖复位,将骨折远端克氏针穿入骨折近端,以使克氏针准确定位定向置入。此外,应使克氏针穿过对侧骨皮质少许,以增加固定的牢固度(见图30-11C、D)。中节指骨骨折为避免微型钢板固定后影响肌腱滑动,尽可能慎用钢板固定,应首选克氏针固定足够。末节指骨骨折,由于其无骨髓腔,一般情况下,以1枚细克氏针固定即可(见图30-11E)。甲床损伤,应以5-0或7-0的缝线予以修整缝合。甲下积血应引流。中节指骨骨折,为避免微型钢板固定后影响肌腱滑动,钢板质量较差者尽可能慎用,应首选克氏针固定。末节指骨骨折,因其无骨髓腔,一般情况下用1枚克氏针固定足够(见图30-11E);末节指骨基底部的小块骨折,甲床损伤,应以5-0或7-0线予以修整缝合。甲下积血应引流。

第二节 手部肌腱损伤的诊治失误及对策

在手外伤中,手部肌腱损伤占较大比例。肌腱损伤的修复,关系着手的功能恢复。因此,必须掌握手部肌腱损伤的检查方法和修复的基本原则,熟练肌腱修复的操作技术。防止和减少肌腱损伤诊治失误,最大限度地恢复手的功能。

一、查体方法不当导致的漏诊

手部肌腱损伤诊断不难,尤其是开放性损伤,多数可明确诊断。但如果查体不仔细,或对检查肌腱的基本方法掌握不够等,则可导致漏诊或误诊。例如,检查指深屈肌腱损伤时,未将近指间关节伸直位固定,让患者做主动屈曲末节手指的动作,则可能将指浅屈肌腱收缩时,近指间关节的屈曲带动末节手指蚓状肌产生的活动,误认为是指深屈肌腱的收缩而漏诊;检查指浅屈肌腱损伤时,未将掌指关节于伸直位固定,由于蚓状肌收缩,则可能将掌指关节屈曲时近指间关节的被动屈曲活动,误认为是指浅屈肌腱的收缩而漏诊;检查指总伸肌腱损伤时,未将腕关节固定于伸直位,而于屈腕位检查,当屈指肌腱收缩、手指屈曲时,由于指屈肌腱的弹性回复而出现伸指动作,则可能将此动作误认为是指伸肌腱的伸指活动而漏诊;腕部单独伸肌腱损伤,由于手背部指伸肌腱间存在腱间结合联系,某条指伸肌腱损伤并不意味着相应手指完全丧失伸指功能,检查不仔细,更容易误诊或漏诊;小儿手指肌腱损伤,由于小儿难以配合,若不耐心细致地反复检查,会给肌腱损伤的诊断造成困难,难以明确损伤肌腱的部位和程度。

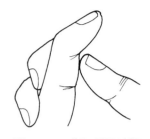

图30-15　指深屈肌腱损伤检查示意

因此,检查指深屈肌腱损伤,应将近指间关节控制于伸直位,嘱患者行屈曲手指末节,即进行远指间关节的主动运动。若手指末节的屈曲功能丧失或明显减弱,则可诊断为指深屈肌腱损伤(图30-15)。

检查指浅屈肌腱是否损伤时,首先观察手的休息位的状态。若某个手指处于伸直位,其余手指处于半屈曲位,则表示伸直位手指的指浅屈肌腱损伤(图30-16)。同时,可通过被动伸腕检查诊断。被动伸腕时,正常手指会反应性屈曲,而损伤指则无反应性屈曲(图30-17)。亦可在检查时,固定掌指关节未伤手指于伸直位,嘱患者主动屈曲手指。若不能完成手指屈曲动作,表示该手指指浅屈肌腱损伤(图30-18)。

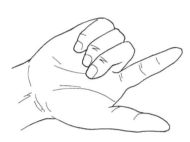

图30-16　手休息位时,处于伸直位的手指为指浅屈肌腱损伤的手指

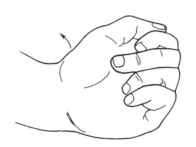

图30-17　被动伸腕时,伤指无反应性屈曲

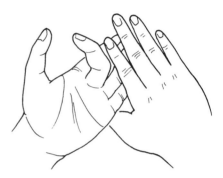

图30-18　固定正常手指于伸直位,若伤指不能主动屈曲,则为指浅屈肌腱损伤

此外,进行捏指试验时,指浅屈肌腱损伤者,近指间关节将处于伸直位,甚至过伸位,而正常手指的近指间关节则处于屈曲位。检查指总伸肌腱损伤时,应固定腕关节于伸直位,检查伸指功能。若伸指功能障碍,可诊断为指总伸肌腱损伤。单根手指和手背部的指伸肌腱损伤,虽然指伸肌腱间存在结合联系,常不会导致某一手指的伸指功能完全障碍,但手指区域的指伸肌腱损伤有特殊表现,即远指间关节处的指伸肌腱损伤,表现为手指末节为槌状指畸形,手指末节处于半屈曲状态,不能主动伸直(图30-19);近指间关节的指伸肌腱损伤,尤其是中央束单独损伤时,表现为纽扣样,即近指间关节半屈,远指间关节过伸畸形(图30-20)。

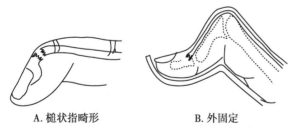

A. 槌状指畸形　　　　　B. 外固定

图30-19　远指间关节伸肌腱损伤槌状指畸形与外固定

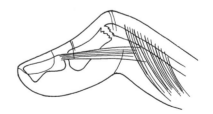

图30-20　近指间关节伸肌腱损伤纽扣样畸形

掌指关节部位指伸肌腱中央束损伤,或伸肌腱帽损伤,表现为伸指力量减弱。小儿肌腱损伤,因小儿合作困难,应耐心、仔细地反复检查,以其抓、捏、握物品时的活动进行判断,检查其手指屈曲或伸直的活动与力度。若某手指屈或伸指力度不足,则考虑相关手指屈肌腱或伸肌腱损伤。

二、修复时机把握不当

如无特殊情况,肌腱损伤均应一期修复。但对创伤严重、局部组织条件很差、不能一期闭合创面者,如果勉强行肌腱修复,将可能影响其治疗效果。例如,肌腱和指骨关节同时损伤,其骨关节损伤未行内固定、需要长时间外固定者,或手指屈肌腱Ⅱ区(无人区)指深、浅屈肌腱及软组织严重损伤者,行早期深浅屈肌腱同时修复,则可能使修复后的肌腱由于无法进行早期的功能锻炼而严重粘连,使后期处理更加困难。此外,如果医院设备及技术条件有限,勉强行肌腱修复手术,手术质量差,则可能导致修复的肌腱无任何功能,反而损伤了肌腱原有的组织结构,使后续更加难以处理。

因此,肌腱损伤的修复时机,应依据患者的伤情、医院的设备条件和医师的技术水平等具体情况准确把握。有严重合并伤者,必须首先抢救危及生命的合并伤,而肌腱的修复时机则可酌情而定。通常,肌腱修复分早期、延迟早期和晚期。

1. 早期修复　指伤后 6～12 小时或 24 小时内进行的修复。例如,手指末节闭合伤断裂的、新鲜伸肌腱损伤的槌状指畸形(见图 30-19A),伤后以铝合金夹板将伤指近指间关节屈曲 60°、远指间关节稍过伸位固定 5～6 周(见图 30-19B)。需早期手术者,其适应证为污染较轻的新鲜损伤,创面清洁整齐,经清创后可一期缝合伤口,如单纯的锐器切割伤,污染不严重的电锯伤、机器扎伤等。肌腱、骨关节同时损伤,而骨折未行坚强内固定、需要长时间进行外固定者,肌腱可行延迟早期修复或晚期修复,或在骨折坚强内固定的同时行肌腱修复。

2. 延迟早期修复　指伤后 24 小时至 3 周的肌腱修复。其适应证为由于技术或其他原因,不能早期修复,或由于创面有污染,经清创已早期缝合,局部炎症已消退者。

3. 晚期修复　指伤后 3 周以上、依据伤情选择适当的时机进行修复者。但早期创面污染严重、缺损面较大,经移植皮瓣修复后,创面愈合良好,局部皮肤条件及关节功能良好者,亦可进行修复手术。手指屈肌腱Ⅱ区(无人区)指深、浅屈肌腱及软组织损伤严重者,则应在伤后 3 个月以上再考虑修复,目前认为对于单纯指浅屈肌腱损伤者,由于指深屈肌腱可替代其功能,可不进行修复,以免粘连;指深浅屈肌腱同时损伤者,仅吻合深肌腱,同时切除浅肌腱及吻合口附近的腱鞘,但要保留滑车,否则,修复的肌腱会严重粘连。

未熟练掌握肌腱修复技术,或医院设备条件所限,难以高质量完成肌腱修复者,不应勉强进行,可延迟早期修复或晚期修复。

三、修复方式和操作方法不当

(一)方式不当

手部肌腱修复的方式有 10 余种,各有优缺点(图 30-21)。

Bunnell(十字交叉)缝合法,虽缝合牢固,但影响肌腱血运,对肌腱愈合不利。Kessler 缝合法,对血运影响较小,但缝合不够牢固等。如果不依据伤情和损伤类型,选择合适的修复方式,并规范操作,将难以获得满意的治疗效果。

因此,行手部肌腱修复,应依据肌腱损伤类型、医师的操作技术水平、医院条件等决定。如行指屈肌腱缝合时,临床上常采用 Kessler 缝合法或改良的 Kessler 缝合法,加周边连续缝合。亦有学者主张采用多组腱内缝合法(Tang 法),吻合牢固,对血运影响较小,便于主动及被动功能锻炼,有利于肌腱愈合及功能恢复。肌腱的斜行断裂,可采用 Becker 法缝合,既可保持肌腱的长度,又能保证缝合肌腱的牢固性,便于早期进行功能锻炼。上述均为核心缝合方法。缝合后,肌腱外周可出现微小裂隙或不平整光滑,术后易粘连。因此,应追加周边缝合(图 30-21),使肌腱表面平整光滑,同时增加强度。

(二)手术操作方法不当

手部肌腱修复缝合是一项复杂而精细的手术。如果重视不够,手术操作不规范、不细致,将会影响修复质量及手功能的恢复。例如,在显露和缝合肌腱时,为图操作方便而随意钳夹、剥离、牵拉、扭转肌腱,对肌腱的腱外膜或腱鞘不加保护,将导致肌腱缺血、坏死、粘连;肌腱损伤后粗糙、残缺不全、严重碾挫伤的残端未修整,术中钳夹挫伤的肌腱残端未予切除,将导致缝合后肌腱断端粗糙、膨大、不光滑或粘连;用粗针粗线缝合肌腱,使缝合后肌腱断端残留较多的线头及线结,将影响肌腱愈合,导致粘连;操作时将核心缝合线牵拉过紧,使肌腱短缩,或在肌腱吻合口形成较大的集聚包块,影响肌腱的活动功能,反之,核心缝合线过松,在以后的功能锻炼中,缝合口断面间隙逐渐增大,影响肌腱愈合,并易形成粘连;术中止血不彻底,或未使用

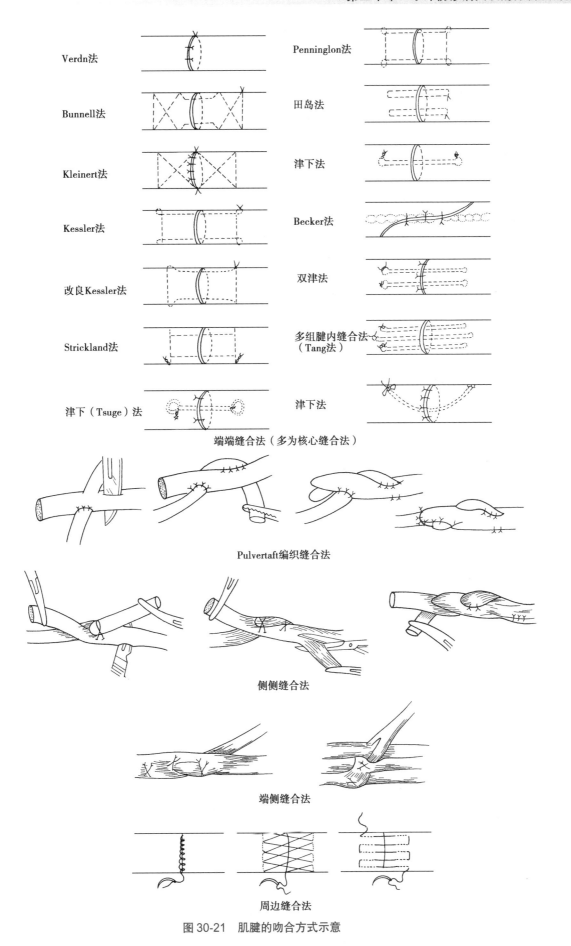

图 30-21　肌腱的吻合方式示意

气囊止血带，术后伤口内积血，导致肌腱粘连；肌腱修复术后的创面，因皮肤或软组织缺损而使肌腱裸露者行游离植皮，会使肌腱与植皮粘连，或植皮因无血液供应而坏死，导致肌腱裸露坏死；同一平面相邻肌腱的损伤，在修复时仍在同一平面缝合，将导致肌腱互相粘连或与周围组织粘连等。

因此，必须高度重视肌腱损伤的修复。应耐心、细致、规范而轻巧地进行微创技术操作。在显露肌腱的过程中，不可随意钳夹肌腱残端以外的部分，仅限钳夹少许残端，防止造成不必要的损伤。同时，应精心保护肌腱的腱外膜组织，不可随意切除或损伤，这是防止术后肌腱粘连的十分重要的措施。在缝合肌腱前，应对其损伤后的粗糙、残缺不全、挫伤严重部分，以及钳夹损伤的残端予以修整、切除，不应轻易对明显损伤和钳夹坏死的残端进行缝合，只可对整齐的、组织正常的断端进行修复缝合。缝合肌腱应采用细针细线，一般均采用 3-0 尼龙线进行核心缝合，再以 5-0 或 6-0 尼龙单丝线连续外膜 1 周，以使吻合口周边光滑。修复后的肌腱，缝合部位应平整、光滑、无明显膨大，保持缝合后的外形接近正常。为了减低缝合时肌腱回缩的张力，并防止其回缩，便于缝合，可在距断端 1cm 以外处，用注射针头穿过肌腱进行临时固定（图 30-22）。

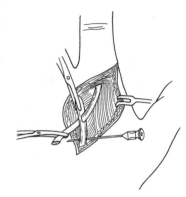

图 30-22　用针头防止肌腱回缩

缝合时，距残端面约 1cm 处进针，以保证缝合肌腱的适当张力。距残端面过远者，会使肌腱短缩，缝合后张力过大；过近，会导致缝合线切割肌腱，使缝合处开裂，手术失败。核心缝合时，缝线不可拉得过紧或过松。过紧，会使缝合处肌腱臃肿，且张力过大；过松，会使缝合处肌腱断端间距增大，不利肌腱愈合，并容易导致粘连。同一平面的多条肌腱损伤者，应先做好计划，尽可能适当错位缝合，防止肌腱及其周围组织由于同源性而互相粘连，严禁在缝合时钳夹肌腱断端。此外，手术必须在止血带下进行，结束前应放松止血带，认真止血。若用电凝止血，则必须用双极电凝，防止灼伤软组织过多形成瘢痕，引起肌腱粘连。伤口内可置引流条，以减少积血。如有软组织缺损、肌腱外露者，必须用游离皮瓣移植或皮瓣转移覆盖，严禁在裸露的肌腱表面进行游离植皮。

（三）未达到无创操作的要求

无创操作是手外科修复手术的基本要求，是将不可避免的手术创伤减少至最小的方法，又称微创操作。目前我国缺乏手外科专科医师，尤其是基层医院大部分手外科手术由骨科医师，甚至其他外科医师主持。如果对无创操作没有足够重视和严格执行，操作不规范，将直接影响手术效果。例如，持刀方式，如果习惯于一般外科医师的持琴弓式大切口执刀，由于这种持刀方式使手指和腕关节的灵活性难以充分发挥，导致切口难以全部与皮肤表面垂直，影响愈合；进行切口时不能一次到达要求的解剖层次，在反复切割中，未能沿原切口线深入，导致深部形成多条切口，造成过多损伤，影响切口愈合；手部切口未严格按手外科规范进行设计而随意切开，将造成影响手功能的瘢痕；为图省事，操作缺乏细心和耐心，对组织以剪刀随意分离剪断，或用止血钳大力钝性分离，造成不必要的组织挫伤，或为操作方便在止血时顺手拿起大止血钳大块钳夹组织，用粗丝线结扎止血，将导致创面形成过多的瘢痕组织；随意用镊子，甚至用止血钳夹持皮肤组织，造成不必要的皮肤损伤，使皮肤形成过多瘢痕组织，影响手的功能；缝合伤口时用大针粗线，导致伤口愈合后形成较大瘢痕；操作不到位，无效动作多，拖延手术时间，使肌腱、神经及血管等组织长时间暴露在空气中，导致术后感染或组织粘连；缝合皮肤时，切口对合不良，高低不平，或残留死腔，影响切口愈合；缝合时切口张力过大，勉强缝合，则可能导致皮缘缺血坏死，缝线切割皮缘而豁裂，甚至伤口感染、瘢痕增生等。

因此，手外科手术更应严格按"稳、准、轻、巧、快"的原则进行无创技术操作。手术执刀时，以执笔式为最佳（图 30-23），可充分发挥手指和腕关节的灵活性。

手术切口必须垂直于该处皮肤平面，尽可能减少反复切割，即使需重复切割，应以术者示指和拇指将切口两侧组织牵开，充分暴露切口底部，使每一刀的切口重叠（图 30-24）。

对于手部切口，在无相关新的理论和新的发现时，不应随意创新，应严格遵照手外科的规范进行，防止切口的部位不当导致手功能障碍（图 30-25）。

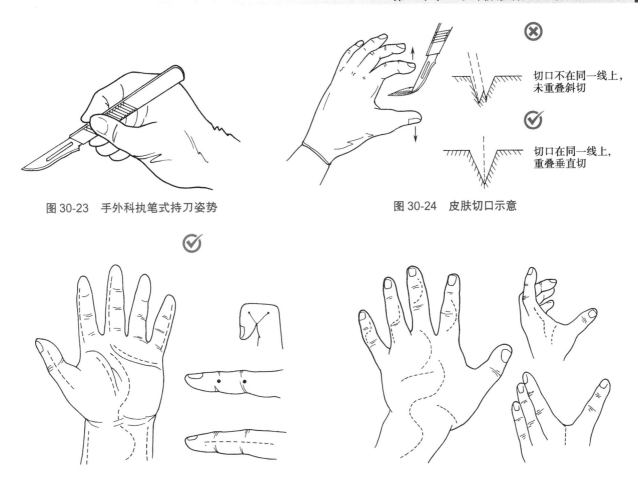

图 30-23　手外科执笔式持刀姿势

图 30-24　皮肤切口示意

切口不在同一线上，未重叠斜切

切口在同一线上，重叠垂直切

图 30-25　正确的手部切口示意（虚线所示）

分离显露组织时，应尽可能以快刀锐性分离，避免以剪刀或止血钳等器械钝性剥离，并应尽可能减少钝性的强力牵拉。如需牵拉除血管、神经或肌腱外的组织时，应选用尖而细的拉钩，减少对组织的牵拉伤。止血时，应尽可能用蚊式止血钳钳夹出血点或血管，减少软组织损伤。放松止血带时，若创面有较多反应性渗血，不可急于止血，应以温盐水纱布轻压创面，并抬高患肢数分钟后轻揭纱布止血，勿以纱布擦抹，仅可轻压、蘸取。缝合伤口时，应选择细针及 3-0 或 4-0 丝线。手的皮肤，仅可轻拨，严禁夹捏，更不允许用止血钳夹捏。伤口必须对合良好，严禁在张力下缝合。防止伤口感染、皮肤坏死。边、角形的特殊伤口，应特殊缝合，减低张力，闭合创面（图 30-26 ）。

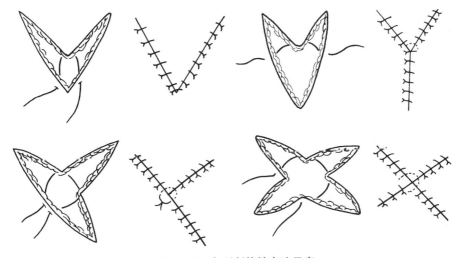

图 30-26　角形创缘缝合法示意

术后伤口止血,应轻度加压包扎,不可过紧,防止影响血液循环。引流条可留置 24～48 小时,时间过长会增加伤口感染风险。手术应争分夺秒,在保证手术质量的前提下,尽可能缩短手术时间,避免组织长时间暴露于空气中。

(四)未重视预防肌腱粘连

手部肌腱粘连是手部肌腱损伤治疗中最为棘手的难题,至今仍未得到彻底解决。汤锦波根据粘连的性状和组织来源将肌腱粘连分为 3 类。①疏松粘连:来源于皮下组织,粘连疏松,有较大的移动性,粘连侵及肌腱外膜;②中等致密粘连:来源于腱鞘、骨膜掌侧板或肌腱本身,粘连呈中等致密,有移动性,但很有限,粘连侵及肌腱实质层,肌腱愈合将不满意;③致密粘连:来源于骨组织,移动极小或无移动,侵及肌腱实质,对肌腱愈合有较大影响。

不同性状的粘连,与肌腱损伤程度、骨床破坏、手术质量及术后活动有密切关系。如果对肌腱粘连的预防重视不够,手术操作不规范,修复损伤的肌腱时,不遵守无创操作原则;修复肌腱时不细心,未能准确地对合和修复,未保护其内源性愈合能力;随意损伤肌腱外膜,大范围剥离,影响其营养供给;缝合肌腱不牢固,缝合线断裂或松脱;肌腱环状缝合过多,影响其血运;肌腱周围组织修复不良,使肌腱难以有良好愈合及活动环境等,均将导致肌腱粘连。中等致密粘连和致密粘连,未能早期进行功能锻炼,未能打断部分粘连纤维的连续性、增加粘连纤维的长度和其移动性的作用,将导致术后肌腱粘连。此外,对肌腱粘连后的松解重视不够,对适应证、禁忌证和松解时机把握不当,对松解方法不熟悉,技巧不掌握,将导致松解手术无效,甚至造成进一步粘连。

因此,修复肌腱必须按无创手术原则进行。缝合时,应对合准确,必要时可在显微镜下操作,以减少对肌腱的损伤,提高手术质量。不允许随意扩大肌腱外膜的剥离范围,损伤其周围组织和血运。亦应尽力保护腱鞘。不可随意切开或切除,以保护肌腱的营养供给,保证其愈合有充足的滑液。肌腱缝合要牢固,防止术后缝线松脱。应特别强调的是,必须早期进行功能锻炼,减少术后肌腱粘连的发生。稳固又光滑的吻合方法是修复肌腱并使患者能够术后早期活动的基础。在临床上,防粘连膜、几丁糖等方法也已经广泛被使用,并取得了较好的效果。

松解肌腱粘连,是肌腱粘连后的补救措施,应高度重视,严格把握肌腱粘连松解的适应证和禁忌证。顾玉东等提出其适应证为:①手肌腱修复后功能恢复不佳,手指主动活动受限;②肌腱损伤修复 3～6 个月以后;③手指皮肤及其他软组织覆盖良好。禁忌证:①指间关节僵硬者,不适合粘连松解,应首先矫正关节僵直;②局部组织感染;③损伤局部皮肤有广泛瘢痕或皮下组织缺失者。在松解手术中,松解范围应足够,且应以钝性分离为主。手指屈侧粘连十分广泛者,也可考虑切除指浅屈肌腱。有些由骨畸形导致的肌腱粘连,可考虑同时行骨畸形矫正手术。

第三节　手部神经损伤的诊治失误及对策

手部神经损伤,本节主要讨论腕部以下的重要神经损伤。桡神经在腕部以下为桡神经浅支,无运动支,其损伤对手功能影响较小,故仅就腕部以下正中神经和尺神经损伤的诊治失误进行讨论。

一、正中神经损伤诊治失误

正中神经在腕部以下主要支配鱼际肌的其中 3 块肌肉(拇短展肌、拇对掌肌、拇短屈肌),以及蚓状肌,并支配鱼际、拇指尺侧和示指桡侧皮肤感觉。由于正中神经在腕部位于桡侧腕屈肌与掌长肌之间,接近表面,故易受伤,伤后对拇指的活动及手的精细活动影响较大,如果对手部正中神经损伤诊治不当,将对手的功能恢复造成严重影响。

(一)对神经肌腱辨别不清导致的误诊或漏诊

正中神经在腕部掌侧与手及腕部数条屈肌腱相伴。腕部损伤,尤其是切割伤,可能同时损伤正中神经、尺神经、肌腱及血管。血管损伤易于诊断,而神经损伤尤其是正中神经损伤,由于其临床表现不明显,常被忽视而漏诊。在开放性损伤中,如果对神经、肌腱的组织结构辨别不清,对正中神经在腕部的解剖位置不够明确,加之对正中神经在手部的功能未行检查,则容易将正中神经损伤误诊为肌腱损伤。临床上,笔者曾发现,在腕部切割伤的急诊手术时有将正中神经与腕部断裂的屈肌腱吻合的病例。

因此,腕部掌侧切割伤,必须认真检查正中神经是否损伤。应依据其解剖位置和组织结构特点仔细辨认正中神经与肌腱。肌腱外观呈银白色,稍有反光,表面无血管,其断端为致密的纤维结构;而正中神经表面虽为乳白色,但其表面可见营养血管分支,其断端有神经纤维束,轻轻按压即可突出显现,为其典型特征。正中神经的陈旧性损伤,依据其支配区域皮肤感觉和肌肉功能障碍等临床表现进行诊断。如腕部外伤后手掌桡侧半皮肤感觉障碍,拇指外展功能障碍,鱼际肌萎缩,拇指由于无拇短展肌的拮抗,使其内收肌力代偿性增强,加之手内在肌的萎缩,使手呈猿手畸形等,即可诊断。也可行肌电图检查确诊。

(二)医源性神经损伤

腕部或手掌桡侧手术医源性正中神经损伤的报道并不鲜见。在笔者会诊的病例中有在行掌长肌腱移植术时,于前臂切取掌长肌腱时将正中神经误认为掌长肌腱切取。在鱼际肌处行手术切口时,由于对正中神经返支的解剖位置不熟悉,切口过于靠近鱼际肌尺侧腕部,损伤正中神经返支,导致其支配的拇短展肌、拇对掌肌、拇短屈肌功能丧失,鱼际肌、蚓状肌萎缩等。

因此,在行腕掌部手术时,必须牢记正中神经的解剖位置和特点,熟悉该神经与肌腱的组织结构特征。无论是切取肌腱行肌腱移植,还是行肌腱、神经吻合时,必须依据肌腱和神经的解剖学特征,仔细辨别,切勿将神经误认为肌腱,或将肌腱误认为神经,以免误伤。在行手掌部桡侧切口时,应尽可能在鱼际肌的桡侧,以避开正中神经返支,防止分离显露时将其误伤(图30-27)。

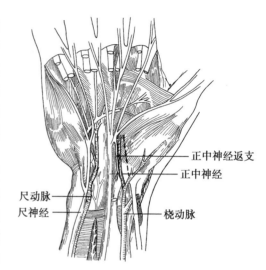

图30-27 腕部正中神经及其返支

(标注:正中神经返支、正中神经、尺动脉、尺神经、桡动脉)

(三)神经修复手术操作不当

神经损伤的修复是十分精细的手术,技术要求很高。如果对此重视不够,手术操作不当,将影响神经功能的恢复。例如,神经断端未修整即缝合,或用普通丝线缝合,或于张力下缝合;陈旧性神经损伤的残端神经瘤切除不彻底,或切除神经瘤或神经残端时不规范,或行神经束膜缝合时进针过深等,均可影响正中神经的愈合与功能恢复。

因此,在行腕部神经修复手术时,应规范操作。神经断端应修整后缝合。陈旧性神经损伤的神经瘤应彻底切除。缝合时应选用9-0或11-0无损伤尼龙线行神经束膜与外膜联合缝合法缝合,且应无张力、无扭曲、对合良好。

二、尺神经损伤诊治失误

尺神经在腕部以下主要支配小鱼际肌、骨间肌,第3、4蚓状肌,拇内收肌,以及尺侧小指、环指尺侧的皮肤感觉。腕部切割伤易造成腕部尺神经损伤。腕部尺神经损伤后小鱼际肌萎缩,小指除指深屈肌外所有动作几乎消失,手指由于骨间肌和小指展肌丧失运动而内收,外展及拇内收动作消失。不能屈掌指关节和伸指间关节,握力减弱,精细活动不准确,手掌尺侧感觉消失。由于尺神经损伤后对手的功能影响较大,预后较差,故应引起高度重视。

(一)重视不够、检查不仔细导致的漏诊

严重的腕部切割伤,尤其是掌尺侧切割伤,伤口大量活动性出血及骨骼、肌腱损伤者,如果只重视临床表现明显的血管、肌腱损伤或骨折,未重视对尺神经的检查,加之明显的开放伤对尺神经损伤症状和体征的掩盖,则可能导致误诊或漏诊。在清创过程中,如果对腕部尺神经的解剖位置不清,忙于显露断裂的血管、肌腱或骨折,对解剖形态不明显的尺神经检查不仔细,显露不清,加之手术麻醉后无法检查尺神经的功能等,也可造成漏诊或漏治等。

因此，必须熟悉尺神经在腕部的解剖位置。该神经位于指浅屈肌腱与尺侧腕屈肌腱之间，在尺动脉的内侧，于屈肌支持带的浅面进入手掌，位于豌豆骨外侧的肌膜性管内，尺神经的这种解剖位置通常很少变异。在进行腕部尤其是掌尺侧严重切割伤手术时，麻醉前应认真检查手指的运动功能，若发现环指、小指主动屈曲功能障碍，拇指不能内收，手指不能内收外展，手掌尺侧皮肤感觉障碍，则应考虑尺神经损伤的可能。术中在检查血管、肌腱或骨组织损伤的同时，必须重视和认真检查尺神经是否损伤，应直视下按尺神经的解剖部位仔细探查。

（二）手术处理时机不当

尺神经支配多种手内在肌，由于其感觉神经纤维与运动神经纤维参半，损伤后如果晚期修复，很难准确对位，预后较差，尤其是在其支配的肌肉萎缩后再行修复，其功能将很难恢复。在临床工作中，如果对此重视不够，对腕部尤其是掌尺侧损伤较重的切割伤，在清创缝合前，未重视对尺神经的检查，术中也未探查尺神经，将贻误对尺神经损伤的一期修复；对术后已诊断的尺神经损伤重视不够，未行早期修复，或对未确诊者心存侥幸地进行观察，在观察过程中手内在肌明显萎缩后才进行手术探查与修复，将导致手功能严重障碍。

因此，腕部切割伤尤其是掌尺侧损伤严重者，应重视对尺神经的检查，若诊断尺神经损伤，应尽可能一期修复。术中未探查而术后明确诊断有尺神经损伤者，也应及时修复。诊断不明确者，应及时行肌电图检查确诊，若诊断有尺神经损伤，只要伤口未感染，则应尽可能早期修复，不可贻误早期修复时机。

第四节　手部开放伤处理不当

手部开放伤通常按受伤原因分为皮肤切割伤、撕脱伤、手部压砸伤、碾压撕裂伤和高速贯穿伤 5 种类型。手部开放性损伤不仅是皮肤损伤，且常伴有深部肌腱、神经、血管、骨与关节损伤，如果处理不当，将会严重影响手的功能恢复。

一、清创方法不当

（一）麻醉方法不当

有些手外伤，尤其是一些看似不严重的手部压砸伤或碾压伤，其实对手的功能影响十分严重。如果对此重视不够，误认为是小伤，尤其是夜间急诊时为图省事，在局部麻醉或指神经阻滞下手术，由于麻醉效果不够满意，患者在疼痛中接受手术，使手术难以顺利进行，影响手术质量和效果；在手部进行局部麻醉时，为了止血，局部麻醉药中加入肾上腺素等血管收缩药物，将可能导致指动脉痉挛，手指缺血性坏死；感染伤口采用局部浸润麻醉，将可能使组织内压力增高，感染扩散等。

因此，手外伤，尤其是严重开放伤或砸伤或碾压伤，应高度重视，在良好的臂丛神经阻滞或全身麻醉下进行手术，这样一方面可减轻患者的痛苦，另一方面可从容进行手术，提高手术质量，有利于功能恢复。采用局部麻醉者，严禁在局部麻醉药中加入肾上腺素等血管收缩药物，禁忌对疑有感染的伤口采用局部麻醉。通常，不严重的单纯手或手指皮肤、皮下组织开放伤，可于局部麻醉或指神经阻滞下进行手术。

（二）止血带使用不当

如果在无明显活动出血的情况下，于止血带下进行清创，使术中难以辨别正常组织与失活组织，则可能对失活组织清除不彻底，造成伤口感染，或对正常组织切除过多，造成不必要的手术损伤，将影响手的功能恢复。止血带使用时间过长，将可能引起缺血性的相关并发症如发生创伤部位暂时性肿胀会使伤口难以闭合，甚至发生缺血性肌挛缩等。

因此，在清创过程中，除明显活动性出血外，一般不应在止血带下进行手术，以便准确辨别失活组织并彻底清除，同时可减少正常组织的损伤。但明显出血或渗血较多的开放性损伤，可在气囊止血带下手术，但不应超过 1 小时，当清创结束后，即可放松止血带，对创面彻底止血。尽可能避免长时间在止血带下手术，二次使用止血带也不应超过 40 分钟。

（三）清创无序

清创的目的是清除伤口内异物，去除失活坏死组织，使污染伤口变为清洁伤口，防止感染。手部开放性损伤的清创质量，对手的功能恢复至关重要。如果清创时盲目无序，冲洗创面、清除异物、切除失活、坏死组织及止血不够彻底等，将会影响手术效果。

因此，手外伤的清创，必须高度重视，认真对待。清创时应由外到里，由浅入深。即按从皮肤、皮下、筋膜、肌肉、肌腱、血管、神经到骨关节的解剖层次进行，并按顺时针或逆时针方向一处不漏，且应细心保护血管、神经、肌腱、骨等重要组织。

（四）清除失活组织不彻底

碾挫伤和压砸伤等手部严重开放性损伤清创时，判断损伤组织是否失活，决定失活组织的去留，直接关系着手术质量、术后伤口是否感染以及手的功能恢复，也是清创手术成败的重要环节。如果对此认识不足，临床经验不足，对组织是否失活判断不够准确，清除失活组织不够彻底，将造成伤口感染，手的功能难以恢复满意。

因此，应首先提高对失活组织的判断能力，尤其是对手部压砸伤和碾挫伤，尽可能在放松止血带下进行辨别。颜色青灰、暗淡、无光泽、无渗血的肌肉组织，若在切割中仍无出血、无收缩反应等，可判定为失活组织，则应彻底清除。神经、肌腱、骨与关节及皮肤等重要组织，则应尽可能予以保留。此外，为了保证清创质量，严重手外伤应由临床经验比较丰富的医师参与或指导手术。

（五）术中止血不彻底

手部血运丰富，外伤后出血较多。如果术中止血不够彻底，缝合后伤口内积血，将可能导致伤口感染、影响手的功能恢复；术后未放置引流条，对伤口未加压包扎，将导致伤口内渗液、积血，引起感染等。

因此，术中应彻底止血。若使用止血带，则应在清创结束后放松止血带进行止血。广泛渗血，应抬高患肢，以温盐水纱布压迫 5～10 分钟。揭开纱布时，应缓慢掀起，避免快速掀起时，带起压入纱布网眼中的组织而发生出血。伤口内应常规放置引流条，防止积液、积血。术后应适当加压包扎，以减少创面渗血。

二、创面闭合时机和方法不当

（一）创面闭合时机把握不当

创面闭合时机把握不当，将给后续治疗造成很大困难，甚至给手的功能恢复造成严重影响。例如，全身情况良好、创面污染并不严重、伤后时间不长者，未能早期闭合创面，将导致纤维蛋白渗出而纤维化、指间关节僵硬、功能障碍；合并有其他部位严重损伤或休克者的复杂创面进行早期闭合，长时间进行手术，将可能影响其严重合并伤或休克等的救治；污染较重，或经早期、延期闭合创面失败者，勉强进行闭合，将可能导致伤口感染或感染加重等。

因此，应依据患者全身及创伤情况决定创面闭合时间，严格把握好闭合时机。通常闭合创面分 3 个时期。①早期闭合：适用于全身情况良好，创面污染不重，手指末梢血运好，伤后不超过 12 小时者；②延期闭合：适用于伤后有休克及其他合并伤，局部损伤重，急诊修复影响患者生命体征；或创面污染严重者，观察 3～5 天情况改善后，可行创面修复；③晚期闭合：适用于早期对创面未能处理或处理不善，经 2～3 周后进行修复；失去早期、延期修复时机；患者病情严重，短期内全身情况不良；创面 72 小时观察有严重感染；早期、延期修复失败者等。符合各期闭合条件者，应适时闭合。

（二）创面闭合方式不当

创面闭合有多种方式，如果使用不当，将影响治疗效果。例如，虽无皮肤缺损，但由于肿胀、缝合后张力过大的伤口直接缝合，甚至用粗丝线强力拉拢，将导致皮肤开裂、缺血坏死或感染；垂直于皮纹、垂直跨越关节、平行于指蹼及与皮下肌腱纵行重叠的伤口直接缝合，由于术后皮肤瘢痕挛缩或伤口瘢痕与肌腱粘连，将影响手的功能恢复；肌腱、血管或骨骼外露的创面进行游离皮片植皮，将导致植皮坏死、严重粘连或肌腱坏死；已严重碾挫、挤压坏死撕脱的皮肤修剪成皮片后游离移植，由于该皮肤细胞已完全失活或坏死，植皮将难以成活；可采用游离植皮可修复的创面，修复后对功能又无影响者，却用皮瓣转移或皮瓣游离移植，对患者造成不必要的手术创伤等。

因此，经清创后创面整齐、无张力的伤口，可直接缝合。若直接缝合后皮缘张力较大，则应果断减张缝合。垂直于皮纹、垂直跨越关节、平行于指蹼或与皮下肌腱纵行重叠的伤口，应采用伤口 Z 成形术，以改变原伤口的方向进行缝合（图 30-28）。

自手部撕脱的皮肤或皮瓣，若无严重碾挫挤压伤，可修剪成中厚皮片修复创面。若已碾挫坏死，则不宜用于游离移植，应采用腹部、大腿内侧或其他部位的皮肤，取中厚或全厚皮片移植。肌腱、血管、骨骼裸露的创面，严禁用游离皮片植皮闭合创面，应以邻近皮瓣转移、远处皮瓣转移、或游离皮瓣移植等方式进行修复。可采用游

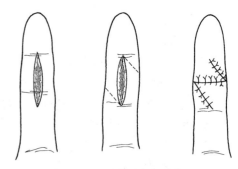

图 30-28　Z 成形术闭合伤口

离植皮修复的创面，修复后对其功能恢复无明显影响者，则应尽可能采用方法简单的游离植皮修复。总之，闭合创面的具体方法较多，各有利弊，应依据患者具体情况和医师的临床经验及技术等选用合适的方法。

（三）全手皮肤脱套伤修复不当

创面血运良好的全手皮肤脱套伤，如果采用皮瓣转移进行修复，将使手术范围扩大，造成不必要的创伤，且功能恢复难以满意；已碾挫毁损坏死的皮肤进行修整后以中厚皮片或原位缝合，将会使植皮坏死，并给后续处理造成困难；皮肤撕脱伤、肌腱或骨质外露者，行游离植皮，由于血运不良将导致植皮坏死，或造成肌腱粘连，影响手的功能恢复。

因此，在全手皮肤撕脱或脱套伤的修复中，若创面血运良好，只需行中厚皮片游离移植即可，或将无明显挫裂坏死的撕脱皮肤，除去脂肪及部分真皮层后原位缝合。手掌或手背皮肤撕脱伤、有肌腱或骨质外露者，可用前臂逆行岛状皮瓣、胸肩部转移皮瓣、或游离皮瓣移植修复。全手套状撕脱伤，由于脱套伤的皮肤多数已被严重碾挫、挤压，大多不可作为中厚皮片，更不应原位缝合。有学者设计的方法是先彻底清创后截去示指、中指、环指、小指末节及中节远端软骨，将其置入拇指分开的腹部袋状大皮瓣内，3 周后在拇指与第一掌骨外侧及虎口处各设计一个皮瓣，做延迟皮瓣，再过 2 周于原切口切开皮肤，分离皮瓣，将手与腹部皮瓣分离后，再将皮瓣覆盖于拇指及示指、中指、环指、小指，因拇指与其他 4 指已分离，其余 4 指可不分离（图 30-29）。

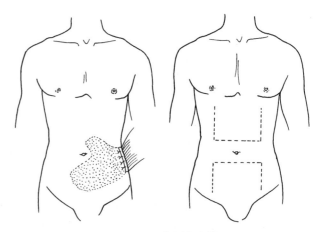

图 30-29　腹部大皮瓣

近年来，由于显微外科技术的发展，用吻合血管的组合组织皮瓣移植闭合创面，取得良好效果。术中除吻合动脉外，多要吻合静脉。也有学者设计更好的皮瓣修复方法，每个医师可依据自己的掌握的知识、技术与医院设备条件等酌情运用。

（四）手掌、手背、虎口皮肤缺损的修复不当

手掌或手背皮肤缺损，如果采用腹部皮瓣修复，因皮瓣较厚，修复后手部皮肤臃肿，关节活动受限，手的功能恢复不满意；虎口皮肤缺损，直接缝合，则可能导致虎口挛缩，使拇指外展功能障碍，严重影响手的功能。

因此，手掌部皮肤缺损，目前多采用足跖皮瓣游离移植，或用足背皮瓣游离移植。手背部皮肤缺损，则可采用足背部皮瓣游离移植。虎口皮肤缺损面积不超过 5cm² 者，可采用局部皮瓣或第二掌骨背侧舌形皮瓣转移修复（图 30-30），亦有学者采用鼻烟窝或小鱼际肌岛状皮瓣修复。大于 5cm×5cm 但小于 10cm×10cm 的皮肤缺损，由于医疗条件所限和技术不够熟练可采用腹部带蒂皮瓣转移修复；若有显微外科技术和条件，可采用下腹部的腹壁浅动脉轴形皮瓣或吻合血管的游离足背趾蹼皮瓣修复。大于 10cm×10cm 的皮肤缺损，可采用前臂骨间动脉逆行岛状皮瓣修复，亦可用吻合血管的足背动脉皮瓣修复。

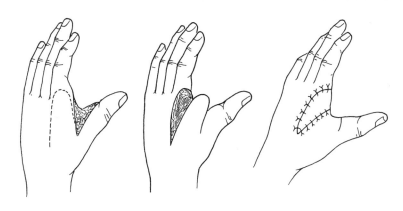

图 30-30 第二掌骨背侧舌形皮瓣转移修复虎口创面方法示意

（五）手指皮肤缺损修复不当

手指皮肤缺损修复方法较多,如果应用不当,将会对功能造成一定影响。例如,肌腱、骨质未裸露的皮肤缺损采用皮瓣移植,将增加不必要的手术难度和创伤,而且增加医药费,其效果与游离植皮相比无明显差异;肌腱、骨质外露者采用游离植皮,则必然使植皮坏死或肌腱粘连,影响手的功能恢复;如果对手指的皮肤脱套伤,进行截指处理,将使患者失去一个可保留的手指。

因此,手指掌侧皮肤缺损、无骨质或肌腱裸露者,可采用全厚或中厚皮片游离移植,亦可采用简单的邻指背侧皮瓣转移修复,切取邻指皮瓣时不允许将指伸肌腱外露。手指背侧皮肤缺损、无肌腱外露者,可采用全厚或中厚皮片游离移植,也可用上臂内侧中厚皮片游离移植;肌腱外露者,可采用上臂或前臂交叉皮瓣转移修复。手指皮肤脱套伤,若手指功能尚存,则应尽可能保留指骨、肌腱及软组织,采用显微外科的方法修复,如拇指、示指采用踇趾甲皮瓣游离移植修复(图 30-31);若不具有显微外科的技术条件,可采用中、环指共蒂的双岛状皮瓣(图 30-32)及示指背侧岛状皮瓣结合带神经血管岛状皮瓣修复;条件不足的基层医院,也可行对侧上臂皮管成形急诊修复,后期行指神经岛状皮瓣转移,以改善手指指腹皮肤感觉。

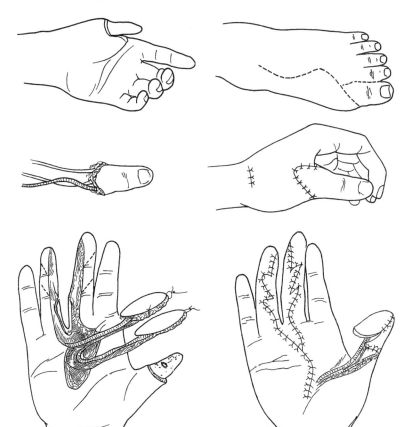

图 30-31 用踇趾甲皮瓣修复拇指脱套伤方法示意

图 30-32 双岛状皮瓣修复拇指皮肤撕脱方法示意

双岛状皮瓣及减张切口　　　　　　　修复后

（六）指端皮肤缺损修复不当

指端皮肤缺损往往不被重视,处理方法不当,会对手指功能造成一定影响。如果对指端皮肤缺损以断层皮片修复,由于皮片的瘢痕挛缩,使指甲形成勾形甲,影响手指功能;拇指或示指指腹皮肤缺损采用游离皮片修复,其指腹皮肤感觉消失,影响手的感觉功能;切取转移的岛状皮瓣时,血管蒂周围不带一定的软组织,对血管未进行保护,转移时其蒂部扭转或张力过大等均可能使皮瓣坏死。

因此,指端皮肤缺损,尤其是拇指、示指指端皮肤缺损,应依据具体损伤部位和伤情采用不同方法。原则是保留手指长度、修复后指腹有良好的感觉和形态。常用的方法如下。

1. **游离植皮** 中指、环指、小指指腹皮肤缺损,无骨质及肌腱外露者,可采用全厚游离皮片移植修复,尽可能不用断层皮片,禁用表层皮片修复(图30-33)。若为刀削伤,清创后可原位缝合。拇指、示指皮肤伤,由于手指需要灵敏的功能,则不宜用无感觉的游离皮片移植,应采用带神经血管蒂的岛状皮瓣修复(图30-34);拇指指端,可采用示指近节背侧带神经血管蒂的岛状皮瓣修复(图30-35)。也有学者采取足趾微型皮瓣游离移植修复,取得良好效果。切取岛状皮瓣时,血管蒂周围应带有部分软组织,以保护血管蒂,转移时血管蒂

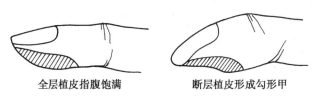

全层植皮指腹饱满　　　断层植皮形成勾形甲

图30-33　指端皮肤缺损修复方法示意

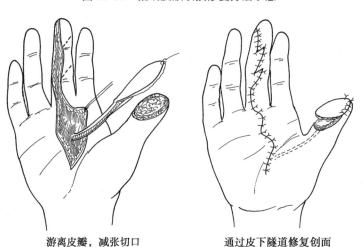

游离皮瓣,减张切口　　　通过皮下隧道修复创面

图30-34　用带神经血管蒂的岛状皮瓣修复拇指指腹缺损方法示意

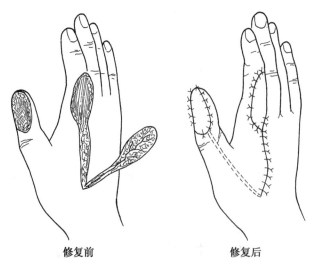

修复前　　　修复后

图30-35　示指近节背侧带神经血管蒂岛状皮瓣修复拇指创面方法示意

不得扭转,也不应有过大张力,防止皮瓣缺血坏死。

2. **皮瓣推进**　指腹皮肤缺损并指骨、肌腱外露者,由于手指不同,患者年龄、工作性质不同,以及是单一还是多个手指,可采用不同的皮瓣推进方法。通常有邻指皮瓣(图 30-36)、推进皮瓣(图 30-37)、鱼际皮瓣、鼻烟窝皮瓣等。

以邻指皮瓣最为常用,手术简便,成活率高,可同时行吻合神经,以恢复感觉。传统的用掌侧或侧方 V-Y 推进皮瓣修复,至今仍被广泛应用,效果满意,但术中应注意皮瓣创缘直边口与底边(断面掌侧宽度)应为(2.0~2.5):1,防止皮瓣坏死(图 30-38)。

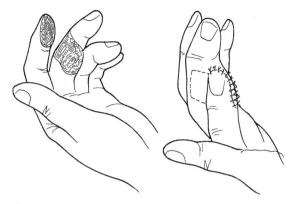

图 30-36　邻指皮瓣修复指腹创面方法示意

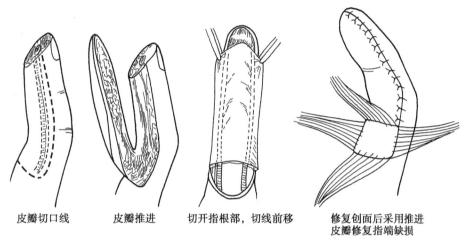

皮瓣切口线　　　皮瓣推进　　　切开指根部,切线前移　　　修复创面后采用推进皮瓣修复指端缺损

图 30-37　推进皮瓣修复指端缺损方法示意

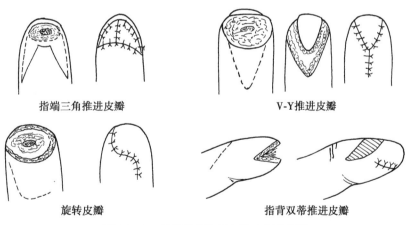

指端三角推进皮瓣　　　　　　　　V-Y 推进皮瓣

旋转皮瓣　　　　　　　　指背双蒂推进皮瓣

图 30-38　手指残端修复各种皮瓣的设计

3. **带血管蒂皮瓣转移**　拇指和示指,应尽可能保存其长度,可用带神经、血管的推进皮瓣修复,或用带神经血管束的岛状皮瓣修复,其余 3 指可用掌背动脉为蒂的手背逆行岛状皮瓣修复(图 30-39)。

近年来有学者采用改良邻指矩形皮瓣修复第 2~5 指末节套状撕脱皮肤缺损,该皮瓣是以指动脉背侧支为供血的邻指超比例矩形皮瓣,其皮瓣远、近端略宽于中部 1/3,使皮瓣合成套状,将切取的指掌侧固有神经背侧支与伤指掌侧固有神经断端吻合,皮蒂部宽度以 0.5cm 为宜,旋转 180° 修复创面(图 30-40),成活率高、外观、感觉、功能良好。条件不具备的基层医院,可行指端骨质缩短后直接缝合皮肤,也不失为急诊手术的可行方法。

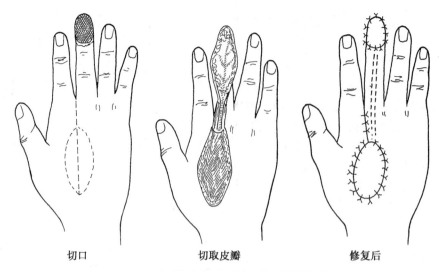

切口   切取皮瓣   修复后

图 30-39 手背逆行岛状皮瓣修复指端缺损方法示意

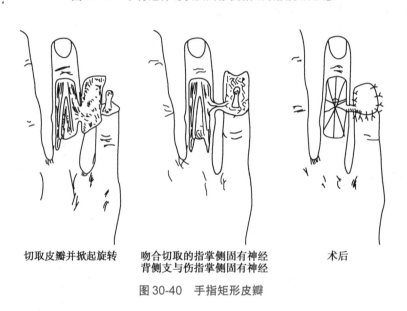

切取皮瓣并掀起旋转   吻合切取的指掌侧固有神经   术后
                     背侧支与伤指掌侧固有神经

图 30-40 手指矩形皮瓣

第五节 手外伤后固定与功能锻炼不当

一、治疗后的固定与功能锻炼不当

单纯手部骨折,通常经治疗后较少引起功能障碍。但如果外固定时间过长,将导致关节僵硬;固定范围过大,会导致骨折邻近关节僵硬;早期未适当进行功能锻炼,将导致手的功能障碍。手部复合伤,如指、手部热挤压、爆炸等造成的包括骨折、脱位及血管、神经、肌腱、皮肤等损伤,此类损伤由于软组织渗液、出血、肿胀、机化等引起手部严重纤维化,造成手部严重而广泛的僵硬,称为冻结手,可造成手的严重残疾。此类损伤,除良好的治疗外,如果术后功能锻炼不当,将加重致残程度。例如,有的外固定时间过长,使手指僵硬;固定时未将手固定于功能位,腕关节未固定于背伸位,导致手不能握紧;如果将掌指关节固定于伸直位,将导致手不能握拳,严重影响手的活动,使其失去重要功能;有的患者由于惧怕疼痛和再骨折而拒绝锻炼,或关节活动范围不够,未进行有效的功能锻炼等,使手的功能恢复不满意。

因此,手部单纯骨折,若以手法复位外固定治疗,一般固定 3 周即可去除外固定,进行关节肌肉功能锻炼。一般情况下,外固定不可超过 4 周。行内固定者,可更早行关节功能锻炼。手部的复合伤,要尽可能缩小外固定范围;应将手指腕固定于功能位,即手呈握球状(图 30-41),腕关节固定于 30° 背伸位,掌指关节与指间关节半屈曲,各指微张开和拇指外展对掌位,以利于骨折对位和手的功能恢复。且应早期活动,由于长时间固定产生的不良后果,远期活动较早期活动严重。因此,术后应尽可能早期消除肿胀,包括抬高患肢、使用弹力绷带包扎,早期主动活动及理疗按摩等,防止冻结手的发生。

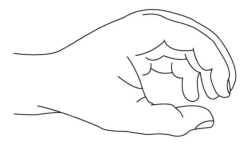

图 30-41　手的功能位

二、肌腱修复术后处理与功能锻炼不当

肌腱修复或移植术后,均容易发生肌腱粘连。目前肌腱术后粘连尚无特效预防和治疗方法。如果不重视术后 2 周以内的早期功能锻炼,固定时间过长,或活动范围过小,均将导致或加重肌腱粘连;在有条件的情况下,不佩戴相关支具进行早期功能锻炼,过度主动活动,将可能使吻合的肌腱断裂或关节、肌肉、肌腱粘连与挛缩;在治疗后 3~4 周的中期,不加强关节活动,则可导致关节僵硬;在治疗 1~3 个月的后期,粘连难以松解而使用暴力牵拉,将可能拉伤肌腱而使粘连进一步加重;术后 3 个月以上,肌腱粘连松解后,仍不重视早期适当而有效地进行关节功能锻炼,亦将会使粘连进一步加重,更加严重地影响手功能的恢复。

因此,在肌腱修复术后 1 个月内的早期,应以主动或被动活动手指及关节为宜。有条件者可佩戴各种弹簧夹板,利用弹簧或橡皮筋的弹性持续牵引,帮助关节主动、被动活动。肌腱术后早期主动活动能通过轴向载荷,可促进胶原纤维按应力方向有规律排列,同时打断肌腱与周围组织的粘连。大多数术者都考虑肌腱断裂问题选择被动活动锻炼。Braga-Silva 研究 136 例屈肌腱Ⅱ区(无人区)修复术后 12 小时开始夹板保护下主动活动患者的随访,第 2~4 指优良率可达 81.5%,拇指可达 96.4%,缝合方法的改进是进行早期锻炼的必要条件。其中改良双套圈法缝合最佳,即双津法加周边缝合法。Kessler 法加周边缝合法次之。中期应主动活动掌指关节,同时应进行理疗、按摩等,且必须加大按摩的力度,使疏松粘连得以松解。治疗 2~3 个月的后期,应加大活动力度,若粘连仍毫无松解迹象,则应行肌腱粘连松解术。行肌腱松解术后 2~3 天,伤口渗血基本停止后即应开始手指的主动及被动锻炼。如指屈肌腱松解后,应主动及被动进行伸指间关节和掌指关节的锻炼,牵引肌腱向远端滑动,主动收缩指屈肌腱,牵引肌腱向近端滑动,以此减少粘连,防止瘢痕形成。锻炼期间疼痛剧烈者,可适当服镇痛药,但也应注意不可过度暴力被动活动,防止拉伤肌腱。

第三十一章　髋关节脱位诊治失误的分析及对策

髋关节脱位多由高能量损伤导致,好发于青壮年。常见的髋关节脱位包括后脱位、前脱位和中心性脱位(图 31-1)。以 Nelaton 线(自髂前上棘至坐骨结节之间的连线)为准,股骨头脱位于该线前为前脱位,位于该线后为后脱位,股骨头冲破髋臼,向内侧脱位为中心性脱位。因中心性脱位在髋臼骨折中已有讨论,故本章只讨论髋关节后脱位和前脱位。

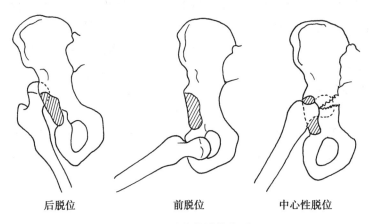

后脱位　　　　　　前脱位　　　　　中心性脱位

图 31-1　髋关节脱位分型

髋关节后脱位比较常见,据统计其发生率是前脱位的 10～20 倍。后脱位的损伤机制为髋、膝关节均处于屈曲位,外力自前向后通过股骨干传达到股骨头,使大腿急骤内收并内旋,股骨头冲破后侧关节囊,导致单纯髋关节后脱位。若股骨处于轻度外展位,则可发生髋臼后上缘骨折并后脱位。前脱位的损伤机制为股骨处于外展外旋位,大转子或股骨颈以髋臼上缘为支点,使股骨头冲破前关节囊而脱位。

髋关节后脱位按 Thompson-Epstein 分型可分为 5 型(表 31-1)。

表 31-1　髋关节后脱位 Thompson-Epstein 分型

分型	脱位情况	分型	脱位情况
Ⅰ型	合并髋臼裂纹骨折	Ⅳ型	合并髋臼缘和顶部骨折
Ⅱ型	合并较大块髋臼后缘骨折	Ⅴ型	合并股骨头骨折
Ⅲ型	合并髋臼后缘粉碎性骨折		

髋关节前脱位,Epstein 将其分为 2 型,即高位型(耻骨型)和低位型(闭孔型)。

单纯髋关节脱位要是诊断正确,处理及时,通常均能获得较好的治疗效果。但如果诊断不及时、治疗不恰当,将导致并发症。

第一节　诊　断　失　误

一、合并伤掩盖和查体不全面、不仔细导致的误诊或漏诊

高能量损伤造成的髋关节脱位,常有其他部位严重合并伤,如严重的颅脑损伤、胸腹部脏器损伤大出

血、骨盆骨折、同侧股骨干骨折等。由于这些合并伤的症状和体征常较髋关节脱位的症状、体征严重且明显，容易引起接诊医师的重视和检查，能够早期发现和诊断。而髋关节脱位的症状相对较轻、体征不明显，容易被症状和体征明显的合并伤掩盖，尤其是骨折有重叠移位者，患肢会短缩畸形，更容易掩盖髋关节脱位的症状和体征，对此如果重视不够，检查时不认真仔细，可能导致误诊或漏诊。此外，髋关节后脱位，由于其体征多为患肢明显的屈曲、内收、内旋、短缩畸形，髋关节弹性固定，临床检查诊断时多无困难。但髋关节前脱位，由于其体征为患肢外展、外旋畸形，仅腹股沟可触及脱位之股骨头，尤其是患肢未短缩甚至稍有延长，前后位 X 线片显示脱位的征象也不很明显；而中心性脱位患肢亦无明显短缩畸形，仅表现为大转子处内陷，如果检查不仔细，尤其是未拍摄髋关节侧位 X 线片，则很容易造成漏诊或误诊。

【病例】患者男性，36 岁。因车祸导致右下肢外伤送当地医院治疗。入院诊断为右髌骨开放性骨折，右大腿外侧约 25cm 皮肤挫裂伤，股二头肌部分断裂，体格检查见双下肢等长。急诊行清创缝合髌骨骨折内固定术，术后 1 周发现右腹股沟部包块、轻微压痛，予以热敷等处理。3 周后出院，但右髋关节疼痛，且活动时加剧，不能负重步行，再次就诊。门诊体格检查发现右下肢外旋畸形，弹性固定，且较健侧长约 1cm。拍摄右髋关节正、侧位 X 线片诊断为右髋关节前脱位，在蛛网膜下腔阻滞下行手法复位，复位成功后皮牵引 3 周痊愈。

本例漏诊髋关节前脱位，主要原因是患者右下肢开放性髌骨骨折，与严重软组织挫裂伤掩盖了右髋关节前脱位的临床症状和体征；该患者又属于临床少见的髋关节前脱位，其典型的患肢短缩畸形不明显；医师将主要注意力集中于开放髌骨骨折和软组织严重挫裂伤的诊治，对右髋部损伤未重视，也未进行相关检查，未发现较隐匿的右髋关节前脱位的临床表现；对髋关节前脱位的临床表现认识不够，将右腹股沟部前脱位的股骨头误认为炎性包块而热敷，未行进一步分析检查等。

因此，股骨干骨折，或下肢其他部位骨关节损伤，尤其是车祸或其他高能量损伤，应重视髋关节脱位的可能，并应仔细检查。若发现有髋关节脱位的临床症状和体征者，则应进一步拍摄正侧位 X 线片检查确诊。此外，高能量损伤造成的多处严重损伤，若发现其某一下肢弹性固定于内收、内旋、短缩的畸形位，被动活动髋关节有明显疼痛表现等，则应怀疑合并髋关节后脱位的可能。伤后患肢外展、外旋畸形，髋关节弹性固定者，或在无骨折的情况下，患肢无明显短缩，甚至延长者，应考虑髋关节前脱位的可能，应同时进行相关检查，尤其是 X 线或 CT 检查，防止漏诊或误诊。

二、拍摄 X 线片范围不够导致的漏诊或误诊

胫腓骨骨折，尤其是股骨干骨折合并同侧髋关节脱位常被漏诊，其原因与拍摄股骨干 X 线片的范围不够、阅片不仔细有一定关系。如果仅对损伤明显的部位 X 线检查，而未包括髋关节，则可能导致将合并的髋关节脱位漏诊或误诊。临床也有仅拍摄髋关节正位 X 线片而未拍摄侧位 X 线片，或阅正位 X 线片时不仔细，未能发现股骨头向髋臼内侧并不很明显移位的征象，可能导致髋关节前脱位的漏诊或误诊。

【病例】患者男性，21 岁。左下肢被重物砸伤，导致左股骨干中远 1/3 骨折，在当地医院行切开复位钢板内固定手术。术前及术后仅拍摄股骨干 X 线片，未包括髋关节。术后伤口一期愈合，1.5 个月后骨折临床愈合，但患者不能自由起坐，髋关节活动受限，转本院诊治。检查见左下肢较右下肢短缩，且呈略内收、内旋畸形，髋关节弹性固定。拍摄左髋关节正侧位 X 线片，诊断为左髋关节后脱位，行切开复位治疗，术后骨牵引 3 周痊愈。

本例未及时诊治髋关节后脱位，主要原因是对股骨干骨折可能合并髋关节脱位认识不足，重视不够，未对已脱位的髋关节进行相关检查；髋关节脱位患肢的畸形被股骨干骨折明显的短缩畸形掩盖；医师将注意力集中于股骨干骨折的诊治，拍摄 X 线片范围不够，未包括同侧髋关节等。

因此，高能量损伤造成的下肢骨折，如股骨干或胫腓骨骨折，尤其是股骨干股骨折，不但应重视对明显直接损伤部位的 X 线检查，而且还应重视对其邻近或稍远间接损伤部位的 X 线检查。股骨干 X 线检查时，如果髋关节有疼痛、功能障碍等，则应常规包括髋部，拍摄髋关节正侧位或斜位 X 线片，尤其是侧位 X 线

片,因只有侧位 X 线片可明显显示股骨头脱位征象。胫腓骨骨折,如果髋部有疼痛,则应拍摄髋关节 X 线片,并应仔细读片,防止由于拍摄 X 线片范围不够、阅片不仔细或摄片体位不当造成漏诊或误诊。

三、查体不仔细导致的髋部合并骨折或神经损伤漏诊

髋关节脱位常合并髋臼骨折或股骨头骨折,若骨折有明显的移位或骨折块较大者,诊断多无困难。但移位不明显或骨折块较小者,如果检查不仔细,拍摄 X 线片体位不当或仅拍摄正位 X 线片,或阅片不仔细等,则可能漏诊或误诊。例如,怀疑合并髋臼前、后壁骨折者,未拍摄闭孔斜位 X 线片,怀疑股骨头骨折而未行 CT 或不认真阅片,则很难发现髋臼、股骨头骨折或关节内游离骨折块,将可能漏诊或误诊。髋关节脱位复位后,未被动活动髋关节,未明确关节内是否有骨擦感;未拍摄髋关节的正侧位 X 线片,未仔细观察关节间隙是否增宽等,则可能将合并的股骨头骨折、髋臼骨折或骨折块进入关节腔等漏诊或误诊。此外,髋关节后脱位 10%~24% 合并坐骨神经损伤,如果未重视对坐骨神经功能的检查,则可能漏诊。

因此,髋关节脱位明确诊断后,应进一步检查是否合并髋臼或股骨头骨折。例如,怀疑合并髋臼前、后壁骨折者,应拍摄髋关节的闭孔斜位 X 线片确诊。怀疑合并股骨头骨折或髋关节内有游离骨折块者,应行 CT 检查确诊。复位后患侧髋关节间隙增宽、被动活动时疼痛剧烈或有骨摩擦感者,应高度怀疑髋臼或股骨头骨折,应拍摄骨盆轻度前倾的侧位 X 线片,以排除健侧髋臼的干扰,清晰显示患侧髋臼,必要时应行 CT 检查确诊。在检查髋关节的同时,应重视对坐骨神经功能的检查,若发现伤肢小腿、足部肌力及皮肤感觉功能障碍,尤其是小腿肌肉麻痹等,则应诊断为坐骨神经损伤,必要时行肌电图检查确诊。

第二节 治 疗 不 当

一、手法复位时机把握不当

髋关节脱位有的有严重的合并伤。如果为了治疗合并伤而延误对髋关节脱位的及时复位,则由于疼痛等使髋关节周围肌肉痉挛,不但增加了复位的困难,而且在复位时可能引起股骨颈或髋臼骨折等并发症。更重要的是,由于股骨头长时间失去在髋臼内关节液的正常代谢及营养支持,或被炎性纤维蛋白渗出包裹等,将可能导致股骨头或关节软骨缺血性坏死,或并发创伤性关节炎、骨化性肌炎等。

【病例】患者男性,32 岁。车祸导致左胫腓骨骨折,在外院行手法复位,牵引,小夹板固定,2 个月后,见左下肢短缩 3cm。转来本院后行左髋关节正侧位 X 线片检查,诊断为左髋关节陈旧性后脱位,左胫腓骨骨折畸形愈合。遂行左髋关节脱位切开复位及左胫腓骨骨折切开复位钢板内固定术。术后 1 年,可胜任一般轻工作,2 年后发生左髋创伤性关节炎。

本例治疗失误,主要是对髋关节脱位未及时诊断和复位,使新鲜髋关节脱位变为陈旧性脱位,导致闭合手法复位难以成功而行切开复位,加之关节软骨的坏死而继发创伤性关节炎。

因此,髋关节脱位在明确诊断的情况下,应尽可能早期复位,甚至在抢救休克或其他损伤的同时,可试行手法复位。有学者指出,对髋关节脱位如能在 6 小时(最迟 24 小时)内复位,常能获得较好的疗效,故不可贻误早期复位时机。

二、复位时未麻醉

髋关节周围肌肉较多,肌力强大。由于脱位后疼痛刺激,使肌肉产生保护性收缩或痉挛。如果在未麻醉下进行复位,则复位将难以成功。若反复复位,甚至暴力复位,不但加重了软组织损伤,而且可能造成股骨头,甚至股骨颈或髋臼盂唇骨折等。

因此,除伤后 1~2 小时入院的青、壮年患者可试行在无麻醉下手法复位外,超过 2 小时以上者,则应尽可能在良好的麻醉下复位。尤其是老年患者,严禁在未麻醉下手法复位。

三、复位方法不当

（一）手法复位方法选择不当

髋关节脱位有多种复位方法，如 Allis 法、Stimson 法和 Bigelow 法等。每种方法的复位原理不同，各有优缺点。如果对其复位方法的复位原理和适应证了解不清，对操作技术掌握不够，随意复位，则可能难以成功，甚至造成并发症。例如，伸展位的耻骨前脱位用 Stimson 法复位，由于髋关节难以屈曲 90° 而无法进行复位；胸部有损伤者采用 Stimson 法复位，由于俯卧位，可能影响患者的呼吸；老年体弱骨质疏松严重者，采用 Bigelow 法复位，由于该方法复位的杠杆作用力较强，将可能导致股骨颈、股骨头或髋臼等骨折；陈旧性脱位采用 Allis 法复位，由于其复位时的股骨头被还纳入髋臼的力度不如 Bigelow 法大，难以使髋关节周围挛缩、粘连组织松解，则复位难以成功等。

因此，在行复位前，应熟悉各种复位方法的复位原理和适应证，依据患者脱位类型、年龄、身体状况及合并伤等，确定复位方法。前脱位，首先应采用 Allis 法或 Bigelow 法复位较为合适，慎用 Stimson 法。老年体弱、骨质疏松的后脱位，可采用 Allis 法或 Stimson 法，慎用 Bigelow 法。青壮年患者，由于其骨骼的应力强度大，能够对抗较强的外力，以 Allis 法复位不成功者，可采用 Bigelow 法，以借助复位时较强的杠杆力使股骨头复位。总之，对髋关节脱位，通常应首选 Allis 法复位，此方式复位效果好，且安全、损伤少，患者取仰卧位便于观察与护理。为了在骨折和关节脱位复位时提高复位效果，省时省力，笔者用自行研制的多功能关节脱位骨折牵引复位器，新鲜髋关节脱位进行复位，其方法简单（图 31-2），原理同 Allis 法，将人工牵引变成机械牵引，获得满意复位效果。

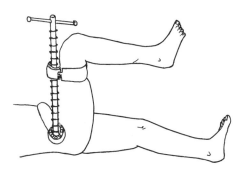

图 31-2　多功能骨折 - 关节脱位牵引复位器牵引复位方法示意

（二）暴力复位造成继发性损伤

复位时由于髋部肌力强大，加之肌肉挛缩，特别是陈旧性脱位，即使在良好的麻醉下，有的也难以顺利复位。如果反复暴力复位，将可能导致严重并发症。例如，采用 Bigelow 法复位，由于股骨颈与髂骨翼产生较大的杠杆作用力，复位时如果用力过大，将容易造成髋臼骨折，或使原发髋臼骨折加重，亦可造成股骨头、股骨颈骨折或坐骨神经损伤等。此外，暴力复位时的强力牵引、扭转或杠杆作用力，将会造成严重的软组织损伤，引起肌挛缩、骨化性肌炎等并发症。

【病例】患者男性，40 岁。车祸导致左髋部损伤，在外院诊断为左髋关节后脱位并髋臼缘骨折。在未麻醉下强力行 Allis 法复位 3 次未获成功。10 小时后，于全身麻醉下再次行 Bigelow 法复位，复位后见下肢畸形消失，拍摄 X 线片复查，提示股骨头仍半脱位，髋臼内有骨折块影。1 天后再次手法复位，复位后行 X 线检查，显示关节脱位已复位，但髋臼骨折复位不良。术后 3 个月复查，显示髋关节周围骨化性肌炎，关节功能明显受限。

此例复位后关节功能障碍，主要原因是暴力手法复位导致髋臼骨折移位，加之反复暴力复位造成的严重软组织损伤，导致骨化性肌炎等。

因此，行 Allis 法复位时，首先应在良好的麻醉下持续牵引，然后逐渐加力。在加力牵引过程中，可轻轻摇摆、扭转和提拉股骨头，松解并摆脱缠绕股骨头的软组织及其周围的粘连组织，使脱位复位。若用 Bigelow 法，环绕手法不可施加过大扭转力，防止过大的杠杆力造成髋臼、股骨头或股骨颈骨折，或使髋臼 AO A 型或 B 型骨折变成 C 型骨折，并防止损伤坐骨神经。若经过 2~3 次复位不成功者，则不应再反复复位，应仔细查找原因，或采用切开复位。

（三）复位操作不当

正确的操作是复位成功的关键。如果不熟悉操作要领，复位前对髋部软组织挛缩、粘连等不进行初步松解，将可能使复位失败，甚至造成并发症。例如，采用 Allis 法复位时，如果将患者置于较高的检查床或手术床上，使手术者在对大腿提拉牵引时无从着力，则复位难以成功；在助手固定骨盆时，力度不够，使骨盆在被提拉中抬起，减小了对股骨头的提拉力度，使股骨头难以复位；采用 Bigelow 法复位，在行极度内收、内旋、屈曲、外展、外旋并伸直大腿的环绕"?"号式手法时，力度过大，将可能导致髋臼、股骨头或股骨颈骨折，但若极度内收、内旋、屈曲等旋绕的力度不够，杠杆力过小，则难以使肌肉松弛，股骨头难以复位；采用 Stimson 法复位时，髋、膝关节屈曲不足 90°，术者下压小腿近段时压力不够，产生的牵引力不够，则复位难以成功。

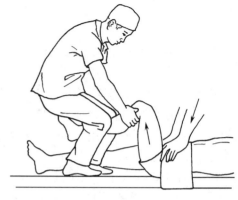

图 31-3　Allis 法复位示意

因此，复位前应被动牵拉、旋转髋关节，松解其粘连，并使肌肉松弛。采用 Allis 法复位时，应将患者安置于地板上，以便手术者对大腿提拉牵引时以腰部和双上肢同时用力，增加牵引力度，同时适当内、外旋大腿即可成功复位（图 31-3）。

采用 Bigelow 法复位时，在极度内收、内旋、屈曲大腿，并外展、外旋且逐渐伸直患肢，行环绕法旋转复位时，严禁使用暴力，在环绕旋转的同时，对大腿应同时牵引，使杠杆力中有旋转力，以减小单纯的杠杆力，使脱位股骨头复位（图 31-4）。

采用 Stimson 法复位时，应尽可能使髋、膝关节屈曲 90°，使对大腿的牵拉力垂直于髋臼，增加牵引力度，同时手术者可用腿及身体的重力下压屈曲的小腿近端后侧，使大腿以轴向牵拉复位（图 31-5）。

经二次规范手法复位难以成功者，则不应反复暴力复位，应仔细查找复位失败的原因，如髋臼内是否有游离骨折块，是否有坐骨神经或其他软组织嵌夹于股骨头与髋臼之间妨碍复位等，必要时则应切开复位。

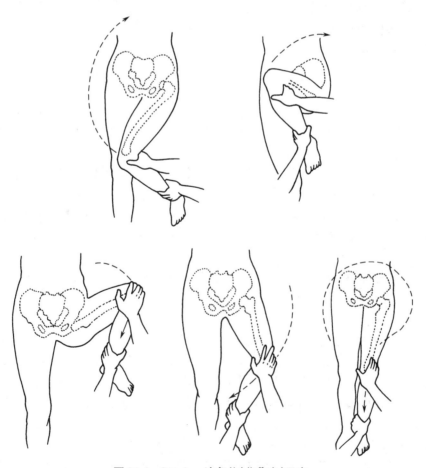

图 31-4　Bigelow 法复位（"?"法）示意

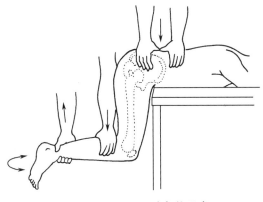

图 31-5　Stimson 法复位示意

（四）复位后处理不当

脱位复位后不拍摄 X 线片进行复查，将可能导致对存在于关节内的游离骨折块漏诊；未对患肢进行持续牵引，仅卧床休息，使关节囊难以获得良好的修复，术后可能发生再脱位，也可能由于髋部肌肉痉挛性收缩，在原股骨头损伤的基础上，股骨头在髋臼内持续受压，将导致股骨头坏死等并发症。

因此，复位后应拍摄骨盆正、侧和髋关节斜位 X 线片，了解髋臼内是否有游离骨折块或髋臼骨折，以便及时去除或进行复位固定。通常，在骨盆正位或髋关节斜位 X 线片上，若显示患侧髋臼与股骨头之间的关节间隙增宽 2mm 以上，或显示有骨折块征象者，则表示关节内存在骨折块。另外，髋关节脱位复位后，应行皮牵引至少 3 周，这样不但可使关节囊的损伤得以修复，防止股骨头再脱位，而且可减轻髋臼对股骨头的压力。同时应告知患者至少 4～6 周后可负重行走。防止股骨头坏死。

四、陈旧性脱位处理不当

脱位超过 3 周者称为陈旧性脱位，其软组织损伤大部分已机化愈合，甚至部分组织纤维化，肌肉与关节囊挛缩，加之长时间失用性骨质疏松等，治疗难度较大。如果对此认识不足，处理不当，将影响疗效。

（一）术前牵引不当

由于股骨头脱位后其表面被纤维组织包裹，周围肌肉及关节囊挛缩，加之长时间的负重活动，股骨头移位距离较大。如果复位前将股骨头未牵引至髋臼水平位，使挛缩的关节囊和肌肉松弛，则无论手法复位还是切开复位，都将十分困难，甚至使复位失败。即使强力复位成功，由于髋部肌肉挛缩，股骨头承受髋臼较大的持续压力，则可能发生股骨头坏死。

因此，无论是手法复位还是切开复位，复位前必须行骨牵引。牵引初期的体位与方向应与畸形方向一致，3～5 天后，可逐渐改变为内收、内旋位牵引，牵引重量可为体重的 1/5。通常 1 周左右即可将股骨头牵引至髋臼水平，或稍低于髋臼的水平，在此情况下方可进行手法复位或切开复位。用此方法，笔者曾将伤后 1 个月的陈旧性髋关节脱位手法复位成功，经 1～3 年随访，未发生股骨头坏死。脱位＞3 个月拟行切开复位的患者，有学者采用外固定支架牵引进行预复位，将股骨头牵引至髋臼顶面以下 1～2cm 时进行手术，该方法牵引力强，股骨头复位效果明显，亦便于护理。

（二）复位缺乏耐心

由于脱位后股骨头周围损伤组织的机化、瘢痕粘连、肌肉及关节囊挛缩等比较严重，通常 1～2 次复位难以成功。如果不成功便产生急躁情绪，试图快速复位而使用暴力，将可能造成医源性损伤，如髋臼、股骨颈、股骨头甚至股骨干骨折等，也可造成软组织严重损伤。

因此，陈旧性脱位行手法复位时，必须在良好的麻醉下进行。如全身麻醉或蛛网膜下腔阻滞，应高度重视复位的困难性，耐心细致地操作，反复轻柔地行屈髋、屈膝、伸展、外展、内收、内旋及外旋等松解活动，行屈髋、内收等操作应适当过度。只有耐心地、反复轻柔地重复松解动作，才能在微创中分离股骨头部粘连，并松解其周围软组织，获得复位成功。后脱位，不应急于以 Allis 法进行复位，应经数次舒缓的 Bigelow 法复位后再进行，以免经 1～2 次复位失败后产生急躁情绪。严禁反复暴力复位。

（三）复位方法不当

陈旧性脱位的复位方法与新鲜脱位相似，不外乎 Allis 法、Bigelow 法和 Stimson 法等，但这些方法对于陈旧性脱位也各有利弊。如果不按其复位原理，依据脱位的具体情况，如脱位类型、时间，以及患者的情况如年龄等，采用适当的方法，则复位难以成功。例如，脱位时间较长的患者，首先采用 Bigelow 法复位，由于关节粘连及肌肉挛缩严重，而此方法的杠杆力强大，则可能造成髋臼、股骨头或股骨颈骨折；脱位时间不长，但关节粘连严重，髋关节被动活动范围很小，而无骨质疏松者，一味强调 Allis 法复位，由于其复位的力度不够,复位亦将难以成功。

因此,陈旧性脱位用 Allis 法复位不成功者,采用 Bigelow 法复位多数可获得成功,主要是该方法复位的杠杆力量较大,加之经 1~2 次不成功的 Allis 法复位,已对挛缩、粘连的软组织进行了部分分离和松解,使髋部肌肉及挛缩组织松弛,在此基础上,再采用 Bigelow 法复位,则容易成功。我们经治的数例陈旧性髋关节脱位,在麻醉后先试用 Allis 法复位 1~2 次未能成功,再用 Bigelow 法复位获得成功。

五、手术切开复位不当

(一)适应证把握不当

大多数髋关节脱位通过手法复位可获得成功。但合并有股骨头、髋臼、股骨干等骨折者,如果采用手法复位,则很难使合并骨折获得解剖复位,即使复位成功,也难以使骨折块牢固固定,将导致骨折畸形愈合,或关节内存留游离骨折块,后期并发创伤性关节炎、关节不稳定。伤后不足 2 个月的陈旧性脱位,采用手法复位可成功者,却切开复位,将造成相关并发症和不必要的手术创伤。

因此,合并髋臼、股骨头、股骨颈或股骨干骨折的髋关节脱位,在行手法复位后,若出现下列情况者,均应切开复位:股骨头、髋臼骨折复位不良者;关节腔内有游离骨折块者;复位后髋关节不稳定,容易再脱位者;合并股骨颈、股骨干骨折者;髋关节脱位以手法整复失败者等。此外,新鲜髋关节脱位,经 2 次规范、耐心复位而失败者,也应切开复位。脱位在 2 个月内的手法复位失败者、脱位超过 2 个月者,也无须再进行手法复位,应依据患者的具体情况,如年龄、性别、职业及患者的基本要求等,采取适当的治疗措施。例如,有的患者由于长时间脱位,在股骨头脱位的畸形部位已形成假臼和关节囊,患者在患肢短缩的情况下能基本正常生活,无明显疼痛,不要求手术治疗者,可不做任何处理。要求复位者,则应做好术前牵引等充分准备后再行切开复位,并应向患者详细告知手术效果,术后可能发生创伤性关节炎、骨化性肌炎或股骨头坏死等并发症。

(二)手术入路选择不当

手术入路选择不当,将影响手术操作和手术质量,甚至导致并发症。例如,后脱位合并髋臼后缘或后柱骨折者,如果选择前侧或外侧入路,不但使骨折显露、复位和固定困难,而且可造成前侧软组织损伤;前脱位采用后侧入路,不但增加后侧关节囊的手术创伤,而且由于对后关节囊的损伤,将进一步破坏股骨头的血供,增加股骨头缺血性坏死的危险性等。

因此,髋关节脱位,应按脱位及合并骨折类型与患者的具体情况选择合适的手术入路。如髋关节前脱位,则应选择 Watson-Jones 切口入路,不但显露良好,而且便于手术操作,同时又可减少软组织损伤。后脱位合并髋臼后壁骨折者,则应选择后入路,即 Kocher-Langenbeck 入路,此入路既可顺利进行髋关节脱位复位,又可行髋臼骨折复位内固定。脱位合并股骨头骨折(又称 Pikin 骨折)者,亦可采用后外侧经大转子截骨入路,或经外侧将大转子处的臀中肌及臀小肌肌腱切断进行手术。

(三)髋臼内游离骨折块处理不当

髋关节脱位合并股骨头或髋臼骨折,部分骨折块可能游离于关节腔。如果切开复位时对该骨折块未能发现和处理,未行复位或固定,则术后可能发生创伤性关节炎或关节不稳定等。

因此,在髋关节脱位复位后,应拍摄骨盆前后位 X 线片复查,若显示两髋臼间隙不对称,患侧较健侧间隙宽者,则基本可确定关节间隙内有游离骨折块。若仍难以确定,可行 CT 检查确诊。关节内游离骨折块,应手术切开复位固定或去除。股骨头负重面骨折块较大者,则应复位,以螺钉或可吸收钉棒埋头固定。小骨块无法固定者,可去除。

第三十二章　股骨颈骨折诊治失误的分析及对策

股骨颈解剖结构比较特殊,骨折后可使股骨头主要血运遭到破坏,导致股骨头坏死。动物实验表明,头下型骨折股骨头血流将减少83%,经颈型骨折将减少52%。文献报道青壮年股骨颈骨折骨不连及股骨头坏死率高达59%和86%。股骨颈呈斜行与大转子连接,其应力复杂,有外侧的张应力、内侧压应力和一种特殊的剪应力。其中压应力可促进骨折愈合,张应力可推迟骨折愈合,剪应力则阻碍骨折愈合。因此,股骨颈骨折,由于存在剪应力和张应力,可造成骨折延期愈合或骨不连。

股骨颈骨折临床比较常见,约占全身骨折的3.6%,占髋部骨折的48%～54%。多发于老年,女性多见,与骨质疏松、糖尿病、维生素D缺乏等有一定关系;年轻骨折患者多由高能量暴力引起,常有合并伤。关于股骨颈骨折机制,Kocher认为是跌倒时大转子受到冲击和肢体外旋导致。也有学者认为,高能量损伤的外力由股骨干可直接向上传达到股骨头颈部,造成骨折。股骨颈骨折分型包括多种,按解剖部位分为3种类型(图32-1)。①头下型:股骨头血供损伤严重,骨折难愈合,股骨头缺血坏死率高,预后差;②经颈型:常伴有颈下方骨折块,骨折闭合复位困难,复位后稳定性较差;③基底型:骨折线位于颈基底部复位后易保持稳定,骨折端血供良好,容易愈合,预后良好。这种解剖分型是股骨颈骨折的基本分型,对治疗方式的选择及预后有一定意义。

1935年Pauwels依据骨折线的方向将股骨颈骨折分为3型。①Ⅰ型:骨折线与水平线夹角为30°;②Ⅱ型,骨折线与水平线夹角为50°;③Ⅲ型,骨折线与水平线夹角为70°(图32-2)。夹角越大,骨折越不稳定。临床上,由于患者疼痛等原因很难拍摄到标准体位X线片,加之该分型与股骨颈骨折不愈合无明显对应关系,故现已很少应用。

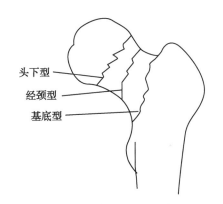

图32-1　王亦璁按股骨颈骨折部位分型

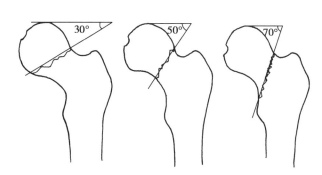

图32-2　Pauwels按股骨颈骨折线方向分型

AO分型系统是基于其骨干系统分型建立的。其分型复杂,较难记忆,并未得到广泛应用(图32-3)。

目前国际上被广泛应用的是Garden分型,根据骨折移位程度分为4型(图32-4)。Ⅰ型:不完全骨折;Ⅱ型:完全骨折,但无移位;Ⅲ型:完全骨折,部分移位;Ⅳ型:完全骨折,完全移位。

Garden分型对临床治疗和预后有重要意义。但其将嵌插骨折归类为Ⅰ型骨折,近年来研究有资料显示,70%的嵌插骨折存在较大程度的空间移位,并不是通常认为的无移位、稳定性骨折。近年来CT三维重建研究进一步证明其分型对股骨颈骨折认识有一定的局限性,有待建立能够更准确地指导选择治疗方案及判断预后的新分型。有学者研究发现,股骨颈骨折移位程度与股骨头缺血坏死及股骨头晚期塌陷有极大相关性。

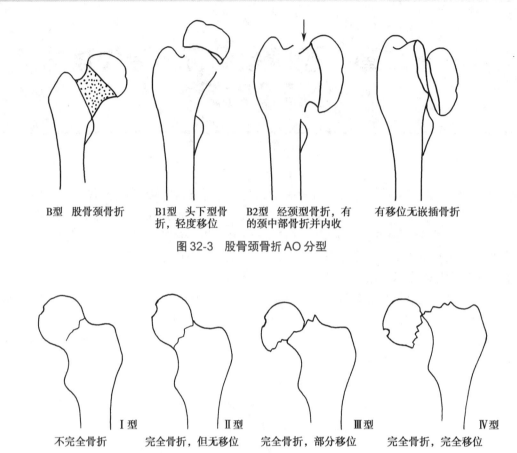

B型　股骨颈骨折　　B1型　头下型骨　　B2型　经颈型骨折，有　　有移位无嵌插骨折
　　　　　　　　　折，轻度移位　　　的颈中部骨折并内收

图 32-3　股骨颈骨折 AO 分型

Ⅰ型　　　　　　Ⅱ型　　　　　　Ⅲ型　　　　　　Ⅳ型
不完全骨折　　完全骨折，但无移位　　完全骨折，部分移位　　完全骨折，完全移位

图 32-4　Garden 分型

股骨颈骨折治疗后两大并发症，即骨不连和晚期股骨头缺血性坏死，至今仍是治疗股骨颈骨折中需要研究和探索的问题。随着内固定技术的不断改进和完善，骨折不愈合率明显下降，但股骨头缺血坏死仍未得到彻底解决，这除与患者的年龄、骨折类型和移位程度等有关外，还与诊治时间、治疗方式、方法及技术等有直接关系。因此，预防和减少股骨颈骨折诊治中的失误，是防止股骨颈骨折并发症的重要措施之一。

第一节　诊　断　失　误

一、查体不仔细或合并伤掩盖导致的误诊或漏诊

　　下肢明显外伤或高能量损伤造成的股骨颈骨折，其临床表现为典型的患肢疼痛，呈短缩、屈曲、外旋畸形（图 32-5），骨擦感及功能障碍明显。加之 X 线所显示的骨折征象等，通常诊断不难。

　　但有明显合并伤或低能量损伤造成的骨折，如果不仔细查体，将导致误诊或漏诊。例如，四肢开放性骨折、脊柱、足跟或严重多发伤，使医师将注意力集中到救治临床表现明显的合并伤方面，从而忽略了对髋部的检查，则可能导致漏诊。国外文献报道漏诊率为 19%～50%，国内为 22%～50%。老年男性或中老年女性下肢外伤造成的骨折，常由低能量损伤导致，有的骨折移位畸形并不明显，对痛阈高的患者，其骨折局部疼痛、功能障碍等症状亦不明显，有的仅为轻微疼痛，甚至还可步行，症状体征呈隐匿性。这类骨折，如果对其临床表现重视不够，检查时不认真、仔细，或未反复检查，则可能导致误诊或漏诊。此外，由于髋部和膝部由闭孔神经支配，髋部病损的疼痛可反射到膝部，引起膝部疼痛。如果对这一解剖学特性了解不清，对下肢外伤引起膝部疼痛者，未能考虑髋部病损的可能，忽

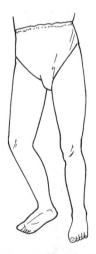

图 32-5　股骨颈骨折患肢屈曲、短缩、外旋畸形

视对髋关节的检查,将可能导致误诊或漏诊。

【病例】患者男性,63岁。下楼梯时不慎跌倒,右髋部着地,伤后自觉右膝关节疼痛,而髋关节微痛,虽稍跛行但可步行回家,第2天到当地医院就诊。接诊医师对患者膝关节查体后发现其髌前皮肤轻度擦伤,拍摄膝关节X线片无异常发现,诊断为右膝关节软组织损伤。对症处理后,患者自行回家。3天后右髋部疼痛加剧,跛行明显,来南方科技大学盐田医院就诊。门诊检查,患者仍可跛行,右下肢也无明显畸形,膝部无压痛,右髋部压痛,大转子外侧及足跟纵向叩击痛阳性,拍摄右髋关节X线片,显示右股骨颈Garden Ⅲ型骨折。住院后行闭合手法复位经皮空心加压螺钉内固定,术后5个半月后骨折愈合。

本例股骨颈骨折早期漏诊的主要原因是初诊医师对老年人股骨颈骨折的临床特点认识不足,对老年人下肢外伤易发生股骨颈骨折重视不够,未进行股骨颈骨折的相关检查;尤其对老年人股骨颈骨折多由低能量损伤导致、伤后骨折端嵌插,其骨折的典型临床表现不明显等认识不足。加之,对髋部与膝部均由闭孔神经支配,髋部病损的疼痛,常可引起膝部反射性疼痛的解剖学特性了解不清,检查不全面、不仔细等。

【病例】患者男性,27岁。高处坠落伤导致右大腿疼痛、肿胀、不能站立行走,于当地医院就诊。门诊医师对大腿常规检查发现其中段肿胀、畸形,而未检查髋部,拍摄X线片诊断为右股骨中段螺旋形骨折。住院第2天行右股骨干带锁髓内钉固定,术后第3天,拍摄X线片复查,显示右股骨颈基底部骨折、骨折端稍有移位,颈干角115°,转本院治疗。查阅伤后首次X线片,显示股骨颈基底部骨折,但无移位。入院后行胫骨结节牵引1周,复查X线片显示骨折对位对线良好,颈干角130°,行髓内钉前后侧空心加压螺钉固定。术后4个月,骨折愈合。5个月后扶双拐下地活动,半年后负重行走,基本恢复正常。

本例漏诊的主要原因是医师对于股骨干骨折合并股骨颈骨折认识不足,重视不够;诊断股骨干骨折后,便不再考虑是否合并股骨颈骨折;未对髋部仔细检查,阅读X线片时不认真仔细,对股骨颈已存在的骨折征象未能及时发现;加之股骨干骨折明显的症状和体征掩盖了股骨颈骨折的症状和体征等。

因此,青壮年的股骨干、胫腓骨、脊柱、跟骨骨折或严重多发伤患者,应重视同侧股骨颈骨折的可能,对髋部应常规进行检查,对有腹股沟部、髋部疼痛等相关临床症状者,应拍摄髋关节正侧位X线片,防止漏诊或误诊。老年人髋部或下肢外伤,均应考虑股骨颈骨折的可能,应重视进行髋部相关检查。伤后下肢无畸形,仅有腹股沟部、髋部或膝部疼痛者,更应仔细检查髋关节,如被动活动时是否会疼痛,大转子外侧是否有叩击痛及足跟纵向叩击痛等股骨颈骨折的体征。高度怀疑股骨颈骨折而X线片检查未能显示骨折征象者,也不应放松警惕,应进一步行对照位X线检查,亦可行螺旋CT或1~2周后再次拍摄X线片确诊。

二、对X线和CT检查认识不足导致的误诊或漏诊

股骨颈骨折有移位者,通常X线片显示骨折征象明显,诊断多无困难。但如果对于X线的检查认识不足,将导致误诊或漏诊。例如,有的嵌插骨折、不完全骨折或无移位骨折,由于其X线片显示的骨折征象常不明显,如果医师临床经验不足,或阅读X线片时不认真仔细,对X线片上显示较隐匿的骨折征象辨别不清,或对已显示但不明显的骨折征象未能发现;或未拍摄相关体位的X线片,如只拍摄髋关节正位X线片,而未拍摄侧位X线片;对X线片的阅片知识掌握不足,对X线片显示的某些基本画线如股骨内外侧的S形弧线、申顿线、Skinner线和股骨颈外缘切线等认识不足,难以辨别其正常与否,将导致对显示移位不明显骨折的误诊或漏诊。怀疑似股骨颈骨折患者,如果有条件而不进行螺旋CT和三维重建,将导致X线片显示不明显的骨折或隐匿性骨折的误诊或漏诊。

因此,下肢尤其是髋部外伤患者,应高度重视髋关节的X线检查与提高阅片能力。怀疑股骨颈骨折者,则必须拍摄髋关节的正侧位或斜位X线片,必要时应拍摄健侧对照位X线片,切忌仅依据一张骨折征象不明显的髋关节正位X线片进行诊断。在阅读X线片时,应认真、仔细,骨折征象不明显但又高度怀疑骨折者,必要时可借助放大镜阅片,辨认是否存在细微骨折,骨小梁是否完整、平滑、连续,是否有骨重叠影等骨折征象。同时,应注意观察股骨头颈内外侧2条S形弧线是否完整、平滑(图32-6),其他几条常用画线有无改变。①申顿线:正常情况下,髋关节正位X线片显示骨盆闭孔上缘与股骨颈内侧缘形成一圆滑的弧线。股骨颈骨折移位或髋关节脱位时,此弧线中断或不圆滑(图32-7)。②Skinner线:正常时,在髋关节正位X

正位X线片示意　　　　　　　侧位X线片示意

正常：弧线完整平滑

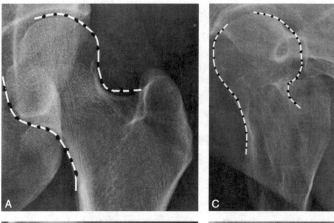

骨折后：两线不平滑、
不完整

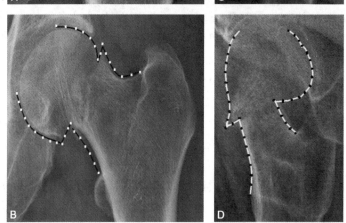

图32-6　股骨头颈内外侧2条S形弧线X线片
A.正常正位弧线完整平滑；B.骨折移位后正位两线不平滑，不完整；C.正常侧正位弧线完整平滑；D.骨折移位后侧位两线不平滑，不完整

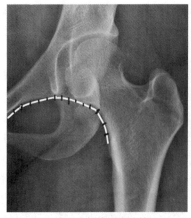
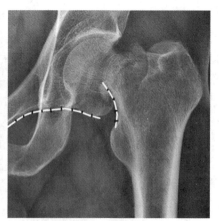

正常时申顿线圆滑连续　　　　　骨折移位时申顿线连续性中断

图32-7　申顿线X线片表现

线片上,于股骨大转子顶端作与股骨干纵轴垂直的线,该线通过股骨头圆韧带窝的稍下方。当股骨颈骨折或股骨转子间骨折有移位时,该线移至股骨头圆韧带窝以上(图32-8)。③股骨颈外缘切线:正常时,在髋关节正位X线片上,沿股骨颈外缘画一切线,此线通过部分股骨头骨骺。当骨骺滑脱向内后移位时,该线不能通过或极少通过股骨头骨骺(图32-9)。

通过以上画线可协助诊断股骨颈是否骨折以及骨折移位情况等。X线片显示不清而怀疑骨折的患者,应进行螺旋CT和三维重建,其检出率为100%。螺旋CT和三维重建可以真实、立体、多角度地显示股骨颈骨折,在骨折检出、判断分型、显示股骨头旋转和骨折碎片方面均优于X线检查,对股骨颈骨折诊治具有重要临床意义。

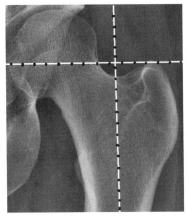
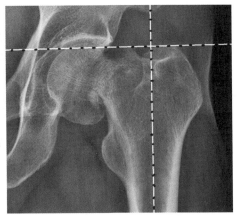

正常Skinner线通过股骨头　　　　　骨折移位时,Skinner线移至
圆韧带窝的稍下方　　　　　　　　股骨头圆韧带窝以上

图 32-8　X线片中 Skinner 线

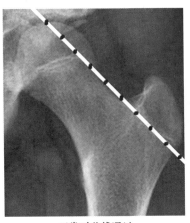
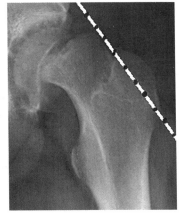

正常时此线通过　　　　　　骨骺滑脱内移时此线极少
部分股骨头骨骺　　　　　　或不通过股骨头骨骺

图 32-9　X线片中股骨颈外缘切线

第二节　治 疗 不 当

股骨颈骨折的治疗方式有牵引的非手术治疗,与内固定、半髋关节置换和全髋关节置换等多种方式的手术治疗。虽然目前国内外治疗股骨颈骨折的原则是非手术治疗是治疗无移位股骨颈骨折的一种选择,特别是外翻嵌插骨折。但在非手术治疗过程中存在较高的骨折移位风险,因此绝大部分股骨颈骨折患者,应首选手术治疗。如果临床上不考虑患者的年龄、骨密度、综合生活能力、骨折类型和内科合并症,以及医师的临床认知水平与技术水平,选择最佳治疗方案,不进行规范治疗,将难以获得满意的治疗效果。

一、非手术治疗不当

（一）适应证把握不当

股骨颈骨折仅有少数为 Garden Ⅰ、Ⅱ 型骨折，尤其是嵌插骨折，其中有 30% 的患者股骨头空间移位角度 >20°，并且股骨头中心、股骨头凹最深点也存在较大移位，如果均采用传统的卧床休息、患肢牵引的非手术方法治疗，由于难以维持骨折端的稳定，将导致骨折移位，股骨头坏死；已有明显移位的 Garden Ⅲ 型、Ⅳ 型骨折或陈旧性骨折也采用牵引治疗，由于牵引难以使骨折解剖复位，也难以维持骨折端的力学稳定性，将导致骨折畸形愈合、骨不连或股骨头坏死等并发症。

因此，目前认为，股骨颈骨折，除患者有明显的手术禁忌证外，均应考虑手术治疗。非手术治疗仅适用于老年体弱或患有严重的内科病，难以耐受任何形式的手术创伤，或主动选择非手术治疗，或手术区皮肤感染及家属拒绝手术的患者等。部分无移位基底型或嵌插外展型骨折由于医院无条件进行手术者，也可采用牵引制动的非手术方法治疗。并应减少患者卧床时间，预防长期卧床并发症的发生。有研究资料表明，非手术治疗是影响脆性髋部骨折患者近期病死率的独立危险因素。

（二）非手术治疗方法不当

1. 手法复位方法不当　手法复位方法不当，将难以获得满意的复位效果，影响骨折愈合，甚至发生骨不连或股骨头坏死等并发症。例如，在手术床上进行快速牵引复位，此种方法虽然在 C 臂透视评估下进行，大多数可获得满意复位，甚至解剖复位。但在患者自手术室返回病房的搬运过程中，由于未行内固定，很可能由于搬运而导致骨折复位丢失。复位时，如果不依据骨折类型，采用不同体位和方法进行牵引，将难以获得满意的复位效果。内收型骨折牵引复位时，开始即行外展位牵引，将导致骨折远端在伸展过程中由于杠杆力作用，将造成股骨头颈外展畸形；外展型骨折，于内收位牵引，同样会引起股骨头外展畸形，也可能使嵌插的稳定性骨折变为不稳定性骨折，造成骨折移位、延期愈合或骨不连。

因此，复位应尽可能在病床上进行，并同时以持续牵引维持复位。复位时，应依据骨折类型采用合适的方法。例如，内收型骨折，应首先于内收位对抗牵引，矫正股骨颈内侧的重叠移位，再逐渐于持续牵引下外展、内旋患肢，矫正内收、外旋畸形。外展型骨折，若无明显移位，则无须牵引复位，仅矫正患肢外旋畸形即可，以便维持嵌插骨折端的力学稳定性。并应以 X 线检查评估复位效果，若复位满意，应以骨牵引维持骨折端的复位和力学稳定。

2. 牵引方式、方法不当　复位后进行牵引，在非手术治疗股骨颈骨折中起至关重要的作用。但如果牵引方式、方法不当，不但难以维持骨折端的复位和力学稳定性，而且将影响骨折愈合。例如，为图方便而采用皮牵引，由于长时间的牵引和皮肤受压，将可能导致皮肤压疮、牵引松动或脱落等，使牵引失效；牵引重量过大，将会导致骨折端过牵、分离，影响骨折愈合；过度牵拉皮肤，使皮肤张力过大，发生张力性水疱，牵引难以继续进行；重量过轻，骨折端的重叠移位难以矫正，力线难以恢复，髋内翻畸形，甚至将导致骨不连或股骨头坏死等并发症。

因此，采用牵引治疗者，如无禁忌证，则应尽可能选用胫骨结节牵引，慎用皮牵引。未行手法复位患者的牵引，前 3 天尽可能以足够的牵引重量使骨折端早期复位，其重量通常为患者体重的 1/9～1/7。复位后，以维持重量牵引。若牵引前已行手法复位，应注意保持复位状态，必要时可在一名医师维持复位下进行骨牵引，防止再移位。

3. 牵引过程中观察处理不当　在牵引过程中，如果不仔细观察患肢及牵引的变化情况，发现问题及时处理，将影响牵引效果，甚至造成并发症。例如，牵引重量过大，将导致骨折延期愈合、骨不连或皮肤压疮，也可使关节囊血管痉挛，影响股骨头颈血运；过轻，不仅难以获得骨折端的复位和维持其力学的稳定性，而且还可能由于关节周围肌肉挛缩而导致骨折端的进一步移位。未及时发现和处理牵引中发生的问题，未评估复位效果，则可能贻误治疗时机，发生骨折畸形愈合或骨不连等并发症。在牵引过程中未妥当安置患肢体位，如果肢体处于伸直内旋位将造成髋关节内应力增高，若超过 40mmHg，将对股骨头血运造成继发损害；未能保持其外展中立位，将导致骨折端移位、旋转、髋内翻畸形或影响骨折愈合。

因此，在牵引过程中，应认真观察患肢的变化情况，保持定期随访，如果发生骨折移位，则应按移位股骨颈骨折及时处理。每天应测量患肢与健肢的长度,并及时适当调整牵引重量。若患肢较健肢长,表示牵引重量过大,牵引过度。若患肢短缩,则表示牵引重量过轻,骨折端重叠移位未能矫正,力线仍未恢复。牵引中应始终穿丁字矫形鞋,保持患肢轻度屈曲、中立或轻度外旋位。牵引中由于患者体位的改变使牵引失效者,应及时处理,确保牵引适当、有效,并注意皮肤是否有压疮。应特别注意的是,应定期在牵引状态下于床边拍摄髋关节正、侧位 X 线片,动态观察和准确评估骨折复位效果,严禁去除牵引进行 X 线检查,防止骨折端移位。在牵引或其他非手术治疗移位者,如果适合手术则应进行手术治疗。

二、手术治疗不当

近年来,由于股骨颈骨折内固定技术水平的提高,内固定器材工艺不断改进和完善,加之医学各学科之间的协作和知识的渗透,其手术治疗效果越来越满意。但股骨颈骨折手术治疗对骨科医师的知识、技术与临床经验等要求较高,处理不当将直接影响疗效。

(一)手术时机把握不当

目前绝大多数学者认为股骨颈骨折应尽早手术。尤其是青壮年患者,多由高能量损伤导致,损伤严重,关节内出血,压力大,容易导致股骨头坏死,更应急诊手术。但也有学者认为移位骨折,尤其是移位明显者采用皮牵引或骨牵引复位,经数天复位后再行手术内固定,其结果虽然可使骨折暂时复位,由于骨折后关节内出血,关节内长时间压力过大将影响股骨头血运,可能会导致股骨头缺血性坏死。尤其是行股骨远端骨牵引,将增加手术感染的概率。此外,如果年老体弱者伤后数天不进行手术,会使原有一定应激能力、可耐受手术创伤者,由于伤后精神紧张、情绪低落、食欲减退等的影响,身体状况越来越差,最终难以耐受手术而贻误手术时机。

因此,在一般情况下应早期手术,尤其是明显移位骨折更应尽早手术。有学者提出青壮年患者,应力争在 6~12 小时手术,尽快减轻关节内的压力。通常不建议术前进行牵引处理。老年患者手术时机的把握应运用加速康复外科理念,遵循个体化原则,依据患者术前的内科疾病,尤其是合并心血管疾病、慢性呼吸系统疾病及其他内科疾病的数量,评估患者对手术的耐受性,能耐受手术的患者应尽早手术,早期康复,有条件的患者,48 小时内快速通道手术应是主要方向,以减少卧床并发症,但身体状况差者应有充分的术前准备。目前国际上的指南一般主张对患者全身状况进行及时评估,在一般状况稳定后早期(<48 小时)进行手术干预。Gostas Papakostidis 等近期研究分析发现,股骨颈骨折超过 24 小时后进行内固定手术,会增加骨不连的发生率。

(二)手术方式选择不当

目前,手术方式有闭合复位和切开复位内固定 2 种。可闭合复位内固定者,如果采用切开复位固定,由于目前的研究资料显示,两者骨折愈合时间,骨不连、股骨头坏死发生率差异均无统计学意义,从而将增加患者不必要的手术创伤。年龄<65 岁的患者,如果其骨质疏松严重、活动能力差且合并较严重的内科疾病,采用内固定治疗,将导致骨折移位、内固定失效;但有移位的、年龄>65 岁、身体健康骨质量好的患者,采用人工关节置换术,则将使患者失去行内固定骨折愈合的机会。

因此,应依据患者的骨折类型、复位程度、患者自身状况(年龄、骨质量)、伤前活动状态、合并症等,选择合适的、患者可耐受的手术方式。目前认为,一般情况下,无须切开复位内固定,只有在闭合复位无法获得解剖复位或患者过于年轻且不适合行关节置换时,才考虑行切开复位。近年来有学者研究发现,闭合复位行 C 臂观察股骨颈前后移位时,由于大转子影像的遮挡,对股骨颈骨折前后移位的判断形成干扰,加之闭合复位操作难度大、时间长等,使闭合复位难以获得真正意义上的解剖复位,对关节内亦无减压作用,因此,切开复位比闭合复位更具优势;亦有多项研究表明,一般情况良好的老年移位股骨颈骨折,选择关节置换术可以长期提供更好的髋关节功能、降低术后主要并发症发生率和再手术风险。临床上一般将年龄<65 岁的股骨颈骨折患者定义为“年轻患者”,年龄>75 岁者定义为“老年患者”。而年龄在 65~75 岁的应依据患者的伤前生理状态决定其属于“年轻患者”还是“老年患者”。然而,年龄只是一般性标准,治疗方案的选择还要考虑患者的整体身体状况、实际活动能力和预期功能要求。“年轻患者”或骨骼条件较好的“老年患者”,手术治疗目标是尽量保留股骨头、避免股骨头坏死,并达到骨性愈合,首选闭合或切开复位内固定治疗。骨骼质量较差的"老年患者"或合并疾病较多的患者,为了避免或减少长时间卧床可能带来的并发症,尽早恢复患肢负重行走功能,首选髋关节置换术。年龄<65岁的股骨颈骨折患者,若其骨质疏松严重、活动能力差,且合并较严重的内科疾病,可采用人工关节置换术。有移位的、年龄65~75岁、骨质量尚可者,亦可采用内固定治疗。

（三）内固定方法选择不当

股骨颈骨折有多种内固定方法,自1931年Smith-Petersen采用三翼钉固定以来,迄今已超过100种。从传统的多枚针到目前应用最广泛的多枚平行螺钉固定,如多枚空心加压螺钉(其中包括全螺纹空心螺钉)、双头加压螺钉(Herbert螺钉)及DHS加侧方钢板系统、DHS加抗旋转螺钉等,亦有近年开展的股骨近端髓内钉、股骨近端锁定钢板、钩钉和Targon股骨颈螺钉锁定钢板(图32-10),以及AO髋关节研究小组2010年研发的股骨颈系统(femoralneck syetem, FNS)(图32-11)等,每种方法各有利弊。

骨质疏松患者,采用多钉固定,由于在转子下多处集中钻孔穿钉,术后将可能造成股骨转子下骨折,加之该固定方式除固定不够牢固外,对骨折端无加压性能,无促进骨折愈合的效果,亦有固定针穿出股骨头的可能;3枚平行空心加压螺钉固定,分单头螺钉和双头螺钉,虽然固定牢固,可防止股骨头旋转,但由于骨折复位后骨折端仍不很稳定,其固定强度比DHS固定相对不够,尤其是粉碎性或骨质疏松股骨颈骨折患者采用单头螺钉,可能使钉穿出股骨头,并发复位丢失、股骨颈短缩及髋内翻畸形等;DHS固定牢固,除手术创伤较空心加压螺钉固定大外,尤其是头下型骨折,采用DHS等固定,需在股骨头、颈中钻较粗大的钉孔,手术操作时可能造成股骨头旋转和股骨颈中央较大的骨松质缺损,导致骨折复位不良、骨不连、股骨头坏死或股骨颈短缩等并发症,特别是当螺钉进入股骨头后上象限时,一旦出现骨折不愈合需行补救时,由于骨缺损过大,重建翻修非常困难。

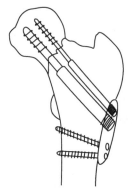 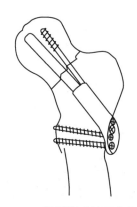

图32-10　Targon股骨颈螺钉锁定钢板固定示意　　　　　图32-11　股骨颈系统固定示意
其中股骨头处1枚螺钉为动力性,侧板6个锁钉孔,
2枚固定于股骨干。

股骨近端髓内钉与股骨近端锁定钢板固定,虽然固定牢固,有防止股骨颈短缩的性能,但手术创伤较大,操作复杂。钩钉为Hansen等设计,置入预先设计的孔道后其钉端伸出一个小钩,可防止螺钉穿出股骨头和向外退出,但钩钉牢固度和防旋性能不够,对移位骨折难以固定。Targon股骨颈螺钉是一种新型股骨颈锁定钢板,结合了动力髋螺钉和空心加压螺钉的优点,可提供角稳定性,骨不连和股骨头坏死发生率均有所下降,但亦有骨不连与内固定失败的病例,可能与螺钉会阻碍骨块的滑动有关。FNS为股骨颈动力交叉钉系统,切口小,可以微创操作,与3枚空心钉比,有极高的生物力学强度,但要用于股骨头、转子间、转子下及病理性骨折,则固定强度不足。

因此,传统的多根针内固定,现已很少采用,但在条件不足的特殊情况下,由于固定后骨折端有一定的稳定性,可防止骨折端旋转,仅可用于年轻患者中的Garden Ⅰ型、Ⅱ型骨折。多根平行空心加压螺钉固定,如AO空心加压螺钉倒"品"字(倒三角)固定,适用于除粉碎性骨折和严重骨质疏松患者外的所有股骨颈骨折患者。3枚空心螺钉具有坚强的固定性能,对骨折端可产生一定的压应力,并能防止骨折端旋转移位,是目前治疗股骨颈骨折较理想的方式,其骨折愈合率可达96%以上,便于关节早期活动和功能锻炼,促进骨折愈合。近年来,全螺纹空心螺钉逐渐被应用于股骨颈骨折的治疗。该方法简便,可在局部麻醉下操作,创伤小,出血量少,体弱患者也能较安全地耐受手术创伤。如果用3枚平行加压螺钉固定,则应在股骨矩水平自大转子向股骨矩垂直于骨折线方向拧入1枚非平行拉力螺钉,以对抗剪切力,防止股骨颈短缩。但青壮年患者,闭合复位未获得解剖学复位固定者,则一定要切开解剖复位,多枚螺钉坚强固定,以增强固定的牢固程度和骨折端的接触面,有条件者应行肌骨瓣或带血管蒂骨瓣转移植骨,防止股骨头坏死。Filipov使用空心钉双支撑点、双平面、大角度的"强斜"置钉法(F形置钉技术)(图32-12),理论上可以减少颈短缩,同时能够获得较好的骨折愈合率和关节功能恢复。

DHS内固定通常适用于骨质疏松严重的老年患者、骨折端粉碎而复位后其稳定性较差、股骨颈后壁有明显骨缺损者,最佳适用于基底型股骨颈骨折,通常应增加1枚螺钉至股骨头颈外侧,以加强其抗旋转性能,并分散头颈钉的应力。尤其是骨折线垂直的Pauwels Ⅲ型骨折,DHS固定可能是更为理想的选择。动力髋螺钉螺旋刀片(dynamic hip screw-blade,DHS-B)主要是将DHS的主钉换成螺旋刀片主钉(图32-13),较DHS具有更强的抗旋转性,由于刀片的独特设计在置入时对周围骨质的填压,可提高内置物在股骨头内的锚合力,防止股骨颈短缩,适用于骨质疏松、不稳定性股骨颈骨折患者。股骨近端髓内钉固定适用于股骨颈基底部或骨折线垂直的头颈型骨折,尤其是合并股骨干骨折时。Targon股骨颈加压螺钉锁定钢板是Parker等最新设计的,包括1块小的侧方钢板,其6个锁钉孔,股骨头可固定4枚,股骨干2枚,其中股骨头处6.5mm螺钉为动力性,可对骨折端加压,亦可预防股骨颈短缩,适用于Pauwels Ⅲ型骨折。近年来赵德伟等研究认为,应用AO传统三螺钉倒"品"字固定的方式,由于置钉和钻孔排布在股骨头外周区域,造成股骨头内外周较为粗大的骺动脉主干损伤的概率较大。可能与股骨头坏死有一定关系。而采用靠近中心固定方式时,由于股骨头中心区域血管网较为密集,代偿能力强,对股骨头内血供损伤相对较小。FNS适用于股骨颈头下型、经颈型、Pauwels角≥50°的骨折患者。

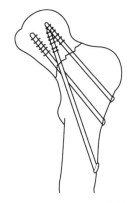

图32-12　Filipov使用空心钉双支撑点、双平面、大角度的"强斜"置钉法(F形置钉技术)固定示意

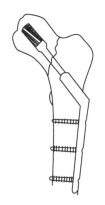

图32-13　动力髋螺钉螺旋刀片固定示意

(四)骨折未解剖复位

股骨颈骨折的解剖复位和有效固定对获得良好的预后及功能有重要意义,对骨折的愈合与是否会发生股骨头坏死有决定性的影响。尤其是骨折端未获解剖复位时,其接触面积将明显减少,使股骨颈基底向股骨头端的新生血管长入受阻,导致骨折延期愈合、骨不连或股骨头缺血性坏死等,青年患者股骨头坏死率可达30%以上。如果骨折未获得解剖复位,骨折端的力学稳定性大大降低,将影响骨折固定的牢固程度和力学稳定性,也影响骨折愈合。股骨头的内收或外展畸形认识不足,认为轻度的内收或外展畸形就已达到复位要求,实际将会使股骨颈断端的接触面积减少20%~50%,尤其是股骨头内收畸形,在以后的功能锻炼和应力下,外侧的骨折间隙会继续增大,骨折端的接触面积会逐渐减少(图32-14),将直接影响骨折愈合或导致股骨头坏死。为矫正下肢内收外旋畸形,并使骨折端嵌插,在行下肢内旋外展复位时,如果助手和手术者

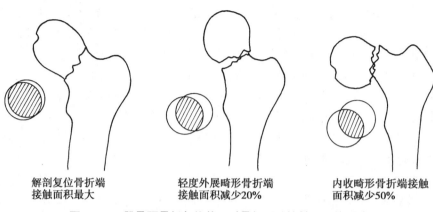

解剖复位骨折端　　　　　　轻度外展畸形骨折端　　　　内收畸形骨折端接触
接触面积最大　　　　　　　接触面积减少20%　　　　　面积减少50%

图 32-14　股骨颈骨折复位状况对骨折近端接触面积的影响

配合不协调，踝、膝关节未能同时行内旋并外展，将导致骨折端向前成角和股骨头内收畸形难以矫正。在手法牵引复位中，如果不始终保持骨盆和双下肢对称体位，由于骨盆的倾斜、双下肢牵引力的不均衡或牵引力过大、过小等，都将可能使复位失败。复位后，为了增加骨折端的接触面和力学稳定，应在大转子外侧向内侧叩击、挤压股骨颈，使骨折端嵌插，但在叩击和挤压时未行骨盆对侧的对抗推挤，由于骨盆的移位、倾斜或旋转，将使骨折端难以嵌插。切开复位时，由于在直视下进行，通常绝大多数骨折均可获得解剖复位，但股骨颈后外侧粉碎性骨折且有明显骨缺损者，如果未行植骨处理，即使是解剖复位和坚强内固定，均无法消除由于骨缺损造成的不稳定，骨折端难以获得实质性的解剖复位和持续稳定，将对骨折愈合及股骨头血运产生不良影响等。经过 3 次整复不能达到理想复位效果的难复性骨折，如果不以克氏针固定股骨头、以近端对远端的方法进行撬拨复位，将使患者失去成功闭合复位的机会。

因此，股骨颈骨折应尽可能获得完全的解剖复位，尤其是青壮年患者必须获得完全解剖复位。包括恢复 125°～130° 的颈干角和 10°～15° 的前倾角。骨折端要良好接触，股骨头不存在内收或外旋畸形，骨折端应获得嵌插与力学稳定性。若骨折远端有 1～2mm 的轻度内移，即俗称内侧"地包天"复位，这将有助于增加骨折端的力学稳定性，同时可减小骨折端的张力和剪力，有利于骨折愈合（图 32-15）。

针对骨折远端内移所谓内侧"地包天"的复位方法，2013 年以色列骨科医师 Gotfried 等提出股骨颈骨折非解剖复位的概念，命名为 Gotfried 阳性支撑复位，其研究认为该复位固定后的近期疗效与解剖复位固定后的近期疗效比较差异无统计学意义。建议达到 Gotfried 阳性支撑复位且断端错位在可接受范围内者，无须再追求解剖复位，因为任何闭合的解剖复位技术还是切开复位，都不可避免地会损伤股骨头残存的血运。但应尽量避免内侧"天包地"的 Gotfried 阴性复位。意思就是宁可实现轻微的外翻复位，也不应内翻复位下进行固定。牵引复位时必须同时以同样的力度牵引双下肢，保持骨盆和双下肢的尽可能平衡，防止骨盆向患侧倾斜和向健侧旋转。必要时亦可采用 Gotfried 法复位。少数难复性股骨颈骨折，有学者采用在 C 臂监控下，侧方锤入克氏针至股骨头，利用克氏针控制和操纵股骨头，以近端对远端，即采用股骨头干三维互动复位技术进行复位（图 32-16），达到解剖复位的目的。

复位时牵引力不可过大，防止骨折远端被过度牵拉而分离。在矫正患肢外旋、内收畸形时，助手和手术者应密切配合，手术者把持膝关节，助手把持踝关节，同时外展内旋患肢。在复位过程中，应以 C 臂随时评估复位效果，明确是否获得解剖复位。复位后，应拍摄清晰的正、侧位 X 线片进行评估复位效果。Lowell 提出股骨颈解剖复位的认定方法：股骨头的凸面与股骨颈的凹面在正常解剖情况下，可连成一条 S 形曲线，一旦在正侧位 X 线片的任一位置上 S 形曲线不平滑甚至相切，都提示未达到解剖复位（图 32-17）。

Garden 提出利用对位指数（后称为 Garden 指数）对股骨颈骨折复位制定标准：在正位 X 线片上，股骨颈内侧骨小梁束与股骨干内侧骨皮质延长线的夹角，正常为 160°，在侧位 X 线片上，股骨头中心线与股骨颈中心线为一条直线（180°）。若 X 线正、侧位 X 线片上，复位后 Garden 指数在 155°～160° 和 180° 为复位满意（图 32-18），如果两角度均在 160°～180°，则视为可接受的复位。

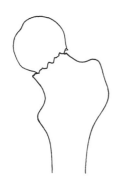

图 32-15 骨折远端轻度内移复位(Gotfried 阳性支撑复位)可增加骨折的稳定

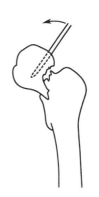

图 32-16 难复性股骨颈骨折复位方法示意 从侧方锤入克氏针至股骨头,利用克氏针向骨折远端撬拨进行复位。

	正位X线片示意	侧位X线片示意
解剖复位	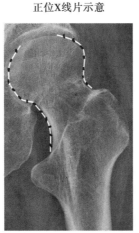	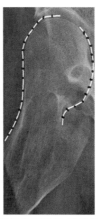
	股骨头颈两侧呈S形曲线	股骨头两侧呈S形曲线
未获得解剖复位	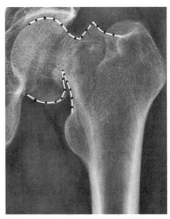	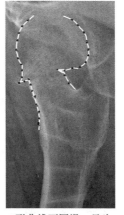
	S形曲线不圆滑,即内侧"天包地",股骨头内侧骨皮质位于股骨颈内侧骨皮质的内下方,即Gotfried阴性复位	S形曲线不圆滑,虽为Gotfried阳性复位,但外翻外展过度

图 32-17 X线检查显示股骨颈骨折解剖复位状况

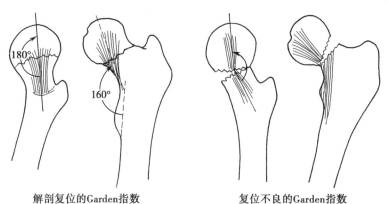

解剖复位的Garden指数　　　　复位不良的Garden指数

图 32-18　X线检查显示股骨颈骨折复位的标准（Garden 指数）

（五）入钉点与进钉方向及置钉位置不当

正确把握股骨外侧的入钉点、进钉方向和置钉位置，是内固定成功的关键。如果把握不当，将导致并发症。例如，采用单钉固定，入钉点过于偏上，靠近大转子，要保持130°颈干角，或进钉方向大于130°，则头颈钉的钉尖会过于偏外，甚至可能穿出股骨头或股骨颈外侧，将导致创伤性关节炎或髋内翻畸形（图 32-19A、图 32-20）。

入钉点过于偏下，远离大转子，或进钉方向小于120°则钉尖可能穿出股骨头颈内侧（图 32-19B），导致髋外翻畸形，患肢延长。此外，由于股骨颈有一10°～15°的前倾角，加之正、侧位二维影像与真实的股骨头在空间结构及体积上的差异，如果进钉时未重视这一解剖学特点，进钉方向过于偏前、偏后，或钉尖距股骨头边缘过近，将会使钉尖切出股骨颈前侧、后侧或股骨头，导致固定失效或发生创伤性关节炎。已穿过股骨头的钉道不废弃，仍置钉，术后该钉将可能松动而穿出股骨头。多根空心加压螺钉固定时，进钉点过近，钉尖可能穿至股骨颈内侧，进钉点过远，钉尖可能穿至股骨颈外侧或由于股骨外侧转子下应力集中，导致股

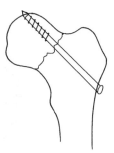 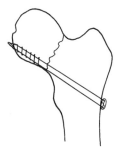

A. 置钉过于偏外，　　　B. 置钉过于偏内穿
钉尖易穿出股骨头　　　出股骨头颈内侧

图 32-19　采用单钉固定入钉点与方向示意

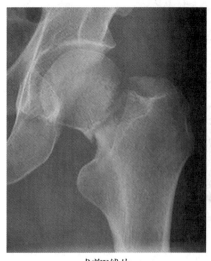 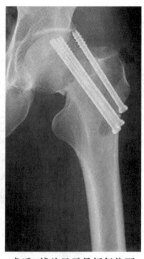

术前X线片　　　术后X线片显示骨折复位不
　　　　　　　　良，空心钉固定后X线片显
　　　　　　　　示置钉角度过大、偏外、过
　　　　　　　　深，针尖切出股骨头，固定
　　　　　　　　不牢固，导致髋内翻畸形

图 32-20　左股骨颈骨折置钉不当案例

骨转子下骨折。穿钉位置不当,排列不平行,则难以获得牢固固定的效果。3枚螺钉固定时不按标准的技术要求置钉,如螺钉不平行、不分散、不靠近皮质加强支撑钉,或未行倒"品"字置入等,则难以获得骨折端加压、稳定,促进骨折愈合的效果。

【病例】患者男性,60岁。车祸导致右髋部外伤,入当地医院就诊,诊断为右侧股骨颈骨折,入院3天后在硬膜外麻醉下行DHS固定,固定后见复位欠佳,头颈钉(主钉)稍偏外,未行进一步处理,嘱患者晚负重,患者3个月后扶拐下床活动,自觉右髋部疼痛,跛行,复查X线片显示主钉自股骨颈外侧切出股骨头,明显髋内翻畸形,骨不连(图32-21),转来南方科技大学盐田医院。遂行人工全髋关节置换术,恢复正常功能。

此例患者术后复位丢失、内固定失效、骨不连,主要与骨折移位明显,术后活动过早有关。此外,与术中骨折复位欠佳,置入股骨颈主钉过于偏外,过早活动导致主钉切出股骨头有关。如果首次术后对内固定及时调整,或半年后再负重活动,骨折或可在功能位愈合。

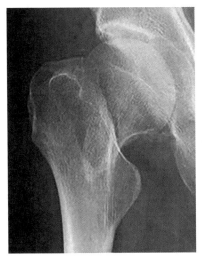
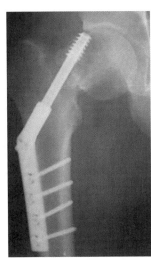
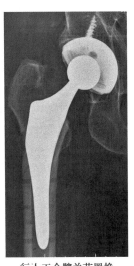

术前X线片　　动力髋螺钉固定术后X线片　　行人工全髋关节置换术后X线片

图32-21　右侧股骨颈骨折动力髋螺钉固定失效骨不连案例

因此,行股骨颈骨折内固定时,除必须解剖复位外,还应重视正确选择入钉点,把握进钉方向与钉尖距股骨头边缘的距离。通常单钉入钉点应位于股骨大转子外侧最高点下2.5～3.0cm处,股骨干前后侧的中点或稍偏后侧(图32-22)。

进钉方向应与股骨颈颈干角和前倾角一致,即与股骨干纵轴内侧夹角为130°,前倾10°～15°。术中安置患者体位时,若患侧臀腰部垫枕,骨盆与躯干向健侧倾斜10°～15°,则进钉方向应与手术床面平行,以此可保持进钉时的前倾角。通常单钉进钉时能够保持置钉于股骨颈的稍内后侧,则最为恰当,由于此位置可使固定钉靠近股骨距,增强其固定强度并保持骨折端的力学稳定性,切忌置钉于前外侧。为确保内固定物位于股骨头内,如用DHS固定,滑动螺钉应置入股骨矩区域而不是股骨颈正中,即在正位X线片上,位于股骨颈下1/3,钉尖距股骨头软骨下5～7mm;侧位X线片上螺钉长轴与股骨颈长轴线夹角<20°;滑动螺钉顶尖距<25mm。已穿过股骨头的钉道应废弃,防止置钉后该钉穿出股骨头。多枚空心加压螺钉固定时,进钉点尽量不低于小转子下缘水平;3枚螺钉必须按标准的要求进行置钉,即螺钉平行、分散及皮质支撑,应尽可能平行,偏差不超过10°;中华医学会骨科分会创伤骨科学组成人股骨颈骨折内固定的选择(2020)推荐使用倒三角构型固定,通常上面2枚螺钉要贴近外侧骨皮质,下方螺钉要贴近股骨矩,每枚螺钉的螺纹必须超过骨折线且其尖端到达股骨头软骨下5～7mm。目前部分学者开展的计算机辅助骨

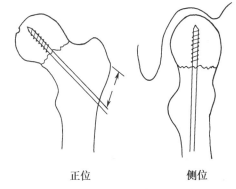

正位　　侧位

图32-22　正确入钉点与进钉方向

科技术,三维可视化股骨颈骨折内固定手术,大大提高了置钉的准确率。

(六)内固定操作不当

内固定手术的操作技巧和方法,直接关系着手术质量和疗效。例如,骨折未获得解剖复位而行内固定,则可能导致骨折延期愈合或骨不连;用多根钢针或螺钉固定,针尖穿出股骨头,将导致创伤性关节炎;内固定针或钉置入股骨头颈部分过短,固定不牢固,将导致骨不连、髋内翻畸形;进针过深,甚至穿过股骨头,且穿针后未将钢针残端折弯紧贴骨面,将可能使钢针在术后的应力活动中滑入盆腔。用 AO 空心加压螺钉固定,螺钉的螺纹部分过长,未完全通过骨折线,则难以获得加压固定的效果(图 32-23A)。

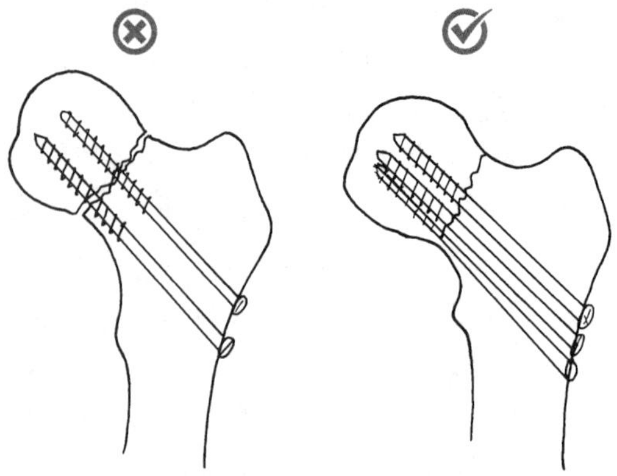

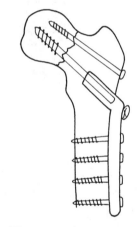

A. 螺纹未完全通过骨折线,无加压效果　　B. 螺纹完全通过骨折线,有加压效果

图 32-23　空心加压螺钉固定方法示意

如果对严重粉碎性骨折采用加压螺纹钉固定,由于骨折端不稳定,固定强度不足,将导致髋内翻、固定钉松动、骨折端移位、股骨颈短缩。采用滑动钉板,如 DHS 或 Richards 钉固定,若未置入防旋钉,将导致穿钉过程中股骨头旋转,骨折对位不良。主钉,即头颈钉置入过于偏外,未靠近股骨颈后内侧,由于固定不够牢固,可能造成髋内翻畸形,甚至头颈钉在应力下逐渐切出股骨头。股骨颈后外侧粉碎性骨折复位时,如果未行自体植骨等处理,会使骨折端不稳定,导致髋内翻畸形等。头颈钉置入时,如果头颈钉螺纹跨越骨折线两侧,则难以获得骨折端的加压性能。置入单钉如 DHS 时未采用防旋措施,则可能使骨折端固定不牢固、复位丢失。

因此,固定时首先应使骨折端满意复位。采用多钢针固定,应在 C 臂透视评估下进行,除为防止股骨头旋转而临时穿入的防旋转钉应靠近股骨颈外上缘穿至髋臼外,严禁将固定针穿透股骨头。但由于此方式固定无加压性能、固定不够牢固,目前已很少有学者采用。采用 AO 空心加压螺钉固定时,术前应依据骨折类型选用适当的螺钉,以钉的螺纹部分能完全通过骨折线为佳,使骨折端获得加压效果(图 32-23B)。粉碎性骨折,应慎用 AO 加压螺钉固定,可选用滑动加压钉板等固定。但固定时,当复位满意后应首先于股骨颈外侧插入 1 枚防旋转克氏针或螺钉,以免置入股骨头颈的粗大螺纹钉带动股骨头旋转(图 32-24)。但对滑动钉不可过度加压。为增强螺纹钉(主钉)的固定强度,在穿入固定螺纹钉的导针时,应稍靠近股骨颈内后侧骨皮质。外后侧的粉碎性骨折,切开复位固定时,尽可能进行自体植骨,并应防止将植骨块坠入关节腔,必要时应以细克氏针贯穿固定。头颈钉内固定时头颈钉螺纹必须跨越骨折线,以实现股骨颈骨折的加压,在置入单钉如 DHS 时应适当采用防旋措施。

图 32-24　动力髋螺钉固定应加防旋转螺钉

(七)术后处理不当

内固定尤其是多根钢针固定术后,如果不保持患肢的外展、中立或轻度内旋体位,由于内收肌群与外旋诸肌的牵拉,患肢有内收和外旋趋向,将可能导致内固定针松动或脱出;或由于患肢的内收、外旋引起骨折间隙增宽,导致骨折延期愈合或骨不连,甚至股骨头坏死;不稳定性骨折或骨折端固定牢固者,术后未适当卧床休息,或过早负重活动,则可能导致内固定松动、髋内翻畸形、骨不连或股骨头坏死等并发症。

因此,固定不够牢固者,或很不稳定的骨折内固定术后,应将患肢置于外展 20°～30° 位,穿丁字防旋鞋保持中立位或轻度内旋体位 2～3 周。必要时可行轻重量的皮牵引,以减轻股骨头的压应力并维持骨折端的力学稳定性。术后 3 个月内坚持"三不",即坐位时不盘腿,下肢不过度外旋;不侧卧,防止患肢内收;不负重,防止股骨头承受过大的弯应力及剪力,影响骨折愈合。术后 1 周复查 X 线片,了解骨折端的复位固定情况,发现问题应及时处理。此后应 1～3 个月、4～6 个月各复查 1 次,若骨折已愈合,以后每年复查 1 次,连续 5 年,检查股骨头是否有缺血性坏死征象。"早活动,晚负重"是股骨颈骨折术后功能锻炼的基本原则。

三、陈旧性骨折和骨不连治疗不当

陈旧股骨颈骨折的诊断,至今仍无明确时间定论,King定为3周,Reich定为6周,Delee将诊断时间定为3个月。骨不连的诊断,多数作者认为6~12个月骨折仍不愈合者,即可诊断。但可以肯定,其治疗方法不外乎切开复位内固定和人工关节置换,或无须处理。而内固定加植骨,对骨折愈合有肯定的疗效。下面仅对需内固定加植骨和无须治疗者的处理不当进行讨论,人工关节置换将另行讨论。

(一)内固定加植骨和无须治疗的适应证把握不当

65岁以上身体状况不良,且患有影响寿命的其他疾病,如晚期癌症、重要脏器功能衰竭,或70岁以上的老年股骨颈骨折患者,如果选用切开复位内固定加植骨治疗,一方面患者要承受较大的手术创伤,需更长时间卧床休息,另一方面此类手术对有移位的骨折,仍有20%~30%难以愈合,功能难以改善,与人工关节置换相比,则弊大于利。股骨头血运丧失、股骨头明显变形、股骨颈明显缺损或严重骨质疏松难以进行内固定者,即使进行内固定植骨,其骨折将难以愈合,也难以获得满意的功能恢复。此外,有少数患者由于骨不连时间较长或已畸形纤维愈合,并已适应其病理状态下的各种功能,关节无明显疼痛,仅表现为患肢短缩、跛行。此类患者,如果采取切开复位内固定植骨治疗,术后其功能未必会有明显改善,甚至导致其他并发症。

因此,年龄65岁以下、身体状况良好,无股骨头坏死征象,骨缺损不多,颈干角基本正常者,可采用切开复位内固定并植骨治疗。极少数骨折骨不连,但已明显适应其畸形状态,关节无明显疼痛,且尚有大部分功能,甚至可参加部分体力劳动者,如果其手术治疗愿望不迫切,可不必手术。笔者曾有1例患者男性,58岁,农民,股骨颈骨折1年余,诊断为Garden Ⅲ型骨折,骨折周围有较多骨痂组织,已畸形愈合,股骨头无坏死征象。由于患者经济条件所限,手术愿望并不强烈,未行手术治疗,随访10年,由于患肢短缩2.5cm,除关节稍有疼痛、跛行外,仍可参加一般体力劳动。

(二)植骨手术操作不当

头下型或经颈型股骨颈骨折,复位固定时应进行植骨,以促进骨折愈合。目前植骨方式较多,如1967年Meyers首先采用股方肌蒂骨瓣植骨,取得显著疗效(图32-25)。此后,相继有学者采用带旋髂深动脉蒂髂骨瓣植骨(图32-26)、带缝匠肌蒂骨瓣转移植骨(图32-27)、带血管蒂游离腓骨植骨、带血管蒂骨膜移植、臀上动静脉深上支血管蒂髂骨移植等,均获得成功。Magi报道一组10例陈旧股骨颈骨折病例,采用螺钉内固定加腓骨移植,愈合率达100%。但在手术中如果操作不当,将难以获得满意的治疗效果。例如,植骨和内固定在同一手术中进行,如果将植骨槽与内固定物设置在同一位置,将造成植骨槽无法开凿,或使开凿的植骨槽过浅,植骨块无法置入。在切取和游离骨瓣肌蒂或血管蒂时,不重视保护肌蒂或血管蒂与骨瓣的连接;或对肌蒂或血管蒂周围软组织保留过少,影响骨瓣血液供给;在进行肌蒂或血管蒂骨瓣转移植骨时,肌蒂或血管蒂紧张、扭转、受压等,将会影响植骨瓣的血运,影响骨折愈合或植骨块的成活。植骨时,在股骨颈开凿骨槽过大、过长,与骨瓣不吻合,将造成植骨块松动、滑脱等,甚至影响骨折愈合或导致股骨头坏死等。

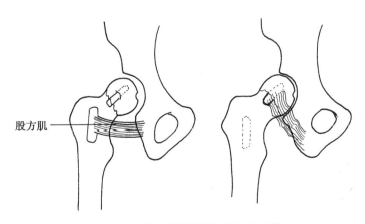

股方肌

图32-25 股方肌蒂骨瓣植骨方法示意

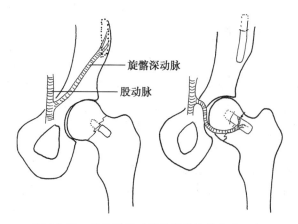

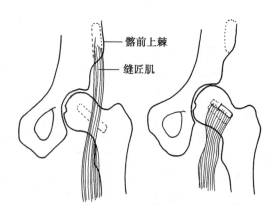

图 32-26　带旋髂深动脉蒂骨瓣植骨方法示意　　图 32-27　带缝匠肌蒂骨瓣转移植骨方法示意

因此,应选择适当的植骨方式,手术操作要规范、认真、细心。植骨槽位置应选在股骨颈的后外侧,此处也是新鲜股骨颈骨折易于形成粉碎性骨折块的部位,而内固定物一般均应置于股骨颈后内侧。在游离肌蒂或血管蒂时,应悉心保护其血运,适当保留肌蒂或血管蒂周围的软组织,保障通往骨瓣的血管不受损伤和骨瓣的血流灌注。在分离骨瓣时,应按骨槽的大小分离和切取骨瓣,特别要重视保护肌蒂或血管蒂与骨瓣的连接,严禁将肌蒂或血管蒂与骨瓣分离,使肌蒂或血管蒂骨瓣转移变成游离植骨,影响植骨效果。在进行骨瓣转移植骨时,严禁肌蒂或血管蒂的扭转或锐角转移,也应避免被其他组织压迫。此外,在股骨颈骨缺损处植骨时,切取的骨瓣应与骨缺损大小一致。在植骨部位开凿接纳骨瓣的骨槽时,应按截取骨瓣的大小开凿,原则上开凿骨槽应小于骨瓣约 1mm,以使骨瓣与骨槽紧密相嵌。股骨头方向的骨槽应凿成隧道状,使骨瓣的一端嵌入骨槽隧道内。骨瓣嵌入骨槽内有松动者,可采用细克氏针将骨瓣与股骨颈贯穿固定,防止骨瓣松动和脱落。若采用带血管腓骨游离移植,应按显微外科的手术步骤规范操作,此手术对于股骨头坏死早期有一定的治疗效果。在置入骨瓣时,应注意保护肌蒂或血管蒂与骨瓣的连接,不可在嵌入骨瓣时由于操作的失误,如器械滑移等而误伤肌蒂或血管蒂,影响手术效果。

四、人工髋关节置换手术不当

人工髋关节置换术,是治疗老年移位性股骨颈骨折或骨折后股骨头坏死较常用的方法之一。但近年来,有较多报道称,内固定治疗股骨颈骨折的骨折不愈合率已降至 5% 以下,使人们对人工关节置换术有了不同看法。目前部分学者认为,股骨颈骨折以内固定治疗者,如骨折愈合而未发生股骨头坏死,其关节功能评分明显高于以人工关节置换术治疗者。人工髋关节置换术创伤大,手术操作精细而复杂,术中操作稍有不当,将会导致多种并发症,如近期可能发生股骨近端骨折、感染、深静脉血栓等;中远期可能发生假体松动、脱位、人工股骨头下沉等,因此,应严格把握人工关节置换术的适应证。但目前多数学者认为,老年股骨颈骨折,髋关节置换疗效较好,尤其是远期疗效的确优于内固定,而且并发症少。

(一)适应证把握不当

人工髋关节置换术与其他治疗方法一样,随着科学技术的发展和技术水平的提高,其适应证也在逐步调整变化中。1940 年 Moore 用金属人工假体治疗股骨近端骨肿瘤以来,人们不断对其进行改进,因其近期疗效显著,某一时期几乎到了滥用的地步,有的甚至对 50 岁的移位股骨颈骨折,也进行人工关节置换术。然而,随着时间的推移,人工髋关节置换术后的并发症越来越显现,且治疗十分困难。例如,组织反应、静脉血栓形成、假体松动、脱位、关节感染、髋臼磨损、人工股骨头下沉、异位骨化、疼痛、股骨近端劈裂骨折等,对髋关节功能影响越来越大,而尚无十分满意的治疗方法。如果 1 例 65 岁以下的股骨颈骨折而既往体健者,首选人工髋关节置换术治疗,将使其失去以内固定治疗获得骨折愈合、关节功能满意恢复的机会,可能使患者在以后漫长的生活中,要承受人工髋关节置换术后各种并发症的风险;高龄、体质很差或合并其他较严重的内科疾病,预期寿命不超过 10~15 年的患者,采用切开复位内固定的方式治疗,由于骨折不愈合的发生率为 30%,患者需长时间卧床,尤其是陈旧性骨折患者,这将严重影响患者的生存质量,甚至需二次行人工髋关节置换术；严重粉碎性骨折，采用切开复位内固定的方式治疗，由于无法对骨折进行复位和内固定，将不得不改换人工髋关节置换术等。

因此，新鲜股骨颈骨折的治疗，除老年不稳定性骨折或极高龄患者外，首先应考虑早期复位内固定，而不是人工关节置换术。人工关节置换术应用于新鲜股骨颈骨折，国际上公认的是 Thomas A. Russett 在凯氏手术学第 9 版中提出的绝对适应证及相对适应证。

绝对适应证：①无法满意复位及牢固固定的骨折；②股骨颈内固定术后数周内固定失效；③髋关节原有疾病已适应人工关节置换术，又合并股骨颈骨折；④陈旧股骨颈骨折，特别是合并股骨头坏死且塌陷者；⑤股骨颈骨折合并髋关节全脱位；⑥估计无法耐受再次髋关节置换术；⑦有精神疾病无法配合的患者等。

相对适应证：①年龄 65 岁以上，且患有寿命不超过 10～15 年的其他疾病；②髋关节脱位合并股骨头粉碎性骨折；③股骨近端严重骨质疏松；④预期无法离床行走的患者。其目的主要是缓解疼痛并有助于护理。但目前的研究表明在相对年轻（≤50 岁）患者组进行全髋关节置换术具有满意的远期功能和耐用性。显示全髋关节置换对年轻患者是安全可靠的，可以在很多这样的患者中保持耐久的功能活动和固定效果。

总之，解剖复位及坚强内固定，应是股骨颈骨折的首选疗法。而人工关节置换术必须依据患者的具体情况慎重选择，防止由于适应证把握不当，临床决策思维不正确，对患者造成不良后果。

（二）手术入路选择不当

人工髋关节置换术的手术入路包括外侧入路、前外侧入路、后侧入路、后外侧入路（图 32-28），以及近年

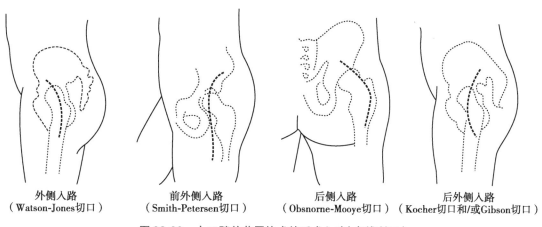

外侧入路	前外侧入路	后侧入路	后外侧入路
（Watson-Jones切口）	（Smith-Petersen切口）	（Obsnorne-Mooye切口）	（Kocher切口和/或Gibson切口）

图 32-28　人工髋关节置换术的手术入路（虚线所示）

来开展的微创小切口入路等。手术入路的选择正确与否，关系着手术能否顺利进行及手术质量。如果选择后侧入路，需切断髋关节诸外旋肌，由于外旋肌切断后其肌力减弱，可能引起人工关节脱位，尤其是存在神经系统疾病的患者行半髋关节置换术后的发生率高于其他患者，甚至有学者认为帕金森病是髋关节置换术的禁忌证。此外，由于该切口距肛门较近，亦可增加感染风险。选择前外侧切口，要切断缝匠肌、股直肌，剥离臀肌和髂肌，手术创伤大，术后瘢痕组织挛缩将影响关节功能，存在损伤股外侧皮神经的风险。髋关节屈曲挛缩者，采用后侧或外侧切口，均难以松解股直肌与髂腰肌等屈髋肌，使挛缩关节难以松解，手术无法进行。陈旧性股骨颈骨折、关节畸形等患者，或对小切口手术入路不熟悉，未经严格规范培训和较长的学习曲线，不具备一定的临床经验，而采用微创小切口入路，如改良的 Watson-Jones 入路（图 32-29）和改良的 Hardinge 入路（经臀中肌外侧切口）等，将可能使手术难以顺利进行，甚至直接影响手术质量和治疗效果等。初次行髋关节置换的患者，采用传统的大转子截骨入路，

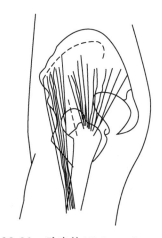

图 32-29　改良的 Watson-Jones 入路（虚线所示）

皮肤切口起自大转子前结节，向髂前上棘后方延伸，长 8cm，由臀中肌和阔筋膜张肌间隙进入。

就会存在一定的不愈合,将影响髋关节功能。

因此,手术入路应依据患者具体情况和手术者的临床经验等进行合适的选择。目前多数医师主张选择外侧切口(Watson-Jones 切口),该入路无须切断臀部肌肉,自臀中肌与阔筋膜张肌之间分离,切开髂胫束即可显露髋关节前外侧。也有部分学者认为后侧切口显露良好,手术操作方便,人工关节容易复位。但合并髋关节屈曲挛缩者,则应选择前外侧切口(Smith-Peteysen 切口),在显露过程中,可松解挛缩的股直肌、髂腰肌及其他屈髋肌。笔者认为人工髋关节置换术,应首选外侧切口,该入路损伤较小,患者取侧卧位时下肢屈曲方便,手术操作及复位均较便利。前外侧或后外侧入路小切口或双切口适用于微创人工髋关节置换术,如改良的 Watson-Jones 入路和改良的 Hardinge 入路,可获得切口小、创伤小、恢复快的效果。但必须在有相当熟练的技术及相应设备的医院开展,此入路手术时间长,且需反复 X 线透视,操作更为复杂,若不具备精良的技术、未经严格规范的培训,应慎用。大转子截骨的手术入路,在全髋关节翻修术中,仍为一种可行的有效方法,可以很好地显露髋臼,尤其适用于安置髋臼加强环。

(三)人工全髋关节置换术与半髋关节置换术选择不当

选用全髋关节置换术(total hip anthroplasty, THA)还是半髋关节置换术(hip hemi-arthroplasty, HA),存有争议。有学者认为后者简单易行,手术创伤小,适合体质差、年龄大的老年患者。但临床实践表明,HA 不仅具有与 THA 几乎同样的并发症,如感染、脱位、松动、下沉、股骨上端劈裂、静脉炎及静脉血栓等,而且有30% 以上的患者由于髋臼磨损而导致关节疼痛,也可发生关节间隙变窄等并发症。THA 与 HA 的手术创伤相比有差异,但无显著性差异,而前者的并发症却远低于后者。鉴于上述原因,近年国外采用 HA 的比例逐年下降。但临床中可见到对适用于行 THA 者采用 HA,导致患者在经受手术创伤程度相差不大的情况下,承受与全髋关节置换术相同的并发症风险,而且还有可能发生髋臼被磨损、关节疼痛、功能障碍等并发症。笔者曾遇一青年骨科医师,为开展自己不熟悉的人工关节置换新手术,于20 世纪 80 年代末,对 1 例 43 岁的男性股骨颈骨折患者采用 HA,加之手术不规范,术后 1 年多患者髋部疼痛,出现人工股骨头明显下沉、髋臼磨损、跛行等并发症。

因此,在人工髋关节置换术的适应证范围内,应依据患者的具体情况,如年龄、性别、职业、全身健康状况,尤其是骨折类型等选择合适的手术方式。目前最具争议的还是临界年龄(60~80 岁)患者术式的选择,Ly 和 Swiontkowski 提出不应单纯按照实际年龄来决定手术方案,而应依据其生理年龄做出判断:活动量大、骨量好、无并发疾病者,即使年龄>60 岁也可将其视为<60 岁的"青壮年";生活能力差(需辅助器具方可行走)、骨量差、合并慢性基础疾病者,即使年龄<80 岁亦可视为"老年"。身体状况较差,合并心血管、呼吸系统疾病,难以耐受 THA 者,或年龄 80 岁以上的 Garden Ⅱ~Ⅳ型骨折患者等,可选用 HA 治疗。年龄 80 岁以下,身体状况良好,可耐受 THA 创伤者,则应首选 THA,而慎用 HA,特别是青壮年患者更应慎用。总之,年龄只是一般性标准,治疗方案的选择还要考虑患者的整体身体状况、实际活动能力和预期功能要求。

(四)人工假体选择不当

无论行 HA 还是 THA,要是对选择人工假体的方法了解不够,选择不当,将难以获得满意的治疗效果,甚至造成一定并发症。如果用传统的模板测量选择假体,由于不同厂家的假体模板放大率差异较大,为10%~20%,该方法误差较大,可信度不高,难以选择相对合适的匹配假体;经验法(即 Shuck 试验和稳定试验)因其受麻醉程度、牵拉的力度和角度、试模部件与假体柄存在假动或虚动等的影响,结果也很难准确。有学者采用数字模板测量,准确性较高,但该方法相对较复杂;组配式假体可单独调节假体长度和偏心距,在髋关节力学重建上具有明显优势,但价格较高;Renkawitz 等在术中运用计算机导航方法测定肢体长度,可获得更精确的结果,但需要较复杂的设备和较长的学习曲线;机器人辅助外科手术已经用于测量中,但这需花费不菲的额外费用。在 HA 中,如果选择的人工股骨头直径过大,难以置入髋臼或人工髋臼内,造成复位困难,尤其是人工股骨头,若选择单极人工股骨头,由于人工股骨头直接与髋臼关节软骨摩擦,将导致髋臼被磨损而发生创伤性关节炎,关节疼痛;直径过小,由于应力不均匀,亦容易引起人工股骨头脱位。在 THA 中,如果为了提高关节活动度和降低脱位概率,选用人工股骨头过大,可能会导致柄的应力增加,增加柄的松动概率。选用人工股骨头柄的偏心距或股骨颈(图 32-30)过长,术后会使患肢延长,导致人工股骨头过早松动、下沉,甚至造成髋关节长期疼痛、股骨骨折等严重并发症;同时由于人工髋关节置入后其偏心距

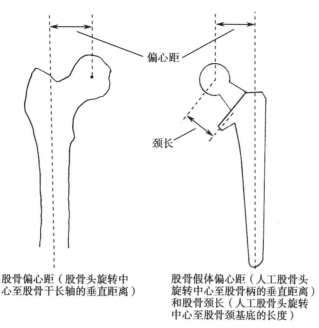

偏心距

颈长

股骨偏心距（股骨头旋转中
心至股骨干长轴的垂直距离）

股骨假体偏心距（人工股骨头
旋转中心至股骨柄的垂直距离）
和股骨颈长（人工股骨头旋转
中心至股骨颈基底的长度）

图 32-30　股骨和股骨假体偏心距及颈长

过长，则可能导致转子间滑囊炎和外展肌腱炎；股骨头旋转中心向外上方迁移，可能会造成应力传导不均，微动增加达到 20°，最终导致假体早期松动及骨溶解等并发症。术中安装的假体偏大，可能造成髋臼或股骨颈骨折，影响治疗效果。选择人工股骨头偏心距股骨颈过短，则造成患肢短缩畸形、髋关节不稳定和增加假体磨损。此外，如果对双极人工股骨头与单极人工股骨头的机械结构和生物力学性能了解不够，误将双极人工股骨头帽按人工髋臼使用，将可能导致人工股骨头脱位的并发症。

【病例】患者男性，64 岁。因左髋外伤导致左股骨颈 Garden Ⅳ 型骨折，在当地医院行人工股骨头置换术。选用人工股骨头时，将双极人工股骨头帽误按无骨水泥型髋臼使用，使选用的双极人工股骨头帽直径比患者的股骨头直径大 4mm，术后患髋疼痛、多次脱位，二次行人工髋关节翻修。置入与人工股骨头相匹配的人工髋臼后，患髋关节功能恢复。

本例失误主要原因是对双极人工股骨头的机械学原理、性能了解不够，误将双极人工股骨头帽按无骨水泥型人工髋臼使用，使人工股骨头直径大于髋臼，人工髋关节的稳定性不够，易脱位。

因此，在行人工髋关节置换术时，应明确人工假体的各种选择方法，认真选择合适的人工假体，以便精确复制髋关节的解剖、力学及运动特征，从而获得更加自然的步态与功能。人工假体的选择，术前和术中应精密计划，依据各个方面的条件综合考虑。目前，国内外学者报告过很多不同方法以保持下肢长度的平衡，但尚无统一、可重复的方法和标准。Takigami 等和 Bose 分别报道术中用 2 枚或 1 枚克氏针分别固定于髂骨或骨盆，另 1 枚固定在大转子下，游标卡尺测量两者之间的距离以调整并保证肢体等长。有学者采用联合术前模板和术中测量的方法，文献报道准确率高。还有学者报道用股骨头颈实测法，即术中对离体的股骨头颈进行直接测量，在假体试模安装后，测量截骨面至假体头的距离，在两数值接近或相等的状况下，复位后肢体的长度应该可以较为准确恢复，该方法较经验法更精确，简单、易行。有条件者，可采用数字模板测量、计算机导航的方法或机器人辅助外科手术测定肢体长度，以便获得更精确的结果。组配式假体，在手术可以保证的前提下，一些常规病例还是应该优先考虑采用普通假体，以减轻患者负担。HA 选择的人工股骨头直径应与髋臼等大或小 1～2mm，但不能超过 2mm。术侧较健侧短 0.5～1.0cm，以利于降低金属股骨头对髋臼软骨的静态压力，避免术后腹股沟痛和髋臼软骨磨损。在 THA 中，股骨偏距的重建应尽量达到正常的水平。骨长入型假体的条件是微动范围应<14°，假体与骨界面间隙不超过 2mm，术侧肢体较健侧长 0.5～1.0cm 但不要超过 1.0cm，以降低脱位的风险。此外，术前可拍摄骨盆 X 线片，测量骨盆底线与股骨头中心交点的距离，预算下肢短缩的长度，在 X 线片上做好模板测量，预计假体大小与颈长；测量股骨头中心点与

股骨大转子最高点的垂直距离,双下肢髂前上棘至内踝的距离,以此为术中确定肢体长度的依据。戴克戎研究的计算机辅助设计和制造个体化人工关节为解决人工关节匹配问题开辟了新的途径,不但符合个体的股骨头颈,而且可防止骨吸收和无菌性松动等并发症的发生,获得满意疗效。近年临床研究表明,与单极股骨头相比,双极股骨头并没有多少优势,71~80 岁有独立生活能力的老年人使用双极人工股骨头,会增加髋臼吸收和假体松动的风险,故选择时应谨慎。

(五)修整股骨颈残端和股骨骨髓腔不当

修整股骨颈残端时,如果与人工股骨头柄底座的倾斜角度不一致,即切除股骨颈残端向内侧倾斜过大,将导致髋内翻;过小,导致髋外翻,或患肢延长;切除股骨矩过多,会使患肢短缩,股骨矩应力强度减弱,导致假体下沉等;修整后,股骨颈残端的前后缘不等长,人工股骨头柄底座不能同时与股骨颈残端前后缘相抵,将影响人工股骨头柄置入股骨髓腔的牢固程度,导致人工股骨头松动或股骨近端劈裂骨折;修整残端时不用骨动力器械或用不够锐利的骨刀,将可能造成股骨颈残端,尤其是内侧股骨矩的劈裂骨折,使人工股骨头柄插入后很不稳定。股骨颈截骨平面过高,因为内侧距增加,假体柄显得尺寸过小,如果此时选择大尺寸假体柄,它可导致延长肢体;如果截骨平面过低,假体柄将不能与股骨近端完全贴壁,显得尺寸过大,此时如果选择小尺寸假体柄,不可避免会缩短肢体。在开凿股骨近端人工股骨头柄置入的骨髓腔时,如果扩髓过大,采用骨水泥型人工股骨头时,则由于填入过多骨水泥的聚合反应会导致骨质热损伤,术后头柄松动;置入无骨水泥型人工股骨头柄时,更会使头柄松动;扩髓时的髓腔锉与人工股骨头柄不匹配,假体在髓腔内难以获得三维承托力,也会导致假体松动;扩髓时未沿股骨纵轴扩髓,未预留人工股骨头柄插入时应保持的前倾角,将导致患肢内旋或外旋畸形;在插入髓腔锉或人工股骨头柄时,遇到阻力而强行击入,其尖端可穿破骨皮质而插于骨髓腔外(图 32-31),或导致股骨近端骨折,或由于人工股骨头与人工髋臼不吻合而容易脱位等。

因此,修整股骨颈残端时,应按人工股骨头柄部底座的倾斜角度修整,通常应与股骨轴线夹角为 50°~60°(图 32-32)。截骨面应与股骨颈的纵轴垂直,使股骨颈的前后缘截骨相等。应保留股骨小转子上 1.0~1.5cm 的股骨矩(图 32-33)。

修整时,以骨动力锯修整为宜,勿自大转子向小转子方向截骨,更不允许使用不锐利的骨刀,防止股骨颈内侧骨皮质劈裂。若不具备骨动力系统器械,也应使用锐利的骨刀自小转子向大转子侧截骨,这样可防止股骨颈内侧骨皮质劈裂骨折。股骨颈的截骨平面,应选择合适截骨导向器与股骨连接,以协助确定截骨的角度和水平。传统的股骨颈截骨量宁少勿多的观点是错误的。修整和扩大股骨近段骨髓腔时,若采用非骨水泥型人工股骨头,除应沿股骨纵轴方向用髓腔锉扩大骨髓腔外,髓腔锉应与人工股骨头柄大小相同,或

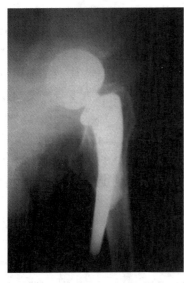

图 32-31 人工股骨头柄穿出骨皮质案例

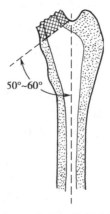

图 32-32 股骨颈截骨线与股骨轴线夹角 50°~60°

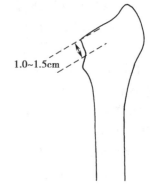

图 32-33 股骨小转子上保留 1.0~1.5cm

略小于人工股骨头柄 1mm，不可过大。若采用骨水泥型人工关节，髓腔扩大锉应比人工股骨头柄直径大 2～3mm，以便在其周围置入骨水泥。扩大髓腔时，应保持人工股骨头置入后有 10°～15° 的前倾角，即于小转子前 1.5～2.0cm 处，凿开股骨近端髓腔（图 32-34）。

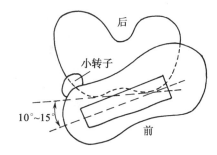

图 32-34　凿开股骨髓腔锉或置入人工股骨头柄应前倾 10°～15°

入锉扩大髓腔时，髓腔锉与假体必须匹配，使假体在髓腔内获得三维承托力，防止假体松动。同时入锉扩大时，应紧靠股骨大转子，否则将会穿透股骨近段内侧骨皮质，减弱其骨质强度。入锉时靠近内侧，是经验不足的医师常有的失误，应引以为戒。在击入骨锉时，应遵循"锉进再击，锉停击停"的原则。"锉进"表示锉尖在髓腔内，可再击进，"锉停"表示锉尖已抵于骨皮质，不可再击。应查找原因，适当调整锉头方向后再击，严禁强行击锉，以免将锉尖击出股骨骨皮质外。若人工股骨头颈过长，则可多切除股骨矩，尽可能使双下肢等长，保留小转子上 0.5～1.0cm 即可，不必强求保留 1.0～1.5cm 或越长越好，应依据患者股骨颈的长度而定。

（六）修整髋臼、置入髋臼假体方法不当

修整髋臼时，如果将关节囊切除不彻底，髋臼假体置入时会将软组织嵌入假体与骨界面之间，导致髋臼假体松动；扩髋臼过大过深，置入骨水泥型髋臼假体时，由于置入髋臼内的骨水泥过厚，在其固化过程中温度过高，可导致髋臼骨质损伤，造成术后髋臼松动；置入非骨水泥型人工髋臼时，则会导致髋臼假体松动，造成人工髋关节中心性脱位（图 32-35）；扩髋臼过小，髋臼假体置入过浅，与髋臼骨质的支撑强度不够，将导致髋臼假体松动；修整髋臼时，未在髋臼内钻骨水泥固定孔，将导致骨水泥在髋臼内固定不牢固而松动；髋臼扩大时方向不当，将导致髋臼假体与人工股骨头方向不一致，造成术后下肢旋转畸形、人工髋臼松动或人工股骨头脱位；髋臼假体的倾斜角过大，将会加剧髋臼的磨损；在置入骨水泥型人工髋臼时，如果未用力挤压骨水泥，将会使骨水泥与骨之间未能紧密镶嵌，骨与骨水泥之间达不到紧密结合的效果，或由于骨水泥分布不均匀，使髋臼假体松动；置入髋臼方向不恰当，将会使髋臼假体与人工股骨头不吻合，易导致人工股骨头脱位（图 32-36）或髋臼假体松动等并发症。

因此，在修整髋臼前，应彻底切除关节囊。修整髋臼时，髋臼锉的纵轴方向应与骨盆横轴成 45°，并使髋臼向内上方加深，以使髋臼负重点内移，缩短负重力臂，有利于人工髋关节负重（图 32-37）。

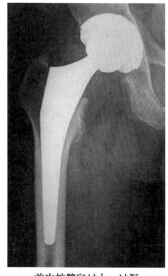
首次扩髋臼过大、过深

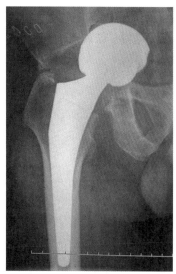
术后半年人工髋关节中心性脱位

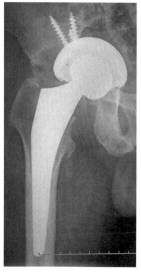
二次行人工髋臼翻修术后再次脱位

图 32-35　右侧股骨颈骨折全髋置换术术后中心性脱位案例

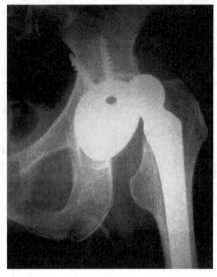

图 32-36　置入人工髋臼时未保持前倾角,导致人工股骨头脱位案例

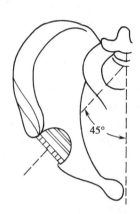

图 32-37　髋臼修整方向

　　修整时应使人工髋臼与原髋臼一致,增强其负重性能。严禁将髋臼上缘锉成向外成角的斜坡状而又用骨水泥填充,由于骨水泥填充的髋臼上缘负重过大时,将会造成骨水泥碎裂,导致人工髋臼松动。若用骨水泥型人工髋臼,则修整后的髋臼应比人工髋臼大 2～3mm,即选用的髋臼扩大锉应比人工髋臼大 2～3mm;同时,应在修整后的髋臼内向坐骨、髂骨和耻骨方向钻 3 个直径 0.8～1.0cm、深约 1cm 的骨孔,并在髋臼内散在凿出部分较浅的骨孔,以增加骨水泥型人工髋臼与髋臼的接触面积,使人工髋臼牢固固定(图 32-38)。

　　若用非骨水泥型人工髋臼,应与人工髋臼相同大,或稍小于人工髋臼,即髋臼锉应与人工髋臼同大或略小,使人工髋臼完全置入修整后的髋臼内,严禁扩髋臼过大过深。置入人工髋臼时,必须保持其与骨盆横轴成45°,前倾10°～15°(图 32-39),如使用外侧加厚的聚乙烯内杯,则应外展55°。且必须以定位器确保无误,防止安置方向与位置不恰当造成人工股骨头半脱位、脱位或人工髋臼松动。髋臼假体倾斜角应≤45°否则会增加聚乙烯的单位面积载荷、增加磨损。置入骨水泥型人工髋臼时,应以人工髋臼用力挤压骨水泥,使骨水泥与骨质紧密镶嵌(图 32-40),增强人工髋臼与骨的结合性能,但也不可过度暴力挤压。防止骨水泥分布不均匀,在以后的活动中因其强度不够而碎裂。若人工髋臼松动而未引起疼痛,可不处理,但若属于安置不当的问题,且疼痛进行性加重,则应进行翻修。

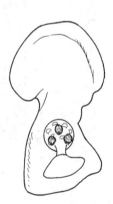

图 32-38　髋臼钻孔位置示意

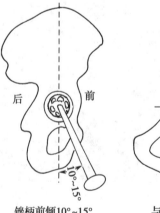

锉柄前倾10°～15°

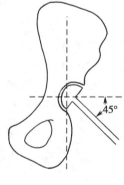

与骨盆横轴成45°

图 32-39　髋臼修整时髋臼锉的方向及置入人工髋臼的方向

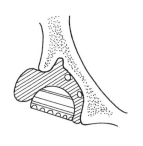
置入人工髋臼时，应紧贴
髋臼的一侧压向另一侧

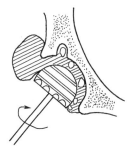
多余的骨水泥被挤压溢出

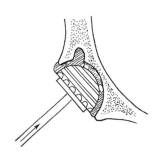
骨块（白色）的支撑，保持了
骨水泥的均匀厚度

图 32-40　人工髋臼安置方法示意

（七）使用骨水泥的适应证与操作不当

骨水泥能充分填充假体与骨界面的空隙，对提高近、中期人工关节的稳定性有良好作用。骨水泥的远期疲劳寿命难以保证，较年轻的患者如果采用骨水泥稳定人工关节，在术后数十年的长期活动中，由于骨水泥疲劳碎裂等，可导致人工关节松动、人工股骨头下沉；骨质疏松患者，不用骨水泥，则人工关节与骨质之间的强度不够，将会在人工关节置入过程中或在以后的活动中，导致骨质劈裂、人工股骨头下沉或人工关节在髓腔内松动等并发症。但老年患者，在骨水泥置入过程中可出现低血压、血氧饱和度降低以及心率改变等骨水泥置入综合征风险，严重时甚至出现肺栓塞。在使用骨水泥的操作中，填塞过迟，骨水泥失去流动性能，将难以渗入到骨小梁间隙中，使骨水泥与骨质镶嵌不够紧密，容易导致人工假体松动；将骨水泥注入股骨骨髓腔时，如果髓腔内有积液、积血或空气，会使骨水泥与骨髓腔留有间隙，导致骨水泥与骨质接触不够紧密，间隙部位应力集中，使骨水泥碎裂，固定不牢固；如果在置入人工股骨头柄的远端髓腔未安置隔离塞，填入骨水泥时，将会使过多骨水泥填入骨髓腔，发生相应的并发症；将骨水泥型人工髋臼置入修整后填入骨水泥的髋臼时，未置入间隔体，将导致人工髋臼置入后，其周围骨水泥薄厚不均匀，可造成骨水泥薄弱处被挤压碎裂而使人工髋臼松动；置入髋臼内骨水泥过多，由于骨水泥的聚合反应，可热伤髋臼骨质，使人工髋臼松动；填入骨水泥量不足，骨水泥与骨界面间留有空隙，骨水泥将难以牢固固定人工假体（人工股骨头）；在假体插入含骨水泥的股骨骨髓腔时，如果骨水泥未固化而反复晃动假体，将会使假体与骨水泥接触不紧密而松动；假体插入股骨骨髓腔时，插入深度不够、裸露过多，假体与骨端接触范围不够、缺乏骨质支撑，将导致假体松动等。

因此，骨水泥与非骨水泥型人工假体的选择，应依据患者年龄、骨折严重程度、骨质情况、生理条件、个体化特点，以及术者的理念、擅长的技术、对假体设计原理的理解和把握等，权衡利弊之后选择最适合的假体材料和手术方式。严重骨质疏松患者，股骨近端残端、股骨距有缺损或劈裂者，髓腔扩大过度、人工关节置入后过于松动者等，可采用骨水泥型人工关节。较年轻、无骨质疏松或老年骨质较好的患者，可选用非骨水泥型人工关节。老年患者虽然国内外一些指南多数仍推荐骨水泥型人工假体，但随着近年来股骨柄设计的改良以及术者的偏好影响，非骨水泥型人工假体越来越多应用于股骨颈骨折的治疗，特别是老年合并心血管疾病者，用非骨水泥型人工假体可以缩短手术时间，避免因骨水泥而产生不良反应，减少手术创伤。但如果患者骨折端骨质量太差，则应慎重选择氟硅酸型假体。此外，在将骨水泥置入骨髓腔内时，应对髓腔积液、积血吸除、拭干，将处于湿砂期或低黏度骨水泥注入骨髓腔，且应先在比人工股骨头柄稍长的骨髓腔远端安置隔离塞。注入骨水泥时，应以骨水泥枪抵于隔离塞注入，边注入边缓慢后退水泥枪，尽可能使骨水泥填满骨髓腔而不留间隙（图 32-41），使人工股骨头置入后骨水泥在人工股骨头柄与骨皮质间形成均匀包裹层（图 32-42）。

髋臼内置入骨水泥时，应适当安置 3 枚间隔体，以使带有骨水泥的人工髋臼置入扩大的髋臼时，人工髋臼周围的骨水泥薄厚均匀，以增强其固定的牢固度（图 32-43）。

若无水泥枪，则可用手指将骨水泥逐渐挤压入骨髓腔内，但应有隔离塞，并必须有一减压管，以便在注入骨水泥时，骨髓腔内渗血和空气通过减压管排出。在每次用手指推进骨水泥时，水泥团块之间不能留有空隙，以免影响骨水泥的强度（图 32-44）。

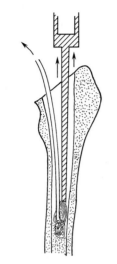

图 32-41　用骨水泥枪注入骨水泥

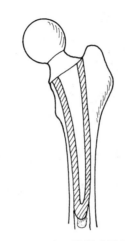

图 32-42　人工股骨头置入后

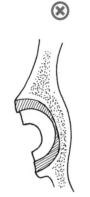 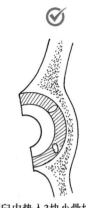

未垫小骨块，人工髋　　　髋臼内垫入3块小骨块后，
臼顶与髋臼底接触，　　　骨水泥以2~3mm厚度均匀
骨水泥分布不均匀　　　分布于人工髋臼周围

图 32-43　髋臼内置入3块间隔体

在应用骨水泥前，应依据髋臼的大小预置适量稍多一点的骨水泥，但并非越多、越厚越牢固。赵建宁等研究认为，改进人工假体材料和设计，采用三代骨水泥固定技术，表面多孔覆盖或羟基磷灰石涂层假体，以此可减少磨损微粒产生，防止假体松动。在使用骨水泥时，待其聚合反应成面团状、不沾手套时即可使用，防止使用过迟而降低其使用效果。填塞骨水泥时，量应足够，在髋臼内应防止厚薄不均匀而降低固定和稳定人工髋臼的强度。置入人工假体后严禁来回晃动。在人工股骨头插入髓腔时，不可裸露其柄过多。

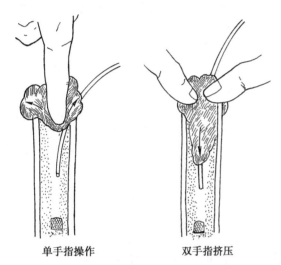

单手指操作　　　双手指挤压

图 32-44　用手指挤压骨水泥

（八）置入人工股骨头操作不当

在置入人工股骨头前，应对股骨颈及股骨骨髓腔进行修整，例如，置入人工股骨头柄的髓腔，应修整为前倾 10°～15°。但在插入和击入人工股骨头柄进入髓腔时，如果不始终保持这一前倾角，并保持头柄始终处于髓腔与骨水泥中央，将可能在击入过程中发生旋转移位，导致患肢内旋或外旋畸形，或头柄周围骨水泥不均匀，影响头柄固定于骨髓腔的牢固程度；不保持沿股骨纵轴线击入人工股骨头柄，或击入过程中遇到较大阻力而暴力击入，则可能将人工股骨头柄自股骨髓腔内击出，或造成股骨近端劈裂骨折，或股骨干近段骨折（图 32-45）等。

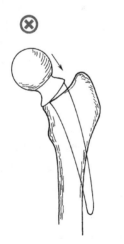 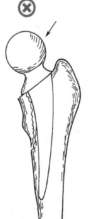 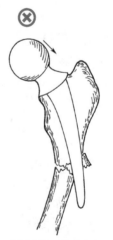 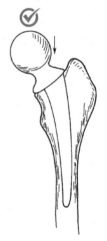

头柄过度外展　　　头柄过度内收　　　头柄外展又暴力击入

图 32-45　人工股骨头柄插入方向示意

因此,在置入人工股骨头时,首先要保证头柄沿股骨纵轴方向且靠近大转子被击入。击入的方向也应与股骨纵轴方向一致。在置入人工股骨头的过程中,助手应自始至终保持头柄成 10°～15° 的前倾角,头柄击入时的每击一锤,头柄或多或少都将有所进入,若锤击时头柄不再进入,表明进入方向有误,可能抵于股骨骨皮质,或由于髓腔扩大不够,头柄嵌顿于髓腔,此时严禁继续强力击入,应检查分析受阻原因。若为头柄插入方向有误,应重新调整;若是髓腔扩大不够,应扩大髓腔后再行击入。如两者都不是,则应仔细检查人工股骨头柄底座是否有其他组织,如大转子切除不够的阻碍,或关节囊及臀肌阻碍等,排除阻碍后再击入。一旦在击入过程中造成股骨骨折,则应及时处理,如为近端劈裂骨折,可稍退出头柄,使骨折裂隙闭合后,以钢丝扎紧骨折端至少 2～3 处,再将人工股骨头柄击入骨髓腔;如为人工头柄穿出股骨骨皮质,未发生股骨完全断裂者,术后应多卧床休息,不可过早负重活动;如果发生股骨近段完全骨折,扩大髓腔后,可更换长柄人工股骨头插入骨折远端髓腔,或以近端单骨皮质、远端双骨皮质螺丝钉钢板或锁定钢板固定。戴克戎研制的镍铬开关记忆合金环抱器,可牢固固定骨折端,使用方便,是目前人工股骨头柄处骨折的治疗方式之一。

（九）复位前准备不足或方法不当导致复位困难

人工股骨头复位是十分重要的操作环节。成功复位,意味着手术即将完成,否则,将会导致并发症。例如,陈旧性骨折或髋关节屈曲畸形的患者,术前未能将挛缩的软组织牵引至完全松弛,在关节囊及关节周围肌肉挛缩、关节僵硬的情况下进行手术,将会使复位困难,如果暴力复位,将导致股骨近端骨折;备用人工股骨头的直径和头及颈的长度,术前未与患侧股骨头颈进行仔细对照测量,未备用多种规格和型号的人工股骨头,以及与之相匹配的人工髋臼,选用的人工股骨头直径过大、头颈过长等,均会使复位困难。此外,在复位时如果麻醉效果不满意,髋部肌肉痉挛,或手术者与助手配合不够默契,也将造成复位困难;复位时不掌握复位要领,如侧卧位复位时,将患肢于伸直位大力牵引复位,使髋部肌肉紧张而复位难以成功,甚至造成股骨近端劈裂骨折等。

因此,陈旧性骨折、骨折端有明显移位、髋关节挛缩畸形或关节僵硬者,术前必须进行有效牵引,使股骨头颈恢复到其正常水平部位或稍有过牵方可进行手术,以使股骨头顺利复位。在复位过程中,发现有肌肉挛缩、复位困难者,应进行适当的软组织松解,可切断或延长止于小转子的髂腰肌腱,必要时可行臀中、小肌止点自大转子连同肌肉一同切取并上移,固定于大转子尖端。单纯行人工股骨头置换术者,若备用人工股骨头直径过大、髋臼小,复位困难时,可行人工全髋关节置换术,严禁以扩大髋臼进行复位。选用的人工股骨头颈过长,置入后患肢延长,难以复位者,可将股骨距部分切除,保留 0.5～1.0cm 即可。若备用的人工髋臼过小,或麻醉效果不满意,肌肉痉挛复位困难者,应更换与人工髋臼相同大的人工股骨头,并采用全身麻醉使肌肉在完全松弛下复位。复位时,手术者和助手应明确分工、默契配合,要真正领会复位全过程和各自所要完成的工作。以侧卧体位复位为例,助手应将患肢置于屈髋屈膝位进行牵引,手术者同时以手掌向下按压人工股骨头,至髋臼水平时,若人工股骨头位于髋臼外缘,助手内旋外展大腿,即可使人工股骨头顺利复位。注意复位时患者身体不可过度前倾,以免影响复位时的屈髋操作。

（十）创面与术后处理不当

创面与术后处理不当,可引起感染、假体松动或脱位等并发症,甚至使手术失败。例如,修整髓腔后,若对研磨的骨组织碎屑、骨水泥等清除不够彻底,使其残留创面内,将可能导致伤口感染,甚至关节内感染;在关闭伤口前,未放置引流装置,将导致伤口内积血、积液,造成感染。术后对伤口观察不仔细,对早期浅表感染未及时发现和处理,将导致浅表感染扩散到深部甚至关节内,造成关节内感染。术后麻醉仍有效,在肌肉松弛的情况下搬运患者者,若体位不当,过度内收、外旋患肢,或术后 6 周内过度屈曲,内收和外旋髋关节,可导致人工股骨头脱位。术后于伸直位过度外展和外旋患髋关节,可导致人工髋关节前脱位。

因此,手术完成时,对髋臼和股骨骨髓腔周围应反复冲洗,置入人工髋臼和人工股骨头后,更应对其周围的骨碎屑和骨水泥残留部分彻底清除,有条件者可用脉冲式冲洗器冲洗伤口。关闭伤口时应不留死腔,伤口的最深部位或怀疑有死腔的部位,必须放置引流管,最好采用间歇低负压引流,将积血与渗出液及时引出。髋部皮下脂肪较厚而术中多次使用电刀或电凝、脂肪组织烧灼严重者,为防止脂肪组织液化影响伤口愈合,或造成伤口感染,在缝合皮下组织前,烧灼严重的组织应予以切除。术后搬运患者时,若麻醉仍有效,则应保持患肢伸直外展、中立或轻度内旋体位。防止人工关节脱位。术后卧床休息中,不可过度屈髋,严禁患肢内收活动,并尽可能穿防旋鞋,置患肢于外展中立位,防止人工股骨头脱位。术后的人工股骨头脱位,通常在良好的麻醉下复位即可,但若由髋臼或人工股骨头安置不当导致,则应翻修处理。术后应严密观察伤口,尤其是术后第3天必须查看伤口,若发现伤口局部有红肿、热、痛等感染征象者,应及时拆除部分皮肤缝线,开放引流。术后2周~2个月的急性深部感染或关节内感染,必须早期诊断,果断处理。如拆除大部分皮肤和皮下组织及感染部位缝线,以大量生理盐水反复冲洗创面,充分清创引流。在行细菌培养及药敏试验的同时,也可使用广谱抗生素溶液封闭式灌洗创面,防止感染继续扩散。术后3个月以后的慢性感染,病情进展缓慢、症状隐匿者,应重视关节疼痛的渐进性加重、假体松动等临床特点,尽早进行关节穿刺,对穿刺液进行细菌培养及药敏试验等,及时明确感染菌种,合理使用抗生素,使用抗生素无效者,应立即清创。若假体无松动,可保留假体,抗生素溶液灌洗引流。感染难以控制、假体明显松动、骨溶解严重者,可去除假体,以含庆大霉素的骨水泥填充,待感染控制后行二期人工关节置换术。

(十一) 对术后静脉血栓栓塞认识不足、重视不够

人工全髋关节置换术、人工全膝关节置换术、髋部骨折术后并发深静脉血栓形成(deep venous thrombosis, DVT),是十分常见的并发症,据报道其发病率依次为45%~57%,40%~84%和32.8%~57.2%。资料显示,人工髋关节置换术、膝关节置换术后致死性的肺栓塞(pulmonary embolism, PE)的发生率为0.2%~5.0%,病死率高达9%~50%。人工全髋关节置换术后DVT高风险人群约占12%,中等风险人群约占84%,低风险人群约占4%。与手术时间亦有相关性。临床上DVT约50%的患者缺乏临床症状,如果仅凭临床症状和体征进行诊断是不可靠的,有症状的DVT比较典型的临床表现为患肢肿胀、皮肤青紫、局部深处触痛、浅表静脉显露或曲张及足背屈曲性疼痛。有症状的DVT多见于术后、外伤、癌症晚期、昏迷和长期卧床的患者。如果对此认识不足、重视不够,将容易造成误诊或漏诊。已发生的DVT和PE未能及时处理或处理不当;在围手术期未采取预防措施,或预防措施不当等,则可能对此类患者的康复造成严重影响,使手术功亏一篑,甚至造成患者生命危险。

【病例】患者女性,68岁。因跌伤后右髋部疼痛、活动受限3小时入当地医院诊治。入院拍摄X线片诊断为右股骨颈骨折,无明显移位。家属同意手术治疗。第2天B超检查显示双小腿腓肠肌血栓形成。入院第3天考虑手术风险增加,患者家属携病历资料到上级医院会诊,会诊院意见:可牵引治疗,如要手术,建议行血管滤网或溶栓治疗后,依据复查后的血管情况再确定。并建议转该院治疗。入院第5天,在当地医院行HA。术中患者突然出现喘憋、呼吸不规则,血压测不出,经复苏后血压140/95mmHg,脉搏120次/min,继续手术,手术时间3小时。术后患者血压持续下降,1.5小时后血压测不出,心搏骤停,自主呼吸消失,再抢救1.5小时死亡。

此例患者可能并发PE死亡(未行尸检),除与患者为DVT高危人群,家属未积极转院,并要求手术有关外,还与医师对PE认识不足,重视不够,在发现患者已发生DVT,上级医院表明可牵引治疗的情况下,不但未采纳牵引治疗的方案,亦未对患者进行血管滤网或溶栓治疗,而且进行了自己并不熟悉的HA,3小时才完成手术,在术中已发生严重PE症状时,复苏后仍继续手术,进一步加重病情等亦有关系。如果能高度重视DVT的处理,对此例股骨颈骨折暂时不采用创伤较大的人工关节置换术,其结果可能不同。

因此,应高度重视人工全髋关节置换术、全膝关节置换术及骨科大手术后发生DVT和PE等并发症。要做到早预防、早发现、早治疗。术后长时间序贯性使用有效的抗凝血药十分必要。术后恢复期突然出现的呼吸困难、呼吸频率增加、休克、晕厥、胸痛等危重表现者,大多数为大块血栓堵塞肺动脉,应极度怀疑PE的发生。PE以通气/灌注扫描和肺动脉造影可明确诊断。术后患者肿胀和水肿,比较双下肢同一周径差大于1cm,且肿胀的肢体伴有疼痛和压痛者,则有发生DVT的临床意义。

为了防止PE发生,对于DVT应及时治疗。目前比较理想的方法主要有导管吸栓和导管、导丝或球囊碎栓术。此外,亦可用抗凝治疗,即以肝素和华法林联合使用。华法林开始使用需与肝素/低分子量肝素重叠,而后者的使用时间一般是5~7天,或当华法林连续用2天达治疗作用时停止,通常对DVT治疗应持续3~6个月。亦可用静脉滤器治疗,此方法适用于包括抗凝后仍反复血栓者、有抗凝禁忌证、已发生并发症以

及关节置换术后有高危因素的患者。亦有在罕见的情况下需行静脉血栓或 PE 去除术的情况，其相关指征包括溶栓失败或有溶栓禁忌证及静脉闭塞者等。而溶栓治疗发生出血的危险极大，骨科手术后患者几乎没有应用的指征。已发生 DVT 或 PE 的患者，首先应积极进行 DVT 的治疗，待病情稳定后再行骨折的治疗。

鉴于 DVT 和 PE 的隐匿性与危险性，国外学者 1980 年就建议进行下肢手术后 DVT 的预防。因此接受骨科大手术的患者应常规进行 DVT 的防治。老年骨质疏松髋部骨折患者应从急症诊治开始预防。首先应进行基本的和物理的预防措施（详见第一章第三节）。此外，主要应进行药物防治。通常是术前 12 小时内不再使用低分子量肝素，建议在确认血流动力学稳定后或伤后 24h 内，开始药物预防。术后 12～24 小时（硬膜外腔导管拔出后 2～4 小时）推荐皮下给予常规剂量低分子量肝素，亦可用磺达肝癸钠 2.5mg 皮下注射，不推荐手术前后 4h 内应用抗凝药。术后 6～24 小时（硬膜外腔导管拔出后 2～4 小时）开始使用利伐沙班 10mg 口服。或术前术后当晚开始使用维生素 K 拮抗剂（华法林），应用此药时应常规监测国际标准化比值（international normalized ratio, INR），调整剂量控制其在 2.0～2.5mg，防止发生出血。推荐药物预防或物理预防应用 10～14d，建议延长至术后 28～35d。对出血风险较高的患者，建议物理预防。

五、患者从医性不够导致的不良后果

股骨颈骨折，尤其是老年患者，多数由低能量损伤导致，如跌坐伤、非剧烈运动伤，甚至步行扭伤等，其骨折类型有的属于嵌插或无移位骨折，有的属于不完全骨折，加之有的患者痛阈高，其骨折后髋部疼痛轻微，或仅表现为膝部疼痛，甚至有的患者尚可步行。这类患者或家属，怀疑，甚至高度怀疑其股骨颈的骨折诊断，多不以为意，不配合检查或治疗，导致无法观察和及时治疗，造成无移位的嵌插稳定性骨折变成移位的不稳定性骨折，不但增加治疗的困难，甚至造成骨不连或股骨头坏死等不良后果。

【病例】患者女性，56 岁。平地跌倒致右髋部疼痛，步行到当地院就诊。查体发现右髋压痛，4 字试验阳性，足跟纵轴叩击痛阳性。拍摄骨盆前后位 X 线片，右髋关节未显示骨折征象，但医师高度怀疑其骨折，行 CT 亦未发现明显骨折征象。但医师告知应继续追踪观察，将其收住院观察治疗，嘱卧床休息，并行患肢皮牵引制动，1～2 周后再进一步检查，防止对股骨颈骨折漏诊。1 周后患者及家属自认为未骨折，坚决要求出院。出院时医师嘱其回家后应继续卧床休息，1 周后再摄片复查。患者未遵医嘱，不但未卧床，而且常负重步行。在近 1 月行走中，自觉髋部疼痛逐渐加重，且跛行，遂入院摄片复查，X 线片显示右股骨颈骨折且明显移位。二次住院行空心加压螺钉固定后治愈。

此例贻误治疗时机，主要原因是低能量损伤造成的股骨颈骨折，其中部分属于不完全骨折、无移位骨折或嵌插骨折，这类型骨折的临床症状和体征多不典型，亦不明显，使患者盲目地认为自己无骨折而不配合诊疗。

因此，老年下肢外伤，尤其是髋部外伤后髋部或膝部疼痛者，除应高度警惕股骨颈骨折，并进行相关检查、观察和处理外，更应向患者乃至家属进行耐心细致的解释，向他们明确告知该类型骨折的症状和体征不明显的临床特点和相关知识，使他们消除疑虑，配合治疗，以免贻误治疗时机。

第三十三章 股骨转子间骨折诊治失误的分析及对策

股骨转子间是股骨颈到股骨干的过渡区域，主要为骨松质结构，骨皮质很薄，该区域可传导和分散髋部的压力，因此容易发生骨折，骨折线常位于股骨颈基底至小转子以上部位。股骨转子间骨折多由间接暴力引起。转子间骨折骨折大多见于骨质疏松的老年人，65 岁以上约占 95%，女性发生率为男性的 3 倍，又称脆性骨折，骨折粉碎严重程度与高龄是内固定失效的主要因素。近年来有研究报道显示，老年股骨转子间骨折患者病死率为 27%～30%，而骨折后非手术治疗 1 年病死率为 36.2%～50.0%，即使采用最好的护理措施，其骨折 30 天病死率仍在 10% 左右，该骨折及股骨颈骨折被称为老年人的"人生最后一次骨折"。因此，老年转子间骨折患者的治疗仍是创伤骨科医师面临的挑战与难题。年轻人转子间骨折多由高能量损伤导致，常合并其他部位的严重损伤。股骨转子间骨折比股骨颈骨折患者年龄大 5～10 岁，创伤较大，骨折后失血较多，手术治疗的难度要大，因此，病死率较股骨颈骨折高 2 倍。

AO 与美国的 OTA 学会对 2007 年版股骨转子间骨折分类进行了彻底更新。将经转子简单骨折列为 A1 型，单个转子（大转子、小转子）骨折列为 A1.1 型，将所有 2 块型骨折重新归为一个亚型；将含有小转子骨块原 A2.1 型重新划分为简单骨折的 A1.3 型。A2 型骨折的特点是除股骨头颈骨块、股骨干与小转子骨块外，还存在其他的"中间骨块，而且有外侧壁受累"。如果仅存在 1 个中间骨块，则为 A2.2 型；如果存在 2 个或 2 个以上中间骨块，则为 A2.3 型。A2 型骨折的外侧壁属于危险型。A3 型为骨折线逆转子间走行，外侧壁原发骨折（表 33-1、图 33-1）。

Evans 将股骨转子间骨折分为顺斜行（骨折线从大转子向小转子延伸）和反斜行不稳定性骨折（图 33-2）。Ⅰ型：顺斜行转子间骨折，根据复位前后情况又分为 4 个亚型，ⅠA 型、ⅠB 型属稳定性骨折；ⅠC 型、ⅠD 型属于不稳定性骨折。Ⅱ型：反斜行转子间骨折：属于不稳定性骨折。

1975 年，丹麦学者 Jensen 对 Evans 分型进行了改良，又称 Evans-Jensen 分型或改良 Evans 分型，将股骨转子间骨折分为 5 型（表 33-2）。

表 33-1 AO/OTA 2018 版股骨转子间骨折分型

骨折分型	内容描述
31-A1 型	顺转子间线简单骨折
A1.1 型	孤立的单个转子骨折，①大转子；②小转子
A1.2 型	二部分骨折
A1.3 型	外侧壁完整（＞20.5mm）的骨折
31-A2 型	顺转子间线粉碎性骨折，外侧壁受累（厚度≤20.5mm）
A2.2 型	只有 1 个中间骨块
A2.3 型	有 2 个或以上中间骨块
31-A3 型	逆转子间线骨折（反斜行）
A3.1 型	简单反斜行骨折
A3.2 型	简单横行骨折
A3.3 型	楔形或粉碎性骨折

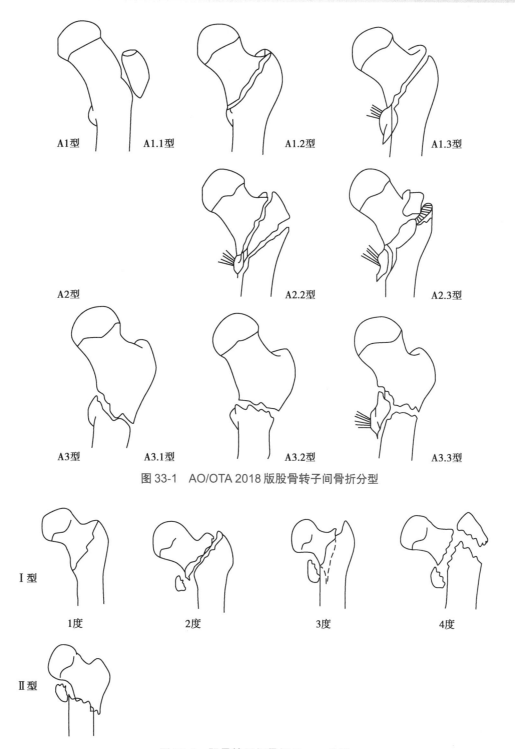

图 33-1 AO/OTA 2018 版股骨转子间骨折分型

图 33-2 股骨转子间骨折 Evans 分型

表 33-2 股骨转子间骨折 Evans-Jensen 分型

分型	骨折内容
Ⅰ型	无移位的二部分骨折
Ⅱ型	二部分骨折伴移位
Ⅲ型	三部分骨折,骨折块累及大转子
Ⅳ型	三部分骨折,骨折块累及小转子,缺乏内侧支持
Ⅴ型	四部分骨折,骨折块累及大、小转子,缺乏内、外侧支撑

近年来,国内有学者提出依据 CT 三维重建判断股骨转子间骨折的稳定性较 X 线片更准确。在此基础上郭小微根据股骨转子间骨折所在的立体区域,提出了股骨转子间六部分骨折分型:转子部的三维结构可以分为大转子、小转子、股骨前外侧壁、股骨后内侧壁、转子下区和转子间线以上,股骨颈基底部以下(不包括股骨颈)共六部分。其中二部分骨折为稳定性骨折,其余三部分、四部分、五部分及六部分骨折为不稳定性骨折。

需要说明的是,目前尚无单一的股骨转子间骨折分型"金标准",现有的分类系统均无法涵盖所有的创伤类型。

股骨转子间骨折治疗后最为常见的并发症是复位丢失、内固定失效、畸形愈合及其他并发症。其中髋内翻发生率可达 40%～50%,除与骨的质量、强度及骨折类型有关外,还与治疗方式、方法是否恰当、内固定器材的类型与质量等有关。仅将内固定手术成功作为治疗的终点,显然不太合适,术后并发症的处理及功能康复亦是治疗的重要环节。临床中,任何不规范、不标准化的诊治,将难以获得预期效果。

第一节 诊 断 失 误

一、检查不仔细、合并伤掩盖导致的漏诊

由高能量损伤造成的转子间骨折,常有其他部位的合并伤。如同侧股骨骨折、胫腓骨骨折或颅脑、胸腹部损伤等。这些症状和体征明显的合并伤,一方面容易吸引医师的注意力,忽视对髋部的检查,另一方面会掩盖症状和体征隐匿的转子间骨折。如果检查不仔细、不全面,拍摄 X 线片时范围不够,未包括髋部,则可能导致误诊或漏诊。Barauet 等曾报道,在股骨干骨折中,15% 的同侧股骨转子间骨折在诊断早期被漏诊。

因此,高能量损伤,如交通伤、坠落伤等导致的下肢骨折或多发性创伤,要重视转子间骨折的可能。应进行髋部的相关检查,如检查髋部是否肿胀、触痛、骨擦感及功能障碍等,怀疑髋部损伤者,在 X 线检查时应包括髋关节的正侧位片在内,或行 CT 检查,防止误诊或漏诊。而 MR 是检查诊断隐匿性转子间骨折的"金标准"。

二、骨折分型不准确

转子间骨折准确分型,对于选择治疗方式有决定性作用。而准确的分型主要取决于拍摄体位标准、高质量的 X 线片,以及正确阅片。如果拍摄 X 线片的体位不标准、图像显示不清晰,范围不够,阅片不仔细、不认真,或对 X 线影像的辨别能力不强等,将可能导致分型不准确,造成治疗方式选择不当而影响疗效,也难以评估预后。如分型不正确,将 Evans Ⅰ C 型不稳定性骨折误诊为 Ⅰ B 型稳定性骨折,将 Ⅰ A 型骨折误诊为 Ⅰ B 型骨折,或将 Ⅱ 型骨折误诊为 Ⅰ D 型骨折等,将导致固定方式选择不当,固定不牢固甚至使固定失效。

因此,要准确分型,必须拍摄体位标准、图像清晰、高质量的 X 线片。应仔细阅读、认真分析 X 线片,首先明确属于稳定还是不稳定性骨折,再依据骨折块的部位和移位方向等进行进一步分型。难以明确分型者,除拍摄髋部正侧位 X 线片外,必要时应拍摄斜位 X 线片,有条件者可行 CT 三维成像进行分型,以便为选择合适的治疗方法提供可靠依据。

第二节 治 疗 不 当

一、非手术治疗不当

(一)适应证把握不当

部分转子间骨折通过非手术治疗可获得满意治疗效果,但如果适应证把握不当,将难以达到预期的疗效。由于非手术治疗必须使患者长时间绝对卧床,且要严密观察,定时评估治疗效果,发现问题及时干预,才能使骨折端获得解剖或功能复位,并顺利愈合。而长期卧床将可能发生肺炎、泌尿系统感染、压疮、深静血栓形成、关节僵硬或肌肉萎缩等并发症。此外,Evans Ⅰ C 型、Ⅰ D 型骨折或 Ⅱ 型骨折,如果用牵引治疗,很难获得解剖复位或功能复位,有的甚至根本无法复位,导致经过一定时间的牵引治疗后仍需手术而贻误治疗时机。

因此,应严格把握非手术治疗的适应证,目前大多数学者认为,非手术治疗仅适用于 AO/OTA 分型的 A1.1、A1.2 型骨折;伤前即无法行走、慢性老年期痴呆患者、预期生存时间低于 6 个月、无法耐受手术、晚期慢性疾病患者以及活动期传染病患者等。即使如此,非手术治疗前,医师应使患者或其家属明确,试图通过非手术治疗实现患者早期下地活动的期待不切实际;即使伤前活动较少的患者,也可通过手术缓解疼痛,减少卧床并发症。

非手术治疗的管理必须包括通过妥善护理和翻身按摩避免压疮,通过合理膳食和营养供应维持体液平衡,通过足效的镇痛或麻醉药物抑制疼痛。

(二)牵引方法不当

牵引是一种行之有效的非手术治疗方式,通常有皮牵引和骨牵引。在牵引复位过程中,如果方法不当,将难以获得满意疗效。例如,牵引重量过轻,将导致患肢短缩或髋内翻畸形;重量过大,会使骨折间隙增大,骨折延期愈合或患肢延长。对维持牵引过程中出现的问题未及时发现和处理,将导致牵引失效、髋内翻。如未能保持患肢外展体位,或由于牵引重力对患肢的牵拉,使臀腰部移向患侧,而患肢移向健侧,形成看似患肢外展实则内收的假象(图 33-3);牵引滑轮失效,使摩擦力增大,牵引力分散,将影响牵引效果;牵引过程中由于肢体下移,患足抵于床架,使牵引力被抵消等,将导致牵引失效;如果牵引时间过短,骨折愈合不牢固,去除牵引后,由于内收肌的牵拉或过早负重等,均可导致髋内翻畸形。皮牵引过程中绷带缠绕过紧,观察不仔细,发现问题处理及时,将导致肢体压疮,甚至坏死等严重并发症。在临床中,曾有 1 例男性患者,88 岁,因右股骨转子间骨折行皮牵引治疗,在牵引过程中,由于小腿皮肤、肌肉压疮、感染、坏死而截肢,导致医疗纠纷。

因此,应采用合适的牵引方法,慎用皮牵引。为保证牵引重量足够、有效和方向正确,并避免小腿压疮,应尽可能采用骨牵引。在牵引方法中,由于 Russell 牵引是采用合力牵引,牵引重量虽较轻,但可产生较大的牵引力,此牵引方式便于患者活动,可作为转子间骨折牵引治疗的首选治疗方法。若采用股骨髁上骨牵引,牵引重量应是体重的 1/7。骨折复位后,应保持以体重 1/10~1/7 的维持量牵引。牵引初的 3~5 天应拍摄 X 线片评估牵引效果,并及时对牵引重量进行调整。在临床上,牵引重量不够是导致髋内翻畸形的最为常见的原因之一,应引起重视。此外,在牵引过程中必须始终保持患肢外展位,防止发生髋内翻畸形。为了保证牵引中患肢始终保持外展中立体位,应将患者躯干向患侧倾斜而将骨盆移向健侧,使躯干和患肢保持向患侧弯曲的体位。为了防止骨盆向患侧移位,躯干向健侧移位而形成患肢假外展、实则内收的体位,在妥当安置患者外展体位后,于患侧骨盆旁和健侧躯干旁放置沙袋予以限制,这样使患者在牵引中可保持外展体位(图 33-4)。

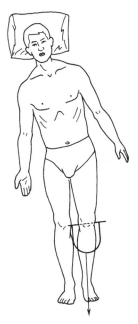

图 33-3　患肢外展假象

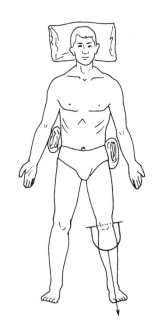

图 33-4　用沙袋控制患肢内收

在牵引过程中,应每天至少1~2次检查患者的体位及牵引重量,查看滑轮的光滑程度和牵引是否有效,发现问题及时处理。每天应测量双下肢的长度,测量时应将双下肢尽可能置于对称体位,评估牵引效果。若患肢短于健肢,表示牵引力不够,反之则牵引力过大,应适当调整牵引重量。牵引时间必须保证8~12周,甚至16周,牵引的前6周,应每周X线检查1次,评估牵引效果及骨折愈合情况。骨折愈合后方可去除牵引,否则仍可能发生髋内翻畸形。

二、手术治疗不当

(一)手术适应证与手术时机把握不当

绝大多数转子间骨折通过内固定手术可获得满意疗效。但如果适应证把握不当,将难以获得满意的治疗效果,甚至造成相应的并发症。手术时机对治疗效果和预后有重要影响。多数医师尤其是骨科、麻醉科、内科医师认为老年髋部骨折患者年龄大、合并症多,如肺栓塞、呼吸衰竭、肾功能不全、糖尿病、心力衰竭、恶性肿瘤、肺部感染、水电解质、酸碱平衡紊乱、心律失常、脑梗死等10余种不同合并症,因此术前检查越全面,合并症调整得越接近正常,手术风险越小。但由于过多术前检查和过长时间的合并症调整,必然造成手术时机延迟、卧床时间过长等,由此将不可避免地会增加患者的痛苦,导致卧床的并发症,甚至增加死亡率。

因此,无手术禁忌证者均应尽早行手术治疗。目前认为局部或全身感染、体质虚弱长期卧床不起的患者为手术禁忌;相对禁忌证为影响手术风险的内科合并症,其中除高龄、男性2种因素外,以上10余种合并症特别是肺栓塞、呼吸衰竭、肾功能不全和糖尿病,与住院患者病死率独立相关。手术患者与这些合并症相关的住院患者病死风险比非手术者相对更高。因此拒绝手术者,不可勉强。经过大量的生物力学研究及临床报道,股骨转子间骨折及时行手术治疗获得稳定复位,在重建稳定的关节结构基础上实现早期功能锻炼,改善术后功能、减少并发症的理念已被多数临床医师所接受。手术时机的选择,多数研究和指南建议在48小时内完成老年髋部骨折手术。并应根据医院的实际情况优化治疗流程,以加速康复外科理念进行干预,医院的管理部门、骨科、麻醉科、康复科、老年科、内科、手术室、辅助科室之间应相互沟通、密切协作与配合,为此类患者开设"绿色通道",缩短术前等待时间。

(二)手术方式选择不当

股骨转子间骨折手术治疗方式主要包括髓外固定系统、髓内固定系统和人工关节置换术等,依据其机械性能、生物力学性能和手术创伤程度以及功能恢复情况,每种方式各有利弊及适应证。如果对其固定原理及生物力学性能了解不清,对相关技术掌握不够,或由于医院设备条件有限,治疗方式选择不慎重,将难以获得满意的治疗效果。

1. **髓外固定系统选择不当** 髓外固定系统包括动力髋螺钉(dynamic hip screw,DHS)与动力髁螺钉(dynamic condylar screw,DCS)(图33-5);股骨近端解剖锁定钢板(periarticular-proximal femoral locking plate,PFP)(图33-6);经皮加压钢板(percutaneous compression plate,PCCP)(图33-7);倒置对侧股骨远端微创内固定系统(less invasive stabilization system-distal femur,LISS-DF)(图33-8)等。

如果不稳定的AO/OTA分型的A2型、A3型,或改良Evans Ⅲ~Ⅴ型骨折采用DHS固定,虽然该类内固定钉的机械强度高,有静力与动力的加压以及张力侧固定性能,头颈钉发生断钉、拔钉等很少见,且性价比较高等优点,但由于该类钉不能有效地控制骨折端的旋转,且头颈钉应力集中;骨折线延至股骨干近端的骨折,尤其是反转子间骨折或A3型骨折或Evars Ⅱ型骨折进行固定,由于骨折端间有滑移趋向,则不能发挥该钉使骨折端嵌压、稳定性骨折端的性能,可导致头颈钉切出股骨头,发生髋内翻畸形,或使骨折近端外移,骨折远端内移(图33-9),或钢板应力性断裂,固定失效,其手术创伤也较大,而有学者采用闭合复位微创固定获得满意效果;股骨近端外侧壁骨折或厚度过小患者采用DHS固定,亦有导致外侧壁医源性骨折的风险。如果大转子有纵行劈裂或大转子上1/2欠完整的患者,采用DCS固定,由于大转子的骨折,将影响头颈钉的进钉点,会使固定不牢固;大转子外侧骨皮质较薄或有缺失者采用DCS固定,则由于其把持和支撑力不够,固定后的稳定性较其他固定方法稍有不够,同样会加大失效的风险。如果骨质疏松不严重的稳定性骨折,采用DHS、DCS或其他比较简单的方式如髓内钉等可牢固固定者,却采用PFP、PCCP、倒置LISS-DF

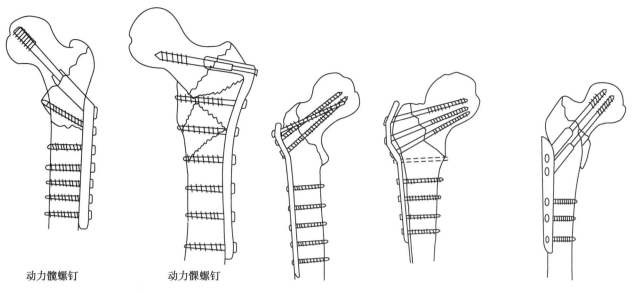

动力髋螺钉　　　　动力髁螺钉

图 33-5　动力髋螺钉和动力髁螺钉固定示意　　图 33-6　股骨近端解剖锁定钢板固定示意　　图 33-7　经皮加压钢板固定示意

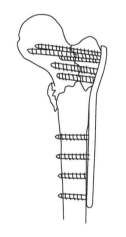

图 33-8　倒置对侧股骨远端微创内固定系统固定示意

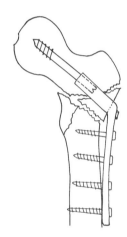

图 33-9　反斜行(Evans Ⅱ型)骨折用动力髋螺钉加压固定后会使骨折远端向内侧滑移

固定,则会增加手术难度和医药费用,尤其是复位不良、达不到一定复位标准的患者,则可能造成一定的并发症如锁钉穿出股骨颈,钢板断裂、断钉或骨不连、畸形愈合等。特别是 PCCP,其头颈钉原设定为 130° 颈干角,如果用于颈干角<125° 或颈干角>140° 的患者,则头颈钉无法置入股骨颈;无法在骨科牵引床上完成闭合复位的患者,或骨折、骨质疏松严重者,亦难以获得满意的治疗效果,如 A3 型骨折。老年骨质疏松较明显,或股骨内侧距粉碎及内侧距复位不良,或需过早下地者采用股骨近端解剖锁定钢板固定,则有发生内固定断裂、切出股骨头的风险。此外,股骨近端解剖型锁定钢板系统,由于安置于股骨外侧导致力臂明显加长,术后早期负重活动存在内固定变形、断裂、骨折移位、髋内翻畸形等风险,存在相对较高的并发症发生率,且手术时间较长、组织损伤大等问题。

因此,髓外固定系统适用于稳定性转子间骨折的内固定。DHS 固定,骨折端加压有利于骨折愈合,价格便宜,适用于年龄相对较小、身体条件较好、耐受手术强,且经济条件差的稳定性转子间骨折患者的内固定,如 AO/OTA 的 A1.2 型、A1.3 型及部分骨质良好的 A2.2 型骨折或改良 Evans Ⅰ、Ⅱ型等可作为首选。其临床效果普遍满意,是手术治疗的"金标准"。并在尽可能的情况下加防旋钉,以防止骨折端的旋转移位。但 A2 型骨折的外侧壁骨折属于危险型,由于外侧壁不完整,用 DHS 固定,围手术期容易发生破裂骨折,故失败风险较高,选择髓内系统的头髓钉固定比较合适。股骨近段外侧壁有骨折或外侧壁厚度<20.5mm者,则不建议采用DHS固定。DCS固定除适用于DHS固定的骨折类型外,由于其进针点在大转子上,拉力钉在股骨头颈后下方,独特的三角结构,可最大程度地将应力分散,减少对股骨头颈的切割,因此亦适用于骨质疏松患者和大转子完整的A3型转子间骨折的内固定,亦适用于股骨内侧矩破坏的转子间骨折。但其骨折间的加压性能只在负重时才会有,术中注意对转子内侧骨折进行复位和重建。PFP可用于转子间骨折或转子下横行骨折,或改良Evans Ⅲ~Ⅴ型骨折,且可用MIPO进行固定。骨折线累及小转子水平及股外侧皮质的患者,骨质疏松严重,特别是股骨外侧壁不完整或内侧皮质缺损者等则更为适合,如A1.2型、A1.3型、A2型为最佳选择,也是转子部环状结构不完整、转子下多段骨折进行固定的指征,且发生骨折移位的并发症相对较少。但对骨折粉碎严重伴骨质疏松患者应慎用。Kuzyk等研究发现,使用PFP固定也同样存在较高的失败率,但发生骨折移位并发症的风险最低。PCCP固定较为坚强,一般情况下,亦不存在内固定周围骨折的问题,适用于颈干角为130°、在骨科牵引床上可完成闭合复位者,或骨折、骨质疏松严重的患者,如A1.2型,A2.3型稳定性骨折和A2.2型、A2.3型不稳定性骨折。但PCCP内固定折断问题在国际上也颇具争议。LISS-DF固定,比DCS能耐受更大的负荷,有助于降低术后髋内翻的发生率,适用于伴有严重骨质疏松或股骨转子间冠状面劈裂较大,且大、小转子粉碎的股骨转子间不稳定性骨折,应用DHS及股骨近端防旋髓内钉出现困难或内固定切割、髋关节内翻风险高的患者。LISS-DF适用于合并内科疾病的高龄且有经济承受者、骨质疏松较重的股骨转子间粉碎性骨折以及累及大转子和外侧骨皮质、逆转子间粉碎性骨折与转子下骨折等。股骨近端解剖锁定钢板,因其有潜在的生物力学不足,且垂直相对较高的并发症发生率,应当谨慎选择适应证。

2. 髓内钉固定选择不当 髓内固定系统,即Gamma钉(图33-10),股骨近端髓内钉(proximal femoral nail,PFN)(图33-11),股骨近端防旋髓内钉(proximal femoral nail antirotation,PFNA)(图33-12),重建钉(Trigen)(图33-13)及Inter TAN钉(图33-14)等。

Gamma钉为20世纪90年代初在国外用于治疗股骨转子间骨折,其特点为股骨头颈钉与股骨髓内钉(又称主钉)在髓腔内连为一起,两钉支持点靠近中心轴,力矩短,把持力强。如果严重骨质疏松或内后侧骨皮质严重破坏的骨折以Gamma钉进行固定,由于其骨质强度过低,骨把持力不够,术后可发生骨折端旋转畸形,甚至可能由于疏松骨质被挤压而发生髋内翻或头颈钉切出股骨头。此外,由于股骨髓内钉尾部与疏松的股骨骨皮质的弹性模量差距过大,应力集中,在活动过程中则可能发生股骨近段于锁钉处骨折。大转

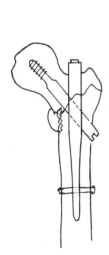

图33-10 Gamma钉固定示意

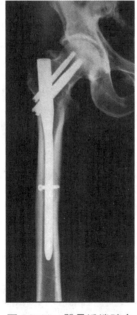

图33-11 股骨近端髓内钉固定案例

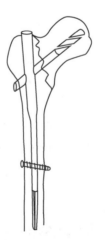

图33-12 股骨近端防旋髓内钉固定示意

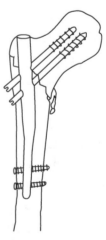

图33-13 Trigen重建钉固定示意

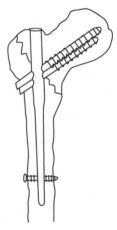

图33-14 Inter TAN钉固定示意

子下骨折或骨缺损者,固定后可能发生髋内翻畸形。第三代 Gamma 钉虽然增加了防旋钉,避免了拉力螺钉的旋转及向内侧移位,但高龄、骨质疏松明显的 A3.3 型骨折,如果选择短髓内钉的固定,将可能发生拉力钉切出股骨头或股骨骨折等并发症。PFN(见图 33-11)是 AO 根据 Gamma 钉的缺陷设计的股骨近端髓内钉,近端可在股骨头内置入 2 枚螺钉,抗旋转作用增强,主钉的尖端距交锁钉较长,能有效减小应力集中,减少应力骨折等并发症。但在临床使用中,准确置入 2 枚股骨颈螺钉是有困难的,还要求良好的复位和更精确前倾角和进针深度,而且有拉力螺钉松动退出,防旋钉切入关节内,亦有 PFN 的 Z 形退钉等情况出现,即主要起承重作用的拉力螺钉松动退出,起防旋作用的髋螺钉穿入关节内。PFNA 通过 1 枚螺旋刀片的设计解决了防旋和承重 2 个问题,但螺旋刀片的直接打入,无须预先钻孔,不但不造成骨质丢失,而且在螺旋刀片打入股骨头颈过程中,对其周围骨松质造成挤压,可以夯实疏松的骨质,使其变得更加密集、结实,增加螺钉的锚合力;主钉远端的锁定钉孔,可进行动力或静力锁定,以适应稳定和不稳定性骨折的固定。但过于严重的骨质疏松,即骨密度低于 $0.6g/cm^3$,不稳定性转子间骨折,其内固定失效风险较大,如螺旋刀片切割股骨头、颈或退出,髋内翻、股骨颈短缩畸形等。PFNA 如果用于闭合复位失败和转子骨折游离或转子部冠状面劈裂骨折者,则难以使骨折满意复位或由于固定后骨折端不稳定,导致骨折延期愈合或髋内翻;粉碎性骨折采用 PFNA 固定,有时会使进针点粉碎,髓内钉穿钉时极易造成碎骨片移位,且难以通过大块骨碎片的髓腔,常导致骨折复位不良;术中置入的螺旋刀片还可能通过骨折间隙使骨折端分开,从而导致内固定的稳定性明显下降。Trigen 重建钉的设计属于第三代髓内钉,为多钉系统,其最大特点为近端联合绞钉设计,术后近端 2 枚固定钉形成椭圆形结构,即相同直径的双头颈主钉,有减少大转子进钉点劈裂的可能,其固定牢固而稳定,术中、术后能有效避免旋转移位、头颈短缩及髋内翻等并发症。但由于其本身无法提供二次复位的机会,而且其髓内钉可能穿过上部骨折线而阻挡复位,如果用于未获得满意复位的患者,则难以在进行固定时对骨折进一步复位。同时,由于双头颈主钉的滑动加压性能均较差,用于稳定性骨折,其加压性能不如 DHS,双主钉的下位主钉在股骨颈下中象限的比例较低,上位钉将可能多偏上 / 外,故不如 PCCP 固定稳定。

　　因此,髓内固定系统适用于不稳定性转子间骨折的内固定。与 DHS 固定相比,髓内固定的力臂短、扭矩小、稳定性好、生物力学优势更加明显,特别是可以实施微创术式,创伤小、失血少、无须显露骨折端,对骨折愈合的生物力学环境破坏少,更有利于骨折愈合。并且患者术后髋关节功能影响小,其功能恢复和生存质量改善更快。髓内钉可与骨折端获得接触,即使内侧皮质粉碎的病例仍能得到很好的稳定,因此目前不稳定性转子间骨折,髓内固定更具优势,亦符合加速康复外科理念。近年来,髓内固定正逐步成为内固定的主流。防旋髓内钉 PFNA 是目前髋部稳定性骨折髓内固定的首选方案。有研究资料表明,自 1999—2006 年髓内固定应用的比例由 3% 提高到 67%。尤其是年龄较大、身体条件较差、不能长时间耐受手术的老年患者,应首选髓内固定。不稳定性转子间骨折,应选择长髓内钉固定,远端还应交锁固定。长髓内钉可将应力更多地分布到股骨干上,减少局部应力集中导致的并发症。Gamma 钉适用于内侧骨皮质较完整的青壮年患者,尤其适用于粉碎性骨折和不稳定性骨折,对骨质疏松较严重的老年人或转子间内后侧骨皮质破坏严重者应慎用。即便采用,也应适当延长卧床休息时间,防止头颈钉切出股骨头和骨折端旋转畸形。在功能锻炼时,不可暴力,防止钉端应力集中导致股骨干骨折。高龄、骨质疏松明显的 AO A3.3 型或 Evans-Jensen Ⅴ型骨折,绝大多数研究结果均强烈支持使用髓内固定。股骨内外侧壁受累,骨质疏松明显者,则应选择长型第三代 Gamma 髓内钉固定。此外,由于其对软组织损伤小,患者疼痛轻,易于术后活动,更适用于老年体弱、耐受和术前情况较差、需要尽量缩短术后时间的患者。其性能优于 DHS、PFNA 与 Inter TAN。PFN 由于存在一定的设计缺陷,已逐渐退出市场,现已少用。PFNA 适用于年龄大、身体条件较差、不能长时间耐受手术的 A2.2 型、A3.1 型、A3.2 型转子间骨折患者,应作为髋部骨折内固定的首选方案;而 A2.3 型、A3.3 型转子间骨折患者,如果其骨折粉碎及骨质疏松不太严重,股骨髓腔符合置髓内钉标准,亦可以选用 PFNA 固定。有学者研究表明,PFNA 与 Inter TAN 比较,前者手术操作简单、手术时间短、术后出血少,而后者稳定性更高,有利于术后恢复及预防并发症的发生。Trigen 重建钉及第四代髓内钉(Inter TAN 髓内钉),其适应证更加广泛,可以应用于 AO A3 型骨折,尤其是 Inter TAN 髓内钉内固定在某些医院已成为能够获得良好复位的转子间骨折内固定的标准术式,其固定效果优于 Trigen 重建钉,亦适用于身体状况较好的骨质疏松严重或骨折粉碎的患者。其他不稳定性转子间骨折,如 A2.2、A2.3 型、A3 型或 Evans-Jensen Ⅲ 或 Ⅴ 型,目前越来越倾向使用髓内装置甚至长型髓内钉固定。Matre 认为髓内固定具有更好的复位、有效的支撑和良好的愈合。股骨髓腔狭小、股骨前弓过大,或股骨近段外侧壁较薄的患者应慎用髓内钉固定。

外侧壁骨折的固定,以往的文献报道决定股骨转子间骨折内固定稳定性的关键因素是内侧结构的完整。而目前多采用髓内钉固定治疗,将力臂向内侧移,减少了内置物的受力,髓内固定对外侧结构的要求上升,认为外侧壁完整才是股骨转子间骨折髓内钉固定成功的关键因素之一。在采用髓内钉如 PFNA 固定时,依据外侧壁骨折粉碎程度应先行临时固定,再行股骨干髓内主钉及股骨头颈内螺旋刀片固定,不稳定性骨折固定后需更长时间的免负重时间。

3. 人工关节置换术选择不当　转子间骨折行人工关节置换术,一直存在较大争议。由于该方式需进行股骨转子间骨折修复和关节置换,延长了手术操作时间,且术中次生损伤较大,对术者经验与技术要求高,虽有术后早期负重活动及并发症少的优势,但骨折粉碎及骨质疏松并不十分严重的老年患者,若将该方式作为首选手术方式,会丧失进行骨折内固定能够愈合而恢复的机会。

因此,转子间骨折进行人工关节置换术,应严格把握其适应证。骨折粉碎及骨质疏松十分严重的老年患者,尤其是高龄、高危风险的患者,或不能耐受长时间卧床者(>4 周),为了让患者尽早恢复活动能力,可选择人工关节置换术。该手术亦是各种类型股骨转子间骨折手术失败后较有效的补救方法。如果骨折同时合并股骨头缺血性坏死,或退行性骨关节炎,或病理性骨折的患者,从早期稳定角度出发亦可考虑进行人工髋关节置换术。目前转子间骨折进行关节置换的临床证据有限,仍需研究证实。一般情况下,80 岁以下的老年人,人工关节置换术不作为首选治疗方案。近年来有学者研究一组大数据,247 例 75 岁以上不稳定转子间骨折的患者行螺钉固定和关节置换,螺钉固定组的力学并发症发生率较关节置换组更高,但关节置换组患者的功能恢复更好。

总之,股骨近端骨折尤其是不稳定性骨折治疗方法的选择,应依据患者的骨折形态类型,并综合考虑患者年龄、健康状况、骨质疏松及经济状况等,制订最佳治疗方案,争取达到最佳治疗效果。

(三)内固定手术操作不当

1. 复位不当　无论髓外还是髓内固定,良好的复位是手术成功的关键,直接影响骨折疗效。短时间内患者的具体情况不允许进行手术,如果术前未行牵引复位,由于肌肉挛缩、粘连,将会增加术中复位难度;术中骨折复位不良、骨缺损未植骨而进行固定,将导致骨折端不稳定,发生头颈部后倾、髋内翻、患肢短缩畸形、头颈钉穿出股骨头颈(图 33-15)、固定失效等并发症。

但过度牵拉复位可使骨折间隙增大,患肢延长、骨折延期愈合。如果复位方法不当,复位后骨折不稳定,小转子、股骨矩、转子后侧、转子冠状面等部分或全部接触不良,尤其是内侧皮质存在无效支撑,将成为内固定失效的独立因素;使骨折端内侧正向压应力缺乏足够的支持,术后强度则完全依赖内固定的机械强度,将造成螺钉和髋钢板所分担的压应力和张应力增加,导致术后断钉、骨折再移位及骨不连(图 33-16)等并发症的增加。复位前,牵引床的会阴柱未能抵于会阴部正中,而是偏向患侧髋关节;牵引复位时患肢处于内收位等,将使复位困难或造成髋内翻(图 33-17)。

复位中,如果不重视由于骨折后患者仰卧位时,骨折断端自然下沉,使骨折向后成角畸形的矫正,复位不良,将造成复位固定后的骨折端不稳定。复位时如果使股骨头中心低于大转子顶点,则造成髋内翻,甚至髓内钉断裂(图 33-18);股骨头中心高于大转子顶点,则造成髋外翻;不以健侧髋关节的术前 X 线片作为颈干角的参考,则难以准确恢复颈干角等。术中闭合复位时,难复性骨折由于关节囊或肌肉等软组织妨碍复位,如果不采用切开复位或对复位后的骨折端临时固定,则难以获得满意的复位固定和维持复位的效果;在行髓内固定股骨扩髓时,不从外侧抵住大转子及股骨外侧,施加一定压力,则难以使扩孔钻头充分磨除股骨颈上端基底部的骨皮质,将造成髓内钉插入后复位丢失、髋内翻(图 33-19)。

因此,转子间骨折内固定前,首先要进行良好的复位。短时间内不能手术者,应先行胫骨结节牵引复位。在置入内固定器材的过程中,必须维持骨折良好的对位和力线,发现骨折明显移位者,应重新复位后再行固定。Fogagnolo 等对 Baumgaertner 等提出的复位标准进行了修改,从对线和主要骨块移位程度评价复位

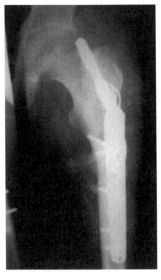

图 33-15　头颈钉穿出股骨头颈案例

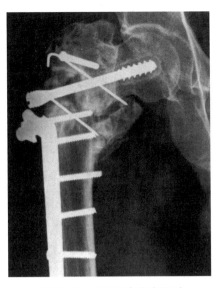

图 33-16　头颈钉与钢板间应力集中而断裂案例

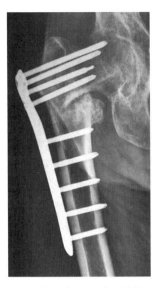

图 33-17　由于复位不良，股骨远端微创内固定系统固定后髋内翻畸形案例

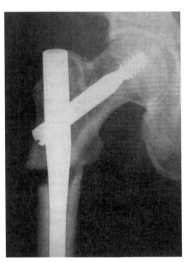

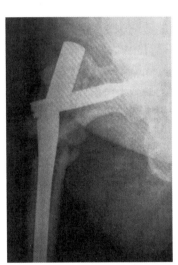

骨折于分离位固定，且髓内钉入钉点偏外

髓内翻畸形使髓内钉载荷增加，造成髓内钉断裂

图 33-18　复位不良导致内固定失败案例

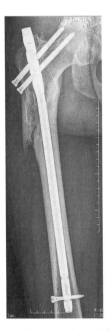

图 33-19　Trigen 重建钉固定，扩髓时未从外侧顶住大转子，造成大转子外移，入钉点偏向大转子外侧。髓内钉插入时使骨折复位丢失，且因股骨头颈钉置入深度不够，使下位钉位置偏上，而上位钉置于股骨颈外侧，髓内翻畸形案例

质量：正位 X 线片上颈干角恢复正常或轻度外翻、侧位 X 线片上成角＜20°；主要骨块在正、侧位 X 线片上对合部分＞80%、短缩＜5mm。同时符合上述 2 项标准为好，仅符合 1 项标准为可，2 项标准都不符合为差。复位前，安置患者体位时，牵引床的会阴柱必须抵于会阴部正中，不能偏向患侧髋关节，即使术中亦应对此重视。牵引复位时患肢应轻度外展，随后在牵引状态下逐渐内收，以便获得满意的复位效果，并维持复位。复位中，要使内侧皮质尽可能达到有效支撑；要重视对骨折向后成角的矫正，在患肢处于轻度内旋位时，侧位 X 线显示股骨头颈和股骨干中轴线不成 180°，若向后成角，则应松开牵引，使骨折块散开后再次牵引复位，矫正向后成角，或通过骨钩（如 Homann 拉钩）或骨膜剥离器经主钉进钉切口撬拨抬起骨折断端复位。

颈干角的复位标准,应以健侧髋关节的颈干角为标准。患者仰卧位时应注意矫正骨折断端的自然下沉,使骨折向后的成角畸形得以矫正。难复性骨折由于关节囊或肌肉等软组织妨碍复位,则应切开复位或以 2.5～3.0mm 克氏针或钢丝等临时固定,亦可在持续牵引维持复位的情况下进行固定。在行股骨扩髓时,要从外侧顶住大转子,施加一定压力,使扩孔钻头充分磨除股骨颈上端基底部的骨皮质,以预防髓内钉插入后复位的丢失。复位时评估内外翻的常用方法是在正位 X 线片上判断大转子顶点与股骨头中心的关系,正常情况下这两点应该同处于一个水平面上。侧位 X 线片上大转子顶点、股骨头中心点、股骨近端干轴线位于同一直线上。股骨头只可稍微偏高而不可偏低,防止髋内翻。

2. C 臂监测不当　在目前骨折内固定手术中,无论骨折复位或骨折内固定,仍依赖 C 臂透视监测进行。如果透视的方法不规范,则难以明确复位、固定的真实情况,可能导致复位不良,或内置物难以牢固固定骨折端,发生髋内翻、复位丢失、骨折向后成角畸形、内固定失效、骨不连等并发症。

因此,术中 C 臂透视的操作必须规范,图像采集器必须安置于标准位置。标准的前后位影像要求图像采集器与患者躯体的水平面相垂直。侧位像要求图像采集器要与股骨颈的纵轴同处一个平面,并与股骨颈纵轴垂直,即影像采集器与地面成 10°～30° 的倾斜角,同时与下肢轴线成 40°。

3. 髓外系统固定操作不当　DHS 固定,置入股骨颈拉力螺钉偏高 / 外,会使股骨头中心低于大转子顶点,导致髋内翻,拉力螺钉切出股骨头颈;如果该钉置入偏低 / 内,使股骨头中心高于大转子顶点,则导致髋外翻;置钉时未穿防旋针,则可能使股骨头旋转,骨折对位不良。无论是髓内固定还是髓外固定,如果不重视对滑动螺钉 / 拉力螺钉的顶尖距(tip apex distance, TAD)(图 33-20)的把握,顶尖距即矫正 / 去除放大率后,在正、侧位 X 线片上测得的拉力钉尖端到股骨头顶点的距离的总和,将会增加股骨头颈钉切出股骨头颈的概率;不重视头颈钉置入的准确位置,将可能造成头颈钉穿出股骨头颈或髋内翻畸形,甚至内固定失效等。侧钢板过短,置入螺钉不够,尤其是远端未置钉,将会使应力过于集中而钢板断裂或螺钉被拔起、松动,固定失效(图 33-21A)。DCS 固定,如果复位不良或按 DHS 方法进行固定,沿股骨颈纵轴置入头颈钉,由于该钉与股骨外侧钢板成 95° 角,置入后将造成髋内翻畸形(图 33-22)。

PFP 固定,钢板位置、头颈钉的入钉点和进钉方向(或角度)或方法不当,将可能使头颈钉切出股骨头、颈,或使固定失效;经皮置入股骨干钢板时,如果远端钢板未置于股骨干外侧正中时,将难以获得牢固固定的效果;有大转子骨折者,如果在不影响股骨钢板置入的情况下,不对大转子进行固定,将难以获得骨折端

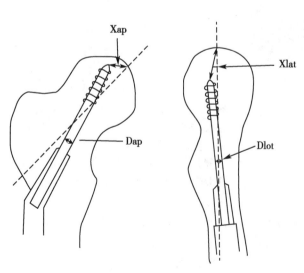

图 33-20　顶尖距

Xap:前后 X 线片上拉力钉尖端到股骨头顶点的距离;
Dap:前后位 X 线片上拉力钉的直径;Xlat:侧位 X 线片上拉力钉尖端到股骨头顶点的距离;Dlot:侧位 X 线片上拉力钉的直径;TAD=Xap+Xlat(要求＜25mm)。

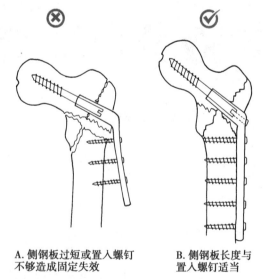

A. 侧钢板过短或置入螺钉不够造成固定失效　　B. 侧钢板长度与置入螺钉适当

图 33-21　动力髋螺钉固定,侧钢板长度要适当

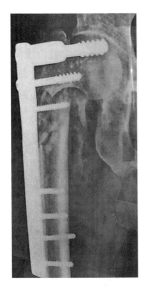

图 33-22 动力髁螺钉固定复位不良，头颈钉置入股骨头颈外侧，且穿出股骨头，髋内翻畸形案例

的牢固固定；逆转子间骨折不进行局限性切开复位，并以拉力螺钉进行固定，则难以获得满意的复位固定效果。PCCP 固定，自大转子斜坡下的切口之骨膜外沿股骨干外侧插入钢板时，如果钢板的力线未与股骨干的力线一致并贴附骨质，将导致股骨头颈钉安置困难，难以置入股骨头颈中下的位置；术中置入下位主钉时，如果不重视由于体外瞄准装置的重力作用，容易导致下肢轻度外旋，螺钉穿出股骨颈前侧；置入的下位股骨头颈主钉如果过于偏上，由于股骨颈空间有限，狭小区域必须同时放置 2 枚主钉，上位主钉则可能切出股骨头颈。LISS-DF 固定，如果手术采用传统的仰卧位进行，由于股骨近端骨折块的向前、向外成角倾向，通常需外展患肢复位，将增加内收肌和髂腰肌的牵拉力，使后内侧区骨块复位不良，而锁定螺钉又无法提供加压作用，无法利用钢板获得满意复位，导致近端骨折块旋转移位和髋内翻畸形；对侧 LISS-DF 钢板倒置后应用，其略微前弓的形状设计与股骨近端外侧的轮廓基本一致，术中无须预弯、塑形，钢板近端区域的自钻锁钉位置与角度又恰好与人体股骨近端较匹配，多枚锁定螺钉从不同角度进入股骨颈头部形成三维结构，如果误用同侧 LISS-DF 固定，将难以获得牢固固定的效果；多次反复穿针调整螺钉，将使螺钉松动、脱出，固定失效等。

【病例】患者女性，46 岁。左股骨转子间骨折，入院当地医院诊治。第 2 天行 LISS-DF 固定手术，切开复位后由于未能按 LISS-DF 的规范和方法置钉，首先自股骨骨折远端至股骨头颈置入 2 枚普通骨松质螺钉，再用 2 枚普通骨皮质螺钉固定大转子，最后以锁定钉固定股骨颈和股骨干。也未行其他辅助固定。术后 3 周复查 X 线片，显示内固定失效，骨折复位丢失，普通螺钉与骨松质螺钉松动，髋内翻畸形（图 33-23）。

此例内固定失效，主要原因是对 LISS-DF 固定的材料力学和生物力学性能与原理了解不够，术中对转子部位仅用骨松质螺钉和骨皮质螺钉固定，却对股骨干用锁定钉固定，造成骨折端固定不够牢固，髋内翻畸形。

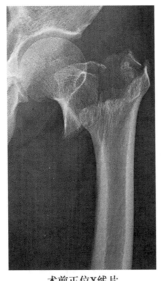

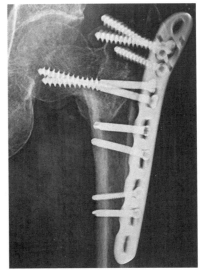

术前正位X线片	术后正位X线片

图 33-23 左股骨转子间骨折行 LISS-DF 内固定失效案例

【病例】患者男性，66 岁。因车祸造成右股骨转子间粉碎性骨折，在当地医院行 DHS 内固定。由于骨折严重粉碎，复位固定均较困难，骨折端很不稳定，固定时未能将头颈钉置于股骨颈后内侧，而置于前外侧，头颈钉的钉尖穿出股骨头（图 33-24A），4 个月后骨折未愈合，并发明显髋内翻畸形，二次入院去除 DHS，行

复位后以 2 枚空心加压螺钉固定,术后 2 个月,内侧固定钉断裂,仍有髋内翻畸形,患肢短缩 3cm,明显跛行(图 33-24B)。

此例并发头颈钉穿出股骨头、骨折延迟愈合、内固定钉断裂、髋内翻畸形等并发症,除与骨折严重粉碎、固定后骨折端不稳定有关外,与术中的内固定方式选择和操作不当亦有一定关系。首先首次手术骨折复位时未获得基本的功能位,尤其未恢复力线;其次 DHS 的头颈钉置于股骨头颈的前外侧,钉尖在置入时即将穿出或已穿出股骨头,难以获得牢固固定的效果,并导致髋内翻;二次复位固定时,骨折部位仍未恢复力线,固定时选用空心加压螺钉,不仅只用了 2 枚钉固定,而且外侧钉过于偏外,未能通过骨折线,无固定效果,内侧钉置钉过浅,螺纹与钉杆的交界处恰置于骨折间隙内,导致螺钉于应力集中处断裂,固定失效,髋内翻畸形。

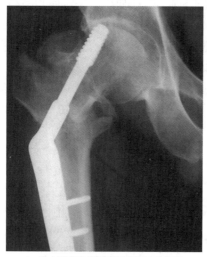 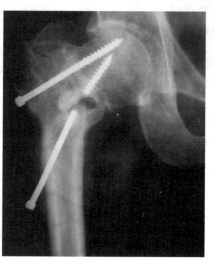

A. 动力髋螺钉固定头颈时过于偏外(与股骨干夹角 > 135°),钉尖切出股骨头造成髋内翻

B. 二次手术又仅用2枚螺钉固定,上位钉过于偏外,无固定效果,导致内侧钉断裂,固定失效

图 33-24　由于内固定不当造成复位丢失案例

因此,必须高度重视手术的规范操作。DHS 固定,通常选择动力髋螺钉,入钉点应位于大转子外侧最高点下 2.5~3cm 处与小转子下缘平齐(图 33-25);先置入导针的进钉方向应以与股骨干纵轴 125°~130° 并前倾 10°~15° 为宜。若患者取仰卧位,患侧臀部垫高 10°~15°,进钉方向应与手术床面平行,导针应位于股骨头中下 1/3 处,侧位像位于股骨头中心,并在近端 1.5cm 处平行插入 1 枚克氏针,临时稳定性骨折并防止拧入拉力螺钉时股骨头旋转移位。拉力螺钉的尖端位于股骨头关节面下 5~10mm。要求 TAD<25mm,甚至有些学者要求 TAD<20mm。DCS 固定,入钉点应位于大转子外侧最高点,动力髁螺钉与股骨干成 95° 置入股骨头颈后下方,拉力钉置入后应在钢板近端钉孔内置入防旋钉,防止股骨头旋转,同时术中应尽可能对内侧骨折进行复位和重建,以增强骨折端的稳定性,增加固定的牢固程度(图 33-26)。为了减少手术创伤,亦可行微创手术,以缩短手术时间、减少术中出血量与术后并发症。选用的侧方钢板,应尽可能在骨折远端至少有 4~6 个螺钉孔(见图 33-21B),以增加固定强度。PFP 固定,钢板应于股骨大转子顶点外下 0.5~1cm 处、于骨膜外隧道置入,以股骨近段锁定钉定位器向股骨头颈置入克氏针定位固定,在股骨钢板远端以 1 枚克氏针将钢板固定于股骨干外侧中央。于股骨头颈置入 3 枚导针,位置理想,则股骨头颈置入 3 枚锁定螺钉,钉尖距关节面 0.5~1cm,钢板以锁定或骨皮质螺钉固定。有大转子骨折者,在不影响股骨钢板置入的情况下,应对大转子进行固定。逆转子间骨折应进行局限性切开复位,并以拉力螺钉进行复位固定。PCCP 固定,自大转子斜坡下的切口之骨膜外沿股骨干外侧插入钢板时,钢板的力线应与股骨干的力线一致并贴附骨质,使股骨头颈钉安置于股骨头颈中下的位置。术中置入下位主钉时,应扶持好体外瞄准装置,防止其重力作用导致下肢轻度外旋。置入的下位股骨头颈主钉,应位于 X 线片侧位中央、正位下方紧靠股骨矩。倒置 LISS-DF 固定,有学者采用健侧卧位进行手术,仅需轻牵引或旋转,多可自行复位,必要时可有限切开复位。固定时必须取对侧 LISS-DF 钢板倒置后应用。

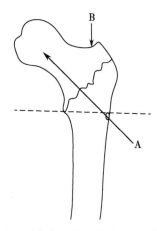

A. 动力髋螺钉导针进针点；B. 髓内钉
导针进针点。

**图 33-25　动力髋螺钉和髓内钉固定
导针入针点示意**

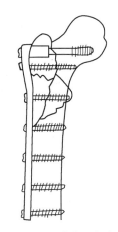

**图 33-26　动力髁螺钉板
式固定方法示意**

4. 髓内钉式固定操作不当　转子间骨折，如果进入股骨髓腔的入钉点位置不当，偏向大转子顶点的外侧，将导致骨折处于内翻力线，严重者会使髓内钉在髓腔内偏斜，在钉尖处形成集中的切割应力，可能使钉头穿出股骨干内侧，或造成髋内翻畸形，老年骨质疏松患者容易造成股骨干骨折；在置钉时，由于其尾部更为粗大，青壮年或髓腔发育异常者，如果不扩髓，强力击入主钉，则可造成大转子部劈裂骨折（图 33-27）；头颈钉的置入位置不当，偏外、偏前、偏后或选用的头颈钉过长，或穿钉时未重视前倾角等，将导致固定不牢固、股骨头旋转、髋内翻或髋外翻畸形，或头颈钉切出股骨头（图 33-28）。而 PFNA 髓内钉的尾部较粗大，如操作不当，或暴力击入，将造成股骨大转子部劈裂骨折；头颈钉置入时，如果紧压股骨矩，由于股骨矩骨质过硬，将不易打入；股骨远端锁钉若只锁 1 枚，由于应力集中将可能导致锁钉断裂等。重建钉为第三、四代髓内钉，Trigen 重建钉为直径相同的双头颈钉，Inter TAN 钉为近端联合绞钉的双头颈钉，有更好的加压性能，避免旋转移位、头颈短缩及髋内翻畸形等并发症的发生。其股骨髓内钉置钉时，插入不到位，造成拉力、加压钉开口过高，易导致拉力、加压联合钉切割穿出股骨头。

因此，要准确选择股骨髓内钉的入钉点。要求其入钉点在正位 X 线片上，应位于大转子尖偏内 2mm 左右，在透视中显示为大转子内侧斜坡处（见图 33-25）；侧位位于大转子中前 1/3 交界处（图 33-29）。不可偏斜，否则，将难以置入股骨髓腔正中。手术者要用手逐渐转动推入，严禁以骨锤击入。PFNA 股骨髓内钉的置入，更应小心谨慎、顺势缓慢推入，如有明显阻力，应仔细查找原因，如果髓腔较细或骨质较硬，应考虑扩髓，如果进钉偏斜，应及时更正，不可重力击入。严重骨质疏松患者，必须慎之又慎，防止发生股骨近端劈裂骨折。通常，股骨远端应置 2 枚锁钉。PFNA 固定的骨折临床愈合后，可去除静力锁钉，保留动力锁钉，促进骨折愈合与骨痂塑形。在置入头颈钉时，入钉点及进钉方向与 DHS 内固定方法相同。股骨头颈钉的入钉口应与主钉的钉尾在同一水平面为宜（图 33-30），其长度应以头颈钉尖位于股骨头关节面下 0.7～1.0cm。螺旋刀片应直接打入，应特别注意，置入头颈部的主钉应偏于股骨颈的中下或稍内侧，靠近股骨距及内侧骨皮质，但不要紧压股骨矩，而防旋转的附加螺钉应略偏外，可获得牢固的固定效果。在选择防旋钉时，尽可能要短于主钉，以免防旋钉自股骨头外侧穿出。头颈钉的最佳位置应该是在侧位片的中央和正位片的下方区域。如果防旋钉的位置不良，稍有偏外或稍有穿出股骨颈而术中又无法调整者，可嘱患者多卧床休息，减少髋关节活动，骨折临床愈合后可早期去除。Inter TAN 髓内钉，应在插入股骨髓内钉时通过正位透视观察插入深度，正位透视显示拉力螺钉孔延长线通过股骨颈中央或偏下，并在把控好前倾角的前提下，置入位于股骨头下 0.5cm 的导针，根据导针的长度钻孔插入下方防旋刀片，再依据打入深度和骨折间隙大小，决定置入拉力螺钉长度，尽量使 TAD<25mm。目前，某些医院将其作为标准术式。在 Trigen 短重建钉置钉过程中，股骨髓内钉位置合适后，应先置入下位头颈钉后再置入上位头颈钉，最后置入静力孔和动力孔锁钉。

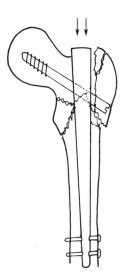

图 33-27　强力击入股骨髓内钉或扩髓不够，可造成大转子部劈裂骨折

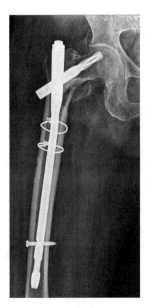

图 33-28　右侧股骨转子间转子下骨折髓内钉内固定，复位不良，髓内钉与头颈钉置钉偏外，头颈钉即将切出股骨头，导致髓内翻畸形案例

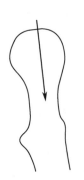

图 33-29　侧位股骨髓内钉入钉点示意

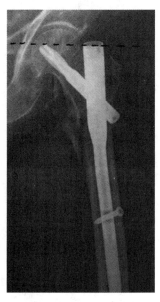

图 33-30　头颈钉尖与主钉（髓内钉）尾应在同一水平面

　　5. 人工关节置换术操作不当　转子间骨折行人工关节置换术，手术难度大，对手术者的临床经验和技术水平要求高，要有准确把控手术操作的能力，否则，将难以获得满意的治疗效果。由于老年不稳定性转子间骨折常很难解剖复位，即使复位，在手术进行中亦很难维持其复位位置，如果试图同时兼顾复位骨折和处理髓腔、安装假体，只会延长手术时间，增加感染风险。手术时不注意保持大、小转子碎骨块与肌肉腱性组织的附着连接；大、小转子未行复位及牢固固定；骨缺损未行植骨，将影响骨折端和假体的稳定性，亦影响骨折的愈合，甚至造成假体脱位等并发症。

　　因此，进行人工关节置换术时，骨折显露后，通常应先行股骨颈截骨，然后在股骨骨折端扩髓打入假体，最后行大、小转子骨折块复位，尽可能避免发生下肢不等长。置入假体时，前倾角应在正常范围内适当减小约 5°，以提高假体的稳定性，防止术后脱位。此外，大、小转子骨折必须以软钢丝或钛制捆扎绑带环扎，牢固固定，以增强假体的稳定性。大、小转子骨折容易复位固定者，或可先复位固定，再行股骨扩髓置入假体。术中要注意对髋关节周围肌群的保护，因为髋关节周围肌群，尤其是外展肌群对维持髋关节功能及人工关节假体的寿命非常重要。骨缺损，应以股骨头的骨松质行植骨处理。

　　（四）术后并发症处理与康复不当

　　术后并发症处理和康复是转子间骨折治疗的重要组成部分，如果重视不够、处理不当，将影响疗效。如果老年患者术后早期严重疼痛处理不当，不仅会影响患者的生存质量，还有较高的诱发神志失常的风险。术后早期并发症包括血红蛋白异常、DVT、神志失常、压力性损伤 / 溃疡（压疮）、心血管疾病、手术部位感染、泌尿系感染、肺炎等。尤其是 DVT 是髋部手术的常见并发症，据统计，在没有预防性治疗的前提下，亚洲髋部骨折术后 VTE 和 DVT 的发生率分别是 26% 和 10%，且全身麻醉的 DVT 发生风险高于局部麻醉。静脉血流缓慢、静脉壁的损伤和血液高凝状态是其发生的 3 大因素。转子间骨折手术患者具备了形成 DVT 的几乎所有条件，如创伤、手术、高龄、内科合并症多、长时间卧床、患肢制动等。如果不进行预防，则可能发生 DVT 或 PE。使用低分子量肝素、普通肝素、华法林、磺达肝癸钠以及口服 Xa 因子抑制剂等抗凝血药预防 DVT 时，尤其是华法林，如果不注意该药的高警示，如果抗凝过度（或不足），导致出血（或栓塞），严重者甚至导致灾难性后果。转子间骨折患者多伴有骨质疏松，骨折愈合慢，在围手术期不进行抗骨质疏松治疗，则影响其骨折愈合，甚至使治疗失败。术后康复，功能恢复至关重要，如果未能制订合适的康复计划，未有明确合理的康复措施，则影响患肢功能的恢复。高龄患者，其骨折愈合相对较慢，骨折内固定后的短时间内,骨折愈合并不牢固,如果康复方式方法不当,如活动不够,将导致肌肉萎缩;未早期行膝关节功能锻炼将导致膝关节僵硬;过度活动或负重过早,或过多的下肢内收、内旋活动,将导致内固定松动、断裂,复位丢失、髋内翻畸形(图 33-31)等。有学者研究术后负重时间<6 周的患者内固定失败发生率高。负重时机与内固定失效的问题,如果不依据主要骨折线走行方向和内固定术后内侧皮质是否实现力学有效支撑确定,将导致复位丢失、螺钉切割、内固定张力性疲劳断裂等并发症。例如,当主要骨折线为外上内下顺转子间骨折时,若内侧皮质未充分接触而负重,或主要骨折线为逆转子间线反斜骨折而过早负重时,将导致骨折端不稳定、应力集中、骨折移位、内固定松动等并发症。反之如果负重过晚,则将影响关节功能的尽早恢复。

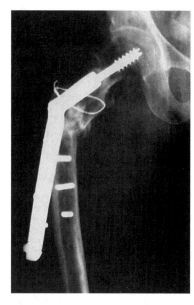

图 33-31　术后由于过早进行强力负重活动导致螺钉断裂、内固定失效、髋内翻案例

　　因此,转子间骨折术后并发症和功能锻炼,应作为除复位固定以外重要的治疗措施和重点。随着快速康复外科理念的推广,应将髋部骨折的疼痛控制作为一项重要治疗目标,术后应定期对患者进行疼痛评估,并依据情况局部或口服使用镇痛药物,如区域神经阻滞和阿片类药物等。患者术后早期发生一项以上的如血红蛋白异常、神志失常、压力性损伤、心血管疾病、手术部位感染、泌尿系统感染、压疮和肺炎等并发症,应进行相应的处理。如血红蛋白低于 80g/L 时可输血治疗。神志失常者应妥善调整患者体液和电解质异常、吸氧、镇痛、大小便通畅、鼓励下床活动等。压疮、心血管疾病、手术部位感染、泌尿系统感染和肺炎等并发症,应及时发现、协同相应专科进行干预。特别是要高度重视 DVT 的发生。应采用基本预防、机械性预防和药物预防相结合的综合性预防方法进行处理。基本预防,患者入院后即应指导其进行背伸关节的活动,形成肌肉静脉泵样活动,并给予右旋糖酐 40,补充血容量,稀释血液,改善微循环。机械性预防,足底静脉泵或间歇性充气加压装置,在围手术期间均可应用,可显著降低(近 70%)DVT 和 PE 发生率。但患肢如果可疑发生 DVT 时,就应立即停止,以防形成 PE。药物预防,一般应在骨折或术后 48 小时,出血倾向稳定后即可进行,但应定期监测血小板的情况。可使用低分子量肝素、普通肝素、华法林、磺达肝癸钠以及口服 Xa 因子抑制剂均可有效预防 DVT。但应高度重视用药量与方法,防止相关并发症的发生。抗凝时间从 7～10 天延长至 28～35 天时,有症状的 DVT 风险将从 2.3% 降低至 0.2%,但其出血风险也随之提高。术后康复,应依据患者个体化情况制订良好的康复计划。通常应遵循以下原则进行康复:功能锻炼应循序渐进;主动活动为主,被动活动为辅;避免过早负重和下地行走;定期复查 X 线片,依据骨痂生长情况制订锻炼计划;全身和局部情况兼顾。早期康复(术后 1 周内):术后第 1 天开始自床上坐起,患足趾、踝关节主动运动,并行股四头肌等长舒缩训练,逐渐增加次数和延长时间。第 2 天开始采用 CPM 机进行髋、膝、踝关节屈伸被动运动。中期康复(术后 1～2 周):仰卧位屈髋、屈膝运动,开始练习床边坐,并坐在床上主动屈伸膝关节,行患肢外展、坐起、躺下等主动练习。同时行股四头肌、小腿三头肌等收缩训练,但禁止内收内旋。后期康复(术后 2 周后):开始扶双拐下地不负重行走,并逐渐增加行走次数,延长行走时间。术后 3 个月和 6 个月行 X 线检查,酌情决定下地负重时间。开始时部分负重,做提踵练习、半蹲起立练习,以增加负重与髋部肌力练习。X 线片有大量骨痂生长后方可完全负重。负重时机与内固定失效问题,有学者研究结果显示,内固定术后内侧皮质的无效支撑为内固定失效独立的危险因素。无论采用何种内固定方式治疗转子间骨折,主要骨折线走行可预先判断内固定后负重时骨折近端潜在移位方向,结合内侧皮质支撑性接触,有针对性地指导患肢术后负重,可降低内固定失效的发生率。不稳定性骨折与股骨颈骨折,均应提倡"早活动、晚负重、晚下地"的治疗原则。

第三十四章　股骨干骨折诊治失误的分析及对策

股骨干骨折主要指小转子下 5cm 的转子下骨折、股骨干骨折及股骨髁上骨折,以青壮年多见,约占全身骨折的 6%。常见致伤原因为车祸、被重物撞击、高处坠落等高能量损伤,且常伴有严重合并伤,是下肢损伤患者致残的重要原因之一。

目前,股骨干骨折无统一的分类方法,临床广泛应用的是 Winquist 分型(表 34-1、图 34-1)。

表 34-1　股骨干骨折 Winquist 分型

类型	骨折内容
Ⅰ型	指单纯骨折,或粉碎性骨折块很小
Ⅱ型	指粉碎性骨折块比Ⅰ型大,但小于两断端主骨完整皮质的 50%
Ⅲ型	指两断端主骨折块有 50%～100% 的骨皮质发生粉碎
Ⅳ型	指两断端主骨折块间无骨皮质接触,骨折所有的内在稳定性丢失

AO 将股骨干骨折分为:A 型,简单骨折。B 型,楔形骨折。C 型,复杂骨折(图 34-2)。每型又分 3 个亚型。

在临床上,股骨干骨折如果诊治不当,术后功能锻炼不当,将会影响骨折愈合,甚至造成骨折延期或畸形愈合、关节僵硬或创伤性关节炎等并发症。

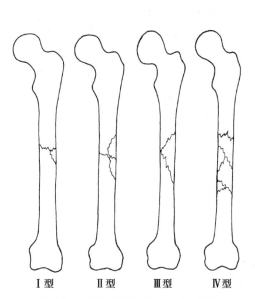

图 34-1　股骨干骨折 Winquist 分型

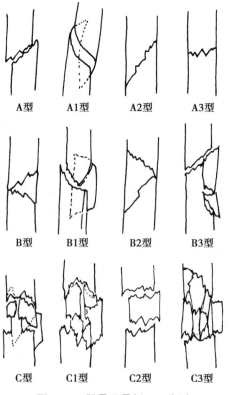

图 34-2　股骨干骨折 AO 分型

第一节　诊　断　失　误

一、同侧肢体合并伤的漏诊

股骨干骨折主要由高能量损伤导致，常合并同侧近、远端骨折、相邻关节脱位及其他部位合并伤。文献报道，股骨干骨折合并同侧股骨颈骨折发生率为 1.5%～5.0%，其中 30%～50% 被延迟诊断，而同侧髋关节脱位约 50% 在初诊时漏诊。如果对此重视不够、诊断时未进行髋关节的相关检查，或检查不全面、不仔细，术中亦未对髋关节进行 X 线检查；住院治疗期间对于患者有关病情变化，如患肢活动时髋部疼痛、功能障碍等的陈述重视不够，不检查等，则可能导致漏诊或误诊，甚至长时间被漏诊。尤其是受股骨干骨折的影响，难以对膝关节韧带进行规范检查，更容易造成漏诊或误诊。

【病例】患者男性，26 岁。因车祸导致左下肢外伤后疼痛、畸形、功能障碍 3 小时。在当地医院诊断为左股骨干中远 1/3 闭合性骨折，左髌骨开放性骨折，当即转至专科医院诊治，在未行全面仔细检查的情况下，急诊行髌骨开放性骨折清创内固定，3 天后，又行左股骨干骨折带锁髓内钉固定。术后 2 周，患者诉左髋部疼痛，需他人辅助抬腿才可翻身，医师亦未行相关检查，尤其是 X 线检查，以髓内钉残端刺激解释。术后膝部伤口感染，曾 2 次住院清创治疗，均未行髋关节 X 线检查。术后 1 年半，左下肢缩短 3cm，在去除外固定前 X 线检查时，才诊断为左股骨颈陈旧性骨折合并股骨头坏死。

本例漏诊的主要原因是首诊医师临床经验不足，未重视股骨干骨折、髌骨骨折同时会合并同侧股骨颈骨折，而将注意力集中于症状、体征明显的股骨干骨折与髌骨开放性骨折，忽视了当时症状和体征相对不明显的同侧股骨颈骨折；股骨干、髌骨开放性骨折的症状和体征同时也掩盖了同侧股骨颈骨折的症状和体征，为诊断股骨颈骨折造成困难；拍摄 X 线片不规范，未包括股骨干、髋关节；转诊后由于接诊医师的经验主义、主观主义，对患者髋部长时间疼痛的症状以髓内钉残端刺激牵强解释，也未进行相关检查，尤其是未行髋关节的 X 线检查等。

因此，股骨干骨折明确诊断后，要重视对同侧肢体合并伤的诊断，应对患肢进行全面仔细检查。注意是否合并髋臼、股骨颈、股骨远端、髌骨骨折以及其他部位损伤。伤后髋部疼痛、肿胀、大转子外侧叩击试验阳性者，则考虑合并股骨颈骨折或转子间骨折的可能。在围手术期患者自诉髋部疼痛、功能障碍者，应常规进行髋关节内旋 15° 前后位 X 线检查，此体位避免了股骨头对股骨颈的遮挡，有利于发现股骨颈的微小变化，或行 2mm 薄层 CT 以获得诊断，必要时至少随访 3 个月，防止对股骨颈骨折的漏诊或误诊。在检查过程中，骨盆挤压或分离试验阳性者，应重视其合并骨盆骨折或髋臼骨折。股骨远端或膝关节疼痛、肿胀、活动受限者，应重视合并股骨远端骨折、膝关节韧带损伤或关节内骨折。必要时行 MRI 检查确诊。

二、合并血管、神经损伤的误诊或漏诊

股骨干骨折合并血管（主要指动脉）、神经损伤比较少见。但如果对其重视不够，特别是伤后早期，不仔细查体、认真分析，将骨折后局部肿胀或骨折移位压迫血管导致的血流受阻，与血管损伤导致的血运障碍辨别不清，可能导致血管损伤的误诊或漏诊。股骨干骨折造成坐骨神经损伤，虽然除刀刺伤外很少见。但如果对患肢神经功能未行系统检查，对相关神经损伤的临床症状和体征未发现，则可能导致合并的坐骨神经损伤或股骨中远 1/3 以远骨折合并胫神经、腓总神经损伤的误诊或漏诊。

【病例】患者男性，25 岁。被摩托车砸伤左大腿 1 小时后获救，发现左大腿中远段肿胀、畸形，不能站立行走。送当地医院检查见左大腿中段明显肿胀、畸形，左足背动脉搏动触摸不清，趾端末梢毛细血管充盈较差，皮肤感觉稍迟钝。X 线检查显示左股骨中远段粉碎性骨折，移位明显，但粉碎性骨折块仅约 1cm。诊断为左股骨干闭合性骨折，血管、神经损伤待诊。住院后急诊在硬膜外阻滞下行股骨骨折切开复位钢板内固定。外侧切口显露，见骨折端明显移位，盲视下以手指触摸股动脉，可触及搏动，未触及损伤或破裂，未见活动性大出血。由于切口偏外，未能直视下探查股动脉。以 8 孔钢板固定骨折后返回病房，但仍未触及足背动脉搏动，趾端血运也无明显改善，观察 11 小时后患肢冷凉，皮肤感觉进行性减退，

膝部以下皮肤青灰,转院行股动脉造影,见股动脉自股骨髁上完全闭塞,远端仅有数条微小血管显影。立即行股动脉探查,术中见骨折平面远段股动脉严重挫伤,大段血栓形成,且肌肉已广泛坏死,行大腿远段截肢。

此例未及时诊断股动脉损伤导致截肢,主要原因是对股骨干骨折合并血管损伤重视不够,在门诊医师已怀疑血管损伤的情况下,仍以骨折移位压迫释疑;未在直视下探查观察血管损伤情况,仅以手指触摸动脉是否有搏动而未发现股动脉的严重挫伤;术后血运未改善,已明显显示股动脉损伤,却仍存在侥幸心理,盲目观察;当血运障碍明显,皮肤青灰,肢体严重缺血坏死时,才高度怀疑血管损伤而转院诊治,使患者失去了抢救血管损伤的"黄金时机"。

因此,应高度重视合并血管、神经损伤,仔细检查重要血管、神经功能,如股动脉、坐骨神经或胫神经等。若发现伤后患肢末梢血运不良、足背动脉搏动触摸不清、肢端肿胀、冷凉,应考虑合并血管损伤,有条件者应尽快行动脉造影或多普勒超声检查确诊并处理。若设备条件不足,又无法完全排除血管损伤而仍有转送诊治机会者,应立即转送到有条件的医院。条件不允许转院者,必须在骨折内固定的同时,直视下进行血管探查,不可完全依赖触摸损伤部位是否存在动脉搏动而判断是否有血管损伤。防止将血管挫伤,尤其是内膜挫伤早期血栓未形成、血流仍可暂时通过的血管损伤漏诊。同时应重视对神经功能的检查。若检查中发现患侧足踝主动活动丧失、肌肉麻痹、垂足、垂趾等临床表现。在排除血管损伤的情况下,则应考虑相关神经损伤的诊断,有条件者可行肌电图检查确诊。

三、全身性并发症的误诊或漏诊

(一)创伤失血性休克

股骨干骨折的出血量多,通常可达 800～1 200ml,若合并骨盆骨折、多发性骨折或其他脏器损伤等,则出血量更多,易发生失血性休克。如果对此重视不够,观察、检查不仔细,或未能及时发现,未按损伤控制骨科原则处理,尤其是对已发生的失血性休克处理不当,则可能贻误治疗时机,使可逆休克变为不可逆休克,危及患者生命。

【病例】患者男性,28 岁。因车祸伤,入当地医院救治。入院检查:面色苍白、神志清楚、精神差,血压100/60mmHg,脉搏 110 次 /min。X 线检查示左跟骨及右踝关节开放粉碎性骨折、右股骨干骨折、L_1、L_2 椎体压缩性骨折,胸部 X 线片显示右锁骨骨折,心肺无异常;腹部 B 超检查未见异常,反复腹腔穿刺未抽出不凝血,诊断为左跟骨及右踝关节开放性粉碎性骨折、右股骨干闭合性骨折、腰椎压缩性骨折、右锁骨骨折合并失血性休克。入院后经抗休克治疗 3 个小时后血压为 100/80mmHg,脉搏 100 次 /min。行股骨干骨折钢板内固定,跟骨及踝关节开放性骨折清创缝合,克氏针、钢板螺钉内固定手术,术中输全血400ml,6 个多小时手术结束,共输液 4 000ml,术中数次血压降至 80/60mmHg。术后 1 小时,血压下降为 70/40mmHg,脉搏 136次 /min,呼吸 24 次 /min。经输血抗休克等治疗,4 天后因多器官衰竭死亡。

本例严重损伤患者入院后,如果按损伤控制骨科,即"挽救生命,有限损伤"的原则进行处理,避免进行早期骨折内固定手术而加重其他系统的进一步损伤和生理的紊乱,高度重视对创伤失血性休克的救治,将"治病"和"救人"结合起来,开放性损伤仅给予清创、缝合止血等,股骨干骨折仅给予临时的骨外固定或牵引等简单处理,全力抢救休克,待生命体征稳定,3～7 天后行骨折内固定手术,其结果可能会不同。

因此,骨折合并其他部位多处严重损伤者,应高度警惕创伤失血性休克这一严重并发症。应严密观察、认真分析病情变化。当伤后出现表情淡漠或烦躁不安、皮肤湿冷、面色苍白、口唇发绀、脉搏细快、脉搏超过120 次 /min、收缩压降到 90mmHg 以下、尿量减少等临床表现时,应考虑已发生创伤失血性休克,应尽快明确诊断,全力救治休克。骨折仅以骨外固定器临时固定或牵引、维持患肢长度即可,休克完全纠正,并经一定时间(3～7 天)的严密观察,患者生命体征及全身状况完全稳定后,方可进行骨折的最终治疗,如内固定等。但胸、腹部脏器破裂大出血等严重合并伤,则应在抢救休克的同时,进行抢救性的手术或相关处理,以挽救患者的生命。也就是按损伤控制骨科原则进行处理。

（二）脂肪栓塞综合征

股骨干骨折易并发脂肪栓塞综合征，文献报道，闭合股骨干骨折合并脂肪栓塞率可高达 30%。如果对此重视不够，对患者已出现脂肪栓塞综合征的临床表现，如呼吸系统及神经系统未受损伤，而骨折后出现呼吸及神经系统功能障碍等相关症状和体征，却未能考虑脂肪栓塞综合征的诊断，也不进行相关检查，如拍摄胸部 X 线片、血生化检查等，则可能导致漏诊或误诊。

因此，创伤性骨折患者，胸部未受损伤，伤后却出现呼吸系统功能障碍，如呼吸急促、胸闷、胸痛、肺部布满湿啰音等；胸部 X 线片出现"暴风雪"样影像，即两肺出现分布均匀的斑点状阴影；或在无原发颅脑损伤的前提下，出现神经系统的意识障碍，如烦躁、谵妄、嗜睡、昏迷，肩、胸腋部、眼结膜有出血点等，则应高度怀疑或诊断为脂肪栓塞综合征，应及时进一步检查确诊并及时干预。

（三）肺栓塞

有学者报道，创伤患者约 15% 并发肺栓塞，而下肢创伤性骨折，其血栓发生率可高达 45%～65%。深静脉血栓多来自下肢静脉。创伤性股骨干骨折后，患肢制动时间过长；手术时使用止血带时间过长、压力过大；术后过多应用止血剂等，均可导致下肢深静脉血栓，可能造成肺栓塞。肺栓塞的总发生率为 0.9%～28.0%，致死性肺栓塞发生率为 9%～50%。由于肺栓塞缺乏特异性的症状和体征，即使发达国家也有 70% 患者生前未得到诊断，25% 死于症状发生后 15 分钟内，85% 死于 2 小时内。如果对此并发症认识不足，不重视对本病的早期诊断、有效预防和及时处理，则可能导致严重后果。

因此，下肢骨折的患者，尤其是股骨干骨折的患者，突发不能解释的胸痛、呼吸困难、咳血痰、意识丧失、休克等临床症状和体征者，应考虑发生肺栓塞，应及时全力抢救，并请相关科室协助诊治。若病情允许，可进一步进行相关检查，如血气分析、血浆 D- 二聚体检测、胸部 X 线片、心电图、放射性核素肺显像、肺动脉造影等，并注意与脂肪栓塞鉴别。肺栓塞强调以预防为主。下肢创伤的患者，尤其是股骨干骨折的患者，应尽可能缩短术前准备时间，术中止血带使用时间不宜过长，压力不可过大，术后鼓励患者早期活动下肢。长期卧床、老年、肥胖、有血栓栓塞病史者，应使用抗凝血药等。

第二节　治　疗　不　当

一、非手术治疗不当

（一）适应证把握不当

在 20 世纪 70 年代以前，牵引是股骨干骨折的主要治疗方法。但多数研究表明，闭合性骨折牵引治疗的延期愈合率高达 30%。近年来，由于新的、性能良好的内固定器材的研发，使手术指征逐渐放宽，手术治疗已成为首选方法。然而，并非所有骨折均适合手术治疗，部分患者仍需非手术治疗，但如果对适应证把握不当，将难以获得满意的治疗效果。例如，儿童股骨干骨折，虽然其骨折愈合及塑形能力很强，但如果对牵引复位失败，骨折移位明显者仍继续行非手术治疗，将导致骨折畸形愈合，影响功能恢复。老年体弱但可耐受手术创伤者，采用非手术治疗，由于非手术治疗中的牵引至少需卧床 6～8 周，牵引去除后，仍需石膏固定较长时间，而长期卧床将可能并发肺炎、泌尿系统感染、压疮、深静脉血栓形成，髋、膝关节僵硬等并发症。股骨干斜行骨折、近端骨折、螺旋形骨折或粉碎性骨折，采用手法复位石膏、小夹板或石膏支具外固定，由于大腿肌肉丰厚、肌力强大而不均衡，肌肉的收缩将导致骨折移位、延期愈合或骨不连等。开放性骨折复位后行石膏或夹板固定，由于无法观察和处理伤口，或在处理伤口时不得不暂时松解外固定，将导致复位丢失等。

因此，应严格把握非手术治疗的适应证。学龄前儿童，只要骨折已获得功能复位，则可采用牵引加支具或小夹板固定治疗。皮肤条件不良者，可采用复位后骨牵引或骨外固定支架固定。老年患者，进行全身情况综合评估后，应依据其具体情况制订治疗方案。全身状况差、合并多器官疾病、难以耐受手术创伤者，应采取非手术治疗。能够耐受手术创伤者，则不应首选非手术治疗，但患者或家属拒绝手术治疗者，无论何种类型的骨折，均应采用非手术治疗。此外，应明确告知患者，非手术治疗后可能发生骨折延期愈合或畸形愈合等并发症。

（二）复位后未牵引

股骨干骨折虽然复位容易，但由于其周围肌肉丰厚肌力强大，复位后很难维持骨折端的力学稳定性，即使是横行骨折，如果复位后不以牵引维持复位和固定，仍可能发生骨折端移位或成角畸形。

因此，手法复位后必须进行牵引，以维持骨折端的复位、力学稳定性和力线。牵引方法包括皮牵引和骨牵引两种。皮牵引由于不能提供足够的力量维持成人股骨干的长度和轴线，故皮牵引仅可用于小儿患者。而骨牵引重量可比皮牵引大5倍，有足够的牵引力作用于肢体，可用于成人骨折。

（三）皮牵引方法不当

儿童皮牵引治疗，虽然其骨折愈合过程中塑形能力很强，但如果不重视矫正其旋转畸形，在功能锻炼和骨塑形过程中，其旋转畸形则难以完全矫正，将对下肢功能造成一定影响。在皮牵引过程中，牵引重量过重，会使骨折端分离，导致骨折延期愈合或骨不连；过轻，则难以矫正骨折重叠移位和成角畸形。以绷带缠绕牵引带时过紧，会压迫皮肤，导致压疮，尤其是3岁以下儿童的Bryant牵引，由于双下肢悬吊抬高，以及固定时胶布和绷带的压迫，将可能导致下肢缺血，严重者可发生缺血性坏死；过松，会使牵引带松脱，牵引失效。在牵引过程中，未及时观察牵引重量、方向及患肢体位的改变，发现问题及时处理，则可能使牵引失效等。

因此，3岁以下的患儿，采用Bryant牵引即可（图34-3），牵引时双腿直角悬吊，可预防和矫正骨折的旋转畸形。

牵引重量以臀部离开床面、维持骨折对线即可，骨断端重叠移位1~2cm，或轻度向前突出成角等均无须进一步处理。但牵引过程中必须严密观察双侧下肢血运情况。3~12岁患儿应行Russell皮牵引（图34-4），维持对线和控制旋转。

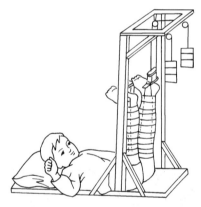

图34-3　Bryant牵引示意

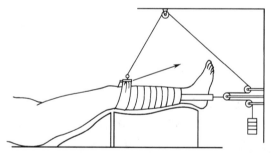

图34-4　Russell皮牵引示意

为防止Russell牵引使骨折端向后成角的倾向，应将骨折部位后侧垫高，维持股骨干向前突的弧度。此外，在牵引过程中应严密观察患肢长度。若患肢延长或短缩，表示牵引重量过重或过轻，应及时调整。并应注意观察牵引方向、患肢体位等有无改变，发现问题及时处理。绷带缠绕应松紧适当，以缠绕后牵引胶布在肢体不滑动又不影响肢体血运为宜。

（四）骨牵引方法不当

如果骨牵引部位和方法不当，将难以获得满意的牵引效果。例如，行股骨髁上骨牵引，由于其周围肌肉较多，牵引针穿过股内侧肌和股外侧肌形成的瘢痕粘连，可导致膝关节僵硬；在牵引过程中不重视牵引重量是否合适、力线是否正确、牵引是否有效等，将导致骨折端分离、重叠或成角畸形等；有的为防止骨牵引针在牵引过程中滑动，采用螺纹针牵引，由于其强度不足，将导致针的螺纹处应力集中而断裂。牵引中不重视矫正骨折旋转畸形，将导致骨折旋转畸形愈合。

因此，通常应选择与骨折相隔关节的胫骨结节牵引，在牵引过程中应依据其牵引效果及骨折端的变化情况随时适当调整牵引方向或重量（图34-5）。

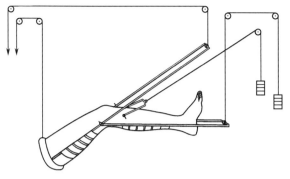

图 34-5　胫骨结节骨牵引示意

24 小时后应拍摄 X 线片评估牵引效果，尽快矫正骨折端的重叠、旋转与侧方移位。若重叠移位已矫正，则应以体重 1/10～1/7 的重量维持牵引，并注意矫正旋转畸形和过度牵引。牵引针可选用克氏针或斯氏针，禁用螺纹针。牵引过程中，应穿丁字防旋鞋保持中立位。

（五）骨外固定支架使用不当

目前使用骨外固定支架治疗股骨干骨折仍有争论，有学者认为疗效较好，但也有学者认为术后并发症发生率较高。在临床上，应用外固定支架，如果外固定针从髂胫束、股外侧肌的肌腹穿入，由于针道瘢痕形成，肌肉粘连，将可能导致膝关节永久性僵硬；开放性骨折清创不彻底，手术无菌操作不严，钻孔时用高速电钻热伤组织，术后对针孔处护理不当等，将导致针道感染，有报道显示发生率可高达 50%；固定针穿过对侧骨皮质过深，可损伤股内侧血管、神经；在置针过程中，先置针后复位，则难以将固定针置入恰当的位置，骨折难以满意复位；骨折复位不良、骨缺损未能植骨、去除外固定支架过早，或在骨折临床愈合后，未及时将骨外固定支架的静力性固定变为动力性固定等，将影响骨折愈合与骨痂塑形，骨外固定支架去除后可能发生再骨折等。

因此，采用骨外固定支架治疗不应作为首选方式。仅在严重多发伤患者不能耐受麻醉及手术创伤，或股骨干开放性骨折合并血管损伤时，骨外固定支架可作为一种安全简便的临时固定方式。在固定过程中，置入的外固定针应尽可能避开股外侧肌肌腹，自肌间隔进入。钻孔时应以手钻或低速电钻，并以生理盐水冲灌针孔降温。固定针仅穿过对侧骨皮质即可。固定时，应使骨折端良好复位，并遵循复位—置入固定针—安置外固定支架的顺序进行，防止骨折复位不良，或外固定针的一侧压迫软组织，或针道应力集中，使固定针松动，骨折端移位。骨缺损应植骨填充，并对骨折进行适当的有限内固定，以增强骨折端的力学稳定，防止骨缺损部位的纤维连接导致骨不连或再骨折。以骨外固定支架固定作为最终治疗者，应重视将外固支架的静力性固定适时调整为动力性固定，促进骨折愈合及骨痂塑形。

二、手术治疗不当

股骨干骨折内固定主要包括钢板固定和髓内钉固定 2 种方式，适用于大多数骨折的治疗，效果满意。但由于多种原因，术后并发症时有发生，除与患者的损伤程度、全身综合情况等有关外，主要与医师的理论知识、临床思维能力、临床经验尤其是技术水平等有关，应引起高度重视。理想的固定方法是应具有足够的稳定性以利于早期功能活动、可以保持或优化骨折时的生物学、尽量减小切口、避免严重的并发症、具有良好的性价比。

（一）钢板固定不当

1. 适应证把握不当　骨质疏松较严重的患者采用钢板固定，由于其骨质强度不够，骨质对螺钉的把持力度较弱，在应力下螺钉可能被拔出或松动；为了促进骨折愈合，粉碎性骨折应采用加压钢板固定，由于加压后会使骨折端被挤压移位而更加不稳定，造成钢板变形、断裂或螺钉被拔出、松动等（图 34-6）。

因此，骨质疏松严重者，不应首选钢板固定，应选用抗弯力较强的髓内钉。粉碎性骨折者，则尽可能选用带锁髓内钉，即使采用钢板固定，也应选用中和（平衡）钢板，不可对骨折端加压。目前，多数学者认为股骨干骨折钢板内固定的主要适应证是股骨干骨折合并同侧股骨颈、股骨远端骨折或合并血管神经损伤者；需广泛显露并修复血管的严重骨折及多发创伤或多处骨折不便搬动的患者等。

2. 手术入路选择不当　股骨干骨折手术入路选择不当，将影响手

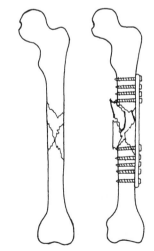

图 34-6　粉碎性骨折用加压钢板外固定碎骨块使骨折端移位

术效果。例如，未选择张力侧入路，则钢板难以置入骨干的张力侧，将影响骨折固定的牢固程度；前入路会损伤股直肌及股中间肌，将影响其肌力；内侧或后侧入路有损伤相应部位的重要血管、神经的风险。能使用微创手术者，却采用传统切口，增加了不必要的手术创伤。

因此，应选择股骨干的张力侧，即外侧或后外侧入路。股骨干的外侧入路操作最为简便，视野开阔，钢板置入方便。在显露过程中，切口部位无重要血管、神经通过，是股骨干骨折钢板内固定比较理想的入路，可将钢板置入股骨外侧。但该入路需纵行切开股外侧肌和股中间肌，软组织损伤较多，术后肌肉形成的瘢痕组织可影响股四头肌功能。而后外侧入路虽然操作稍显复杂，但由于从股外侧肌与股二头肌间隙进入，不伤及该肌肉，是钢板置入股骨外侧或后外侧的首选入路。

3. 骨折端复位不良　如果固定前骨折未获得良好复位，或骨折间隙较宽，将会使固定后的骨折端接触面积减小，骨折端不稳定，或由于应力集中而导致钢板变形或断裂。但严重粉碎性骨折，若强求解剖复位，则必然为显露骨折端而大范围剥离软组织，将进一步破坏骨折端血运，导致骨折延期愈合、骨不连或术后感染等并发症。

因此，内固定前应尽可能使骨折良好复位，恢复其正常轴线。严重粉碎性骨折，近年来，采用微创钢板或桥接钢板固定，不追求骨折端的绝对解剖复位，避免了解剖复位对骨折端软组织的广泛剥离，有效保护了骨折端的血运，有利于骨折愈合，使钢板内固定的疗效显著提高。

4. 忽视骨缺损植骨　在行骨折内固定时，如果骨缺损不植骨，将会影响骨折端的力学稳定性，使骨折端应力集中，导致钢板变形、断裂、螺钉松动、固定失效（图34-7）。同时，骨缺损可影响成骨细胞爬越骨折间隙，使骨折愈合只能由纤维组织充填，造成骨折延期愈合、骨不连，或由于骨折愈合不牢固而发生再骨折。

因此，对于粉碎性骨折的骨缺损，尤其股骨内侧或钢板对侧的骨缺损，应尽可能进行植骨处理或对碎骨块复位固定，以增加骨折端的接触面和稳定性，增强钢板固定的牢固程度，促进骨折愈合。切忌为减少手术操作、缩短手术时间而对骨缺损不植骨。王满宜等强调，对于股骨干粉碎性骨折切开复位钢板内固定时，应常规行一期植骨，以促进骨折愈合。

5. 钢板选择不当　钢板类型、长度及型号的正确选择，对股骨干骨折内固定的效果至关重要。如果选用普通钢板固定，由于其强度不足，容易造成钢板变形、断裂；选用钢板过短，机械强度和生物力学强度不够，应力集中，将导致钢板弯曲、松动或断裂（图34-8）；粉碎性骨折，若采用加压钢板固定，则可导致骨折端移位，不稳定，固定不够牢固。

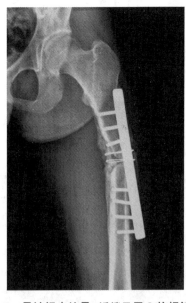

图34-7　骨缺损未植骨，近端只用3枚螺钉固定，且1枚螺钉未置入对侧骨皮质，骨块处虽有2处钢丝加强，但骨折块固定仍不牢固，加之术后过早过度活动，使螺钉松动，骨折畸形愈合案例

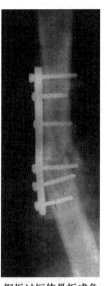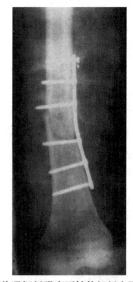

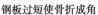
钢板过短使骨折成角　　普通钢板强度不够使钢板变形

图34-8　由于钢板选择不当导致固定失效案例

因此，普通钢板不应作为常用内固定材料，除非条件限制非用不可者，固定后应辅以外固定加强，或以牵引对抗肌肉牵拉的不平衡，或可采用2块钢板固定，以维持骨折端力学稳定和力线。也可采用骨外固定器加强固定。通常横断或短斜行骨折可采用动力钢板固定。选用钢板要有足够的长度，保证两端主骨折段各有4~5枚螺钉有效固定。骨松质骨折端，应采用骨松质螺钉固定，以增强螺钉的把持力度。粉碎性骨折应选用中和钢板固定，若两端主骨折段固定的螺钉少于4~5枚时，则术后应辅以适当外固定。严重粉碎性骨折，可采用牵开器以骨膜内张力复位，当恢复股骨干长度及力线后，可采用桥接钢板、微创钢板固定（图34-9）。

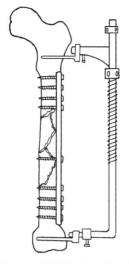

图34-9　桥接钢板固定示意

6. 钢板置入位置不当　股骨干的外后侧为股骨干的张力侧。置入钢板固定时，如果未置于张力侧，在应力下将可能使张力侧骨折间隙分离；将钢板置于前侧，由于肌肉和身体重力的作用，则可导致骨折端和钢板向外侧成角，骨折间隙增大，甚至造成钢板弯曲或断裂等。

因此，行切开复位钢板内固定时，应将钢板置于股骨干的后外侧或外侧，即股骨干的张力侧，以增强固定的牢固程度。

7. 手术操作不当　钢板内固定的手术操作是否规范正确，对内固定效果十分重要。如果为图手术方便，或为获得骨折端的解剖复位及坚强固定，广泛剥离骨折周围软组织，将导致骨折延期愈合或骨不连。采用加压钢板固定时，不严格按AO内固定原则规范进行，将加压钢板螺钉按自攻型普通螺钉使用，操作时不用标准钻头，钻孔不规范，钻孔后也不用丝锥攻丝，将造成骨孔内微骨折，难以获得牢固固定的效果。钻孔过大，螺钉拧入骨质后过松，将使螺钉被拔脱或松动，固定失效；钻孔过小，则需强力将螺钉拧入，造成骨孔壁被挤压而形成无数微骨折，使螺钉的把持力大大降低，固定不牢固；在用自动加压钢板固定时，不使用钻孔定位导向器导向，仅凭肉眼和"经验"瞄准，将造成球形螺帽无法准确沿钢板钉孔之固定轨道旋转滚动下移，无法带动加压侧之骨折块向骨折部位移动，难以发挥加压固定性能，影响骨折固定效果及愈合；在置入钢板时，未能将钢板的中心对准骨折端，骨折两断端的钢板不等长，造成钢板过短一侧的固定强度不足，应力集中，使钢板被撬起、松动固定失效（图34-10）。能使用微创手术者，未行微创技术，将增加不必要的手术损伤。

因此，骨折尤其是粉碎性骨折采用钢板固定时，应尽可能减少对软组织的剥离，保护骨折端血运。采用加压钢板固定，应严格按照AO内固定原则规范操作，按标准螺钉选用合适钻头，由于加压螺钉芯与螺纹径的差距较大，通常骨皮质螺钉为4.5mm，螺芯仅为3.3mm，必须以3.2mm钻头钻孔后，再以与使用螺钉之螺纹直径相同的丝锥攻丝，之后沿攻丝孔缓慢拧入螺钉，严禁将非自攻型螺钉按普通自攻型螺钉使用。用自动加压钢板固定时，必须以钻孔定位导向器准确定位骨孔，严禁凭经验肉眼瞄准。安置的钢板中心应对准骨折端，并使每个螺钉都能发挥固定作用（图34-11）以分散应力。能用微创技术固定者，则应尽可能采用微创技术，以减少软组织损伤。

（二）髓内钉固定不当

髓内钉系统治疗骨折已有百年历史，但自Küntscher用自行设计的V形钉治疗股骨骨折、胫骨和肱骨骨折后，该技术在欧洲迅速推广，成为20世纪骨折治疗的最大进展之一。20世纪60年代后期，Küntscher又设计了带锁髓内钉，使髓内钉的适应证进一步扩大，目前已成为治疗股骨干骨折的主要方法。但是，如果对适应证把握不当或对髓内钉选择不当，操作不规范，将影响治疗效果，甚至使固定失效。

1. 不带锁髓内钉固定不当

（1）适应证把握不当：不带锁髓内钉，又称普通髓内钉。主要包括Ender钉、矩形钉、V形钉和梅花钉等类型。Ender钉固定股骨干骨折，其防旋性能差，容易引起膝部疼痛、膝关节僵硬及钉松动、滑脱等并发症，现已基本弃用。矩形钉固定的缺点与Ender钉相同，也很少使用。V形钉在治疗股骨干骨折中发挥了重要作用，但由于其抗弯性能差，抗旋转和固定强度不足，目前已基本不用。梅花钉固定股骨干骨折，其方法简单，固定牢固。但其防旋转、防短缩性能不够。髓腔狭部已破坏的多段骨折，或髓腔直径大于50%

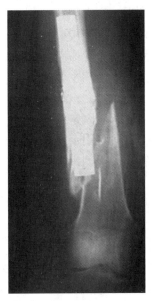

图 34-10　骨折两端钢板不等长，短侧劈裂、松脱，固定失效案例

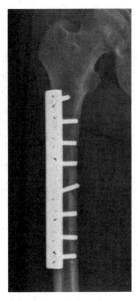

图 34-11　钢板固定规范案例

的长斜行及螺旋形骨折、股骨远 1/3 骨折等，若选用该钉固定，由于其固定的基础，即把持髓内钉的髓腔狭部已被破坏或由于髓腔过大，将难以获得牢固固定的效果。股骨近段尤其是转子下骨折或同时合并同侧股骨颈骨折的患者，单纯采用髓内钉固定，即使采用锁钉固定但如果不对股骨头颈固定亦难以牢固固定骨折端，将使复位丢失（图 34-12），亦会给股骨颈骨折内固定造成困难；合并全身感染、骨折部位局部有感染，或开放性骨折超过 8 小时以上者固定，将可能造成骨折部位深部感染，或使感染扩散，导致手术失败等。

因此，不带锁髓内钉固定，以梅花钉为例，适用于股骨中近段，特别是中段髓腔狭部骨折，也适用于中近段的多处横断或短斜行骨折。中近段某些小的蝶形骨折，若选用髓内钉固定，则必须将蝶形骨折块牢固固定于骨折端，但注意不可用较大直径的钢丝，防止影响骨外膜血运。必要时应植骨，加强骨折端的力学稳定，促进骨折愈合。股骨近段尤其是转子下或合并同侧股骨颈骨折者，应以转子间骨折使用的长柄髓内钉或较长钢板固定为宜，且同时固定股骨头颈，如 PFNA、Inter TAN 钉或 DHS 等固定。若单纯以髓内钉固定后才发现股骨颈骨折，且骨折无移位或移位不明显者，则复位后，可在髓内钉周围插入数枚骨圆针或空心加压螺钉至股骨头颈辅助固定，并延长卧床时间，也可获得满意的治疗效果，必要时可改用其他方式固定。合并全身性感染、手术部位皮肤感染，或开放性骨折伤后常温下时间过长（＞8 小时）、怀疑感染趋向者，则不宜以髓内钉固定，应待感染完全控制后，才可采用髓内钉固定。

（2）髓内钉选择不当：选择合适的髓内钉，直接关系着固定效果。如果选用的髓内钉直径过大，容易导致钉嵌夹于髓腔内，进、退均十分困难；直径过小，则钉与骨质间的间隙过大，钉与髓腔内壁不能紧密相嵌，导致骨折端旋转移位，或由于固定强度不足而导致髓内钉折弯或断裂；髓内钉过长，使大转子外留置钉尾过长，易发生滑囊炎而使髋部疼痛，影响髋关节屈曲活动（图 34-13），或使髓内钉进入膝关节腔，导致创伤性关节炎等；髓内钉过短，穿入骨折远端长度不够，固定强度低，应力集中，将导致髓内钉被折弯或断裂，或骨折端被撬裂骨折等。

因此，固定前应依据 X 线片，准确评估置入髓内钉的长度和直径。通常扩髓后应置入直径 11mm 髓内钉，或 10mm 梅花钉，其长度应自大转子顶点到膝关节面上 3cm，至少在骨折线下 15cm。若髓腔直径较大，可将较细的双梅花钉或双 V 形钉同时置入，以增加固定的强度和抗旋转性能。若骨折远端不足 10cm，应改用带锁髓内钉固定或钢板固定。

（3）固定操作不当：操作方法和技术，对固定效果有重要影响。如果长斜行或螺旋形骨折采用梅花钉固定，不进行任何辅助的加强固定，由于骨折端不稳定而重叠移位，可导致患肢短缩或旋转畸形；选用的扩髓

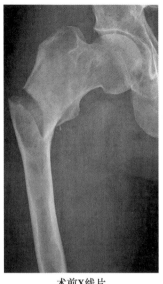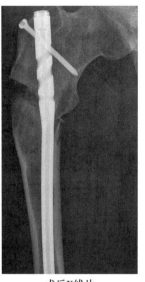

术前X线片　　　　　　术后X线片

图 34-12　右侧股骨转子下骨折复位后仅用髓内钉固定，复位不良，置钉过于偏外，未置入头颈钉，复位丢失、髓内翻案例

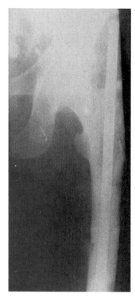

图 34-13　髓内钉残端过长案例

器型号与髓内钉直径不符，如扩髓过大，钉与髓腔内侧皮质相嵌不够紧密，将导致骨折端旋转畸形，固定不牢固；扩髓过小，则置钉困难；在将钉击入髓腔时，骨折远段未行对抗推抵，会导致骨折端分离，间隙增宽，影响骨折愈合；粉碎性骨折固定时，未将粉碎性骨折块复位后牢固固定于骨折处，或对骨缺损未行植骨处理，将造成骨折端不稳定、应力集中，髓内钉弯曲、疲劳断裂，或由于骨缺损处被纤维组织充填替代，导致骨折延期愈合或骨不连（图 34-14）或再骨折。

　　因此，在行不带锁髓内钉，如梅花钉固定时，若用于长斜行或长螺旋形骨折，则应在穿钉前，将斜行骨折以至少 2 道钢丝环扎固定。若选用扩髓置钉，应选用比扩髓器小 1～2mm 直径的髓内钉，过小将给手术造成困难。在置钉过程中，若髓内钉过大或髓腔过小，遇到较大阻力时，切勿强行暴力击入。因此，有学者认为可将髓内钉的残端以钢锯锯断，改用其他方法重新固定，如用镍铬形状记忆合金器或 LISS 的单侧皮质螺钉固定等，待髓内钉周围骨质被吸收后，可去除残钉。在髓内钉被击入的过程中，助手应将骨折远端向近端对抗性推抵，缩小骨折间隙，以利于骨折愈合。粉碎性股骨干中段骨折，行梅花钉固定前，应将粉碎性骨折块进行复位，且以较细的 16～18 号钢丝等固定。同时，粉碎性骨折无法复位的骨缺损，应行植骨处理。

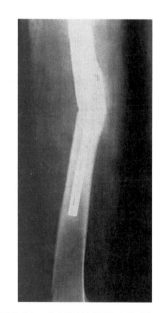

图 34-14　由于骨缺损处未植骨、术后负重过早造成髓内钉弯曲断裂案例

　　（4）术后处理不当：如果置入髓内钉过细，固定强度不够，不采取防旋转措施，将导致骨折端旋转畸形；未行适当外固定加强与保护，将导致髓内钉弯曲或断裂；术后过度活动，可导致髓内钉断裂，甚至使带锁髓内钉断裂。术后去除髓内钉过早，甚至不到半年就认为骨折已愈合，而去除髓内钉将导致再骨折等。

　　【病例】患者男性，21 岁。左股骨干中段横行骨折，到达医院以梅花钉固定。3 个月后左下肢功能完全恢复正常，9 个月后拍摄 X 线片复查，见骨折愈合良好，去除髓内钉。去除髓内钉 20 天后骑自行车时，用力过猛，发生再骨折。再次入院以扩髓后髓内钉二次固定，骨折处植骨，3 个月后骨折愈合，1 年后去除髓内钉，活动正常。此例发生再骨折，与去除髓内钉过早及术后未重视保护骨折端，活动过度等有关。

　　因此，采用梅花钉或 V 形钉固定者，若置钉过细，小于 9mm，术后应尽可能以外固定或牵引维持骨折端的力学稳定性,同时穿丁字防旋鞋,保持患肢于中立位4~6周。术后2个月内应避免过度活动,并应定期复查X线片,明确髓内钉变化与骨折愈合情况,发现问题及时处理。骨折愈合后,通常应在1年后去除内固定。髓内钉去除后应重视适当负重活动,并保护骨折端,严禁过度暴力活动。

2. 带锁髓内钉固定不当 带锁髓内钉,既有普通髓内钉的性能,又有通过骨折远、近端横穿的锁钉的性能,使固定后的骨折部位与髓内钉成为一个整体。因此,具有较强的稳定性,可防止骨折端的短缩与旋转移位。带锁髓内钉分静力性固定与动力性固定,前者将骨折两端与髓内钉用锁钉固定,阻止骨折端沿钉纵向滑移,防止骨折短缩畸形;后者为骨折近端或远端不置入锁钉,或将静力性固定后的骨折近端或远端的锁钉去除,通过一侧骨折段的滑移,对骨折端产生压应力,使静力性固定变为动力性固定(图34-15)促进骨折愈合。

带锁髓内钉明显扩大了手术适应证,具有手术创伤小、感染率低、骨折愈合率高、功能恢复快等优点。但其操作复杂,如果重视不够、使用操作不当,将导致并发症。

(1)适应证把握不当:带锁髓内钉治疗长骨干骨折,虽然适应证广泛,但并非所有类型的长骨干骨折均适用。如果合并大小转子骨折采用静力性固定,则由于近端锁定钉应力集中,将导致锁钉或髓内钉断裂;骨折线过于靠近股骨髁者,采用带锁髓内钉固定,由于骨折远端的锁钉承受旋转、压缩、剪应力和弯应力过大,将可能使远端锁钉断裂、骨折端旋转、短缩畸形;骨折远、近端已存在裂纹骨折者,采用带锁髓内钉固定,由于两端的骨质强度明显减弱,将导致锁定钉松动,骨折固定不牢固。

因此,合并大小转子骨折的患者,应慎用带锁髓内钉固定。骨折过于靠近股骨髁者,亦应慎重选择带锁髓内钉,但可用髁髓内钉逆行穿钉固定。术前怀疑骨折远、近端存在裂纹骨折者,应行CT检查,若确诊存在骨折,则慎用带锁髓内钉固定,若无法确诊,则禁忌以带锁髓内钉固定,防止固定失效。

(2)扩髓与非扩髓选择不当:扩髓与非扩髓固定各有利弊,目前仍无定论。扩髓的优点为可以插入直径较大而固定强度高的髓内钉,有利于早期功能锻炼,降低断钉率;扩髓时所产生的骨碎屑可诱导成骨,有利于骨折愈合;扩髓可使周围软组织血运反应性增加,促进骨折愈合。缺点为破坏了滋养血管与骨内膜血运;手术时间长,出血量较多,增加了感染、脂肪栓塞、肺栓塞的风险。非扩髓优点为对髓腔内滋养血管破坏少,骨内膜血运恢复迅速;手术时间短、出血量少、感染风险低。缺点为选用髓内钉较细,容易折断或弯曲,钉的表面与髓腔骨皮质嵌夹不够紧密,容易导致骨折端旋转畸形等。粉碎性骨折闭合扩髓固定,髓腔扩大时的旋转可带动碎骨块旋转,使骨折移位更加明显。如果股骨干中近1/3或中远1/3骨折采用非扩髓置钉,由于骨干两端髓腔较宽大,髓内钉置入后所承载弯应力和剪应力过大,因未扩髓而髓腔较细,只能置入较细的髓内钉,其强度较低,可导致髓内钉自骨折处折弯或断裂(图34-16);采用带锁髓内钉固定,则容易发生股骨干

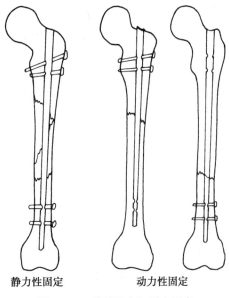

静力性固定　　　动力性固定

图34-15 带锁髓内钉固定示意

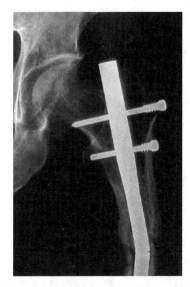

图34-16 未扩髓固定且髓内钉较细、活动过度导致主钉断裂案例

远段或近段的髓内钉自锁孔处断裂。污染严重的开放性骨折或有感染趋向者，采用扩髓固定，则可能导致骨髓腔广泛感染，甚至使固定失败等。

因此，目前多数学者认为，双侧股骨干骨折合并肺挫伤或多发伤患者，不主张扩髓内固定。开放性骨折，不应首选扩髓置钉，以非扩髓或有限扩髓置钉为宜。粉碎性骨折闭合穿钉时，应慎用扩髓。固定后骨不连者，应去除原髓内钉，扩髓后更换直径较大的髓内钉并同时植骨，促进骨折愈合。股骨干中近 1/3 或中远 1/3 骨折，为了增加固定的强度，应采用扩髓固定，以便置入直径较大的髓内钉，并尽可能选用带锁髓内钉，以增强其固定强度。污染严重的开放性骨折，或皮肤有感染或感染趋向者，忌用扩髓固定，但感染治愈、皮肤条件完全改善后，也可采用髓内固定。

（3）静力性固定与动力性固定选用不当：静力性固定适用于各种类型的骨折。但可采用动力性固定者，如果采用静力性固定，由于骨折端无压应力，将延长骨折愈合时间；仅适用于静力性固定者，如 AO C 型骨折或 Winquist Ⅳ 型骨折，若采用动力性固定，在负重或肌肉牵拉下，由于骨折端被轴向挤压，将导致骨折端重叠移位、不稳定、应力集中，主钉疲劳断裂等。

因此，固定前，应依据骨折类型选用合适的髓内钉类型。如股骨的中近 1/3，即狭窄部位近端的横断或短斜行稳定性骨折，可采用骨折近端锁钉的动力性固定，使骨折近端在承重锻炼时，向远端轴向挤压，产生压应力，并保持骨折近端的稳定性，促进骨折愈合。但严重粉碎性骨折、AO C 型或 Winquist Ⅳ 型骨折，则应以静力性固定为宜。

（4）切开复位与闭合复位固定选择不当：采用切开复位还是闭合复位固定，目前仍无统一认识。但多数学者认为切开固定，术中失血较多，对骨折端血运有破坏，骨折延期愈合和感染相对多见，但可获得骨折端的解剖复位或采用有限内固定，能加强骨折端的力学稳定性，也可进行植骨处理。而闭合内固定的手术操作技术难度较大，医师与患者接受放射线照射量较多，但可保护骨折端血运，有利于骨折愈合。如果对此知识了解不清，盲目选择固定方式，则难以获得满意的复位固定效果。

因此，目前多数学者认为，能够采用闭合复位固定者，则应尽可能采用闭合复位固定，为了保护骨折端血运，即使是粉碎性骨折，尤其是软组织损伤比较严重者，若未合并血管损伤，也应闭合复位以带锁髓内钉固定，不必强求粉碎性骨折的解剖复位，以免影响骨折愈合。合并血管损伤需进行血管探查修复者，或伤后8小时以内的开放性骨折并已进行彻底清创处理者，以及闭合复位失败、骨折内固定后骨不愈合需植骨处理者等，可采用切开复位固定。总之，应依据患者损伤的具体情况、骨折类型，医师的技术水平及医院的设备条件等，酌情选用合适的复位固定方式。

（5）手术操作不当

1）逆行与顺行固定选择不当：顺行穿钉与逆行穿钉（髁上髓内钉），两者在骨折愈合时间上无显著性差异，但逆行髓内钉固定需要经过膝关节入口进入骨折端，容易引起膝关节疼痛、感染、髌股关节退变等并发症。若膝关节屈曲小于40°而采用逆行固定，由于髌骨下缘的阻挡，将难以自胫骨前缘与髌骨下缘之间隙入钉，使固定无法进行。若膝部皮肤有感染者，采用逆行固定，可导致关节内感染的严重后果。而顺行髓内钉固定容易引起髋关节疼痛、功能障碍等症状。

因此，目前多数学者认为，通常应采用顺行固定，而逆行固定不应作为股骨干骨折的常规穿钉方式，仅适用于股骨远端的 AO A 型、C1 型和 C2 型骨折，也可用于合并股骨远端骨折的患者。股骨远端骨折合并股骨颈骨折，以逆行短髓内钉固定后，可使近段留出更多部位行股骨颈骨折内固定。膝关节屈曲小于40°或皮肤感染者，禁忌用逆行穿钉。

2）入钉点选择不当：顺行穿钉入钉点选择正确与否，关系着固定的手术质量。如果入钉点在梨状窝的前侧，将导致髓内钉的扭转并增加髓腔的压力；若过于偏外，可导致髓内钉偏离轴心，引起骨折近端内侧粉碎性骨折或穿透皮质。用手锥开入钉口时，由于大转子内侧为斜面，手锥常滑向内侧，使入钉口过于偏内，将导致髓内钉置入偏向内后侧，造成置钉困难，或股骨颈基底部骨折（很少见，可能与原存在隐匿性骨折有关）等。逆行穿钉如果入钉点选择不当，可能损伤后交叉韧带的股骨附丽点，造成后交叉韧带损伤的严重后果；置钉前，骨折端未获得解剖复位，由于髓内钉无法纠正骨折端的移位，将导致畸形愈合；合并股骨髁骨折者，固定股骨髁骨折的螺钉占据了髓内钉的轴心通道，将导致髓内钉无法置入等。

因此,顺行穿钉时,入钉点应选择在股骨正侧位的股骨轴线上,在转子中线的后侧和大转子的转子突出部内侧。选择入钉点时,必须将大转子顶端及梨状窝清晰显露,直视下于大转子顶点稍内侧的梨状窝,用手锥开口。如果入口偏斜太远,可用手锥重新在大转子顶部内侧开口,按正确方向钻入髓腔;若开口偏斜不远,可用手锥由原口进入,矫正进入方向,重新钻至髓腔。手锥开口亦不过太浅,通常钻入4～5cm方可进入髓腔。若仍不能进入髓腔,可采用4mm斯氏针沿开口钻入髓腔,再改用手锥钻入,将容易成功。入口进髓腔后应常规扩髓。如为开放复位,则可用7mm直径梅花钉或直钻头,沿股骨干髓腔逆行钻出股骨近端,找出髓内钉顺行置钉的入钉口。为防止医源性粉碎性骨折,可在常规扩髓后采用小直径实心髓内钉内固定,以增加固定强度。逆行穿钉时,必须将膝关节置于屈曲40°～60°位,自髌韧带中点进入膝关节,明确辨认后交叉韧带的股骨附丽点,自其前方准确定点后方可插入导针。插入导针前,必须使骨折端解剖复位,防止导针无法插入骨髓腔。合并股骨髁骨折者,固定股骨髁的螺钉应置于股骨髁的前侧或后侧,以免其占据髓内钉的通道。

3)锁定钉置入不当:近端锁定钉的置入,通常多无困难。但远端锁定钉置入常比较困难。其重要原因是,目前仍无理想的瞄准定位器,髓内钉置入股骨远端后会发生不同变形,使瞄准器与锁钉孔的位置改变,钻孔方向难以准确,在骨皮质外瞄准锁定钉孔的过程中,很难一次准确钻入锁定钉孔。若反复钻孔,将导致骨孔过大,使锁定钉松动或退出。由于髓内钉的变形、锁孔位置的轻微改变,如果手术者未能及时调整钻孔方向,将容易造成锁钉误锁于髓内钉外。股骨远1/3骨折,若仅置入1枚锁钉,由于锁钉强度不够,骨折端不稳定,将导致锁钉或髓内钉自锁孔处疲劳断裂等。

因此,在置入远端锁定钉时,首先应在X线透视下调整瞄准装置孔,使其与髓内钉的锁钉孔精准对合。钻孔时应注意把握方向,使装置孔不能有任何移动。钻孔前应使C臂透视对准其中一锁孔,待其完全变圆时,再用一带尖的针放置在股骨外侧,使针尖位于圆的中心,固定妥当后以锤击针尾,使其通过外侧骨皮质进入髓内钉的锁钉孔,再透视,证实钢针确实穿过锁钉孔后去除钢针,最后沿针的通道钻孔,置入锁钉。此外,也可直接用钻头瞄准后钻孔,置入锁钉。股骨远1/3骨折,应置入2枚锁钉。为了增加置入远侧锁钉的准确性,目前采用的光磁声电子导航髓内钉可提高置入锁钉的准确率。

3. 弹性髓内钉固定不当

(1)适应证把握不当:弹性髓内钉是带有镰刀状弯头的髓内钉专门内固定器材。1977年由法国Nancy医院的Ligier医师报道,此后在欧洲与北美流行。弹性髓内钉包括钛制弹性稳定髓内钉(titanium elastic nail, TEN)与不锈钢髓内钉(elastic stable intramedullary nailing, ESIN),目前已广泛应用于儿童四肢骨干骨折的治疗。用弹性髓内钉内固定具有微创、操作简单、骨折愈合率高、并发症少等特点已经得到广泛认可,也是小儿外科骨科专业治疗儿童长骨干骨折的推荐技术。但在使用中,如果对适应证把握不当,将导致一定的并发症。年龄和体重较大的儿童或青少年骨折患者,如9岁以上、体重>49kg的儿童股骨干骨折,由于其超过弹性髓内钉弹性极限的力量,会影响弹性髓内钉系统的稳定,弹性髓内钉可能提供不了足够的稳定性,造成骨折端移位,骨折畸形愈合;不稳定或比较严重的粉碎性骨折,由于骨折端很不稳定,采用弹性髓内钉固定,会增加并发症的发生率,会使骨折复位丢失、畸形愈合,甚至造成二次手术。

因此,通常情况下弹性髓内钉一般适用于5～10岁、体重<49kg儿童或青少年骨干和干骺端骨折患者。肥胖儿童应减低年龄,消瘦儿童应适当放宽年龄,最大不能超过15岁。适用于横行、短斜行、短螺旋形、蝶形、多段和双灶骨折、有骨皮质支持的长斜行骨折等,尤其适用于稳定性或粉碎不严重的儿童骨折,特别是年龄较大、要负重的患儿。身高和体重接近成年人的儿童和青少年患者,尽可能采用除弹性钉外的其他固定方法固定。

(2)弹性髓内钉选择不当:若选择钉的直径过小,强度不足,将导致固定不牢靠、退钉、复位丢失、骨折延期愈合、骨不连,或骨折畸形愈合、断钉等并发症;直径过大,则难以通过髓腔最狭窄部位,造成置钉困难,甚至爆裂性骨折;选钉过长,钉尾残留过多,将造成残端激惹,刺破皮肤造成疼痛、感染;选钉过短,固定不牢靠,将导致骨折移位、畸形愈合或骨不连等并发症。

因此,必须认真选择型号合适的弹性髓内钉,其直径要求达到骨干髓腔最狭窄部位直径的30%～40%,2枚髓内钉的直径应该相同,长度要求从近干骺端到远干骺端,髓内钉置入后以残端保留约1cm为宜,且应对钉尾切割光滑。

（3）使用操作不当：如使用前对选用的弹性钉未进行预弯，或预弯不规范、两钉预弯弧度不一致、单钉预弯过度等，则难以获得有效的内支撑作用，亦会使应力不一致，亦难以维持骨折端的力学稳定性，使复位丢失或骨折成角畸形，甚至退钉等。如果进钉点选择不当，距骨骺过近，会损伤生长板，将影响骨骼发育而造成患肢畸形的严重后果；如果距骨干过近，特别是在股骨远端，则会导致严重肌肉激惹，且拔钉时亦会进一步损伤肌肉组织。在逆行穿钉时，如果两个入钉点不对称，将难以维持弹性钉的力学稳定性，使骨折畸形愈合；操作不规范或暴力操作，会使髓内钉穿透骨皮质、取钉困难和髓内钉滑脱；置钉时旋转超过180°，将会引起一根钉环绕着另一根钉，称为"螺丝钉现象"，导致两钉内在张力减小，固定不牢靠。置钉后不进行规范的X线摄片检查，未能及时发现置入髓腔外的弹性钉，使钉置于骨折外，将导致手术失败。

因此，选用的弹性钉必须进行预弯，通常预弯弧度为髓腔直径的3倍，且必须对称，两钉预弯弧度要一致，对单钉不可过度预弯，以维持骨折端的力学稳定性。逆行穿钉，进钉点必须对称，不可距骨骺过近，也不可过远，通常距骨骺1.0～2.5cm，防止损伤生长板与肌肉组织。顺行穿钉由于进钉点在同侧，位于大转子下方的前外侧或大转子侧方，必须注意两进钉点在纵向线上应相距1～2cm，横向偏离0.5～1.0cm，防止针骨应力集中针孔周围，劈裂骨折，同时，应在X线监测下置钉，防止损伤骨骺而影响骨骼发育。置钉时操作必须规范，应来回旋转、缓慢推进、反复X线监测，切忌暴力操作。置钉时旋转不能超过180°。钉尾应留置于皮质外1cm，或将针尾折弯180°，防止皮肤激惹和拔钉困难或钉滑入髓腔。置钉后必须拍摄全股骨标准体的正侧位X线片。

第三十五章　股骨远端骨折诊治失误的分析及对策

　　股骨远端骨折,不同文献所指不一,通常指累及股骨远 1/3 部分,即 15cm 内的骨折,包括干骺端、关节和股骨远端骨骺骨折。但也有文献仅限于股骨髁上(干骺端)和髁间部分,即 9cm 内的骨折。占股骨骨折的 4%～6%。股骨远端解剖结构特殊,皮质薄、髓腔大是造成骨折的重要因素。其骨折通常发生在股骨远端特定的薄弱区,主要包括股骨干与干骺端的移行处、股骨内外髁与滑车沟之间的连接部,或通过股骨髁间切迹的矢状面。在年轻患者,常由高能量损伤导致,在老年患者,常由屈膝位跌倒导致。由于骨折发生在骨松质部位,故常为粉碎性骨折。由于该类型骨折软组织损伤严重,骨折端粉碎,骨折常累及关节及伸膝装置,因此,至今尚无令人满意的治疗方法,有时即使有经验的医师也难以处理这类棘手的骨折,可以说是最难治的骨折之一。如果骨折复位不佳、固定方式选择不当、固定不牢靠、康复治疗不规范等,都会影响治疗效果,故应引起高度重视。

　　股骨远端骨折,至今仍无统一的分型。Seinsheimer 分型将股骨远端骨折分为 4 型。Ⅰ型,骨折无移位——任何骨折块移位小于 2mm;Ⅱ型,骨折仅位于干骺端,没有延伸到髁间区域(包括 2 个亚型);Ⅲ型,骨折涉及间凹,单髁或双髁成为分离的骨折块(包括 3 个亚型);Ⅳ型,骨折延伸通过股骨髁的关节面(包括 3 个亚型)。目前应用最为广泛的分类法为 AO 分型,将股骨远端骨折分为 3 个主要类型,每型又分 3 个亚型(图 35-1、表 35-1)。

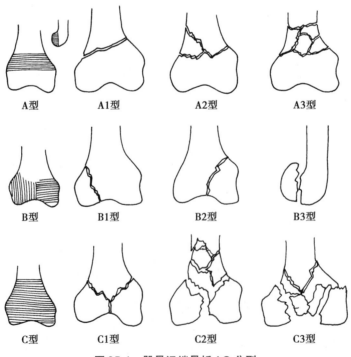

图 35-1　股骨远端骨折 AO 分型

表 35-1 股骨远端骨折 AO 分型

类型	骨折情况	类型	骨折情况	类型	骨折情况
A 型	关节外骨折	B 型	部分关节内骨折（单髁）	C 型	完全关节内骨折（双髁）
A1 型	简单骨折	B1 型	股骨外髁矢状面骨折	C1 型	关节简单骨折，干骺端简单骨折（T 形或 Y 形）
A2 型	干骺端楔形骨折	B2 型	股骨内髁矢状面 Hoffa 骨折	C2 型	关节简单骨折，干骺端复杂骨折
A3 型	干骺端复杂骨折	B3 型	冠状面骨折	C3 型	关节复杂骨折，干骺端复杂骨折

第一节 诊 断 失 误

一、合并的同侧肢体骨折的误诊或漏诊

高能量损伤导致的青壮年股骨远端骨折，常合并同侧其他部位骨折，如股骨颈、转子间骨折或髋关节脱位等。诊断时如果对患者陈述的髋部疼痛及功能障碍等临床表现重视不够，检查不仔细，甚至未进行相关检查，拍摄 X 线片时只重视症状和体征明显的股骨远端，而未包括髋部，则可能导致漏诊或误诊。

因此，股骨远端骨折明确诊断后，应重视对同侧髋部的检查。若发现同侧髋部疼痛、肿胀、有间接叩击痛、骨擦感、患肢有外旋或内收短缩畸形等临床表现，则应考虑合并股骨颈或股骨转子间骨折，或髋关节脱位等合并伤，应对髋部进一步仔细检查。扩大 X 线片检查范围，包括髋关节的正侧位 X 线片。同时也应重视对肢体其他部位的检查，以免误诊或漏诊。

二、合并血管损伤的误诊或漏诊

股骨远端骨折合并血管损伤的发生率为 2%～3%。移位的髁上骨折，尤其是骨折远端向后移位者，由于血管的近端固定于内收肌管，远端固定于比目鱼肌腱弓，这种紧密的附着使骨折后血管不发生扭曲但可以被直接损伤。此外，腘动脉亦可能被骨折端挫伤、被骨折端间接牵拉伤、被移位的骨折端压迫或骨折远端刺伤等。如果对此重视不够，未仔细检查血管功能，或对伤后出现的血管功能障碍重视不够，仅以骨折端或肿胀压迫释疑，则可能误诊或漏诊。

因此，股骨远端骨折应高度重视对血管功能的检查，尤其是骨折远端向后移位的患者。若发现足背动脉搏动明显减弱或消失，骨折局部血肿逐渐增大，肿胀扩散，患肢冷凉，开放性骨折有持续鲜红动脉血涌出，肌肉麻痹；侧位 X 线片显示，移位的远骨折端靠近股动脉或腘动脉等，无论足背动脉或胫后动脉搏动是否存在，均应考虑血管损伤的可能。若怀疑血管损伤而难以确诊者，应首选血管造影检查，因为多普勒超声检查不能确诊血管撕裂伤和血管内膜损伤等隐匿性损伤。

三、合并膝部韧带损伤的误诊或漏诊

股骨远端骨折合并膝部韧带损伤临床虽不多见，但股骨髁有膝关节韧带的附着，其骨折也会合并侧副韧带或交韧带损伤。如果对此重视不够，未行相关韧带功能的检查或检查不仔细。加之髁部骨折或其他相关部位合并伤的症状和体征明显，如疼痛、肿胀、畸形及严重功能障碍等，也可掩盖膝部韧带损伤的症状和体征，从而导致误诊或漏诊。此外，如果对 X 线片显示的股骨内、外髁撕脱骨折征象重视、分析不够，将导致内、外侧副韧带撕脱骨折的误诊或漏诊；胫骨平台前后缘或胫骨髁间隆起撕脱骨折的征象未能发现，或虽发现而认识不足，重视不够，将导致前、后交叉韧带损伤的误诊或漏诊。

因此，应重视合并膝部韧带损伤的诊断，对相关韧带进行仔细检查。若发现侧方应力位试验或前后抽

屈试验阳性者,应考虑合并侧副韧带或前、后交叉韧带损伤的可能。X线片正位显示股骨内、外髁撕脱骨折者,则表示合并内、外侧副韧带损伤;胫骨髁间隆起撕脱骨折,表示合并前交叉韧带损伤;侧位 X 线片显示胫骨平台后缘撕脱骨折,表示合并后交叉韧带损伤(见图 1-32)。难以明确诊断的韧带损伤和韧带实质部断裂或关节囊的撕裂伤,应行MRI检查确诊。

第二节 治 疗 不 当

一、非手术治疗不当

(一)适应证把握不当

严重、移位明显的 AO C 型或 B 型骨折,如果采用手法复位或牵引治疗,不但住院时间长,医药费用高,难以维持骨折端的复位和力学稳定性,难以恢复肢体的长度、力线和稳定的膝关节,使骨折成角畸形明显,而且容易引起关节粘连、股四头肌瘢痕形成,导致关节功能障碍等并发症。

因此,移位明显的 AO C 型或 B 型骨折,或髁间骨折,非手术治疗不应作为首选,应依据患者的具体伤情严格把握其适应证。目前大多数学者认为,以下情况可采用非手术治疗:①患者全身情况不良,难以耐受手术创伤者;②无移位或不完全骨折者;③老年严重骨质疏松且骨折端有嵌插者,或已经失用的肢体(瘫痪);④无适合的内固定材料或医师对此类手术无经验;⑤过于严重的开放性骨折(如 Gustilo-Anderson ⅢB 型)或有感染的患者;⑥患者或家属不同意手术者。总之,应以达到最大限度地恢复其骨折的解剖位置、力线、长度和功能为目的。

(二)治疗方式不当

股骨远端骨折 AO A 型,骨折远端向后上移位的最为常见,非手术治疗以牵引和石膏或支具固定为主要方式。骨折远端向后上移位的股骨远端骨折,如果采用胫骨结节牵引,由于腓肠肌的牵拉及牵引力与骨折机制相同,将导致骨折远端进一步向后下移位,复位难以成功(图 35-2A);骨折远端向前移位的干骺端骨折,采用股骨髁上牵引,由于牵引方向与骨折外力相同,加之腓肠肌的牵拉,使骨折复位困难(图 35-3A);严重骨质疏松患者,用骨牵引治疗,由于钢针切割骨质而可能使牵引失败;嵌插骨折无明显移位者,牵引可造成嵌插骨折端的松脱、移位,使稳定性骨折变为不稳定性骨折;完全且有明显移位趋向的粉碎性骨折、斜行骨折,不采用牵引治疗而单纯以手法复位石膏外固定,即使骨折获得解剖复位,由于膝关节周围肌群的强力牵拉,将导致骨折移位或成角畸形。牵引与膝关节长时间制动,将导致膝关节粘连、僵硬;牵引时间过短,骨折端未能纤维连接,将导致骨折移位、成角畸形。牵引后未采用石膏或支具固定,并适当活动膝关节,将导致骨折移位或关节僵硬等并发症。

因此,骨折远端向后上移位的股骨干骺端骨折,应采用向前下方向的股骨髁上牵引,使向后上移位的骨折远端复位(图 35-2B)。骨折远端向前上移位的干骺端骨折,应行胫骨结节牵引,膝关节屈曲20° 左右,以便使骨折复位(图 35-3B)。严重骨质疏松患者,应慎用骨牵引治疗,必须采用者,可用 3.5mm 以上斯氏针,且牵引重量不可过大。嵌插骨折,无明显成角畸形者,可用长腿石膏、髁夹板或支具固定,维持其嵌插状态,

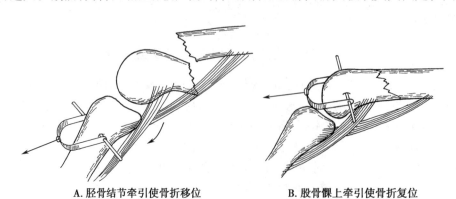

A. 胫骨结节牵引使骨折移位　　　　　　B. 股骨髁上牵引使骨折复位

图 35-2 骨折远端向后上移位的干骺端骨折

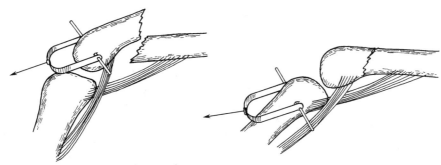

A. 股骨髁上牵引使骨折移位　　　　　　B. 胫骨结节牵引使骨折复位

图 35-3　骨折远端向前上移位的干骺端骨折

不可轻易对稍有的移位或成角的骨折端施以手法复位或牵引矫正。完全骨折或轻度移位者,应适当牵引,维持骨折端在良好对位状态下的纤维连接,2～3周后再行夹板、石膏或支具固定,适当活动膝关节。移位明显的不稳定性骨折,如髁间骨折,应牵引4～12周,在牵引复位过程中,及时拍摄X线片评估复位效果,若骨折短缩超过2cm,股骨踝关节面移位超过2mm者,则应切开复位内固定,防止股骨髁关节面的畸形愈合,发生创伤性关节炎。

二、手术治疗不当

（一）适应证把握不当

20世纪70年代后的文献表明,股骨远端骨折的手术疗效优于非手术治疗。但并非均可采用手术治疗。例如,严重的多发伤,在患者生命体征不稳定的情况下,对股骨远端骨折以切开内复位固定的方式治疗,则可能危及患者生命;过于严重的开放性粉碎性骨折、严重骨缺损或严重骨质疏松患者,采用内固定治疗,不但骨折块无法复位和牢固固定,而且难以维持其骨折端的力学稳定性,将导致骨折移位。此外,如果医院设备条件不足或医师缺乏相关手术经验,将难以获得满意的手术效果。

因此,要达到使骨折端,尤其是使关节面尽可能获得解剖复位,恢复股骨干骺端和股骨干的长度,纠正旋转和成角畸形,促进骨折在正确的位置愈合,并能有效而牢固固定,同时可早期活动关节的手术目的,应严格把握好手术适应证。目前多数学者认为,手术适应证为关节内骨折,关节面不平整;干骺端明显移位、不稳定性骨折;合并血管、韧带损伤的骨折;同侧多发性骨折、多处开放性骨折,如胫骨干或胫骨平台骨折;非手术治疗失败的骨折;骨不连、畸形愈合;病理性骨折等。要求允许能够进行膝关节的早期活动,且要有一定手术经验的主刀医师和相关设备,如C臂及合适的内固定器材等。

（二）内固定方式方法选择不当

内固定方式包括钢板螺钉固定和髓内钉固定2类。前者包括95°角钢板、动力加压髁螺钉钢板、髁支持钢板及微创内固定系统(图35-4)、锁定加压钢板(locking compression plate,LCP)等;后者有股骨顺行带锁髓内钉、股骨多向锁定带锁髓内钉(multi-interlocking femoral intramedullary nail,MIFIN)(图35-5)和股骨髁上逆行髓内钉(图35-6)。

此外,还包括螺钉和外固定支架等。各种内固定方式方法各有利弊,目前还没有一种内固定方式适用于所有类型骨折。如果不了解每种内固定器材的固定原理和生物力学性能,未依据患者的个体情况、骨折类型、医院设备、内固定器材性能及医师的手术经验等选择适合的固定方法,将影响固定效果。严重粉碎性骨折术前如果未拍摄牵引状态下的X线片,则由于骨折块的无规律移位,难以明确诊断其骨折类型,难以确定内固定方法。如95°角钢板,虽然大多数患者均可选用,且有一定的防旋性能,但对骨折端无加压性能,现已很少使用。动力加压髁螺钉钢板固定,虽固定坚强,具有抗弯曲、抗剪力及抗扭转的性能,但由于其防旋转性能是靠套内的内在锁定,因此,不如LISS固定有较强的防旋转性能,如果用于AO分型C3型骨折,由于骨折块粉碎,骨松质压缩导致骨缺损,其复位固定无明确解剖标志,且钻孔时使大量骨松质丢失,导致髁部稳定性受到影响;加之固定时剥离创伤大,亦影响骨折愈合。髁支持钢板与股骨髁的贴附性非常好,但固定后钢板会阻碍骨折部位的静脉回流,且由于其力线上的缺陷,钢板受弯应力大,将导致钢板折弯或断

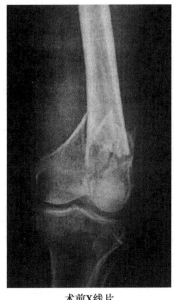
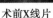
术前X线片

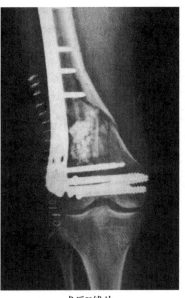
术后X线片

图35-4　微创内固定系统固定案例

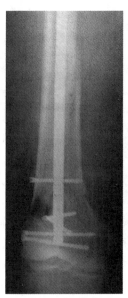
术后正位X线片

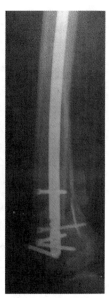
术后侧位X线片

图35-5　股骨多向锁定带锁髓内钉固定（顺行穿钉）案例

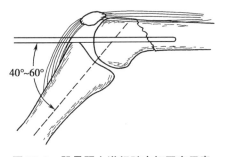

图35-6　股骨髁上逆行髓内钉固定示意

裂，术后不宜早期进行关节功能锻炼。LISS 具有微创、多枚成角稳定螺钉固定，钢板与骨界面不直接接触等优点，但其固定时由于股骨各个肌群牵拉骨折端，使其恢复股骨力线方面存在局限性，如果同时伴有股骨内侧骨缺损，则有可能出现骨折畸形愈合；同时 LISS 固定的弹性较大，易在骨折端产生过度压应力从而影响骨折愈，亦不适合 AO C3 型或 B3 型骨折；关节内骨折复位不良者使用，需切开解剖复位固定，由于创伤大将影响骨折愈合；骨质疏松患者如果以单皮质螺钉固定，易造成螺钉切割骨皮质，固定失败。LCP 固定，如果广泛剥离软组织，将加重破坏骨折的生物学环境，尤其是对软组织损伤严重的骨折，将可能造成骨不连；伴有股骨内侧骨缺损者，则可能出现畸形愈合。顺行带锁髓内钉固定，如果用于髁上骨折固定，尤其是粉碎性骨折，由于需正向穿入股骨髓腔，钉体的大部分远离骨折端，术中力线恢复欠佳，术后膝关节内、外翻的发生率高；由于应力集中，将可能使主钉断裂，加之由于股骨髓腔存在一定弧度，髁上以远骨折，难以使髓内钉顺利通过骨折端，在穿入过程中亦可能造成大转子骨折。MIFIN 虽然具有较好的髓腔弧度适应性，其远端锁钉为多层面、多方向的立体锁定，但如果用于后髁和撕脱骨折，将难以复位固定。逆行髓内钉固定，其锁钉是互相平行的单一平面固定，不能获得多向立体固定，难以牢固固定粉碎性骨折；如果用于膝关节屈曲小于 40° 者，由于其屈曲度过小，髓内钉难以由髌骨和胫骨平台的间隙插入股骨髁，将无法完成逆行插钉的手术操作；关节有感染或术前关节有感染者采用髁上髓内钉固定，将可能引起关节内严重感染等。单纯螺钉和外固定支架固定，难以使骨折获得满意的复位和牢靠固定效果。

因此，选择内固定方式时，首先应明确各种内固定器材的力学性能和固定的生物力学性能，依据骨折类型和医师的临床经验及医院的设备等，选择合适的内固定方式方法。严重粉碎性骨折，尤其是骨折移位明显者，术前应在牵引状态下拍摄膝关节正侧位 X 线片，明确骨折类型，制订合理的手术方案。有条件者应行 CT 或 CT 三维重建，或拍摄膝关节斜位 X 线片，进一步明确骨折移位状况，以选择合适的固定方式。一般认为，钢板固定适用于 AO 分型中除 B3 型外的所有骨折类型，而髓内钉适应证相对较窄，但近年来髓内钉技术结合骨阻挡技术，使其应用指证扩大，研发的 MIFIN（除后髁和撕脱骨折外）可用于各类型骨折。动力加压髁螺钉钢板虽可固定 AO 分型的 A 型、B 型及 C 型骨折，但由于 B3 型为冠状面骨折，动力加压髁螺钉钢板难以复位固定；C3 型骨折由于骨折粉碎，钻孔固定后骨折部位难以稳定，亦难以牢固固定，加之创伤大、影响骨折愈合，目前也较少使用。髁支持钢板在新的内固定器材不断出现的情况下，其使用亦逐渐减少。LISS 固定具有经皮微创、桥接固定和血运保护等优点，适用于多种类型的股骨远端骨折，尤其适用于近关节面的骨松质骨折。但同时伴有股骨内侧骨缺损的患者，或 AO 分型 C3 型或 B3 型骨折，以及关节内骨折复位不良者则应慎用。骨质疏松患者使用时应用双皮质螺钉固定，以提高螺钉的锚力。膝关节置换术后的骨折，亦适合用 LISS 钢板固定。软组织损伤或骨折粉碎严重的患者，或同时伴有股骨内侧骨缺损者应慎用 LCP 固定，以免造成骨不连或畸形愈合。顺行带锁髓内钉内固定，仅适用于股骨远段 1/3 骨折，或股骨髁上骨折合并多段股骨干骨折，由于存在应力集中，固定后骨折端不够稳定，术后膝内、外翻的发生率高，不宜早期功能锻炼等，目前应用也不多。MIFIN 为骨折提供三维固定，除后髁和撕脱骨折外，适用于股骨远端各类型骨折。逆行髓内钉固定，适用于：①AO 分型中 A 型、C1 型、C2 型骨折，C3 型骨折目前仍存在争论，但只要处理好股骨髁部骨折块，亦完全可以适用于 C3 型骨折，但 B 型骨折仍是相对禁忌证；②距膝关节间隙 20cm 以内的股骨远端骨折；③浮膝损伤也是使用逆行髓内钉的适应证，可以缩短手术时间，减少创伤，特别适用于老年患者；④严重的骨质疏松骨折或严重粉碎性骨折，要谨慎选用逆行髓内钉固定。此外，膝关节屈曲小于 40° 者，以及关节有感染或术前关节有感染者等，均不应采用逆行髓内钉固定。单纯螺钉固定，适用于单髁骨折或撕脱骨折，通常螺钉用于与其他内固定物配合固定。外固定支架，适用于开放性骨折 Gustilo-Anderson ⅢB、ⅢC 骨折及严重污染的其他类型骨折，一期彻底清创，跨膝关节固定，待软组织条件允许后二期再行内固定，通常不作为最终固定。

（三）手术入路选择不当

手术入路选择不当，将影响手术效果。动力加压髁螺钉钢板、95° 角钢板及髁支持钢板等固定，如果不选择外侧入路，则无法进行手术；LISS、LCP 固定，如果广泛剥离骨折部位，将影响骨折愈合；顺行带锁髓内钉或 MIFIN 固定入钉点选择不当，不扩髓或扩髓不够，将可能导致大转子劈裂骨折；骨折断端闭合复位困难的患者，不进行股骨远端内侧或外侧的切开显露，将难以进行骨折的精确对位，亦难以进行固定。逆行髓内钉固定，如果不依据骨折类型选择合适的入路，将难以显露骨折端尤其是髁间窝，给骨折复位造成困难；AO 分型 A 型骨折，由于骨折不累及关节面，如果采用常规显露，将造成伸屈装置不必要的损伤。

因此，应依据骨折类型和内固定方法，选择合适的手术入路。以动力加压髁螺钉钢板、95° 角钢板及髁支持钢板等固定时，通常选择股骨远端外侧入路，AO 分型 C 型骨折切口应延长至髌骨前外侧。若合并关节内骨折，切口可向远端延长到胫骨结节水平。LISS、LCP 固定，应取髌骨旁外侧切口，累及关节的 C 型骨折，取膝正中切口，显露髁间窝，切忌广泛剥离骨折部位软组织。LISS 或 LCP，应借助导向手柄将其从软组织窗自股外侧肌与股骨骨膜之间插入。顺行带锁髓内钉或 MIFIN 固定，入钉点应在大转子顶点稍偏内侧，锥开髓腔后，髓腔近端 10cm 内，用直径 1.3cm 的硬杆髓腔铰刀扩大，如股骨髓腔较小，也需扩髓至 1.1cm，因为选择的 MIFIN 直径不能＜10mm，否则会影响骨折远端的固定，余髓腔一般无须扩大。骨折断端复位困难者，均应于股骨远端的前外或前内切开 10～15cm，从股内侧肌与股直肌间隙进入。逆行髓内钉固定，一般采用闭合复位，AO 分型 A 型骨折，取膝关节髌韧带前内侧缘切口，长 4～6cm；尽可能采用膝前微创切口置钉，以减少伸屈膝装置的损伤；累及关节的 AO 分型 C 型骨折，应采用膝关节常规正中切口，以显露髁间窝。

（四）钢板螺钉固定操作不当

1. 95° 角钢板固定操作不当 如果钢板进入髁部的入口不准确，未能置于三维平面的理想位置，骨折复位或股骨轴线恢复不良进行固定，可导致膝内翻、膝外翻畸形、骨折端不稳定或创伤性关节炎等；合并骨缺损未植骨，将会使骨折端不稳定；股骨外侧钢板过短，骨折端应力集中，导致钢板断裂或螺钉被拔出、松动，内固定失效；钢板置入股骨髁时，对髁间骨折未行临时固定，或助手未推挤对侧，在击入钢板过程中，会使骨折块分离，骨折间隙增大，或骨折畸形愈合；在置入座凿开凿角钢板置入髁内通道时，骨皮质坚硬的青壮年患者，若入凿处的骨皮质未开窗，当击入座凿时可发生粉碎性骨折；选择股骨髁间的钢板过长，则可能穿出对侧骨皮质，功能锻炼时引起关节疼痛等。

因此，合并髁间骨折者，首先应对髁间骨折解剖复位，并以克氏针或骨松质螺钉或螺栓固定，也可临时固定，将髁间骨折变为髁上骨折，再按髁上骨折复位固定。髁间骨折块复位后，移位不能超过 2mm，防止发生创伤性关节炎。骨折复位后，应对置入股骨髁的钢板准确定位，髁钢板置入点应在股骨髁关节面上 1.5～2.0cm 处,股骨钢板应平行于股骨干轴线,或位于骨干中段轴线稍偏前方,将股骨干外侧钢板紧贴骨皮质。股骨髁内钢板必须与关节面平行。否则,股骨干钢板可向前或向后偏斜,将难以与股骨骨皮质相贴(图 35-7)。

在固定操作中,确定座凿和打入髁内钢板时,应有置入钢板部位的立体三维定位思维,必须先置入导针,在导针标记下定位,且必须在 C 臂评估下进行,不可反复整复骨折端、反复定位和置入钢板,要确保一次准确到位。粉碎性骨折的骨缺损,应进行植骨处理,骨缺损过多的老年患者,可用骨水泥填充。置入髁内的钢板不可过长,在 X 线片上显示以距股骨内侧皮质 1cm 为宜(图 35-8)。股骨外侧钢板的长度应足够,在骨折近端拧入 4 枚以上螺钉有效固定骨皮质,便于早期活动。

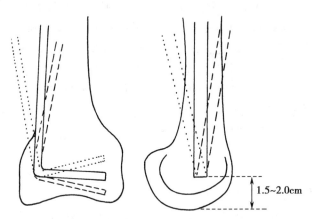

图 35-7　95° 角钢板插入方向及角度示意(实线为插入正确方向及位置)

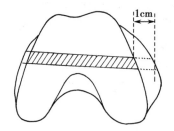

图 35-8　髁内钢板插入,若与内髁皮质平齐(虚线部分),则钢板有 1cm 外露

2. 动力加压髁螺钉钢板固定操作不当　动力加压髁螺钉钢板固定髁上骨折,由于股骨外侧钢板在矢状面上可自由活动,故置入时只需做好关节平面和冠状面的定位即可,相对 95° 角钢板易于掌握和操作。但如果对关节平面和冠状面的定位不准确,则钢板难以贴附于股骨干。若勉强以螺钉牵拉贴附,可导致骨折端移位。此外,由于动力加压髁螺钉钢板有强大的把持骨松质和对骨折块加压性能。如果加压力过大,会导致骨折块被挤压碎裂,或髁间狭窄,尤其是髁间粉碎性骨折,更易发生髁间狭窄,导致发创伤性关节炎等并发症。

因此,在置入动力加压髁螺钉钢板时,首先应对髁间骨折进行解剖复位。并应按 95° 角钢板的定位方法准确安置导针,即第 1 枚导针应平行于胫股骨前关节面,标记膝关节的水平线,为膝关节轴;第 2 枚导针插入内、外髁的前方,表示髌股关节的倾斜度,为置钉方向;第 3 枚导针距胫股关节面 1～1.5cm,在冠状面上,平行于膝关节水平克氏针,在水平面上应平行于股骨髁前方克氏针,及座凿插入的导针。于股骨内外髁最长颈的中前 1/3 处,以此平面钻孔入钉,使股骨外侧钢板贴附于股骨干(图 35-9)。

先安置钢板,再以钢板为依托复位,此方法较骨折复位后再安置钢板容易操作,复位满意。在用动力加压髁螺钉加压髁间骨折块尤其是粉碎性骨折块时,加压力度应以骨折端获得解剖复位、骨折块不变形为度(图 35-10)。

3. 髁支持钢板和 LISS 固定不当　髁支持钢板和 LISS 的外形相似,均以股骨远端外侧的形状设计制作,以螺钉固定于股骨干及股骨髁外侧,前者属于髁动力加压钢板。股骨髁上骨折近端的侧钢板过短、拧入螺钉过少,在功能锻炼时,可导致骨折端变形或螺钉被拔出等,以髁支持钢板固定股骨远端骨折时,如果骨折复位不良,将导致骨折畸形愈合;由于其螺钉有加压固定性能,如果加压力过大,会使骨折块挤压变形;螺钉拧入方向不当,可导致螺钉进入关节腔;粉碎性骨折块,如果不进行临时固定,拧入螺钉时的推挤可使骨折块移位;粉碎性骨折合并骨缺损者,未行植骨,则骨折端不稳定,并影响骨折愈合。LISS 对骨折块无牵拉性能,属于生物学固定钢板,固定时试图以螺钉牵拉使复位不良的骨折块复位,是十分困难的,可能导致骨折畸形愈合;固定时骨折远、近端及骨块上锁定螺钉使用较少,使锁定钢板达不到治疗骨折所需的生物力

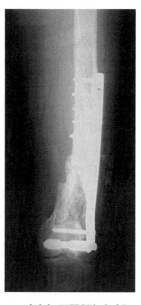

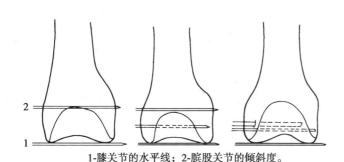

1-膝关节的水平线；2-膑股关节的倾斜度。

图 35-9　动力加压髁螺钉钢板的定位安置

图 35-10　动力加压髁螺钉钢板固定案例

学强度，将导致复位丢失；此钢板固定要求经皮插入且安置于肌肉下，在插入钢板时不重视对其周围血管、神经的保护，将可能导致损伤，尤其是腓浅神经损伤；不顾力线而强求骨块完全贴附钢板，将导致膝内外翻；手术时间超过 3 小时的患者，存在较高的感染率；锁定钢板的偏心固定即钢板安置偏离骨干中心，由于股骨干存在前屈角度，将导致螺钉切割骨皮质。

　　因此，在使用髁支持钢板或 LISS 固定髁骨折时，选用钢板时，骨折远、近端应拧入 4 枚以上螺钉或锁钉固定。首先应以克氏针或骨松质螺钉等对粉碎性骨折块进行精确复位、临时固定，尤其应重视膝内外翻和前后成角，然后再行最终固定（图 35-11）。

　　髁间粉碎性骨折固定时，其加压应适当，以骨折端复位后稍加压力即可，切忌"压力越大越好"。粉碎性骨折的骨缺损，应充分植骨。在 LISS 固定时，应对骨折解剖复位，复位时要特别注意力线，不要强求骨块完全贴附钢板，防止膝内外翻畸形。LISS 要求经皮插入且安置于肌肉下，在插入钢板时要重视对其周围血管、神经的保护，尤其应防止腓浅神经损伤。骨折近端，锁定螺钉可经皮固定，减少软组织剥离的损伤，以利于骨折愈合。髁间骨折，尽可能以 1 枚拉力螺钉复位加压固定。手术时间应尽可能缩短，以防感染。安置钢板时应放置于股骨骨干中心的位置。

（五）髓内钉固定操作不当

　　髓内钉分顺行和逆行固定。带锁髓内钉的顺行固定有关问题，已在股骨干骨折诊治失误分析章节讨论。MIFIN 顺行固定，复杂的粉碎性骨折，如 AO 分型 C3 型骨折，未于直视下精确复位固定髁间骨折，将难以获得满意的复位效果；不调整好下肢力线将导致膝内翻或膝外翻；膝关节的伸屈装置损伤过多，将影响其功能的恢复；骨缺损，尤其是内侧不行植骨处理，将影响固定的牢固程度。逆行髓内钉固定，股骨髁间骨折块和髁上骨折，如果未先进行复位和临时固定，而是固定后再行复位，则由于髓内钉的干扰，将不可能获得满意复位效果；用于股骨髁临时固定的器材，如克氏针、骨松质螺钉等，未为髓内钉的置入让出通道，将导致其无法插入；插钉前，如果对入钉点未准确定位，则可能由于入钉点或入钉方向的偏差，导致骨折端移位，或造成后交叉韧带损伤；在插入导针时，膝关节不能保持半屈曲位，则髓内钉无法自髌骨下缘和胫骨平台前缘之间隙插入股骨髁及骨折近端；插钉时，如果扩髓过大，会使髓内钉松动，骨折端固定不牢固；扩髓过小，则置钉困难，将导致骨折端被推挤而移位；插钉

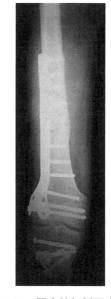

图 35-11　髁支持钢板固定案例

后,钉尾残留过多,会引起关节磨损而发生创伤性关节炎、关节疼痛;骨缺损未植骨,将影响骨折愈合;关节内碎骨块清除不彻底,将形成关节游离体;无菌操作不严,可引起关节内感染等。

因此,MIFIN 顺行固定,入钉与带锁髓内钉的顺行固定基本相同,AO 分型 A 型骨折,基本与逆行髓内钉固定相同,复杂的粉碎性骨折,应在直视下解剖复位,以 2~3 枚骨松质拉力螺钉固定累及关节面的髁间骨折,使之成为一体。用刮匙将髁间窝中心处的骨松质清除,形成一容 MIFIN 主钉的通道,直至骨皮质内层的凹陷,置入髓内钉。调整下肢力线使其外翻 5°~6°,安装最远端限制性锁钉(全螺纹),此枚锁钉置入是决定力线是否满意的重要环节。股骨长度恢复后方可安装近端横行锁钉。再复位骨折片,并依次安装远端其他 3 枚全螺纹锁钉。必要时可使用捆绑带辅助固定,对骨缺损进行植骨。逆行髓内钉固定,股骨髁间骨折块和髁上骨折,应先进行复位,克氏针、骨松质螺钉等临时固定,而临时固定的克氏针或螺钉要为髓内钉让出通道,以便髓内钉的置入。插钉前,应对入钉点准确定位。在插入导针时,膝关节应保持 40°~60° 的屈曲位,以便入针。导针应自髌韧带正中进入关节腔,于股骨髁后交叉韧带附丽点之前 0.5~1.0mm 处打入,C 臂 X 线评估复位满意后入针,扩髓应比所选钉的髓内钉大 1~2mm。髓内钉的末端应位于髁间窝的软骨下 2~3mm,远端锁定 2 枚锁钉,近端可锁 1 枚锁钉(图 35-12)。必须重视恢复轴线,对骨缺损应进行植骨。关节内游离碎骨块应彻底清除。术中必须严格无菌操作。

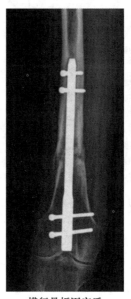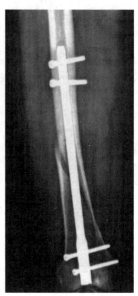

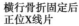

横行骨折固定后　　　　斜行骨折固定后
正位X线片　　　　　　正位X线片

图 35-12　股骨髁上骨折和髁间骨折逆行髓内钉固定案例

(六)合并韧带损伤治疗不当

股骨远端骨折合并韧带损伤并不常见,且术前诊断比较困难,主要是韧带损伤的症状和体征常常被骨折掩盖。据统计,在股骨远端骨折中,合并前交叉韧带损伤比较常见,而后交叉韧带、侧副韧带、半月板损伤相对较少。在对骨折进行内固定时,对这些韧带或半月板损伤,如果不同时进行有针对性的探查,将可能漏诊,给后期治疗造成困难。韧带撕脱骨折未行固定修复,若行二期重建,将明显影响其功能恢复。韧带实质部分的断裂伤,若行一期重建,一方面会进一步加重骨折部位的损伤,另一方面在股骨髁有内固定器材的情况下进行重建,其手术难度也极大,同时可能由于原发性骨折及内固定器材的阻碍,使韧带重建的手术质量受到影响,最终难以获得预期的手术效果,并将大大延长手术时间,增加手术创伤及术后感染的危险。

因此,在膝关节被开放的情况下,应对照术前 X 线片或术中探查,直视下再次对膝交叉韧带、侧副韧带及半月板等重点检查,防止韧带损伤在术中漏诊或误诊。在骨折复位固定的同时,膝交叉韧带或侧副韧带撕脱骨折者,应进行复位固定,尽可能不要行后期重建,以利于关节功能的恢复。但韧带尤其是膝交叉韧带实质部损伤或断裂,无法进行修复而需要重建者,尽可能不要一期重建,待骨折愈合、去除内固定后,再行膝交叉韧带重建。防止行韧带修复重建时,造成原发骨折块更加碎裂而难以固定,或由于内固定物的阻碍而无法进行重建。后期重建对膝关节功能恢复更有利,也便于手术操作。半月板损伤,有修复指征且能够修复者尽可能一期修复,无法修复者可予以切除或部分切除。

(七)功能锻炼不当

股骨远端骨折的原发性损伤,或手术显露时对股四头肌和关节面的损伤,导致股四头肌瘢痕和膝关节纤维粘连,从而影响膝关节活动。如果不重视功能锻炼,尤其是早期功能锻炼,不依据骨折类型、内固定的方式和牢固程度、骨折端的稳定情况等,选择合适的锻炼方式,将影响膝关节功能的恢复,甚至使手术失败。术后如果不抬高患肢,则肿胀难以消退。骨折端稳定、内固定牢靠的患者,如果不早期进行主动功能锻炼,或固定不够牢固的或不稳定性骨折的患者,过早、过度地进行功能锻炼等,都不利于膝关节功能的恢复。有的观点认为锁定钢板的强度可以承受早期完全负重,这是完全错误的。患肢过早负重,将导致 LISS 固定钢板或螺钉断裂、螺钉松动、骨折移位、螺钉切割骨皮质等。

因此,应高度重视术后功能锻炼,尤其是早期功能锻炼。术后应抬高患肢,以促进肿胀消退,必要时可用静脉泵消肿。应依据骨折端的稳定性及内固定牢固程度,确定对膝关节的活动范围。通常无论有无外固定,术后第 1 天均需鼓励患者做股四头肌舒缩运动,2~3 天疼痛减轻后,依据骨折类型及稳定程度开始进行膝关节 CPM 功能锻炼,一般可从屈膝 45° 开始,每天逐步增加,1 周左右膝关节屈曲至少达 90°。4~8 周后依据骨折愈合情况,逐步下地负重活动。骨折端稳定、内固定牢固的患者,应早期进行主动运动功能锻炼;固定不够牢固的或不稳定性骨折患者,术后均应佩戴 6° 外翻角的可屈膝外固定支具进行锻炼。以 LISS 固定的患者应在术后 6 周、X 线片上显示骨折端出现明显骨痂后进行负重活动。

第三十六章 髌骨骨折诊治失误的分析及对策

髌骨是人体最大的籽骨,呈倒三角形,位于股四头肌肌腱内。上极为底边,较宽厚,有股四头肌肌腱附着,下极为顶点,是髌韧带起点。髌骨能增强并传导股四头肌的作用力,维护膝关节的稳定性,保护股骨髁免受外伤打击。髌骨骨折占全身骨折的 1.05%,多由直接跪倒着地或交通事故等高能量损伤导致。Rockwood将髌骨骨折分为 7 型。Ⅰ型,无移位骨折;Ⅱ型,横行骨折;Ⅲ型,下极骨折,或上极骨折;Ⅳ型,无移位的粉碎性骨折;Ⅴ型,移位的粉碎性骨折;Ⅵ型,纵行(垂直)或边缘型骨折;Ⅶ型,软骨骨折等(图 36-1)。髌骨骨折后,恢复其关节面及正常解剖关系,对恢复膝关节功能有重要作用。

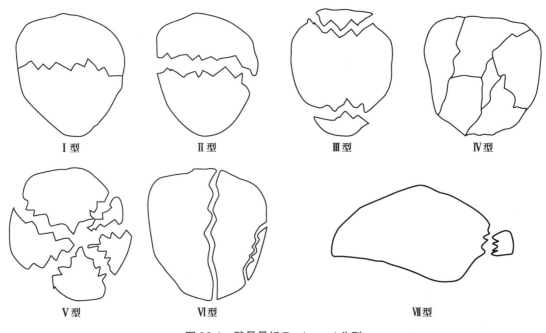

Ⅰ型 Ⅱ型 Ⅲ型 Ⅳ型

Ⅴ型 Ⅵ型 Ⅶ型

图 36-1 髌骨骨折 Rockwood 分型

第一节 诊 断 失 误

一、对纵行骨折重视不够、检查不仔细导致的漏诊

髌骨位置表浅,其横行骨折及骨折移位明显的患者,由于有特殊的症状和体征,诊断比较容易。通常依据膝关节前侧外伤后的肿胀、疼痛、髌前皮肤擦伤、股四头肌肌力减弱、步行困难等,触诊中可触及髌骨骨折后的凹陷及骨擦感的骨折临床特征,以及侧位 X 线片显示的骨折征象等即可确诊。但纵行骨折,由于受股四头肌扩张部的聚拢作用,移位不明显,一般情况下伤后可以步行。加之,在膝关节正、侧、斜位 X 线片上,由于骨折块和股骨髁的重叠,很难清晰显示骨折征象。如果对此认识不足,仅凭临床表现和简单的手法触摸以及膝关节正侧斜位 X 线片等进行诊断,将可能导致误诊或漏诊。

因此,膝部跪地或髌前直接撞击伤,应考虑髌骨有多种类型骨折的可能,不应仅依据膝关节正侧位 X 线片,以及伤后是否能够站立步行等临床表现诊断是否有骨折。首先应检查膝关节有无肿胀,因骨折后关节内均有积血。若关节肿胀,浮髌试验阳性,关节腔穿刺可抽出不凝固血,则应高度怀疑髌骨骨折。怀疑髌骨骨折者,应常规拍摄膝关节斜位、侧位X线片与髌骨轴位X线片进行诊断,通过髌骨轴位X线片显示的骨折征象可明确诊断髌骨纵行骨折(图36-2)。若膝关节肿胀、疼痛,难以拍摄取标准的髌骨轴位X线片,而又高度怀疑骨折者,可行CT检查确诊。

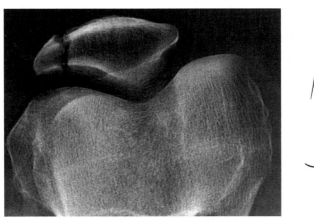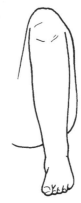

图36-2　髌骨轴位X线检查显示髌骨纵行骨折

二、阅读X线片不仔细导致的软骨或边缘骨折漏诊

髌骨关节面软骨与边缘骨折均较少见。单纯关节面软骨骨折,普通X线片检查无论何种体位拍摄X线片均难以显示明显的骨折征象,即使行CT检查,有的也难以显示。但软骨骨折,常为带有部分骨质的关节面软骨骨折,其正、侧、斜及轴位X线片,有的可显示细小骨折片征象。而髌骨边缘骨折,普通X线片中,大部分很难发现骨折片。如果对此类骨折重视不够,临床检查和阅片不仔细、不认真分析,对X线片显示的细小骨折片未能发现,将导致漏诊或误诊。

因此,膝前直接外伤,若膝关节有疼痛、肿胀、活动受限、关节积血等临床表现,而X线片未显示骨折征象,则提示膝关节内在结构损伤。应考虑髌骨少见类型骨折。应认真检查,仔细阅读X线片。关节内显示有小骨折片者,可考虑髌骨软骨骨折或髌骨边缘骨折的诊断,亦应考虑膝关节侧副韧带撕脱骨折等。若关节内穿刺抽出含脂肪滴的血性液,即可诊断关节内有实质结构损伤,有条件者,可行关节镜检查,或借助CT检查确诊,必要时应进行手术探查。

三、同侧其他部位合并伤的漏诊

高能量损伤造成的髌骨骨折,常存在同侧肢体合并伤。如果不重视对同侧股骨干、股骨髁、胫骨髁及同侧髋关节的检查,将可能导致对相关部位合并伤的漏诊或误诊。

因此,高能量造成的骨折,诊断时应重视对同侧肢体相关部位的检查,如髋关节与股骨髁或胫骨髁等,甚至包括胸、腹部等脏器的仔细检查,防止误诊或漏诊。

第二节　治　疗　不　当

髌骨骨折治疗的目的是恢复伸膝装置的连续性及髌骨的功能。治疗原则是尽可能保留并恢复髌骨的完整性,早期进行膝关节活动和股四头肌锻炼。无论是非手术还是手术治疗,如果对适应证把握不当,治疗方法不当,康复锻炼不正确,将影响膝关节功能的恢复。

一、非手术治疗不当

髌骨骨折后伸膝装置损伤严重、骨折移位明显、关节面不平整(移位>2mm)、伸膝功能丧失者,采用非手术治疗,由于骨折间隙较大,多数骨折只能纤维性愈合,将导致股四头肌肌力减弱,影响膝关节功能尤其是伸膝功能。同时,手法复位外固定难以使关节面获得解剖复位和牢固固定,后期将发生创伤性髌股关节炎。此外,治疗中,如果将膝关节置于过伸位固定,则可能拉伤血管、神经;伸直位外固定时间过长,难以早期进行关节屈伸功能锻炼,将导致膝关节粘连、僵硬等并发症。骨折愈合后,关节康复锻炼不当,如过度暴力活动,将可能造成韧带损伤或再骨折;活动不够,将导致膝关节僵硬等并发症。

因此,非手术治疗仅适用于无移位或移位小于1～2mm,且关节面平滑、对伸膝功能无明显影响者,以及无明显移位的大多数纵行骨折,或边缘骨折者等。关节面不平滑、移位超过2mm者,则不应首选非手术治疗。治疗以膝关节自然伸直位石膏或夹板固定为宜。关节内积血应及时穿刺抽吸,同时以弹力绷带加压包扎,以减少关节内出血,防止软组织肿胀。若膝关节需伸直位固定,以3～6周为宜,严禁过伸位固定。骨折初步愈合后可进行主动、被动的关节康复锻炼,采用CPM效果将更好。但锻炼不可急于求成,切忌暴力强行被动屈曲膝关节,亦不能惧怕再骨折或疼痛而活动范围不够。纵行骨折,仅减少过多的膝关节活动3～6周即可,无须石膏外固定。

二、手术治疗不当

(一)手术方式选择不当

髌骨骨折手术治疗主要包括3种方式:髌骨解剖复位,牢固内固定;部分切除(骨折碎块),修复髌韧带;全髌骨切除,修复伸膝装置。解剖复位和牢固固定,是恢复髌骨和膝关节伸膝功能的基础,是治疗的基本要求。能够解剖复位固定者,行髌骨部分切除,尤其是下极部分切除,要恢复其伸膝装置,则必须将髌韧带固定于保留髌骨的关节面边缘,会使髌骨下移,出现错格现象和髌股关节压力增加,将导致创伤性关节炎;能够保留的髌骨行全切除,将导致股四头肌肌力的明显减弱,股四头肌需增加15%～30%的肌力才能完成抗阻力的伸膝功能,同时,老年体弱者,将可能发生膝关节不稳定等并发症。此外,当髌骨全切除后,髌韧带和股四头肌腱直接在股骨滑车软骨面摩擦,将导致股骨髌面和股四头肌肌腱被磨损,继而发生肌腱部分断裂或断裂等并发症。

因此,粉碎并不严重的髌骨横行骨折,或下极可复位固定的患者,不应轻率地行髌骨部分切除。至于全髌骨切除式,更应谨慎,除非非常严重的粉碎性骨折,已采用各种方法仍无法复位固定者。关节面软骨骨折,应以钢丝缝合固定,钢丝埋藏于关节软骨面以下;无法固定的小碎骨片,则可去除。

(二)内固定方式选择不当

髌骨骨折有多种内固定方法,目前大多数学者采用的包括克氏针张力带固定、空心螺钉钢丝张力带固定、Magnuson钢丝固定、钢丝U形横扎固定、钢丝或丝线圈状缝扎固定、镍钛形状记忆合金聚髌器固定等(图36-3)。

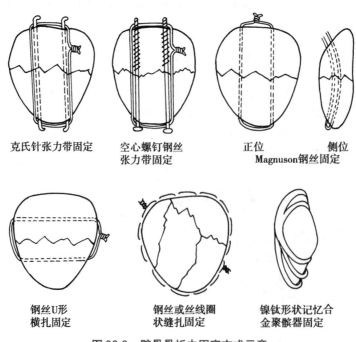

克氏针张力带固定　空心螺钉钢丝张力带固定　正位　侧位　Magnuson钢丝固定

钢丝U形横扎固定　钢丝或丝线圈状缝扎固定　镍钛形状记忆合金聚髌器固定

图36-3　髌骨骨折内固定方式示意

其中张力带内固定有多种改良的方法。每种方法各有其适应证和优缺点。如果对固定方式选择不当，将难以获得满意的固定效果。例如，横行骨折采用丝线或钢丝圈状缝扎固定，由于固定不牢固，将难以早期进行关节功能锻炼，甚至可造成骨折端移位；粉碎性骨折，采用钢丝 U 形横扎固定和 Magnuson 钢丝固定，由于有的骨折块未能包含在钢丝固定的范围内，钢丝也难以将所有骨折块固定，在结扎钢丝时，将造成骨折移位、髌骨变形；严重粉碎性骨折，采用克氏针张力法固定，则可能导致骨折块被压缩、变形，骨折畸形愈合等。

因此，横行骨折，应采用克氏针张力带固定或改良的克氏针张力带固定，也可采用空心螺钉钢丝张力带固定，这类固定方式能使骨折端牢固固定，术后无须外固定，可早期进行关节康复锻炼。此外，也可采用钢丝 U 形横扎固定或 Magnuson 钢丝固定，但均不如克氏针张力带固定牢固。粉碎性骨折，按传统方法，可采用钢丝或丝线圈状缝合固定，或用改良的克氏针张力带固定，及镍钛记忆合金聚髌器固定等。但这些方法仅适用于不很严重且粉碎性骨折块不多、容易复位固定者，十分严重的粉碎性骨折用传统的复位固定亦难以获得十分满意的固定效果。

为解决髌骨严重粉碎性骨折复位固定困难的问题，笔者采用克氏针串接组合复位内固定治疗髌骨粉碎性骨折 109 例，满意率达 97.7%。近 20 多年来，无 1 例髌骨粉碎性骨折行部分或全髌骨切除。手术方法是患者取仰卧位，麻醉后采用髌前直切口显露骨折端，尽可能保留碎骨块的血供。清除骨折断面嵌入的软组织和血凝块，彻底清除关节腔内的碎骨屑及积血。陈旧性骨折需清除骨断面的瘢痕组织至正常骨组织，松解关节内粘连。直视下先以较大骨折块为中心，将其与相邻的 1～2 块小骨块与较大骨折块复位，关节面解剖复位后，以直径 1～2mm 克氏针于髌骨纵轴稍前穿针、串接复位临时固定，组成一组更大骨折块。同法串接其他几组骨折块，直至将所有粉碎性骨折块分组串接复位固定。再将串接复位固定后的各组骨折块按髌骨的解剖形状重新组合复位固定，术中应以手指自髌骨两侧触摸关节面，评估复位效果，易脱入关节内无法固定的小于 2mm 骨折块可去除，同时修复髌韧带。此方法几乎可以使所有类型的粉碎性骨折获得解剖复位或基本解剖复位，串接组合复位克氏针固定后，再以丝线或钢丝于克氏针深面的髌骨边缘，圈状缝合加强固定，必要时还可附以适当的钢丝张力侧加强。此方法主要是通过纵、横、斜串接的克氏针使髌骨粉碎性骨折块组合后解剖复位，加之髌骨边缘的圈状缝合使骨折块聚拢，牢固固定，并通过早期膝关节屈伸活动对髌骨关节面进行模造，使髌股关节面进一步吻合。此方法简单，无须特殊器械设备，一般情况下，术后无须外固定，可早期行关节康复锻炼，适用于各种类型的髌骨粉碎性骨折，5 块以上严重粉碎性骨折尤为适用，可获得满意的治疗效果，是治疗髌骨严重粉碎性骨折较为理想的方法（图 36-4）。

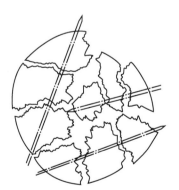 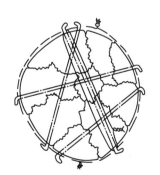

克氏针串接组合复位示意　　　　　克氏针串接组合复位内固定示意

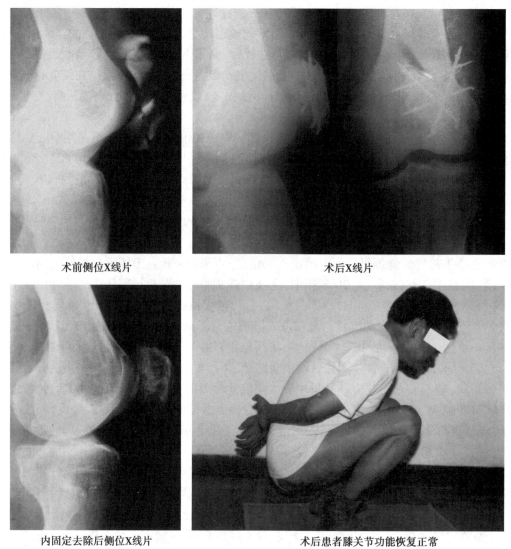

术前侧位X线片　　　　　　　　　　　　术后X线片

内固定去除后侧位X线片　　　　　术后患者膝关节功能恢复正常

图36-4　用克氏针串接组合复位内固定治疗右髌骨粉碎性骨折案例

（三）手术操作方法不当

髌骨骨折复位内固定，虽然不是大手术。但如果操作不当，将难以获得满意的复位固定效果。复位时关节软骨面的解剖复位十分重要，如果只考虑髌前骨折块的复位而忽视对关节软骨面的复位，尤其是粉碎性骨折复位不良，关节软骨面不平滑，后期可能发生创伤性关节炎。固定不牢靠，将导致复位丢失或固定失效（图36-5～图36-7）。单纯以钢丝固定，如果钢丝位置不在同一额状面，拧紧后骨折端将发生前后移位，关节面出现错格现象（图36-8）。

钢丝位置过于偏后，拧紧钢丝会使骨折前缘分离，尤其是在膝关节屈曲活动时，骨折前缘间隙会进一步增大（图36-9A）；拧紧钢丝的方法不当，只拧圈状钢丝一侧，由于固定松紧不均匀，会导致钢丝被拧断。用克氏针钢丝固定，如果克氏针不穿在同一额状面，用钢丝绑扎加压时，会使靠前一针的骨折端后侧间隙增大，骨折复位丢失；如果2枚克氏针均位于髌骨纵轴后侧，固定后屈曲膝关节时，髌前侧骨折间隙会增大（图36-10A）；在用钢丝沿髌骨边缘圈状固定时，不沿克氏针纵行切开股四头肌肌腱和髌韧带肌腱至髌骨边缘，使钢丝紧贴骨缘，由于钢丝悬浮在股四头肌腱和髌韧带上，不但钢丝难以扎紧，而且在术后的活动中，钢丝会越来越松弛而失去固定效果，使骨折端分离；用钢丝或丝线行髌骨边缘圈状固定时，未紧贴髌骨边缘，使钢丝或丝线固定在髌骨周围的软组织中，则会导致固定不牢靠而移位等。应用镍钛形状记忆

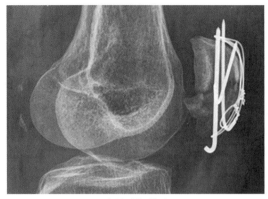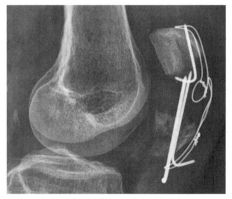

术后1周X线片　　　　　　　　　术后5周康复锻炼后复查X线片显示
　　　　　　　　　　　　　　　　　骨折移位、内固定失效、复位丢失

图 36-5　右侧髌骨粉碎性骨折复位时关节面对位不良，内固定时克氏针尖端未向内折弯且留置过短，固定不牢靠案例

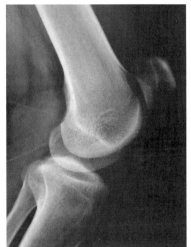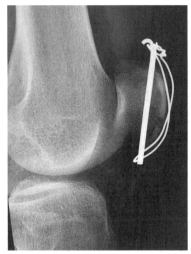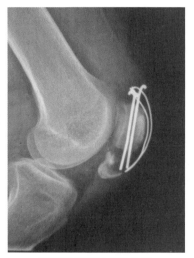

术前侧位X线片　　　　　术后X线片显示内固定钢针尖端未向　　　术后康复锻炼中钢丝松脱、
　　　　　　　　　　　　内侧折弯，且留置过短，固定不牢靠　　　复位丢失、内固定失效

图 36-6　髌骨骨折张力带内固定失效案例

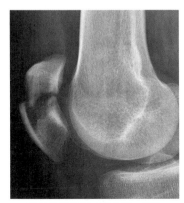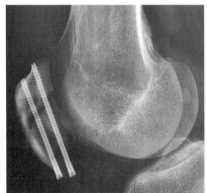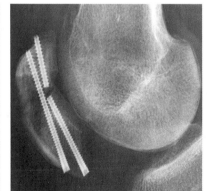

髌骨横断骨折术前侧位X线片　　术后侧位X线片显示2枚空心螺钉固定，骨　　康复锻炼2个月后X线片显示1枚螺钉
　　　　　　　　　　　　　　　折对位不良，未行钢丝张力带加强固定　　断裂，骨折畸形愈合

图 36-7　髌骨骨折单纯用空心螺钉固定，术后1枚螺钉断裂，骨折移位、畸形愈合案例

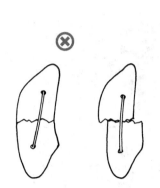

图 36-8　髌骨骨折固定钢丝不在
同一额状面的错格现象示意

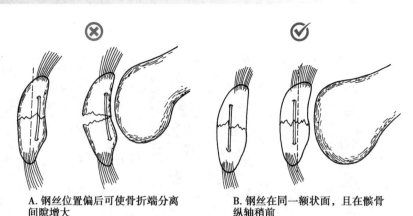

A. 钢丝位置偏后可使骨折端分离
间隙增大

B. 钢丝在同一额状面，且在髌骨
纵轴稍前

图 36-9　髌骨骨折钢丝固定方法示意

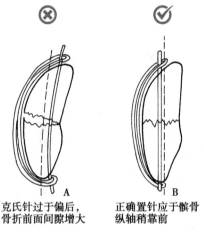

克氏针过于偏后，　　正确置针应于髌骨
骨折前面间隙增大　　纵轴稍靠前

图 36-10　髌骨骨折克氏针张力带固定
方法示意

合金聚髌器固定，如果未按髌骨大小选用合适型号的聚髌器，将会导致移位。用克氏针串接组合法复位固定，如果不重视每一骨折块的解剖复位，尤其是最初的串接组合未获得解剖复位，则难以使髌骨获得实质上的解剖复位，导致骨折畸形愈合，后期发生创伤性髌股关节炎等。

因此，复位固定时，必须检查髌骨关节面是否获得解剖复位。检查复位尤其是检查关节面的复位情况时，可通过髌骨两侧股四头肌扩张部的损伤处或纵向扩大扩张部切口，将手指伸入髌骨后，触摸关节软骨面是否平滑，只有关节面获得解剖复位或移位不超过 2mm，方可固定，不可过于自信髌骨前侧的解剖复位就会使髌骨关节面获得解剖复位。单纯用钢丝固定，必须置于同一额状面，且应在髌骨纵轴稍前（图 36-9B）。钢丝圈状固定时，在拧紧一侧后，应在钢丝结的对侧再加拧一个钢丝结，使对侧的钢丝被拉紧，以增强骨折端的力学稳定性（图 36-11）。

用丝线圈状缝扎固定时，应用两条线分别在髌骨两边缝合，两线分别打结。在拧紧钢丝打结时，应对两条钢丝同时用力绞紧，避免一松一紧，或一根钢丝缠绕在另一根钢丝上。用克氏针张力侧固定，克氏针应置于髌骨的同一额状面，且偏向髌骨纵轴稍前，以便膝关节屈曲活动时，在张力的作用下，对骨折端产生一定的压应力（图 36-10B）。置入钢丝时，应沿克氏针纵行切开股四头肌腱和髌韧带，显露克氏针穿出髌骨的边缘处，将钢丝置于克氏针后方，这样方可使钢丝紧贴克氏针和髌骨边缘，增强骨折端的力学稳定性。应用镍钛形状记忆合金聚髌器固定时，应按髌骨大小，选用适当型号的聚髌器，以聚髌器爪钩恰能抓紧髌骨边缘为宜。采用克氏针串接组合法复位固定严重粉碎性骨折，要求串接组合的每一骨折块解剖复位。

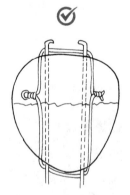

图 36-11　髌骨骨折两侧钢丝拧
结可以使两侧钢丝均拉紧

第三十七章　胫骨平台骨折诊治失误的分析及对策

　　胫骨近端的内外侧增宽形成胫骨髁,胫骨髁的关节面比较平坦,故称为胫骨平台。胫骨近端骨折通常称为胫骨平台骨折。Hohl 统计,胫骨平台骨折占全身骨折 1%～2%,占老年人骨折的 8%。胫骨平台骨折多由高能量损伤导致,是膝关节受到内、外翻应力、轴向压应力或内外翻暴力合并轴向暴力引起,骨折形态与受伤机制密切相关。资料显示,70%～90% 的胫骨平台骨折是胫骨外髁平台骨折,双髁骨折占 30%～35%,而内髁骨折仅占 10%～23%。由于胫骨髁附着有膝交叉韧带、内外侧副韧带、半月板、腘肌腱及股二头肌等,因此,胫骨平台骨折合并韧带损伤比较多见,合并半月板损伤约 57%,在骨折脱位中 90% 有膝交叉韧带损伤。另外,致伤时,由于股骨髁对胫骨平台产生的剪应力和压应力不同,使胫骨平台可发生劈裂骨折、塌陷骨折,或两者同时存在的多种类型骨折。高能量损伤引起的胫骨平台骨折通常累及内侧胫骨平台,骨折更为严重、形态更为复杂。单纯内侧胫骨平台骨折较单纯外侧胫骨平台骨折更为严重,常伴有外侧副韧带和前交叉韧带损伤,甚至腘动脉和神经等合并损伤。

　　胫骨平台骨折主要依据骨折块移位及移位程度分类,方法较多,目前尚无一种分型能准确涵盖所有类型的胫骨平台骨折。Hohl 提出分为无移位、局部压缩、劈裂压缩及劈裂骨折 4 种,后又对其进行了修改。Moore 提出应包含临床少见的骨折脱位型。Hohl 又将其分类与 Moore 分型总结,提出两组分类法,即轻度移位组(小于 4mm 的塌陷和移位)和移位组,移位组又分 6 种:局部塌陷、劈裂塌陷、全髁塌陷、劈裂、边缘骨折及双髁骨折。AO 将胫骨近端骨折分为 A、B、C 型,对于关节内骨折而言,A 型为关节外骨折,因此胫骨平台骨折主要指 AO 分型中的 B 型和 C 型骨折。B 型为部分关节内骨折,C 型为完全关节内骨折。Schatzker 归纳了以前的各种分类法,提出比较实用、合理、现被广泛应用的分型(表 37-1、图 37-1)。

表 37-1　胫骨平台骨折 Schatzker 分型

分型	骨折情况
Ⅰ型	外侧平台劈裂,无关节面塌陷
Ⅱ型	外侧平台劈裂塌陷/压缩
Ⅲ型	单纯外侧平台塌陷
Ⅳ型	内侧平台骨折
Ⅴ型	双髁骨折关节面有不同程度塌陷和移位
Ⅵ型	双髁骨折合并干骺端骨折。此型常合并严重的血管神经损伤、骨筋膜隔室综合征或其他部位损伤

　　罗从风等在三维 CT 的基础上对胫骨平台的"三柱分型",将胫骨平台分为外侧柱、内侧柱和后侧柱,将累及皮质破裂定义为柱骨折(图 37-2)。如内侧柱、外侧柱、后侧柱、双柱、三柱骨折等。三柱分型在指导复杂胫骨平台骨折(特别是累及后柱的骨折)治疗方法的选择上更为可靠,其观察者间可信度和准确度要高于 Schatzker 分型,对治疗胫骨平台骨折制订合理的手术方案,确定合适的手术入路,制订合理的术中复位和接骨板固定方案等有指导作用。

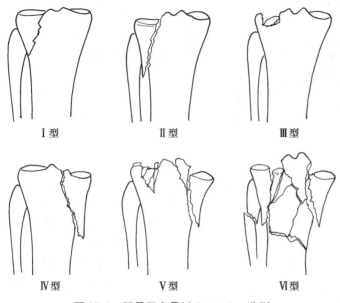

图 37-1　胫骨平台骨折 Schatzker 分型

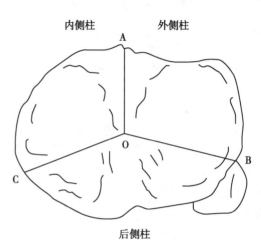

O 点：髁间隆起连线中点；A 点：胫骨结节；B 点：腓骨头前缘；C 点：胫骨平台内髁的后内侧嵴。

图 37-2　胫骨平台"三柱分型"

第一节　诊 断 失 误

一、合并重要血管损伤的漏诊

　　高能量损伤造成的胫骨双髁骨折，即 Schatzker Ⅴ型、Ⅵ型骨折，可合并股动脉、腘动脉损伤。如果对此重视不够，检查不仔细，只顾进行骨折内固定手术，而未能早期发现血管循环障碍；伤后患肢冷凉、肿痛、麻木，尤其是对足背动脉及胫后动脉搏动减弱或消失等血运障碍的临床表现认识不足，或牵强地以骨折局部肿胀压迫动脉释疑，消极观察，或以骨筋膜隔室综合征处理，且处理时也不直视下探查血管；或高度怀疑血管损伤，而无处理血管损伤的条件，却未能及时转至有条件的医院，延误处理最佳时机；开放性骨折的巨大血肿或鲜红动脉血涌出认识不足等，均可能造成对血管损伤的误诊或漏诊。

　　因此，应重视胫骨平台骨折或膝部其他损伤合并股动脉或腘动脉损伤。尤其是高能量损伤造成的 Schatzker Ⅴ型、Ⅵ型或移位明显的青壮年骨折。若伤后表现小腿剧烈疼痛，小腿及足部进行性肿胀，皮温降低，足趾末梢血运障碍，皮肤感觉进行性减退，尤其是足背动脉或胫后动脉搏动明显减弱或消失，足踝活动丧失等，则应考虑股动脉或腘动脉损伤的可能，应尽快行血管造影明确诊断。在处理小腿骨筋膜隔室综合征时，必须在直视下探查血管。有条件者可酌情行 CT 血管造影和数字化减影血管造影确诊。于高度怀疑血管损伤而无条件确诊、在病情又不允许转诊的情况下，应进行血管探查，且必须在直视下明确血管损伤情况，而不应仅以手指触摸探查动脉是否有搏动进行判断，防止血管挫伤、不完全断裂或内膜损伤的漏诊。若无条件诊疗血管损伤，则应在不延误治疗的前提下，尽快将患者转至有条件处理的医院。此外，有严重软组织损伤的开放性骨折，其骨折部位出现巨大血肿或有大量鲜血涌出者，则应考虑血管损伤的可能。

二、合并韧带损伤的漏诊

（一）检查不仔细导致的韧带损伤误诊或漏诊

　　膝关节的前、后交叉韧带，内、外、后侧副韧带和关节囊等，构成韧带关节囊网，是维持膝关节稳定的基本条件，在膝关节活动中，有限制和制导功能。有报道胫骨平台骨折合并韧带损伤多达 10%～30%，甚至有报道达 60% 的合并有内侧副韧带、半月板撕裂或前交叉韧带损伤。由于胫骨平台骨折的临床表现比较明显，而韧带损伤的临床症状和体征相对隐匿，如果对此重视不够，未行相关韧带功能的检查或检查不仔细，加之骨折块的移位和骨结构的异常与松动，给韧带损伤检查造成困难等，将导致误诊或漏诊。例如，后交叉韧带损伤患者,由于肢体重力影响而胫骨近端向后移位,在行前抽屉试验时,实际是将后移的胫骨近端恢复到正常位置,导致将后交叉韧带损伤误诊为前交叉韧带损伤。有条件而未行 MRI 检查,也将导致误诊或漏诊。

因此,胫骨平台骨折,应常规进行膝关节稳定性及各韧带功能的检查。

1. 外翻应力试验　患者取仰卧位,检查者一手抵于屈膝 30° 的膝外侧,另一手自患肢踝部向外侧缓慢施加外翻应力,双侧同法对照检查。若患侧活动度较健侧增大,表示患侧的内侧副韧带损伤。亦可在膝关节 0° 位检查,若患侧活动度较健侧明显增大,表示内侧副韧带、内侧关节囊韧带、前交叉韧带等损伤。

2. 内翻应力试验　患者取仰卧位,与外翻应力试验相反,患肢活动度增大,表示外侧副韧带损伤。

3. 前抽屉试验　患者取仰卧位,患肢屈髋 45°,屈膝 90°,双足平齐,检查者坐于患者足背部固定双足,双拇指置于膝前胫骨平台前缘,余 4 指于膝后将胫骨近端向前牵拉,以双拇指触摸胫骨近端向前移动的情况。两侧对照,若患侧胫骨上端较健侧向前明显移动相差 6～8mm,表示前交叉韧带损伤。在此体位下,还应进行外旋 15°、内旋 30° 等体位的试验。另外,行前抽屉试验时,检查前应先行重力试验,即患者取仰卧位,双下肢屈膝 90°,屈髋 90°,双足跟平齐置于检查者手掌上,比较双下肢胫骨结节的高低,或前后位置。若患侧胫骨结节向后移位,则表示后交叉韧带损伤,防止误诊为前交叉韧带损伤。

4. 后抽屉试验　与前抽屉试验相反,区别仅为检查者双拇指向后推挤胫骨近端,若胫骨前面关节缘较健侧向后移位明显,超过 5～6mm,应考虑后交叉韧带损伤。

5. Lachman 试验　检查者站立于患侧,屈膝 15°～30°,以一手自外侧紧握固定股骨远端,另手拇指置于胫骨近端前面内侧关节缘,余 4 指于膝后胫骨上端向前上提拉。若拇指感觉较健侧相对于股骨关节面而前移,表示前交叉韧带损伤。急性骨折合并韧带损伤的检查,由于受骨折的影响,有时很难确诊。因此,有条件者应行 MRI 检查,其确诊率达 65%～90%,尤其是韧带实质部分断裂,MRI 检查是更为可靠的诊断依据。但目前新鲜骨折是否需要常规进行 MRI 检查尚未达成共识。另外,关节镜检查对前交叉韧带损伤可确诊,但对后交叉韧带损伤的诊断仍有一定困难。

(二)未认真阅读 X 线片导致的误诊或漏诊

通常只要熟悉膝部各韧带的解剖结构与功能,熟悉其撕脱骨折的 X 线征象,并仔细阅读 X 线片,认真分析,则诊断多无困难。但如果对各韧带的解剖位置不熟悉,对其损伤机制及损伤后的 X 线征象认识不够、辨别不清,如对于膝关节周围前、后、内、外显示的撕脱骨折征象重视不够、认识不足,阅片不认真仔细,不了解其临床意义,则可能导致相关部位韧带损伤的误诊或漏诊。

因此,应仔细阅读膝关节 X 线片,及时发现和研究所显示的每一骨折征象的临床意义。通常,膝关节前后位 X 线片显示的股骨内、外髁和胫骨内、外髁及腓骨头边缘的撕脱骨折征象,表示内、外侧副韧带损伤撕脱骨折。内侧髁间隆起的撕脱骨折征象,表示前交叉韧带损伤撕脱骨折。膝关节侧位 X 线片显示的胫骨平台前后缘撕脱骨折征象,表示前、后交叉韧带撕脱骨折(图 37-3)。

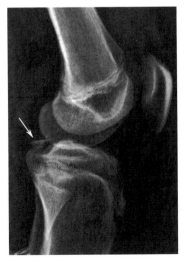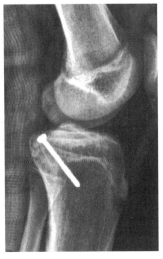

图 37-3　X 线片中显示的胫骨平台后缘撕脱骨折征象实则为后交叉韧带合并损伤

此外,正常膝关节正位 X 线片显示,股骨关节面和胫骨关节面内外侧间距相等,关节面平行,若其一侧关节间隙明显增大,表示该侧的侧副韧带损伤。有条件者可行 MRI 检查确诊。

第二节　治 疗 不 当

治疗胫骨平台骨折的目的,是使膝关节获得稳定、恢复下肢力线及关节面平整,牢固固定骨折并允许早期进行无痛膝关节运动及患肢活动,避免创伤性关节炎,获得满意的运动及无疼痛膝关节。如果不依据患者的骨折类型、全身综合情况,医师技术水平与临床经验以及医院设备条件等,制订合理的治疗方案,并进行规范手术操作,将难以获得满意的治疗效果。

一、非手术治疗不当

(一)适应证把握不当

如果对非手术治疗适应证把握不当,将影响治疗效果。例如,合并腓骨骨折的胫骨外髁不稳定性骨折,采用非手术治疗,由于外髁失去腓骨的支撑作用,可导致外髁塌陷或加重膝外翻畸形;单纯胫骨内髁骨折,无论骨折稳定与否,此类骨折膝关节很不稳定,行非手术治疗,则可能使骨折块继续塌陷并导致膝内翻畸形;合并韧带损伤的不稳定性骨折,采用非手术治疗,未行骨折内固定和韧带一期修复,则可能导致膝关节不稳定、粘连、骨折畸形愈合和创伤性关节炎等并发症;移位明显者,采用非手术治疗,由于手法整复很难使关节内骨折获得解剖复位,将可能发生创伤性关节炎。

因此,胫骨平台骨折治疗前必须明确骨折的分型和损伤程度,严格把握其非手术治疗的适应证。目前多数文献报道,非手术治疗的适应证为:①不完全骨折、无移位或轻度移位(<2mm)的稳定性骨折;②年龄较大、活动少且有较严重的骨质疏松患者,或骨折塌陷或分离小于 2mm 的平台骨折;③患者麻醉风险高或预后要求低;④有手术禁忌证者,如严重污染,或软组织损伤严重,或骨折处皮肤已感染,或已存在感染趋向者;严重骨质疏松无法行内固定者;严重粉碎性骨折无法进行复位和内固定,即使行内固定后,亦需要长时间外固定而势必造成关节僵硬者;已失用(瘫痪)肢体,患者或家属不同意手术者等。

(二)治疗方式选择和操作方法不当

胫骨平台骨折非手术治疗方式包括闭合手法复位(可采用钢针撬拨或复位钳复位)可控活动的管型膝关节支具固定、石膏固定和骨牵引等,各有优缺点和适应证。如果选择不当,将影响疗效。例如,粉碎性骨折、不稳定性骨折或移位骨折,即使是轻度移位的不稳定性骨折,采用石膏或夹板固定,或用管型膝关节支具固定等,均可能导致骨折移位、膝内翻、膝外翻或创伤性关节炎等并发症。在行骨牵引操作时,将牵引针置于胫骨结节处,由于牵引针道距骨折端过近,将可能引起骨折部位感染;在牵引过程中不采取适当措施活动膝关节,则可能导致膝关节僵硬、粘连或关节功能障碍;牵引方向不当,骨折部位轴线难以恢复,将导致永久性膝内翻或外翻畸形;牵引重量过轻,骨折部位轴线难以恢复,则短缩畸形难以矫正,过重将导致骨折间隙增大、延迟愈合、骨不连或患肢延长;外固定时间过长,将导致膝关节粘连、僵硬等。

因此,粉碎性骨折或合并脱位的不稳定性骨折的治疗,不应首选手法复位后石膏、膝关节支具或夹板外固定等方式。应采用复位后骨牵引,以维持骨折端的力学稳定性和恢复膝关节轴线。牵引部位应位于胫骨远 1/3 处,也不应在跟骨,以免影响踝关节活动,更不应在胫骨结节。牵引重量,成人应为 4.5～7.0kg。在牵引过程中,可通过韧带的聚拢和骨膜软组织的内夹板功能,使骨折端复位和维持其力学稳定性。同时,应重视恢复骨折部位轴线,要求额状面误差不超过 7°,且膝内、外翻不能超过 5°～10°。小腿应在附架上早期活动,防止关节粘连、僵硬。稳定性骨折,如轻度外翻、无移位、轻度劈裂或骨折移位不超 3mm 的平台压缩性骨折等,可用管型支具或石膏固定于伸直位 1～2 周。2 周后可调整支具,逐渐加大活动范围。3～4 周后,可屈膝 90°。整个支具固定疗程应为 8～12 周,经 X 线检查骨折愈合后可去除支具。

(三)骨外固定支架使用不当

由于外固定支架穿针部位有潜在感染的危险,其复位和固定效果也难令人满意。如果对无移位或轻度移位骨折采用骨外固定支架固定,由于此类型骨折以骨外固定支架固定与用石膏固定的疗效无显著性差异,而骨外固定支架有增加针道感染、关节僵硬和粘连的风险；可采用切开复位内固定，并可获得骨折的解剖复位和牢固固定者，却采用骨外固定支架复位固定，将会使骨折端的复位、固定难以满意，骨折可能会畸形愈合，而且长时间的外固定，将导致关节粘连、僵硬等并发症。

因此，骨外固定支架固定仅适用于全身情况较差、软组织损伤严重、伴有腘动脉损伤、关节面和干骺端严重粉碎性骨折难以采用内固定治疗的患者。采用常规内固定难以稳定的骨折，亦需使用外固定支架辅助固定。在符合前述适应证的情况下，外固定大多作为临时固定使用，但使用外固定支架能够为骨折提供足够的稳定性时，亦可作为确切性治疗方法。做临时固定时，多采用跨关节固定；作为确定性治疗时多采用不跨关节固定。其中 Ilizarov 环形外固定支架适用于治疗高能量损伤胫骨平台骨折（Schatzker Ⅴ型、Ⅵ型，AO/OTA C3 型），尤其是伴有严重软组织损伤者。

二、手术治疗不当

（一）适应证把握不当

胫骨平台骨折，如果对适应证把握不当，将难以获得满意疗效。例如，对移位明显的骨折如关节塌陷和分离＞3mm、干骺端明显移位或成角＞5°、开放性骨折合并血管神经损伤、出现骨筋膜隔室综合征等，如果不进行手术治疗，则骨折难以获得解剖复位和恢复力线。此外，术前对 X 线片显示不清的重叠骨折块不拍摄牵引下应力位的 X 线片，或行 CT 检查，明确骨折类型，则无法制订合理的手术方案；手术时机把握不当，在肿胀严重、水疱明显的情况下进行手术，将可能导致伤口感染，使手术失败；多发性骨折或伴有严重血流动力学不稳定的多发伤患者，即刻进行内固定手术，由于需要较长麻醉和手术时间，加之手术创伤，将导致失血量增加、血流动力学更加不稳定，同时亦将进一步破坏软组织和骨组织血运等。

因此，目前多数学者认为，关节塌陷和分离＞3mm、干骺端明显移位或成角＞5°、开放性骨折合并血管神经损伤、出现骨筋膜隔室综合征等为手术适应证。术前对 X 线片显示不清的重叠骨折块应重新拍摄牵引下的应力位 X 线片，或行 CT 检查，明确骨折类型，制订合理的手术方案。同时应准确把握手术时机，宜在皮肤肿胀和水疱明显消退后进行手术，如有广泛软组织损伤，可使用跨关节外固定支架临时固定，为软组织恢复提供足够的稳定性，待软组织条件稳定后二期行内固定治疗。当骨折、脱位对皮肤产生压迫时应急诊行复位，最大限度地减小软组织张力，择期行确定性治疗。多发性骨折或伴严重血流动力学不稳定的多发伤患者，亦应采用跨关节外固定支架对骨折做快速而简单的固定处理，达到初期稳定，缩短手术时间、减少出血量，稳定生命体征。亦可采用分期治疗的原则。

（二）手术方式选择不当

手术方式的选择，直接关系着手术疗效。如果关节"台阶"超过 2mm，则关节接触压力明显增加，残留的平台关节面变宽，或胫股关节对合不佳，将发生创伤后骨关节病。无明显移位、平台塌陷小于 3mm 或无韧带损伤的稳定性骨折，采用手术治疗，由于手术治疗与非手术治疗的临床效果无显著性差异，将对患者造成不必要的手术创伤；开放性骨折采用非手术治疗，由于创面的影响，将难以获得满意的治疗效果；严重粉碎性骨折、开放性骨折且污染和软组织损伤严重，或已有感染或感染趋向者，行切开复位内固定，将可能导致更为严重的感染，使手术失败；开放性骨折、合并骨筋膜隔室综合征或血管损伤者，不切开进行手术，则可能由于肢体严重缺血而造成永久性病废，甚至坏死；合并韧带明显撕脱损伤的不稳定性骨折，不切开复位，同时行一期韧带修复，不但使骨折端及膝关节难以获得稳定，而且在后期进行韧带重建时，将会使手术难度增加，疗效也远不如一期修复满意；但韧带实质部（膝交叉韧带）损伤者，如果勉强行一期韧带重建，由于胫骨平台骨折与内固定物的影响，使韧带重建也难以获得满意效果；不稳定性骨折，如胫骨 Schatzker Ⅳ～Ⅵ型骨折，不进行解剖复位、牢固内固定，则难以恢复骨折部位轴线，骨折端难以复位并维持其稳定性；青壮年严重粉碎性骨折，不切开行解剖复位、牢固固定，则很难恢复膝关节功能，并可能发生创伤性关节炎；严重骨质疏松、活动少的老年粉碎性骨折患者，行切开复位内固定，由于螺钉把持骨质的强度不够，将难以牢固固定和维持骨折端的力学稳定性，则钢板、螺钉在活动中可能被撬起、拔出或松动，因此患肢需长时间外固定，将导致膝关节粘连、僵硬等。

【病例】患者男性，36 岁。因交通事故导致右膝关节外伤后疼痛、肿胀、不能动，急送当地医院就诊。行膝部 X 线检查,诊断为左胫骨平台 Schatzker Ⅴ型骨折,外侧副韧带损伤。入院 3 天行胫骨平台骨折复位内固定手术,取前外侧入路,采用 T 形微创内固定系统内固定。复位后先以 2 枚拉力螺钉固定内外髁,再以 1 枚锁定钉固定胫骨平台,术中发现骨折端仍不稳定,再加 2 枚克氏针交叉过关节固定股骨与胫骨髁,术后 2 个月去除克氏针复查 X 线片,显示骨折复位丢失,胫骨外髁骨折块塌陷、外移,胫骨内髁骨折块内移,膝外翻,患肢短缩(图 37-4)。

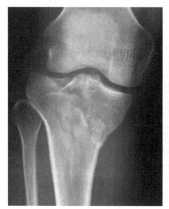
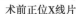
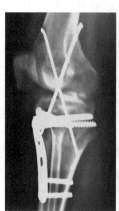
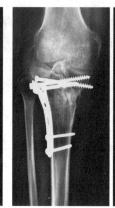
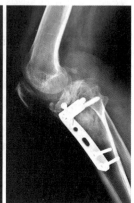

术前正位X线片　　　　术后1周正侧位X线片　　　　术后2个月正侧位X线片

图 37-4　右侧胫骨平台双髁粉碎性骨折内固定手术前后 X 线片

此例患者术后发生上述并发症,除与其损伤程度严重、骨折类型复杂外,还与在处置过程中存在一定不足有关。术中对塌陷骨折未获得解剖复位并进行植骨处理,仅外侧用微创内固定系统固定,且骨折近端仅置入 1 枚锁定钉,使骨折端难以获得牢固固定的效果,骨折端不稳定且移位更加明显。如果复位后,对塌陷骨折行植骨处理,外侧用微创内固定系统固定后,对内髁再置入一钢板,同时修复外侧副韧带,则骨折端将可能获得相对稳定的效果。

因此,术前应依据患者的个体综合情况慎重选择合适的手术方式。有移位的平台骨折,或骨折后出现塌陷或"台阶",如台阶超过 2mm、塌陷超过 3mm、侧向移位超过 5mm 且为青壮年、活动多者,则应行关节面重建手术。开放性骨折,或合并骨筋膜隔室综合征或血管损伤者,则必须采用手术内固定,同时修复血管损伤,或彻底切开减压受累筋膜区。污染严重和软组织损伤严重的粉碎性骨折,或已有感染及感染趋向者,应清创后采用骨牵引或骨外固定支架固定,当感染控制后再决定进一步的确定性治疗方案。膝关节不稳定的外侧平台骨折,如合并腓骨骨折的胫骨外髁骨折、内髁完全骨折和移位的胫骨平台双髁骨折,应依据伤情和骨折的稳定程度,在条件允许的情况下,可切开复位牢固内固定。合并韧带损伤者,则应在切开复位内固定的同时,对带有撕脱骨折块的韧带起止点进行复位固定。膝交叉韧带实质部断裂伤一期无法修复者,可行二期重建,防止一期重建时加重骨折部位损伤。Schatzker Ⅳ~Ⅵ型骨折和青壮年的严重粉碎性骨折,应尽可能切开复位内、外侧或后侧联合入路行牢固内固定,以便最大限度恢复膝关节功能。严重骨质疏松患者,则应慎用手术治疗。

(三)内固定方法选择不当

胫骨平台骨折是复杂骨折之一,内固定方式有拉力螺钉、普通解剖钢板、LISS 等,如果选择不当将影响手术效果。例如,术前对 X 线片显示的粉碎而重叠的骨折块的解剖位置了解不清,对骨折类型诊断不明确,对内固定器材的生物力学和机械性能了解不足,随意选择,将难以获得满意的手术效果。固定时,Schatzker Ⅰ型采用螺钉钢板固定,则扩大了手术范围;Schatzker Ⅱ型中的塌陷或压缩骨折,单纯以螺钉固定,则可能由于螺钉的挤压,使塌陷复位的骨折被挤压而再次塌陷,但若完整骨折块采用支撑钢板固定,则造成不必要的软组织损伤;Schatzker Ⅲ型骨折,塌陷复位后,对残留的骨缺损未植骨充填,仅以拉力螺钉固定,也无钢板支持,由于固定不牢固,骨折处会再次塌陷,导致膝外翻畸形;Schatzker Ⅳ型胫骨内侧平台骨折,仅以螺钉固定,由于骨折端极不稳定,将导致骨折端移位、塌陷,膝内翻畸形,若关节脱位、关节面塌陷或骨折累及髁间,外侧半月板嵌入骨折畸形影响骨折复位时,不切开直视下复位固定,则难以获得满意的复位固定效果;严重的 Schatzker Ⅴ型、Ⅵ型骨折,固定时仅单纯以螺栓或单侧支撑钢板固定,则由于此类型骨折极为复杂,也很不稳定,螺栓或单侧支撑钢板的生物力学和机械力学强度均较弱,将导致骨折端移位、塌陷、关节不稳定等;尤其是 Schatzker Ⅵ型骨折,如果以单侧钢板固定,对暴力重的一侧不使用支撑钢板固定,则难免骨折复位丢失,导致膝内翻或膝外翻、创伤性关节炎(图 37-5)。

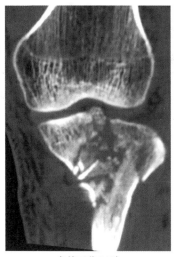 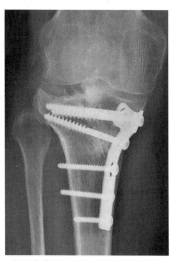

术前正位CT片　　　　　内固定术后5个月正位X线片显示:
胫骨平台内髁骨折用LISS及骨松质
螺钉固定(未用锁定钉)

图 37-5　胫骨平台 Schatzker Ⅵ型骨折内固定术后骨折畸形愈合、创伤性关节炎案例
该病例由于骨折固定不牢固,尤其是对外髁粉碎性骨折未行复位、植骨、恢复关节面及钢板固定,骨折端不稳定,继而发生外髁骨折移位、关节面塌陷,骨折畸形愈合,创伤性关节炎。

　　因此,应依据骨折类型与骨质情况选择合适的内固定方法。非锁定钢板适用于简单的胫骨平台骨折,锁定钢板适用于粉碎性复杂骨折或伴严重骨质疏松的患者。采用小切口能获得满意复位内固定者,可采用微创经皮内固定技术固定。严重的高能量损伤导致的骨折,可进行有限切开复位及简单的骨外固定支架通过膝关节进行桥接固定,亦可采用内、外固定联合应用的方法,即外固定支架结合有限内固定;或在软组织条件较好的一侧采用接骨板固定,条件差的一侧辅以外固定支架固定,以增强固定的稳定性,即所谓的"混合技术"。Schatzker Ⅰ型骨折,采用小切口,用 2～3 枚空心螺钉加垫圈固定即可(图 37-6)。但合并腓骨近段骨折,外侧骨折块较大、较粉碎或骨质较疏松者,则应以外侧支撑钢板或防滑钢板固定(图 37-7)。

　　对于 Schatzker Ⅱ型,可采用前外侧入路,复位后以支撑钢板固定,用多枚螺钉支撑塌陷的关节面;骨折块完整且骨质较好者应抬起塌陷骨折,恢复关节面,植骨后以多枚空心螺钉固定;但粉碎性骨折,则必须在复位植骨后,以支撑钢板固定,防止骨折处再塌陷。对于关节面任何部位塌陷的 Schatzker Ⅲ型骨折,应恢复关节面的平整,并以骨皮质与骨松质混合植骨,采用支持钢板固定。植骨牢固者,亦可用空心加压螺钉固定。对于 Schatzker Ⅳ型,可经内侧或后内侧入路,如果骨折块非粉碎性,宜采用有限切开复位,支撑钢板固定(图 37-8)。不推荐单纯以螺钉固定。若合并关节脱位、关节面塌陷或骨折累及髁间,外侧半月板嵌入骨折间隙影响骨折复位者,应显露关节面直视下复位固定,必要时可增加外侧辅助切口。

　　严重的 Schatzker Ⅴ型骨折,有的可能存在并发症和严重软组织损伤,应首先处理血管、神经损伤,使用外固定支架固定,待条件允许时行二期切开复位内固定。当内侧平台粉碎程度较轻且骨折块间骨皮质对合良好时,可采用前外侧单切口锁定钢板固定双髁骨折,同时使用拉力螺钉加压骨折块。若使用非锁定钢板固定双髁骨折时,则应于内侧使用钢板或用外固定支架支撑胫骨内侧平台。若内外侧胫骨平台均为粉碎性骨折,可根据损伤机制,对遭受暴力较重的一侧使用主力支撑钢板固定,而对另一侧复位、使用辅助钢板固

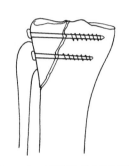

图 37-6　无塌陷外侧胫骨平台骨折，用螺钉固定

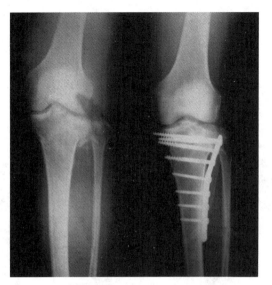

图 37-7　外侧胫骨平台骨折合并腓骨骨折应用支撑钢板固定案例

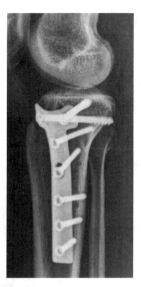

图 37-8　胫骨平台 Schatzker Ⅳ型骨折用支撑钢板固定案例

定。Schatzker Ⅴ型、Ⅵ型骨折多数为开放性骨折，无论是胫骨平台的处理还是软组织损伤的处理均较棘手。此类骨折，通常在软组织条件允许的情况下，可在胫骨后内侧先以小支持钢板固定，这样可恢复胫骨平台关节面的高度，此设想与固定踝关节骨折而先固定腓骨一样，即先恢复胫腓骨的高度，为其他的骨折复位固定提供基础和支持；平台外侧骨折切开复位后，可用支撑钢板固定（图 37-9），若骨折端稳定，也可用空心螺钉固定，术中应细心保护软组织。对于 Schatzker Ⅵ型骨折，软组织损伤多比较严重，应优先处理，早期行外固定治疗，为软组织恢复创造条件，待肿胀消退、出现皮纹征时行二期切开复位内固定。

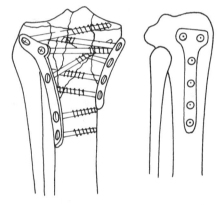

图 37-9　胫骨平台 Schatzker Ⅴ型、Ⅵ型骨折用内、外侧支撑钢板固定方法示意

（四）手术操作不当

1. 体位与入路选择不当　由于胫骨平台骨折类型复杂，手术操作难度很大，常需在膝关节伸、屈的不同体位中进行探查和操作，并在 C 臂透视下进行。如果在不能活动和不能透过 X 线的手术床上进行手术，将很难明确骨折的真实状况，难以对复位、固定效果进行准确评估，也难以得心应手地完成各种体位下的手术操作。手术入路选择不当，将会使骨折显露、复位、固定困难。如果切口越过胫骨结节，由于该处皮肤菲薄，容易引起皮肤坏死；入路选择在安置钢板的部位，将影响切口愈合，甚至导致感染。有的医师习惯在关节附近用 S 形、C 形或三向辐射的人字形切口，这类切口显露有一定的局限性，易损伤皮肤血运，可导致术后皮肤坏死，伤口感染等并发症。以三柱分型理论选择时，不按骨折所在具体部位选择手术入路，将难以进行复位和固定。能够进行微创手术者，却采用常规的入路显露，将造成不必要的软组织损伤。

因此，手术应在远端可拆卸、可透 X 线的手术床上进行。术中膝关节可屈曲 90°，以便进行关节深部操作，并备好 C 臂。要选择理想的手术入路，原则上应是该入路能为手术者提供显露骨折块及直视下复位、固定骨折块充分的视野及便利，并尽量减少软组织损伤、感染及术后并发症的发生。由于胫骨平台外侧骨折常见，因此前外侧入路是治疗胫骨平台骨折最常用且最传统的手术入路，且不应轻易越过胫骨结节。该入路适用于 Schatzker Ⅱ型、Ⅳ型、Ⅴ型骨折。单纯后外侧胫骨平台骨折亦可采用后外侧入路、后外侧倒 L 形切口入路及后内侧入路。后侧胫骨平台骨折累及后外侧可选用前外侧入路、腓骨头截骨入路或后外侧入路。内侧胫骨平台骨折合并后外侧平台可选用后内侧倒 L 形切口。依据三柱分型理论选择手术入路，可对外侧柱、内侧柱和后侧柱骨折的患者分别使用前外侧入路、内侧和后内侧入路。若为三柱骨折，后内侧倒 L 形切口入路联合前外侧入路是较合适的选择。采用外侧入路时应注意保护腓总神经,必须在直视下显露该神经,采用内侧入路时应注意保护腘血管。采用小切口能满意复位固定的骨折,则应采用微创经皮钢板内固定技术。

2. 复位操作不当　胫骨平台周围肌肉较少,多为韧带、肌腱和皮肤组织。骨折复位时,如果剥离软组织过多,尤其是对严重软组织损伤的粉碎性骨折直接显露,破坏骨折部位血运,将导致骨折延期愈合、骨不连、皮肤坏死或感染等并发症。关节面塌陷是常见的骨折类型,塌陷部位整复成功与否关系着治疗效果。整复时如果自关节面的骨折线旁撬起塌陷骨折块,将导致骨折端被撬拨松动,甚至造成骨折端进一步移位,使复位更加困难。复位时如果未重视骨折的解剖复位,未重视恢复下肢力线,将可能导致创伤性关节炎、膝内翻或膝外翻畸形等。

因此,严重粉碎性骨折,且软组织损伤严重者,严禁对软组织广泛剥离、直接显露所有骨折端。可按间接复位的概念进行复位,即利用骨折块与软组织的连接,增加韧带、关节囊等的张力进行复位。用 1 个或 2 个大的牵引器,或使用经皮的大型点状复位钳,在骨折间复位、固定、加压,必要时也可用克氏针临时固定(图 37-10)。

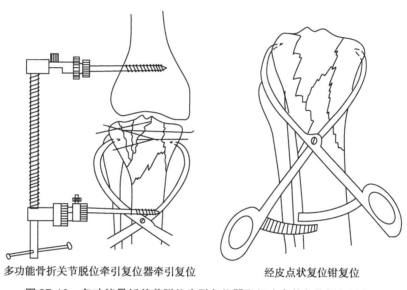

多功能骨折关节脱位牵引复位器牵引复位　　经皮点状复位钳复位

图 37-10　多功能骨折关节脱位牵引复位器和经皮点状复位钳间接复位

塌陷骨折应尽可能找出原始骨折线,如胫骨外侧髁骨折块,可依其所附着的软组织,掀开可看见塌陷的关节面,自下而上顶起塌陷的骨折块;如果塌陷为中央压缩而无劈裂骨折,可在胫骨髁的前外侧皮质上开窗,到达压缩性骨折区,自压缩性骨折块远端向近端完整地顶起塌陷骨折块,使关节面复位(图 37-11)。严禁从塌陷骨折块旁撬起复位,防止骨折块被撬裂而无法复位固定。骨缺损,应进行植骨填充。同时,复位时应高度重视对骨折块和关节面的解剖复位,重视下肢力线和长度的恢复。即复位后置患肢于伸直中立位,髂前上棘至第 1、2 趾骨间连线应通过髌骨中点。

3. 植骨和植骨后处理不当　除 Schatzker Ⅰ型骨折外,其余各型均可能存在平台关节面的塌陷骨折,塌陷骨折复位是胫骨平台骨折治疗的基本要求,但对复位后的骨缺损区,如果不进行植骨处理,或植骨不牢靠、不充足、强度不够等,将会使已复位的塌陷骨折再次塌陷。有条件行自体骨移植者,如果采用异体骨或合成骨植骨,将会使骨替代缓慢,骨折愈合延期。此外,植骨部位的骨折以空心加压螺钉固定时,若压力过大,会使已复位的平台关节面和已填充的骨松质被挤压,导致平台关节面积缩

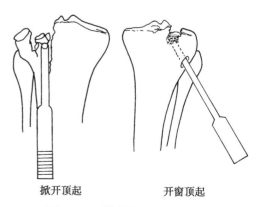

掀开顶起　　　开窗顶起

图 37-11　塌陷骨折复位方法示意

小和被复位后的塌陷骨折再次塌陷等。

因此,塌陷骨折被顶起复位后的骨缺损,必须进行植骨填充,尤其是负重部位,应采用自体髂骨骨皮质填充,以增强其生物力学强度。自体骨移植通常作为首选。若缺损过多,可采用部分人工骨填充。关节面软骨无法修复的平台塌陷骨折,可用腓骨头或髌骨植骨。已植骨部位的骨折进行内固定时,若用空心加压螺钉,其压力不可过大,以能够恢复关节面和牢固固定骨折块为度,并非压力越大固定越牢固。总之,应高度重视胫骨平台塌陷骨折的植骨问题,术前应充分认识到植骨的重要性和复杂性。术前消毒铺无菌巾时,就应进行供骨部位的皮肤准备,如髂骨部位,包括止血带等,均应消毒。

第三十八章　胫腓骨骨折诊治失误的分析及对策

胫骨骨干近 1/3 呈三角形,远 1/3 呈四方形,而中 1/3 呈三角形和四方形骨干的移行部位,此部位应力集中,易发生骨折。胫骨远 1/3 骨折后血运不良,易发生骨折延迟愈合或骨不连。腓骨主要为小腿肌肉的附着处,支持胫骨负重的 1/6。胫腓骨骨折最为多见,占全身骨折的 8%～10%,约 50% 为胫腓骨双骨折。小腿有 4 个骨筋膜隔室区,即前隔室区、外侧隔室区、后深隔室区和后浅隔室区,故胫腓骨骨折后,易并发骨筋膜隔室综合征。造成胫腓骨骨折的原因较多,如超过胫骨自身适应能力的损伤造成的疲劳性骨折(或应力性骨折),低能量损伤导致的稳定或轻度移位骨折,高能量损伤造成的严重粉碎性骨折及严重软组织伤等。

胫腓骨骨折有多种分类方法,依据标准各不相同。Ellis 等依据骨折移位和粉碎程度,将胫骨骨折分为轻度、中度和重度。

AO 分型分为 A 型、B 型、C 型。A 型,为简单骨折。A1 型为螺旋形骨折,A2 型斜行骨折(骨折线与骨水平线夹角≥30°),A3 型横行骨折(骨折线与骨水平线夹角＜30°)。B 型,为楔形骨折。B1 型为螺旋形楔形骨折,B2 型为弯曲楔形骨折,B3 型为粉碎性楔形骨折。C 型,为复杂骨折。C1 型有两个内侧骨折块,C2 型为多段骨折,C3 型为不规则骨折。

胫腓骨骨折也可分为闭合性骨折和开放性骨折。

闭合性骨折:Tscherne-Gotzen 软组织损伤分级被大多数学者认可(表 38-1)。

开放性骨折:目前比较公认的分类方法是 Gustilo-Anderson 分型,共分 3 型,其中Ⅲ型又分 A、B、C 3 个亚型。(见表 8-1)

表 38-1　胫腓骨闭合性骨折 Tscherne-Gotzen 软组织损伤分级

分级	损伤情况
0 级	轻微软组织损伤,由间接暴力所致,常合并低能量损伤性骨折,没有明显的临床体征
1 级	轻度软组织损伤,擦伤或挫伤,常由骨折块的压迫导致,合并中、低能量损伤性骨折
2 级	软组织损伤常伴高能量损伤机制,软组织在撞击同时吸收高水平能量,产生深度的钝挫伤,甚至引发骨筋膜隔室综合征
3 级	软组织损伤常合并严重的皮肤肌肉损伤,包括骨筋膜隔室综合征、碾压伤、血管神经损伤和脱套伤

软组织损伤或污染不严重的开放性骨折诊治比较容易,疗效也较满意。但软组织损伤严重,尤其是合并血管、神经损伤或严重污染的开放性骨折,治疗难度大。如果治疗不当,将可能导致严重并发症,甚至影响肢体的存活,必须引起高度重视。损毁肢体严重性评分见表 8-2。

第一节　诊　断　失　误

一、血管损伤的误诊或漏诊

胫腓骨骨折通常很少合并血管损伤。但高能量损伤造成的粉碎性骨折、移位明显的开放性骨折,尤其是近侧 1/3 的骨折,容易合并胫前动脉或胫后动脉损伤。这类损伤,由于胫前动脉与腓动脉有交通支,损伤后有的足背动脉仍可触及,如果不重视检查血管功能,不进一步检查足趾末梢颜色是否苍白、皮温是否降低、毛细血管充盈时间是否延长，怀疑该动脉损伤未及时行动脉造影等检查，则可能因足背动脉搏动的存在而导致误诊或漏诊。不重视和检查胫后动脉搏动是否存在，将可能导致胫后动脉损伤的误诊或漏诊。此外，胫腓骨骨折合并血管损伤有时难以与骨筋膜隔室综合征鉴别，如果检查不仔细，对足趾血液循环不良未及时发现，对足部及末梢血运不良的临床表现不分析，则可能将血管损伤误诊为骨筋膜隔室综合征。胫前动脉或胫后动脉损伤未及时诊断和修复，则可能导致胫前肌群或胫后肌群坏死的严重并发症。

【病例】患者男性，31 岁。因右小腿近段被重物砸伤后疼痛、肿胀、畸形、不能站立，2 小时后在当地医院就诊。诊断为右胫腓骨近 1/3 闭合性粉碎性骨折，行手法复位石膏夹托外固定并住院治疗。住院 8 小时，患者自诉小腿疼痛剧烈、麻木。经检查发现小腿肿胀加重，足部皮色灰白，小腿远 1/3 以下皮肤感觉迟钝，足背动脉搏动较健侧弱，诊断为左小腿骨筋膜隔室综合征，急诊行骨筋膜隔室切开减压、胫骨骨折钢板内固定，但未行血管探查。术后患肢疼痛稍减轻，但足背动脉搏动仍明显减弱，皮色及皮肤感觉仍无好转，术后第 4 天，足背动脉搏动消失，趾尖黑变，小腿皮肤出现花斑样改变，患肢冷凉。转南方科技大学盐田医院治疗，行股动脉造影，显示右腘窝下腘动脉血流完全阻塞，急诊行膝下截肢。术中见腘动脉外膜血肿、呈梭形膨大，血栓广泛形成，小腿肌肉完全坏死。

本例腘动脉损伤的误诊，主要原因是对胫骨近侧 1/3 骨折易合并血管损伤重视不够，也未对骨筋膜隔室综合征与血管损伤进行认真鉴别诊断。将患者入院后血管损伤误诊为骨筋膜隔室综合征。在行骨筋膜隔室切开减压时，仍未考虑血管损伤，未在直视下探查血管，贻误了血管损伤的治疗时机。

因此，车祸伤、重物压砸伤等高能量损伤造成的胫骨近侧 1/3 粉碎性骨折、严重开放性或移位明显的骨折，应重视合并血管损伤，对血管尤其是胫前动脉、胫后动脉功能进行仔细检查。伤后足背动脉搏动减弱或消失、趾端血运不良、皮肤苍白、皮温明显降低、毛细血管充盈时间延长者，应考虑胫前动脉损伤。若内踝后的胫后动脉搏动消失，则应考虑胫后动脉损伤。诊断困难者应行血管造影检查确诊。应特别注意，可触及足背动脉有搏动或足部仍稍温热者，并不能完全排除动脉损伤的可能，足趾感觉消失是血管损伤的重要指征。在血管损伤的诊断中，应特别重视其与骨筋膜隔室综合征鉴别，必要时可进行动脉造影确诊，在行患肢骨筋膜隔室切开减压时应常规在直视下行血管探查，防止将血管损伤误诊为骨筋膜隔室综合征。

二、腓总神经损伤的漏诊或误诊

高能量损伤导致的胫腓骨近 1/3 骨折合并腓总神经损伤并非鲜见。若骨折伴有严重内翻畸形或暴力直接作用于腓骨头颈部者，将可能造成腓总神经损伤。此外，在行石膏或小夹板固定时，如果压迫腓骨头颈部位，也可能造成腓总神经损伤。对腓总神经损伤重视不够，或未行该神经功能的检查，则可能造成误诊或漏诊。特别是在骨折同时合并骨筋膜隔室综合征与血管损伤的情况下，如果不仔细辨别腓总神经、血管损伤及骨筋膜隔室综合征的不同临床表现，则更容易误诊或漏诊。

因此，应重视胫腓骨近侧 1/3 骨折合并腓总神经损伤，应认真、仔细检查腓总神经功能。若在检查中发现患者主动背伸踝关节的功能障碍，第 1、2 足趾间皮肤感觉减退或消失，则应诊断其合并腓总神经损伤。此外，在行骨折石膏或夹板固定时，腓骨头颈部应加用棉垫保护腓总神经，防止其受压。在骨折固定后 48 小时内，应每隔 4 小时检查足趾背伸和跖屈活动，确定腓总神经是否受压。神经、血管损伤或骨筋膜隔室综合征难以鉴别者，应行肌电图或血管造影检查确诊。

三、腓骨骨折的漏诊或误诊

单纯腓骨骨折比较少见，多由直接打击导致。由于腓骨在下肢有支持胫骨负重的功能，而腓骨自身无负重功能，单纯腓骨骨折患者仍可负重步行。因此，有时容易将单纯腓骨骨折误诊为小腿软组织损伤。此外，由于胫腓骨骨折有不同的受伤机制，尤其是扭转暴力造成的骨折，其骨折线常不在同一水平面，如胫骨远 1/3 骨折，很可能腓骨骨折在其颈部，如果检查不仔细，对胫骨骨折端有明显的重叠移位或成角畸形重视不够，拍摄 X 线片范围不够，则可能导致漏诊。

因此，小腿外侧的直接暴力伤，应重视腓骨骨折，尤其是腓骨有间接挤压痛者，则应拍摄胫腓骨全长的

X 线片,防止漏诊。此外,扭转暴力造成的胫骨远 1/3 的螺旋形骨折或斜行骨折,若骨折端有明显的重叠移位或成角畸形,则应考虑同时合并腓骨骨折的可能,如果腓骨未骨折,则由于腓骨的支持功能,胫骨骨折端不会发生明显重叠移位或成角畸形,故应拍摄胫腓骨全长的 X 线片确诊。

第二节 治 疗 不 当

一、非手术治疗不当

(一)适应证把握不当

胫腓骨粉碎性骨折、斜行骨折或螺旋形骨折,如果采用手法复位石膏或夹板外固定,由于骨折端不稳定及肌肉的牵拉,将导致骨折端移位,骨折畸形愈合或骨不连;开放性骨折,如果以手法复位,石膏或小夹板外固定,由于对伤口难以观察和处理,或处理伤口时需去除外固定等,将导致伤口感染或骨折移位等。

因此,非手术治疗仅适用于由低能量损伤导致的无移位或移位不明显的稳定性骨折,如横行骨折、短斜行骨折、单纯胫骨或单纯腓骨骨折等。以往由于内固定技术的不够完善,不稳定性骨折如斜行骨折、螺旋形骨折或粉碎性骨折,也有采取跟骨牵引的方法治疗。但随着内固定技术的改进和完善,其治疗效果显著提高,除特殊情况外,现已很少采用跟骨牵引的方法治疗,尤其是不稳定性骨折均不应将非手术治疗作为首选治疗方法。

(二)复位固定操作不当

胫腓骨骨折手法复位通常并不困难。但复位时,如果将膝关节于伸直位牵引,由于腓肠肌的紧张、牵拉,骨折端的重叠移位难以矫正;复位时在未观察负重力线是否恢复,未与健侧对照的情况下,期望矫正骨折端的旋转、成角或肢体短缩畸形,由于无法明确矫正的效果,将可能使膝关节和踝关节运动轴线不平行,后期发生创伤性关节炎或关节退行性变,甚至短缩畸形。此外,复位后石膏固定时,未向后外侧塑形,由于后外侧肌肉的牵拉,骨折将向前内侧成角畸形;骨突部位,如内外踝、跟骨、腓骨头颈等部位未加衬棉垫,则可能压伤该处皮肤或神经;不稳定性骨折复位后固定时,若不采取适当措施稳定性骨折端,则可能发生短缩、旋转或成角畸形等。

因此,行手法复位时,患者应屈膝 90°,小腿悬垂,使腓肠肌松弛。利用小腿的重力进行牵引,适当施以手法即可顺利复位。复位后应与健侧对照,首先检查负重力线是否恢复,即观察髂前上棘与第 1、2 足趾间的连线是否通过髌骨中点,并观察其旋转、成角、膝内外翻或短缩畸形是否纠正,若该负重力线通过髌骨中点,双下肢等长,则表示上述畸形已矫正。否则,应重新复位矫正。复位满意后,以屈膝 5° 的长腿石膏固定,并应注意向后外侧塑形,防止骨折端向前内侧成角畸形。石膏固定前,应在内外踝、跟骨及腓骨头部位垫棉垫。为了维持不稳定性骨折复位固定后骨折端的力学稳定性,在复位前,可在骨折远、近端各横穿 1 枚克氏针,用于协助牵引复位,复位后可将克氏针直接与石膏管型一起固定(图 38-1)。同时,应将踝关节固定于功能位。复位后亦可采用小夹板固定。

(三)石膏或夹板外固定后观察处理不当

石膏固定后如果观察不仔细,发现问题未及时处理,将导致固定失效,甚至严重并发症。早期如果固定过紧,加之骨折部位出血、水肿等,将会使组织内压继续增加,导致肢体血液循环障碍;对固定后发生的足趾麻木,患肢疼痛进行性加剧,肿胀明显加重,甚至趾端青灰、苍白或冷凉等血运障碍的临床表现分析、重视不够,检查不仔细,或未能及时发现和适当处理,将可能使肢体血运严重障碍甚至缺血性坏死;外固定后,未抬高患肢,肢体肿胀在短时间内难以消退,由于长时间的肿胀及纤维蛋白渗出,将导致关节僵硬;固定后期,由于肢体肿胀消退、肌肉萎缩等,使石膏或夹板松动,将导致骨折端向前向内侧成角。

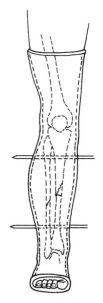

图 38-1 将克氏针与石膏固定在一起,防止骨折端短缩、旋转畸形

【病例】患者女性,41岁。因左小腿外伤后疼痛,畸形1小时,在当地医院诊断为左胫腓骨中段闭合性骨折,X线检查显示骨折无明显移位,收住院治疗。住院后主管医师立即行石膏管型外固定。复位后拍摄X线片复查,显示骨折解剖复位。入院当晚,患者诉患肢剧痛,医师以骨折后外伤性疼痛解释,使用镇痛药对症处理。第2天患者诉患肢疼痛加剧、麻木,主管医师仍未重视,以骨折后的疼痛解释,也未行任何检查与处理。第3天疼痛缓解,皮肤感觉消失。家属发现足趾变黑,医师拆除石膏见小腿坏死,转院后立即行大腿远段截肢处理。

此例误治的主要原因是医师对早期石膏固定过紧的危险性认识、重视不够,责任心不强。固定后缺乏对患肢的严密观察。对患者住院期间多次陈述的患肢缺血性疼痛的相关症状未重视,过于盲目、主观地相信自己的经验,导致患肢长时间严重缺血,贻误治疗时机。

因此,骨折复位、外固定后,早期必须严密观察患肢末梢血运,每天至少3次。若发现血运障碍,或患肢疼痛、肿胀加剧,肢端麻木、冷凉等,则表示可能固定过紧,应立即松解外固定并严密观察后重新固定。患者陈述肢体疼痛加剧、麻木、冷凉等肢体缺血的临床表现,应高度重视、仔细检查。若患足出现末梢血液循环不良,足背动脉搏动减弱或消失,足趾被动活动时疼痛加剧等,则表示肢体严重缺血,应认真分析,查找原因。不可轻易以创伤后肢体的一般疼痛、麻木、功能障碍解释。固定过紧者,应及时适当松解外固定。外固定后的早期,应抬高患肢约20°,以便静脉回流、肿胀消退。固定后期,应定期检查,发现外固定松动或失效者,应及时紧固或更换。骨折端明显成角畸形者,可采用石膏管型矫正。如向前内侧成角畸形者,可将石膏管型后外侧自骨折线处横行切开约2/3,保留前内侧1/3,将后外侧石膏自切开处撑开。拍摄X线片确定畸形完全矫正后,于后外侧撑开的石膏间隙加入木楔,维持正常力线,再将切开处的石膏管型裂隙以石膏绷带包绕固定(图38-2)。

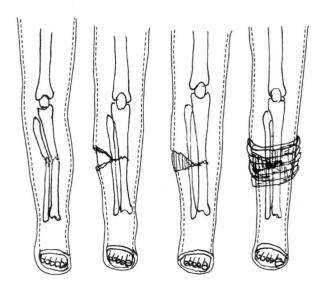

图38-2　用石膏管型矫正骨折或成角畸形

二、骨外固定支架使用不当

骨外固定支架适用于各类型胫腓骨骨折,尤其是开放性粉碎性骨折合并严重软组织损伤者,更显优越。但如果对适应证把握不当,操作不当,将难以获得满意的固定效果。例如,Gustilo-Anderson Ⅰ型骨折,软组织损伤不严重的Ⅱ型骨折采用外固定支架固定,与切开复位内固定的方式相比,疗效无显著性差异,而骨外固定支架固定,将有针道感染的风险,有的也难以使骨折端获得解剖复位,导致骨折延迟愈合或畸形愈合;穿钉时不细心,穿钉位置不当,将可能发生血管、神经、肌肉或肌腱损伤等并发症,临床上有将固定钉安置于胫骨前正中的病例;术后观察不仔细,发现问题未及时处理,将可能发生骨折迟愈合、骨不连或骨筋膜隔室综合征等并发症,同时也不利于患者的生活与护理。此外,在骨外固定支架的选择使用中,能用单边单固定者,如果选用单边双平面、双边单平面、双边双平面固定,由于穿入固定针数量和穿针部位的增加,将会增加针道感染,肌肉、肌腱、血管或神经损伤,甚至关节僵硬等并发症;移位明显而又难以获得功能复位的严重粉碎性骨折,未进行有限复位内固定,而单纯以外固定支架复位固定,则可能使骨折复位不满意而畸形愈合;骨折端已牢固内固定者,再加用外固定支架加强,将会使骨折局部软组织损伤进一步加重;针道严重感染、固定针已松动者,若不及时更换,则感染将会进一步加重;静力性固定未及时变为动力性固定,将导致骨折延迟愈合或愈合不牢固而发生再骨折;当骨折愈合、外固定支架去除后,未适当保护骨折端,亦可能发生再骨折等。

因此,应把握好骨外固定支架固定的适应证,David Sisk提出的适应证可作为参考:①Gustilo-Anderson

Ⅱ型或Ⅲ型开放性骨折；②骨折伴肢体严重烧伤；③骨折需进一步行交腿皮瓣、游离皮瓣和其他重建等；④骨折后有严重骨缺损，或需维持肢体的长度；⑤肢体延长；⑥关节融合；⑦骨折后骨不连或怀疑骨不连。此外，有广泛软组织碾压伤的闭合性骨折，多发伤和多发性骨折，骨折伴神经、血管损伤等亦可采用外固定支架固定。在采用外固定支架固定时，能采用单边外固定器者，尽可能不采用单边双平面或双边单平面等固定支架固定。骨折严重粉碎、移位明显或单纯用骨外固定支架难以获得满意复位和固定者，可采用有限切开复位内固定方法，以增强骨折端的力学稳定性，如以螺钉、钢丝或微小钢板等对部分骨折块适当小范围复位内固定。已坚强内固定者，不应再行骨外固定支架加强。钉道感染、固定钉已松动者，应及时更换。X线片显示骨折已愈合者，应及时将静力性固定变为动力性固定，促进骨折愈合，并使骨折在应力作用下塑形，增强骨折愈合的牢固程度。去除骨外固定支架后，仍应以石膏或夹板外固定2～3周保护骨折端，并适当负重锻炼，使骨痂在应力作用下塑形，防止再骨折。外固定支架可导致一定的并发症及潜在并发症，故不作为一般长骨闭合性骨折固定的首选治疗方法。

三、手术治疗不当

（一）适应证把握不当

近年来随着内固定器材的研制和发展，内固定技术水平的提高，加之手术经验的积累和推广，胫腓骨骨折手术指征逐渐扩大，绝大多数患者疗效满意。但手术治疗对骨折部位血运破坏是显而易见的，将可能导致术后感染，骨折延期愈合、骨不连，甚至固定失效等。如果对适应证把握不当，不完全骨折、无移位胫骨骨折、腓骨骨折，或稳定的闭合性骨折采用切开复位内固定，将可能导致相应的并发症，尤其是年龄小的小儿稳定性骨折采用手术治疗，将造成患儿不必要的手术创伤。

因此，不应随意扩大手术指征。目前多数学者主张，胫腓骨骨折切开复位内固定的适应证为多发或多段骨折；不稳定的粉碎性、斜行或螺旋形骨折；复位后不稳定或手法复位失败者；合并骨筋膜隔室综合征或血管损伤者；有其他部位脏器合并伤、内固定后便于护理者；年龄大的儿童不稳定性骨折等。严重开放性骨折、骨缺损或软组织损伤严重者，则应首选骨外固定支架固定。

（二）内固定方式选择不当

目前，胫腓骨骨折内固定方式包括钢板螺钉固定和髓内钉固定2类（图38-3）。

两者各有利弊。其目的均是维护骨折端的力学稳定性、恢复力线、矫正骨折移位、消除旋转、短缩、成角畸形，获得最大限度的功能恢复。但在选择时，如果对每种固定方式的适应证、机械性能和生物力学原理认识不足，使用不当，将难以获得满意的固定效果。钢板固定，适用范围虽然较广，但必须完全依赖于局部良好的软组织条件，如果软组织条件不良进行固定，将导致切口不愈合、感染，甚至钢板外露、固定失败等并发症。普通钢板的固定强度不足，加之无加压性能，固定后骨折端不够稳定，骨愈合时间延长；MIPO虽然属于微创技术，但由于固定时有加压性能，若用于软组织损伤较重的粉碎性骨折，手术破坏骨折端血运，加压将可能导致骨折端移位、不稳定，使固定失效，骨折延期愈合、骨不连或感染等；粉碎性骨折，为了获得牢固固定的效果，如果用较长的钢板固定，术中又对软组织进行广泛剥离，将加重骨折端血运破坏；采用过短钢板螺钉，由于其固定不牢固，将导致钢板断裂、螺钉松动，固定失效。髓内钉固定，虽然固定牢固，适用范围较广，对皮肤条件要求相对较低，手术创伤较小，但若用于感染骨折，或开放性骨折采用扩髓法固定，将会使感染加重或扩散，或导致深部感染；不稳定性骨折，采用不带锁髓内钉固定，由于骨折端不稳定，将导致肢体短缩畸形；距关节面过近的骨折以髓内钉固定，由于锁钉和髓内钉距骨折端过近，应力集

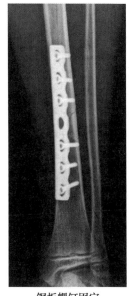
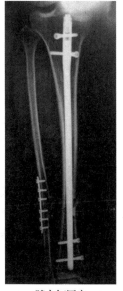

钢板螺钉固定　　髓内钉固定

图38-3　X线检查显示胫腓骨骨折内固定

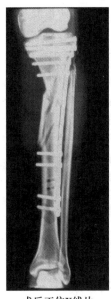
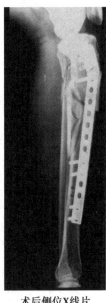

术后正位X线片　　术后侧位X线片

图 38-4　胫腓骨骨折微创接骨板固定案例

中,将导致骨折端不稳定,且有断钉的可能等。

因此,应依据每种内固定方式的生物力学性能和适应证,以及患者的骨折类型、软组织损伤程度以及个体情况等,选择合适的固定方式。钢板固定,必须在软组织条件良好的情况下进行,如皮肤皱褶出现、局部软组织无红肿渗液、骨的表面突起出现等。普通钢板由于其固定强度不足,不作为首选,适用于简单的如 AO/OTA A 型骨折,但术后不可过早负重,应尽可能采用加压钢板固定。MIPO 主要适用于远 1/3 的远端骨折,偏远的 Gustilo-Anderson ⅢB 型、C 型或更远的部分累及关节面又累及干骺端骨折的固定,但对关节面的骨折则要切开复位和固定。中 1/3 为骨干骨折,采用髓内钉内固定可获得更高的力学强度,同样可达到微创技术的效果。软组织损伤比较严重的粉碎性骨折,可采用桥式或微创接骨板进行 BO 的生物学固定。其方法是自皮下插入钢板,由肌肉下骨膜外置入钢板,以减少骨折局部的软组织损伤(图 38-4)。

髓内钉固定,尤其是带锁髓内钉适用于多种类型骨折内固定,是目前治疗胫腓骨骨折的最常用的方法之一,固定效果满意。通常以闭合穿钉的方式固定为宜。由于闭合固定对软组织的医源性损伤小,可有效保护骨折局部血运,适用于胫骨非感染性骨折骨不连、胫骨病理性骨折、闭合的移位胫骨骨折、腓骨完整的胫骨骨折、开放性胫腓骨骨折合并软组织损伤、骨折端骨缺损需恢复肢体长度或需肢体延长者,以及为矫正短缩、旋转、成角等骨折畸形愈合的截骨矫形后的内固定。忌对感染骨折或对开放性骨折采用扩髓法固定。带锁髓内钉适用于不稳定性骨折内固定。较复杂类型不稳定性骨折,应采用带锁髓内钉固定。近年来,超远端胫骨髓内钉,可用于骨折线距胫骨远端关节面 5cm 以内的关节外骨折且伴有骨缺损者。但开放性骨折,或闭合性骨折 Tscherne 2 级、3 级患者,应先给予支具固定、患肢抬高、消肿、抗炎等对症处理,待皮肤情况符合手术条件后再行内固定。骨折端距膝、踝关节面过近的患者,在相关条件不具备的情况下,慎用髓内钉固定。

(三)内固定操作不当

1. 钢板螺钉固定操作不当　如果未能依据软组织损伤情况对钢板置入位置和切口进行设计,将可能导致切口感染,或切口位于钢板表面,不但会影响切口愈合,甚至会导致切口感染,钢板裸露;由于小腿内侧为张力侧,如果钢板不能置于张力侧,将导致固定不够牢靠,骨折端不够稳定;为了获得骨折的解剖复位,大范围剥离骨折周围软组织,破坏了来自前外侧的骨膜动脉和骨折局部血运,将影响髓腔及皮肤血供(图 38-5),将导致骨折延期愈合、骨不连或伤口感染等。以 10 孔以上 LISS 固定胫骨多段骨折时不重视腓浅神经的解剖部位(在外踝上方 8cm 处穿出浅筋膜,至足踝外侧)、操作不规范、不细心将导致该神经损伤;置入微创钢板时不注意保护大隐静脉和隐神经,将导致该血管、神经损伤;钢板未进行预弯与胫骨骨面不够吻合,导致钢板翘起皮肤,导致疼痛乃至切口不愈合,但如果预弯过度或反复扭转,将导致螺钉置入困难;腓骨远端骨折不进行复位、固定,将影响踝关节功能恢复。

因此,应慎重选择切口与钢板置入位置,严禁在切口下安置钢板。若骨折部位的胫骨内侧骨膜已完全剥离,骨皮质已显露,则钢板可安置于胫骨内侧,以免安置在外侧而造成血运进一步破坏。单纯胫骨骨折,由于骨折端有向外成角趋向,或胫骨外侧骨膜已完全剥离,骨质已显露,则可将钢板置于胫骨前外侧。胫腓骨骨折,为了保护后外侧的骨膜血供和滋养动脉,钢板置于胫骨前内侧,即以张力侧为宜。骨折碎块,不可轻易去除,并应同时固定,且尽可能进行植骨处理。软组织损伤严重者,应尽可能减少对骨折周围软组织的剥离,保护骨折局部血运。以 LCP 或 10 孔以上 LISS 固定治疗胫骨多段骨折时,

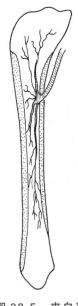

图 38-5　来自近中 1/3 后外侧的胫骨骨膜动脉

应重视对外踝上方腓浅神经的保护,操作时注意钢板、螺钉、克氏针、螺钉套筒等不可挤压该神经,尽可能进行钝性分离,甚至在钻入攻丝时,要以水来减少热量,减少热传导热伤神经。置入微创钢板时,应采用踝关节前内侧纵行小切口,直接显露大隐静脉和隐神经并保护之。钢板尽可能进行预弯与胫骨骨面相吻合,防止钢板翘起皮肤,但不可预弯过度或反复扭转。腓骨远端骨折应进行解剖复位固定,以便恢复踝关节的解剖关系和患肢长度。

2. **髓内钉固定操作不当**　髓内钉内固定虽然疗效满意。但如果操作不当,也将导致并发症。Gustilo-Anderson Ⅲ型骨折尤其是ⅢC型,或污染较严重的开放性骨折,采用扩髓固定,将可能导致深部感染;粉碎性骨折采用过细的髓内钉、骨折端复位不良或未行静力性固定或过早负重等,则可导致骨折端被压缩,髓内钉弯曲、断裂或患肢短缩;闭合穿钉复位时,未充分利用胫骨髁隆起做标志,将导致置钉困难;髓内钉入钉点和进钉方向不准确,将导致难以扩髓和置钉,并使骨折端无法解剖复位,甚至造成骨折断端移位、劈裂骨折或骨折间隙增大、患肢延长等;置入近端锁钉时,未将髓内钉与定位器连接杆拧紧,会使定位器连接杆松动而定位不准,近端锁钉放置困难;置入远端锁钉时,由于有些强行插入的髓内钉远端变形,定位器孔难以对准髓内钉锁孔,则锁钉很难准确置入锁钉孔内;在骨折远端仅置入1枚锁钉,由于其强度不够而可能断裂;远端锁钉置入后,未能准确判断是否已置入锁钉孔,则可能使远端锁钉置于锁钉孔外,使静力性固定变为动力性固定;置锁钉时定位方向不准确,反复钻孔置钉,会使锁钉孔过大,后期锁钉可能退出;干骺端骨折由于髓腔较大,如果骨折端难以稳定,不采用阻挡钉这一关键配套技术,将会髓内钉偏离骨干轴向,导致骨折畸形愈合;置入阻挡钉时操作不规范,将可能导致钻头断裂,肌腱、血管、神经损伤等阻挡钉的相关并发症;骨折愈合后期未及时变静力性固定为动力性固定,将会影响骨折愈合等。

因此,粉碎性或污染严重的开放性骨折,应采用非扩髓型髓内钉固定。粉碎性骨折,无论是选用静力性固定还是动力性固定,其直径不应过小。骨折进行复位时,应以胫骨髁隆起为标志,尽可能使骨折端获得解剖复位。入钉点必须准确,通常以胫骨前缘延长线上、胫骨结节上1.0～1.5cm为进钉点,进钉方向应尽可能保持与胫骨髓腔纵轴一致,无偏斜。置入主钉时,应清晰显露入钉点,尽力屈曲膝关节120°～135°,以便准确置钉。置入近端锁钉时,必须将主钉与定位器连接杆拧紧,使定位器稳固,以便准确置入锁钉。置入远端锁钉时,必须在C臂透视下,使荧光屏上远端锁钉孔呈现正圆时再定位,并以细针钻孔,在证实细针准确穿入锁钉孔后,再扩大钻孔,置入远端锁钉。远端置入2枚锁钉后,应试行退髓内钉(主钉),若不能退出,表示远端锁钉已置入髓内钉的锁钉孔内,否则表示远端锁钉未能置入锁钉孔,应重新置钉。钻锁钉孔时,必须准确无误,严禁反复钻孔。干骺端尤其是远端骨折固定时,如果骨折端趋于不稳定,则应在骨折端的凹侧,距离骨折线约至少20mm,进针点偏开髓腔中线约7.0mm,沿前后方向,置入4.0mm斯氏针,待主钉进入后更换为5.0mm阻挡钉。胫骨远端骨折常易向前内侧移位,故阻挡钉常置于髓内钉内侧。置入阻挡钉以钻头钻孔时,不可使用暴力,防止钻头断裂,并应重视其周围肌腱、血管、神经的保护。髓内钉固定超过骨折愈合时间而未显示愈合征象者,可将静力性固定变为动力性固定,促进骨折愈合。一般10～12周去除骨折一端的交锁钉,如为近1/3骨折,则去除远端锁钉,为远1/3骨折,则去除近端锁钉(图38-6),以使骨折端产生压应力。

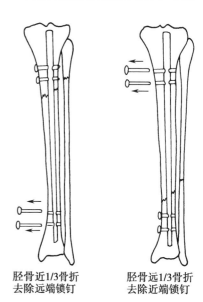

胫骨近1/3骨折　　　　　　胫骨远1/3骨折
去除远端锁钉　　　　　　　去除近端锁钉

图38-6　静力性固定变为动力性固定方法示意

(四)骨筋膜隔室综合征处理不当

胫腓骨骨折合并骨筋膜隔室综合征比上肢多见而更严重。如果诊断不及时,治疗不当,将会使可逆损害变为不可逆损害。

1. **未早期诊断**　如果对合并的骨筋膜隔室综合征重视不够,辨别能力不强,则可能难以对已发生的骨筋膜隔室综合征及时明确诊断。例如,对骨折或骨折复位,石膏、夹板外固定后,小腿及足部剧烈疼痛,且疼痛在短时间内呈进行性加剧,特别是被动伸趾或屈趾时疼痛明显加剧,即牵拉试验阳性;对小腿后4个骨筋膜隔室区，即前隔室区、外侧隔室区、后深隔室区和后浅隔室区等出现逐渐加重的明显肿胀，触诊时肌肉压痛明显，尤其是肌肉有坚硬感；对受累骨筋膜隔室区神经功能障碍，如肌肉功能障碍或丧失，患肢远端皮肤感觉迟钝、麻木；对伤后足、踝部皮温降低、足背动脉搏动减弱或消失等骨筋膜隔室综合征临床表现认识不足，对其临床意义理解不深，甚至将以上临床表现误认为是骨折后局部刺激造成，将导致合并骨筋膜隔室综合征的误诊或漏诊，贻误治疗时机。

因此，无论是开放性骨折还是闭合性骨折，在手法复位石膏或夹板外固定后，必须高度重视合并骨筋膜隔室综合征的可能。患肢剧烈疼痛、麻木、冷凉，末梢血液循环障碍，有深在硬性肿胀、压痛、肌肉牵拉试验阳性者，则应诊断为骨筋膜隔室综合征。如果测定组织内压较其动脉舒张压低 10～30mmHg，或组织内压达到 40～45mmHg 时，无论足背动脉搏动是否存在，即可确诊。如果观察等待患肢足背动脉搏动明显减弱或消失、皮肤苍白等出现，则其组织损害已不可逆，将失去抢救肢体功能的"黄金时机"。

2. 未早期、彻底切开减压　早期切开受累区骨间筋膜与皮肤进行彻底减压，是防止肌肉和神经发生坏死及遗留永久性功能障碍的唯一最有效方法，其中"早期、彻底"是关键。如果诊断不及时、不明确，将难以做到早期切开减压。进行切开减压时，如果惧怕切口大，造成较大创伤或感染，仅对骨筋膜隔室区肿胀明显的部位皮肤、筋膜切开，使切开减压不能完全彻底；或对受累骨筋膜间隔区皮肤和筋膜进行间断切开，或将受累筋膜区两侧皮肤行小切口，通过皮肤小切口再将筋膜行皮下切开减压等，均将导致切开减压不完全彻底，骨筋膜隔室区内组织高压继续存在，组织损害继续加重，造成不可逆性损害等。

因此，必须充分认识到"早期、完全、彻底"切开减压的重要性。贵在"早期、彻底"。已明确诊断的骨筋膜隔室综合征，应毫不迟疑地尽可能早期切开减压，不应以任何理由延误减压时机。足背动脉搏动与皮温由于有侧支循环，在筋膜间隔室综合征早期，足背动脉搏动减弱与皮温降低可不明显，若等待足背动脉搏动明显减弱或消失、皮温明显降低、足趾皮肤感觉完全消失时再进行切开减压，则为时已晚。更不应对疑似的骨筋膜隔室综合征患者进行抬高患肢、冷敷、加压包扎等完全错误的处理。减压时，必须做到受累骨筋膜隔室区的皮肤及筋膜完全彻底切开（图 38-7），只有大切口、彻底减压，才能有效防止组织坏死和深部感染，获得彻底减压的效果。如后侧骨筋膜隔室区切开时，切口应由内侧近自腘窝旁、远至踝部完全切开皮肤及筋膜（图 38-8）。同时，完全坏死的肌肉组织应彻底切除，防止感染，并对相关血管进行直视下探查，对损伤血管进行修复，皮肤切口可行二期闭合。

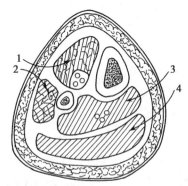

1-前外侧隔室区：趾伸肌、胫前肌、腓深神经、胫前动静脉；2-外侧隔室区：腓骨肌群、腓浅神经；3-后深隔室区：趾屈肌、胫后肌、胫后动静脉、胫后神经；4-后浅隔室区：比目鱼肌、腓肠肌。

图 38-7　小腿中部截面及切开减压手术入路示意

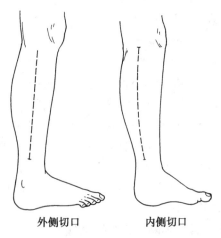

外侧切口　　内侧切口

图 38-8　小腿骨筋膜隔室综合征减压切口示意

（五）开放性骨折处理不当

胫腓骨开放性骨折是最为常见的骨折之一，也是全身骨折治疗中难度较大、并发症较多的骨折之一。

某些合并伤的诊断治疗,如血管、神经损伤等,在本书第一章第三、四节中已有叙述。而骨折的清创、固定、伤口闭合、感染及骨不连治疗等较为困难而复杂,处理不当,将会直接影响患肢功能的恢复。

1. **清创不彻底**　彻底充分清创是预防开放性骨折术后感染最为重要的措施之一。如果清创不彻底充分,将导致感染。例如,在初次处理开放性骨折小伤口时,如果不重视必要时的扩大伤口,对表面看似小的甚至不及 1cm 的伤口,其深层存在的污染、广泛严重挫裂,甚至挫灭的软组织将难以发现和准确分型,难以制订合理的治疗方案和进行正确的处理,将导致将污染物、坏死或失活组织清除不彻底;由于临床经验不足,对失活组织的辨别能力不强,清除失活或坏死组织不彻底;肿胀严重、皮肤坏死的原发伤口直接缝合;对反复彻底清创的认识不足,初次清创后,怀疑清创不够彻底的伤口,在 48~72 小时未再继续进行第二次或第三次的清创等,将可能导致感染。

因此,必须高度重视彻底充分清创的重要性和必要性,做到认真、仔细、彻底清创。创伤早期,皮肤及周围软组织损伤程度有时难以判断,清创时对小伤口必要时应适当纵向扩大,以便充分显露伤口内潜在的、实际比外表广泛的挫裂伤,将污染、失活及坏死组织彻底清除。清创中,应仔细辨认失活或坏死组织。在未扎止血带的情况下,肌肉组织颜色灰暗,切割时无收缩功能、无出血、无弹性者,则应视为失活或坏死组织,应彻底清除。同时,严禁为了直接缝合伤口而保留已坏死的皮肤组织。合并严重软组织损伤的 Gustilo-Anderson Ⅱ型、Ⅲ型骨折清创时,将初次清创后存留的失活或坏死组织,应在 48~72 小时进行反复清创。临床实践表明,反复彻底清创是防止开放伤口感染最根本,最有效的方法之一。既可以观察创面,决定下一步的治疗方案,又可以判断当前治疗方案是否正确。

2. **未重视骨折局部血运的保护**　开放性骨折的彻底清创与骨折周围软组织及生物学环境的保护,两者看似矛盾,但实际都是防止感染,保障骨折顺利愈合的重要措施。如果为了手术方便,或缩短手术时间,并达到骨折解剖复位和便于进行内固定的目的,采取大范围剥离骨折周围软组织,甚至将连接有软组织或骨膜的碎骨折块去除,或将其完全游离后复位等,将导致医源性软组织严重损伤;严重软组织损伤的开放性骨折,用扩髓型髓内钉固定,破坏了髓腔内滋养血管,将导致部分骨折块缺血性坏死或感染,影响骨折愈合。

因此,开放性骨折,尤其是 Gustilo-AndersonⅢ型骨折,必须尽可能保护骨折周围软组织,保护骨折端血运,尽可能避免对创伤较大的 Gustilo-AudersonⅢ型骨折以加压钢板固定。条件不具备但非用不可者,应尽可能减少对骨膜和骨折周围软组织的剥离,如采用微创或桥式接骨板固定。连接有软组织或骨膜的粉碎性骨折块,应细心保护其软组织连接,更不可随意游离或去除。严重开放性粉碎性骨折,以髓内钉固定,则应采用闭合穿钉和非扩髓髓内钉,以保护髓腔内血运,防止感染和骨折延期愈合或骨不连。

3. **固定方式选择不当**　开放性骨折早期选择合适的方式进行固定,对患者的功能恢复十分重要。如果不早期固定,由于移位骨折块会对周围软组织造成相应的挤压,将不利于血供恢复和肿胀消退,导致患肢力线难以恢复、骨折畸形、缺血加重、软组织坏死和感染扩散等并发症。严重创伤如果不按照损伤控制骨科原则整体规划制订治疗方案,将由于过大手术对患者会造成进一步生理紊乱,甚至生命危险。Gustilo-AndersonⅠ型、Ⅱ型骨折采用钢板而不用髓内钉固定,不但增加手术创伤,而且由于固定不够牢固而不能早期进行功能活动。Gustilo-Anderson ⅢA 或ⅢB 型骨折,软组织条件不良者采用钢板固定,将进一步加重软组织损伤,导致伤口不愈合、感染或钢板外露等并发症。Gustilo-AndersonⅢC 型骨折,采用加压钢板固定,则由于固定时对骨折部位软组织的广泛剥离,将导致骨折端血运被破坏,伤口感染,骨折延期愈合或骨不连等;采用髓内钉扩髓固定,则扩髓时将进一步损伤髓内血运,影响骨折愈合,并可能造成深部严重感染。潜在开放性骨折,即损伤早期虽为闭合性骨折,但随着病情发展,受损组织可能失活、坏死,逐步转化为开放性骨折,如果不重视对其皮肤的保护而随意进行切开显露、复位、钢板内固定,将导致切口不愈合、钢板外露,甚至固定失败等并发症。

【病例】患者男性,39 岁。因车祸导致右股骨干闭合性骨折,右胫骨中段、腓骨远段粉碎性开放性骨折,合并软组织严重挫裂伤,部分肌肉坏死、失活,胫后神经、腓总神经不全损伤,在当地医院行抗休克治疗,生命体征稳定后第 6 天行右股骨干髓内钉内固定,胫骨骨折行 8 孔自动加压钢板固定,腓骨行克氏针髓内固定加钢丝环扎。原伤口于张力下缝合。术后第 6 天患者高热 39℃,伤口感染、有大量脓液,钢板几乎全部外露,转来本院。入院查体:右股骨髓内钉固定及伤口愈合良好,右小腿前外侧伤口约 25cm,完全开裂,部分皮肤坏死,伤口内有脓性渗出液,可见部分坏死肌肉组织。小腿后侧伤口完全开裂约18cm,小腿三头肌近段约60%断裂、坏死,伤口内有脓性分泌物。小腿皮肤感觉消失,足趾可微屈曲活动,伸趾功能丧失。X线片示胫骨横行骨折,钢板固定牢固,腓骨骨折固定牢固。入院后行抗感染治疗的同时多次清创,将小腿以股骨远端和跟骨穿针悬吊处理创面,2次行皮瓣转移及游离植皮等治疗,1个多月后创面痊愈,2个月后胫后神经功能部分恢复,腓总神经功能部分恢复,骨折端有骨痂形成。

本例骨折严重感染,主要原因除与创伤性质、程度有关外,也与对创面和骨折处理不当有关。清创时对失活、坏死组织清除不彻底,张力下缝合伤口;胫骨粉碎性骨折合并严重软组织损伤采用钢板内固定,为显露骨折端而广泛剥离软组织,使骨折端血运在原发严重损伤的基础上进一步破坏,导致软组织及皮肤坏死,严重感染。如果首次手术能彻底清创,胫骨骨折采用髓内钉或骨外固定器固定,减少对软组织的剥离,高张力的伤口暂不进行早期闭合,有效控制感染,将可能会获得不一样的治疗效果。

因此,应高度重视骨折早期选择合适的固定方式进行固定,以恢复力线,稳定性骨折端,维护骨折端的生物学环境。严重创伤,应按照损伤控制骨科原则整体规划,首先要进行挽救生命的治疗,包括骨折临时固定、控制出血及其他部位损伤的必要处理等,以避免过大手术造成患者进一步生理紊乱。其次,在患者状况允许的情况下行确定性内固定,以便恢复功能。Gustilo-Anderson Ⅰ型、Ⅱ型骨折,近年来资料显示,88%的骨科医师趋于采用髓内钉固定,在 Gustilo-Anderson ⅢA 型骨折的治疗中下降至68%,在 Gustilo-Anderson ⅢB 型骨折的治疗中下降至48%,其余患者采用外固定支架固定,软组织条件允许者,亦可采用钢板微创固定,而 Gustilo-Anderson ⅢB 型骨折应慎用扩髓固定。Gustilo-Anderson ⅢC 型伴有广泛软组织损伤,若污染严重,或多发伤,以及生命体征不平稳但又急需固定骨折的患者,可采用外固定支架固定,待软组织条件良好后方可改换其他方法固定。Gustilo-Anderson ⅢC 型骨折,在软组织重建良好的情况下,亦可采用桥接钢板、有限接触性动力加压钢板或微创钢板,尽可能减少对软组织的破坏。钢板以置于胫骨前外侧为宜,以使钢板表面有肌肉组织覆盖,以利于伤口愈合,但慎用髓内钉固定。潜在开放性骨折,应准确评估受损软组织转化,必要时应按开放性骨折处理。总之,胫腓骨开放性骨折,固定原则应是简单、牢固、便于关节早期活动和伤口局部处理,且必须在尽可能保护骨折局部生物学环境的前提下进行。

4. 伤口闭合不当　开放性骨折,尤其是合并严重软组织损伤,皮肤或其他软组织大面积缺损或伤口感染者,其伤口闭合是骨折治疗的关键性措施,也是开放性骨折治疗中比较复杂而极具挑战性的问题。如果对伤口闭合的时间与方式认识不足,把握不当,将可能导致感染,甚至骨质、内固定物、肌腱、血管、神经等组织裸露,肢体功能严重障碍,甚至治疗失败。

(1)闭合时机把握不当:把握好伤口闭合时机,是伤口顺利愈合的前提。伤口闭合时机分为早期闭合、延期闭合与晚期闭合。

1)早期闭合:伤后6～8小时彻底清创后闭合伤口;或伤后8～24小时,污染较轻,环境气温低者,经彻底清创后亦可早期闭合;就诊较晚,清除异物及坏死组织后,将外露骨骼、血管、神经及肌腱以伤口周围肌肉覆盖,经3～5天观察后可闭合伤口,此为延迟早期闭合。

2)延期闭合:由多种原因导致伤口未闭合,经3～5天后行二次清创,待新鲜肉芽生长、炎性渗出减少后酌情闭合伤口。

3)晚期闭合:伤口感染时间长,或形成溃疡、窦道、骨或内固定物裸露等,待感染控制、分泌物不多时,行病灶清除,创面以皮瓣或肌皮瓣转移等方式闭合。

如果对这些概念了解不清,则难以准确把握创面闭合时机,影响伤口愈合。例如,为了早期闭合伤口,对坏死或失活组织清除不彻底,将坏死或失活,甚至将已有感染趋向的软组织、皮肤直接缝合,导致伤口感染、开裂,反而延长了闭合时间,且给后续治疗造成困难。为了早期闭合伤口,如果对伤后时间较长,软组织高度肿胀,甚至已有感染趋向的伤口高张力闭合,由于皮肤伤口张力过大,血液循环障碍,将导致伤口皮肤缺血性坏死,感染进一步加重,或伤口裂开。有条件行 VSD 者,未以该技术进行创面覆盖和引流,将延迟创面修复时间等。

因此,应准确把握好伤口闭合时机。开放性骨折,应依据清创是否彻底,伤后时间、污染严重程度、是否有感染趋向或感染等综合情况适当把握。早期闭合最为理想，污染伤口的细菌尚未侵入到组织深部，彻底清创后是早期闭合伤口的"黄金时间"。封闭创面、隔绝外界污染、为再次清创创造条件，是初次清创的主要目的。伤后8～24小时，污染较轻，环境气温较低者，经彻底清创后可早期闭合。损伤污染较重者，清创后对伤口应充分引流或闭式灌洗，或稀疏缝合伤口数针，缩小创面。就诊较晚、伤口存在异物及坏死组织或骨骼、血管、肌腱裸露者，清除异物及坏死组织后，将裸露组织以伤口周围肌肉覆盖，经3～5天观察，再清除坏死组织，条件允许者可适当部分闭合。伤后时间较长，伤口已有感染或感染趋向者，行单纯清创后，暂不闭合，经3～5天引流、待坏死组织与健康组织界限清楚后，可行二次清创，新鲜肉芽生长、炎性渗出减少后，酌情行延期闭合。早期处理不当，如清创不彻底导致伤口感染者；软组织肿胀严重，张力下缝合皮肤致皮肤坏死、感染开裂者；或由于感染时间长，形成溃疡、窦道、骨或内固定物外露者等，应采取适当有效措施控制感染，分泌物不多时，可行病灶切除，采用VSD对创面临时保护和引流，以显微外科创面修复和重建，或以瓣或肌皮瓣转移或移植等方式行晚期闭合。总之，患者全身状况得到纠正、局部软组织条件改善后，应尽早进行创面闭合。

（2）闭合方式选择不当：伤口闭合有多种方式，如无张力下直接缝合（包括减张缝合），游离植皮，皮瓣、肌瓣转移，带血管蒂的皮瓣、肌皮瓣转移，吻合血管皮瓣、肌皮瓣移植；筋膜瓣转移术等。这些方式各有优缺点和适应证，如果对这些闭合方式的优缺点和适应证了解不清，随意选用，不但伤口难以闭合，而且可能导致手术失败。例如，为了早期闭合伤口，直接缝合严重挫伤失活的皮肤伤口，或软组织肿胀严重、皮肤张力过大的伤口，将导致皮肤坏死感染、伤口裂开；裸露肌腱、骨骼或血管、神经的创面行游离植皮闭合伤口，将导致移植皮肤坏死，创面难以闭合；适合采用皮瓣转移可闭合的创面，若采用肌皮瓣转移，或带血管蒂的皮瓣或肌皮瓣转移术修复，将增加患者不必要的手术创伤；适合采用筋膜瓣转移可闭合的伤口，若采用肌皮瓣或带血管蒂肌皮瓣转移，将增加邻近肌肉组织不必要的损伤；损伤部位皮肤条件不良，肢体血运不良者采用邻近皮瓣转移术，将加重肢体软组织损伤，不但皮瓣难以成活，而且还会影响肢体血运。在技术条件和患者病情不允许的情况下，采用手术复杂而时间长的吻合血管游离皮瓣或肌皮瓣移植，费时费力，且难以保证皮瓣成活等。

因此，伤口闭合的方式，应依据每种闭合方式的优缺点和适应证，伤口部位、大小、周围组织结构、伤口对膝踝等关节功能的影响等条件慎重选择。有条件可直接缝合或减张缝合的伤口，则应直接或减张缝合，如Gustilo-AndersonⅢA型骨折；可采用简单易行、易于成活的游离植皮或皮瓣转移闭合的创面，则不宜采用皮瓣、肌皮瓣、带血管蒂的皮瓣或肌皮瓣转移闭合，更不宜用难以保证成活的皮瓣或肌皮瓣游离移植闭合。通常情况下，游离植皮用于创面较大，无法直接缝合，但无骨骼、肌腱神经血管或内置物外露的创面，如Gustilo-AndersonⅢB型骨折。Gustilo-AndersonⅢC型骨折与肢体不全离断伤，在维持骨折后首先考虑行血管修复，同时伴有血管和皮肤缺损时可考虑用皮瓣-血管桥接技术同时修复血管和皮肤缺损。根据小腿血运特点和临床解剖学基础，修复小腿软组织缺损的局部皮（肌）瓣选择上可区别对待，即近1/3可用腓肠肌皮瓣，中1/3可用比目鱼肌皮瓣，远1/3可用游离皮瓣或腓肠肌神经营养血管皮瓣。如局部缺损面积较大，也可选择前背阔肌皮瓣联合腹直肌皮瓣，吻合两组血管，皮瓣面积可达60cm×32cm。肌腱、骨骼、神经、血管等外露的创面，也可行邻近皮肤及筋膜瓣转移，或行交腿筋膜皮瓣转移。软组织大面积缺损，甚至骨骼、肌腱、内固定物裸露者，近年来采用德国乌尔姆大学创伤科Fleischmann博士首创的全创面封闭式负压引流治疗，获得了良好的治疗效果，创面肉芽增生覆盖后，可采用游离植皮修复。

（3）闭合操作方法不当：伤口闭合的操作方法不当，将导致不良后果。例如，行游离植皮后，未进行固定和加压包扎，将导致移植皮肤脱落、坏死。在行皮瓣转移时，如果其长宽比例过大，或切取皮瓣时未连同筋膜一并切取；行肌瓣、肌皮瓣，或带血管蒂的肌瓣、肌皮瓣或筋膜瓣转移时，切取皮瓣或血管蒂过短，使肌瓣、肌皮瓣或血管蒂张力过大，或转移时皮瓣或血管蒂扭转；切取带血管蒂皮瓣或肌皮瓣时，将血管周围组织分离过多，使血管周围无软组织保护；行吻合血管的游离皮瓣移植时，不具备熟练的吻合血管技术和相关设备而进行手术，手术质量不高等，均可能导致皮瓣、肌皮瓣或筋膜瓣缺血坏死。

因此，闭合伤口必须在彻底清创的基础上进行。直接缝合则必须在伤口无张力下进行。伤口张力过大者，则应减张缝合，或采用游离植皮、皮瓣转移等方式，严禁在张力下直接缝合。游离植皮闭合伤口，则必须对植皮区加压包扎，且应对患肢制动，防止游离皮片在创面内滑移、脱落坏死。皮瓣转移，必须连同筋膜一并切取、长宽比例不应超过 3∶1,皮瓣蒂部应保留全层脂肪,皮瓣过大者,长宽比不应超过 2∶1。肌瓣、肌皮瓣或带血管蒂皮瓣、肌皮瓣、筋膜瓣转移,切取皮瓣或筋膜瓣应大于创面,防止皮瓣转移后张力过大而坏死,其蒂部长度应大于转移距离,以免蒂部张力过大,影响皮瓣血运,而且蒂部应保留部分软组织,以保护血管蒂的血运;转移途中严禁蒂扭转或受压,防止皮瓣血运障碍。吻合血管的游离皮瓣移植,若技术不熟练、不具备相关设备及条件或患者病情不允许者,应慎用,以免皮瓣坏死。尤其是开放性骨折并发感染,是创伤性骨科一种常见的严重并发症。

5. 骨折感染处理不当 感染是开放性骨折最为常见、处理最为棘手的严重并发症。如果对此重视不够、知识掌握不足,未能及时发现、适当处理,使感染进一步加重,则可能导致骨折延期愈合、骨不连或治疗失败,甚至截肢。例如,对术后已闭合的伤口出现早期感染的临床表现,如疼痛、红肿、有血性或脓性渗出等未及时发现,使感染加重;对发现的早期感染处理不及时、不恰当、不彻底,尤其是对伤口未行开放、未彻底反复清创、引流,使感染向深部蔓延;对感染后的脓性分泌物未行细菌培养和药敏试验,未能合理使用抗生素,使感染难以控制;对已有放射学变化的内固定物未及时去除,使内固定失效,发生骨髓炎等。

因此,开放性骨折的感染必须高度重视。术前、术中及术后应合理使用抗生素防治感染。治疗感染,仍应遵循"早发现、早治疗"的原则及时适当处理。术后若发现患肢有感染的临床表现,且伤口局部有血性渗出或分泌物等,则应及时恰当处理。如部分或全部拆除皮肤、筋膜缝线,探查伤口,彻底清除坏死组织,并适当有效引流。同时行细菌培养、药敏试验等。若感染较轻,内固定未松动者,应保留内固定物,使用敏感抗生素治疗。感染严重,骨折内固定物有放射学变化、已松动、失效者,可去除,并行病灶清除,以骨外固定支架重新固定。无法以骨外固定支架固定者,可行牵引维持肢体长度,防止旋转和成角畸形,待感染控制后,可重新内固定或行骨外固定支架固定。骨折愈合后仍有感染者,在去除内固定的同时,行病灶切除,感染即可控制。

6. 未重视骨折延期愈合或骨不连 胫腓骨开放性骨折延迟愈合比较常见。骨折延期愈合,除与创伤程度、营养状况等有关外,也与处理不当有关。Widenfalk 等报道发生率为 31%,而 Edwards 报道 Gustilo-Anderson Ⅲ 型开放性骨折延迟愈合发生率为 41%,并且在骨愈合前要植骨。胫骨骨折延期愈合治疗困难,即使很有经验的医师也会受到挑战。对此如果重视不够,在治疗开放性骨折时,未能充分考虑骨折延期愈合或骨不连的因素;清创不够彻底,使伤口内存留坏死或失活组织;骨折复位时未能获得解剖复位,或骨缺损未行植骨处理,使骨折端接触面积小,骨折端不稳定;骨折固定不牢固,骨折间隙过大而使骨折纤维连接;骨折复位固定时未能细心保护骨折部位软组织,严重破坏了骨折端血运;于浅表感染未能及时适当处理,使浅表感染变成深部感染;选择内固定方式不当,或内固定物强度不够,使内固定物变形、松动或断裂;内固定术后感染而内固定仍有效者,过早去除内固定等,均可导致骨折延期愈合或骨连。

因此,必须高度重视骨折延期愈合或骨不连。首先开放性骨折应彻底清创,清除坏死或失活组织,伤口内放置适当的引流装置,防止感染。在保护骨折端血运的前提下应对骨折尽可能解剖复位、牢固固定。小范围骨缺损可考虑在内固定的同时进行结构性植骨,保持骨折端的力学稳定性,缩小骨折间隙,促进骨折愈合;大段骨缺损,可以考虑采用游离腓骨移植、骨搬运技术或诱导膜技术治疗。缝合伤口时,应尽可能在无张力下进行,切忌对已失活或坏死的皮肤进行缝合。术后应严密观察,发现伤口有感染的临床表现时,必须早期适当处理。无感染的骨折延期愈合或骨不连,可改换坚强内固定,以采用扩髓髓内钉固定为最佳治疗方式,以此可促进骨折愈合;也可采用骨外固定器、加压钢板或 LISS 等固定。同时亦应加强患者的营养支持。已感染者,应反复进行彻底的清创、合理使用抗生素、去除松动无效的内固定,有效控制感染等。

第三十九章 踝关节骨折诊治失误的分析及对策

踝关节为复合关节,骨性结构由胫骨、腓骨远端与距骨组成,胫骨、腓骨远端构成踝穴且互相关节,距骨体容纳于踝穴中。外踝较内踝低 1cm 左右,且偏向后方约 1cm,胫骨远端后缘向下延伸形成后踝,外踝轴线与腓骨干轴线相交 10°~15°。维持踝关节的稳定主要靠内侧结构的内踝、距骨内侧面和三角韧带及外侧结构的腓骨远端、距骨外侧面和外侧韧带、下胫腓前、后韧带和骨间膜。踝关节骨折是常见骨折之一,约占全身骨折的 3.9%,居关节内骨折之首,随着社会经济的发展,近年来踝关节骨折发生率有明显上升趋势。

踝关节骨折分型方法较多,Ashurst 和 Brommer 将踝关节骨折分为外旋、外展、内收与垂直压缩型;又根据骨折严重程度分为单踝、双踝和三踝骨折。目前被公认和普遍使用的是 Lauge-Hansen 分型和基于 Danis-Weber 分型提出的 AO 分型。

Lauge-Hansen 分型,主要依据受伤时足所处的位置及距骨在踝穴内受到外力作用的方向分为 5 型。①旋前 - 外展 / 翻型:足呈旋前位遭受外翻暴力导致,内侧结构紧张,内踝受到牵张,而外踝受到挤压。发生率为 5%~20%,又分 4 度(图 39-1)。Ⅰ度,内踝横行骨折或三角韧带撕裂伤;Ⅱ度,胫腓前、后韧带断裂或其附丽点撕脱骨折;Ⅲ度,踝关节平面以上腓骨短、水平、斜行骨折;Ⅳ度下胫腓后韧带断裂或后踝骨折。②旋后 - 内收 / 翻型:足在旋后位遭受内翻暴力导致,外侧结构紧张,距骨在踝穴内被迫内翻,外踝受到牵张,内踝受到挤压。发生率为 10%~20%,又分 2 度(图 39-2)。Ⅰ度,腓骨在踝关节平面以下横行撕脱骨折或外侧副韧带撕裂;Ⅱ度,内踝垂直骨折。③旋前 - 外旋型:足在旋前位,内侧结构紧张,内侧首先损伤,再加外旋暴力导致。发生率为 7%~19%,分 4 度(图 39-3)。Ⅰ度,内踝横行骨折或三角韧带断裂伤;Ⅱ度,胫腓前韧带及骨间韧带断裂;Ⅲ度,踝关节平面以上腓骨短斜行骨折;Ⅳ度,胫腓后韧带撕裂或胫骨后外侧(距腓后韧带、跟腓韧带)撕脱骨折。④旋后 - 外旋型:足呈旋后位(小腿内旋),受到外旋暴力导致,外侧结构和胫腓前韧带联合紧张。最为多见,发生率占踝关节骨折的 40%~75%,分 4 度(图 39-4)。Ⅰ度,胫腓前韧带断裂,或胫骨内下方的腓切迹前结节撕裂;Ⅱ度,外踝冠状位螺旋形斜行骨折;Ⅲ度,胫腓后韧带断裂或后踝撕脱骨折;Ⅳ度,内踝骨折或三角韧带撕裂。⑤旋前 - 背屈型:又称垂直压缩型,由踝部受压缩外力导致。致伤机制包括单纯外力和复合外力压缩 2 类。又分 4 度。Ⅰ度,内踝骨折;Ⅱ度,胫骨前缘骨折;Ⅲ度,腓骨踝上骨折;Ⅳ度,胫骨下关节面后侧横行骨折(Pilon 骨折)。

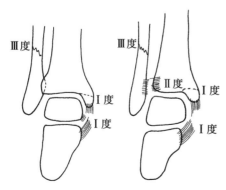

图 39-1 旋前 - 外展 / 翻型踝关节骨折分度

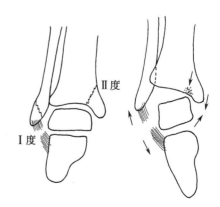

图 39-2 旋后 - 内收 / 翻型踝关节骨折分度

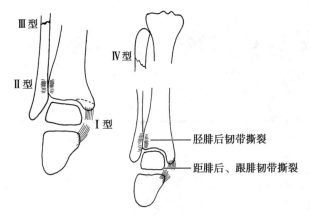

图 39-3　旋前 - 外旋型踝关节骨折分度

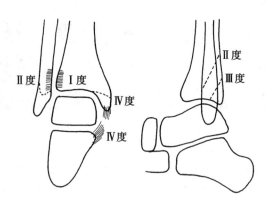

图 39-4　旋后 - 外旋型踝关节骨折分度

　　AO/ASIF 分型，主要依据腓骨骨折的高度、腓骨骨折与踝穴水平间隙及下胫腓连结之间的关系，将踝关节骨折分为 A、B、C 3 型（表 39-1、图 39-5）。A 型：下胫腓连结平面以下外踝骨折；B 型：下胫腓连结平面的外踝骨折；C 型：下胫腓连结平面以上腓骨骨折，均合并后踝骨折与严重下胫腓前、后韧带分离。

表 39-1　AO/ASIF 分型

类型	骨折平面	骨折情况
A 型	下胫腓连结平面以下外踝骨折	A1 型：单纯外踝骨折（或外踝韧带断裂）
		A2 型：A1 型合并内踝损伤
		A3 型：A2 型合并后踝骨折
B 型	下胫腓连结平面的外踝骨折	B1 型：单纯外踝骨折
		B2 型：B1 型合并内侧损伤（内踝或三角韧带损伤）
		B3 型：B2 型合并内侧损伤及胫骨后外侧骨折
C 型	下胫腓连结平面以上腓骨骨折，均合并后踝骨折与严重下胫腓前、后韧带分离	C1 型：单纯腓骨干中下 1/3 骨折合并内侧损伤（内踝骨折或三角韧带断裂）
		C2 型：复合性腓骨干骨折（腓骨粉碎）
		C3 型：内侧损伤合并近端腓骨干骨折

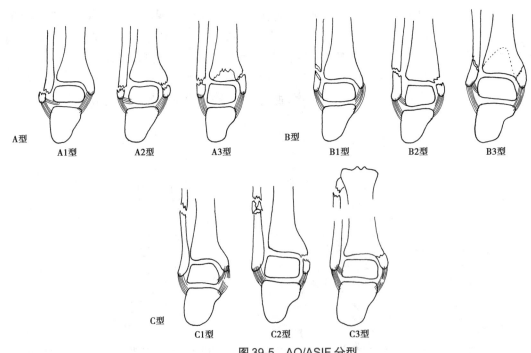

图 39-5　AO/ASIF 分型

Lauge-Hansen 分型和 AO 分型均常用,前者常用来指导骨折的闭合复位,后者对手术治疗有一定指导意义。

Haraguchi 依据 CT 扫描对 Pilon 骨折的后踝骨折确定为 3 种类型:Ⅰ型:后外斜行骨折;Ⅱ型:内踝延伸型骨折(亦为后 Pilongzg 骨折);Ⅲ型:碎壳剥脱型骨折。

踝关节解剖结构、受伤机制及骨折类型均较复杂。如果诊治不当,常会导致创伤性关节炎、创伤后畸形以及关节慢性不稳定等严重并发症。

第一节　诊　断　失　误

一、询问病史不详细、查体不仔细导致的误诊或漏诊

踝关节骨折,如果不详细询问病史,不明确受伤时足所处位置是旋前位还是旋后位,距骨在踝穴内所受的是内翻、外翻应力还是外旋应力,是自高处坠落伤还是扭伤等受伤机制,就难以正确诊断与分型,难以制订合理的治疗方案。例如,X 线片显示内、外踝骨折,如果不了解受伤时足处于旋前位还是旋后位,则可能将足处于旋前位的 Lauge-Hansen 旋前 - 外旋型骨折误诊为足处于旋后位的旋后 - 外旋型骨折,由于两者的受伤机制不同,其复位治疗方法则截然不同。不了解旋前 - 外旋型骨折是足处于旋前位,距骨的强力外旋扭转,导致的下胫腓连结以上腓骨骨折与内踝骨折,甚至腓骨颈骨折(Maisonneuve 骨折)这一受伤机制,则可能拍摄 X 线片时由于未包括腓骨近端或腓骨颈而将其误诊为旋后 - 内收型Ⅱ度骨折。因为后者是足处于旋后位,距骨受到强力的外翻应力导致的外侧韧带断裂和内踝骨折。不详细询问患者除踝关节疼痛外,小腿近端是否疼痛,亦不对全腓骨进行检查,则极易将旋前 - 外旋型骨折的腓骨近端骨折漏诊。怀疑韧带损伤者,未仔细检查,也未进行应力试验,仅拍摄踝关节正侧位 X 线片诊断,则可能误诊或漏诊等。

因此,诊断时首先应详细询问病史,明确受伤机制,特别是受伤时足是处于旋前位还是旋后位,距骨在踝穴受的是内翻、外翻应力还是外旋应力等,应依据受伤机制明确骨折类型。受伤时足处于旋前位,距骨在踝穴内受到强力外翻应力,内踝受到牵拉而外踝受到挤压外力者,则应诊断为 Lauge-Hansen 旋前 - 外展型骨折;受伤时足处于旋前位而距骨在踝穴内受到外旋的外力,或小腿内旋之相对外旋外力,踝关节内侧结构首先损伤,距骨以外侧为轴向前外侧旋转移位者,则应诊断为旋前 - 外旋型骨折。内踝撕脱骨折、下胫腓连结损伤患者,应拍摄全腓骨 X 线片,防止将旋前 - 外旋型的腓骨近端骨折漏诊。踝关节损伤,将足被动内翻,外踝疼痛加剧者,则应考虑内收型骨折或外侧韧带损伤,反之则为外展型骨折或内侧韧带损伤。若内踝有压痛,将足被动外翻后,会引起内踝疼痛加剧,则应考虑外展型骨折,或内侧韧带损伤。下胫腓连结损伤,腓骨近端有疼痛或压痛甚至骨折或腓骨小头脱位者,应诊断为 Maisonneuve 骨折。X 线片未显示骨折征象者,如果关节肿胀明显、疼痛剧烈,内踝或外踝皮下淤血,则可考虑为韧带损伤,应拍摄双侧应力位 X 线片对照,明确诊断。若在内翻或外翻的应力下,患侧比健侧关节间隙明显增宽,则可诊断为外侧或内侧副韧带损伤。

二、对影像学检查认识不足导致的误诊或漏诊

X 线检查不但可诊断踝关节骨折,而且可明确骨折类型。如果对 X 线检查重视不够,认识不足,阅片不认真、仔细,或对阅读踝关节 X 线片的基本知识掌握不够,将导致误诊或漏诊。比如仅以正、侧位 X 线片诊断踝关节骨折,不拍摄踝穴位 X 线片,或不了解正常和异常踝穴位 X 线片显示的征象,则可能将下胫腓前、后韧带损伤、下胫腓连结分离漏诊或误诊。不拍摄踝关节斜位 X 线片,则可能将内、外踝斜行骨折误诊或漏诊。例如,旋前 - 外旋型骨折,内踝为斜行骨折,正位 X 线片显示的骨折征象不明显,如果不拍摄踝关节内斜位 X 线片,将导致误诊。Lauge-Hansen 旋后 - 外旋型Ⅱ度骨折,外踝为下胫腓连结水平位于冠状面自前下向后上的斜行骨折,不拍摄外斜位 X 线片,将导致误诊或漏诊。CT 对胫骨远端粉碎性骨折尤其是波及关节面的骨折,以及判断后踝骨折块的大小与位置,判断腓骨骨折旋转移位等都有重要意义。如果对此类骨折不采用 CT 或 CT 三维成像,将难以对该类骨折进行准确诊断和分型,难以制订合理的治疗方案与合适的固定方

法。MRI 检查仅对韧带、肌腱及关节软骨损伤的诊断有意义,若用于骨折的诊断,则加重患者不必要的医疗费用。

因此,诊断踝关节骨折时,一般情况下应拍摄踝关节正、侧位和踝穴位 X 线片。特殊情况下,应拍摄应力位或斜位 X 线片。后踝骨折,有条件者可行 CT 检查。对所拍摄的 X 线片应仔细阅读、认真分析,结合受伤机制进行准确诊断。必须掌握踝关节阅片的基本知识,明确认识其正常与异常征象。正常踝关节正位 X 线片显示胫骨和距骨纵轴线同在一条直线上,胫距关节间隙与内、外踝间隙及距骨内外关节面间隙距离相等,胫骨结节与腓骨重叠不少于 3mm,内踝与距骨间隙 2～3mm 等。若胫骨与距骨纵轴线不在一条直线上,距骨倾斜大于 5°,提示韧带损伤或骨折(图 39-6)。

无论是否在应力下拍摄 X 线片,若内踝与距骨间隙>5mm,均提示三角韧带损伤。前后位 X 线片胫腓间隙>5mm,或胫腓重叠在前后位 X 线片<10mm,踝穴位 X 线片<1mm,即提示下胫腓前、后韧带分离(图 39-7)。

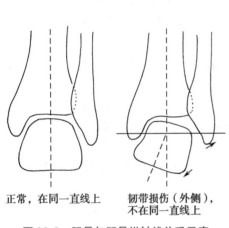

图 39-6　胫骨与距骨纵轴线关系示意

正常,在同一直线上　　韧带损伤(外侧),不在同一直线上

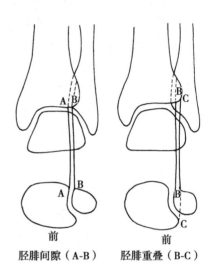

前　　　　　　前
胫腓间隙(A-B)　　胫腓重叠(B-C)

图 39-7　胫腓间隙与胫腓重叠示意

为减少男女性别差异的误差,除参考上述标准外,必要时可在外旋、外翻应力下拍摄正位 X 线片明确诊断。若胫距关节间隙与内踝和距骨关节间隙不等,提示内踝或外踝骨折。正常踝关节侧位 X 线片显示胫距关节面为一间隙相等的圆弧形,若弧线不平滑或连续性中断,提示前踝或后踝骨折(图 39-8)。

关于踝穴宽度的测量 Marvin Tile 指出,在距骨体关节面下方 5mm 处,做与距骨体关节面之平行线,此线与内、外踝关节面及距骨体内、外分别相交为 a、b、c、d 4 个点,正常 $ab-cd=4mm$,正常变异范围为 2～6mm,若数值变大则踝穴增宽(图 39-9)。临床上多以内踝内侧间隙与水平间隙相等为标准进行诊断,若内侧间隙增宽,则提示距骨向外侧移位,或有下胫腓连结分离(图 39-10)。

在踝穴位 X 线片上,通过测量内、外踝尖端的连线与距骨近端关节面平行线的夹角,可判断腓骨是否有短缩,正常值为 8°～15°。若与健侧相差 3° 以上,则提示腓骨短缩(图 39-11),有学者认为这个数值应该是5°。此外,还有一种判断是否存在腓骨短缩的方法,即胫骨远端软骨下骨板与外踝形成一个连续的连线,称为胫腓连线,如果腓骨或外踝骨折后发生重叠短缩移位时则此连线不连续(图 39-12)。

在应力下拍摄 X 线片是诊断制带损伤的重要方法,但必须与健侧对照,否则无意义。如内翻应力下拍摄正位 X 线片,若显示距骨在踝穴内有倾斜,外侧降低而内侧升高则提示外侧副韧带断裂。此项检查会增加患者的疼痛,宜在麻醉下进行。怀疑旋前 - 外旋型骨折者,则应拍摄踝关节内斜位 X 线片,以显示内踝斜行骨折征象。此外,若正位或踝穴位 X 线片,显示内踝与距骨的间隙超过 5mm,无论 X 线片是否在应力下拍摄,均提示三角韧带损伤。胫骨远端粉碎性骨折尤其是波及关节面以及后踝骨折,或腓骨骨折旋转移位骨折等,均应行 CT 或 CT 三维成像,以准确诊断和分型。除非特殊情况,否则 MRI 检查通常不作为踝关节骨折的必须检查。

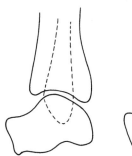
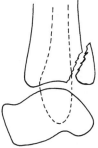

正常为连续的圆弧形　　　后踝骨折则圆弧形
　　　　　　　　　　　　连续性中断

图 39-8　胫距关节面为一间隙相等的圆弧形

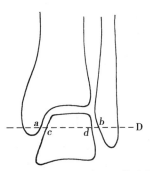

D线为距骨体关节面下方5mm与距骨体关节面的平行线；
a点为D线与内踝关节面的交点；b点为D线与外踝关节面
的交点；c点为D线与距骨内侧关节面的交点；d点为D线
与距骨外侧关节面的交点。

图 39-9　Marvin Tile 踝穴宽度测量示意

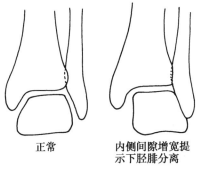

正常　　　　　　　内侧间隙增宽提
　　　　　　　　示下胫腓分离

图 39-10　内踝内侧间隙与水平间隙示意

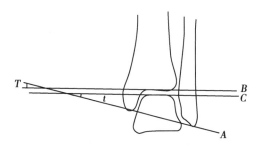

A线：内外踝尖连线；B线：胫骨远端关节面的平行线；
C线：距骨近端关节面的平行线；角T：A线与B线的夹
角；角t：A线与C线的夹角；正常：角T=8°~15°。

图 39-11　判断腓骨短缩的画线测量示意

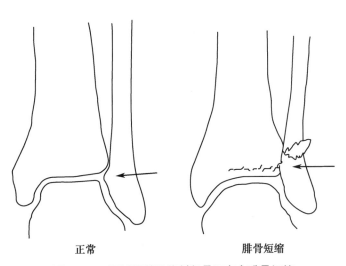

正常　　　　　　　　腓骨短缩

图 39-12　通过胫腓连线判断是否存在腓骨短缩

第二节　治 疗 不 当

一、非手术治疗不当

（一）适应证把握不当

非手术治疗曾经是踝关节骨折的首选方法，但随着手术质量和疗效的提高，使非手术治疗和手术治疗的适应证有了明显的变化。如果对适应证把握不当，将难以获得满意疗效。例如，Lauge-Hansen 各型的Ⅲ

度、Ⅳ度骨折,甚至严重的垂直压缩性骨折,采用手法复位石膏外固定治疗,将难以获得解剖复位和维持骨折端的力学稳定性。肿胀严重甚至已有张力性水疱者,采用手法复位外固定治疗,不但手法复位难以成功,而且复位后由于骨折端悬浮于肿胀的软组织内,将难以获得其力学稳定性。同时,由于石膏压迫软组织,将导致骨筋膜隔室综合征、皮肤压疮等并发症。不稳定性内、外踝骨折合并三角韧带损伤或后踝骨折者,采用手法复位石膏外固定,由于软组织尤其是韧带损伤严重,手法复位常难以获得解剖复位。若反复多次整复,将会使软组织损伤进一步加重,发生皮肤张力性水疱或血疱,或由于严重而长时间的软组织水肿,导致关节僵硬,即使切开复位内固定,也难以获得满意的治疗效果。严重胫腓骨骨折、踝关节脱位,且小腿严重成角者,不及时复位踝关节,将可能使损伤的表面皮肤压迫坏死,给后续治疗造成困难。后踝骨折块面积>15%,或后踝骨折表现为Haraguchi Ⅱ型(横行向内延伸型骨折,骨折线从腓切迹延伸至内踝)的患者,不进行手术内固定,将难以恢复下胫腓前、后韧带的张力,难以使踝关节稳定。

因此,应严格把握非手术治疗适应证,目前大多数学者认为非手术治疗的适应证为:①无移位或稳定性骨折者;②无须反复手法整复可获得、并能维持解剖复位的移位骨折者;③由于全身或局部条件影响,不能接受手术治疗者。

Lauge-Hansen Ⅰ度或部分Ⅱ度骨折,或无移位的垂直压缩性骨折,手法复位可获得解剖复位者,可采用非手术治疗。严重踝关节脱位,应及时复位,防止皮肤坏死。后踝骨折块面积<15%,或后踝骨折表现为Haraguchi Ⅰ型(后外斜行骨折,累及胫骨远端关节面后外角的楔形骨块),Haraguchi Ⅲ型(一个或多个片状骨折块)的患者,可采用非手术治疗。

(二)手法复位方法不当

由于踝关节骨折机制复杂,类型较多,移位多变,手法复位难度较大,尤其是不稳定性骨折,手法复位很难获得解剖复位和骨折端的力学稳定性,复位后移位趋向较大。如果对此重视不够,认为踝关节周围肌肉少,复位容易,在未麻醉下进行,则由于复位时骨折部位的剧烈疼痛,肌肉痉挛,使复位困难;复位时患者体位不当,如膝关节处于伸直位,则由于腓肠肌和比目鱼肌紧张,使骨折移位难以矫正;复位时,不按与骨折发生机制相反的方向进行整复,则难以成功;在理论上对骨折发生的机制和分型不熟悉,在X线片上,对骨折类型辨别不清,如Lauge-Hansen旋后-内收型骨折与旋前-外展型骨折均有内踝骨折,如果将旋后-内收型骨折按旋前-外展型骨折复位固定,则难以成功;如果复位不按一定的规律和顺序进行,则复位难以成功。

因此,复位前必须明确骨折类型,且应在良好的麻醉下进行。复位时应将膝关节置于屈曲、踝关节跖屈位,使小腿三头肌松弛。在复位过程中,应施行与骨折机制相反的手法矫正移位。如旋后-内收型骨折与旋前-外展型骨折,X线片上均表现为内踝骨折,前者内踝骨折是距骨内翻挤压导致,后者则是距骨外翻、三角韧带强力牵拉内踝导致。手法复位时,前者则必须将踝关节外翻、足部旋前;后者则必须将踝关节内翻、足旋后,方可成功。同时,复位应按一定的规律和顺序进行,首先应恢复骨折端的力学稳定性,如有内外踝骨折或下胫腓前、后韧带损伤者,应先整复外踝骨折,使踝关节由不稳定变为稳定后再整复内踝,则复位容易成功。

(三)手法复位后外固定及处理不当

复位后如果不按与骨折相反的机制进行固定,或固定方法不当,将导致复位固定失败。复位后通常采用U形石膏或支具固定,如果石膏或支具过窄,将难以牢固固定骨折端;过宽,由于石膏重叠而臃肿,难以与肢体相贴,反而固定不牢固;过短,固定范围不够,会使骨折端移位并影响其愈合。未按与骨折相反的机制进行固定,将会使骨折移位。例如,Lauge-Hansen旋后-外旋型骨折,复位后置足于外翻、外旋位固定,将难以维持骨折端的力学稳定性。小腿后的肌肉等软组织未进行固定,由于肌肉的弹性与收缩活动,将导致骨折移位;固定后未抬高患肢,关节长时间肿胀、机化,将导致关节僵硬;不稳定性骨折或垂直压缩性骨折未愈合而过早负重,将导致骨折移位、畸形愈合,发生创伤性关节炎等。

因此,手法复位后,应依据患者具体情况和骨折类型,按与其骨折机制相反的原则进行固定。如旋前型应旋后位固定,内收型应外展位固定。用U形石膏或支具固定时,应尽可能包括小腿后软组织和胫骨前内外侧,长度应在跟骨下至胫骨髁。例如,旋后-外旋型骨折,以U形石膏固定或支具时,必须将足内翻、内旋,踝关节置于0°位,或用前后石膏夹板或支具于同样位置固定。固定后,应将足踝部抬高于心脏水平10~15cm,使肿胀尽快消退,并嘱患者早期进行足趾和股四头肌功能锻炼,防止肌肉失用性萎缩。不稳定性骨折或垂直压缩型骨折固定后,要遵循"早活动、晚负重"的原则进行功能锻炼。

二、手术治疗不当

(一)适应证把握不当

踝关节骨折的治疗原则是解剖复位、坚强固定,还要进行早期的关节功能锻炼。如果随意扩大手术指征,将导致并发症。例如,无移位或移位不明显的稳定性骨折,采用切开复位内固定治疗,不但对患者造成不必要的手术创伤,而且由于手术创伤对骨折端血运的破坏,将可能导致骨折延期愈合、骨不连或伤口感染;后踝骨折未超过胫骨远端关节面 1/4,无明显移位者行内固定,将造成不必要的手术创伤;身体状况很差、已不能耐受麻醉和手术创伤者,采用手术治疗,则可能危及患者生命。部分下胫腓连结损伤不修复,将影响踝关节功能恢复等。

因此,踝关节骨折后不能得到稳定的解剖复位,则应考虑行切开复位内固定手术,但不应随意扩大手术指征。目前,踝关节骨折手术适应证已达成共识,主要为:①非手术治疗失败者;②移位超过 1mm 且不稳定的踝关节骨折、合并距骨脱位或踝穴增宽大于 2mm 者;③后踝骨折大于胫骨远端关节面 1/4(近年研究>10%),且关节面移位超过 2mm(或 1mm)者;④大多数的垂直压缩性骨折者;⑤大多数开放性骨折者。目前关于下胫腓连结损伤修复的指征是:①内踝三角韧带损伤未修复,腓骨骨折线高于踝关节水平面间隙上方 3cm 以上;②腓骨近端骨折未固定而合并下胫腓连结损伤;③陈旧性胫腓连结分离;④下胫腓连结复位不稳定等。

(二)手术时机把握不当

高能量损伤造成的闭合性骨折,多数踝部软组织损伤严重,尤其是伴胫距关节脱位的双踝或三踝骨折者则更为严重,脱位的距骨或近端内踝常将内踝处皮肤压迫坏死。如果不抓紧时机进行手法复位或手术复位,踝部可发生张力性水疱或血疱,甚至坏死,将严重影响手术区域的皮肤条件,贻误手术时机;无必要的拖延手术时机,长时间肿胀,纤维蛋白渗出,将导致关节僵硬,严重影响功能恢复;皮肤条件差,已有感染趋向或已感染者进行手术,将导致伤口感染或感染加重,甚至使手术失败等。

因此,严重软组织损伤闭合性骨折,评估后能够耐受手术创伤者,则应尽快早期手术或行急诊手术,尽可能在伤后 6～8 小时进行。若软组织损伤水肿严重,皮纹消失、皮肤发亮或张力性水疱,则应延迟手术至伤后 1～2 周,皮肤重新出现皱褶等消肿迹象出现时。骨折伴有严重胫距关节脱位者,应尽快纠正足踝关节的畸形状况,使足尽可能处于内翻、内收位或中立位,并使脱位距骨复位。同时,可采用石膏托临时固定,缓解内踝局部皮肤张力,并尽可能早期进行手术。不能立即进行手术治疗的患者,应先对骨折畸形手法复位并进行临时石膏固定、抬高患肢、冷敷、足底静脉泵等治疗,以利于消肿和防止进一步的血管和关节面软骨的压迫甚至皮肤受压缺血性坏死。皮肤已有坏死趋向或感染者,在对胫距关节脱位进行复位的前提下,应首先处理皮肤感染,使肿胀消退、皮肤条件改善后再进行手术。

(三)切口选择不当

切口的选择,如果不结合骨折部位、类型以及内固定方式等综合考虑,将难以充分显露骨折端,对复位固定造成困难,甚至影响疗效。外踝骨折,如果选择外侧综合钢板或其他内固定时,通常可选择踝关节外侧切口,可略偏前或偏后。但如果伴胫腓前韧带损伤,或合并后踝骨折发生于胫骨后外侧角时,则外侧切口将难以显露胫腓前韧带或后踝骨折;如果选择抗滑钢板固定,则钢板难以置于后外侧。内踝骨折,通常选择内侧直切口,但如果要清理关节内血块或碎骨块,不适当地进行向前或向后的延伸,将难以显露关节内。后踝骨折,如果不依据骨折块的位置和骨折线的延伸方位选择合适的切口,将难以显露骨折端和进行内固定。三踝骨折,如果不认真分析和慎重选择,随意按传统方法入路,可多达 3 个切口,这样不仅创伤大,影响骨折愈合,而且容易导致组织坏死、伤口感染等并发症。

因此,踝关节骨折内固定切口的选择,必须以骨折部位和类型以及实施内固定方法等综合考虑。外踝骨折,如果伴胫腓前韧带损伤,则外侧切口远端应稍呈弧形向前以显露踝关节前侧区,并应注意避免损伤胫骨前缘的腓浅神经。拟选择抗滑钢板固定外踝,或对伴有的后踝骨折发生于胫骨后外侧角行内固定者,则应选择后外侧入路,即取外踝与跟腱中点处做一长 7～10cm 的纵向切口,从外踝后侧剥离部分腓骨短肌,即可显露外踝。固定后踝时在此切口内从腓骨短肌及踇长屈肌进入,即可显露后踝。注意保护胫骨后缘的腓肠神经及小隐静脉。内踝骨折,如果要清理关节内血块或碎骨块,则应选择内侧弧形切口,前上弧向后下或后下弧向前上。后踝骨折,如果骨折线延至内侧时需行踝关节后内侧切口,在内踝与跟腱的中点做一长 8～10cm 的纵向切口,远端弧向内踝前缘。若仅对后踝骨折进行固定,可探及蹈长屈肌,沿其外侧与腓骨肌腱之间的间隙进入,显露后踝。如果后踝骨折线与内踝骨折线相连,可沿胫后肌腱与趾长屈肌腱的间隙进入,显露内踝后方。必要时,解剖蹈长屈肌与趾长屈肌之间的胫后动脉及胫神经,将其游离、保护,从该间隙进入。要特别注意避免损伤胫后动脉及胫神经。三踝骨折,应结合骨折的具体部位选择切口,原则上应选择既易于显露骨折部位,又便于行骨折内固定者。后踝骨折,如果能确定后踝骨折块的偏向者,则可选择骨折块偏向侧切口。若难以辨别骨折块的偏向,则可采用后内侧与外侧切口完成手术。一般情况下,此切口可完成偏内侧或外侧的后踝骨折手术。除非情况特殊,一般无须 3 个切口。未超过胫骨远端关节面 10% 的后踝骨折,无须内固定,故无须显露后踝。

(四)未重视外踝与腓骨骨折的复位固定

踝关节骨折的复位固定原则是尽早恢复踝穴的完整性和距骨的正常位置,力争获得解剖复位和坚强固定。而外踝解剖复位是恢复踝关节解剖关系、维持踝关节稳定的关键。手法复位或切开复位内固定,若外踝骨折的复位固定不良,未能恢复腓骨的长度、恢复外踝 10°～15° 的外翻角和胫腓连线,将难使踝关节获得解剖复位和稳定而影响踝关节功能的恢复。例如,腓骨短缩或外踝复位不良,向外移位,可导致踝穴增宽,距骨会向外移位并倾斜。同时,会导致踝穴外侧壁缺失、足外翻畸形、踝关节不稳定或踝关节创伤性关节炎等。Ramsey 研究表明,距骨向外移位 1mm,可造成其接触面积减小 42%～51%,后期可能发生创伤性关节炎。向内移位,可导致踝穴变窄,使距骨活动受限,关节面磨损,发生创伤性关节炎。移位明显的腓骨骨折,尤其是对其重叠移位复位重视不够,甚至不复位、不固定,仅处理内踝或后踝骨折,也难以使踝关节获得解剖复位。研究表明,腓骨可支持胫骨载体的 1/6,由于腓骨移位,会使踝穴的解剖关系发生改变,后期发生创伤性关节炎。Lauge-Hansen 旋前 - 外旋型 Ⅱ～Ⅳ度骨折,腓骨骨折未获得解剖复位,意味着下胫腓连结分离仍未解决,踝穴的完整性未恢复,则后期很可能发生创伤性关节炎,使踝关节功能严重障碍。腓骨骨折的固定十分重要,如果对其重视不够,不按骨折类型牢固固定,将难以获得满意疗效。若腓骨中上段骨折如合并下胫腓连结、骨间膜及三角韧带损伤,不进行复位固定;腓骨头下骨折如果进行切开复位内固定,由于腓总神经靠近腓骨头,手术牵拉将可能损伤此神经;腓骨远端骨折固定方法不当,固定不牢固等,均将影响踝关节的稳定性。对韧带损伤的修复重视不够,对其严重损伤未修复或重建,将影响踝关节的稳定性。

因此,在踝关节骨折的治疗中,防止腓骨短缩或向外移位及由此引起的踝穴增宽、距骨外移、倾斜,是踝关节手术的关键。最重要的也是首先应做的步骤是恢复腓骨的长度、纠正其外移与旋转。要求必须达到准确的解剖复位,外踝 10°～15° 的外翻角和胫腓连线并坚强固定。腓骨骨折首先应对其短缩和重叠移位进行复位(图 39-13)。

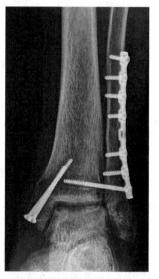

图 39-13　腓骨骨折解剖复位固定案例

Thordarson 等的试验结果是,腓骨短缩 2mm、外移 5mm 或外旋 5°,均引起踝关节压力的明显变化,他认为只要是能够测量出来的腓骨移位都应将其解剖复位。外踝骨折的解剖复位和固定可以使内踝自然复位。腓骨的牢固固定亦十分重要,腓骨中上段骨折,如旋前 - 外旋型损伤,如合并下胫腓连结、骨间膜及三角韧带损伤,可选用 1/3 管状钢板、重建钢板或 LC-DCP 等进行复位坚强内固定。腓骨头下骨折一般不做内固定,但此类型骨折伴有下胫腓连结不稳定者,却应对下胫腓连结在腓骨远段行螺钉固定。伴有腓骨侧的下胫腓前、后韧带撕脱骨折者,可在复位后以 1 枚带垫圈的 4.0mm 骨松质螺钉固定。伴有外侧副韧带损伤,影响踝关节稳定者,应同时予以修复。腓骨远端骨折如 Lauge-Hansen 旋后 - 外旋型骨折,其腓骨远端骨折多为短斜行骨折,骨折线由前下到后上,此时可选用外侧钢板,如 1/3 管状钢板或重建钢板,同时可附加 1～2 枚 3.5mm 骨皮质螺钉垂直于骨折线,穿透骨折远近端 2 层骨皮质加压固定骨折断端。以抗滑钢板后侧固定,虽然牢靠、螺钉不易松动并可减少腓侧肌腱损伤,但手术入路较外侧风险稍大。旋后 - 内收型骨折,其外踝多为横行骨折,且在胫距关节面以下,此时可依据骨折块大小,选择外侧中和钢板固定或，外踝下方的微小撕脱骨折可采用张力带、螺钉固定，如无移位则不做内固定。旋前-外展型骨折外踝多为横行骨折，位于胫骨关节面的上方水平，外侧粉碎，此时可选用桥式钢板固定法，但必须恢复腓骨的长度，内置物可选用 3.5mm 的重建钢板或锁定钢板。有学者基于计算机辅助骨科技术的腓骨远端形态学特征研究，建议行腓骨远端骨折内固定时，若采用微创钢板固定，其放置不宜过远；若采用后外侧钢板固定，置入螺钉在胫骨结节起始平面近端，可采用双皮质固定；若采用后侧钢板固定，需对垂直重建钢板远端进行塑形。同时，应重视韧带损伤尤其是下胫腓前、后韧带的修复与重建，以保证踝穴的完整性和恢复距骨的解剖位置，这对维持踝关节的稳定有很重要的作用。

（五）未重视后踝骨折块的复位、固定顺序

后踝骨折占踝关节骨折的 14%～44%，最常发生于胫骨后外侧。Lauge-Hansen 旋后-外旋型Ⅲ、Ⅳ度及旋前-外旋型Ⅳ度骨折常合并后踝骨折，其骨折常伴有内外踝骨折，单独后踝骨折罕见。后踝骨折块的大小，与手术指征相关。当后踝骨折累及关节面超过 25% 时，可能出现距骨向后半脱位，并最终导致创伤性关节炎。因此一般在治疗踝关节骨折时，通常以下述作为手术内固定适应证：①后踝骨折块大小超过 25% 的关节面且移位＞1mm 或 2mm；②伴有下胫腓连结损伤；③胫腓关节半脱位。但近年来生物力学研究结果表明，当后踝骨折块≥10% 时，将改变关节内原有的接触应力，增加创伤性关节炎的发生率。后踝骨折块的评估，如果均采用侧位 X 线片测量，则由于多种因素的影响，将势必造成 1/4 以上的患者后踝骨折块大小评估的偏差，亦将造成治疗方法选择不当。在后踝骨折的复位固定中，由于既往对踝关节的生物力学性能认识不足，认为内踝在踝关节中的生物力学特性大于外踝，应首先复位固定内踝，后固定外踝，再固定后踝，内、外踝的固定可使胫距关节间隙明显减小，胫骨远端关节面的显露将十分困难，使后踝获得解剖复位固定的操作变得更加困难，达不到使踝关节面精确复位的效果，将发生创伤性关节炎。在采用后外侧入路显露后踝骨折块时，由于腓肠神经的变异较大，如果不注意保护，将容易造成损伤。

因此，后踝骨折除进行常规的 X 线片检查测量其骨折块大小外，应常规行 CT 或 CT 三维成像以精准评估骨折块大小和准确位置、移位距离及关节面损伤面积，明确手术指征，制订合理的手术方案和合适的固定方式。当后踝骨折块≥10% 时，即应行内固定治疗。甚至有学者认为，只要存在后踝骨折，无论骨折块多大都应进行解剖重建，以减少下胫腓连结螺钉的使用。在内固定的选择上，较大的骨折块，可选用支撑接骨板内固定。支撑钢板在用于后踝骨折固定时，可减少垂直负荷，保证骨折端准确对线并防止二次移位。中等大小的骨折块，可选用星形接骨板结合螺钉固定。较小的骨折块，可选用 1～2 枚 4.0mm 的拉力螺钉内固定，由后向前或由前向后固定均可。有内、外踝骨折的后踝骨折（三踝骨折）的复位固定中，应重视复位固定的顺序。首先复位固定外踝，再固定后踝，最后固定内踝，腓骨的整复有利于后踝骨折块的复位。外踝粉碎性骨折用腓骨解剖锁定钢板固定，后踝骨折用 T 形钢板固定，内踝骨折用加压螺钉固定（图 39-14）。腓骨长

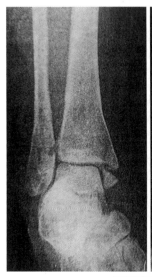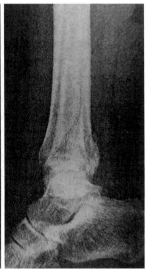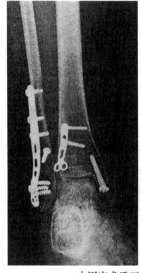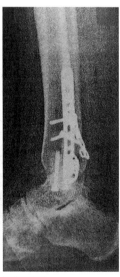

术前正侧位X线片　　　　　　　　　　内固定术后正侧位X线片

图 39-14　三踝骨折内固定手术前后 X 线片

度的恢复和外踝解剖复位固定,会使踝关节基本稳定。在采用后外侧入路显露后踝骨折块时,对皮下组织应进行钝性分离,以保护腓肠神经。

(六)手术操作不当

手术操作不当,将影响治疗效果。严重压缩性骨折骨缺损未行植骨,关节软骨面复位不良,将导致创伤性关节炎;固定骨折时如果不依据骨折块性质、大小与骨折面的方向和形态选择合适的方法进行固定,将难以获得坚强固定的效果;韧带损伤若不修复,将难以获得踝关节的稳定。例如,腓骨横行或短斜行骨折固定钢板过短、置钉不当,将难以坚强固定骨折端;外踝骨折,仅以细克氏针固定,由于固定强度不够,将导致骨折端移位、旋转、踝穴增宽、距骨外移等。后踝骨折块较小尤其是骨折块有移位者,采用螺钉由前向后间接复位固定,虽然手术创伤小,操作简单,但将难以获得精准复位、坚强固定的效果。内踝骨折,如果为粉碎性骨折或骨折块较小者,固定时选用螺钉直径过大或加压力过大,将导致骨折块被挤压碎裂;稍大骨折块以螺钉上下固定或不沿内踝关节面斜行固定,较大骨折块,如骨折线在内踝上方(胫距关节面顶部以上)呈矢状面垂直向下的骨折,却以螺钉斜向固定等,均将难以获得坚强固定的效果。未检查、修复内侧的三角韧带损伤,将会使踝关节不稳定。下胫腓连结严重损伤未修复或重建,将使下胫腓连结分离,导致踝关节不稳定,后期发生创伤性关节炎等;以螺钉固定下胫腓连结分离时螺钉位置不当、加压过大、固定过于坚强,使踝关节活动时下胫腓连结的正常微动丧失等,将可能使螺钉断裂;固定时未将踝关节过度背伸,将导致踝穴变窄,发生创伤性关节炎。关节内骨折固定时,如果将螺钉置入关节腔,将导致关节疼痛、创伤性关节炎等并发症。

【病例】患者男性,23岁。因被汽车撞伤左小腿,在当地医院诊断为右胫骨远端粉碎性骨折,外踝骨折。急诊行胫骨骨折钢板螺钉固定,外踝及腓骨骨折以克氏针髓腔内固定。在固定胫骨远端时,将1枚骨松质螺钉置入胫距关节腔内(图39-15),术后数次拍摄X线片复查均未发现,患者负重行走4个月,踝关节疼痛加剧,跛行,导致创伤性关节炎,关节功能严重障碍。

本例将螺钉置入胫距关节腔,主要原因是对踝关节固定的基本知识与技术掌握不够,对X线片明显显示的螺钉置入胫距关节腔的征象辨别不清;术后多次复查均未能及时发现与处理,导致螺钉在关节内长时间磨损胫距关节面,发生创伤性关节炎。

因此,应认真对待手术操作,术中避免过多剥离软组织。后踝骨折或踝穴有骨缺损者,应复位、植骨。固定骨折时应依据骨折块性质、大小与骨折面的方向和形态等选择恰当的方法进行固定。韧带损伤应进行修复。腓骨横行或短斜行骨折可用6~7孔1/3管

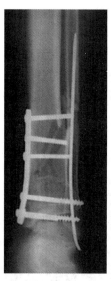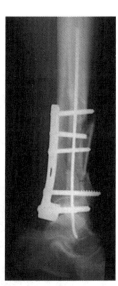

图39-15　螺钉置于胫距关节腔案例

状钢板固定,于骨折线两端各留置3孔,在胫距关节面以上水平置入骨皮质螺钉,在其水平线以下置入骨松质螺钉。

长斜行骨折复位后应垂直于骨折线与骨折面置入1枚3.5mm骨皮质拉力螺钉,随后于外侧置入钢板,同时应特别重视腓骨是否完全进入胫骨远端的腓切迹,这对判断踝穴是否完全解剖复位十分重要。胫距关节面以远的外踝骨折,除传统的固定方法外,近年来临床使用的腓骨钩钢板不但具有抗压和抗扭转性能,而且能更好恢复外踝正常外翻角及长度等解剖关系,并可获得坚强固定的效果。后踝骨折块较小(<25%),尤其是有移位者慎用前侧间接复位螺钉固定,应由后向前固定,仅对透视下复位良好的较大骨折块(≥25%),可优先选择经皮自前向后固定,并应注意勿损伤胫前血管、神经,适合在5~6天手术,以免骨痂影响后踝骨折块复位。内踝骨折,若为粉碎性骨折可采用克氏针张力侧(图39-16)或铆钉固定;若为较小骨折块可采用适当直径的单枚螺钉固定;骨折块稍大者可采用2枚4.0mm骨松质螺钉或空心钉,分别于前后沿内踝关节面的方向平行置入。较大骨折块,如骨折线在内踝上方(胫距关节面顶部以上)呈矢状面垂直向下的骨折,应以螺钉平行并紧贴胫距关节面坚强固定,或行钢板固定,以增加稳定性。在腓骨骨折复位术中,X线片检

查内侧间隙仍增宽或腓骨骨折难以复位时，则应考虑内侧的三角韧带损伤，应予修复。在下胫腓连结严重损伤修复或重建中，以 1～2 枚螺钉固定时应在胫距关节面近侧 2～4cm 处由外踝向内踝方向，由后向前倾斜 25°～30°，拧入至内侧骨皮质下，无须穿过内侧骨皮质。这仍被认为是下胫腓连结固定的"金标准"，一般可用全螺纹钉固定，以使下胫腓连结不致过紧。或将踝关节极度背伸，因距骨体前宽后窄，可防止踝穴过窄。亦有文献认为下胫腓连结固定时踝关节的位置并不影响功能。在踝关节固定时，必须注意勿将螺钉置入关节腔，螺钉已置入关节腔者，应在进行踝关节功能锻炼前去除。

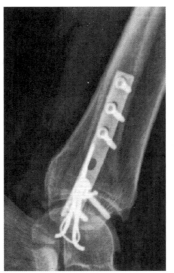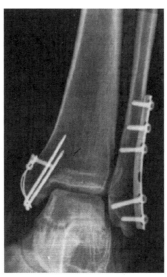

图 39-16 内踝粉碎性骨折用克氏针张力侧固定案例

第三节 Pilon 骨折治疗不当

Pilon 骨折是由类似于"杵"的距骨作用于胫骨远端的穹顶状关节面造成骨折，即经胫骨远端关节面的胫骨远 1/3 骨折，多合并腓骨骨折，又称"天花板骨折"。1911 年法国医师 Destot 用"Pilon fracture"来描述该部位骨折。Pilon 骨折诊断较容易，是难治的关节内骨折，其发病率及致残率逐年增加，并引起人们的重视。本节只讨论其治疗不当。

Pilon 骨折既可由低能量损伤如运动伤导致，也可由高能量损伤如高处坠落、车祸以及旋转、内翻、外翻暴力伤等导致，其发生率约占下肢骨折的 1%，占胫骨和踝关节骨折的 5%～10%。由高能量损伤导致者，其关节面破坏和软组织损伤多较重，骨折移位明显，治疗困难，预后差。

Pilon 骨折分类方法较多，有的分类十分复杂。目前临床上常用的仍以 Rüedi-Allgower 分型（图 39-17）和 AO 分型（表 39-2）为主，该分类将 Pilon 骨折分为 3 型。Ⅰ型：较小移位，胫骨远端骨折，无踝关节脱位；Ⅱ型：明显的胫骨关节

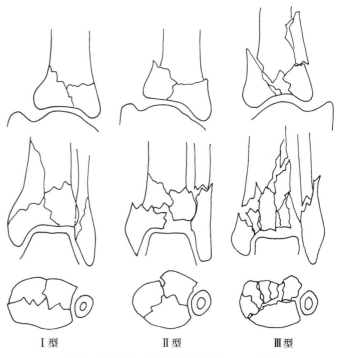

Ⅰ型　　　　Ⅱ型　　　　Ⅲ型

图 39-17 Pilon 骨折 Rüedi-Allgower 分型

表 39-2　Pilon 骨折 AO 分型

类型	骨折部位	骨折情况
A 型	关节外骨折	A1 型：单纯骨折
		A2 型：粉碎性骨折
		A3 型：严重粉碎性骨折
B 型	部分关节内骨折	B1 型：无移位骨折
		B2 型：完全移位骨折
		B3 型：后踝劈裂塌陷骨折，冠状面、矢状面和干骺端骨折
C 型	完全关节内骨折	C1 型：关节面及干骺端无粉碎和压缩的简单骨折
		C2 型：关节面单纯骨折，干骺端粉碎性和压缩性骨折
		C3 型：关节面及干骺端完全粉碎性和压缩粉碎性骨折

面骨折，踝关节有脱位，无关节面粉碎性骨折和压缩；Ⅲ型：经关节面的胫骨远端骨折，踝关节有脱位，关节面有粉碎或嵌插骨折。

还有 Topliss 与四柱理论分型，前者是 2005 年 Topliss 等根据轴位 CT 走行方向将 Pilon 骨折分为冠状面主要骨折线组和矢状面骨折线组，后者是 2010 年 Tang 等基于 CT 三维重建，根据骨折损伤部位、受伤机制提出的四柱理论，即前柱骨折、后柱骨折、内侧柱骨折、外侧柱骨折。

Pilon 骨折的治疗极其困难，仍是骨科界的一大难题，对于每个骨科医师都极具挑战性，虽然此类骨折的预后与骨折发生机制、骨折类型、软组织损伤程度、患者综合情况等有关，但与医师治疗水平有直接关系，治疗不当将为患者带来灾难性后果。

后 Pilon 骨折是介于 Pilon 骨折和踝关节骨折之间的一种损伤类型，由中等能量损伤导致，具有三踝骨折和 Pilon 骨折损伤特点，即由高能量的垂直暴力与低能量的旋转剪力共同作用产生的特殊类型踝关节骨折。2000 年 Hansen 称其为后 Pilon 骨折。并认为该骨折不同于传统的三踝骨折和经典的 Pilon 骨折，传统的三踝骨折多由低能量扭转力导致，经典的 Pilon 骨折多由高能量轴向垂直暴力导致，而后 Pilon 骨折兼备 2 种损伤机制，易被误诊为传统的三踝骨折。发病率为 Pilon 骨折的 5.6%。其表现为，后踝骨折线沿胫骨远端冠状面延伸至内踝后丘。此类型骨折常合并踝关节后脱位和关节软骨面损伤，以及外踝骨折，部分合并内踝骨折。其后踝骨折多为劈裂、压缩性骨折，而三踝骨折的后踝骨折多由低能量损伤导致，多不表现为压缩性骨折。2013 年 Klammer 将后 Pilon 骨折分为 3 型（图 39-18）。Ⅰ型：单一累及整个后踝，在后内侧；Ⅱ型：后踝骨折块分裂成内侧骨折块和后外侧骨折块；Ⅲ型：在Ⅱ型骨折的基础上后踝骨折线穿过内踝后丘的前方，伴有内踝前丘骨折。

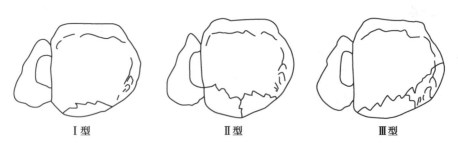

Ⅰ型　　Ⅱ型　　Ⅲ型

图 39-18　后 Pilon 骨折 Klammer 分型

一、非手术与手术治疗计划制订不当

治疗计划，尤其是手术方案是治疗成功的基础。其中软组织损伤的评估对治疗计划的制订至关重要，计划不当将难以获得满意的治疗效果。不明确受伤机制、骨折类型和患者的全身情况等，将难以制订合理的治疗计划。例如，低能量损伤造成的无移位 Rüedi-Allgower Ⅰ型骨折，采用切开复位内固定，将造成不必要的手术创伤，导致伤口感染，骨折延期愈合等并发症；存在绝对手术禁忌证，或身体状况很差，难以耐受手术创伤的患者进行内固定手术，将可能使手术失败，或造成患者生命危险；踝关节骨折严重脱位者，若不尽快复位，适当固定，由于内踝或外踝对皮肤的压迫，将导致皮肤坏死等严重并发症。软组织损伤较轻的不稳定性骨折，未及时进行切开复位内固定，由于移位骨折可压迫皮肤等软组织，将造成术后伤口感染、皮肤坏死。此外，此类型骨折，如果采用手法复位外固定的非手术治疗，由于手法复位难以使骨折获得解剖复位，复位后的石膏外固定也难以维持骨折端的力学稳定性，加之外固定对已严重肿胀组织的挤压，将可能导致骨折端移位，皮肤坏死、感染或骨筋膜隔室综合征等严重并发症等。高能量或超高能量损伤造成的骨折，软组织损伤、肿胀严重，受伤时间超过 8 小时的 Rüedi-Allgower Ⅲ型骨折或 AO C3 型骨折，在出现明显的张力性水疱的情况下急诊切开复位内固定，由于手术对软组织和骨折端生物学环境的进一步破坏，将导致软组织坏死、感染、骨折延期愈合或骨不连，内固定失败。开放性骨折未急诊清创、适当复位固定骨折端、处理其软组织损伤，将会使软组织损伤进一步加重，给骨折的治疗造成极大困难。后 Pilon 骨折如果累及后侧胫骨关节面达 10% 时，或存在踝关节不稳定时不进行手术固定，由于该骨折常累及胫距后韧带附着的内踝后丘或胫骨远端后内侧，这些不能直接显露和复位的压缩块，可能因关节力线不协调导致骨不连或距骨后内侧半脱位，导致创伤性关节炎。

因此，Pilon 骨折要获得满意的治疗效果，首先必须对损伤进行准确的评估，尤其是软组织损伤。要明确受伤机制、骨折类型和患者的全身情况等，以制订合理、详细的治疗计划。要把握好解剖复位坚强固定、早期功能锻炼的治疗原则。针对不同的骨折类型与患者的个体差异选择不同的内固定方法。低能量损伤造成的无移位的 Rüedi-Allgower Ⅰ型骨折，可采用手法复位石膏外固定的非手术治疗。身体状况很差难以耐受手术创伤的老年骨折患者应视为手术的绝对禁忌证。踝关节骨折严重脱位者，应尽快复位，适当固定。软组织损伤较轻的骨折，可一期行切开复位内固定治疗。其他闭合性骨折，如果局部软组织条件欠佳，采用损伤控制理论接受一期外固定支架及二期钢板内固定的延期手术治疗。待软组织条件好转或自身软组织条件较好者，行切开复位钢板内固定。高能量或超高能量损伤造成的复杂骨折或污染严重的开放性骨折，内固定前应对软组织损伤进行准确的评估和适当处理。张力性水疱可采用促进上皮再生的敷料覆盖，避免感染。开放性骨折，能够清创缝合者，应急诊清创无张力缝合，不能清创缝合者，可用 VSD 处理，使用抗生素 3～5 天，待软组织充分修复后再行骨折内固定；骨折可采用超踝关节外固定支架固定或腓骨固定加胫骨有限内固定，如患者局部软组织条件较差，则外固定及有限内固定作为最终治疗（图 39-19），反之则二期行外固定拆除钢板内固定治疗。后 Pilon 骨折，无论累及关节面多少和骨折块本身大小，一般均应复位固定，尤其是骨折累及后侧胫骨关节面达 10% 或存在踝关节不稳定均为手术指征。

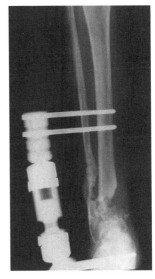

图 39-19　骨外固定支架治疗严重粉碎性骨折合并严重软组织损伤案例

二、手术时机把握不当

Pilon 骨折或后 Pilon 骨折，手术时机的把握十分重要。由于其骨折类型复杂，尤其是软组织损伤的严重程度不同，手术时机的选择至今仍无统一认识。其焦点是等待软组织肿胀消退后手术，还是急诊手术。但在临床中，如果不顾及软组织损伤情况及皮肤条件，无选择性地进行急诊手术，则部分软组织损伤严重者，切开复位内固定后的创伤，可能造成皮肤坏死、伤口感染等严重并发症；但如果盲目地进行骨牵引或石膏外固定，待肿胀消退后手术，则部分软组织情况和皮肤条件较好、急诊手术可获得满意疗效者，会贻误手术时机，使关节功能难以满意恢复；如果移位明显或关节脱位者延误手术时机，将会使皮肤坏死。内固定术前等待软组织修复时间过长，超过 2～3 周后，将使骨折端的解剖复位非常困难。

因此,应依据患者的具体情况和原发软组织损伤程度,把握好手术时机。通常低能量损伤造成的骨折,如果软组织损伤并不严重,局部皮肤无失活、坏死或感染征象,则应在伤后 8～10 小时进行手术。严重开放性骨折、软组织损伤严重的粉碎性骨折或严重关节脱位者,可急诊行腓骨复位内固定,首先恢复胫骨的长度,使关节脱位复位,防止皮肤受压坏死,然后,畸形严重的骨折行手法复位或撬拨复位,矫正距骨,再行跟骨牵引,或用骨外固定支架临时固定,8～10 天后肿胀消退、皮肤条件改善后可行内固定。也可急诊行跟骨牵引,肿胀消退后行内固定。也有学者主张在伤后 24 小时内急诊手术,主要理由是胫骨远段前内侧皮下软组织少,骨折端容易压迫皮肤,而皮肤坏死感染后则禁忌手术,贻误手术时机。此外,明显移位的骨折,由于骨折端对皮肤的压迫,无论是否为开放性骨折,均应视为潜在的开放性骨折,应急诊手术,使骨折端早期复位固定,以防止皮肤坏死感染。在条件允许的前提下,力争在 2～3 周进行内固定手术。

三、内固定方法选择不当

Pilon 骨折有多种内固定方式,如拉力螺钉固定、克氏针及克氏针张力侧固定、T 形钢板固定、中和钢板固定、三叶草形钢板固定(图 39-20)、L 形解剖锁定钢板固定(图 39-21)、LISS 及匙状钢板固定等。

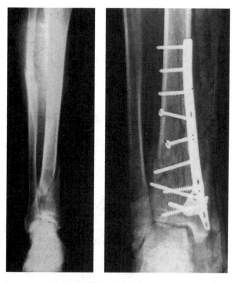

图 39-20　Pilon 骨折三叶草形钢板固定案例

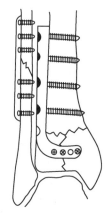

图 39-21　Pilon 骨折 L 形解剖锁定钢板固定方法示意

如果不依据受伤机制、骨折类型和软组织损伤程度以及患者个体情况,不依据基本的治疗原则进行固定和选择不同内固定方法,将难以获得满意的治疗效果。外翻暴力导致的骨折将支撑钢板植于胫骨远端内侧,内翻暴力导致的骨折将支撑钢板置于外侧,由于难以维持骨折端的稳定性,无法很好地对抗骨折移位趋势,将可能导致骨折复位丢失和内固定失败。低能量损伤造成的 AO B 型或 Rüedi-Allgower Ⅱ 型骨折,若不按骨折部位和下胫腓连结损伤程度,选择合适的固定方式,将难以获得满意的固定效果。高能量损伤造成的 AO C3 型骨折或 Rüedi-Allgower Ⅲ 型开放性骨折,由于软组织损伤严重,如果采用一期清创缝合坚强内固定,将导致软组织损伤的进一步加重,造成伤口感染,内固定失败;此类骨折的骨折端很不稳定,仅选择内侧支撑钢板或胫骨远端前外侧解剖钢板加内侧空心钉固定,由于固定不够坚强,将导致不能早期进行踝关节功能锻炼或造成内固定失效。皮肤条件不良者选用的内固定材料过大过厚,将使皮下占位过多,皮肤张力过大,造成皮肤缺血坏死,伤口裂开,内固定裸露或骨折延期愈合等并发症。单纯以克氏针或螺钉固定,由于固定强度不够,骨折端不稳定,将导致骨折延期愈合或畸形愈合等。在条件允许的情况下,未采用更好的新技术进行手术设计,如三维打印快速成型技术,将影响手术质量和疗效。

因此,Pilon 骨折,应依据其受伤机制、骨折类型和软组织损伤程度以及患者个体情况,按照 Rüedi 提出的策略,首先固定腓骨骨折,其次显露和复位胫骨关节面,在胫骨干骺端植骨以维持关节面的平整,最后固定胫骨。外翻暴力导致的骨折，支撑钢板应置于胫骨远端前外侧。内翻暴力导致的骨折，将支撑钢板置于胫骨远端前内侧。后 Pilon 骨折，关节面复位植骨后以后侧钢板或螺钉固定。低能量损伤造成的 AO B 型骨折或 Rüedi-Allgower Ⅱ 型骨折，若腓骨未骨折，应在复位后根据骨缺损情况进行必要的自体植骨，植骨后根据主要骨折块位置选取合适钢板内固定，一般选用胫骨远端外侧 L 形解剖锁定钢板固定，以内侧骨折为主者选用内侧解剖锁定钢板或重建钢板固定，内踝骨折以 2 枚空心螺钉固定，若有下胫腓前、后韧带损伤，可用 1 枚拉力螺钉或下胫腓螺钉固定，有腓骨骨折者则应首先以钢板固定腓骨。高能量损伤造成的 AO C3 型骨折或 Rüedi-Allgowerr Ⅲ 型开放性骨折，应急诊清创缝合外固定支架联合有限内固定胫骨骨折，待局部皮肤情况好转后改行最终内固定；鉴于此类骨折很不稳定，临床中常采用胫骨内侧支撑钢板或胫骨远端前外侧解剖钢板附加外固定支架固定，其固定不但具有优越的生物力学性能，而且固定坚强、可靠，操作方便，踝关节稳定性好。皮肤条件不良者应采用薄而小型的解剖钢板固定。单纯以克氏针、螺钉或匙状钢板的固定，现已很少使用。近年来，李岩、袁志采用术前三维打印 Pilon 骨折模型（包括关节内复杂骨折），进行计划和模拟手术，可大大缩短手术时间，提高复位固定质量，减少切口感染等并发症，有利于功能恢复。后 Pilon 骨折，一般较大骨折块可用螺钉固定，粉碎性骨折块可用支撑钢板、1/3 管状钢板等固定。

总之，由于多方面原因，如距骨巨大的冲击力，可造成胫骨关节面的损伤远比 X 线片中反应的更为严重。加之软组织损伤亦难以准确评估，对复位和内固定方式的选择及手术操作造成极大困难。要是骨折合并距骨骨折或关节面损伤，即使骨折获得了解剖复位和牢固固定，其发生创伤性关节炎、关节僵硬仍难以完全避免，因此应向患者和家属明确告知。

四、手术操作方法不当

手术操作至关重要，关系着手术成功与否。如果手术操作不规范，将直接影响其治疗效果。例如，选择切口或显露骨折时，经过已受损或肿胀的软组织，过多破坏骨折周围的生物学环境，将导致软组织损伤进一步加重，伤口裂开、感染或骨折延迟愈合发生率增加；在踝部切口时做皮下分离，将损伤皮肤及软组织血供，导致皮肤坏死、伤口感染、内固定外露等并发症。后 Pilon 骨折，如果不依据 CT 横断面的骨折形态分型选择手术入路，将难以显露骨折端，尤其是难以显露后踝的压缩塌陷骨折，难以采用后侧钢板牢固固定。骨折复位质量是影响患者术后临床疗效的关键因素，行骨折复位时如果软骨面达不到解剖复位，肢体长度不能恢复，轴向对位和旋转未矫正，操作无序，顾此失彼，将难以获得骨折，尤其是关节面骨折的解剖复位，将导致骨折畸形愈合，直接影响踝关节功能的恢复。行骨折内固定时，不按规范的顺序进行复位，重建关节面的重点不明确，将难以获得精确的解剖对位；骨缺损未行合适的植骨处理，未首先对主要骨折块进行复位固定，将导致复位固定后骨折端不稳定而移位，或压缩性骨折块复位后而无坚强支撑，造成再次被压缩等。选择内固定钢板时，采用过大、过厚的接骨板，将导致皮肤张力过大，影响伤口血运与愈合，甚至造成感染。固定后不被动活动踝关节，未行 X 线透视检查，将难以发现误置入关节腔内的螺钉。关闭切口时张力过大，或缝合方式不当，伤口内未置引流或引流部位过浅，将导致伤口不愈合或感染。

因此，手术操作应按"谨慎处理软组织；通过间接复位技术尽可能地保留软组织及骨折块的血供；尽量达到关节面解剖复位、恢复肢体长度、轴向对位和旋转；对骨缺损部位进行植骨"的原则进行。例如，选择切口或显露骨折时，应尽可能避免经过已受损或肿胀的软组织。在踝部切口时不应做皮下分离，要保持皮肤切口与深部软组织的切口一致，尽可能不损伤皮肤等软组织血供。后 Pilon 骨折应依据 CT 横断面的骨折形态分型选择手术入路，通常选用后内、后外侧或联合入路。骨折复位质量与临床预后直接相关，应尽可能获得解剖复位。行骨折复位时，为恢复腓骨的长度，应选择腓骨后外侧入路，并应使与胫前切口间的软组织桥有足够的宽度，保障皮肤血运。为显露复位和固定胫前与胫骨穹顶关节面，胫前切口通常应在胫前肌腱内侧约 1cm 处，并向内踝延伸成弧形，以利于胫骨穹顶关节面和干骺端的显露、复位、植骨与固定。胫前切口与腓骨后侧切口间距不应小于 8cm。胫骨穹顶关节面重建时，关节面重点是对内踝、前外侧和后唇三个主要骨块的复位，并按由外向内、由后向前的顺序进行。应先牵开骨折端，以距骨关节面为模板进行复位固定。胫骨前外侧骨折块多与腓骨通过胫腓前韧带相连，后唇骨折块通过胫腓后韧带和距骨深横韧带连于外踝，以此为标志复位可基本获得解剖复位。此外，胫骨穹顶关节面，由于对骨折塌陷程度估计不足，复位时常复位不够。因此,应"过度"复位,即过度向距骨关节面推挤骨折块,并尽可能在 C 臂下评估,且与对侧踝关节对照,以使骨折尽可能获得解剖复位。关节面嵌入干骺端的骨折块,应通过胫骨侧方开窗由上内向下外推顶,直至关节面平滑。压缩性骨折复位后的骨缺损,必须取自体髂骨植骨,以使复位后的骨折端有坚强的支撑,防止再移位。最终固定时,应以胫骨内侧支撑为重点进行固定,选择恰当的固定方式。选择内固定钢板时,应选择薄的小型接骨板,且不能置于切口下方。固定后应被动活动踝关节或行 C 臂检查,以防螺钉置入踝关节腔内。同时,应反复冲洗关节腔内,以免小骨块存留。要谨慎处理软组织,以健康软组织覆盖。关闭切口应在无张力下进行,可用 4-0 尼龙线行皮下垂直褥式缝合,如果内侧切口张力高,则采用一期闭合内侧切口,延迟闭合外侧切口,或行断层皮片移植。并应在深部放置引流管,U 形石膏固定踝关节于 90° 位。

第四十章 跟腱断裂诊治失误的分析及对策

跟腱起于小腿三头肌，止于跟骨结节后面的中点，长约 15cm（成人），是人体最长、最强壮的肌腱。跟腱能使人体正常走路，能够以脚尖站立及跑、跳、上下楼梯等。在行走过程中跟腱可以承受的负荷为体重的 2～3 倍，而在体育活动中其负荷甚至可达体重的 10 倍。跟腱断裂临床比较常见，多发于青壮年，发生率约 18/10 万人。其损伤原因，一类为锐器切割导致的开放性损伤，可发生于跟腱的任何水平；另一类为运动时踝关节突然变为背伸位，暴力经前足传达向过度拉紧的跟腱导致的闭合性损伤，此类损伤多发生于跟骨结节近侧 3～6cm 处。

跟腱断裂的分类如下。①横断型：由割裂伤导致的开放性损伤，断面整齐，完全断裂的跟腱近端回缩 3～5cm。此型依据伤情又分为完全断裂和部分断裂。②撕脱型：由跟腱受钝性直接暴力伤导致，分为开放性损伤和闭合性损伤 2 类。表现为跟腱的止点自跟骨结节处撕脱，或于止点近侧 1.5cm 处完全断裂，断面呈斜行。近侧腱端有少量纤维撕脱，近端回缩均＞5cm。③撕裂型：多为演员及体育爱好者的运动伤，跟腱止点近侧 3～4cm 处完全断裂，断端呈马尾状，粗细不等，长度参差不齐。此型损伤的基础是跟腱有退行性变。

参照 Kuwada 对跟腱断裂的分类法，根据术中跟腱损伤程度分为 4 型。①Ⅰ型：跟腱部分断裂，范围小于 50%；②Ⅱ型：跟腱断裂范围大于 50% 且在清除因损伤而变性坏死组织后，跟腱断端缺损在 3cm 之内；③Ⅲ型：跟腱断裂范围大于 50% 且在清除因损伤而变性坏死组织后，跟腱断端缺损在 3～6cm；④Ⅳ型：跟腱完全断裂且在修除因损伤而变性坏死组织后，跟腱断端缺损大于 6cm。跟腱部分断裂的，很少见，在运动员中多见于跳、跑项目的患者。

跟腱断裂按时间分为 3 类。①急性（新鲜）断裂：受伤 2 周内的跟腱断裂为新鲜或急性断裂。急性跟腱断裂男性发病率为女性的 2～8 倍。②亚急性断裂：3～4 周的跟腱断裂为亚急性跟腱断裂。③陈旧性断裂：跟腱断裂 4～6 周后或初次断裂后（包括非手术或手术治疗）的再次断裂，一般也认为是陈旧性跟腱断裂。

跟腱断裂时间不同，跟腱断裂的治疗也有差异。跟腱断裂诊治不当，将对足踝功能造成一定影响。

第一节 诊 断 失 误

一、病史询问不详细导致的误诊或漏诊

临床上跟腱断裂的漏诊、误诊并非鲜见。Ingliss、Jahss 等报道有 20%～30% 的跟腱断裂病例被漏诊、误诊，国内报道急性跟腱断裂的漏诊率高达 91.1%。在临床上，甚至曾有患者辗转 7 家医院，被误诊达 4 年之久的案例。急性开放性跟腱断裂诊断不难，但闭合性跟腱断裂，如果不详细询问病史，未了解其活动中跟腱是否在张力大时踝关节突然背伸，发病时跟腱部位是否有棍击样疼痛等；未了解患者既往是否有跟腱炎症、钙化、使用糖皮质激素局部封闭以及局部外伤等，使跟腱的强度降低的病史，则难以明确跟腱是否存在断裂的可能，或由于急性跟腱断裂被误诊、漏诊，延误治疗而发展为陈旧性损伤，从而影响其疗效及预后。跟腱急性部分断裂，如果不详细询问患者的职业，伤时跟腱部位是否有被敲击感或被踢感，则可能将急性跟腱部分断裂误诊或漏诊。跟踝部反复疼痛的慢性跟腱断裂患者，如果未详细询问跟腱部是否有急性拉伤病史、疼痛的减轻或加重有无规律等，则可能将慢性期的跟腱部分断裂误诊为跟腱周围炎。

【病例】患者男性,41岁,麻醉科医师。在羽毛球活动中右足起跳落地,突觉跟部棍击样剧痛、跛行,即请南方科技大学盐田医院骨科医师诊治。经初步检查后诊断为右跟部软组织损伤、踝关节扭伤,亦未行进一步的相关检查。1个月后仍跛行、疼痛,右足踝无力,来南方科技大学盐田医院就诊,骨科医师会诊后怀疑右跟腱闭合性断裂,遂行MRI检查确诊为右跟腱陈旧性完全断裂。后经手术修复后基本康复。

本例急性跟腱断裂误诊后发展为陈旧性跟腱断裂,并对患者造成一定影响,主要原因是首诊医师对跟腱损伤重视不够,认识不足,未考虑运动伤会导致跟腱断裂的可能性,检查不够仔细,更未行进一步的相关辅助检查确诊,如超声、MRI或X线检查等。

因此,在运动过程中,患者自觉跟腱部位突发犹如棍击样疼痛并有声响,随即行走困难、跖屈无力,尤其是伤后即刻跛行者,应详细询问病史与发病机制。如患者是否在起跳、跑步、跳远、翻跟斗等活动时,踝关节突然背伸使跟腱张力过大等,如果有类似病史与发病机制,则应首先考虑跟腱损伤的可能,并应进一步进行相关检查,明确诊断。跑、跳职业的运动员,跟腱部急性疼痛者,如果伤时跟腱部有被敲击或被踢感,则应考虑急性跟腱部分断裂;并应询问其既往史,如既往是否有跟腱慢性炎症、钙化,使用糖皮质激素局部封闭,以及局部外伤等使跟腱的强度降低的病史。跟腱部反复疼痛者,应详细询问患者是否有急性拉伤史,或在完成强度较大的运动时的疼痛史,其疼痛常于准备活动后而减轻,运动时及运动后疼痛却又加重等临床表现,则应考虑慢性期跟腱部分断裂的可能,并应行影像学的进一步检查确诊。

二、认识不足、检查不仔细导致的误诊或漏诊

跟腱断裂,尤其是闭合性或陈旧性跟腱断裂,如果对其临床表现及相关知识认识不足、重视不够,临床检查不仔细、全面,则容易导致误诊或漏诊。例如,对跟腱部位进行检查时不认真观察并触摸跟腱断裂缺损形成的凹陷,也不对照检查,不分析排除其腱鞘扩张可能将裂隙填充造成的假象,亦不进行某些相关的检查如Thompson试验、单足提踵试验,及O'Brien针刺试验、Copeland试验、Matles试验等,尤其是对踝关节跖屈力量减弱认识不足,将跟腱断裂后踝关节仍可做30°跖屈,误认为是跟腱功能存在,从而造成误诊或漏诊。此外,如果不重视对踝关节功能的检查,或对检查中出现的异常如患侧踝关节主动跖屈活动减少或完全消失,而被动的踝关节活动较正常侧增加等认识不足,亦将导致跟腱断裂的漏诊、误诊,漏诊率可达30%左右。对跟腱部位疼痛患者的检查时,对触及的跟腱部位硬结、跟腱变粗、压痛或小腿三头肌萎缩等重视不够,也未进行相关的辅助检查;特别是对跟腱部位损伤后曾有剧烈疼痛病史,在怀疑跟腱损伤的情况下而不进行超声或MRI检查,则很可能导致跟腱亚急性或慢性损伤的误诊或漏诊。

因此,怀疑急性跟腱断裂的患者,应仔细检查其跟腱,并应明确认识、认真分析检查中所发现的问题。如果看到并触及跟腱部位有其断裂后小腿三头肌收缩导致跟腱缺损形成的凹陷及由于跟腱缺乏张力,在足重心作用下的患足更显背伸,则诊断为跟腱断裂(图40-1)。

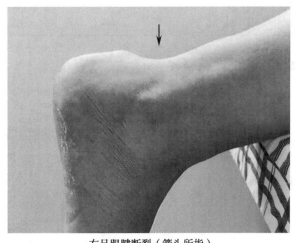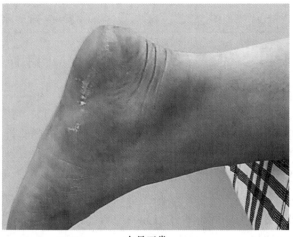

右足跟腱断裂(箭头所指)　　　　　　　　左足正常

图40-1　跟腱断裂形成的凹陷及由于跟腱缺乏张力,在足重心作用下的患足背伸角度增大

但应注意其腱鞘扩张可能将裂隙填充而凹陷不明显。患足跖屈力减弱,踝关节主动跖屈活动减少或完全消失,进行被动的踝关节背伸活动时,由于跟腱断裂失去其张力而较正常侧活动范围增大。单足提踵试验阳性,即患足不能以足趾单足站立等,则可诊断为跟腱断裂。在此应明确认识跟腱断裂后,踝关节仍可做30° 主动跖屈活动,主要原因是小腿三头肌虽是踝关节跖屈功能的主要肌肉,但不是唯一屈肌,胫后肌、腓骨肌、趾屈肌等屈肌也有协同作用。此外,Thompson 试验或腓肠肌挤压试验,即患者取俯卧位,患足下垂于检查床沿,捏挤腓肠肌,如足不出现跖屈运动,即为试验阳性,提示跟腱断裂。O'Brien 针刺试验,用 1 枚针经皮刺入跟腱近端小腿三头肌肌腹中线,活动足时观察针是否活动,若针不活动,即为试验阳性,提示跟腱连续性中断。Copeland 设计的诊断试验,是将血压计缚于患者腓肠肌处,加压至 100mmHg,跖屈足,若跟腱断裂,则汞柱活动轻微,若跟腱连续,则压力将升高至 140mmHg。Matles 试验,也是患者取俯卧位,双屈膝 90°,患侧与健侧相比,患侧踝部更处于背伸位,这是因为跟腱已断裂,腓肠肌、比目鱼肌联合肌腱与跟骨相连接的肌腱已缺乏张力,因为重心的关系,导致患侧足部较健侧更显背伸。上述 4 个试验中有 2 个或以上呈阳性,则可明确跟腱断裂的诊断。跑、跳项目的运动员跟腱部位疼痛,应仔细检查跟腱,若触及跟腱硬结或跟腱变粗、有压痛或小腿三头肌萎缩等,则应考虑跟腱陈旧性部分断裂,应进一步行超声、MRI 或 X 线检查,以明确诊断。陈旧性跟腱断裂的诊断,主要依据患者多为跛行,患足平足行走,不能提踵,触及跟腱有凹陷,小腿肌肉萎缩,但因瘢痕粘连的连续,Thompson 征常为阴性,但踝主动背伸角度却比对侧小,足跟较突出等,一般诊断不难。高频彩色多普勒超声检查(high-frequency color Doppler ultrasonography, HFCDU)不仅能提供高分辨率的软组织影像,还能清晰显示和区分皮下组织、跟腱、腱膜和周围结缔组织,并显示跟腱损伤的部位和严重程度,还能评估跟腱治疗后的恢复情况。因此,作为一种无创、经济、有效的检查方法,HFCDU 在临床被广泛推广。

必要的辅助检查可减少误诊。常规行超声检查,其范围和清晰度虽有限,但也可明确显示跟腱断裂,还可判断跟腱断裂的位置,有助治疗方案的确定,是目前诊断跟腱断裂比较准确且简单的检查方法。MRI 对软组织断裂很敏感,它能清晰显示断端情况。标准侧位踝关节 X 线片可显示跟腱阴影不连续或阴影模糊,跟骨上脂肪垫三角影边缘模糊,变形甚至消失,提示 Kager 征阳性(图 40-2)。投照应为标准侧位软组织影像,并和健侧对比。有时还会发现跟腱钙化或跟骨撕脱骨片。

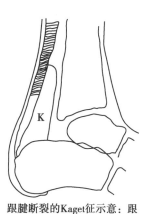
跟腱断裂的Kager征示意:跟腱腹面脂肪显影呈三角形

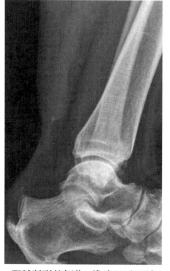
跟腱断裂的侧位X线片显示跟腱断裂时,此脂肪影紊乱、缩小、边界不清

图 40-2　跟腱断裂 Kager 征示意及侧位 X 线影像

第二节　治 疗 不 当

跟腱断裂的治疗方式方法一直存在争议。理想的治疗方式方法是能够较快地恢复到跟腱断裂以前的活动水平,而且不出现伤口愈合问题和跟腱二次断裂,肌肉力量及关节活动幅度都达到或接近损伤前水平。如果治疗不当,将难以获得满意疗效。

一、非手术与手术治疗方式选择不当

跟腱断裂的治疗方式包括手术治疗与非手术治疗 2 种,但一直存有争议。非手术治疗,患者无手术创伤的痛苦及发生术后并发症的风险,但有些病例采用非手术治疗跟腱无法获得足够的对合,愈合薄弱、跟腱松弛,提踵力量及步态恢复较差,不能早期功能锻炼,具有跟腱不愈合与再断裂率高的缺点,一旦跟腱不愈

合，或再次断裂，就将作为陈旧性断裂处理，其治疗效果远不及急性断裂，且手术并发症也将成倍增加。手术治疗，包括传统的开放术式、小切口微创与经皮闭合重建术式等。传统的开放术式，通过手术对跟腱进行修复或重建，恢复跟腱功能，过去是跟腱断裂治疗的"金标准"。能够完整评估跟腱损伤情况且缝合效果确切，保持其生理长度，但其术后切口愈合、跟腱二次断裂、跟腱粘连、关节僵硬及肌肉力量等并发症难以避免，特别是伤口深部感染对患者来说是灾难性的并发症。小切口微创与经皮重建术式，虽然减少了切口并发症，但对断裂跟腱缝合不够确切，有发生跟腱再断裂、腓肠神经损伤等并发症的可能，亦难以适应高水平运动患者。如果对跟腱断裂的治疗方式把握不当，不按患者的具体年龄、职业等个性化特点，尤其是跟腱断裂的类型等选择合理的治疗方式，将难以获得满意的治疗效果。例如，能够耐受手术，尤其是爱运动的青壮年跟腱断裂者，或跟腱二次断裂者，若采用非手术治疗，或微创或经皮重建缝合治疗，由于跟腱再断裂发生率高、恢复伤前活动时间长、小腿三头肌难以恢复到伤前的肌力；能接受跛行或老年体弱，或有手术禁忌证者，若采用手术治疗，由于术后相关并发症的发生，将难以达到预期的治疗目的。

　　因此，跟腱断裂应按患者的年龄、职业等个性化特点及跟腱断裂的类型等选择合理的治疗方式。非手术治疗，适用于老年体弱或有手术禁忌证的跟腱断裂，或能够接受跛行生活者，或 Kuwada Ⅰ型以及对术后运动要求不高者，以短腿石膏外固定或佩戴支具踝关节跖屈 20°～30° 进行治疗，逐步恢复跟腱功能。开放手术治疗，适用于能够耐受手术，尤其是爱运动的青壮年、高强度运动的专业运动员，或跟腱二次或陈旧性断裂者，以增强跟腱的愈合强度，尽可能恢复力量，防止再次断裂。微创与经皮重建术式，适用于对运动要求不高的一般人群，既能恢复跟腱一般的活动功能，又可减少伤口并发症，现已逐渐得到开展。目前，已经有随机对照试验以及循证医学研究证实微创手术较传统手术有再断裂概率低和伤口并发症少的优势。近年来，美国和加拿大一项研究分析显示，非手术治疗与手术治疗组的跟腱再次断裂率相似，且有利于减少其他并发症。采用功能康复方案的医学中心应考虑对急性跟腱断裂者采用非手术治疗。不采用早期功能锻炼方案的医学中心，可选择手术治疗以降低患者跟腱再断裂的风险。该研究还显示，若采取早期功能活动，无论是否行手术治疗，患者的跟腱再次断裂率相等。若未采取早期功能活动，患者可通过手术治疗使绝对风险降低 8.8%。但手术治疗还与除跟腱再次断裂外其他并发症的绝对风险增加 15.8% 相关。上述 2 种治疗方式在小腿围、肌力及功能转归方面无显著性差异。这进一步表明急性跟腱断裂行非手术治疗亦有效。

二、手术时机把握不当

　　跟腱断裂手术时机的把握，对其疗效至关重要。如果把握不当，将引起相应的并发症。例如，急性跟腱断裂未及时进行手术，则随着时间的延长，跟腱断裂部分会回缩变性，最终导致断裂跟腱不能直接缝合。慢性跟腱炎急性断裂超过 2 周的患者在 3 个月内进行手术，由于其断裂处未形成牢固的纤维瘢痕愈合，加之跟腱断端和新鲜的瘢痕肉芽组织太脆，将导致缝合困难和缝合后的牢固度下降。

　　因此，急性跟腱断裂，需尽早手术缝合治疗，在无手术禁忌证的情况下，越早越好。进行跟腱断裂最好的手术时间是在伤后 6 小时内，但这种情况少见。一般情况下伤后 3 周内的跟腱断裂患者进行直接缝合均是可行的，因为尽早手术对于患者的精神安慰和治疗都有一定好处。超过 3 周的跟腱断裂患者，由于跟腱断端的间距增大、粘连加重、瘢痕形成、组织变性等，多不能直接缝合，常需通过翻转肌腱来进行间接缝合，或采用其他如肌腱转移或移植等方式进行处理。同时，这部分患者术后伤口不愈合的概率和术后的功能恢复均不如前者。慢性跟腱炎急性断裂的患者，如果超过 2 周，则应选择 3 个月后进行手术，以使断裂处牢固的纤维瘢痕愈合与跟腱的断端便于缝合，并可提高其牢固度。

三、手术方法选择不当

　　跟腱断裂手术方法较多，包括 ASchillon 微创缝合技术、Ma-Griffith 经皮（腱 - 腱）缝合法（图 40-3）、Yurt-bone（腱 - 骨）缝合重建法（图 40-4）、Kessler（腱 - 腱）缝合法（图 40-5）、Krachow（腱 - 腱）缝合法（图 40-6）、Bunnell（腱 - 腱）缝合法（图 40-7）、Lindholm 法（腓肠肌筋膜翻转修复法）（图 40-8）、Abraham 倒 V-Y 跟腱成形修复缝合法（图 40-9）、Bosworth 缝合法（图 40-10）、腓骨短肌腱移位修复重建术、踻长屈肌腱结合近端腱束移位修复重建术、自体肌腱移植修补术（包括吻合血管的复合组织游离移植）及合成材料移植修复重建术

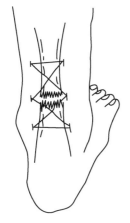

图 40-3　跟腱断裂 Ma-Griffith
经皮（腱 - 腱）缝合法示意

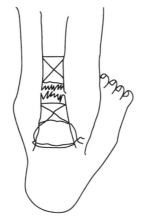

图 40-4　跟腱断裂 Yurt-bone
（腱 - 骨）缝合重建法示意

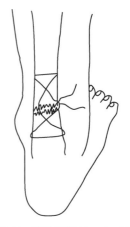

图 40-5　跟腱断裂 Kessler（腱 -
腱）缝合法示意

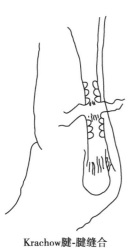

Krachow腱-腱缝合　　　缝合方法

图 40-6　跟腱断裂 Krachow（腱 - 腱）缝
合方法示意

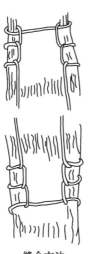

图 40-7　跟腱断裂 Bunnell
（腱 - 腱）缝合法示意

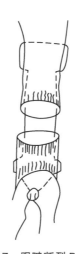

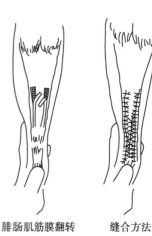

腓肠肌筋膜翻转　　　缝合方法

图 40-8　跟腱断裂 Lindholm 法
（腓肠肌筋膜翻转修复法）示意

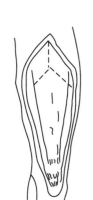

三头肌筋膜瓣设计

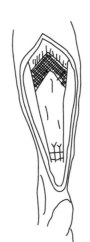

将切取的筋膜向跟腱
缺损远端推进并缝合

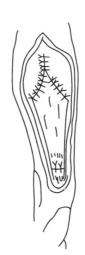

筋膜瓣推移后的
创面Y形缝合

图 40-9　跟腱断裂 Abraham 倒 V-Y 跟腱成形修复缝合法示意

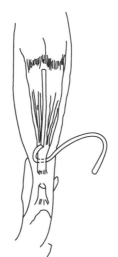

逆行切取三头肌筋膜瓣

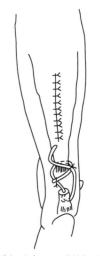

编织缝合于跟腱缺损处

图 40-10　跟腱断裂 Bosworth 缝合法示意

等。这些方法的原理、力学性能各不相同,各有利弊和适应证。手术方法的选择主要与跟腱断裂的性质、类型及患者的个体情况等相关。如果手术方法选择不当,将难以获得满意疗效。

(一)急性跟腱断裂手术方法选择不当

急性跟腱断裂有多种手术方法。如 Ma-Griffith 经皮(腱 - 腱)缝合法,或 Yurt-bone(腱 - 骨)重建缝合法,后者重建的强度明显高于前者,由于这两种方法对于跟腱难以做到良好修整对合,在强大张力下尤其是前者将有二次断裂的风险;此外,由于 Ma-Griffith 经皮(腱 - 腱)缝合法中缝线在皮肤软组织内的交叉走行易压迫跟腱外侧的腓肠神经而出现足背外侧麻木。撕脱型跟腱断裂采用改良的 Kessler 法,由于跟腱远断端是自跟腱止点撕脱或于止点近侧 1.5cm 处的完全断裂,其远端跟腱过短,缝合后将不够牢靠,易致跟腱二次断裂。急性断裂跟腱完全可以直接缝合的,采用 Lindholm 法(腓肠肌筋膜翻转修复法)或 Abraham 倒 V-Y 跟腱成形修复缝合法治疗,不但扩大了手术创伤,而且前者由于翻转的筋膜瓣将增加局部小腿的体积,使局部皮肤缝合张力增加,容易产生切口愈合问题。此外,翻转的筋膜瓣是一缺血或无血供的组织,这样的组织无疑增加了感染的风险,或将引起跟腱粘连,伤口不愈合等不良后果。

因此,对于运动要求高的和专业运动员来说,急性跟腱断裂尤其是开放性新鲜断裂清创后采用改良的 Kessler 法或 Ma-Griffith 法做远近两端的直接缝合较为合适,也最为实用。Ma-Griffith 经皮(腱 - 腱)缝合法中缝线的作用力为纵向,抗扩张能力较强,且无绞窄跟腱断端血管的弊端,可缩短制动时间,再断裂发生较少。对跟腱强度要求不高,有美容要求的患者,可采用微创或经皮缝合术治疗。有学者研究采用 Yurt-bone(腱 - 骨)缝合重建法(见图 40-4),将远近端缝合线于跟骨结节钻孔固定于跟骨结节,此方法缝合的强度高,术后无须外固定,可早期活动;还可用于陈旧性跟腱断裂、自发性跟腱断裂、跟腱钙化等患者的治疗;可以微创,也可以经皮闭合手术。徐向阳等用 Krachow(腱 - 腱)缝合法直接缝合,从生物力学的角度而言其明显强于 Kessler(腱 - 腱)缝合法,但此方法可能导致肌腱缺血而影响其愈合,因此应酌情选用。撕脱型跟腱断裂患者,由于其远端过短或缺如,可用 Bunnell(腱 - 腱)缝合法(见图 40-7)或 Yurt-bone(腱 - 骨)缝合重建法,将远端缝线固定于远端跟腱或跟骨,若用钢丝固定,可将钢丝于跟骨打孔,使钢丝穿出足底,用纽扣固定于皮外。若有撕脱骨折块,可用复位后以螺钉固定。近年来国内外学者采用 Achillon 微创技术 / 缝合导向器械以微创小切口进行急性跟腱断裂的手术治疗疗效较好,其手术切口小、住院时间短、功能恢复快、感染率低、术后美观;国内有学者在 Achillon 技术的启发下采用有限切开卵圆钳替代 Achillon 微创缝合器械,夹持住跟腱,经皮触摸卵圆钳孔辅助向跟腱远近端穿 3 根引线至切口,分别打结缝合;王晓宁等采用新型微创缝合技术,于跟腱断裂凹陷处做横切口,显露腓肠神经,硬膜外穿刺针引导经跟腱远、近端经皮 8 字形穿入缝线,避开腓肠神经,两端缝线均从切口穿出打结吻合跟腱等微创技术治疗急性闭合性跟腱断裂,其有切口小、微创、灵活性大、操作简单、容易开展,将伤口问题的概率降到最低、可实现良好的跟腱对合及跟腱愈合质量、不会损伤腓肠神经等优点,且性价比高。有学者为减少腓肠神经损伤,术前在手术部位行 B 超或 MRI 标记此段与腓肠神经伴行的小隐静脉,经皮穿针时可避开腓肠神经。但亦有学者认为微创缝合技术的强度不如开放缝合,术后的再断裂率相应增加。因此目前对微创缝合和开放缝合哪种技术更好尚未有定论。急性跟腱断裂能够对合者,尽可能行牵引对合直接缝合,难以对合或有 1～2cm 间隙者,可行 Lindholm 法(腓肠肌筋膜翻转修复法),或行 Abraham 倒 V-Y 跟腱成形修复缝合法。但为了避免术后的伤口问题,应尽可能慎用此类方法。

(二)亚急性、陈旧性跟腱断裂手术方法选择不当

亚急性、陈旧性跟腱断裂后,由于小腿肌肉弹性回缩及患者带伤行走,使跟腱断端之间的距离逐渐拉长;大量积血形成的瘢痕,导致局部粘连;加之跟腱断端缺乏正常血供,其两侧的腱组织和肌肉快速退变和吸收,残余组织质地变差等,使手术的难度增大。目前,手术术式主要包括腱近端组织翻转或推移重建手术,自体肌腱移位(包括吻合血管的复合组织游离移植)或异体肌腱替代或合成材料 - 人工韧带(目前还无人工肌腱)替代术 2 种。跟腱近端组织翻转或推移重建手术,是将断裂跟腱近端的组织进行翻转或推移,来弥补跟腱短断端之间的缺损,此类方法虽不损伤其他部位肌腱,但创伤大、手术难度大、手术时间长,并发症也相应增加,且可以弥补的距离较短,可供修复的组织薄且少,亦有开放手术切口的并发症,如 Lindholm 法或 Bosworth 缝合法及 Abraham 倒 V-Y 跟腱成形修复缝合法等。自体肌腱移位替代缺损,如 Bosworth 缝合

法修复跟腱、腓骨短肌移位重建术、趾长屈肌腱移位重建术以及近年来开展的跟长屈肌腱移位替代跟腱术、还有股薄肌腱、半腱肌腱或阔筋膜游离移植修复重建术等。此类跟腱替代的方法可以尽可能降低手术难度、缩短手术时间和减少手术并发症，可以根据缺损长度选择移植物，确保缺损区有足够的肌腱组织，选用这些肌腱组织兼容性好，愈合快。但被移位肌腱的功能将受限，运动时的肌力将有所下降，此类方法亦有损伤近端跟腱正常组织的风险，可能会导致修补的跟腱或近端跟腱再次断裂，且有导致切口并发症的风险。异体肌腱或合成材料 - 人工韧带替代缺损，虽不需要额外的手术创伤，临床疗效与自体肌腱相同，但此术式的异体肌腱也可能存在疾病传播、组织排异、增加费用、跟腱再断裂等缺点，而人工韧带也永远不会被自体细胞替代，有再断裂风险，且再次手术难度非常大，且有导致切口并发症的风险。如果对跟腱断裂的治疗方式方法选择不当，将难以获得满意的治疗效果。适合行手术的患者，如果不慎重选择合适的手术方法，如缺损较短者，采用新鲜断裂直接缝合的方法勉强缝合，由于瘢痕愈合的强度弱，易再次断裂；缺损较长者采用跟腱近端组织翻转或推移重建手术等，均将难以达到满意的手术效果。

因此，亚急性、慢性跟腱断裂缺损的患者，通常应依据患者的伤情与个体情况以及医师自身的临床经验与技术水平，慎重选择跟腱重建的方法。断裂跟腱缺损较短者，可采用腱近端组织翻转或推移重建方式，如 Lindholm 法或 Abraham 倒 V-Y 跟腱成形修复缝合法或 Bosworth 缝合法等。Bosworth 缝合法、Abraham 倒 V-Y 跟腱成形修复缝合法重建后相对较为牢固，因此较常用。跟腱缺损较长甚至 6cm 以上的患者，适合采用自体肌腱移位或异体肌腱替代或合成材料 - 人工韧带替代术式。自体肌腱移位（包括吻合血管的复合组织游离移植），如腓骨短肌移位重建术、趾长屈肌腱移位重建术以及近年来开展的跟长屈肌腱移位替代跟腱术，股薄肌腱、半腱肌腱或阔筋膜游离移植修补重建术等。文献显示，此类方法的临床疗效优于跟腱近端组织翻转或推移重建的方法。异体肌腱或合成材料 - 人工韧带替代缺损术，由于存在人工韧带再断裂后再次手术难度非常大等弊端，医患双方均应认真考虑、慎重选择。吻合血管的复合组织游离移植，由于创伤大、手术操作复杂、手术风险大，已很少采用。近年来，为了尽量减少陈旧性跟腱断裂术后并发症，有学者在 Jielile 和 Badalihan 等提出的 Yurt-bone（腱 - 骨）缝合重建法基础上，提出经皮通过跟骨钻孔建立腱 - 骨重建系统，并将近端跟腱 "三接力" 持续牵引为基础的缝合方法（也就是经皮或经相应小切口分别 3 次用缝合线将近端回缩跟腱牵引并与远端缝合后将缝合线固定于跟骨的钻孔内，以重建跟腱）。该方法不但可以保持重建的跟腱长度，而且明显增强跟腱拉伸强度并降低术后跟腱延长及再断裂的发生率，减少术后伤口并发症。此方法适用于运动性跟腱断裂者，无慢性跟腱疾病史者，闭合性 2 周内跟腱断裂者，跟腱断裂位于跟骨结节上 2～7cm 者。国内亦有学者采用牵引法加手术获得成功。手术分两期进行，一期松解粘连，清除断端间瘢痕，并用钢丝缝于近断端，术后以 2～3kg 重量牵引 1～2 周，两断端基本对合后行二期端端吻合。于跟骨结节以螺钉固定钢丝维持牵引力，愈合后去除螺钉。但无论采用哪种手术，仅术后伤口问题就是急性断裂的 2 倍多，尤其是再断裂。而术后其小腿肌肉力量、耐力、踝关节屈伸等功能的恢复也不如 2 周内的新鲜跟腱断裂。可采用自体肌腱移位替代重建跟腱的患者，则尽可能慎用异体肌腱或合成肌腱。

四、手术操作不当

跟腱断裂的手术操作，是手术成功的关键，将直接影响手术效果。闭合性急性跟腱断裂行经皮缝合时，如果在硬膜外阻滞或蛛网膜下腔阻滞下进行手术，由于患者足部感觉消失，无法确认足部外侧感觉是否有障碍，将可能损伤腓肠神经。行开放手术时若切口选择不当，将引起相应的并发症。例如，选择跟腱外侧切口，将可能导致腓肠神经损伤；正中切口，则可能导致跟腱与伤口粘连；切口皮下剥离过多，或使用电刀，可导致皮肤坏死、伤口感染。跟腱以不吸收线缝合时，缝合的松紧度，关系着跟腱功能的恢复是否满意。缝合过紧，跟腱短缩，将可能影响踝关节的背伸活动，不能完全下蹲，甚至跛行；缝合过松，则弹跳无力，不能提踵。缝线打结不规范、不够多，将可能使线结松脱、缝合失效或跟腱再断裂。腱鞘采用不可吸收线缝合，将导致跟腱粘连。行经皮或小切口 Yurt-bone（腱 - 骨）缝合重建法时，小隐静脉未行标记或切口过大，将可能损伤腓肠神经；缝合时如果将跟腱周围软组织，尤其是真皮与断裂跟腱缝合在一起，不仅影响术中跟腱持续牵引，将增加跟腱粘连的概率；将近端跟腱未分成三个阶段（"三接力"）持续牵引，将可能使断裂跟腱难以牵引对位；跟骨钻孔固定跟腱缝合线时，钻孔过大，将可能造成跟骨结节撕裂。陈旧性跟腱断裂，通过翻转肌腱进行间接缝合，或采用跟腱周围肌腱转移或移植进行修复时，如果操作不当，将影响手术效果。例如，行 Lindholm 法翻转腓肠肌两侧肌腱，或行 Bosworth 法翻转腓肠肌中间肌腱修复时，翻转的腓肠肌腱瓣宽度、长度不够，重叠不多，缝合后因不够牢固而可能断裂，或光面未向外，而容易与皮肤粘连；行腓肠肌 Abraham 倒 V-Y 跟腱成形修复缝合法时，若两侧臂的长度不够，则肌腱移位后的间隙难以缝合，或缝合后张力过大，容易引起跟腱再断裂；行姆长屈肌腱或趾长屈肌腱移位替代跟腱时，其远端肌腱未与趾长屈肌腱或姆长屈肌腱在适当张力下进行缝合，则术后被移植肌腱将跖屈无力；修复的跟腱表面不光滑者，未以腓肠肌腱膜进行包裹，则术后可能发生跟腱粘连等。

因此，跟腱断裂的修复手术必须规范操作。行闭合性急性跟腱断裂经皮缝合时，在条件允许的情况下，可采用 Kosanovic 等改进的在局部麻醉下缝合的方法，以随时检查足部外侧感觉，以防止损伤腓肠神经。行开放手术时，应选择在跟腱后内侧纵切口。切口于皮下应尽可能少地剥离，以便小心保护和处理皮肤及跟腱腱膜。跟腱缝合的松紧度应适当把握，缝合时应将踝关节置于跖屈 15°～25° 或最大背伸与最大跖屈的中间位缝合固定，缝合后应做捏小腿三头肌试验（Thompons 试验）如果两侧相同，或完成缝合后被动背伸踝关节，能达到背伸 90° 且有一定张力，则表明松紧合适。通常踝关节跖屈 15° 时断端对合，有部分腱性组织重叠即可。缝合打结必须规范，且至少 5 个结以上方不会松脱。腱鞘应以可吸收缝线缝合。采用经皮或小切口 Yurt-bone（腱 - 骨）缝合重建法的患者，术前在体表应以 B 超对小隐静脉进行标记，以便避开腓肠神经，同时切口不应过大；缝合时将近端跟腱必须分成三个阶段（"三接力"）持续牵引；缝合时切忌将周围软组织，尤其是真皮与断裂跟腱缝合在一起；跟骨钻孔固定跟腱缝合线时，用 2.5cm 克氏针即可。陈旧性跟腱断裂行 Lindholm 法翻转腓肠肌两侧肌腱时，将跟腱以不吸收线缝合后，再从腓肠肌两侧各游离长 7～8cm、宽 1cm 的肌腱瓣，肌腱瓣在断端吻合口近端 3cm 处保留其与跟腱的连续。将肌腱瓣翻转 180°，使其光面向外，两侧肌腱瓣与跟腱远断端缝合，并应尽可能多重叠。行 Bosworth 法翻转腓肠肌中间肌腱修复时，从腓肠肌中间，由近向远游离宽 2cm，长 7～9cm 的腓肠肌瓣，直达靠近断端 3cm 处止，将其横穿跟腱近、远端后缝合。行腓肠肌 Abraham 倒 V-Y 跟腱成形修复缝合法时，倒 V 字形切口两侧臂的长度至少应为缺损的 1.5 倍，以减少缝合后的张力。在行姆长屈肌腱或趾长屈肌腱移位替代跟腱时，其被移植肌腱的远端应与趾长屈肌腱或姆长屈肌腱在适当张力下进行缝合，则术后被移植肌腱的肌力下降并不对足部功能产生决定性影响。修复的跟腱表面不光滑者，必要时以腓肠肌的腱膜进行包裹。

第三节 功能锻炼不当

功能锻炼是跟腱断裂治疗的一个重要环节。功能锻炼，尤其是术后的功能锻炼，一直存有争议。传统认为跟腱断裂手术后，应在过膝长腿石膏坚强固定下，不允许负重，直至 6 周去除石膏，并应将膝关节屈 30°、踝关节跖屈 30°，使跟腱在无张力下愈合。在固定期间，患者可以在石膏束缚中有限活动踝关节，达到功能锻炼的目的。有的要求踝关节跖屈 30°，屈膝 30° 位长腿石膏固定，3 周后改用高跟短腿石膏固定，6 周拆除，穿高跟鞋锻炼踝关节屈伸及小腿肌力，保护 3 个月，半年内不做剧烈运动。这会使断裂的跟腱无长期被动牵张的应力，导致大量未成熟胶原纤维排列紊乱，影响（愈合）组织的抗拉强度，易发生跟腱再断裂，也延长了患者的康复时间。长时间固定还可导致瘢痕粘连、一过性腓肠神经功能缺失、下肢深静脉血栓形成，小腿三头肌长期无张应力而使肌纤维部分变性萎缩，其肌力将难以恢复等并发症。Lapidus 等研究显示，大多数跟腱断裂患者都会出现下肢深静脉血栓形成。此外，过膝石膏固定，也为患者带来相应的不适和痛苦，更不符合加速康复外科理念。

因此，跟腱断裂尤其是跟腱断裂修复手术后的功能康复治疗，应在近年来发展起来的新理论指导下进行，也就是肌腱和韧带的愈合需要在张力下进行，在张力下瘢痕愈合组织中的弹力纤维才能趋向一个共同的方向，这样重新生长的肌腱才是健康正常的肌腱，才有足够的强度。此外，由于跟腱约 70% 腱束来源于比目鱼肌，其余部分源自腓肠肌，因比目鱼肌起于胫骨近端后侧、腓骨颈及腓骨近 1/3 后侧，腓肠肌起于股骨内外髁后侧，大部分腱束不跨过膝关节，术后不过膝固定，跟腱亦不会有过大的张力。近年来大部分文献均不支持过膝固定，认为膝关节的活动并不会对跟腱的愈合产生实质性影响。早期、保护下的功能锻炼成为跟腱断裂治疗中的一个重要环节。近年来,跟腱的康复训练取得很大进展,无论是非手术治疗还是手术治疗,都强调进行早期支具保护下的功能锻炼,循证医学研究证实开始早期活动的康复训练不会增加再断裂的概率,也不会增加术后感染的概率。这也是加速康复外科理念所倡导的。术后6周和12周对跟腱延长度的影响不大,同时早期功能锻炼提高了患者术后满意率,降低了其他并发症的发生率。目前多数学者主张术后早期给予患者可控制关节活动幅度的轻微主被动锻炼,这样可以保护关节软骨,防止关节粘连及石膏固定后的肌肉萎缩。同时,跟腱的张力下愈合也得到了保证。相关研究表明,急性跟腱断裂术后采用早期功能锻炼,不会增加术后患者跟腱再次断裂的概率,早期功能锻炼是值得骨科医师采用的方法。现在常用的方法是术后3~5天用石膏托维护跟腱在放松的位置,等待伤口的稳定,以防早期活动性出血;术后6天开始给予踝关节可活动的支具,控制患侧踝关节的背伸,非负重下活动踝关节;术后第4周开始将踝关节支具固定在跖屈20°~30°位,鼓励患者下地行走;6周后将行走支具改为活动性,但保护踝关节不超过中立位,并逐渐进行肌肉力量的训练。此种方法在国外较多的足踝外科中心使用,但也有学者对此表示担心,认为会增加跟腱二次断裂的概率。因此,医师应依据跟腱吻合的具体情况具体进行选择,不可一概而论。运动伤者或吻合牢靠者可早期活动,否则应延缓活动时间。同时应适当预防下肢深静脉血栓形成。近年来多数学者已不再使用长腿石膏,仅在术后2周内使用短腿石膏,固定踝关节的角度以跟腱张力不大为宜,不必固定在最大跖屈位,2周后使用踝关节活动性支具。术后用短腿支具维持踝关节跖屈位2周,再改为功能位固定2周,然后再开始踝关节的跖屈和背伸等功能锻炼,同时穿足跟垫高支具,开始部分负重,约8周后开始正常负重。总之,应以加速康复外科理念为指导,以患者为中心,优化围手术期各个环节,以使患者获得满意的治疗效果。

第四十一章 距骨骨折脱位诊治失误的分析及对策

　　距骨位于踝穴内,其上面为胫骨远端关节面,下面为跟骨,前面为足舟骨,参与形成踝关节、距下关节和距舟关节,由于踝关节和距下关节等的活动,使足踝关节的活动已接近万向关节。距骨的解剖结构分头、颈、体3部分,距骨头呈半球形,与足舟骨后面相关节;距骨颈较细,其上、内、外有关节囊附着;距骨体为不规则立方形,前宽后窄,其上、内、外三个关节面组成距骨滑车,表面60%～70%为7个关节面(图41-1)。

　　距骨血供复杂,常见供血血管包括胫后动脉、足背动脉、腓动脉分支。距骨表面无肌肉附着,一旦骨折或脱位,血供破坏,易发生缺血性坏死(图41-2)。

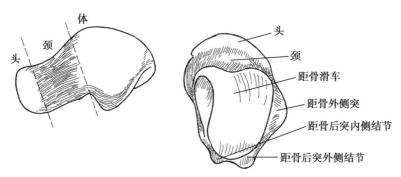

图41-1　距骨

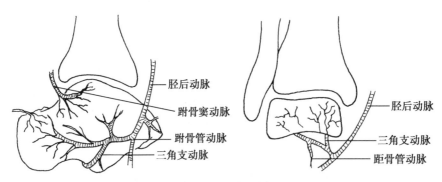

图41-2　距骨血供

　　距骨骨折多由高能量损伤导致,占全身骨折的1%,占足部骨折的3%～6%。其中,距骨颈骨折最为多见,占距骨骨折的50%,为踝关节过度暴力背伸,胫骨前缘压迫撞击距骨颈,背伸继续加剧,造成距骨颈骨折并距骨体脱位;距骨体骨折占距骨骨折的15%～23%,多由高处坠落伤,使距骨受到胫骨与跟骨的轴间压力导致;距骨头骨折较少见,由足过度暴力背伸时,胫骨远端前缘挤压距骨头导致。

　　距骨骨折目前仍无统一分类,Hawkins将距骨颈骨折分为以下4型。Ⅰ型:无移位距骨颈骨折;Ⅱ型:距骨颈移位骨折合并距下关节半脱位或全脱位;Ⅲ型:距骨颈移位骨折、距骨体全脱位、距下关节脱位;Ⅳ型:距骨颈移位骨折,合并胫距、距下、距舟关节脱位(由Canale和Kelly补充提出)。

　　Steppen将距骨体骨折分为以下5型。Ⅰ型:距骨体滑车软骨骨折;Ⅱ型:距骨体冠状面、矢状面、水平面骨折；Ⅲ型：距骨后突骨折；Ⅳ型：外侧突骨折；Ⅴ型：压缩性粉碎性骨折。

距骨骨折虽不多见，但由于距骨传导全部体重至足部，血供主要来源于距骨颈且脆弱，发生骨折移位后，对足部功能影响较大，尤其是距骨颈骨折如果不及时明确诊断，进行合适而规范的治疗，则容易发生距骨骨折畸形愈合或骨不连、缺血性坏死、创伤性关节炎等并发症，导致足的功能严重障碍。

第一节　诊断失误

一、查体不仔细导致的误诊或漏诊

足部外伤，尤其是踝关节过度背伸外伤患者，如果不详细询问病史和发病机制，不仔细检查足部，将可能导致距骨骨折的误诊或漏诊。例如，单纯距骨头骨折比较少见，临床表现可以很轻，如果不重视此类型骨折，将伤后内踝前方的轻度肿胀及淤血误认为是足部扭伤，对距舟关节及跟骰关节检查不认真、仔细，对其局部的明显压痛未予重视，未拍摄足部正、侧位 X 线片，则常导致误诊或漏诊；由于距骨体骨折症状和体征类似于距骨颈骨折，如果对此不仔细辨别，尤其是对其 X 线片显示的骨折征象分辨不清，则可能将距骨体骨折误诊为距骨颈骨折，按距骨颈骨折进行治疗，将可能导致距骨坏死、创伤性关节炎等并发症。此外，临床上较为常见的是距骨后突内侧结节骨折，由于其早期症状和体征不典型，与踝关节扭伤难以区分，若不详细询问病史、受伤机制和仔细检查，则极易漏诊或误诊。

因此，在足踝部损伤中，应详细询问病史和发病机制，仔细检查。足踝部过度背伸暴力损伤，应重视距骨骨折，仔细检查距舟关节与跟骰关节。若该部位有压痛及骨擦感，则应首先考虑距骨头骨折。应拍摄标准而清晰的足部正、侧、斜位 X 线片，辨别距骨周围关节关系。高度怀疑距骨骨折而诊断困难者，可行 CT 检查确诊。距骨体骨折与距骨颈骨折，虽然发病机制和临床表现相似，但只要重视 X 线检查，仔细阅片，通常诊断不难。在侧位 X 线片上，距骨体骨折可显示距骨骨折线涉及距下关节，而距骨颈骨折的骨折线则不涉及距下关节，此征象为区分两者的重要标志(图 41-3)。

距骨后突内侧结节骨折，临床检查可见内踝下后部位明显的肿胀和压痛，由于常受合并距下关节脱位的干扰，单纯依据 X 线片有时难以诊断，但在脱位复位后复查 X 线片时，排除了脱位的干扰，可在 X 线正位片显示内侧结节骨折块，以此可明确诊断。若仍难以确诊，可行 CT 检查。

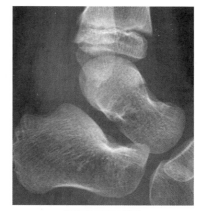
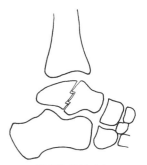
距骨体骨折X线片　　　　距骨体骨折示意

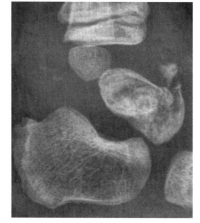
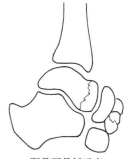
距骨颈骨折X线片　　　　距骨颈骨折示意

图 41-3　X 线检查所见距骨体骨折与距骨颈骨折及示意

二、X 线及 CT 检查不当导致的误诊或漏诊

单纯距骨骨折通常拍摄踝关节正、侧位 X 线片即可确诊。但骨折合并脱位，或距骨后突内侧结节骨折

等,正侧位 X 线片则难以清晰显示其脱位与骨折征象的严重程度。如果不重视距骨特殊体位的 X 线检查,高度疑似骨折而难以诊断者也不进行 CT,将导致距骨颈骨折、距骨体骨折的分型不准确和距骨脱位的误诊或漏诊。尤其是距骨头及距骨周围骨折不行 CT 检查容易造成误诊或漏诊。

因此,距骨骨折,除应拍摄踝关节的正侧位 X 线片外,还应拍摄 Canale 位 X 线片,即摄片时患足内旋 15°,X 线向头侧倾斜 75°(图 41-4),此体位 X 线片可清晰显示距骨颈的位置和距骨体骨折的严重程度,并可对骨折进行分型。若仍难以辨别骨折部位和骨折移位程度,可行 CT 检查确诊。为明确诊断和准确分型,有条件者应常规行 CT 和 CT 三维重建,以免误诊或漏诊,尤其是距骨头及距骨周围骨折。

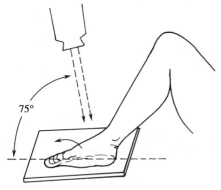

图 41-4　Canale 位摄片足内旋 15°,X 线向头侧倾斜 75° 体位

第二节　治　疗　不　当

一、非手术治疗不当

（一）适应证把握不当

距骨骨折虽然少见,但如果对其治疗重视不够,适应证把握不当,将导致并发症。例如,距骨头骨折面积大或骨折移位明显者,采用手法复位石膏外固定治疗,由于骨折端不易获得解剖复位,即使复位,亦难以用外固定维持其力学稳定性,导致后期发生创伤性关节炎;距骨颈的 Hawkins Ⅲ型、Ⅳ型骨折,或距骨体 SteppenⅠ型骨折,骨折块已进入关节腔游离者,采用手法复位外固定治疗,由于此类型骨折手法复位很难成功,如果强行复位,或反复牵拉推挤,将严重破坏距骨周围软组织、血运和软骨关节面,导致创伤性关节炎、距骨坏死、骨折部位皮肤坏死感染等并发症;开放性移位骨折采用非手术治疗,不但骨折难以解剖复位,而且,将造成观察处理伤口的困难或感染等。

因此,应按距骨骨折的部位(头、颈、体)及骨折类型严格把握好适应证。目前多数学者认为,距骨头骨折,若骨折块涉及小于 1/2 的距骨头关节面,或关节面骨折无移位,而且未合并距骨脱位者,可采用手法复位石膏外固定治疗。距骨颈骨折、Hawkins Ⅰ型或能真正获得解剖复位的 Steppen Ⅱ型骨折,也可采用非手术方法治疗。距骨体 Steppen Ⅰ型、Ⅲ型(距骨后突骨折)骨折,如未合并距骨脱位,亦可采用手法复位石膏外固定治疗,多数可获得比较满意的疗效;Steppen Ⅲ型骨折非手术治疗后,若关节有疼痛,可行骨块切除手术,同样可获得满意的疗效。开放性距骨骨折,无论何种类型,均不应首选非手术治疗。

（二）复位方法不当

距骨周围肌肉少,只要手法复位能使骨折端获得解剖复位,复位后多数比较稳定,可获得满意的治疗效果。但如果复位方法不当,将难以成功。例如,在未麻醉或麻醉不良的情况下复位,由于骨折部位疼痛,患者难以配合,不但使骨折复位困难,而且在勉强复位、反复牵拉、挤压下,将加重局部软组织损伤,导致骨折块坏死、骨折延迟愈合或骨不连。复位时不依据骨折类型规范进行,尤其是距骨颈 Hawkins Ⅰ、Ⅱ型骨折或距骨体 Steppen Ⅲ型骨折盲目反复暴力复位,将严重破坏距骨周围血运,导致距骨坏死、皮肤严重挫伤甚至坏死等。在复位时,只用牵拉挤压手法而不用撬拨手法,将会使在撬拨下很容易成功复位者难以复位;距骨颈 Hawkins Ⅱ型骨折复位时,如果未将前足跖屈,距骨头与距骨体未能成一直线,亦未对跟骨进行内翻或外翻推移,将会使骨折端侧方嵌夹而难以满意复位;距骨体 Steppen Ⅲ型骨折复位时,不采用撬拨手法和跟骨牵引,则很难将距骨体推进踝穴中,使复位失败,甚至使神经血管束损伤加重。

因此,复位必须在良好的麻醉下进行。复位前,应依据骨折的部位和类型制订合适的复位方案,不允许盲目反复暴力复位。距骨颈的 Hawkins Ⅰ型、Ⅱ型骨折复位时，患者应取侧卧位，患侧在上，屈曲膝关节使跟腱张力减小，术者一手握住患者前足，另一手握住患者足跟部，逐渐牵引足跟部并使踝关节背伸至最大限度，然后逐渐跖屈踝关节至最大限度，使距骨头与距骨体成一直线，当听到"咔嗒"声、看到畸形矫正后提示复位成功。然后将跟骨进行内翻或外翻，并反复屈伸、内翻外翻踝关节，以使距骨体于踝关节腔内适应性复位，恢复距下关节。拒绝手术的距骨体 Steppen Ⅲ型骨折患者进行复位时，应在跟骨横穿 1 枚斯氏针进行牵引，在较大力量牵引下，增大距下关节间隙，以便复位成功（图 41-5）。距下关节脱位复位时，首先应尽量背伸踝关节，再将跟骨外翻，由后向前将距骨推入踝穴，最后内翻跟骨。骨折复位成功后，以石膏固定 12～16 周。

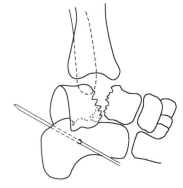

图 41-5　距骨体骨折脱位复位时应自跟骨穿入斯氏针牵引复位

二、手术治疗不当

（一）适应证把握不当

如果无移位的距骨头、距骨颈或距骨体骨折，或骨折移位不明显，通过一次手法复位很可能获得解剖复位者，采用切开复位内固定，由于术中破坏骨折周围血运，则可能导致骨折迟愈合、骨不连或距骨坏死，并有感染的风险；手法复位失败，复位后再次移位，或严重粉碎性骨折，难以获得解剖复位和维持骨折端的力学稳定性者，如果不进行切开复位内固定术或行关节融合术，则由于骨折畸形愈合，将导致创伤性关节炎，严重影响踝关节功能等。

因此，一次闭合复位后仍未获得解剖复位者；开放性骨折；距骨头骨折手法复位难以成功，骨折块大于关节软骨面 50% 者；距骨颈的 Hawkins Ⅲ型、Ⅳ型严重骨折脱位者；距骨体有明显移位的 Steppen Ⅰ型、Ⅱ型骨折，或 Steppen Ⅳ型外侧突的大块骨折（直径大于 10mm），或移位大于 2mm 或 Steppen Ⅴ型的垂直压缩粉碎性骨折者等，均应采用手术治疗。

（二）手术时机把握不当

由于距骨周围肌肉组织较少，供应距骨体的血管主要集中于距骨颈周围，距骨颈骨折将破坏供应距骨体的大部分血管。距骨骨折块、脱位后的踝关节及跗骨，也可压迫周围软组织及血管，使血流不畅，加重距骨体部分血供受阻，发生血栓，导致约 50% 距骨可能发生缺血性坏死或距骨周围关节的创伤性关节炎。如果对此情况了解不清，长时间未能使骨折脱位复位，解除压迫，将导致皮肤坏死或感染等。由于伤后时间过长，骨折块变形等，行手法复位或手术切开复位时，将难以获得精确的解剖复位，造成关节面不平滑，发生距骨周围关节的创伤性关节炎或关节退行性变等。不可复位的移位距骨颈骨折伴胫距、距下关节脱位，距舟关节半脱位的患者，若不急诊手术复位，其距骨坏死的发生率几乎 100%。伴有明显脱位或移位的距骨体闭合性骨折，或开放性骨折的患者，若不急诊手术，将导致被压迫的软组织损伤进一步加重或伤口感染。此外，距骨骨折多由高能量损伤导致，有的患者为多发伤，病情危重，如果即刻对距骨骨折进行切开复位内固定，将可能危及患者生命。

因此，距骨骨折应尽早手术，此时骨折块复位容易，带血运的骨折块可以准确对位，从而为距骨体提供血供，并且无须过多剥离软组织，有助于保留距骨体支持带的止点，同时也可避免移位的骨折块造成软组织肿胀、皮肤闭合困难及皮肤坏死等。Valler 等对距骨颈骨折的治疗分 2 个步骤：首先在局部麻醉下对骨折进行闭合或经皮复位，如复位不成功则即刻行切开复位，目的是尽快解除骨折块对皮肤和血管束的压迫，保护局部血液循环；其次，在平均 3.5 天（4～48 天）行确定性内固定，最终有效控制软组织并发症，及时准确的复位固定是治疗移位的距骨颈骨折的一致原则。距骨体骨折 Tezval 等认为，伴有明显脱位或移位的闭合性骨折，应先行手法复位外固定，以免骨折块压迫导致皮肤坏死或水疱形成，而后尽早手术；在闭合复位失败或开放性骨折时应急诊手术。距骨骨折多由高能量损伤导致，对病情危重的距骨骨折患者，应以损伤控制骨科的理念，先闭急诊行闭合复位，恢复距骨的大体对位，纠正脱位或移位的骨折块对皮肤软组织的压迫，或以外固定支架维持复位固定，待全身和软组织条件允许后再行确定性手术；若闭合复位失败，可有限切开大体复位、克氏针临时固定,当条件允许时再行确定性手术。

(三)手术入路选择不当

距骨骨折类型较多,尤其是距骨颈和距骨体骨折复杂,手术入路亦多。如果对每一手术入路的优缺点了解不清,选择不当,将影响手术效果。距骨颈骨折主要有 4 种入路,即前内侧入路、前外侧入路、后外侧入路和内外侧联合入路等。前内侧入路,可清晰显露距骨颈内侧,当伴有距骨体骨折或需进一步显露时可行内踝截骨术。理论上,内踝截骨保护了三角支动脉分支的血运,并且有助于复杂距骨颈骨折的显露和固定。但若操作不规范,将会伤及距骨体的血供,增加缺血性骨坏死的概率,对距骨颈外侧的复位和固定效果难以准确把握。前外侧入路,能够显露距骨外侧面骨皮质增厚的部位,以便安置螺钉,并且可以清晰地观察到距下关节及距骨头和距骨颈的外侧面,但对内侧的复位固定质量却难以观察。后外侧入路,可以将拉力螺钉由后外侧向前内侧方向置入,以垂直穿过骨折线,从而降低对位不良的发生率,但对移位骨折却无法在直视下进行骨折复位,可能影响手术效果。内外侧联合入路,显露良好,亦便于骨折复位内固定,但手术创伤较大,两切口皮桥过窄,将可能导致切口不愈合甚至皮肤坏死。距骨体骨折主要包括前内侧入路和前外侧入路 2 种,如果不依据骨折类型、粉碎程度与部位正确选择,将难以获得满意的复位固定效果。如内侧粉碎性骨折若采用前外侧入路,将难以使骨折解剖复位和固定,反之亦然。

因此,选择手术入路时应依据患者的个体情况综合考虑。如骨折类型,距骨颈、距骨体手术野的需求,复位和固定的方式和对软组织及血运的保护,以及并存骨折复位固定的需求等。距骨颈骨折,简单或粉碎程度不重者,采用前内侧入路即可,起自内踝前缘,于胫骨前、后肌腱中间,沿距骨轴的弧形切口;伴有距骨体骨折时,切口近端可向后延伸,以备行内踝截骨显露距骨体。严重粉碎的骨折,依据内外侧粉碎的严重程度采用前内侧、外侧联合入路,要注意两切口间皮桥宽度不少于 7cm。前外侧入路起自胫骨 Chaput 结节,止于第 4 跖骨基底,可较好显露距骨外侧、胫距关节和距下关节。后外侧入路位于跟腱后外侧缘,向下止于跟腱与跟骨的附着处,经踇长屈肌和腓骨肌之间,向内牵开踇长屈肌腱,同时应注意保护胫后血管、神经,从后向前置入螺钉。距骨体骨折,Sneppen Ⅱ型者相对较简单,可依据骨折移位和粉碎一侧单独选择前内侧或前外侧切口,一侧复位固定满意后可由切口对侧经皮另行置入螺钉以坚强固定,必要时亦可联合应用内外侧切口。Sneppen Ⅴ型骨折和距骨体伴有距骨颈骨折可联合应用内外侧切口,或辅以内、外踝截骨,更利于在直视下判断是否存在内、外翻和旋转畸形。术中注意微创操作,以保护软组织和血运。有学者采用外踝截骨联合跗骨外侧动脉蒂骰骨瓣治疗距骨颈骨折,手术显露比较充分,有利于解剖复位和固定,跗骨外侧动脉蒂骰骨瓣能有效增加距骨体血供。王满宜推荐后内侧入路,该入路的优点是可在直视下于胫距关节内上角水平行内踝截骨,显露距骨颈及距骨体内侧,若合并有内踝骨折,可在同一切口内完成内固定手术;术中可将内踝骨折块或内踝的截骨翻向远端,获得保护距骨血运,良好显露距骨体,使骨折复位的效果;同时可由后向前顺利完成骨折内固定,达到牢固固定的目的,可有效防止距骨坏死、创伤性关节炎等并发症。

(四)术式和固定方式选择不当

距骨骨折的手术方式仍以切开复位螺钉(包括 Herbert 钉)为主的内固定,以及近年来开展的小支撑钢板侧固定,亦有关节融合术等。如果对这些术式的原理、适应证了解不够,选择不当,将影响治疗效果。能够采用切开复位内固定治疗的粉碎性骨折,如果采用关节融合术治疗,将使该关节永久性失去功能恢复的可能。距骨头严重粉碎性骨折,的确无法复位固定者,采用切开复位内固定治疗,由于粉碎性骨折块难以复位和固定,有的碎骨块处于不稳定和游离状态,游离碎骨块在关节内形成关节游离体,将导致创伤性关节炎。陈旧性距骨骨折行切开复位内固定治疗,困难较大、并发症较多,将难以获得满意的治疗效果。软组织条件良好的距骨颈或距骨体移位骨折,如果采用闭合或经皮撬拨复位,Herscovici 等认为在 X 线透视下,可能无法准确判断骨折是否达到真实的解剖对位,这虽然可以避免切开复位造成的过多暴露和血管损伤,但却难以使骨折达到完全解剖复位。内固定的方法选用不当,将难以获得满意固定效果。例如,距骨头骨折采用一般螺钉或克氏针固定则难以使钉尾埋入软骨面下,克氏针亦难以固定骨折端;距骨颈 Hawkins Ⅰ型、Ⅱ型骨折,以全螺纹钉固定,难以获得加压固定的效果;严重粉碎性距骨颈骨折采用螺钉固定,亦难以获得牢固固定的效果,使骨折畸形愈合;并存距骨体骨折或距下关节面粉碎性骨折,无法复位固定者,却勉强复位内固定,则骨折端难以获得解剖复位,可使粉碎性距骨断端短缩,导致足内翻或背侧畸形,将发生创伤性关节炎;距骨颈、距骨体粉碎性骨折的固定,采用加压螺钉固定,则可能导致距骨短缩变形。螺钉的固定方法,如果为图手术方便,均由前向后置钉,由于螺钉难以垂直于骨折线置入,将可能使骨折移位、固定不牢靠;有条件采用小钢板侧固定者,如果采用螺钉或克氏针固定,则难以牢固固定骨折端;Herscovici 等认为克氏针无断端加压性能,其临时固定骨折对位的作用较差,容易造成对位不良,有增加骨不连和缺血性坏死等并发症的风险。

因此,手术方式应依据骨折类型、伤后时间、骨质情况、局部皮肤条件等适当选择。能够采用切开复位内固定治疗的粉碎性骨折,应尽可能采用内固定治疗,慎用关节融合术。距骨头严重粉碎性骨折或距舟关节脱位,的确无法复位固定或固定后距骨坏死者;陈旧性骨折畸形愈合、并发创伤性关节炎者,可行距舟关节融合术。距骨颈或距骨体移位骨折,虽然软组织条件良好,仍应行切开复位内固定,以使骨折尤其是关节面获得解剖复位与牢固固定,在直视下对足部负重关节面骨折的台阶,尽可能复位至台阶<1mm、间隙<2mm。内固定方法的选择,应依据患者个体情况、医院的条件与医师的技术水平等适当选择。例如,距骨头骨折移位大于 2mm 且面积大于距骨头关节面 50% 者,可用较细钛螺钉埋头固定,合并距舟关节脱位者,可用 2 枚细克氏针临时固定距舟关节。距骨颈 Hawkins Ⅰ型、Ⅱ型骨折有学者采用后侧经皮微创空心螺钉固定获得满意疗效,但应准确评价复位质量。严重粉碎性距骨颈骨折应尽可能切开复位选用钢板侧固定,以达到解剖复位和牢固固定的效果;合并距骨体骨折或距下关节面粉碎性骨折,的确无法复位固定者,可以早期切开复位固定的同时行距下关节融合术,但应尽量保留胫距关节,以保留一定程度的踝关节活动。距骨颈、距骨体粉碎性骨折的固定,应在粉碎侧选用全螺纹钉固定,以维持距骨的正常长度。可吸收螺钉固定距骨颈骨折近年来被不少的医师选择,其强度完全可维持骨折的复位至骨折的最终愈合,但与钢钉相比其强度则较弱。亦有学者采用 2.0～2.7mm 小支撑钢板置于粉碎一侧或双侧,不但可以维持距骨长度,还可防止远端骨折块旋转。目前有学者报道使用小钢板或增加螺钉数量可能降低畸形愈合的发生率。螺钉的固定方法,Charlson 等比较由前向后置入螺钉和由后向前置入螺钉,发现后者在恢复和维持解剖对位方面优势明显,但在生物力学方面两者差异无统计学意义。有条件采用小钢板侧固定者,则尽可能采用小钢板侧固定,单纯克氏针固定则尽可能慎用。

（五）手术操作不当

手术操作是否规范,将直接影响手术效果。例如,操作时如果不重视保护距骨周围软组织和距骨血运,剥离显露范围过大,将导致距骨缺血性坏死;需行内踝截骨时如果不预先钻孔以备螺钉固定使用,将影响内踝的精确对位,截骨时不采用锋利骨凿,截骨部位不规范,将会对软骨骨面造成较大损伤;向远端翻转内踝时不注意保护胫后神经血管束,分离三角韧带的前后缘时未保持三角韧带的完整性,将可能损伤距骨体内侧血供的三角支动脉;随意使用外踝截骨,将可能造成下胫腓前、后韧带损伤;骨折复位时不细心,粗暴操作,撬拨推挤骨折块,将加重关节软骨面损伤;骨折未获得实质上的解剖复位,将影响骨折端新生血管的增生和爬行,导致骨折块坏死或创伤性关节炎;距骨颈内外侧均严重骨折者,盲目进行复位固定,难以获得精确复位和恢复距骨长度;如果骨折的关节面有塌陷、骨质缺损时不进行植骨处理,则难以恢复关节面的平整,将导致创伤性关节炎的发生;进行螺钉固定时,骨折及脱位复位不良,或未进行简单有效的临时固定,由于最终固定螺钉时的旋转,将造成骨折块移位;选用内固定的螺钉直径过大,尤其是距骨头骨折,将会使骨折块被挤压碎裂(图 41-6);固定距骨头、距骨颈或距骨体骨折时,仅用 1 枚螺钉,由于固定强度不够,抗旋转能力较弱,在活动中,将导致骨折块旋转移位,发生创伤性关节炎,或由于螺钉松动,骨折块被挤压而分离,造成骨折延期愈合、骨不连,甚至距骨坏死等;骨质疏松严重或粉碎性骨折的患者,选择加压螺钉固定,将可能造成距骨短缩,引起足内翻畸形;距骨颈、距骨体骨折固定时,如果由前向后固定,则入钉部位和方向难以使螺钉通过骨折面中心与骨折面垂直,将导致

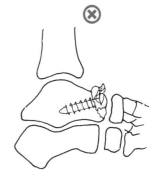

图 41-6　距骨头骨折由于固定螺钉直径过大将骨折块挤压碎裂

骨折端跖面开裂(图41-7)。

螺钉由后向前固定,虽然2枚螺钉固定更牢固,但Swanson等的研究结果表明后侧入路有损伤腓动脉及其分支的风险,特别是容易损伤跗骨管动脉从而破坏距骨血运导致距骨坏死;固定后不被动活动踝关节,将难以发现螺钉置入关节腔的失误。开放性骨折,如果清创不彻底,或将污染的骨折块复位固定,由于距骨周围肌肉少,血运差,将可能发生严重感染。此外,在缝合开放性骨折伤口时,如果在软组织肿胀严重、皮肤高张力下缝合,则可能导致皮肤缺血性坏死、伤口裂开、感染、骨质或内固定器材裸露等并发症。

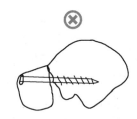

图41-7 距骨颈或距骨体骨折由于穿针由前向后固定使骨折端跖面开裂

因此,应尽可能重视和规范手术操作,减少对距骨周围软组织损伤,做到精确复位、坚强固定,以便早期活动。操作时应重视保护距骨周围软组织和距骨血运及软骨关节面;在显露过程中需行内踝截骨时应预先钻孔以备螺钉固定使用,截骨时应使用锋利骨凿,在胫距关节内上角处斜行截骨。向远端翻转内踝时要注意保护胫后神经血管束,分离三角韧带的前后缘时应保持三角韧带的完整性。应慎用外踝截骨。骨折复位时,由于距骨表面大部分为关节软骨面十分光滑,应尽可能以钢针小心撬拨,不可暴力推挤,也不可用钢针随意戳扎而损伤关节软骨面。骨折应达到实质上的解剖对位。距骨颈内外侧均严重骨折者,应先复位骨折程度较轻的一侧作为模板,再复位另一侧,以获得精确复位和恢复距骨长度。骨折的关节面塌陷、骨质缺损时应行自体骨松质置入软骨下骨的深层,直至恢复关节面的平整。距骨体骨折以螺钉固定为主,可采用细克氏针串接临时固定,再仔细检查复位情况,确认获得实质上的解剖复位后,再以螺钉坚强固定(图41-8)。距骨头骨折固定时,可用2枚钛合金细钉埋头固定,注意钉尾必须埋藏于关节软骨下(图41-9)。固定距骨头、距骨颈或距骨体骨折时,通常选用2枚4mm直径的半螺纹钉固定,并尽可能选用可吸收螺钉固定,避免去除螺钉时对距骨血运造成二次损伤(图41-10)。

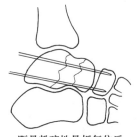

距骨粉碎性骨折复位后用克氏针临时固定

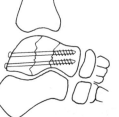

螺钉固定后去除克氏针

图41-8 距骨体复位固定方法示意

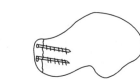

图41-9 距骨头骨折用钛合金细钉埋头固定示意

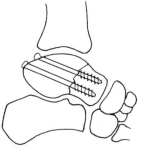

图41-10 距骨颈骨折用螺钉固定示意

骨质疏松严重的距骨颈骨折粉碎性骨折患者,应选用全螺纹钉固定,必要时应植骨支撑,恢复距骨长度后,行微型钢板侧方固定,起桥接钢板的作用,这是目前比较合适的方法。距骨颈、距骨体骨折固定时,通常多选用螺钉固定,并对骨折程度严重侧行钢板固定,可获得坚强固定的效果。螺钉由后向前固定时,必须注意保护其周围的血管、神经,特别注意2枚螺钉不能进入跗骨管而损伤跗骨管动脉。前端螺钉的长度达关节软骨面下即可,严禁穿透关节软骨。用1枚螺钉固定时,螺钉尽可能穿过骨折面中心(图41-11),但通常应以2枚螺钉固定。固定后对踝关节应被动活动,防止螺钉置入关节腔。开放性骨折,必须首先彻底清创,尤其是对外露的骨折块更应彻底清创。复位后置入内固定物时,尽可能避开伤口。软组织肿胀明显、皮肤张力过大者,可用凡士林纱布覆盖创面,肿胀消退后可延期或减张缝合,严禁张力下缝合。必要时有条件者可行VSD处理。术后创面应放置引流条,防止积血导致感染。

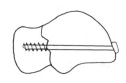

图41-11 用1枚螺钉固定时,螺钉应尽量穿过骨折面中部示意

(六)术后处理不当

距骨骨折治疗的目的是恢复其负重与活动功能。若术后处理不当,将影响其

功能恢复。例如,复位固定后患肢抬高不够,关节肿胀时间过长,或外固定时间过长,未能早期进行关节功能锻炼等,将导致踝关节僵硬。内固定不够牢靠、有严重脱位史或有重要软组织、韧带修复的患者,不进行石膏或支具固定,或固定时间过短,将导致骨折移位,固定松动等。过早负重,将导致距骨被强力挤压而坏死,或使骨折移位,畸形愈合,尤其是足内翻畸形等。

　　因此,距骨骨折,治疗后均应抬高患肢。若采用非手术治疗,通常固定8~12周即可活动关节,X线复查骨折愈合后可扶拐负重步行。距骨颈Hawkins Ⅲ型、Ⅳ型骨折,若采用手法复位石膏固定,应固定12~16周,以利于血运恢复。内固定术后,应视固定的牢固程度决定石膏固定和肢体活动时间,一般术后1~2周后即可活动关节,复查中显示骨折愈合,方可扶拐行走。固定不够牢靠、有严重脱位史或有重要软组织韧带修复的患者,应以非负重短腿石膏或支具固定4~6周。但关节疼痛、距骨有坏死趋向者,可推迟负重3~6个月,以使距骨血管重新置入。同时,可早期行MRI检查,以明确距骨是否存在坏死征象,为进一步治疗提供依据。

第四十二章 跟骨骨折诊治失误的分析及对策

跟骨是最大的跗骨，外形似一块不规则的长方体，前窄后宽。跟骨共有6个面：上面，前、中、后关节面与距骨形成关节面；跖面，沿其后有一条粗隆；前面，与骰骨形成关节面；后面，跟腱附着处；外侧面，有骨性突起，为跟腓韧带附着处；内侧面，向前下延伸，作为支撑斜面。4个关节面；即上面有3个凹陷的关节面与距骨相关节，与距骨的关节面组成距下关节，占跟骨的前1/2，前面一个轻度内凹关节面，与骰骨相关节。4个关节面在侧位X线片上无法看到，跟骨上面的前关节面位于跟骨的前突上，故跟骨前突骨折临床意义较大。跟骨的后1/2是跟骨结节，跟腱附着其下2/3处。跟骨内侧面有较大突起，骨质坚硬，跟骨骨折时，可形成较大的骨折块，为复位的标志（图42-1）。

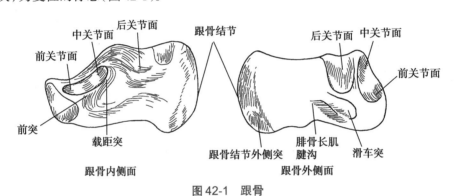

图 42-1 跟骨

在跟骨的侧位X线片上可测出2个角（图42-2），有重要的临床意义。①Böhler角：由后关节面最高点到跟骨结节最高点连线，与后关节面最高点到跟骨前突的最高点的连线，两线夹成的锐角，正常范围是25°～40°；②Gissane角：由后关节面及跟骨沟至前突的连线组成的夹角，正常范围是120°～145°。

跟骨轴位的Pries角由跟骨内外侧切线相交于跟骨下的夹角，正常范围是15°～17°（图42-3）。

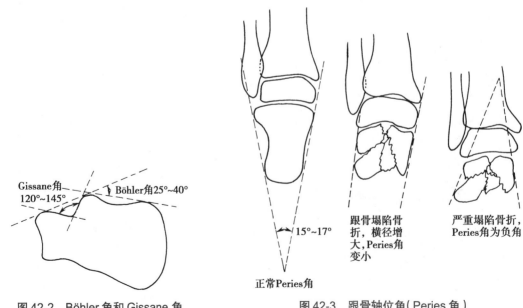

图 42-2 Böhler 角和 Gissane 角

图 42-3 跟骨轴位角（Peries 角）

跟骨支撑体重,跟骨骨折占全身骨折的 2%,80%~90% 发生于青壮年。其中跟骨关节内骨折占 75%,主要由轴向应力导致,关节外骨折主要由扭转暴力导致。跟骨骨折分类复杂,已超过 20 种,按骨折线是否累及关节面,分为关节内骨折和关节外骨折。关节外骨折又分为前突骨折、内侧突骨折、跟骨体骨折、跟骨结节骨折。关节内骨折比较复杂,至今未有满意的分类方法。目前被公认和广泛应用的是 Essex-Lopresti 分型及 Sanders 分型。

Essex-Lopresti 分型基于 X 线表现,根据骨折是否累及距下关节面分为 2 型。Ⅰ型:未累及距下关节,包括跟骨结节骨折和累及跟骰关节的骨折;Ⅱ型:累及距下关节,其原始骨折线多经过距下关节后半部或内侧部。根据Ⅱ型骨折继发性骨折线走向,又将其分为舌形骨折和塌陷形骨折(图 42-4)。

Sanders 分型基于冠状位和轴位的 CT 表现,根据后关节面骨折情况,将跟骨关节内骨折分为 4 型(图 42-5)。Ⅰ型:无移位的关节内骨折(移位<2mm);Ⅱ型:跟骨后关节面为二部分骨折(移位≥2mm),其又分ⅡA 型、ⅡB 型、ⅡC 型;Ⅲ型:跟骨后关节面有 2 条骨折线,为三部分移位骨折,又分ⅢAB 型、ⅢBC型、ⅢAC 型;Ⅳ型:跟骨骨折后关节面为四部分骨折,或严重粉碎性骨折,有移位。

长期以来,跟骨骨折的治疗效果并不理想,如切口感染、骨折畸形愈合等,因此成为骨科领域里的难题,被称为"尚未完全解决的骨折",尤其是关节内骨折,多数预后不良,对功能影响较大。在治疗中,若不认真对待,将可能导致相应的并发症。

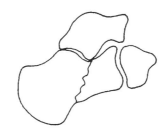

暴力通过距下关节,
产生原始骨折线

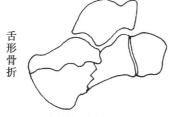

舌形骨折

继发性骨折线走向跟骨
后缘,移位不明显

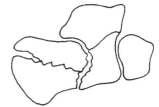

骨折块前端陷入跟骨体松质
骨内,后端上翘,骨折块分
离移位

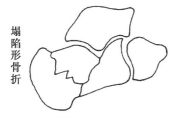

塌陷形骨折

继发性骨折线通过体部
走向关节后面,无明显
移位

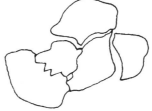

关节面骨片移位,陷入跟骨
体松质骨内

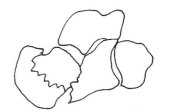

原始骨折线处分离

图 42-4　跟骨骨折 Essex-Lopresti 分型

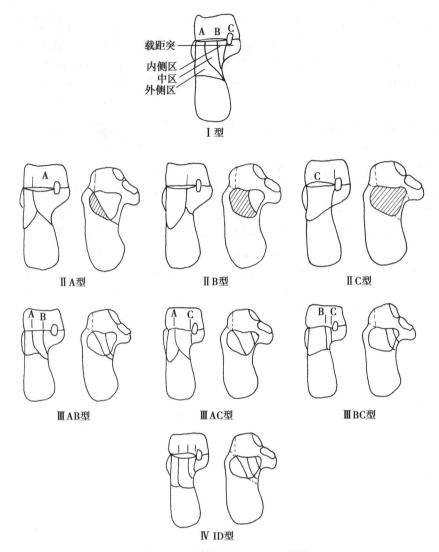

图 42-5　跟骨骨折 Sanders 分型

第一节　诊　断　失　误

一、查体不仔细导致的误诊或漏诊

　　高能量造成的严重损伤，如脊柱脊髓损伤、骨盆骨折并失血性休克，或严重的四肢骨关节损伤等，如果只顾救治症状和体征明显的或重要部位的严重伤，长时间对跟部的疼痛重视不够，未行相关检查，或检查不仔细，则可能将合并的跟骨骨折漏诊或误诊。跟骨骨折也常有其他部位的严重合并伤，尤其是高能量损伤造成的跟骨骨折，如高处坠落（＞3m）、双跟骨骨折以及高创伤严重程度评分患者，如果不详细询问病史，不仔细检查脊柱、骨盆、髋或膝关节等部位，则可能导致上述部位合并伤的误诊或漏诊。据 Care 统计，10% 的跟骨骨折可合并脊柱损伤，26% 可合并下肢其他部位损伤，少数还可能合并骨盆骨折等。此外，跟骨骨折也可并发足部骨筋膜隔室综合征，如果将跟骨骨折的疼痛、麻木与足部骨筋膜隔室综合征引起的疼痛、麻木辨别不清，则可能导致漏诊。

　　因此，车祸伤、高空坠落伤等造成的多发性损伤进行救治时，不可顾此失彼，疏漏对足跟部的检查。若发现足跟部肿胀、皮下瘀斑、足弓消失、足跟部压痛等，则应拍摄跟骨 X 线片，以免误诊或漏诊。在临床工作中漏诊跟骨骨折者并非鲜见，应引起重视。一侧跟骨骨折确诊后，应同时注意对另一侧跟骨的检查，防止漏诊。同时，应高度重视高能量损伤跟骨骨折的合并伤。尤其是高处坠落伤后胸、腹部，足部和腰部疼痛，不能站立者，应认真仔细检查胸、腹部，脊柱、骨盆、双髋和膝关节等部位。跟骨骨折合并足骨筋膜隔室综合征虽不多见，但应引起重视，若骨折部位及全足表现难以忍受的剧烈疼痛、使用镇痛药难以缓解，患趾麻木、肌肉牵拉试验阳性、运动功能障碍等临床症状和体征，且呈进行性加重者，应考虑合并骨筋膜隔室综合征，需进一步检查。若足后内侧组织压超过 30mmHg，即可确诊。难以确诊而又高度怀疑骨筋膜隔室综合征者，宁可早期切开也不可因观察或行非手术治疗而贻误治疗时机。

二、X 线检查方法不当导致的误诊

拍摄跟骨 X 线片的体位和方法，对跟骨骨折的诊断有十分重要的作用。体位标准而清晰的 X 线片，是诊断、分型必不可少的重要依据。通常初入院时的急诊拍摄 X 线片，常由于多种原因，如患者的疼痛和烦躁不安，或其他部位有更严重合并伤等的干扰，影响拍摄 X 线片的体位和质量，给骨折诊断、分型，以及评估其严重程度、复位效果及预后造成困难，甚至误诊或漏诊。例如，体位不标准的 X 线片，对 Böhler 角与轴位的 Pries 角变小和 Gissane 角变大程度难以准确测量，难以辨别关节内骨折或关节外骨折，也难以明确骨折的塌陷程度，将给确定治疗方案、评估预后造成困难；拍摄 X 线片时体位不标准，足的正位 X 线片将难以显示跟骰关节的损伤情况，轴位 X 线片难以显示骨折其增宽程度，以及跟骨内翻或外翻程度，也难以明确跟骨前 1/3 关节面的骨折情况；若不拍摄 Böhler 位 X 线片，即患者取仰卧位，X 线感光片置于足下，小腿内旋 30°～40°，球管中心对准外踝处，分别将球管偏向患者头侧 40°、30°、20°、10° 摄片，40° 位可显示跟骨后关节面前部，10° 位可观察跟骨后关节面后部（图 42-6），

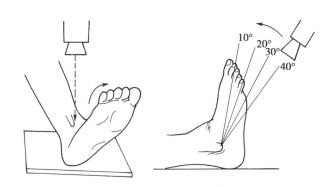

图 42-6　Böhler 位拍摄 X 线片方法示意

则很难了解跟骨后 2/3 关节面的损伤情况；若不拍摄跟骨健侧对照位 X 线片，则很难判断骨折的损伤程度、跟骨塌陷或畸形程度，也难以评估术中骨折复位效果。因为正常人跟骨的 Böhler 角和 Gissane 角均有差异。

因此，跟骨骨折要准确诊断、分型，就必须拍摄双侧跟骨标准体位的侧位、轴位 X 线片，患侧踝关节及足的正位 X 线片等。依据跟骨侧位 X 线片，可明确跟骨关节外的跟骨结节骨折、跟骨体骨折、跟骨前突骨折和跟骨结节内侧突骨折等，也可明确跟骨是否有关节内骨折，并以 Gissane 角变大和 Böhler 角变小的程度判断骨折塌陷程度（图 42-7）。依据足的正位 X 线片，可明确跟骰关节损伤程度。依据跟骨轴位 X 线片，可明确跟骨骨折后的跟骨增宽和内、外翻程度，明确后关节面和载距突骨折及成角畸形等，亦可判断跟骨前 1/3 关节面的损伤情况。依据 Bröden 位 X 线片，可明确跟骨关节面前后部损伤情况。依据健侧 X 线片可进行对照分析，进一步明确诊断，并对复位效果进行评估。

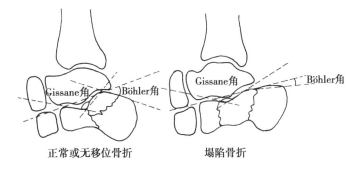

图 42-7　塌陷骨折 Gissane 角变大和 Böhler 角变小

三、阅读 X 线片不认真或相关知识不足导致的误诊

如果阅读 X 线片不认真，未能发现或未认真分析侧位 X 线片跟骨后关节面下方骨质密度增高征象，在测量 Böhler 角正常的情况下，则可能误认为关节面无骨折或无塌陷，将导致跟骨外侧半关节面塌陷骨折的漏诊或误诊；对侧位 X 线片显示 Gissane 角度变大的征象认识不足，或对跟骨关节面塌陷骨折后 Gissane 角度变大的征象未予重视，则将导致跟骨关节面的前、中、后关节软骨下骨折的误诊；对跟骨轴位 X 线片的阅片知识掌握不够，不了解 Pries 角变小的临床意义，则可能导致跟骨塌陷性骨折漏诊。

因此，应认真阅读跟骨骨折的 X 线片，熟悉跟骨侧位、轴位、Böhler 位 X 线片的阅片知识和方法，并熟悉跟骨 X 线片某些特殊角度的测量方法与正常值，熟悉 X 线征象显示的异常及其临床意义。如跟骨侧位 X 线片，显

示跟骨后关节面下方骨质密度较健侧(对照位X线片)增高,或显示有旋转的关节软骨面骨折块征象,则可诊断为跟骨外侧半关节面塌陷骨折。测得Böhler角较健侧明显变小,即可诊断为跟骨塌陷骨折。Gissane角较健侧明显变大,则可诊断为跟骨关节面塌陷骨折(图42-7)。跟骨轴位X线片显示Pries角变小或成负角,即可诊断为跟骨塌陷骨折(图42-3)。Böhler位X线片显示与对照位X线片存在异常,即可诊断为跟骨后关节面损伤。

四、未重视CT检查导致的漏诊或误诊

CT可为跟骨骨折的诊断、治疗,特别是关节内骨折的分型、治疗方案的选择、疗效及预后的评估等提供可靠依据。如果不重视CT在跟骨骨折中的诊断和对预后的评估作用,有条件而未常规行CT检查,则难以明确诊断骨折类型,尤其是对其关节面骨折的严重程度和骨折类型无法确定,难以制订正确的治疗方案和选择合适的治疗方法,将影响治疗效果。此外,在进行CT检查时,如果体位不当,也难以获得可靠的解剖学信息资料,难以正确诊断和分型。

因此,跟骨骨折尤其是关节内骨折的诊断,有条件者应常规进行CT检查。为明确前、后关节面骨折情况,应对距下关节水平位和后关节面垂直位进行扫描。扫描时患者应屈髋、屈膝平卧检查台上,足底置于台面,调整扫描平面,直到与后关节面垂直后,方可以3mm间距进行扫描,扫描结束后再调整扫描平面直到与后关节面平行为止,仍以3mm间距平扫。通过该位置的扫描,在冠状位上,可清晰显示跟骨外形、后关节面和载距突的骨折征象,并进行诊断和分型,同时可观察趾长屈肌腱、姆长屈肌腱和腓骨肌腱的位置等。而水平位CT片与后关节面平行,难以显示后关节面骨折状况。有条件者,尽可能行CT三维重建,以明确距下关节面的损伤情况。

第二节 治 疗 不 当

跟骨骨折的治疗目的是解剖复位,恢复跟骨的整体外形、距下关节面的平整和三个关节面之间的正常解剖关系,恢复跟骨长、宽、高等几何参数,关节面应获得解剖复位,特别是距下关节的平整和3个关节面之间的正常解剖关系;恢复Gissane角、Böhler角、Pries角,纠正内外翻畸形和后足的负重轴线,牢固固定骨折端。治疗方法很多,至今仍统一定论,致残率达20%~30%。某些类型的骨折,如关节外骨折,手法复位外固定的非手术治疗也可获得满意疗效。但是,如果对跟骨骨折的理论知识掌握不够,临床经验不足,对预后情况估计不足,治疗方式方法不当等,将可能影响治疗效果。因此应高度重视跟骨骨折的治疗,尽可能减少并发症的发生。

一、非手术治疗不当

(一)适应证把握不当

由于跟骨骨折类型复杂,治疗方式方法各异,至今仍无经典模式可循。如果对适应证把握不当,将难以获得满意的治疗效果。例如,移位明显的骨折,采用非手术治疗,无论是手法复位还是牵引,都将难以获得解剖复位和维持骨折端的力学稳定性,导致骨折畸形愈合;移位的跟骨结节骨折,闭合手法复位将难以获得解剖复位及牢固固定,由于跟骨结节的移位,将导致小腿三头肌张力减小,影响小腿与踝关节功能;关节内移位骨折,采用手法复位治疗,由于难以获得解剖复位,将使骨折畸形愈合,发生创伤性关节炎;严重塌陷骨折,采用手法复位石膏外固定治疗,由于塌陷骨折难以植骨,复位不满意,将导致足弓消失,跟骨外翻或内翻畸形,足跟部长期疼痛等并发症。

因此,目前认为非手术治疗的适应证包括无移位或移位小于1mm者;有严重骨质疏松,手术无法牢固固定骨折块者;严重粉碎性骨折无法复位固定者;局部软组织条件差,术后有感染趋向者;有严重心血管疾病或糖尿病,或其他部位有严重创伤,如颅脑、胸部、腹部等,且危及生命者;虽有手术适应证,但患者或其家属拒绝手术治疗者。此外,脊柱、脊髓损伤,经确诊脊髓已完全横断,其功能恢复无望、已不可能恢复步行的患者,也可采用非手术治疗。

(二)治疗方式选择不当

在跟骨骨折的非手术治疗中,目前已有多种新的有效方式,如现代功能疗法,钢针横穿牵引复位石膏外

固定法等。如果对此了解不够，仍采用传统的方式治疗，即对无移位骨折采用短腿石膏前后托固定或石膏管型固定等，将会对踝关节功能造成较大影响，导致踝关节背伸功能障碍；短腿石膏固定，如果在膝关节伸直的情况下进行，将使小腿三头肌紧张导致跟腱紧张，由于跟腱的牵拉，骨折移位将更加明显。

因此，应慎用传统方法治疗，多采用现代功能疗法。例如，无移位的闭合性骨折，未合并骨筋膜隔室综合征者，首先应抬高患肢，用冰袋冷敷和用绷带对患侧足踝加压包扎，小腿置于软夹板中，踝关节置于中立位。伤后第 2 天可酌情轻度活动踝关节，亦可用关节活动器小范围活动。第 6 天，可改用弹力绷带包扎，使水肿进一步消退。置足于中立位进行踏板练习，锻炼足内诸肌。1～3 周肿胀消退后，可扶拐轻负重活动。6 周增加负重活动，理疗 12 周，穿特制气垫鞋或矫形鞋活动。骨折移位者，可采用钢针横穿牵引复位石膏外固定法。于跟骨结节下方及胫骨中下段各横穿 1 枚钢针，作为牵引和对抗牵引复位用，再将 Böhler 夹置于内外踝下，逐渐夹紧跟骨体，使跟骨复位，X 线检查复位满意后，石膏管型固定，并将钢针固定于石膏中，起牵引、复位、并维持复位的作用，4～6 周后，去除石膏进行功能锻炼。

此外，多数学者采用手法复位外固定治疗跟骨骨折，一助手于膝关节处对抗牵引，术者一手放在足背，另一手的拇指与四指分别向内、外侧方向捏住跟骨结节并牵引，整复旋转压缩的后关节面，以恢复 Böhler 角与 Gissane 角及跟骨高度，另一助手用双手挤压跟骨两侧，使被挤增宽移位的骨折块复位，恢复 Pries 角，C 臂透视复位满意后，石膏外固定，并注意对足弓进行塑形，6 周后拆除石膏，8 周可负重活动，此方法亦可获得较好的疗效。合并足骨筋膜隔室综合征者，必须早期切开，行跟骨有限内固定手术，延期闭合切口。

二、手术治疗不当

（一）适应证把握不当

近年来由于手术技术水平的提高、内固定器材的改进和设备条件的完善，手术治疗跟骨骨折的效果越来越满意。尤其是 Sanders Ⅱ～Ⅳ型骨折，其手术疗效明显优于非手术治疗。其根本原因是手术可使距下关节尽可能地获得解剖复位，减少创伤性关节炎的发生。但如果对适应证把握不当，将难以获得满意的治疗效果，甚至导致相关并发症。例如，Sanders Ⅰ型骨折采用非手术治疗可获得满意疗效者，若采用手术治疗，将造成不必要的手术创伤；严重骨质疏松、严重粉碎性骨折无法复位固定者或患肢无功能者，采用手术治疗，将难以获得满意的治疗效果；皮肤条件差、有感染或感染倾向者采用手术治疗，将导致骨髓炎；Sanders Ⅱ型骨折，通过手法复位或钢针撬拨可获得解剖复位者，若采用手术治疗，不但增加了不必要的手术创伤，也可能发生感染，并需二次手术去除内固定。但 Sanders Ⅱ～Ⅳ型骨折，手法复位难以获得解剖复位者，若不采用手术治疗，将导致骨折畸形愈合，尤其是距下关节的关节面畸形愈合，发生创伤性关节炎，使足踝部功能严重障碍等。

因此，目前骨科界认为跟骨关节内骨折仍是手术治疗的适应证，主要包括关节面不平整，台阶≥1mm，如 Sanders Ⅱ～Ⅳ型骨折，尤其是经手法复位难以获得解剖复位者；跟骨长度短缩明显；跟骨宽度增加≥1cm；高度降低≥1.5cm；Böhler 角缩小≥15°；Gissane 角缩小≥90° 或增大≥130°；跟骰关节骨折块的分离或移位≥1mm；跟骨周围关节脱位或半脱位，或跟骨外膨明显影响腓骨长、短肌的活动，及跟骨轴位 X 线片显示内翻畸形成角≥5°、外翻≥10°；在软组织及皮肤条件允许的情况下，可耐受手术创伤及自愿接受手术治疗者等。不涉及距下关节的跟骨骨折的手术适应证包括跟骨体骨折严重压缩、移位，造成扁平足、后足部增宽、短缩、内翻及外翻等畸形者；跟骨体外侧壁的剪切骨折；跟骨结节后上骨折块分离≥1mm；前突骨折发生疼痛性骨不连；鸟嘴型骨折；跟骨结节撕脱骨折等。

但近年来对于"有移位的跟骨关节内骨折应手术治疗"的观点不断受到挑战，2002 年加拿大学者的一项随访 3 年包括 424 例患者的多中心研究表明，手术治疗和非手术治疗并无显著性差异。2013 年的一项 Cochrane 系统评价研究认为，成人移位性跟骨关节内骨折没有充分的高质量证据认为手术治疗或非手术治疗哪个效果会更好。2014 年英国学者发现手术治疗移位性跟骨关节内骨折并不能提高疗效，2 年后患者功能和疼痛情况和非手术治疗患者相似，而且感染和再次手术的发生率较高，不建议对此类患者进行内固定手术治疗。这些依据的结论和目前骨科界的主流认识仍有一定距离。

（二）手术时机把握不当

由于跟骨均由骨松质组成，血运丰富，但周围软组织较少，跟部外侧皮下即是腓骨肌腱与跟骨。骨折后软组织反应性肿胀很明显，甚至部分患者伤后数小时，皮肤可形成张力性水疱或血疱。因此，手术时机的把握至关重要，如果把握不当，将导致并发症。例如，在软组织反应最严重时进行手术，加之手术创伤，则术后肿胀将进一步加重，伤口渗出增多，且持续时间长，容易并发伤口感染、内固定物外露、骨髓炎等并发症；手术延期（2周以上），由于骨折端吸收、粘连、关节僵硬，将会使骨折线辨别不清，复位困难，甚至无法解剖复位，术后软组织感染、坏死或伤口不愈合等，尤其是闭合复位时。糖尿病患者，血糖不控制进行手术，其切口将难以愈合，甚至发生感染、内置物外露等并发症。

因此，目前多数学者主张，手术治疗应在伤后5～10天软组织肿胀消退、水疱吸收、局部皮肤皱褶征出现后进行。也有学者主张伤后2周左右，软组织条件改善后进行手术较好。但闭合复位尽可能在伤后3～5天进行，以免骨痂形成影响复位效果。总之，应依据软组织损伤情况、合并伤及全身情况适当把握。严重粉碎性骨折就诊时间早，合并骨筋膜隔室综合征者，或有软组织嵌入的闭合性骨折，以及伤后6小时内的开放性骨折等，可急诊手术。但宜在发生严重肿胀、张力性水疱之前进行。骨折不很严重，局部软组织条件较好，肿胀不严重者，可于伤后3～7天手术。亦有学者主张局部软组织肿胀明显者，伤后应严格卧床，抬高患肢，足踝部冷敷及加压包扎，5～6天肿胀消退后再行手术治疗。就诊较晚，局部虽有肿胀，但无开放性伤口者，可急诊延迟手术（伤后1～2周）。局部软组织损伤严重，或伤口有严重污染而无法早期手术的开放性骨折，应在感染控制，软组织条件好转后延期手术（伤后2周以后），但通常不主张延期手术。糖尿病患者，应血糖控制后再进行手术。

（三）术前准备不足

如果术前准备工作不充分，将影响手术效果。例如，由于跟骨骨折多数为急诊，其就诊时的相关检查，如X线片和CT检查等，由于患者疼痛或合并其他部位严重损伤而匆忙进行，难以拍摄标准体位的X线片，有时CT检查仅有水平扫描而无冠状扫描，从而给骨折类型的诊断、手术方案的制订和内固定方式的选择等造成困难。此外，如果器械设备条件不具备，手术者临床经验不足，匆忙手术，将可能使手术难以进行，影响手术质量和疗效。

因此，应做好充分的术前准备。包括跟骨正、侧、轴位，足的正位及冠状位，Böhler位X线片等。并行跟骨水平位、额状位CT或CT三维重建，明确距下关节面的损伤情况，为制订合理的手术方案和合适的内固定方式提供可靠依据。此外，应充分准备相关内固定材料及手术器械，手术室应备有C臂等设备。拟行植骨时，应对供骨区皮肤进行充分准备。同时，手术者应具有一定的跟骨骨折诊治经验和熟练的手术操作技术。

（四）内固定方法选择不当

目前跟骨骨折的最佳内固定和治疗方法尚未达成共识，其主要方式方法包括闭合撬拨复位多枚钢针或螺钉经皮内固定法（图42-8、图42-9），有限切口的切开复位内固定微创法固定（图42-10），解剖钢板加压骨栓微创内固定，切开复位解剖钢板内固定法，普通钢板或矫形钢板内固定法（图42-11～图42-13），跟骨锁定髓内钉固定法（图42-14），骨外固定支架固定，以及距下关节融合术等。近年来，关节镜技术为跟骨骨折的治疗提供了很好的技术支持，采用球囊扩张复位技术及注射型人工辅助固定，亦为跟骨关节内骨折微创治疗提供了新思路。如果对这些内固定方式和治疗方法的适应证了解不清、选择不当，将影响手术效果。

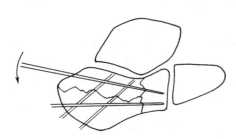

图42-8　跟骨骨折钢针撬拨复位固定方法示意

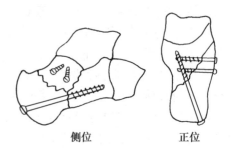

侧位　　　　正位

图42-9　跟骨骨折螺钉经皮内固定方法示意

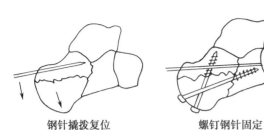

钢针撬拨复位　　　　螺钉钢针固定

图 42-10　跟骨骨折切开复位螺钉、钢针固定方法示意

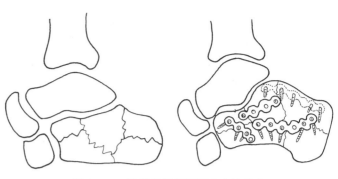

图 42-11　跟骨骨折钢板固定方法示意

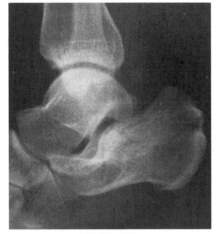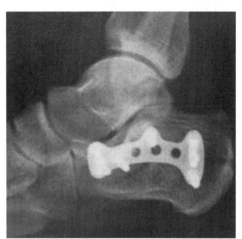

固定前X线片　　　　　　　有限切开复位异形钢板内固定

图 42-12　跟骨骨折钢板固定 X 线片

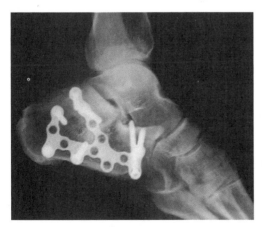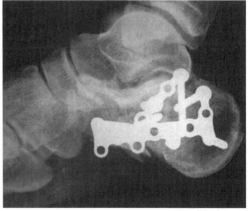

图 42-13　跟骨骨折解剖钢板固定 X 线片

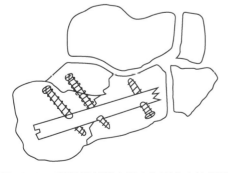

图 42-14　跟骨骨折锁定髓内钉固定方法示意

例如，闭合撬拨复位多根克氏针或螺钉内固定、有限切口的切开复位内固定等，均属于微创技术手术，对软组织损伤少。如果用于 Sanders Ⅲ型、Ⅳ型骨折，或骨质疏松严重的患者，由于其骨折端不稳定，即使螺钉固定，其固定强度远不及钢板或跟骨锁定髓内钉，特别是骨质疏松患者，易发生骨折端移位，其中克氏针固定效果更差。解剖钢板加压骨栓微创内固定法（张英泽等研制），采用跗骨窦入路小切口经皮撬拨解剖钢板加压骨栓加压的方法固定跟骨塌陷粉碎性骨折，其创伤小、用骨栓对骨折的充分加压可恢复跟骨的宽度、高度和长度，微创

而很少伤及跟骨周围软组织；但如果操作不规范，将可能损伤足底内侧神经及胫神经跟垫支。切开复位解剖钢板固定，固定虽较牢固，但对软组织损伤较大，如果用于皮肤条件不良的严重粉碎性骨折，不但难以牢固固定，而且固定后可能发生骨折移位或皮肤坏死。普通钢板或矫形钢板固定，由于钢板较厚，且固定范围常被限制，如果用于复杂骨折的内固定，将难以获得牢固固定的效果，尤其是钢板占位多而使皮肤缝合后张力过大，将可能造成皮肤坏死或感染等并发症。德国 Hans Zwipp 报道的跟骨锁定髓内钉固定，是目前最新的内固定方法，即骨折复位后，自外踝尖下朝向第 5 跖骨指向跟骰关节中心，有 3 个锁定方向锁定支持骨块（载距突）、垂向跟骨结节、外侧锁定跟骨结节及前侧，髓内钉加长还可行距下关节融合术，从生物力学看承受垂直应力较强有整体稳定性，可早期活动与功能锻炼。Coldzak 等报道的闭合复位后经后方置入跟骨锁定髓内钉治疗跟骨关节内骨折，取得了良好的治疗效果，认为跟骨髓内钉可有效维持复位后跟骨的高度；但由于该钉不能复位骨折，锁定钉也不能固定粉碎性骨折块。骨外固定支架固定，虽然对软组织损伤小，经撬拨复位固定后，可获得一定的固定效果，可重塑跟骨高度、长度和宽度，有利于术后早期负重和功能锻炼，但其固定有限，固定仍不牢固，而且可能发生针道感染、固定针松动、骨折移位甚至固定失效等并发症。关节融合术，可恢复跟骨一定高度、宽度和长度，但对行走功能有明显影响，如果能够进行复位内固定者采用此方式治疗，将会使足踝部功能障碍。关节镜技术，近年来国外开展较好，虽然有创口小、创伤少、并发症少、康复快，术中可更好地恢复关节面的平整，并去除碎骨块等优点，但技术要求高；关节镜下经皮螺钉固定由于距下关节间隙狭小，操作不慎会损伤距下关节软骨及距下关节周围血管、神经、肌腱及韧带，且需相关设备；若未经规范化的专业培训，无相关手术的临床经验，技术不熟练，将难以获得满意疗效。采用球囊扩张复位技术及注射型人工辅助固定，也是近年来新开展的复位固定技术，其灵感为椎体成形，但如何提高关节面的平整性、球囊临界点的控制等仍需进一步研究，远期效果难以肯定。

　　因此，在选择内固定与治疗方式方法时，应依据患者的全身情况、骨折类型、损伤局部软组织情况，并依据 X 线片、CT 等信息资料认真综合分析。同时，应结合医院的设备情况、手术者的临床经验及操作技术水平等适当选择。闭合复位或撬拨复位多枚针或螺钉内固定，适用于不复杂的骨折如舌形骨折、二部分关节压缩性骨折或合并简单关节损伤的二部分骨折脱位等，闭合复位后以骨圆针固定，可将跟骨经距下关节固定于距骨，也可单纯固定跟骨而不经距下关节（图 42-8）。目前临床上建议采用经皮螺钉固定技术，以提供更稳定的固定效果。单纯克氏针固定已极少采用。有限切口的切开复位微创内固定方式，相关文献报道了多种，内侧切口适用于跟骨内侧壁的复位固定，对治疗成败有重要意义，经切口可直接复位跟骨内侧壁，跟骨的长度和高度也随之自然恢复，必要时还可加用外侧小切口复位后关节面及外侧壁，并在内外侧壁分别置入微型钢板或螺钉固定，但应注意保护内侧神经血管束；外侧跗骨窦小切口适用于关节塌陷或 Sanders Ⅱ型骨折及部分相对较简单的骨折，如跟骨前部粉碎但基本无压缩，内侧部分相对完整，距下关节面骨折块较大，跟骨后结节部完整，外侧壁远端较完整的 Sanders Ⅲ型骨折；软组织条件差、开放性骨折、合并足部骨筋膜隔室综合征或骨折移位不明显、易于复位者等也可采用，通常以 1～2 枚直径 3.5mm 空心螺钉，或螺钉联合使用固定。解剖钢板加压骨栓微创内固定适用于 Sanders Ⅲ型、Ⅳ型及部分移位明显的 Sanders Ⅱ型骨折，但在打入骨栓的过程中应熟悉载距突及胫神经各分支在跟骨内侧面的体表投影，并防止损伤距下关节周围的血供。切开复位解剖钢板固定，适用于 Sanders Ⅱ型、Ⅲ型骨折，软组织条件较好者。切开复位解剖钢板内固定有多种方式，并可采用多种形式和力学性能的材料，如钢针、螺钉、各种类型的钢板等。普通钢板由于固定不牢靠，目前已很少采用。跟骨锁定髓内钉固定，适用于关节面垂直塌陷的跟骨关节内骨折及复位后粉碎不严重的跟骨骨折，不适用于严重粉碎性骨折或载距突粉碎性骨折。骨外固定支架固定，常用的包括 Ilizarov 支架、三角形外固定支架，铰链式、环形、U 形外固定支架及将跟骨锁定钢板外置用作外固定支架，目前多数学者认为骨外固定支架固定仅适用于开放性骨折、严重粉碎性骨折或局部严重软组织损伤，不宜切开复位内固定的患者，同时，也可作为钢针、螺钉或小钢板局限内固定后的辅助治疗。外固定支架中，有学者采用 Orthofix 单侧外固定支架治疗局部软组织条件不佳，如出现水疱、开放伤口等的各型跟骨骨折；可以通过闭合复位完成骨折复位的 Sanders Ⅱ型及部分 Sanders Ⅲ型跟骨骨折；可以通过跟骨外侧跗骨窦入路完成骨折复位的部分 Sanders Ⅲ型、Ⅳ型骨折。但手术者应有丰富的跟骨骨折切开复位内固定的经验,其远期临床效果有待进一步观察。距下关节融合术,多数学者主张适用于无法复位固定的严重粉碎性骨折、Sanders Ⅳ型骨折等,其理由是此类骨折切开复位难度极大,且有皮肤坏死的可能,手术预后极差,距下关节融合术后可恢复跟骨部分高度,减轻疼痛,骨折愈合快;由于一期融合的技术要求较高,在与患者未行良好沟通的情况下,可先行切开复位内固定,恢复跟骨解剖形态,以后再行距下关节融合,但将延长治疗时间、增加医药费用。距下关节融合亦适用于内固定后发生创伤性关节炎,关节疼痛的患者。Sanders 研究表明,Sanders Ⅲ型骨折后期需行踝关节融合的概率是 Sanders Ⅱ型的 4 倍,创伤导致关节面严重粉碎的患者不可避免地会出现距下关节炎。距下关节镜技术主要起监测和辅助作用,仅对 Sanders Ⅱ型可提高复位质量,对 Sanders Ⅲ型、Ⅳ型操作难度较大。采用球囊扩张复位技术及注射型人工辅助固定技术治疗跟骨骨折,适用于 Sanders Ⅱ型及部分 Sanders Ⅲ型骨折。Bano报道患者术后第 2 天即可部分负重行走,随访 2 年未见复位丢失。国内临床报道不多,但如何使关节面达到解剖复位、把握球囊大小的满意点、球囊临界点的控制等,有待进一步研究与探索,其远期疗效尚待观察。

(五)手术入路选择不当

跟骨骨折手术入路主要包括外侧 L 形扩大入路和有限切口的切开复位内固定微创法(内侧入路、外侧入路、内外侧联合入路、跗骨窦入路及载距突入路)等。但由于跟骨骨折的复杂性、骨折类型及骨折块位置的不同,加之目前专用于有限切口微创手术的跟骨钢板系统,对于最佳的切口选择尚无定论,每个入路均有其优缺点与适应证,如果选择不当,术中可能损伤骨折周围重要血管、神经或肌腱等组织,也可造成骨折端显露、复位、固定等困难。采用外侧 L 形扩大入路(图 42-15),可充分显露骨折和距下关节,在跟骨外侧放置和固定钢板,适用于 90% 以上累及后关节面及跟骰关节的骨折内固定,如果跟骨内侧或内侧关节面严重骨折采用此入路,则难以进行骨折的复位和固定;亦不能准确评估跟骨宽度和载距突骨折块的复位情况;由于该入路广泛剥离造成跟骨外侧

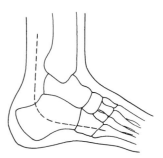

图 42-15 跟骨骨折外侧 L 形扩大入路

壁血供破坏,将导致切口不愈合、感染、皮肤坏死,甚至钢板外露;如果用于距下关节融合,此切口亦难以显露和操作。采用有限切口的切开复位内固定微创法的内侧入路,可以直接显露、复位和固定跟骨内侧壁骨折,但对外侧壁、跟骨后关节面及跟骨前部和跟骰关节骨折,则难以显露和复位固定,也难以置入较大而固定牢固的解剖钢板,尤其是易损伤内侧的主要神经血管束;采用外侧入路,可以显露距下关节外侧,观察骨折及 Gissane 角的改变,但有损伤腓肠神经的风险;采用内外侧联合入路,如果患者仅为跟骨内侧壁严重粉碎性骨折而外侧壁骨折不严重,尤其是无膨出移位,无跟骨后关节面及跟骨前部和跟骰关节骨折,则增加了患者的手术创伤和腓肠神经损伤的概率;采用跗骨窦入路,可以直接显露距下关节面,进行靠近跟骨近侧骨折的复位固定,避免损伤腓肠神经或跟外侧动脉,但对跟骨内侧壁移位骨折及于靠近足底的跟骨骨折则难以复位固定;采用载距突入路,除可以显露载距突骨折并进行复位固定外,将难以对跟骨其他部位骨折进行显露、复位和固定。在此要强调的是行外侧扩大入路时,由于该部位软组织薄、切口大,在显露中如果用拉钩手工牵拉皮瓣,将可能导致皮瓣损伤,术后皮瓣坏死和感染等严重并发症。

因此,必须依据骨折类型,选择可以清晰显露移位关节面,便于骨折复位并提供足够的固定空间,同时对软组织损伤小的入路。外侧 L 形扩大入路,显露广泛,适应证广。尤其适用于严重粉碎的跟骨外侧壁、跟骨后关节内、跟骰关节内骨折,如严重的 Sanders Ⅲ型、Ⅳ骨折等。王斌等报道了在采用外侧 L 形扩大入路的基础上,切开皮肤皮下至骨质后,不在骨膜下贴骨全层广泛地剥离皮瓣显露,而是采用薄而宽的骨刀直接沿跟骨外膨的外侧壁骨折缝凿开,掀开骨皮瓣,进行"开窗",从骨折内部直视下显露跟骨骨折端及距下关节面,这样既能减少软组织剥离,又能良好显露,且能对骨折内侧壁骨折进行复位,软组织并发症少。有限切口的切开复位内固定微创法的内侧入路,适用于跟骨内侧壁为主、载距突的骨折,简单的关节内骨折和部分内侧壁膨出的骨折,复位后难以用较大的跟骨钢板固定,可以用微型钢板或螺钉固定。术后切口并发症少,但应特别注意保护内侧神经血管束和肌腱。外侧直切口由 Pcumer 应用并推广,但此切口易损伤外侧血供、腓肠神经及腓骨肌腱等。内外侧联合入路,除适用于内侧入路的骨折类型外,还适用于跟骨前部骨折、跟骰

关节骨折、复杂的跟骨关节内骨折和外侧壁明显粉碎且外膨者，应注意保护外侧腓肠神经。跗骨窦入路，是目前临床上最常用的有限切口技术，适用于 Sanders Ⅱ 型和内侧壁骨折无移位、靠近距下关节的简单 Sanders Ⅲ 型跟骨骨折的复位固定。载距突入路为 Zwipp 报道的入路方式，仅可以对载距突骨折进行显露和复位固定。张英泽的后侧纵切口联合前侧小切口精准微创螺钉置入，可明显减少骨与软组织损伤，术后功能恢复优于 L 形、八字形、S 形等大切口。在行切口显露尤其是行外侧大切口显露时，必须尽力做好皮瓣保护。术中尽可能做全厚皮瓣，避免钝性分离和使用电刀，切口显露尽量使用"不接触"技术，即依据手术操作需要，分别在腓骨远端、距骨颈和 / 或骰骨钻入 3 枚克氏针，并向切口外围折弯，以保持显露。这对预防术后切口坏死和感染有重要作用。

（六）手术操作和术后处理不当

如果没有丰富的临床经验和精湛的操作技术做保证，手术目的都将难以达到，甚至对患者造成严重的功能障碍。例如，行皮肤切口时，如果位置不当，刀与皮面不垂直，纵臂距跟腱过远，水平臂过高或过低，外踝下弯曲弧度过小，皮肤呈锐角三角形，术中剥离软组织过多，或分离皮瓣过薄，或钝性剥离，可发生皮肤与皮下组织分离，将进一步破坏骨折端血运，导致软组织坏死、伤口感染、骨折延期愈合或骨不连等。在未使用止血带下进行操作，如果使用电刀剥离软组织，或对掀起的皮瓣过度牵拉等，将会导致皮瓣坏死、伤口感染、骨质或内固定物裸露的严重后果。骨折复位顺序不当，将难以获得满意的复位效果。多数情况下医师仅重视了关节面复位，而对后足力线的恢复重视不够，加之复位技术不佳、操作不规范，未行跟骨结节下方穿入骨圆针牵引，复位中未充分外翻跟骨，对骨折块未撬拨复位。此外，由于外侧切口无法在直视下对跟骨内侧壁骨折畸形复位和固定，对内侧壁嵌插及交锁未彻底松解，未充分外翻跟骨结节，导致跟骨内翻畸形而发生跟骨疼痛、跛行、创伤性关节炎等并发症。塌陷性骨折复位时对关节面下骨缺损未植骨，复位后的关节面无支撑力，而单纯以克氏针或螺钉固定，将导致已复位的关节面再次塌陷；复位时不用 C 臂对复位情况与健侧 X 线片进行对照，随时评估复位效果，则可能导致关节面软骨复位不良而骨折畸形愈合。固定时操作技术不当，将造成骨折难以获得解剖复位，或继发性复位丢失。例如，外侧 L 形扩大切口在采用螺钉固定跟骨钢板时，通常习惯于垂直钢板固定，尤其是锁定钢板使用时会依据跟骨形态做一定程度的塑形，从而一定程度上改变了螺钉孔的方向，容易使螺钉汇聚集中；在采用跗骨窦切口固定技术固定中，如果无有效的内固定支撑内侧壁，就更容易造成内侧复位的丢失而导致跟骨内翻畸形。固定采用的钢板过大，且钢板边缘未安置在骨膜下，将影响切口愈合；固定时螺钉固定不牢固，负重后出现关节面反复磨损、塌陷，螺钉松动穿出关节面，导致创伤性距下关节炎；螺钉穿破跟骨内侧骨皮质，则可能导致内侧血管、神经及趾长屈肌腱损伤；跟骨前部骨折固定时，将骨折块与跟骰关节固定，则可引起跟骰关节活动受限；严重粉碎性骨折（Sanders Ⅳ 型），行距下关节融合时，如果以骨刀切除关节软骨面，则由于骨刀被锤击时的冲击力可使骨折块更加分散，给恢复跟骨外形及固定造成困难；以螺钉轴向固定跟骨时，若加压过大，则会使跟骨短缩畸形、足弓变小或消失等。手术时间过长，超过 2 小时或止血带使用超过 90 分钟，发生切口并发症的概率会明显增加；术后未放置引流条或引流条放置不当，或观察处理不当，将导致伤口感染的严重并发症。

因此，跟骨关节内骨折的手术治疗，需要有一定基础和临床经验的医师操作。例如，行外侧 L 形扩大切口时，刀与皮面要垂直，纵臂尽可能靠近距跟腱外侧，直至跟腱腱膜表面，以免损伤小隐静脉及腓肠神经。水平臂切口应为足底红白交界处（即两套足跟部外侧皮肤血运供应系统的分界处），宁低勿高，应直切至骨面，以"不接触技术"用手术刀在骨膜下全层锐性剥离，轻柔牵拉，外踝下弯曲弧度应为 110° 左右，将皮瓣用克氏针折弯 70° 保护，必要时对皮瓣边缘全层缝合保护，以免皮肤与皮下组织分离。手术必须在止血带下操作，切勿使用电刀。骨折复位应由内而外进行，先充分解除内侧壁嵌插、复位内侧柱矫正力线，这是跟骨骨折手术成功的关键。内侧壁解剖复位和稳定固定对避免跟骨内翻畸形愈合乃至预后至关重要。在重视关节面复位的同时，必须重视对后足力线的恢复。通常应在跟骨结节下方穿入骨圆针进行牵引，或用斯氏针撬拨复位，充分外翻跟骨。施忠民等的研究认为，有限切口微创手术内固定时，复位后由跟骨内侧结节向载距突方向置入内侧纵向螺钉对跟骨内侧柱起坚强固定的支撑作用，可有效避免内翻畸形。外侧 L 形扩大切口入路钢板内固定，除加用内侧柱纵向螺钉矫正跟骨内翻畸形和维持后足力线外，还应把握内固定的方向，应尽可能以一定角度分散螺钉方向，在置入螺钉时，应尽量分散螺钉方向，非多向锁定钢板跟骨结节螺钉尽量选用普通骨皮质螺钉多方向固定。外侧切口无法在直视下对跟骨内侧壁骨折畸形复位和固定，对内侧壁嵌插及交锁无法彻底松解时，可加用内侧小切口复位。于涛等在术中采用撑开器进行跟骨内侧撑开辅助复位，即经切口由外侧至内侧由跟骨结节及距骨分别钻入 1 枚直径为 2.5mm 的克氏针，使用万向胫骨撑开器在内侧逐步撑开，透视下矫正跟骨长轴及内翻畸形，与非撑开组相比，能有效地改善跟骨的内翻角度。塌陷骨折复位后应进行植骨处理，并尽可能采用自体髂骨植骨。复位时或复位后，应用 C 臂随时评估复位效果，尤其是术中应与健侧跟骨侧位 X 线片对照，确认 Böhler 角和 Gissane 角是否已恢复，防止操作中复位不良或复位丢失。在采用跗骨窦切口固定技术微创固定中，由于选择的骨折类型相对简单，可由跟骨内侧结节向载距突方向置入内侧纵向螺钉，这对内侧柱的稳定尤为重要。关节面下外侧以排钉固定对后关节面的固定效果较传统经皮螺钉固定更佳、复位再丢失率低。固定采用的钢板应大小合适，钢板边缘需放置于骨膜下，宁小勿大，以免影响切口愈合。固定时的螺钉一定要牢固，无松动和穿出关节面。以螺钉固定跟骨内外侧骨折块时，注意勿将螺钉尖端穿出跟骨内侧骨皮质。若跟骰关节无损伤，尽可能减少对其固定。由于跟骰关节是一微动关节，固定后对足的活动将造成影响。行距下关节融合时，最好以磨钻将关节软骨面磨除，避免以骨刀击打关节面。跟骨轴向固定，拧入跟骨轴向加压螺钉时，不可拧入过紧。内固定术毕，创面应放置瓦槽引流条充分引流，且严禁放置于皮瓣拐弯处，24 小时拔除引流条。严禁高张力缝合伤口，防止皮肤缺血性坏死。手术应"稳、准、轻、快"，尽可能缩短手术时间。术后应依据 RICE 原则（制动、冷敷、加压包扎、抬高患肢）处理，尽快消除肿胀，减少关节间纤维蛋白的渗出和纤维化。术后第 2 天开始进行足趾屈伸功能锻炼。术后患者诉伤口持续疼痛者，应警惕感染，若伤口周围红肿，且明显压痛，则表示已早期感染，必要时可间断拆除部分缝线，以止血钳局部开伤口引流减压。已感染伤口，应遵循"早发现、早处理"的原则，及时干预，防止感染进一步加重。术后 3 周拆线防止伤口裂开。

　　总之，跟骨骨折的治疗目的，虽是恢复一个无痛和正常步行的足，但截至目前，要达到这一目的仍有很多困难，医患双方都必须有充分的思想准备。

第四十三章 颈椎骨折脱位诊治失误的分析及对策

颈椎（$C_1 \sim C_7$）在脊柱中除尾椎外，是体积最小，但活动最灵活的椎节。C_1 又称寰椎，C_2 又称枢椎，为上颈椎，$C_3 \sim C_7$ 为下颈椎或普通椎。颈椎骨折脱位多发于青壮年，枕颈关节连结牢固，很少发生严重脱位，而颈椎与胸椎相连接部位活动度较大，应力集中，故下颈椎部常发生骨折脱位。颈椎骨折脱位的最严重并发症为脊髓损伤，颈段脊髓损伤约占脊髓损伤 55.3%。

颈椎骨折脱位多由传达暴力导致，其分类复杂（图 43-1），尚缺乏统一分型。

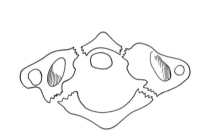 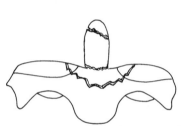 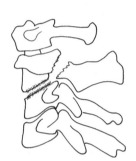

爆裂性骨折（Jefferson骨折）　　齿突骨折（Anderson分型）　　绞刑者骨折（Hangman骨折）

图 43-1　上颈椎骨折分型

上颈椎骨折中寰椎骨折分为爆裂性骨折（Jefferson 骨折），为四处骨折；后弓或前弓或双弓骨折；侧块向两侧分离的骨折；横突骨折及 C_1 韧带损伤等；寰枢关节旋转脱位或半脱位。

C_2 齿突骨折，Anderson 将齿突骨折分为 3 型。I 型：齿突尖部斜行骨折；II 型：齿突与枢椎椎体结合部骨折（65%）；III 型：经枢椎椎体的骨折（30%）。Grauer 等在 Anderson 分型基础上将 II 型骨折进一步分为 3 个亚型。II A 型：基底部横行骨折，无移位；II B 型：骨折线自前上斜向后下的斜行骨折或移位超过 1mm 的横行骨折；II C 型：骨折线自后上斜向前下的斜行骨折。C_2 椎弓骨折，又称绞刑者骨折（Hangman 骨折），由头颈部过伸造成。Levine-Edward 将其分为 4 种类型。I 型：骨折无成角或轻微移位小于 3mm，韧带损伤轻微，属于稳定性骨折；II 型：明显的成角或前移；II A 型：II 型骨折的一种变形，C_2、C_3 椎间显示严重的成角和轻度或无前移，骨折线通常不是垂直，而是从后上到前下斜行通过上下关节突连线；III 型：伴后侧小关节突的严重移位和成角及单侧或双侧小关节突脱位。

下颈椎骨折脱位分类被广泛采用的是 1982 年 Allen 提出的分型方法（表 43-1）。

表 43-1　下颈椎骨折脱位 Allen 分型

分型	骨折情况	分型	骨折情况
I 型	压缩屈曲型损伤	IV 型	压缩过伸性损伤
II 型	垂直压缩性损伤	V 型	牵拉过伸型损伤
III 型	牵拉过屈性损伤	VI 型	侧方屈曲型损伤

2015 年，Vaccaro 等提出了新版 AOSpine 下颈椎损伤分类，包括损伤形态、关节突关节损伤状态、神经功能状态和个案处理建议 4 个部分。该分型方法细化了下颈椎损伤分型（sub-axial injury ciassifi cation，SLIC）评分欠缺的损伤形态分类，并强调了关节突关节损伤的分类，方法相对简单，便于记忆和应用。

颈椎骨折脱位的诊治,尤其是合并脊髓损伤的诊治,有的是十分复杂和困难的,严重的颈髓损伤对患者及其家庭,甚至对社会都将造成很大影响。因此,颈椎骨折脱位及脊髓损伤的诊治必须高度重视。否则,将造成灾难性后果。

第一节　诊　断　失　误

一、病史询问不详细导致的漏诊或误诊

颈椎损伤,尤其是年龄较大的患者就诊时,如果不详细询问病史,则容易造成误诊或漏诊。例如,有些患者既往有颈椎病、骨质疏松、强直性脊柱炎、老年前列腺增生或其他疾病等。颈部外伤后,其颈部尤其是神经损伤症状和体征不明显,而神经损伤会使既往疾病的相关临床症状加重,在就诊时有些患者或家属常不是以颈部外伤为主诉就诊,而是以既往病史的某些症状加重为主诉就诊。如果未详细询问是否有颈部外伤史,不分析现病史与既往病史是否有关联、不分析就诊时的临床表现,将导致颈椎损伤漏诊或误诊。此外,如果不详细询问病史,仅凭颈椎正侧位 X 线片显示的征象进行诊断,则可能将先天性 C_6 峡部裂误诊为颈椎骨折脱位等。有强直性脊柱炎的患者外伤后,不详细询问病史及仔细进行体格检查,明确是否有脊柱损伤,注意其体位的安置是否妥当,将可能导致轻症颈椎损伤的医源性加重甚至脊髓损伤。

【病例】患者男性,71 岁。以咳嗽、咽痛、发热 4 天,四肢麻木、无力,排尿困难 2 天为主诉于当地医院就诊。既往有气管炎及咽部疼痛,前列腺增生、排尿困难等病史。门诊查体体温 37.8℃,咽红,颈部稍有抵抗感,轻压痛,活动稍受限,四肢肌力稍下降,肱二头肌反射与膝反射明显减弱,两肩及第 5 肋以下皮肤感觉、痛觉迟钝、尿潴留,诊断为上呼吸道感染、末梢神经炎、前列腺增生。住院后行导尿处理,以末梢神经炎治疗 4 天无效,呼吸困难,肌肉麻痹。笔者会诊时查体发现患者症状和体征符合截瘫的临床表现,四肢肌力 2 级。追问病史,患者诉入院前 6 天跌倒时头颈部曾有扭伤。立即在颈椎牵引下拍摄 X 线片,显示 C_5 椎体压缩性骨折并脱位。诊断为颈椎骨折脱位合并脊髓损伤。在治疗过程中家属拒绝手术及气管切开等抢救,入院第 7 天因呼吸衰竭、肺部感染死亡。

本例早期颈椎损伤的延迟诊断,主要原因是未详细询问颈部外伤的病史,对查体中发现的肌力下降、皮肤感觉减退等临床表现分析、重视不够,牵强地以末梢神经炎解释;排尿困难、尿潴留以前列腺增生释疑,对颈部压痛及活动稍受限等未能考虑是颈脊髓损伤的表现;加之患者及家属误认为颈部外伤并不严重,未主动向医师陈述,仅对既往咽痛、曾有前列腺增生、排尿困难等症状陈述等。

因此,突发四肢麻木、肌力明显降低的患者,应详细询问病史,明确是否有颈部外伤史。对患者就诊时的所有临床表现应认真分析,不可先入为主、定式思维,防止由于颈部外伤被患者既往疾病症状的加重掩盖而造成颈椎损伤的误诊或漏诊。此外,仅有轻微外伤史,甚至无外伤史的颈部疼痛患者,尤其是骨质疏松者应行 X 线检查,防止对骨质疏松患者骨折的误诊或漏诊。无外伤史的颈部疼痛患者拍摄颈椎侧位 X 线片见颈椎峡部显示骨折征象者,则应考虑颈椎先天性峡部裂。因为颈椎先天性峡部裂无明显外伤史,而峡部骨折则应有明显而严重的外伤史。诊断仍困难者,应行 CT 检查确诊,先天性峡部裂亦常合并隐性脊柱裂等,防止误诊。强直性脊柱炎患者,应考虑是否有隐匿性骨折以及跳跃性脊柱骨折,同时应保证创伤前脊柱的位置,尽量避免脊柱受到轴向牵引力和使脊柱处于平直位,防止造成医源性损伤。

二、重视不够、查体不仔细导致的漏诊或误诊

多数颈椎损伤是由间接暴力导致的。有些颈部外伤的临床表现并不明显,反而其他部位的合并伤比较明显,甚至比较严重,如四肢开放性骨折、胸腹部严重外伤等。这些临床表现明显而严重的合并伤,相对地部分掩盖了颈部损伤的临床症状和体征,如果对此重视不够,查体不仔细、不全面,将导致误诊或漏诊。多发伤尤其是合并颅脑损伤的患者,由于其严重脑外伤后的意识障碍或疼痛等,使其对病史及受伤机制无法

陈述或有些神志清醒者误认为头部更重要,对头部损伤高度重视、详细陈述,而对颈部损伤则不够重视,陈述不详细或不予陈述。如果未重视对此类损伤患者颈部的仔细检查,将导致误诊或漏诊。

【病例】患者男性,29岁。车祸伤后昏迷约半小时。醒后觉胸痛、四肢无力,不能动,经当地医院救治1小时后四肢活动逐渐恢复,但肌力较弱。拍摄胸部X线片检查,发现右侧多发肋骨骨折,合并少量血气胸。腹部B超检查未见异常。诊断为多发肋骨骨折、血气胸。经3天治疗右上肢肌力仍未恢复转来本院。入院自诉胸痛较重而颈部痛轻,查体结果显示,神志清,下颈椎部位明显压痛,右上肢肌力3级。拍摄颈椎X线片显示C_5椎体骨折,CT见$C_5 \sim C_6$椎间盘轻度突出,行颅骨牵引颈椎固定等治疗,5周后肌力基本恢复正常。

本例颈椎损伤漏诊的主要原因是其颅脑损伤与胸部外伤的临床表现比较明显,掩盖了颈部损伤的临床症状和体征,接诊医师重视了颅脑损伤与胸部外伤的救治,对伤后的四肢肌力下降重视不够,未考虑颈椎损伤的可能,特别是对颈部未仔细检查,对其临床表现也未认真分析,未能发现颈椎骨折合并颈髓损伤,右上肢肌力降低、下颈椎处压痛的临床症状和体征等。

【病例】患者男性,20岁。在与家人发生纠纷时快速跑步以头部猛力向墙壁撞击,当时(傍晚)未昏迷,1小时后急送当地医院就诊,患者被搀扶步入急诊室。急诊科医师检查后发现额头部血肿,遂行头部CT,未显示颅内病损,诊断为头皮血肿。亦未行颈部与四肢的检查。患者在急诊室外坐等一夜,第2天医师亦未进行必要的检查,见患者神志清醒,便告知家属可以回家观察。回家后6天,病情日益加重,四肢瘫痪,臀部压疮,再次返回医院行颈椎DR检查,显示C_5、C_6骨折脱位,即刻转院治疗,4天后行颈椎骨折脱位复位内固定手术。术后1年双下肢仍完全性瘫痪,双手肌瘫痪。

本例漏诊的主要原因是急诊科医师问诊不详细、查体不仔细,尤其是对距头部明显损伤最邻近的颈部未行常规检查,更未行四肢感觉与肌力的检查,使严重的颈椎骨折合并脊髓损伤未及时妥当处理。

因此,高能量损伤,尤其是脑外伤昏迷、胸背部损伤或四肢开放伤的患者,必须高度重视合并颈椎损伤。在救治其他严重损伤的同时,应仔细检查颈部,防止漏诊或误诊。在怀疑颈椎损伤而未明确诊断的情况下,应小心保护颈部,防止不适当的搬运或进行其他部位相关检查过程中造成继发性损伤。在诊疗过程中,应高度重视、认真分析患者陈述伤后颈部疼痛、活动受限、四肢麻木、肌力降低、活动障碍的临床表现,更应进行仔细的颈部检查,如果在检查过程中发现颈部压痛,肌力下降尤其是双上肢肌力下降,相关部位皮肤感觉障碍等临床表现,则必须常规拍摄包括全颈椎甚至包括T_1在内的颈椎正、侧、双斜位X线片。在有条件的情况下,可将CT、MRI等作为高度怀疑颈椎骨折脱位合并脊髓损伤的常规检查。为了防止误诊或漏诊,怀疑颈椎损伤者,还应定期随诊或在医师指导下进行动态摄片等观察,如颈椎前屈或后伸位X线片等,以明确诊断。

三、对X线检查认识不足导致的漏诊或误诊

(一)拍摄X线片方法和部位不当

X线检查是诊断颈椎损伤十分重要的方法之一。而拍摄X线片的方式和部位对诊断又有极为重要的临床意义。如果不重视拍摄方法和部位将导致漏诊或误诊。近年来国外资料表明,普通颈椎5位片(正位、侧位、开口位、双斜位)的误诊率可高达52.3%。在拍摄X线片的检查中,由于该类患者多数均有不同程度的其他部位合并伤,急诊拍摄X线片时,由于其他损伤的存在使患者难以配合,将影响拍摄标准体位和高清晰度的X线片。有学者报道,上颈椎损伤的误诊率可达36.4%。一方面与医师检查时忽视上颈椎损伤的存在,拍摄X线片时未能要求拍摄观察寰枢椎的开口位X线片有关;另一方面与拍摄X线片时投照角度不当有关。投照角度的任何方向偏斜或放射医师惧怕较长时间的摆放开口的标准体位,导致患者发生潜在的危险,尤其是开口动作不标准,将难以拍摄图像清晰、符合实际的X线片,则可能导致误诊或漏诊。尤其是高度怀疑高位颈椎损伤者,如果仅满足于常规一次拍摄X线片未发现该部位骨折就不再X线检查,将可能造成误诊或漏诊。在临床上常因开口或拍摄X线片角度不当导致齿突骨折显示不清或被多重骨影掩盖。据报道,在X线检查中齿突骨折漏诊率达38.9%～47.2%。当下颈椎损伤拍摄颈椎侧位X线片时,由于侧卧位的

肩部下垂不够,尤其是贴近床面一侧的肩部可能高耸而干扰,即使助手协助牵拉有时也难以获得满意的包括 $C_6 \sim C_7$ 的颈椎侧位 X 线片。此外,合并下颈髓损伤者,由于上颈髓支配的肌肉肌力正常,肌肉牵拉作用可能使肩部上提,导致遮挡下颈椎,使下颈椎(尤其是 $C_6 \sim C_7$)或 T_1 难以包含在侧位 X 线片内,将导致误诊或漏诊。

因此,行颈椎损伤 X 线检查时,应高度重视拍摄 X 线片的方式与部位。通常怀疑骨折但拍摄 X 线片前未能明确定位者,则应常规拍摄正、侧及双斜位 X 线片。怀疑高位颈椎损伤者,应拍摄开口位 X 线片。因为颈椎侧位 X 线片可显示齿突骨折伴寰枢椎脱位,若不伴寰枢椎脱位的单纯齿突骨折,即使在清晰的颈椎侧位 X 线片上,也只能有部分骨折征象明显者可获得诊断。仅拍摄颈椎正位 X 线片而不拍摄开口位 X 线片,由于齿突和牙齿及颌骨等的重叠,不易显示齿突骨折的征象。因此,只有拍摄体位标准、图像清晰的开口位 X 线片才能显示齿突骨折的征象,辨别其骨折类型,同时还可显示齿突的侧方移位程度。此外,由于 X 线检查仍有一定的局限性,有较高的误诊率,齿突骨折及怀疑齿突骨折者,若条件允许,应尽可能行螺旋 CT。螺旋 CT 除具有普通 CT 的轴位扫描功能外,还可行矢状位、冠状位等多平面重组扫描,能够较好地显示寰枢椎的多种断面解剖。该检查不但能显示齿突的骨折征象,而且对齿突骨折的移位情况也能显示得极为清晰,将大大提高对齿突骨折的诊断率,还可提供齿突骨折分型的可靠依据。无条件进行 CT 检查者,也可反复拍摄齿突开口位 X 线片确诊。笔者曾在门诊对 2 例怀疑齿突骨折的患者反复摄片而获得诊断。寰椎单侧骨折,由于寰椎和后弓重叠,骨折征象显示不清晰,容易漏诊。高度怀疑寰椎骨折者,可将 X 线球管稍向头的右侧移动,向前侧有一个小的倾斜后拍摄稍斜的侧位 X 线片可确诊,或行 CT 检查确诊。此外,在拍摄下颈椎 X 线片时,为了显露 $C_6 \sim C_7$ 与 T_1 椎体,如果患者情况允许,拍摄侧位 X 线片时尽可能采用坐位或站位,同时助手应握住患者手腕向远侧用力牵拉。但此方法风险较大,应有专科医师在场,必要时也可采用轻度旋转 X 线球管的方法拍摄 X 线片,以避开肩部的重叠影。有条件者,应行 CT 检查确诊。若怀疑韧带、椎间盘或颈髓损伤,则应行 MRI 检查。

（二）阅读 X 线片知识掌握不足

1. 上颈椎损伤的误诊或漏诊　上颈椎解剖结构与损伤机制复杂,骨折类型较多。上颈椎处于脑干的神经部位,其损伤常为致命性,且诊断有时十分困难。如果对阅读颈椎 X 线片的知识掌握不足,阅片不仔细,未能认真分析 X 线片上的异常显示,或对其异常辨别不清,将造成误诊或漏诊。例如,不了解枕骨前缘与齿突在颈椎侧位 X 线片上显示的正常关系,则可能将寰枕关节脱位漏诊,或将正常寰枕关系误诊为寰枕关节脱位;对寰枢椎间显示的正常关系了解不清,对侧位显示的寰椎前结节与齿突前间隙增宽,前后开口位显示的寰枢椎关节间隙消失,或侧块外移等异常辨别不清、未能发现,则可能导致寰枢椎半脱位或寰椎横韧带断裂导致的寰椎向前半脱位、寰椎骨折等误诊或漏诊;对显示的齿突生理性偏斜知识掌握不够,则可能将颈部疼痛而无外伤史者误诊为寰枢椎半脱位;对开口位 X 线片所显示的、移位不明显的齿突骨折征象辨别不清或未能发现,将导致对齿突骨折,尤其 Anderson Ⅲ 型骨折的误诊或漏诊;对齿突的发育知识了解不够,则可能将先天性齿突发育不全误诊为齿突骨折;阅片不仔细未能发现 C_2 椎弓根或椎弓峡部骨折,则可能导致其误诊或漏诊。

因此,必须熟悉和掌握颈椎 X 线片的阅片知识,并牢记 X 线片上显示的相关正常影像与测量数据,认真阅读每个颈椎的 X 线片,辨别其异常征象。上颈椎侧位 X 线片显示,枕骨前下缘与齿突尖部的距离,测量此距离长度可辅助诊断,成人正常<5mm,小儿<10mm,若这一数值增大,则可诊断为寰枕关节脱位。通常还要观察以下情况:①齿突后倾角,正常齿突轴线与枢椎体后缘延长线交角,平均 11.7°(8°～25°)。如果有前倾则提示齿突骨折。②寰椎后弓与枢椎棘突间距,寰椎前移时此间距增大。③寰齿前间隙(atlanto-dental interval, ADI),为寰椎前结节后缘与齿突前缘间隙的距离,正常成人<3mm。如>5mm,则考虑寰椎横韧带松弛或断裂。枕骨前结节后缘与齿突尖部距离,正常为 2～3mm,小儿为 4～5mm,若超过此数值,提示寰椎横韧带损伤(图 43-2)。齿突开口位 X 线片显示,正常人寰椎两侧块与齿突间的距离相等而对称,两侧块外缘与枢椎关节侧块外缘在一直线上。若两侧块向两侧有移位,两侧移位距离之和>7mm,提示寰椎横韧带断裂或寰椎骨折(图 43-3);若 $C_1 \sim C_2$ 关节一侧移位,另一侧关节位置正常,显示一侧关节间隙消失,而另一侧存在,如睁一只眼、闭一只眼的现象时,是寰枢椎半脱位、寰椎横韧带和翼状韧带损伤的表现,即"媚眼

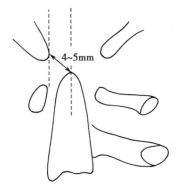

图 43-2　小儿枕骨前结节后缘与齿突尖部的距离示意

征"；若发现齿突偏斜,齿突与两侧块间距不对称,但患者仅有轻微外伤史,或无外伤史但枕颈部无明显压痛,且侧位 X 线片显示寰椎前弓后缘与齿突前缘的间隙正常,则可诊断为先天性齿突偏斜而并非齿突骨折。其主要原因是齿突在发生、发育过程中,其体部与尖部在融合时发生了微小的特定的偏移,以后逐渐导致齿突偏斜,同时也使寰椎横韧带与齿突之间的扣锁关系改变,导致在齿突开口位 X 线片上表现为齿突生理性偏斜。④寰椎轴线与齿突轴线的关系:寰椎轴线为通过寰椎两侧下关节突最外缘连线中点的垂线,正常时与齿突轴线重叠或轻度分离(一般不超过 3mm),有侧方移位和旋转脱位时出现分离。对齿突的开口位 X 线片,必须认真仔细阅读,尤其是高度怀疑高位颈椎骨折脱位者,若未能发现齿突骨折征象,则更应细心阅片,由于无移位的齿突 Anderson Ⅲ型骨折,有时 X 线片仅显示齿突与椎体基底部间边缘不整的骨折征象。也可行 CT 诊断。小儿齿突骨骺骨折不愈合,应与先天性齿突发育不全鉴别。先天性齿突发育不全通常较骺骨骨折的假关节间隙要宽,游离骨片较圆,边缘平滑,分离线在寰枢椎关节面的上方,有时会与其他部位的畸形并存。而骨折的重要依据应是椎前软组织间隙影的增宽,通常椎前软组织间隙无论年龄大小,均在 7mm 以内,正常平均为 3.5mm,若椎前间隙增宽,寰枕部有明显压痛,则可诊断为骨骺骨折,因为小儿齿突软骨骺至 10 余岁才出现骨化。枢椎椎弓若为双侧骨折,单纯侧位 X 线片即可明确诊断。若疑似单侧骨折可拍摄斜位 X 线片,仍不能确诊者,可行 CT,但应注意与先天性颈椎峡部裂鉴别,前者有外伤史,后者好发于 C_2~C_6 椎骨,而无明显外伤史。由于交通事故的增多,绞刑者骨折并非鲜见,对 C_2 椎弓根 - 椎板连接部骨折征象应仔细鉴别,防止漏诊或误诊。

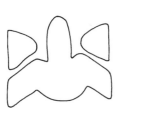

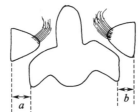

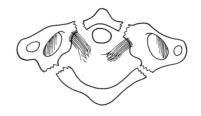

正常或稳定无移位骨折　　侧块外移提示寰椎骨折($a+b$>7mm) a、b代表移位距离　　寰椎骨折与寰椎横韧带断裂

图 43-3　两侧块与齿突间的距离示意

2. 下颈椎稳定性骨折与不稳定性损伤鉴别不清　在下颈椎稳定性骨折与不稳定性损伤的研究中,White 和 Panjabi 发现,下颈椎的支持结构可分为前侧结构和后侧结构 2 部分(图 43-4)。

一个运动单位是由两个相邻的椎体和两者之间的软组织组成。在下颈椎损伤中,主要应鉴别是稳定性骨折还是不稳定性骨折。如果不了解脊柱骨折后是否在其生理负荷下失去了维持椎体之间的稳定关系,不了解使脊髓、神经根受到损伤或刺激的基本原理与阅片常识,则可能将下颈椎的不稳定性损伤误诊为稳定性损伤,导致处理不当,发生神经恶化等。

因此,阅片时首先应明确骨折类型,再辨别颈椎前侧结构和后侧结构损伤情况。White 和 Panjabi 认为当运动单位所有的前侧结构或后侧结构丧失功能时,就可认为该运动单位是不稳定的,属不稳定性损伤。损伤后 X 线片显示一个运动单位所有的前侧结构和一个后侧结构完整,或所有的后侧结构和一个前侧结构完整,则该类颈椎损伤属于稳定性损伤。由于稳定性损伤与不稳定性损伤在治疗原则与预后方面有极大的区别,因此阅片时应认真鉴别。此外,阅片时应注意,当一个椎体与其相邻椎体相比较,水平移

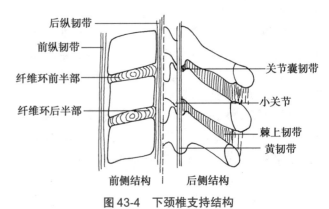

图 43-4　下颈椎支持结构

位超过 3.5mm，则表示该类型骨折脱位为不稳定性骨折（图 43-5）。一个椎体与另一个椎体之间的角度大于 11°，表明该类型骨折脱位也存在颈椎不稳定（图 43-6）。White 和 Paniabi 编制的下颈椎临床不稳定诊断记分（表 43-2）如下。

颈椎压缩性骨折与爆裂性骨折，前者多为稳定性骨折，后者为不稳定性骨折脱位，两者在普通 X 线片上难以辨别，可采用 CT 确诊。

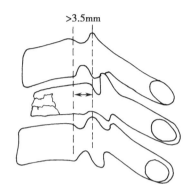

图 43-5　椎体移位超过 3.5mm，表示为不稳定性骨折

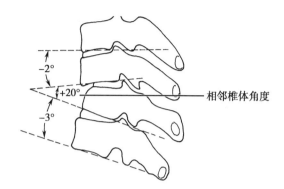

图 43-6　一个椎体与另一个椎体之间的角度若＞11°，可视为颈椎不稳定

表 43-2　White 和 Paniabi 编制的下颈椎临床不稳定诊断记分

成分结构损伤情况	记分值 / 分	成分结构损伤情况	记分值 / 分
前侧结构破坏或无功能	2	脊髓损伤	2
后侧结构破坏或无功能	2	神经根损伤	1
相对矢状面移位超过 3.5mm	2	异常间盘间隙狭窄	1
相对矢状面旋转超过 11°	2	可预料到负荷将造成危险	1
牵引试验阳性	2		

注：若分值大于 5 分，表示存在颈椎不稳定。

四、无脊髓损伤骨折脱位的误诊或漏诊

高能量损伤造成的颈椎骨折脱位，多数合并脊髓损伤。然而部分患者虽然 X 线片显示有明显甚至严重的颈椎骨折脱位征象，但却不伴有或仅有轻微的脊髓或神经根损伤。发生这种临床现象的主要原因可能是颈椎骨折脱位时，受外力的脊椎椎体间形成支点，使脊柱后侧结构产生张力，将后侧部分棘突椎板间张开，椎板间黄韧带撕裂，同时伴椎弓骨折，导致椎管前后结构分离，使脊髓产生一个足够安全的间隙，脊髓可向后移位呈屈曲状而免遭压迫。此外，受伤后颈椎后侧结构无前移，少数患者椎管宽，加之伤后患者保护性肌肉痉挛、紧张，使颈椎在该位置被固定而不再移位，保护了脊髓而不发生损伤。此种类型的损伤，由于患者可能仅有颈部疼痛，而无脊髓损伤的临床症状和体征，急诊就诊时如果未重视颈部损伤的存在，未对颈部进行相关检查则可能造成误诊或漏诊，甚至在诊治其他损伤的过程中，由于对颈椎未能妥善保护，导致迟发性脊髓损伤或神经功能恶化。一旦发生脊髓损伤，该骨折可能已变为陈旧性骨折，给治疗造成极大困难。

因此，高能量损伤，尤其是合并头颈、胸、肩部外伤者，应高度重视颈部骨折脱位。对患者自诉颈部疼痛或检查时发现颈部有抵抗感者更应重视，应进行颈部保护与相关检查。X 线检查时，应常规拍摄颈椎正、侧、双斜位 X 线片。怀疑上颈椎损伤者，应拍摄开口位齿突 X 线片，或可在医师现场监护下拍摄颈椎前屈或后伸的应力位 X 线片。阅读 X 线片时应认真仔细，注意其是否显示颈椎椎体间前脱位及双侧小关节脱位，如一侧小关节的前脱位、椎体向侧方脱位、椎弓或小关节骨折、椎体前脱位合并椎体前缘撕脱骨折、脱位椎上下棘突呈角形分开等征象等，若有则提示颈椎损伤。需要特别强调的是，观察颈椎是否稳定，拍摄颈椎过伸、过屈位 X 线片时，必须在保证患者生命安全的前提下进行，应指派有经验的医师指导，并应向患者和家

属告知,征得患者和家属的同意后方可进行,不允许为检查而检查。有条件者,最好行 CT 或 MRI 检查,此方法既安全又可显示颈椎隐匿性细微损伤。

五、无骨折脱位的颈髓损伤的误诊或漏诊

无骨折脱位的颈髓损伤为无影像学异常的脊髓损伤,又称无放射学脊柱骨折脱位脊髓损伤。随着 CT、MRI 检查的应用,这一诊断的比例大大降低。其病因及损伤机制大致分 3 类。①颈椎间盘压迫型(占 40%～65%):颈脊髓损伤程度与所受暴力大小及颈椎间盘突出程度有关,甚至可造成完全性脊髓损伤。如果对此类损伤认识不足,尤其是在基层医院,由于无 MRI 设备,加之少部分急诊外科非脊柱或骨科专业医师对此类损伤不够熟悉,则可能造成误诊。②颈椎退变型:多见于老年人,大多数为轻微外力引起的损伤。此类患者由于颈椎退行性改变、椎管狭窄、椎体不稳定、颈椎分节不全等基础病变,导致椎管储备间隙消失或明显减少,退变的椎体及其周围的软组织在轻微外力下即可对脊髓产生一过性挤压、挫伤,若医师临床经验不足,未重视 X 线片或 CT 显示的颈椎退变,将可能导致此类损伤的误诊。③单纯脊髓挫伤型:主要由颈椎过伸型损伤导致。脊髓损伤可能与阶段性颈椎椎间不稳定有关,在外力作用下损伤的一刹那颈椎椎体发生一过性脱位造成脊髓损伤,瞬间肌肉收缩使损伤水平的上颈椎节段向后方跳跃并恢复原位。有学者称为屈曲 - 反跳理论。此类损伤不但普通 X 线片及 CT 均无阳性发现,而且 MRI 检查最早期即伤后数小时内由于脊髓内水肿、出血尚未至高峰,有可能也无脊髓信号异常,如果对此类损伤认识不足,容易导致误诊或漏诊。

因此,针对无骨折脱位的颈髓损伤较伴有骨折脱位的颈髓损伤所受暴力较轻、不完全性损伤比例较高的特点,凡遇到颈部外伤后出现四肢运动、感觉或括约肌功能障碍,以及既往有颈椎病史而伤后症状加重或出现瘫痪的患者,如果未发现明显的颈椎骨关节损伤,应进一步检查明确造成颈髓损伤的确切原因。MRI 的矢状面扫描能显示更多节段,能清晰地显示椎体周围结构、椎管狭窄程度、脊髓受压等形态学改变。MRI 通常在伤后 6～8 小时后可以显示脊髓水肿、挫伤、出血、横断,同时也可显示椎体周围尤其是椎体后方软组织内 T_2 加权像高信号出血水肿征象,晚期还可显示脊髓变性、空洞形成与萎缩等一系列变化。因此,MRI 对无骨折脱位的颈髓损伤的早期诊断、预后及制订合理治疗与康复计划有重要价值。

第二节　治疗不当

颈椎解剖结构特殊、骨折类型复杂,因此治疗难度很大,尤其是合并颈髓损伤者治疗难度更大。如果在治疗中对适应证把握不当、治疗方案不当、操作技术未经严格规范培训、相关临床经验不足、术后观察处理不及时等,都将可能对患者造成灾难性后果。因此,颈椎骨折脱位的治疗应高度重视、认真对待,以达到颈椎骨折脱位的复位和牢固固定,防止神经组织的继发性损伤,促进神经功能恢复获得并维持颈椎的稳定、早期恢复功能的目的。

一、非手术治疗不当

(一)适应证把握不当

通过牵引复位和外固定的非手术治疗,可使大多数颈椎骨折脱位获得复位,甚至使部分合并轻度脊髓损伤者获得比较满意的疗效。但如果对适应证把握不当,将影响疗效。例如,寰椎骨折侧块向外突出超过枢椎关节面 7mm 及横韧带断裂的不稳定性骨折进行牵引复位固定,则可能导致颈椎不稳定而发生继发性神经损伤;Anderson Ⅱ型齿突骨折,进行牵引固定,由于骨折端不稳定,骨不连率为 36%,不但会使颈椎不稳定,而且可能对患者造成潜在的生命危险,也给以后治疗造成困难;有移位的 Anderson Ⅲ型齿突骨折,进行牵引固定,很难使骨折获得解剖复位,由于固定不牢固,可导致骨折骨不连或畸形愈合,将严重影响颈椎的功能,甚至造成生命危险;C_2 椎弓骨折(椎弓根或椎弓峡部骨折)(Hangman 骨折)移位明显者采用牵引复位固定,将使骨折端难以复位,颈椎严重不稳定;下颈椎不稳定性骨折以及脱位合并关节交锁者,无论何种类型,非手术治疗均难以使骨折获得解剖复位、牢固固定,骨折端难以愈合或融合,将导致颈椎不稳定、功能难以恢复等。

因此,寰椎损伤多数可以通过规范的非手术治疗获得治愈。侧块没有明显分离的 Jefferson 骨折,侧块移位不超 7mm 者、$C_1 \sim C_2$ 旋转半脱位、Anderson I 型齿突骨折及无移位的 Anderson III 型齿突骨折,Levine-Edward I 型骨折等颈椎的稳定性骨折、无移位骨折或轻度移位者,均可采用非手术治疗。移位明显或不稳定性骨折,或骨折脱位合并关节交锁难以牵引复位者,均不应首选非手术治疗。有明显颈椎间盘脱出及神经压迫症状者,由于牵引治疗效果不佳,也不宜首选非手术治疗。

（二）非手术治疗方法选择不当

非手术治疗方法主要包括牵引复位与固定 2 种。牵引复位方法包括颅骨牵引法、枕颌带牵引法及双向牵引法(尹庆水等设计)等。固定类型包括费城颈托固定、头胸支架固定、颈胸石膏固定、头颈胸石膏背心固定等(图 43-7)。

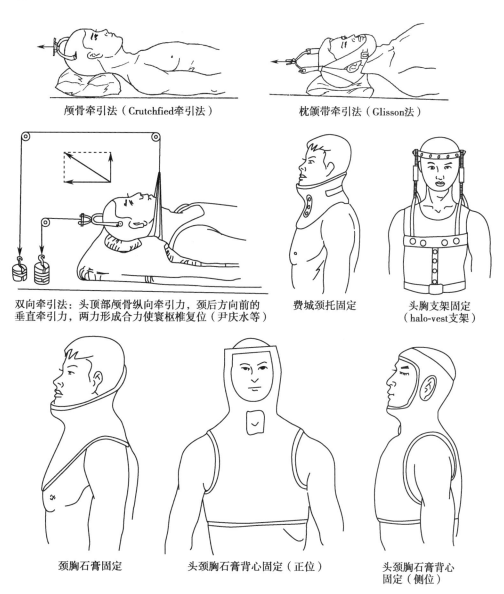

颅骨牵引法（Crutchfied牵引法）　　枕颌带牵引法（Glisson法）

双向牵引法:头顶部颅骨纵向牵引力,颈后方向前的垂直牵引力,两力形成合力使寰枢椎复位(尹庆水等)　费城颈托固定　头胸支架固定(halo-vest支架)

颈胸石膏固定　头颈胸石膏背心固定（正位）　头颈胸石膏背心固定（侧位）

图 43-7　临床常用的非手术治疗方法示意

如果对这些治疗方式方法的原理、作用机制等不够了解,不依据患者的骨折类型选择合适的治疗方式方法,将可能影响疗效,尤其是有颈髓损伤者,将可能导致继发性神经损伤等。例如,上颈椎的寰枕关节脱位采用牵引复位,由于此类型损伤严重不稳定,牵引复位不但使脱位难以复位,而且可能导致神经损伤或神经损伤加重;寰椎骨折脱位,侧块骨折向外侧移位超过关节面中线 7mm 者,若不采用牵引治疗,则难以使骨折块获得复位,导致颈椎不稳定;单向牵引效果不满意者,若不采用双向垂直牵引复位,将难以获得预期的复位效果；$C_1 \sim C_2$ 旋转半脱位手法复位时，未在 CT 和脊髓诱发电位的评估下进行，将可能使复位不完全或发生脊髓损伤；Anderson Ⅰ 型齿突骨折采用牵引治疗，无论该型骨折愈合与否，均不会发生颈椎不稳定，故牵引治疗无任何效果；Anderson Ⅱ 型齿突骨折未牵引，由于未能对颈椎进行良好的制动，可导致骨折骨不连（36%）；但 Anderson Ⅲ 型无移位骨折若采用牵引治疗，则可能使骨折进一步移位。C_2 上下关节峡部 Levine-Edward Ⅱ 型骨折（Hangman 骨折）未采用牵引而仅行外固定治疗，将会使骨折难以复位，颈椎不稳定等。

在下颈椎骨折脱位的治疗中，如果合并严重颈髓损伤者，仅以颈托长时间固定，由于未行牵引复位，骨折端不稳定将导致神经损伤加重，严重者甚至危及患者生命。此外，此类患者采用枕颌带牵引，由于该牵引使患者张口困难，呼吸道的管护、进食等护理极为不便，也难以保持呼吸通畅，甚至可导致窒息等生命危险；颈椎明显不稳定性骨折，后期采用头胸支架固定，由于固定不够牢固、骨折端不稳定，将可导致颈椎畸形愈合或骨不连等；骨折脱位合并关节交锁、复位困难者，进行牵引复位，将难以获得预期的复位效果。

【病例】患者男性，32 岁。因被海浪冲击，颈部挥鞭样损伤，四肢瘫痪，感觉消失，外院诊断为 $C_4 \sim C_5$ 骨折脱位并高位截瘫住院治疗。治疗期间的 18 小时内，颈椎骨折脱位仅以颈托固定，患者呼吸困难，烦躁不安，病情危重。笔者会诊过程中见患者呼吸极为困难、神志淡漠、口唇发绀，生命垂危，立即行手法临时牵引，在牵引下紧急行气管切开，切开后患者呼吸即将停止，即刻采用人工呼吸机辅助呼吸。经半小时抢救，患者神志清，面色红润，改为颅骨牵引，病情稳定后行颈椎前路切开复位内固定，术后 1 个月截瘫有所恢复。

本例误治的主要原因是对颈椎骨折脱位牵引复位的重要性认识不足，对处理严重颈椎骨折脱位并脊髓损伤的经验不足，入院后未能及时行牵引复位治疗，并行气管切开维持呼吸道通畅，而仅以颈托长时间固定，误认为颈托固定可以复位。由于固定不牢固，骨折端不稳定，尤其是骨折端未能及时复位，导致神经损害继续加重，呼吸肌瘫痪，呼吸道不畅，难以自行排除呼吸道分泌物，造成窒息、呼吸衰竭，危及生命。

因此，颈椎骨折尤其是合并严重脊髓损伤且影响呼吸功能者，必须按危重患者对待并紧急施救。包括保持呼吸道通畅，必要时行气管切开或紧急气管内插管及心肺功能复苏等救治，同时应尽快行颈椎牵引。此外，颈椎骨折应依据其骨折类型和损伤程度，进行妥当处理。

上颈椎骨折脱位，如寰枕关节脱位，应立即采用合适且有效的外固定。如采用头颈胸石膏背心或头胸支架外固定使寰枕关节稳定，并严密监护患者呼吸及神经功能，禁忌施行牵引治疗，后期病情稳定后可行颈枕融合术。寰椎骨折侧块移位不超过 7mm 者，以头环背心支架或颈椎支具牢固固定 8～12 周，若侧块移位超过关节面中线 7mm，则应采用颅骨牵引使骨折块复位。单向牵引复位效果不满意者，应采用双向垂直牵引复位纵向牵引力可将向前下方脱位的寰椎牵向上方复位，垂直牵引力可将枢椎推向前方，从而形成寰椎向后的复位力，使寰枢椎脱位复位。$C_1 \sim C_2$ 旋转半脱位损伤，应在 CT 室试行手法复位，且应在脊髓诱发电位监护下进行，复位成功后可行支架制动。Anderson Ⅰ 型齿突骨折，以颈托固定即可，Ⅱ 型则应采用颅骨牵引，以保持骨折端力学稳定性，但近年来大部分学者均认为非手术治疗由于固定不牢固，骨折畸形愈合和骨不连率高，应考虑积极手术治疗。无移位的 Anderson Ⅲ 型齿突骨折，可采用头颈胸石膏背心或头胸支架固定，通常均可愈合。移位骨折，有条件者，可采用手术内固定。Levine-Edward Ⅰ 型骨折（Hangman 骨折）仅行颈部固定即可；Levin-Edward Ⅱ 型骨折（Hangman 骨折）可采用轻微过伸颅骨牵引治疗 3～6 周，然后再采用头胸支架制动 3 个月；移位的 Levin-Edward Ⅲ 型骨折（Hangman 骨折）则不应采用非手术治疗。

严重下颈椎骨折或骨折脱位，必须立即行颈椎牵引，尽可能使椎管及时恢复原形态，解除或减轻颈髓压迫。颈托对颈椎骨折脱位无复位功能，也难以固定和稳定骨折端。因为颈托仅用于受伤现场或转运患者途中的临时固定，或颈椎内固定手术后的辅助加强，而并非颈椎骨折早期复位的治疗器具。牵引可采用颅骨牵引，也可采用枕颌带牵引。但严重的颈髓损伤，尽可能避免采用枕颌带牵引，以免影响呼吸道通畅。行颅骨牵引时应注意保护脊髓防止继发性损伤。牵引术后必要时行气管切开，以保持呼吸道通畅。病情危重者，应先行气管切开或在纤维支气管镜引导下行气管内插管后再行颅骨牵引。拟行切开复位内固定而脊髓损伤较轻者，以枕颌带牵引行术前准备即可。若以牵引作为最终治疗，则应行颅骨牵引以便口腔护理和患者进食。某些不稳定性骨折，如果拟行非手术治疗，则应牵引 6～8 周后再行头颈胸石膏固定，此方法固定比较牢固，可防止颈椎畸形。稳定性骨折，可用头胸支架固定 6～8 周。骨折脱位合并关节交锁、难以牵引复位者,应进行手术治疗。

(三)牵引操作不当

颅骨牵引或枕颌带牵引的操作方法和注意事项在有关章节已有叙述。颈椎骨折脱位的牵引方向对骨折脱位的复位效果至关重要。上颈椎骨折脱位,如果不依据骨折类型采用不同体位进行牵引,则难以获得满意的复位效果,甚至可能造成骨折的进一步移位;在牵引过程中对发现的问题,如牵引重量或方向不当或呼吸困难者不及时干预,则可能导致不良后果。下颈椎屈曲型骨折脱位,无小关节交锁而行屈曲位牵引复位,将导致骨折进一步移位,甚至造成神经继发性损伤;有小关节脱位的屈曲型骨折,如果始终以过伸位牵引复位,将可能由于小关节的交锁而使骨折脱位难以复位。在下颈椎骨折脱位的牵引复位过程中,如果为了获得快速牵引复位的效果,开始即采用过大重量牵引则会使颈部肌肉在短时间内很快松弛,对脊髓失去保护作用,此牵引虽然可获得快速复位的效果,但很可能由于颈髓被过度牵拉而造成脊髓继发性损伤等。枕颌带牵引重量过大则可能压迫下颌皮肤发生压力性损伤。

因此,上颈椎骨折脱位,若为寰椎前脱位,应行颈椎后伸位牵引,若为寰椎后脱位,应行颈椎稍前屈位牵引复位。牵引重量一般为1~6kg,牵引当天或第2天应复查X线片,根据复位情况调整牵引重量与方向。同时应严密观察患者生命体征以及脊髓损伤神经定位体征变化,已发生呼吸困难者,应及时行气管切开。C_5以上严重脊髓损伤患者也可行预防性气管切开。下颈椎屈曲型骨折脱位,亦应视骨折类型采用不同方向进行牵引。若无小关节交锁,可按颈椎的生理弧度,采用稍微过伸位牵引。若牵引复位不成功或牵引前已有小关节交锁,则应先采用屈曲位牵引,将小关节交锁松解后,再按过伸位牵引以恢复颈椎生理弧度与正常位置。过伸性损伤,牵引时保持颈椎处于制动状态即可,维持其力学稳定性,4~6周后改用外固定12~16周。下颈椎骨折脱位,可采用快速牵引复位法牵引,但首次重量不可过大,通常先用4~4.5kg的牵引力,以后每半小时增加0.5~1.0kg,每次增加牵引重量后应拍摄X线片评估复位效果,直到完全复位为止。牵引总原则是头部牵引重量为4.5kg,每向下位增加1个损伤椎体水平,则增加1.5~2.0kg,如C_6、C_7部位骨折牵引复位时可达12.5~15.0kg。在牵引前应详细记录骨折脱位及稳定情况,并记录神经功能,在牵引过程中必须严密监护和评估复位效果并记录,防止过度牵引不稳定运动单位而引起继发性损伤。如果牵引获得满意复位,并有X线片为记录,则应减少牵引重量1/2以维持复位状态,否则应改行切开复位内固定。

(四)外固定使用不当

颈椎牵引复位维持6~8周后可行外固定治疗。外固定方式较多,各有利弊。如果对外固定各种方法的固定性能了解不够,盲目使用或固定方式不当,将导致骨折端不稳定、骨折畸形愈合或骨不连,甚至发生迟发性神经损伤等严重并发症。由于所有外固定的方式一般均不具备复位功能,如果将外固定支具作为复位固定器具,将会贻误颈椎骨折脱位的复位时机,导致颈椎畸形、功能障碍,甚至造成神经损伤。已切开复位牢固内固定者,若采用头颈胸石膏背心固定,将导致患者术后难以早期活动影响功能恢复。在采用头环背心固定时,如果将头环固定钉安置于颞窝内,由于该部位骨质菲薄,难以获得固定的效果甚至使固定失效;在安置头部前外侧2枚钉时,未能使患者紧闭双眼,导致头环固定架安置后双眼不能完全闭合等。

因此,颈椎骨折脱位,尤其是严重不稳定性下颈椎骨折脱位,入院后应及时进行牵引复位固定,不应以固定支架代替牵引复位。牵引复位后的患者,若属于不稳定性骨折,可采用固定性能较好的头颈胸石膏背心、头胸支架、可塑性较好的石膏背心固定,或预先塑形的聚乙烯背心代替石膏背心等加强固定。采用头胸支架固定时,头钉必须以对角线方向置入,外侧钉应在头眼眶与颅骨最大周径之间,严禁置钉于颅骨菲薄的颞骨窝处。安置前外侧钉时患者应紧闭双眼。由于头胸支架固定过于繁杂,且有30%发生并发症,通常不作为首选固定方式。

二、手术治疗不当

(一)适应证把握不当

近年来由于颈椎骨折脱位手术治疗经验的总结推广、技术水平的提高及新型内固定器材的研发和使用,使其手术指征不断扩大,多数病例获得了满意的治疗效果。但如果对适应证把握不当或扩大手术指征,将导致相关并发症,甚至对患者造成灾难性后果。稳定性骨折脱位,如侧块向外突出不超过7mm者、寰椎骨折、无移位的 Anderson Ⅲ型齿突骨折、单纯轻度压缩性下颈椎骨折、轻度神经损伤的颈椎稳定性骨折等,采用手术治疗其效果并不比非手术治疗效果好,不但会对患者造成不必要的手术创伤,而且可能由于手术操作和术后处理不当,导致神经、重要组织、气管或食管损伤等并发症。目前,虽然大部分学者均认为无论有无神经损伤,颈椎不稳定性损伤一般都需要手术治疗,但若在术者未经严格、规范的相关培训,不具有一定的临床经验和熟练的操作技术,医院不具有相关的条件的情况下进行手术,将可能造成并发症,甚至灾难性后果。

因此,应严格把握其手术适应证。目前多数学者认为,寰枢椎骨折中的 Anderson Ⅱ型齿突骨折、有移位的 Anderson Ⅲ型齿突骨折,由于外固定治疗效果差,故应考虑积极手术治疗。关节交锁或脱位,经过牵引难以复位者;CT、MRI 检查有明显外伤性椎间盘突出,或骨折块突入椎管内造成神经症状者;非手术治疗骨折畸形愈合、颈椎畸形导致迟发性神经损伤者;颈椎损伤合并有严重退行性变,椎管狭窄、后纵韧带骨化者,或非手术治疗无效、神经损伤进行性加重者等,均可采用手术治疗。也有学者报道,颈髓中央型损伤的手术治疗效果明显优于非手术治疗,主要原因是手术减压可以明显缓解脊髓出血的压迫症状。

(二)术前处理不当

颈椎手术难度很高,而且颈部又有食管、气管、重要血管、神经及淋巴管等重要结构,手术风险极大,因此术前处理十分重要。如果对术前处理重视不够、处理不当,将导致并发症甚至严重并发症。例如,在缺乏手术前后的管理经验的情况下进行手术,将对术后出现的异常情况难以正确处理;术前未对严重损伤患者的呼吸功能、全身营养、电解质紊乱等进行监控和调整,将导致术后呼吸衰竭、低钠血症、低血压、感染等并发症,甚至死亡;严重颈髓损伤,尤其是 C_4 水平以上的颈髓损伤,未及时行气管切开,由于膈神经麻痹、呼吸肌功能丧失,将导致肺通气功能严重障碍、呼吸道不畅或窒息;行颈前入路手术前,未行气管、食管推移训练,将可能由于术中牵拉气管、食管而引起牵拉伤,导致食管瘘或术后喉肌痉挛窒息死亡;麻醉时,过度后伸颈部行气管插管将可能加重脊髓损伤,甚至导致瘫痪或死亡;在手术室于麻醉状态下,试图以手法牵引进行复位,将可能导致继发性颈髓损伤;术前未认真地进行病例讨论、未制订合理的治疗计划和合适的手术方案就进行手术,将难以对术后发生的意外情况进行及时正确处理,难以获得预期的手术效果,甚至危及患者生命安全。口腔存在损伤、炎症,如龋齿、溃疡、咽喉炎症等患者,对其口腔炎症处理不彻底,清洁不够,若采用经口咽部入路手术,将可能导致感染等严重并发症。

因此,必须高度重视术前处理。术前应对患者的呼吸功能、全身情况、电解质紊乱等准确而客观地评估并进行监测和调整。严重颈髓损伤,尤其是 C_4 水平以上的颈髓损伤者,应在术前常规行牵引治疗,必要时行气管切开以保持呼吸道通畅,以便于呼吸道护理,必要时采用人工呼吸机辅助呼吸,防止发生窒息、坠积性肺炎等并发症。术前应进行病例讨论,依据患者的具体情况制订合理的治疗计划和合适的手术方案。在拟行颈前入路手术前,应常规进行气管、食管推移训练,尤其是颈部粗短、颈部张力较高者更应训练。麻醉时,尽可能在患者清醒状态下进行纤维支气管镜引导下插管,严禁颈椎过伸。特别是颈椎管严重狭窄、后纵韧带骨化者,由于颈椎管对颈髓的缓冲空间极小,更应绝对禁止颈椎的过伸位插管,防止继发颈髓损伤。麻醉后切不可盲目强行牵引复位。若不具备颈椎骨折脱位手术的相关经验和未经严格、规范训练,没有熟练的颈部手术操作技术和十分的把握,不具备相关设备和器械,则应慎重手术。采用经口咽部入路手术的患者,必须对口咽部炎症彻底治愈后才能进行手术。

(三)手术时机把握不当

手术时机的把握,尤其是复杂骨折脱位手术时机的把握,对手术效果及预后等有十分重要的作用。目前对于手术时机虽无统一认识,但多数学者主张早期手术,认为从病理角度分析,颈髓损伤后 5 天,颈髓灰质会发生不可逆性坏死,伤后 7 天白质将变性。早期手术复位固定不但可恢复颈椎解剖位置及生理弧度防止发生颈椎畸形,而且可减少脊髓血管的继发性损伤便于早期康复。尤其是颈椎极度不稳定性骨折,早期手术内固定可使骨折端稳定,以便于处理呼吸道问题,如行气管切开可保持呼吸道通畅,改善呼吸功能、预防肺炎、窒息等并发症。也有部分学者主张延期手术,Bohlman 提出神经恢复停滞期的概念,指在该期内即使神经压迫被解除,但神经损害的危险性仍会增加。认为除不完全性瘫痪的症状进行性加重者外,都应避免早期手术干预,早期手术易发生神经恶化。Heiden 提出早期手术加重脊髓损伤,建议伤后 7 天手术。Benjel 则认为手术时机与神经恢复程度无相关性,择期手术可以术前周密计划,调整患者全身情况,待脊髓、软组织肿胀消退后手术,建议伤后1～2周进行。如果颈椎严重骨折脱位合并严重脊髓损伤者;全身其他部位有严重合并伤或生命体征不稳定者;高龄或高位颈髓损伤病情危重者等,早期进行手术,则可能在术前对其全面详细和反复检查的搬动中,造成继发性神经损伤,甚至危及患者生命。

因此,在通常情况下,下颈椎损伤的患者,在全身综合情况许可、生命体征稳定、在有充分术前准备的情况下,可早期进行手术。通常以伤后8～12小时手术为宜。但严禁在患者生命体征不稳定,严重并发症未适当处理的情况下进行手术。高龄、颈椎高位损伤或有呼吸道疾病的患者,选择早期手术应慎重,在损伤早期应行非手术治疗,如牵引复位1～2周,使脊髓肿胀消退、呼吸道疾病治愈,病情稳定后再行手术。

（四）手术入路选择不当

颈椎损伤选择合适的手术入路是手术成功的关键。颈椎手术入路分前入路(包括经口咽寰枢椎松解、复位钉 - 板内固定治疗寰椎骨折或不可复性寰枢椎脱位),后入路和前后联合入路,各入路均有利弊。如果选择不当,将难以获得满意的手术效果并且导致并发症。采用前入路,虽然便于安置手术体位,可减少体位变动造成脊髓的进一步损伤;可对来自脊髓前方的压迫,如突入椎管的椎间盘、椎体后缘骨折块等造成的压迫直接进行彻底的减压;容易进行钢板、螺钉固定及椎体融合,且融合节段少、颈椎活动影响小;入路操作简单、出血少、手术时间短,术后颈椎即可获得稳定性,但却难以对关节交锁进行松解复位,难以扩大椎管有效容积、增大脊髓的缓冲空间,其解剖结构复杂,相比后入路固定抗旋转力弱。经口咽入路,钉板固定寰椎为生理性固定,虽然恢复了枕 - 寰 - 枢区稳定性并保留其构件活动度,使寰椎骨折达到解剖复位,术后无须头胸支架固定,但其术后感染概率较高,尤其是术前口腔有龋齿或感染者,亦有损伤脊髓、椎动脉的风险;寰椎爆裂性骨折合并寰椎横韧带损伤者,或合并齿突骨折或 Hangman 骨折、寰椎侧块严重粉碎性骨折、典型的Jefferson 骨折等,固定后颈椎仍难获稳定。采用后入路,虽解剖结构简单、复位较易、内固定抗旋转率强,可直接显露交锁的关节突并进行解锁复位固定,同时行后路植骨减压,提高前入路手术的安全性,尤其是固定后颈椎的稳定性良好,但却不能解除来自脊髓前方的压迫,甚至在后方进行复位的过程中,有可能将来自脊髓前方的压迫如椎间盘或骨折块挤入椎管内,造成脊髓的进一步损伤,通常要做至少 2 个运动单元的固定,且较前入路融合率低。采用前后联合入路,虽可从前入路解除脊髓前方的压迫进行减压,翻身行后入路解除关节突交锁或固定融合或再行前入路固定融合,其方法安全,效果确实,但手术操作烦琐,术中变换体位可能造成脊髓的进一步损伤,对术者技术要求较高且手术时间长、创伤较大,对患者年龄和全身情况也有一定要求,手术风险相对较大。

因此,应依据骨折类型、损伤部位,各手术入路的优缺点,并遵循"哪里有压迫就在哪里减压""直接减压""哪侧损伤严重就在哪侧复位固定"的基本原则,选择合适的手术入路。前入路主要适用于损伤累及椎体和椎间盘者;后纵韧带断裂伴有椎间盘突出、椎体后缘骨折,脊髓前方受压者;稳定的 Grauer ⅡA、ⅡB 型或有移位的 Anderson Ⅲ型齿突骨折,尤其是横行骨折及齿突骨折合并寰枢椎不稳定者等。经口咽入路可进行翼状韧带、寰椎横韧带无断裂,无寰枕关节或寰枢关节脱位或不稳定的寰椎骨折的固定,亦可进行半环Jefferson 骨折,前 1/2 Jefferson 骨折的固定。很多学者认为前入路难以对关节交锁进行松解复位,最后常导致骨折畸形愈合。但近年来已有文献报道单纯采用前入路减压、复位植骨融合治疗严重下颈椎骨折获得满意复位和良好效果。倪斌等报道了 30 例行颈椎前路治疗的下颈椎骨折脱位病例,大部分能达到复位,只有当前入路不能复位时,才行后入路,可取得良好效果。后入路主要适用于单侧或双侧关节突骨折、半脱位或脱位、跳跃交锁或不稳,或合并神经根损伤者;颈椎后侧结构(椎板、棘突、韧带)牵张性损伤并颈椎后凸畸形或不稳定或椎板骨折,骨折片突入植骨压迫脊髓者,或 Jefferson 骨折及 Levine-EdwardⅡ型骨折(Hangman骨折)者;合并广泛颈椎管狭窄症者。寰椎爆裂性骨折合并横韧带损伤或合并齿突骨折或 Hangman 骨折、寰椎侧块严重粉碎性骨折、典型的 Jefferson 骨折等,由于前入路固定后颈椎仍难以稳定,故应行后入路复位融合固定。前后联合入路主要适用于颈椎前后方压迫均较严重而造成脊髓损伤者;脊髓受压主要来自前方,伴有单侧或双侧小关节脱位交锁而无法通过前路手术复位者;伴有椎间盘损伤、压迫脊髓的不稳定 Hangman 骨折者;三柱损伤颈椎严重不稳者等。术中特别应注意变换体位时造成脊髓的进一步损伤。陈琪、宋跃明等报道了 8 例经颈前咽后入路寰枢椎撬拨复位、后入路寰枢椎植骨融合内固定治疗陈旧性寰枢椎旋转体位伴侧块关节交锁的病例,均获得良好效果。尹庆水等报道了 12 例采用其研制的寰枢椎前路复位钢板系统复位器治疗下颈椎骨折脱位合并关节突交锁的病例,均获复位且效果良好。该方法适用于下颈椎骨折脱位伴关节突交锁行颅骨牵引后无法复位,后侧结构完整者。

(五)内固定方法选择不当

内固定方法的选择,是恢复颈椎稳定、椎体的椎间高度及颈椎生理曲度的关键,也是手术成功与否的关键。对解除脊髓压迫、保留颈椎功能有极其重要的意义。如果选择不当将影响手术效果。因此,在进行内固定时,应依据患者的损伤部位、类型、临床表现及影像学资料等信息综合考虑,选择合适的个体化固定方式。

1. 治疗上颈椎损伤的内固定方法选择不当 治疗上颈椎损伤的目的是恢复颈椎序列、重建其稳定性、解除脊髓压迫,避免神经、血管的二次损伤。常用的内固定方法包括前路齿突螺钉内固定术、前路经寰枢椎关节螺钉内固定术、后路寰枢椎椎弓根钉棒系统内固定术、后路经寰枢椎关节螺钉内固定植骨融合术、Hangman 骨折后路枢椎椎弓根拉力螺钉固定术、枕颈融合钉棒内固定术等。

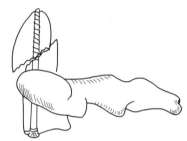

前路齿突螺钉内固定术,手术创伤小、固定效果确切、骨折愈合率高,而且可最大限度地恢复寰枢关节的活动性,能达到"生理性重建",但 Grauer ⅡC 型齿突骨折,由于其骨折线由后上斜向前下,螺钉置入方向不能垂直于骨折线,会使骨折移位或骨不连(图 43-8)。前路经寰枢椎关节螺钉内固定术,能在固定齿突的同时有效阻止寰枢椎间异常活动,以使骨折愈合预防脊髓损伤,但对寰枢椎活动将造成影响。后路寰枢椎椎弓根钉棒系统内固定术,有极强的即刻稳定性,显露范围小、简化操作程序,但由于寰椎椎弓根螺钉距椎动脉沟较近,如果用于寰椎后弓高度较低、枢椎椎弓根变异狭窄以及椎动脉走行异常的患者,有损伤椎动脉的风险。后路经寰枢椎关节螺

图 43-8　不适合螺钉固定的齿突骨折

钉内固定植骨融合术,能够有效阻止寰枢椎间的活动,获得活动满意的即刻及长期稳定性,且其生物力学稳定性也略强于椎弓根内固定术,但该术式可使寰枢关节旋转活动完全丧失、抗屈伸强度有限、手术技术要求高、存在椎动脉和脊髓损伤风险等。Hangman 骨折后路枢椎椎弓根拉力螺钉固定术,具有一次性解剖复位、有利于骨折愈合、不破坏关节可不累及邻近椎体,并可最大限度地保留寰枢椎、C₂~C₃ 关节的活动功能,无须长期卧床或佩戴头胸支架等优势,但如果用于 Levine-Edwards ⅡA 和 Levin-Edward Ⅲ型骨折(Hangman 骨折)(C₂ 椎弓根骨折),将难以恢复颈椎的稳定性。枕颈融合钉棒内固定术,可作为寰枢椎固定融合术失败患者再次手术治疗的方法,较外固定牢靠,但寰枕关节对头颈部的屈伸旋转功能至关重要,该手术也伴随着上颈椎各个方向全部活动丧失、下颈椎部分活动丧失,且与寰枢椎融合相比骨不连率更高,对患者颈椎功能造成较为明显的影响。

因此,上颈椎损伤内固定方法的选择,目前多数学者认为,前路齿突螺钉内固定术,适用于无明显移位或经牵引后复位满意的、骨折线为前上向后下 Grauer ⅡB 型或横断的齿突骨折(为最佳适应证)(图 43-9);依照禁忌证,Anderson Ⅲ型齿突骨折作为适应证是有条件的,并不是所有的 Anderson Ⅲ型齿突骨折都是适应证。禁忌证为陈旧性 Anderson Ⅱ型、Ⅲ型齿突骨折未愈合者;合并寰椎横韧带断裂者;严重骨质疏松、粉碎性骨折者;合并 Jefferson 骨折的 Anderson Ⅱ型、Ⅲ型齿突骨折者等。前路经寰枢椎关节螺钉内固定术,适用于后路手术失败者;陈旧性齿突骨折不愈合,寰枢椎复位不良者;寰枢椎后路可复位及合并脊髓损伤需行前路减压者;寰枢椎后路复位困难、脊髓压迫主要来自枢椎后侧和齿突者;不适宜采用前路齿突螺钉内固定的齿突骨折患者。亦可用于上颈椎损伤-齿突骨折合并寰枢椎脱位的手术,还可作为后路手术无法实施情况下的保留技术(图 43-10)。后路寰枢椎椎弓根钉棒系统内固定术,适用于前路手术失败者;陈旧性齿突骨折不愈合,寰枢椎复位不良者;寰枢椎复位困难,合并脊髓神经压迫需行后路减压者;寰枢椎前路复位困难者脊髓压迫主要来自寰枢椎后侧;不适合采用前侧齿突螺钉内固定的齿突骨折合并有捅状胸颈短者等(图 43-11)。后路经寰枢椎关节螺钉内固定植骨融合术,适用于无明显移位或可牵引复位的寰椎骨折脱位(图 43-12)。Hangman 骨折后路枢椎椎弓根拉力螺钉固定术,适用于枢椎椎弓断端经牵引可复位、骨折线与固定螺钉的方向垂直、C₂~C₃ 椎间盘和韧带基本完整、C₂~C₃ 小关节无脱位且枢椎椎体骨质质量好的 Levine-Edwards Ⅱ型、ⅡA 型骨折;而 Levine-Edwards Ⅱ型及 ⅡA 型骨折,经颅骨牵引能够基本复位的

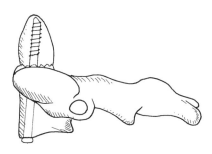

图 43-9　前路齿突螺钉内固定术示意

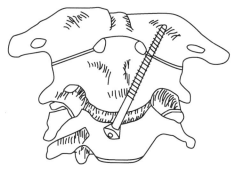

图 43-10　前路经寰枢椎关节螺钉内固定术

在枢椎侧块下方内缘附近选取进钉点，向外侧经侧块关节指向寰椎侧块方向建立钉道，各拧入 1 枚拉力螺钉实施固定。

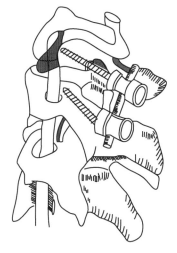

图 43-11　后路寰枢椎椎弓根钉棒系统内固定术示意

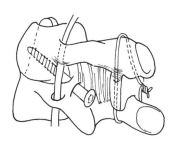

图 43-12　C_1～C_2 侧块螺钉固定棘突间植骨（Magerl 法）方法示意

Levine-Edwards Ⅲ型骨折，也可以采用前路复位植骨融合钛板内固定术。枕颈融合钉棒内固定术，适用于寰枢椎粉碎性骨折脱位者；寰枢椎骨折脱位无法复位或复位不理想者；可复性寰枢椎骨折脱位伴寰枢椎后弓发育不全；颅底凹陷症或寰椎融合畸形者等，该手术对患者颈椎功能影响明显，能够采用其他手术方法固定寰枢椎骨折脱位者，则不推荐本手术方法，不应轻易融合。

总之，枕颈部疾患需手术处理的病理因素主要为静态的脊髓压迫和动态的脊柱不稳，因而减压和稳定成为当前手术治疗的两大目的。

2. 治疗下颈椎损伤的内固定方法选择不当　目前下颈椎损伤的主要固定方法包括前路椎管减压植骨钢板内固定术、前路椎管减压椎体次全切除植骨钢板内固术、Cage 椎间减压融合术，后路椎板成形侧块钉棒系统固定术、后路椎板切除前路椎体次全切除钛网钛板固定术等。

前路椎管减压植骨钢板内固定术，易于安置体位、麻醉管理和术中观察，创伤小、失血少，直接清除损伤的椎间盘，椎间植骨融合率高，恢复颈椎正常的椎间高度和生理曲度、融合节段少、术后并发症少，但由于前侧解剖结构复杂，有可能损伤如颈动脉、椎动脉、甲状腺动脉、喉上神经、喉返神经、食管等毗邻等重要结构，造成比较严重的并发症。此外，有些关节交锁患者通过该方法难以复位且抗旋转较弱。前路椎管减压椎体次全切除植骨钢板内固定术，其固定的力学及生物力学原理与前路椎管减压植骨内固定术基本相同，但由于该术式创伤相对较大、融合椎体较多，如果椎体骨折不明显者采用此术式，将对患者造成不必要的损伤和相应的并发症。后路椎板成形侧块钉棒系统固定术，其解剖结构较简单复位较容易，内固定的抗旋转性能强，但通常要固定至少 2 个运动单元且融合率低。如果用于可能损伤的椎间盘，则无法对椎间盘进行处理。后路椎板切除前路椎体次全切除钛网钛板固定术，可同时解除前后致压因素，探查髓内病变，增加前路安全性,复位率高,颈椎稳定性好,植骨融合率高,有利于早期康复,但由于该手术创伤较大,手术时间相对较长,如果用于年龄大、身体条件较差者,其手术风险较大,如果术者技术不够精良,则难以获得满意的疗效,甚至造成并发症。

因此,下颈椎损伤内固定方法的选择,目前多数学者认为,前路椎管减压植骨钢板内固定术和前路椎管减压椎体次全切除植骨钢板内固术,适用于单纯前侧结构损伤、椎体骨折、椎间盘损伤、前侧结构损伤合并后侧单一韧带结构损伤、小关节脱位等。Cage 主要适用于无椎体骨折、无骨质疏松的外伤性不稳定或椎间盘损伤行椎间盘切除者,椎间隙置入 Cage 后可获得减压和恢复颈椎稳定的效果(图 43-13、图 43-14)。后路椎板成形侧块钉棒系统固定术,适用于后侧结构牵张性损伤合并颈椎后凸畸形或不稳定、颈椎管狭窄不稳定合并脊髓损伤。该手术在颈椎稳定性的恢复、植骨块的愈合等方面都获得了良好的效果,但由于操作有一定的难度,有发生神经、椎动脉损伤,螺钉松动或断裂等严重并发症的可能,因此若未熟练掌握此项手术的操作技术及相关知识,则应慎重进行,以免发生严重并发症。后路椎板切除前路椎体次全切除钛网钛板固定术,适用于同时存在颈椎前柱和后柱的损伤、椎间盘损伤合并椎板骨折块或黄韧带突向椎管内、骨折块或椎间盘破裂突入椎管、关节突交锁、发育性椎管狭窄伴骨折脱位等患者。年龄较大、身体条件较差者应慎重进行。由于该术式对术者的要求较高,若术者技术不够精良,尤其是未经严格、规范的系统培训,未掌握相关的手术操作技巧,如术中规范操作、体位变换等,则应更加慎重以免造成严重并发症。

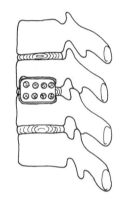

图 43-13 Cage 椎间融合方法示意

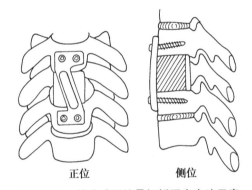

正位　　　　侧位

图 43-14 前路减压植骨钢板固定方法示意

(六)手术操作不当

1. 切口显露操作不当 切口显露包括前侧入路与后侧入路 2 种。颈前侧解剖结构复杂,如重要的血管、神经、食管及气管,颈后侧有椎动脉等。在切口分离显露过程中,如果解剖关系不清,手术操作不细心、不规范,则可能导致并发症,甚至严重并发症。

(1)损伤脊髓:严重不稳定性骨折脱位,术前进行气管内插管或安置体位时颈部过伸,会使颈椎前后受压,导致原发性脊髓损伤加重或造成医源性脊髓损伤。

因此,术前安置体位或进行气管内插管麻醉时,必须注意保护脊髓、严禁颈部过伸。可采用局部麻醉进行手术者,则不用气管内插管。若必须插管者,宜在纤维支气管镜引导下进行。

(2)损伤甲状腺血管:颈前入路显露椎体,均在颈部血管鞘内侧与气管食管之间的间隙进行。该部位主要血管包括甲状腺上、下动脉和甲状腺上、中、下静脉。在此部位进行组织分离,如果不了解该部位的血管解剖位置,操作不细心,加之在操作过程中过度牵拉组织使血管变形或位置改变,增加了辨别的难度等,容易误伤甲状腺血管,导致术后颈部血肿、静脉气栓、窒息等严重并发症。

因此,在进行该部位分离显露时,操作必须细心,明确辨认是显露过程中需要处理的血管后,方可结扎切断。应特别重视甲状腺中静脉的辨认和结扎,避免过度牵拉中使静脉被拉长变细而误伤,造成空气被胸腔负压吸入静脉而形成气栓。一旦误伤血管导致出血时,也不可在慌乱中盲目过多地钳夹组织止血,以免误伤其他重要组织或器官。

(3)损伤喉返神经或喉上神经:喉返神经或喉上神经损伤是最为常见的医源性损伤,文献报道损伤率为2.66%～3.06%。上颈椎手术易损伤喉上神经,下颈椎手术易损伤喉返神经。由于喉返神经自锁骨下动脉处返回颈部后,在颈部的气管与食管间沟内穿行,于甲状腺下动脉浅面靠近甲状腺处交会,切断甲状腺下动脉时,如果距甲状腺过近,或分离气管、食管与颈动脉鞘间隙时操作不细心,钳夹组织过多,缝扎时进针过深,切开时分辨不清而误伤,牵拉过度或牵开器长时间压迫等,均可造成喉返神经损伤。而喉上神经在舌骨大角处分出内外支,与甲状腺上动脉伴行,至甲状腺上极时才分开,结扎甲状腺上动脉时距甲状腺过远,则容易误伤喉上神经;过度牵拉,盲目分离亦可造成喉上神经损伤,此种损伤多为牵拉或挤压伤,可自行恢复(图43-15)。

因此,在颈动脉鞘与食管气管之间隙分离时,不可过度牵拉,也不必刻意解剖喉返神经。结扎甲状腺下动脉时,应远离甲状腺而靠近其根部,以远离喉返神经。为防止喉上神经损伤,行上颈椎手术时,尽可能不要分离和结扎甲状腺上动脉,也无须显露喉上神经。在分离过程中,必须切断的血管,应细心分离并确认无误后方可钳夹、切断、结扎。若手术野中有较大出血时,应保持冷静,首先压迫止血、寻找出血点,不可盲目钳夹止血,防止损伤神经。在分离至椎前筋膜时,钝性分离的力度应适中,严禁急躁情绪和粗心大意。细心规范操作既可避免喉返、喉上神经损伤,又可防止甲状腺血管损伤后由于未被发现而导致术中出血与术后血肿。颈动脉与颈静脉,由于互相伴行,颈动脉搏动明显且壁厚,位于颈静脉内侧,术中几乎未有损伤者,故不赘述。

(4)损伤椎动脉:由于颈部解剖结构的特殊性,颈部手术时易致椎动脉损伤。椎动脉损伤是颈椎手术中少见但后果严重的并发症之一。椎动脉损伤后出血凶猛,有报道出血达3 000～5 000ml,甚至10 000ml,出血量多且难以控制,可造成失血性休克、迟发性出血、动静脉瘘、假性动脉瘤、血栓形成、脑缺血性损害甚至死亡。椎动脉穿过C_6至枢椎横突孔的部分与自枢椎横突孔至枕骨大孔部分毗邻颈椎手术区域(图43-16),最易损伤。

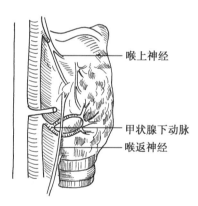

图43-15　甲状腺下动脉喉返神经及喉上神经

喉上神经
甲状腺下动脉
喉返神经

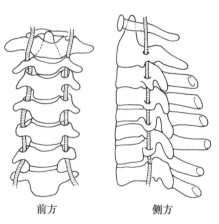

前方　　　　侧方

图43-16　椎动脉

在颈椎前路手术时过于靠外,超过了颈长肌这一标志,特别是使用高速磨钻时可能损伤椎动脉;此外,在进行侧方减压时由于减压过度,超过了钩椎关节亦可能损伤椎动脉。在颈椎后路手术中,显露C_1～C_2椎弓时若切口过高,由于椎动脉从C_2横突孔穿出,骑跨在C_1椎弓表面浅沟内,距寰椎后结节约2.5cm或向外分离过多,操作失误或由于未能分离出椎动脉并细心保护等,则可能导致椎动脉损伤。固定时穿刺椎弓根、攻丝或安置螺钉尤其在C_4水平由于椎弓根直径最小,故损伤概率最高。此外,在行侧块螺钉固定,尤其是C_4水平侧块螺钉固定时钻头过深且偏外,将可能损伤椎动脉。术中发生的椎动脉损伤不立即采取适当措施有效止血,将可能发生严重后果。

【病例】患者女性,45岁。因车祸导致C_4～C_5半脱位行前路椎间盘切除时,枪式咬骨钳在侧前方减压时有大量鲜血喷出,出血难以控制,遂在椎间隙填入大量明胶海绵及止血纱布并持续压迫约70分钟后,见出血减少,置入骨块后终止手术。

此例患者出血原因考虑与颈椎半脱位、椎动脉迂曲或咬骨钳偏外有关,减压时可能损伤椎动脉。

因此，术者必须熟悉椎动脉的解剖位置，术中操作时应仔细、规范。颈椎前路术中，应以双侧颈长肌作为参照，确定椎体的中央区，减压操作不应过于靠外。在行椎体次全切除时，保持正确的减压方向十分重要，否则容易越过椎体侧壁和钩突关节而损伤椎动脉。颈长肌内缘是一个重要标志，向外解剖不应超过颈长肌内缘 3mm，且应在骨膜下进行。在侧方减压时，尤其是试图沿神经根扩大减压时，使用冲击式咬骨钳、刮匙等器械，要比使用高速磨钻更为安全。颈后路手术中，安置侧块螺钉、椎弓根螺钉时，术前应仔细分析其骨性结构，选择合适的入钉点和穿刺角度，有条件者可以使用计算机导航，减少术中的盲目性。C_1 椎弓显露切口时最好不要超过寰椎后弓上缘 8mm，向外侧剥离不应超过 2cm。若需更大范围显露 C_1 椎弓者，必须细心分离显露椎动脉，并严加保护。术中某一操作后若有大量鲜红血液喷出或涌出，且很难控制时，则应考虑椎动脉损伤，应立即进行局部填塞、持续压迫，彻底止血，这是最为有效的止血方法，且至关重要，并立即补充血容量、保持患者血流动力学稳定；如有条件应在压迫止血的同时进行结扎止血，亦可即刻进行手术台上血管造影，明确血管损伤部位后立即进行椎动脉栓塞；如无条件进行术中血管造影，则术后应尽早行血管造影，以对损伤部位进行椎动脉栓塞，以防止后期出现动脉瘤形成、迟发性出血等严重并发症。手术台上修复血管则难度极大。因此要防患于未然，如术前必须有完整的影像学资料，以排除椎弓根及横突发育异常，并对血管损伤进行评估，预防损伤。

2. 椎管减压不当　颈椎手术中最重要的目的是椎管彻底减压，去除所有致压因素。此项操作需要较高且训练有素的手术技巧，需要较长时间的规范、系统培训，需要参与该手术的医师有较丰富的临床经验。如果不具有相关的知识、技术和经验，操作不当，则可能造成严重并发症。

（1）伤椎定位不准确：前路减压手术，椎体骨折或移位明显者可触及骨折部位，通常定位不难。而骨折或移位不明显者，尤其是椎间盘损伤突入椎管内者，其椎间隙定位有时比较困难。如果定位不准确而盲目减压，则很可能将无损伤椎体或椎间盘切除减压，导致手术失败。

因此，在椎管减压前，必须对伤椎准确定位。通常最准确的方法是在伤椎椎体或脱出椎间盘插入金属针，拍摄颈椎侧位 X 线片即可准确定位；有条件者术中以 C 臂定位，准确而方便；条件不够者，术前可在透视下对伤椎注射亚甲蓝定位。

（2）加重或造成神经损伤：此类损伤是该手术操作中最为严重的并发症之一，多属于不可逆损伤。颈髓损伤加重，除与疾病自身的病理变化有关外，如伤后 6～8 小时急诊手术后，由于脊髓原发伤在伤后 72 小时仍有进一步恶化的可能，也与骨折脱位脊髓长时间受压血供差，减压后短时间内恢复血供，可导致脊髓再灌注伤等相关。但临床上更常见的损伤原因则与手术操作不当有关。例如，术前对脊髓受压的具体情况了解不清，术中盲目寻找减压目标，则容易造成脊髓或脊神经根损伤。此外，如果对该手术的操作技术不熟练，相关手术经验不足，操作不规范等，将导致神经损伤。如用环锯减压时钻心松动，表示骨质已钻通。若继续钻孔，钻心可能带动碎骨块旋转，将造成对脊髓的切割性损伤；在用环锯减压时方向偏头侧或尾侧，将可能造成脊髓损伤；偏左或偏右，将导致脊神经根损伤（图 43-17）；用磨头钻磨除椎体或用刮匙刮除其骨折块时失手，钻头或刮匙误入椎管，将造成脊髓损伤；后纵韧带与硬膜或骨折块与硬膜粘连者，分离时操作不细心，产生急躁情绪，强力撕扯，将导致硬脊膜被撕裂或损伤脊髓；在手术过程中，为了便于骨折脱位的复位或顺利植骨，将患者颈椎过度牵引或过伸，亦可导致脊髓损伤，或加重原发性脊髓损伤；后路减压用椎板咬骨钳

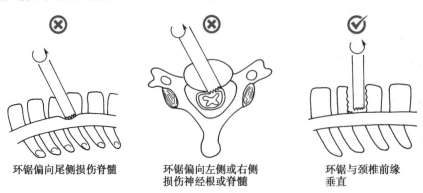

环锯偏向尾侧损伤脊髓　　　环锯偏向左侧或右侧　　　环锯与颈椎前缘
　　　　　　　　　　　损伤神经根或脊髓　　　　　　垂直

图 43-17　环锯减压时的失误与正确方法示意

咬除椎体后缘骨质遇到阻力时,如果强行伸入将可能损伤脊髓;使用枪式咬骨钳咬除椎体时,咬骨钳的唇头滑脱、冲击或挤压脊髓将造成脊髓损伤,若椎管狭窄患者进行此项操作时不慎冲击脊髓,将可能对脊髓造成极为严重的挤压伤(图43-18)等。

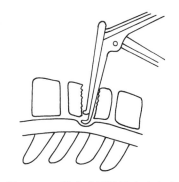

图43-18　枪式咬骨钳唇头冲击或挤压损伤神经示意

因此,行前路椎管减压,手术者必须有丰富的颈椎减压知识和经验,要有熟练而规范的操作技术。首先,术前对患者的病情、骨折块压迫脊髓的部位应有准确的评估。孙天胜提出的脊髓型颈椎病危象的概念,即对急性期的患者特别是X线片显示颈椎管狭窄,MRI显示压迫最明显处脊髓横断面面积小于30mm²,且T_2加权像脊髓髓内有高信号,占脊髓横断面积的50%以上,表明脊髓受压迫明显,脊髓损伤部位有水肿,脊髓功能处于高危的临界状态,可以称为脊髓型颈椎病危象。此概念对预防颈椎管减压时的脊髓损伤、椎管狭窄减压时的脊髓损伤有一定的指导意义。椎管狭窄率大于40%者,尽可能由后入路减压,可防止手术减压时损伤脊髓。在手术操作时必须严格按规范程序进行,术野要清晰,一般操作都应在直视下进行。必须保持术野中无积血,无活动性出血,减压部位在直视下清晰可见。手术进行的上一步操作要为下一步操作打好基础。采用环钻进行椎体开孔减压时,钻心一旦松动,必须即刻停止旋转。用环锯减压时,手术者必须使环锯严格保持准确的、垂直于颈椎弧度切线的方向进行钻孔,避免任何偏斜,尽可能在C臂评估监控下逐渐深入。在用磨头钻磨除或用刮匙刮除椎体时,操作要轻柔,一般情况下应双手把稳器械,以免器械打滑造成误伤。应选用各种角度的刮匙和磨钻头,以便进行减压操作时得心应手地进行各个方向的减压,避免由于器械不匹配而勉强为之。后凸骨质或碎骨块与后纵韧带粘连者,必须在直视下细心分离粘连,耐心操作。试图将大块碎骨块或与后纵韧带粘连的骨质一次性去除的操作方法是极其危险的,这样极容易损伤硬脊膜或脊髓。在前路减压手术中,后纵韧带未骨化者,应尽可能予以保留,以减少对脊髓的干扰;后纵韧带骨化块需去除者,应极其小心翼翼地谨慎操作,每去除一次骨碎块,都应在直视下进行,并应在良好的照明、术野清晰的情况下操作;有条件者,可在头额置冷光源及放大镜操作,以便更清晰地显露和放大操作部位,做到准确无误。同时,在手术过程中应严格遵守操作规范,当骨折脱位复位困难,或植骨块难以嵌入椎间隙时,必须克服急躁情绪,严禁过度牵引颈椎或使颈椎过伸。在手术过程中若不慎损伤硬脊膜,则应立即以挤压的明胶海绵封堵破裂口,也可用肌膜片、肌片及硬膜囊内脂肪堵塞裂口。由于切口狭小,缝合修补硬脊膜将是十分困难的,不应勉强,防止进一步扩大损伤裂口并无谓延长手术时间。行后路减压,以枪式咬骨钳咬除椎体后缘骨质时,应挑选超薄唇式咬骨钳包括1mm的咬骨钳,严禁钳头冲击脊髓。有椎管狭窄者更应慎之又慎。

(3)损伤椎动脉:参见切口显露操作不当。

(4)减压不够彻底:术中如果未能去除所有压迫脊髓或神经根的椎间盘或碎骨块,减压不彻底、减压范围不够、碎骨块或损伤的椎间盘等被残留,将直接影响手术效果。

因此,行颈椎管前路减压必须彻底。要有足够的减压范围,所有压迫脊髓或神经根的骨折块、变性突出的椎间盘组织、椎体上下缘骨赘及增生变性钙化的后纵韧带等均应彻底去除。两侧需达Luschka关节,直至直视下硬膜囊无受压为止。如果对于减压是否彻底仍无把握时,可拍摄X线片或以C臂检查评估;尽可能避免返回病房后拍摄X线片发现减压不彻底而行二次减压。

(5)损伤硬脊膜或脊髓:后路减压进行椎板切除时,如果急于求成,硬脊膜显露不清即大块咬骨或强力撕扯被咬骨钳咬除的骨块,则可能撕裂硬脊膜。咬除椎板时,咬骨钳伸入过度,可压伤脊髓或撕裂硬脊膜,造成严重损伤。

因此,行后入路椎管减压时,应自下而上咬除椎板。在进行下一椎板咬除前,应先分离开椎板下缘与黄韧带的连接部分,在黄韧带外咬除椎板至上缘,显露硬脊膜,以此可防止损伤硬脊膜。咬除椎板时咬骨钳应紧贴椎板,不可过深,严禁大块咬除椎板和强行撕扯被咬除的骨块或软组织。在手术过程中若损伤硬脊膜,可用明胶海绵或纤维素胶封堵。术后对切口局部适当加压,一般均可自愈。经口咽入路手术中有硬膜损伤者,应放弃该手术入路。

3. 植骨不当 植骨融合并不是使颈椎获得稳定的手术目的之一,但植骨融合对手术的远期疗效有重要作用。如果对植骨融合不够重视,植骨操作不规范、不仔细,将导致并发症。

(1)植骨块移位:发生植骨块移位的原因较多。首先与植骨后是否同时进行内固定有关。此外,还与选用的植骨块大小有关。如前路植骨未行内固定者,由于颈椎活动度较大,外固定难以维持骨折端的力学稳定性,加之部分患者从医性不够,过早、过度活动等,将导致植骨块移位。植骨块前移,可造成吞咽困难,咽喉部疼痛、不适,喉部有压迫感,颈椎曲度异常等;后移,可造成脊髓受压的严重后果。后路植骨未固定,更容易使植骨块移位。选用的植骨块过小、过大或难以牢固固定等,也容易导致其移位。

因此,进行植骨融合时,应尽可能选用大小合适的植骨块,植骨后应同时行内固定,必要时亦可适当行外固定,以加强植骨块和骨折部位的稳定性和植骨的牢固程度。同时应告知患者术后配合治疗的重要性,并进行有效的颈部制动,严禁过早、过度活动。

(2)植骨骨不连:植骨骨不连,除与患者自身条件,如营养不良、骨质疏松及患者的配合治疗情况等有关外,还与采用异体骨植骨,植骨后固定不牢固,植骨块过小、移位、不稳定等因素有关。同时也与植骨术中对植骨床上的纤维组织、软骨组织及骨皮质处理不当、不彻底等有关。

因此,进行植骨时,无论前路或后路,应首先遵循自体植骨融合的"金标准",尽可能选择自体髂骨植骨。需大量植骨者,可选用自体骨与人工骨相结合的植骨。选择的植骨块大小必须合适,用环锯取骨时应与骨缺损相等或稍大1mm。植骨后应同时进行内固定,以增强植骨块的牢固度和稳定性。植骨未行内固定者,必须辅以适当的外固定。植骨未融合而出现较轻的相关神经症状者,可暂不处理,但应注意临床观察。一旦发生颈椎明显不稳定或神经症状加重,则可再次手术植骨内固定。如果前路植骨未融合,则应行后路植骨稳定颈椎,若二次行前入路植骨,由于前路瘢痕组织形成,其手术难度很大,易发生医源性损伤。

(3)植骨块塌陷:前路植骨如果未行内固定,由于植骨块承受椎体压力过大,容易造成植骨块骨折而塌陷。骨质疏松患者,由于植骨处相邻椎承载植骨块的较大压力,可造成相邻椎体骨折、骨折块移位或植骨块嵌入相邻椎体中,导致颈椎畸形。

因此,为了防止植骨块塌陷或嵌入相邻椎体中,植骨后应进行适当的内固定或外固定,以减轻植骨块的支撑力和植骨块对邻近椎体的压力,禁止过早、过度活动,保持植骨块、骨折端的力学稳定性。植骨块塌陷、嵌入椎体或移位而无症状者,可不做特殊处理。若畸形严重,导致神经受压或产生相关症状者,则应手术治疗。

4. 内固定操作不当 中国自20世纪90年代以来,颈椎骨折内固定手术逐步开展,尤其是近年来该手术在临床的普遍应用,使这一手术在颈椎骨折脱位的治疗中发挥了重要作用。但该手术对技术要求很高,操作难度极大,稍有不慎,将可能对患者造成极其严重的后果,故必须高度重视。尤其是对进钉点、进钉方向、螺钉直径与长度的准确把握等,对降低手术风险、提高手术成功率和降低术后并发症发生率有重要意义。

(1)前路内固定操作不当:以无锁定钢板螺钉固定,如果将颈椎置于过伸位,由于钢板承受的拉应力较大,尤其是骨质疏松患者固定后,将导致螺钉钢板部分被拔出,造成患者咽喉部疼痛等。置钉时,由于钢板对置钉孔的定位要求极其严格,必须准确无误,如果钢板安置不够恰当,则可能使螺钉置入椎间隙,尤其是在下颈椎内固定时,由于肩部骨质与下颈椎的重叠,术中X线片难以判断置钉的准确位置,更容易发生螺钉置入椎间隙;AO钢板固定,由于固定螺钉与钢板间的角度要求精细,稍有偏差螺钉尾端将难以沉入钢板的螺钉孔内,若强行击入将导致螺钉松动;钢板固定过程中如果不以C臂前后位检查钢板置入的位置,将可能导致钢板安置向左或向右偏斜,造成拧入的螺钉损伤神经根;前路Anderson Ⅱ型齿突骨折,前路用空心钛合金螺钉固定时,如果复位不佳,进钉方向把握不当,螺钉偏斜,将导致固定失效或损伤脊髓,甚至可造成患者死亡。

因此,有条件者,尽可能选用锁定钢板固定,防止螺钉应力集中导致松动、拔钉等。固定时,应安置患者于合适的体位,颈椎不可过伸。骨质疏松患者尽可能不采用无锁定性能的钢板螺钉固定。钢板置入的位置必须准确无误,无电子导航设备者,起码应采用C臂定位,不可偏斜。同时应按颈椎的生理曲度或椎体前缘的骨质增生情况,对钢板进行预弯塑形,使钢板与椎体前缘及颈椎生理曲度相贴敷,以免由于钢板与颈椎不贴敷,置入后在应力活动中使螺钉松动,甚至钢板变形、断裂。锁定钢板固定时,螺钉置入的定位和方向极为重要,不可有任何偏斜。用钢板固定时应反复拍摄X线片或以C臂定位,防止螺钉置入椎间隙,尤其是在下颈椎固定时,应注意肩部与颈椎重叠导致X线片难以辨别置钉位置,以免造成置钉位置不当。在手术过程中助手可将患者双上肢用力向下牵引,以显露$C_5 \sim C_7$椎骨,严禁将头向上牵引,以免加重或造成脊髓损伤。齿突骨折固定时,首先应良好复位,准确置钉。固定前必须以2mm克氏针钻针定位,反复评估,不可凭经验或感觉置钉,以防置钉位置不当。固定方法是将空心钛合金螺钉由C_2椎体前下缘斜行置入齿突,由于此固定方式并不符合该部位骨折内固定的生物力学原理,若螺钉偏斜则更减弱其固定强度,轻微活动产生的杠杆力即可能导致螺钉断裂,固定失效;螺钉过度偏斜可损伤脊髓而造成严重后果。

（2）后路内固定操作不当:后路内固定目前主要包括枕颈融合钢板螺钉固定、寰枢椎融合、下颈椎融合及颈椎弓根螺钉固定等方式。采用枕颈融合钢板螺钉融合枕颈部时,如果螺钉过长可穿入脑膜,过短则固定不牢固;在寰枢椎侧块螺钉固定融合术中,侧块螺钉过于偏外可损伤椎动脉,偏内则可能损伤脊髓;C_2双侧块螺钉与钢板固定时,如果侧块螺钉的置入方向偏斜,将导致固定不牢固、损伤椎动脉或神经;在以钢丝固定并植骨融合下颈椎棘突手术中,钢丝结扎不牢固、植骨块过小、与棘突间存留过大间隙或嵌夹有软组织等,则会出现固定不牢固、植骨不稳定或骨不连,将使植骨融合手术失败;在用颈椎弓根螺钉固定时,椎弓根钉偏外会造成椎动脉损伤,偏内则损伤脊髓,螺钉置于椎间隙,会使固定不牢固而失效;钢板固定时预弯不当,应力集中,将导致螺钉松动或钢板断裂等。此外,颈椎骨折脱位内固定术后,如果不进行适当的外固定,由于颈部活动度较大,将可能导致内固定物松动、植骨不愈合、颈椎不稳定等并发症。

【病例】患者男性,56岁。不慎自高处跌落,颈部外伤疼痛,四肢不能动,急送当地医院。入院检查发现患者神志清醒,四肢肌力2~3级,遂行CT等检查,诊断为$C_6 \sim C_7$椎板骨折(无移位)并不完全性瘫痪,颈椎生理弧度消失变直、退行性变。入院后行颈椎牵引等治疗,肌力有所恢复。伤后第6天,行$C_3 \sim C_6$椎板全切除、椎弓根螺钉钢板内固定手术。术中将8孔矫形钢板按颈椎的生理弧度预弯后以8枚螺钉固定。术后1周拍摄X线片复查显示下位4枚螺钉松动,术后2周显示下位4枚螺钉脱落(图43-19)。

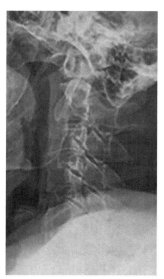 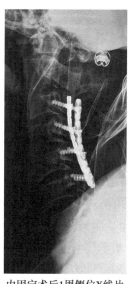 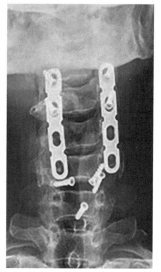

术前侧位X线片　　内固定术后1周侧位X线片　　内固定术后2周,X线片
　　　　　　　　　显示下位4枚螺钉松动　　　显示下位4枚螺钉松脱

图43-19　钢板螺钉固定不够牢固,应力集中,下位螺钉松脱,固定失效案例

本例固定失效的主要原因是术中使用钢板对已变直的颈椎进行固定时,仍将其按正常颈椎的生理弧度进行预弯塑形,术后亦未对颈椎进行外固定,导致部分钢板螺钉应力集中,螺钉松脱。

因此,枕颈融合术的枕部螺钉穿过枕骨外板即可。寰枢椎侧块行螺钉固定融合时,应在C臂透视下用1.2mm直径的专用克氏针,从C_2的关节突刺向C_1的前结节下,并在正位X线像中确认针道在$C_1 \sim C_2$关节中部,不可偏外和偏内,然后拧入螺钉(图43-12)。C_2侧块螺钉固定时,进钉点在椎弓根外缘矢状线与下关节突上缘水平线的交点,进钉角度为内斜10°～25°。阎德强等将下颈椎进钉点定为上下关节突间侧凹、关节突后平面处,垂直于关节突后平面的椎弓后上缘高度水平线与上下关节突间侧凹外缘的矢状线的交点为进针点。徐明荣将进钉点定为颈椎侧块之外上象限中点,C_3～C_6进钉方向为在横切面,上颈椎所有进钉方向其头端均向内偏斜40°～47°;矢状面上进钉方向与C_5侧块后面垂直,与C_3～C_4向头侧倾斜10°,C_6～C_7向尾侧倾斜约10°,深2.0～2.5cm。目前后路椎弓根钉的进钉点与方向仍未有十分准确而规范的进钉方法,为此仍需不断努力探索,以寻求准确无误、安全便捷的进钉点与进钉方向。进钉前对手锥的探孔应进行认真评估和分析,若有神经根刺激征、出血等,则应改变进钉方向,进行妥善止血,以免损伤神经根与椎动脉;若探查骨孔周围为非骨性组织,则表明可能偏外或偏内或位于椎间隙,应改换进钉点和进钉方向;在对钢板预弯时,必须依据患者颈椎的不同弧度预弯,不可随意。在行后路颈椎植骨融合时,植骨块应够大,必须用螺钉或钢丝牢固固定,并应使植骨块与棘突紧密接触,其间不夹任何软组织且不留间隙。总之,如果不具有十分熟悉的颈部解剖知识和丰富的临床经验,没有娴熟的手术技巧,不具备相关的手术设备条件,则不应随意进行颈椎弓根手术。

颈椎内固定术后,必须进行适当外固定,尤其是内固定不够牢固时,如齿突骨折螺钉固定、颈椎融合术、寰枢椎融合,明显不稳定性骨折脱位的椎弓根固定等,均应适当以头颈胸石膏背心或颈托或头胸支架外固定。以增强固定的牢固程度,确保固定效果。

5. 操作不当导致术后　术后血肿,是颈前路手术后早期极为严重的并发症之一,发生率为0～5.6%,严重的颈深部血肿可导致患者气管受压变形而窒息。发生血肿的主要原因是在手术过程中解剖关系不清、显露不良、止血不彻底、操作不细心或组织撕裂比较严重等导致创面广泛渗血。此外,为了减少术中出血量,在控制性低血压下进行手术者,如果术后立即恢复术前血压将可能导致伤口内广泛渗血。术后伤口内引流不畅将导致伤口深部积血,形成大血肿压迫气管等。颈后路手术出血,如果形成硬脊膜外血肿,将压迫脊髓导致严重后果。

因此,颈部手术必须清晰显露手术野,明确解剖关系。应特别强调的是,在手术过程中必须彻底止血,严禁粗暴钝性分离导致血管破裂而毫无觉察。关闭切口前应反复冲洗创面,任何活动性出血点均应进行有效止血处理。缝合切口前,应在创面内放置半管式引流条以便充分引流。此外,如果是在控制性低血压下进行手术,术后则应缓慢恢复血压。术后应严密观察颈部及伤口变化情况。颈前手术后,若颈部肿胀、呼吸困难,创面引流管无引流物或引流管不通畅;颈后手术,若发现有脊髓压迫症状或脊髓损伤加重等,则应警惕发生术后颈部血肿。一旦发现血肿,则必须紧急开放引流减压。压迫气管呼吸困难或窒息者,应立即行气管内插管或气管切开抢救。颈椎术后病床前应常规置气管切开包,以及人工呼吸机等急救设备。

6. 操作不当导致术后食管瘘　食管瘘是颈前路手术中非常严重的并发症之一,发生率为0.04%～0.25%,病死率为9%。主要由术中操作不仔细、牵拉过度、内固定物安置不当、内固定失败及植骨块移位等导致。例如,术中使用边缘较锐利的拉钩过度用力牵拉食管与气管可造成食管机械性损伤;置入的内固定物或植骨块未做修整,置入后不平滑,使突出的内置物压迫、摩擦食管,导致食管损伤。亦有研究认为颈椎外伤也可能对食管造成不同程度的损伤,如受伤过程中骨折块对食管的压迫,或受伤过程中对食管的过度牵拉;同时内置物排斥反应,以及食管缺少浆膜层且后壁较薄亦易于造成损伤。此外,术前准备不足,对食管气管未进行推移训练,食管对机械刺激的耐受能力较差而导致损伤。手术感染也可导致食管瘘。

因此,术后若发生此种并发症必须高度重视,并早期预防。术中轻柔仔细操作和手术技术的提高是预防前路手术发生食管瘘的关键。在显露椎体时不可强力牵拉食管、气管,严禁使用边缘锐利的拉钩牵拉。内置物,如钢板螺钉、植骨块等,不但要牢固固定,而且要对椎体或内置物进行适当塑形、修整,尽可能使内置物与椎前缘成平滑的统一体,以免压迫、损伤食管。术后吞咽困难者,应立即拍摄颈椎侧位X线片复查,若发现内置物明显移位压迫食管,则应立即重新翻修固定。同时,术后要预防感染,合理使用抗生素。一旦发生食管瘘,则应立即禁饮食,以胃管鼻饲,抗感染,加强支持治疗等。术前应尽可能进行食管、气管推移训练。

(七)术后观察处理不当

对术后病情变化重视不够、观察不仔细,对出现的问题未及时发现和适当处理,将可能导致严重并发症。例如,对气管内分泌物或吸入的胃内容物反流阻塞气管,伤口内血肿压迫气管等未及时发现和适当处理,如未及时行气管切开、气管内插管、人工辅助呼吸或血肿清除,将可能造成窒息,甚至生命危险。对伤口内血肿压迫脊髓的临床表现未及时发现和适当处理,将可能导致神经损伤或使神经损伤加重。颈部未行适当外固定,或不适当搬动,将可能导致内固定物松动或失效,造成继发神经损伤或其他并发症等。

【病例】患者女性,24 岁。车祸导致 $C_5 \sim C_7$ 垂直压缩性骨折,颈脊髓损伤。伤后神志清楚, C_5 平面以下感觉运动消失,但双肘关节可主动活动,头胸腹部及其他部位未损伤。当地医院急诊行后入路 $C_5 \sim C_6$ 椎板骨折切除、椎管减压及侧块钢板内固定;前入路 $C_6 \sim C_7$ 椎间盘切除、植骨、锁定钢板内固定手术。术后第 2 天,神经功能有所恢复,但呼吸道分泌物较多,清除困难,严重阻塞气管,引起呼吸衰竭,氧饱和度一度降至 50%。行翻身、拍背、吸痰等处理后好转,但氧饱和度仍波动在 81%~92%。7 小时后呼吸道分泌物进一步增加,呼吸困难明显加重伴发绀,氧饱和度降至 40%,呼吸、心跳停止。经气管内插管、心肺复苏等抢救,心跳恢复,但自主呼吸未恢复,以呼吸机维持,患者呈植物状态。

本例患者术后因呼吸道长时间阻塞,严重缺氧导致呼吸衰竭,深昏迷,自主呼吸功能丧失。其主要原因是对颈椎手术后长时间呼吸道分泌物阻塞引起窒息、严重缺氧、呼吸衰竭的严重后果认识不足。在患者严重缺氧、氧饱和度降至 50% 时仍未引起重视,对呼吸道梗阻仍未彻底有效处理。因惧怕伤口感染而迟迟未行气管切开,亦未行人工辅助呼吸,仅以翻身、拍背,自口腔内清除气管内分泌物等难以彻底畅通呼吸道的处理。在长时间严重呼吸衰竭导致呼吸、心跳停止的情况下,才行气管内插管、心肺复苏等,贻误抢救时机。另外,术前未了解患者已有上呼吸道感染,行气管内插管麻醉会引起气管内分泌物增加,亦未进行必要的观察和处理而急诊手术。

因此,颈椎手术后应严密观察患者病情变化,发现问题及时适当有效干预。骨折和脊髓损伤较重,呼吸肌麻痹或呼吸道有大量分泌物阻塞,呼吸困难者,必要时及时行气管切开,彻底清除呼吸道分泌物,保持呼吸道通畅,必要时以呼吸机人工辅助呼吸。不应由于顾及伤口感染而未能及时行气管切开。前入路术后表现呼吸困难,伤口局部肿胀明显者,应考虑伤口内血肿压迫气管;后入路术后出现神经损伤或神经损伤加重者,应考虑血肿压迫脊髓等,应及时明确诊断并行血肿清除术。有条件者术后应于 ICU 监护,待病情稳定后转普通病房。术前患有上呼吸道感染者,术后必要时应行气管切开,防止呼吸道分泌物增加引起呼吸道阻塞,一般情况下应尽可能避免在上呼吸道感染期间进行手术。此外,术后应适当行头颈胸石膏背心或头胸支架外固定。通常固定 8~12 周,颈椎不稳定者应固定 16 周。术后早期严禁过多搬移患者,防止固定物松动或滑脱。

第四十四章　胸腰椎骨折脱位诊治失误的分析及对策

在脊柱骨折脱位中,由于胸腰段(T_{12}~L_2)处于胸椎和腰椎的交界部位,活动度较大,且位于胸椎和腰椎两个生理弧度的交界处,应力集中,故该部位易受损伤。资料显示,约 50% 的椎体骨折及 40% 的脊髓损伤发生于 T_{11}~L_2 节段。暴力在脊柱可产生多方向的复合应力,导致胸腰椎骨折脱位类型复杂,故分类方法很多,仍有较多争议。目前,被大多数学者所公认和广泛应用的是 1983 年 Denis 在 Holdworth 二柱理论的基础上提出并在 1984 年由 Ferguson 完善的脊柱三柱理论(图 44-1)。前柱:前纵韧带、椎体的前半部和纤维环及椎间盘的前 2/3 部分;中柱:后纵韧带、椎体后 1/3 和纤维环及椎间盘的后 1/3;后柱:椎弓根、关节囊、关节突、棘间韧带和黄韧带。并将胸腰椎骨折分为 4 类。A 类:压缩性骨折。B 类:爆裂性骨折。又分为上下终板型、上终板型、下终板型、爆裂旋转型、爆裂侧屈型 5 型。C 类:安全带骨折(Chance 骨折)。又分为骨折线单水平型和双水平型,每型又有骨性损伤和软组织性损伤之分,共有 4 型。D 类:骨折脱位。又分为屈曲旋转骨折脱位、剪力性骨折脱位、屈曲牵张性骨折脱位 3 型。

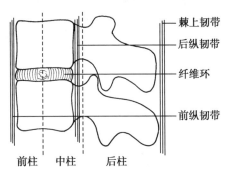

图 44-1　脊柱三柱理论示意

AO 分型将胸腰椎骨折分为 3 型 9 个亚型。主要分类如下。A 型:椎体压缩类。A1 型,挤压性骨折;A2 型,劈裂骨折;A3 型,爆裂性骨折。B 型:牵张性双柱骨折。B1 型,韧带为主的后柱骨折;B2 型,骨性为主的后柱骨折;B3 型,由椎骨前经椎间盘的骨折。C 型:旋转性双柱骨折。C1 型,A 类骨折伴旋转;C2 型,B 类骨折伴旋转;C3 型,旋转-剪切骨折。

Vaccaro 等制定的脊柱脊髓损伤综合评分(thoracolumbar injury classification and severity score, TLICS)标准(表 44-1)是目前指导临床用于判断手术与否的唯一的分类评估系统。

三项评分只计算最大的分数,然后求和,TLICS≤3 分:非手术治疗;4 分:手术治疗或非手术治疗;TLICS≥5 分:手术治疗。后部韧带复合体损伤时建议后路手术,不完全性脊髓损伤时建议前路手术,不完全性脊髓损伤或马尾综合征同时合并后部韧带复合体断裂时建议前后联合手术。

2017 年,Schnake 等在 TLICS 与 AO 分型的基础上,提出了新版 AOSpine 胸腰椎损伤分类,该分型系统结合了 Magerl 的 AO 分型和 Vaccaro 的 TLICS 的优势,综合考虑了骨折形态、神经功能、患者既往疾病状况

表 44-1　脊柱脊髓损伤综合评分标准

项目		评分/分	项目		评分/分
形态学	压缩性骨折	1	神经功能	完整	0
	爆裂性骨折	2		神经根损伤	2
	平移、旋转损伤	3		脊髓、圆锥不完全性损伤	3
	牵张性损伤	4		脊髓、圆锥完全性损伤	2
后部韧带复合体	完整	0		马尾综合征	3
	不确定损伤	2			
	损伤	3			

（临床修正参数）等对手术决策的影响可能性，为指导临床实践、规范临床诊疗等提供主要参考。尽管该分型系统由国际权威的 AOspine 组织提出，但其在临床中使用的可靠性目前并没有得到很好的验证。

胸腰椎骨折脱位常伴有脊髓损伤，而脊髓损伤可造成损伤平面以下的深、浅感觉部分或完全消失、肌肉部分或完全性瘫痪，而完全性脊髓损伤，目前仍无法再生和恢复其功能，将造成患者严重残疾。因此，在诊治胸腰椎骨折时，无论哪个环节的失误，都可能对患者造成不良后果。

第一节 诊 断 失 误

一、查体不全面不仔细导致的漏诊或误诊

单纯胸腰椎骨折脱位或合并脊髓损伤，由于多数患者神志清醒，能够明确陈述受伤机制和伤后症状，依据病史、症状和体征以及 X 线检查等，通常不难诊断。但高能量损伤造成的严重多发伤，如合并胸腹腔脏器破裂大出血、血气胸、四肢严重多发性骨折或开放性骨折等。由于这些明显而严重的合并伤，一方面掩盖了胸腰椎骨折的症状和体征，另一方面吸引了医师的注意力，同时体位变动的不便，也给检查造成困难。在紧急救治合并伤时，将难以顾及或未重视胸腰椎的检查。加之有些不完全性脊髓损伤的临床表现呈隐匿性，患者难以自诉受伤机制和症状，即使有一定临床经验的医师，有时也会因疏于检查而导致误诊或漏诊。此外，脊柱骨折导致的更高节段的脊髓损伤更容易掩盖胸腰椎骨折的症状和体征，即非相邻多节段的脊柱损伤容易漏诊或误诊。如颈椎骨折合并脊髓损伤，将会掩盖合并的胸腰椎骨折的症状和体征而导致漏诊。

【病例】患者男性，21 岁。因车祸导致右踝关节、左胫腓骨闭合性骨折入当地医院治疗。伤后第 3 天在当地医院，在硬膜外阻滞下行右踝关节切开复位钢板螺钉固定、左胫腓骨髓内钉固定术。术后第 10 天，患者不能自主排尿，自诉双下肢麻木、无力。腰部及神经功能检查后发现 L_1 轻度后凸畸形、压痛，L_1 平面以下皮肤感觉明显迟钝、双下肢肌力 2 级，拍摄 X 线片显示 L_1 压缩性骨折并轻度脱位。诊断为 L_1 压缩性骨折合并不完全性脊髓损伤。转南方科技大学盐田医院行钉棒系统固定，侧前方椎管减压，后路植骨融合，术后 3 个月神经功能基本恢复。

本例未能及时诊断胸腰骨折合并脊髓损伤，主要原因是患者左踝关节骨折与右胫腓骨骨折的症状和体征明显，掩盖了胸腰椎骨折合并脊髓损伤的症状和体征，患者亦未陈述腰部损伤及症状。加之首诊时对下肢骨折可能合并胸腰椎骨折认识不足、重视不够，未行全身，尤其是脊柱及神经功能的检查等。

因此，高能量损伤造成的多发损伤，如四肢骨干骨折、骨盆骨折、胸腹部损伤等，在救治这些威胁生命的严重损伤的同时，应重视合并的胸腰椎骨折脱位或脊髓损伤。当生命体征稳定后应进行全面系统检查，并对脊柱和神经功能进行仔细检查。严重颅脑损伤伴意识障碍者，应对全脊柱进行仔细检查，包括骨盆和胸部，必要时进行相关的 X 线检查。尤其应重视患者对腰部疼痛、双下肢麻木、无力等临床表现的陈述，并认真分析和研究，防止胸腰椎骨折的漏诊或误诊。

二、对 X 线、CT、MRI 检查认识不足导致的误诊或漏诊

（一）对 X 线检查认识不足导致的误诊或漏诊

X 线检查是绝大多数脊柱骨折脱位诊断最基本的检查方法。70%～90% 的脊柱骨折脱位可通过 X 线检查进行诊断。如果不重视拍摄 X 线片体位，阅读 X 线片时不认真分析，对已显示的骨折征象未能发现，则可能导致漏诊或误诊。例如，对正位 X 线片显示同一椎体椎弓根间距增宽，或椎体高度丢失，或椎体侧方移位，椎间隙变窄或消失等认识不足，则可能将椎体压缩性或爆裂性骨折，或椎间盘损伤漏诊，拍摄常规的胸椎侧位 X 线片，由于肩部的重叠影，很难获得清晰的颈胸部脊椎侧位 X 线片；阅读 X 线片时不仔细，对椎体前、后缘纵轴连线不平滑的征象未发现或未认真分析，将导致胸腰椎小关节突或脊椎压缩性骨折脱位漏诊或误诊；阅片不仔细，对腰椎斜位 X 线片上明显显示椎弓峡部骨折的征象辨别不清，或未能发现，将

导致漏诊等。

因此,怀疑脊柱骨折患者,进行 X 线检查时应常规拍摄脊椎的正、侧及双斜位 X 线片。某些周围组织干扰较大的部位拍摄 X 线片时,应拍摄特殊位的 X 线片。同时应按标准的正、侧、斜体位拍摄 X 线片。阅读 X 线片时应认真仔细,以免未能发现已显示的骨折脱位征象。正位 X 线片显示同一椎体椎弓根间距增宽,意味着中柱损伤、骨块侵入椎管,是爆裂性骨折的标志。椎体高度丢失,则提示可能发生椎体压缩性或爆裂性骨折。显示椎体侧方移位,椎间隙变窄或消失等,则可能存在椎间盘损伤。正位 X 线片显示椎弓根从上至下的连线不平滑,脊柱侧凸,则表示可能存在椎弓根骨折、椎体爆裂性骨折或压缩性骨折。侧方移位明显者,则应考虑关节突脱位或骨折。若侧位 X 线片发现椎体的前后缘纵轴连线不平滑,错位超过 2~3mm,椎管后连线超过 2mm,则表示脊柱存在骨折或脱位。侧位 X 线片还可以显示椎体高度的丢失与否,椎体骨折后局部后凸角度,观察伤椎椎体后上角对椎管的占位情况以及椎体骨折脱位后椎体间脱位对应关系。斜位 X 线片显示腰椎峡部似“犬脖子戴项链”的征象则表示该侧椎弓峡部骨折。X 线片显示不明显者,应进行 CT 检查确诊;脊髓损伤应行 MRI 检查。

（二）对 CT 检查认识不足导致的误诊或漏诊

CT 可以获得关于损伤椎体的任何平面的信息,CT 三维重建可以观察脊柱的序列情况,CT 最基本的价值是在轴位平面上,可以清楚地显示椎管及骨折块与椎管的位置关系。如果不进行必要的 CT 检查,将难以确定平面图像不能肯定的图像;难以了解椎体骨折与椎管的关系;难以评估术后内固定的位置及并发症的情况;难以评价椎体骨折的愈合情况。不进行 CT 检查,将难以显示椎板骨折、关节突骨折、椎弓根的损伤,尤其是普通 X 线片上怀疑骨折但难以确诊者。

因此,在胸腰椎骨折中,应明确认识 CT 检查的重要性和必要性。应进行必要的 CT 检查。平面图像不能确定图像时;椎体骨折与椎管的关系难以了解者;术后内固定的位置及并发症难以评估者;椎体骨折的愈合情况难以评价者等,均应进行 CT。椎板骨折、关节突骨折、椎弓根的损伤,尤其是普通 X 线片上怀疑骨折但难以确诊者,亦应进行 CT 检查确诊。

（三）对 MRI 检查认识不足导致的误诊或漏诊

MRI 检查可以清楚地显示脊髓和软组织图像,是检查中枢神经系统和脊髓的必要方法。脊髓、椎间盘、韧带及软组织损伤,如果不采用 MRI 检查,将难以明确其损伤的程度,将难以制订合理的治疗方案,难以评估脊髓损伤及预后。

因此,胸腰椎骨折有神经损伤临床表现者应行 MRI 检查。以明确脊髓损伤的水肿及硬膜外血肿情况,明确椎间盘、韧带与软组织损伤程度,并明确椎间盘组织与神经的关系等。这为外科治疗方式的选择、手术时机的把握及手术预后等提供主要依据。

三、将脊髓震荡与脊髓休克混淆

脊髓震荡和脊髓休克是两种性质完全不同、病理不同、预后不同的脊髓损伤。但在损伤早期,脊髓震荡和脊髓休克的临床表现很相似,如果对此概念不清,对其损伤的基本病理机制了解不够,则可能导致诊断的混淆,贻误治疗。

因此,应明确认识脊髓震荡和脊髓休克的基本概念,不可混淆。脊髓震荡是脊髓损伤中最轻的一种类型,目前认为如脑震荡一样,尚未明确其发生机制。可能是传导暴力通过脊柱后部传到脊髓,有学者认为可能是暂时性的、可逆的神经细胞分子结构紊乱,钾通道功能异常,导致一过性脊髓功能丧失。其主要表现为损伤平面以下的脊髓短暂的功能障碍,但多为不完全性,骶尾部的感觉和括约肌功能仍可存在;伤后短时间内,即数分钟或数小时内可完全恢复,一般先从下肢开始;脊髓在肉眼和显微镜下均无任何改变,其损伤属可逆性的。而脊髓休克实际是脊髓严重损伤的早期表现,其损伤平面以下脊髓失去中枢神经系统控制后出现的神经功能完全丧失的一种病理生理状态。主要表现在损伤水平以下脊髓支配的感觉消失,骨骼肌张力减弱并瘫痪,即表现为弛缓性瘫痪,深、浅反射均消失,未引出病理反射,大便失禁及尿潴留等。持续时间长短不一,一般为 1~6 周,亦可达数月。脊髓损伤平面越高、损害越重,脊髓休克的程度和持续时间会越重、越长。无论肉眼观或病理检查,脊髓均有明显的严重损伤表现。当脊髓休克消失后,脊髓的恢复因损伤程度的不同而有所差异。横断性脊髓损伤者的运动、感觉及浅反射功能难以恢复,反射亢进,并有病理反射出现;不完全性损伤者的脊髓功能则可获得大部分、部分或少许恢复。

四、对完全性与不完全性脊髓损伤判断失误

早期明确诊断完全性或不完全性脊髓损伤,是制订治疗方案和评估预后的重要依据。截至目前的资料表明,仅 1%~2% 的完全性脊髓损伤可得到部分功能恢复,而不完全性脊髓损伤,经过及时的正确处理,大多数患者脊髓功能可获得部分甚至完全恢复。如果检查时不全面仔细,对检查中发现的问题不分析,将导致误诊。例如,只检查损伤平面以下的肌力和皮肤感觉,未进行直肠指检,不明确肛门括约肌的功能是否存在,不检查会阴区的皮肤感觉是否完全消失,仅凭损伤脊髓平面以下肌力和皮肤感觉情况等进行诊断,导致将有些不完全性脊髓损伤误诊为完全性脊髓损伤。从而贻误不完全性减少损伤的救治时机,使不完全性脊髓损伤变为完全性脊髓损伤。

因此,检查时除应对损伤平面以下的肌力和感觉仔细检查外,还必须对肛门括约肌和会阴部感觉进行检查,即行直肠指检,是鉴别完全性脊髓损伤与不完全性脊髓损伤至关重要的检查。脊髓休克结束即球海绵体肌反射已出现,而肛门括约肌功能(S_4~S_5 神经)与会阴部感觉仍未恢复,即可诊断为完全性脊髓损伤,预后不良。若肛门感觉有部分恢复,肛门括约肌有控制力,或足趾可自主活动,均提示为不完全性脊髓损伤。脊髓损伤的评估,目前公认和普遍采用的是美国脊髓损伤协会(American spinal injury association, ASIA)与国际截瘫医学会(International Medical Society of Paraplegia, IMSOP)使用的评级标准,是由 Tator 和 Water 在 1992 年根据 Frankel 评分表设计的。

ASIA 与 IMSOP 脊髓损伤评级标准如下。A 级:完全性损伤。在骶段无任何感觉或运动功能保留。B 级:不完全性损伤。在神经损伤平面以下,包括骶段(S_4、S_5)存在感觉功能,但无运动功能。C 级:不完全性损伤。在神经损伤平面以下存在运动功能,并且大部分关键肌的肌力 <3 级。D 级:不完全性损伤。在神经损伤平面以下存在运动功能,并且大部分关键肌的肌力 ≥3 级。E 级:正常。感觉和运动功能正常。

五、对稳定性与不稳定性脊柱骨折判断失误

正确鉴别稳定性与不稳定性脊柱骨折,对制订治疗方案、评估疗效和预后等有重要临床意义。仅凭 X 线片和 CT 虽然可以鉴别骨折中的稳定与不稳定。但对隐匿性的韧带损伤造成的不稳定性骨折脱位则难以鉴别。如果对稳定性与不稳定性骨折的分类方法掌握不够,不认真分析和鉴别,则可能将不稳定性骨折误诊为稳定性骨折,导致制订治疗方案、选择内固定方式不当。例如,将看似并不严重的稳定性骨折,却合并严重韧带损伤者,实际为不稳定性骨折,若误诊为稳定性骨折,将会按稳定性骨折进行相应治疗,则将影响其治疗效果。有条件进行 MRI 检查者,不进行 MRI 检查,韧带损伤则可能被误诊或漏诊。

因此,应依据患者的各种信息资料,认真辨别骨折的稳定性。在通常情况下,屈曲压缩型骨折其压缩小于 50% 者,若后柱仅有轻度分离,中柱无损伤,则可诊断为稳定性脊柱骨折。压缩超过 50%,后柱可能发生明显损伤者,则可诊断为不稳性脊柱骨折。屈曲分离型骨折中的小关节脱位、椎间孔、椎间隙和棘间距离增宽,累及三柱者,或椎体移位和后部椎体分离者等均属于不稳定性脊柱骨折。而以前柱作为铰链,后、中柱发生部分损伤者,75% 属于稳定性脊柱骨折,凡中柱损伤者均属于不稳定性脊柱骨折。爆裂性骨折,Holdsworth 认为此类骨折因轴向载荷产生终板骨折,伴椎间盘向椎体突出,导致椎体破裂,若韧带无损伤,则属于稳定性脊柱骨折,其余则为不稳定性脊柱骨折。存在脊髓损伤的胸腰椎骨折,White 和 Panjabi 认为均提示脊柱不稳。另外,脊柱的单纯横突骨折、棘突骨折等均属于稳定性脊柱骨折。此外,借助 MRI 检查也可明确韧带损伤,为诊断稳定性与不稳定性脊柱骨折提供可靠依据。

第二节 治 疗 不 当

一、非手术治疗不当

(一)适应证把握不当

目前关于脊柱稳定性的定义仍存在争论,如果对胸腰椎骨折非手术治疗适应证把握不当,将影响治疗效果或导致相关并发症。例如,有脊髓损伤、椎管内有骨折块突入压迫硬膜囊或脊髓者,采用非手术治疗,则骨折块难以复位,脊髓受压难以解除,将贻误治疗时机,不利于脊髓功能的恢复;不稳定性骨折,伤后脊柱后凸畸形明显,或骨折合并脱位者,采用非手术治疗,在治疗后期,屈曲畸形率会增加,由于后凸的椎体压迫脊髓,有发生迟发性神经损伤的可能;椎小关节交锁者,强力牵引复位,在牵引过程中可造成脊柱更加不稳定,并有损伤脊髓的危险;后凸畸形大于20°者,采用非手术治疗,将可能引起由于腰椎不稳定导致的下腰痛等。

因此,目前多数学者公认的非手术治疗的适应证为无脊髓、神经根损伤的比较稳定的骨折;脊柱三柱中至少两柱未损伤;后凸角度小于20°;椎管占位小于30%;屈曲型骨折侧方椎体压缩小于50%,不伴有后柱损伤的骨折等。近年来,由于对脊柱脊髓损伤的基础研究和临床经验的总结,加之内固定器材的创新、完善和工艺水平的不断提高,显示有些不稳定性骨折内固定的疗效优于非手术治疗。但稳定性和不稳定性骨折均是相对而言,临床研究资料表明,有些看似不稳定性爆裂性骨折,由于多种原因采用了非手术治疗,却同样获得比较满意的疗效,并未发生后期的脊柱后凸畸形或迟发性神经损伤。由此可见,非手术治疗和手术治疗的选择,应依据患者的伤情、骨折类型、工作性质、经济状况,以及医师经验、医院设备条件等,综合评估,适当把握。

(二)复位和固定方法不当

屈曲压缩型胸腰椎骨折最多见,传统的非手术治疗方法为复位石膏背心固定,压缩性骨折及老年体弱患者,由于采用过伸复位,一方面可能难以耐受强力过伸复位的刺激,诱发其潜在的如心血管疾病病情加重,另一方面即使复位后采用石膏背心固定,由于长时间的固定卧床,可造成骨质疏松,负重后反而容易造成脊柱更大的后凸畸形。此外,石膏背心在限制胸腰椎活动的同时,也限制了患者的呼吸等活动,不但使患者不适,而且可能造成其他并发症。由于骨质疏松,亦可能造成其他部位的骨折或韧带损伤,甚至神经损伤等。需限制侧屈和旋转活动的患者,如果使用三点固定支架,则难以限制其旋转和侧屈活动,影响固定效果。

因此,传统的复位石膏背心外固定治疗胸腰椎骨折的方法,已很少采用。目前多数学者认为非手术治疗的主要方法是脊柱后伸型骨外固定支架固定或卧床休息治疗。其主要作用是限制脊柱的运动,减少肌肉组织的活动,增加腹部压力以稳定脊柱,并减少脊柱的承重负荷。最有效的胸腰椎支架是 Jewett 设计的三点固定支架,其前两侧在胸骨和耻骨联合,后侧在胸腰段过伸位的凹点等三处,将脊柱固定和维持于过伸位。这种固定允许脊柱过伸,但限制其屈曲,重量轻、易于调节。需限制侧屈和旋转活动的患者,应采用全接触的胸腰骶矫形支架(thoracolumbosacral orhosis, TLSO),该支架是目前胸腰椎骨折最稳定的外固定支架。但 L_4 以下的固定应加长到髋部,T_8 以上应加长到颈部。通常伤后3~5天疼痛有所缓解后即可下地活动。

(三)对药物治疗重视不够

药物治疗对脊髓损伤的功能恢复有一定效果。美国急性脊髓损伤研究会(Natonal acute spinal coed injury study, NASCIS)的研究表明,脊髓损伤后24小时内应用大剂量甲泼尼龙冲击治疗后,其运动功能的恢复优于对照组,其主要作用是可以稳定细胞膜,维持血管壁细胞的完整性,阻止蛋白质溶解酶释放,减轻水肿、中止脊髓继发伤。1992年 Brankem 发现伤后8小时内大剂量应用激素冲击治疗确有利于神经功能恢复,但伤后8~12小时后给药效果反而不及对照组。如果对这些相关知识掌握不够,认识不足,应用激素时机不当、剂量不足,在伤后8小时内,达不到大剂量冲击治疗的要求,将难以获得预期的疗效。神经节苷脂与神经膜结合能增强神经生长因子功能,如果未能适当使用单唾液酸四己糖神经节苷脂,使此药无法发挥其与神经膜结合而增强神经生长因子功能的效果,无法稳定细胞膜结构,防止钙过载和抑制氧自由基对细胞的伤害作用,则不利于神经功能恢复。脱水药应用不当,每天只给一次脱水药,难以使损伤的脊髓持续减轻水肿,不利于脊髓功能的恢复。但剂量过大,则可能发生严重并发症。如果对脊髓损伤后高血钙认识不足,未予及时纠正高血钙,将导致患者草酸钙肾结石,甚至发展为肾衰竭。

因此,应重视脊髓损伤的药物治疗。目前伤后 8 小时内用大剂量甲泼尼龙进行冲击疗法,已成为脊髓损伤的标准常规疗法。先在 15 分钟内静脉输入甲泼尼龙 30mg/kg,间隔 45 分钟后以 5.4mg(kg•h)剂量维持 23 小时。由于该药物可显著增加神经系统兴奋性,促进轴突传递,可使脊髓血流量得以改善,减少脂质过氧化,其机制是激素药物插入到神经膜结构上,直接阻断脂质的过氧化;大剂量激素可使钙离子从细胞内转移到细胞外,减轻脊髓组织的损伤。使用单唾液酸四己糖神经节苷脂时,首剂可在伤后 72 小时内给药,100mg,每天 1 次,持续 18~32 天。脱水药 20% 甘露醇,250~125ml 每天 2 次,共 5~7 天;每次剂量不超过 50g,每天不超过 200g,主张以 0.25g/kg,每 6 小时 1 次静脉滴注,20% 甘露醇静脉滴注速度以 10ml/min 为宜,有心、肾功能不全的患者滴速过快可能会导致心、肾功能进一步损害。此外,应重视高钙血症的纠正,防止高钙血症的并发症。

二、手术治疗不当

(一)适应证把握不当

胸腰椎骨折是否采用手术治疗,长期以来存有争议。Guttmann 和 Bedbroon 曾倡导除一些特殊损伤外,大多数脊柱骨折均应采用非手术治疗,而 Holdsworth 等倡导不稳定性骨折应进行复位内固定。目前,关于脊柱稳定性的定义仍存在争议,其中有骨性稳定,也有肌性稳定和韧带稳定等因素。这些因素的稳定性能目前仍未有十分确切量化与界定,多以前瞻性临床研究为依据,故仍难以明确手术治疗与非手术治疗的适应证。如果在目前条件下已确诊的稳定性骨折,亦未合并脊髓损伤者,若采用切开复位内固定治疗,除会增加不必要的手术创伤,有并发神经损伤、术后感染的风险外,更重要的是其疗效并不比非手术治疗好,甚至有的还不如非手术治疗的疗效满意。皮肤条件不允许、感染、体质较差、已不能耐受手术创伤者采用手术治疗,将可能导致严重的脊柱感染,甚至造成生命危险等。

因此,手术治疗和非手术治疗适应证的把握,首先,应明确手术的目的是恢复和维持脊柱的正常高度和曲线;减压,为神经组织提供理想的恢复环境;减少脊柱活动度的丢失;保持脊柱的稳定性;坚强固定以利早期护理和康复;减少并发症,最大限度地恢复功能,如能达到这些目的则可行手术治疗;其次,应依据患者的骨折类型、全身情况等认真分析,并结合医师的临床经验、技术水平和医院的设备具体条件等,明确是否可以进行手术治疗。目前多数学者认为,骨折脱位合并脊髓受压者,或单纯骨折脱位经综合评估,随着病程的进展脊髓受压或脊髓继发损伤难以避免者,均应行手术治疗;伤后胸腰椎畸形明显,后凸畸形大于 30°(Edwards 发现后凸畸形大于 20° 时,患者将出现下腰痛)或为防止畸形,经非手术治疗效果不满意,各方面情况需要术后立即活动,并缩短住院时间者,可行手术治疗。此外,椎管受累占椎管 30% 以上的爆裂性骨折,椎体压缩超过 50%,MRI 显示有椎间盘损伤,或陈旧性骨折非手术治疗后脊柱畸形愈合,导致迟发性神经损伤者,为解除脊髓的压迫,真正恢复脊髓的解剖位置,以利于脊髓功能的恢复,亦可行手术治疗。TLICS≥5 分宜采用手术治疗。

(二)手术时机把握不当

胸腰椎骨折脱位,尤其是伴神经损伤的患者,如何把握好手术时机,目前仍无统一认识,但可能存在一个重要的时间窗(可能<3 小时),如果在该时间窗不进行减压,则可能影响脊髓神经功能的恢复;如果神经损伤进行性加重者,不急诊进行椎管减压,将可能使其损伤进一步加重,甚至造成永久性损伤;急性外伤导致脊柱畸形、脊髓损伤的患者不急诊进行手术,将难以恢复脊柱序列,难以为脊髓功能的恢复创造可能性;完全性脊髓损伤或静止的不完全性脊髓损伤,如果未能考虑患者的个体差异,一味地强调早期(3 天内)或晚期(5 天后)手术,由于每个患者具体情况的不同,若不区别对待,将难以获得满意的治疗效果;胸腰椎骨折,其脊髓受压持续存在者,不进行手术减压,将可能使减压后的脊髓功能难以恢复;伴有四肢长骨骨折的脊柱骨折患者不早期进行手术,则将使患者由于长时间卧床而发生相应的并发症,如肺炎、压力性损伤、骨质疏松等。

因此,胸腰椎骨折脱位,尤其是伴神经损伤的患者,在相关条件允许的情况下,应在时间窗内进行减压,以促进脊髓神经功能的恢复。目前多数学者认为存在进行性神经损害加重是急诊手术的适应证。急性外伤导致脊柱畸形、脊髓损伤的患者亦应接受急诊手术，以恢复脊柱序列，为脊髓功能恢复创造最大的可能性。完全性脊髓损伤或静止的不完全性脊髓损伤，一些学者认为应当延迟几天手术以减轻脊髓水肿，而另外一些学者支持早期手术稳定。然而，迄今为止唯一的一项脊髓损伤临床前瞻性随机对照试验发现，在损伤早期(3天内)或晚期(5天后)进行手术，神经功能恢复并没有显著性差异。因此应依据每个患者的具体情况区别对待。胸腰椎骨折其脊髓受压持续存在者，Bohlman 和 Transfeldt 等、Bradford 和其他一些学者提供了这样一些证据，脊髓损伤1年以后行减压手术，神经功能也可以得到恢复，也有利于改善神经功能。伴有四肢长骨骨折的脊柱骨折患者，早期进行手术可以避免患者长时间卧床。

（三）手术入路选择不当

手术入路包括后入路、前入路和前后联合入路3种。胸腰椎骨折的分类和治疗方案存在多种争论，因此手术入路的选择也未能达成共识。如果手术入路选择不当，可能影响手术质量和疗效。脊柱后部损伤，如椎板骨折导致的硬膜囊撕裂和马尾神经卡压，尤其是椎体与小关节脱位、小关节交锁等采用前入路手术，则难以使关节脱位复位并修复其他损伤。合并神经损伤需行椎板减压的椎体骨折，采用 Wiltse 肌间隙入路，即最长肌与多裂肌间隙入路手术，将无法显露椎板并进行椎板切除减压。严重的爆裂性骨折，椎体压缩程度严重，椎体骨折块对脊髓压迫较明显，或损伤超过2周者，采用后入路椎管间接减压的方法，即利用后路牵开的器械及内固定器材，与完整的后纵韧带推挤作用，使向后突入椎管的骨折块得以间接复位，由于骨折块突入椎管内过多或伤后时间过长，骨折块周围已纤维连接，将难以使骨折块间接复位；尤其是后入路内固定对脊柱的稳定性和椎管的减压效果也不如前入路好；而且由于脊柱生物力学的因素，后入路骨折复位固定后高度丢失也较严重，文献报道丢失率为9%～54%，后凸畸形矫正丢失3°～12°。严重脊柱骨折脱位，椎管前后均有占位、椎板骨折需前后椎管减压或伴椎体侧方脱位者，无论单纯后入路或前入路，均难以获得满意的减压、复位、固定效果，将会明显影响脊柱的稳定性和神经功能的恢复等。

因此，应依据胸腰椎骨折脱位类型，如椎管内占位骨折块的位置、占位程度、椎体骨折压缩程度、后凸畸形的角度、相邻椎或合并伤的部位、程度及损伤的时间等以及患者的个体情况认真分析，选择合适的手术入路。目前多数学者认为，后入路手术指征可包括后柱不稳定，椎板骨折突入椎管伴神经损伤，棘上韧带、棘突间韧带、黄韧带损伤、关节突关节囊损伤(后韧带复合体损伤)及小关节交锁等，以重建脊柱张力带的稳定性。在后入路显露时，无神经损伤不需要椎板切除减压的椎体骨折，仅行椎弓根钉复位固定者，目前多数学者倾向于 Wiltse 肌间隙入路，即正中切口的最长肌与多裂肌间隙入路，该入路可减少骶棘肌损伤和肌肉失神经支配，在能够完成复位内固定的同时，最大限度地减少创伤，尽可能保留脊柱的原始解剖结构，降低术后腰背痛的发生率。但要行椎管减压者，则应用传统的后入路，即缘棘突两侧剥离最长肌和多裂肌，显露椎板、关节突。前入路手术对脊柱有良好的复位和固定效果，可直视下直接彻底减压，并可进行牢固植骨、固定，重建脊柱前中柱的生物力学稳定性，使脊柱获得良好的融合及稳定，尤其是椎管减压和神经功能的恢复效果明显好于后入路手术。前入路手术指征包括后柱稳定，椎管后方无骨折块压迫，椎体严重爆裂性骨折，椎体前缘高度丢失大于50%，椎管内占位胸椎大于35%，腰椎大于50%，椎体高度丢失超过75%，后壁骨折块翻转向前；不完全性脊髓损伤或马尾神经损伤可进行前路减压，重建前中柱的稳定。此外，伤后12天以上，后入路手术后仍有脊髓压迫现象，神经损伤症状未缓解、未恢复者可采用前路减压、固定、植骨融合。但前入路手术开展较晚，且较后入路手术解剖结构复杂，手术难度大，容易损伤重要血管、神经与脏器，未经过严格规范培训、手术经验不足、技术不熟练者，应慎重选择。前后联合手术入路指征主要包括累及三柱的严重胸腰椎骨折脱位，前中柱均严重塌陷，粉碎骨块压迫脊髓，或关节交锁等的骨折患者，需在后入路减压复位的同时进行前入路重建手术，一次完成复位固定，椎管减压。此外，不完全性脊髓损伤或马尾综合征同时合并后部韧带复合体断裂时，建议采用前后联合入路，但此入路手术更为复杂，出血量大，对技术要求特别高，若手术经验不足，未能进行规范培训，设备条件不够，更应慎重选择。

（四）内固定方式选择不当

内固定方式大体上可分2个系列，即后路固定的椎弓根螺钉系列与非椎弓根螺钉的钩棒系列、前路钉板与钉棒固定系列。

后路椎弓根螺钉系列，如 RF 钉系列即将角度螺钉置入伤椎上下相邻椎弓根内，以螺杆系统调节螺钉角度,撑开被压缩的椎体前侧,使压缩性骨折复位(图44-2),将不稳定三柱骨折进行三柱性骨内固定。非骨质疏松患者,椎弓根螺钉可以用更短的固定长度维持合适的脊柱稳定性,即短节段固定。它通过撑开椎间隙、拉紧前后韧带复合体而实现椎体骨折复位和间接减压,但其在控制脊柱旋转和抗扭曲力量方面则显力量不足,尤其是在极不稳定的胸腰椎骨折的后路短节段性内固定时会导致较高的失效率;而双节段固定稳定性较好,特别是在抗旋转、侧屈等方面明显优于单节段。但无论短节段或长节段固定,如果不固定损伤两端至少一个正常椎,将难以获得牢固固定的效果,甚至使固定失败。钩棒系列长节段固定,如Harrington棒利用棒上下钩撑开伤椎至少上下2个椎板,具有复位和多节段式脊椎固定功能,有很好的固定强度,抗屈曲力和抗扭力方面力量可以明显提高,但将导致多节段获得功能的丧失;并且发生易脱钩、断棒或并发椎板骨折,脱钩率约为10%,若过度撑开复位,则容易损伤神经,创伤大,目前已较少采用。而CD系统通过椎弓根、横突钩或椎板下钩,以撑开或压缩的方法对脊柱复位固定,其固定十分牢固而稳定,但操作复杂(图44-3)。Luque棒以钢丝绕过椎板,将椎板与棒固定,其固定十分牢固,可矫正后凸畸形,但无矫正压缩性骨折的功能,钢丝穿过椎板时易损伤神经,创伤较大,且使多节段功能丧失,目前也已很少采用。

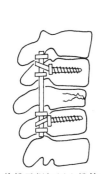 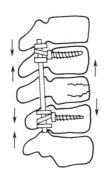 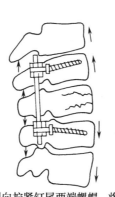 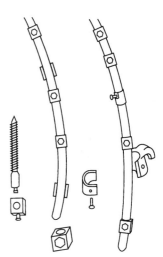

将椎弓根钉置入椎体,　　拧紧螺杆上钉尾两端螺帽,　　同向拧紧钉尾两端螺帽,将骨折
螺杆置入钉凹形槽内　　使钉体、头向两端撑开　　椎体上下两椎撑开复位固定

图44-2　RF钉系列复位固定胸腰椎骨折方法示意　　　　　图44-3　CD系统固定

通过前路钉板或钉棒固定,在重建前中柱、抗扭转弯曲、稳定脊柱、促进骨折愈合等方面,较后路均有明显优势。同时前路的伤椎脊髓、马尾可被直接完全减压,椎体重建复位和植骨融合,采用Kanede固定(图44-4)、Z形钢板-ATL系统固定或前路自锁钢板系统固定(图44-5),由于锁定钢板具有低侧面、光滑、结构简单、置入方便迅速、可调整等特点,以及螺钉与钢板及螺钉与骨组织界面可锁定等功能,不但可一次完成手术,而且固定牢固,无螺钉钢板松脱,甚至可防止内固定物损伤大血管。但其创伤较大,对术者技术要求较高,没有一定的临床经验和熟练的手术技术,将可能造成并发症,如损伤大血管、输尿管、胸导管、腹下丛等。

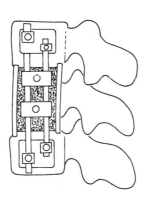 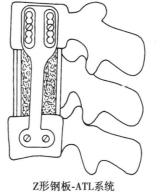 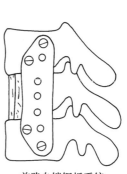

Z形钢板-ATL系统　　　前路自锁钢板系统

图44-4　Kanedea固定　　　　　图44-5　前路自锁钢板系统固定

【病例】患者男性,29 岁。因携安全绳不慎自高处坠落,导致胸、腹及腰部损伤,即刻送当地医院诊治。经 B 超、DR、CT、MR 等检查,诊断为多发性创伤:创伤性休克,多发肋骨骨折,肺创伤,脾破裂出血,Chance 骨折(T_{10}、T_{11} 椎体骨折、关节突骨折,T_9～T_{11} 横突骨折)合并完全截瘫等,脊柱骨折无明显移位。立即进行纠正休克,并行脾切除等救治,在生命体征平稳 10 天后,为稳定脊柱骨折端,在气管插管全身麻醉下行经皮钉棒系统固定,术中行伤椎 T_{10} 椎体与未损伤的 T_{12}、L_1 椎体椎弓根螺钉内固定手术,未固定无损伤的 T_9 椎体,手术顺利。术后患者截瘫无明显恢复,拍摄 X 线片显示 T_{10} 椎体较术前向后明显移位,后转入上级医院,诊断为脊柱骨折术后不完全性瘫痪,二次行后路脊髓探查,T_9～T_{12} 椎弓根钉棒固定 T_{10}～T_{11} 椎间融合术(图 44-6),术后 DR、CT 等检查显示,T_{10} 骨折复位,内固定牢固,2 年后右小腿肌力仍为 1 级,截瘫无明显恢复。

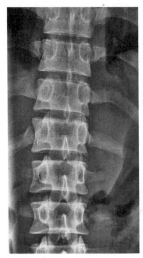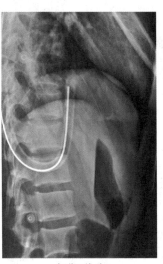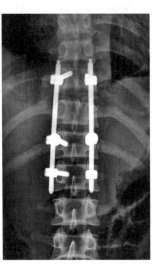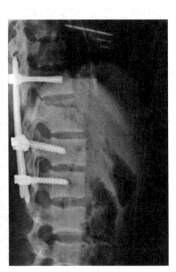

正位X线片　　　　　　　　　　　侧位X线片　　　　　　　　　正位X线片　　　　　　　　　　侧位X线片

术前正侧位X线片显示T_{10}~T_{11}　　　　　　　首次手术后正侧位X线片。其中侧位X
椎体骨折无明显移位　　　　　　　　　　　线片显示T_{10}椎体骨折明显向后移位

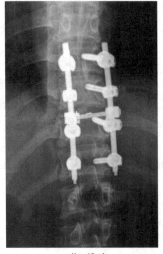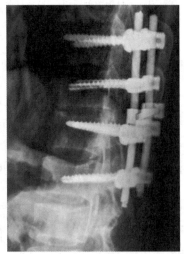

正位X线片　　　　　　　　　　　侧位X线片

二次手术后X线片显示T_{10}椎体复位,
T_{10}~T_{11}用椎间融合器融合

图 44-6　Chance 骨折固定不牢固导致骨折移位案例

此例 Chance 骨折内固定手术后骨折移位,术后神经功能恢复不满意。其原因主要是原发创伤比较严重,造成脊髓严重损伤;其次是医师对此类不稳定性骨折合并脊髓损伤的诊断和治疗方式了解不足,未行会阴部感觉和肛门括约肌功能的检查而轻易诊断为完全性瘫痪,应进行脊髓探查,牢固固定骨折端的手术,却采用仅为稳定脊柱的经皮椎弓根螺钉固定;固定骨折时,只对损伤椎体 T_{10} 和未损伤的 T_{12} 与 L_1

进行椎弓根螺钉固定，未固定无损伤的 T_9 椎体，使骨折端的固定不够牢固、骨折端不稳定，导致术后发生 T_{10} 骨折移位脊髓受压。如果首次手术能够探查脊髓，将未损伤的 T_9 椎体，即将 $T_9 \sim T_{12}$ 椎体同时固定，则术后至少骨折端可能会比较稳定，避免二次行复位内固定的手术，神经功能或许还会有部分恢复的可能。

因此，内固定方式，首先应认真分析患者的相关信息资料，如骨折类型、损伤部位和程度、X 线片、CT 和 MRI 及个体情况等，其次应依据不同内固定方式的机械和生物力学性能、医师自身的临床经验、技术水平及医院的设备情况等慎重选择。后路椎弓根螺钉系列固定的短节段固定和长节段固定，由于在复位方面短节段固定和长节段固定没有本质的区别，而长节段固定的抗疲劳载荷效果明显优于短节段固定。因此短节段固定适用于后柱未受损的前柱椎体的骨折，即 AO A 型骨折，以及后方韧带结构损伤的 B1 型骨折，因为其后方的关节突、椎板以及峡部是完整的，其后柱结构还可以提供骨折复位时的支撑。与短节段固定相比，长节段固定矫正角度丢失的程度要低，故长节段固定适用于后方的关节突、椎板和峡部骨折以及多节段骨折，同时伴有前柱的椎间盘损伤或椎体骨折，前后两柱结构损伤明显，脊柱稳定性极差的 AO B2 型、B3 型骨折，但此类型中的双柱横贯伤，类似于 Chance 骨折，行短节段固定将难以稳定性骨折端，更应行长节段牢固固定。此外，脊柱前后方结构同时损伤且伴有旋转的 C 型骨折，由于脊柱的稳定性破坏严重，亦要采用长节段固定，以矫正脊柱畸形，控制其旋转力维持脊柱的稳定性。为了减少传统的短节段跨伤椎固定由于悬吊效应和四边效应可能导致矫正角度丢失、内固定松动或断裂，近年来多数学者对短节段与双节段经伤椎固定进行研究，认为短节段经伤椎椎弓根钉固定治疗轻中度不稳定性胸腰椎骨折，能较好地恢复椎体高度和 Cobb 角，而中重度胸腰椎骨折，则必须行双节段经伤椎固定。生物力学研究证实经伤椎双节段固定较短节段跨伤椎固定明显减小椎弓根钉应力的同时增加了内固定的轴向承载能力、抗屈曲能力及抗旋转能力，提高了脊柱的稳定性。但双节段固定却丧失了两个节段的活动度。因此有学者提倡短节段经伤椎固定治疗胸腰椎段椎体骨折。无论短节段或长节段固定，必须要固定损伤两端至少一个正常椎，否则将难以稳定骨折端，造成骨折移位。非椎弓根螺钉的钩棒固定系列，由于诸多缺陷，目前已被椎弓根螺钉系列所取代，应慎重采用。前路钉板或钉棒固定，适用于 AO A 型脊柱后柱稳定，椎管后方无骨折块压迫，椎体严重爆裂性骨折，B2、B3 型椎体高度丢失超过 75%，后壁骨折块翻转向前的患者。前路固定系列以 Kaneda 和前路自锁钢板系统及 Z 形钢板 -ATL 前路固定系统等应用较多。Kaneda 自椎体的侧方将螺钉置入椎体中，复位后再以钉棒锁定方式将棒与椎体固定，有较牢固的固定性能，便于椎体植骨，Z 形钢板及前路自锁钢板系统具有更好地稳定脊柱前柱的功能。但前路手术开展较晚，且较后路手术解剖结构复杂，手术难度大，容易损伤重要血管、神经与脏器，未经规范严格培训、手术经验不够、技术不熟练者，应慎重选择。

（五）后路手术操作不当

1. 手术体位安置不当 后路手术通常患者取俯卧位，为了使腹部空置，防止腹部受压后静脉压力升高，术中创面广泛出血，通常将患者置于脊柱手术托架上，或在其胸肩部和髂前上棘平面垫棉枕。但如果将患者安置于托架或棉垫枕上时不够仔细，将脊柱手术托架两侧的胸垫和髂前上棘垫安置过于靠近内侧，或将棉垫置于下胸、腹部，使腹部受压，静脉回流不畅，将导致术中发生创面广泛出血。

因此，无论是用脊柱手术托架还是用棉垫托垫垫于患者胸部与髂前上棘处时，均应将托架的托垫或棉垫安置于肩和上胸部与髂前上棘和大腿近段，使其下胸部及腹部悬空。如果术中创面广泛渗血，首先应检查患者体位是否合适。若术中因患者体位变动，造成腹部受压，则应及时纠正。

2. 显露操作不当 后入路手术显露相对比较简单，加之多数骨科医师后入路手术例数较多，临床经验也较丰富，通常少有失误。但如果显露过程中不够细心，操作不当，将导致并发症。例如，采用传统的正中入路显露椎板棘突，自棘突和椎板剥离竖脊肌时，如果首先自伤椎剥离，则可能在骨膜起插入撬剥肌肉自椎板的附丽时将椎板骨折块推入椎管内，或将骨膜起直接插入伤椎椎管内，损伤脊髓。在剥离竖脊肌时，如果自上而下剥离，由于在竖脊肌深层与其相邻的多裂肌起自于上位椎体的棘突，锥形走向下位椎体的横突，在剥离过程中会误入肌束间，引起肌内血管损伤、出血；如果无须显露椎板，而行剥离竖脊肌，则造成竖脊肌不必要的肌肉、血管、神经损伤，导致术后肌肉萎缩、僵硬、疼痛。在显露脊髓时，棘突或椎板骨折块直接以咬骨钳咬除，甚至先将大骨折块直接咬除或拉出，将导致骨折块在咬除和拉出过程中，由于不明确骨折块进入椎管内的具体方位，将造成骨折块损伤硬脊膜甚至脊髓；为了进行脊髓探查扩大脊髓的显露范围，咬除椎板时对硬脊膜外脂肪组织清除不彻底，硬脊膜显露不清，则可能将硬脊膜连同被咬除的椎板夹咬在一起而损伤硬脊膜、脊髓甚至马尾神经；为了咬除骨块省时、省力，咬紧骨块时扭转咬骨钳，将导致碎骨块刺伤脊髓等。此外，在显露过程中咬除椎板或部分椎小关节，尤其是在接近椎体后缘时，对咬骨钳下所连接的软组织强力牵拉，导致将包含在软组织内的血管被撕裂后回缩，造成术中难以处理的大出血。在行 Wiltse 肌间隙入路时，如果对其解剖关系不清，不行小切口手术，则难以获得微创手术的效果。

【病例】患者男性，29 岁。因高处坠落伤导致 L$_3$ 压缩性骨折合并不完全性瘫痪，入当地医院治疗。3 天后截瘫稍有恢复、双下肢肌力由 2 级升为 3 级，CT 显示 L$_3$～L$_4$ 椎间盘明显突入椎管约 45%，第 4 天行后路钉棒固定术，显露 L$_4$ 椎板开窗时，由于术中出血较多，手术野显露不清晰，在咬除 L$_4$ 椎板时，咬骨钳深入过多，在未明确见到硬脊膜的情况下，勉强进行扩大骨窗，操作中将硬脊膜撕裂，并将 3 条马尾神经拉出，即刻行硬脊膜连续缝合修补术。术后 1 年胫骨前肌、趾长伸肌、踇长伸肌力为 0 级，足下垂。

【病例】患者男性，35 岁。因 T$_{12}$ 压缩性骨折入当地医院住院治疗。入院查体未发现明显神经损伤的临床表现，CT 显示椎体后缘骨折块突入椎管内占位约 40%，实验室检查凝血功能正常。入院第 5 天行钉棒内固定，于椎管外侧扩大显露范围，咬除骨质时将骨块与连接的软组织一同拉出，同时见脊髓前外侧的椎体后缘出血，以棉片、明胶海绵、双极电凝等止血无效，反复按压仍难以止血，患者出现失血性休克，情急之下以纱布块填塞止血，请求会诊。会诊时去除纱布块后见已无明显活动性出血，但见脊髓被纱布块明显压伤，出血处置凝胶海绵后以钉棒固定。术后患者完全性截瘫，1 年半后肌力恢复至 2～3 级。

以上两例处理不当主要原因是手术操作中不够细心，前者在显露中咬除骨块时未在直视下谨慎操作，在未清晰显露硬脊膜的情况下，盲目扩大骨窗显露脊髓和椎间盘组织，咬除骨块时钳夹组织过深、过多，误将硬脊膜及马尾神经一同钳夹而撕裂损伤；后者在咬除椎管旁骨块时，对其骨质分离显露不清，将骨块与软组织一同钳夹咬除，导致血管损伤，由于血管断端回缩而难以止血，发生大出血后又慌乱、盲目以大块纱布压迫止血，造成脊髓损伤。

因此，进行后路显露时，应耐心、细致，认真规范地对待每一操作，克服急躁情绪，避免侥幸心理。自棘突和椎板部位剥离竖脊肌显露椎板和关节时，应采用宽而薄的骨膜起，以最大号的 Cobb 骨膜剥离器为宜，紧贴棘突及椎板，自下而上，或由上、下正常椎板和棘突向损伤椎板剥离。将损伤椎骨上下的正常椎板显露清楚后再小心显露伤椎椎板。若需显露脊髓，则应自伤椎下位的椎板小心进入椎管内，显露伤椎椎管后观察椎板骨折碎骨块的位置和外形，先咬除显露清晰而易于咬除的椎板，再咬除嵌入椎管内的椎板，严禁咬除椎板时扭转咬骨钳。咬除骨块及周围连带的软组织时不可强力牵拉撕扯，应松开被咬离的骨折块后，以电刀或剪刀在直视下切断连接的软组织，注意电刀切断时勿灼伤硬脊膜。在去除骨折块或椎板的操作过程中不应急于求成，严禁大块咬除骨块与椎板。当进入椎管，切除黄韧带后，以神经剥离子小心清除硬脊膜外脂肪组织，清晰显露硬脊膜，在直视下，于硬脊膜外小心咬除椎板。术中出血，以双极电凝尚难止血者，不可随意钳夹止血，若勉强钳夹出血点，将会使血管损伤更加严重，出血更难控制。显露过程中的出血，最可靠和最有效的方法是吸除积血显露出血点后，以脑棉片或明胶海绵在直视下准确压迫出血点，严禁用大纱布块填塞止血。为了减少术中出血，可请麻醉师协助，在控制性低血压下进行手术，手术结束后逐渐恢复血压至正常，以此可减少术中的出血量。术中硬脊膜或马尾神经的损伤应立即修复。在行 Wiltse 肌间隙入路时，应在椎弓根体表定位点（距中线约 2cm）各做一长约 2cm 的纵行切口及筋膜，在最长肌与多裂肌间隙钝性分离达关节突横突，准确置入椎弓根螺钉后筋膜下置入钉棒固定，获得微创的手术效果。

3. 伤椎定位失误　准确的伤椎定位，是手术成功的基础。如果对此重视不够，解剖关系不清，手术时不认真，伤椎定位失误，将导致手术失败。例如，术前未拍摄标准体位的 X 线片，或进行 CT 与

MRI 检查，未能明确患者是否存在解剖变异，如短小第 12 肋、腰椎骶化、骶椎腰化或隐性骶裂等，拍摄 X 线片时也未明确标记伤椎位置；手术时对棘突、椎板、椎小关节等显露不清，定位标志不明确；或未能显露肋椎关节，在 12 肋变异的情况下，难以定位第 12 肋；术前对脊柱的解剖知识掌握不够，误将腰肋韧带误认为第 12 肋；术前未定位，术中又盲目自信，将正常椎骨误认为伤椎等，均将导致定位失误。

因此，术前应拍摄标准体位的脊柱正、侧位 X 线片，胸腰椎 X 线片必须包含胸肋和骶骨在内，以明确个别患者解剖学上的变异。通常应进行 CT 和 MRI 检查，明确伤椎位置。拍摄 X 线片时可用胶布贴金属标记，明确伤椎的体表投影位置。也可于术前在 X 线透视下，于伤椎棘突处注射少量亚甲蓝定位。胸腰椎手术中，应以第 12 肋为其定位标志，触及第 12 肋骨后，应继续向下触摸，若第 12 肋以下椎旁无肋骨可及，表示该肋骨即为第 12 肋，但也应与腰肋鉴别。在下腰椎手术中，以骶骨斜坡为标志，头侧棘突即为第 5 腰椎棘突，提拉该棘突时，可见该棘突稍有活动而尾侧棘突无活动，尾侧即为第 1 骶椎。通常术前和术中以 X 线定位较为准确。C 臂术中定位最为可靠，无此设备者，也应在手术床上拍摄 X 线片定位，不可盲目自信而导致定位失误。

4. 椎弓根钉进钉点与进钉方向不当　在后路椎弓根螺钉系列的内固定手术中，椎弓根螺钉的进钉点与进钉方向是手术成功与否的关键技术。资料显示椎弓根钉位置不当发生率为 2%～10%。如果进钉点与进钉方向不当，将可能造成脊髓或脊神经根损伤，或置钉于椎间隙或椎体外，使固定失效或导致其他严重并发症。

（1）进钉点选择不当：如果对椎骨的解剖知识掌握不足，将难以准确辨认进钉点；椎板的小关节表面的软组织切除不彻底，进钉点的骨性标志显露不清，则难以准确选择进钉点；后柱破坏严重，局部解剖关系紊乱，尤其是横突触摸和显露不清，横突存在各种变异，如横突缺如、不对称、过小、肥大等均可造成选择进钉点的标志不清，参照物不明将给确定进钉点造成困难甚至定位不准确；虽已准确辨认出进钉点，但在进钉前未用咬骨钳咬除进钉点处的骨皮质，以手锥探查确定进钉点时打滑，使进钉点不准确等亦可导致进钉点选择不当。

因此，必须高度重视并准确选择椎弓根钉的进钉点。必须首先熟悉胸腰椎的基本解剖结构，辨别并确认其相关的重要骨性标志。在显露椎板和椎小关节时，应将附着其表面的软组织彻底清除，以便明确辨认进钉点的准确位置。胸椎弓根的进钉点为：通常采用 Magrl 和 Roy Camille 法，即以横突中点水平线与上关节突外缘垂线的交叉点；或下关节中点外侧 3mm 画一垂线，自横突基底部上方 1/3 处画一水平线，两线交点即进钉点（图 44-7）等。腰椎弓根的进钉点为：上关节突外侧缘垂直延长线与横突中轴水平线的交点；或先沿椎板外缘典型的骨嵴向外上寻找，取骨嵴与横突的副骨突之间形成的骨性小凹陷的内上缘，但还应注意个体的差异（图 44-8）。该方法需显露横突，创伤较大。此外，还可采用"人字嵴顶点法"，人字嵴在腰椎出现率为 94.5%，其位置恒定，变异较少，其顶点为横突的副骨突与椎板峡部的交界处。进钉前，必须明确横突是否存在变异，确认后，方可咬除进钉点处部分突起的骨皮质，便于手锥准确探寻进钉点及进钉方向。用手锥探寻在椎弓根内的进钉方向时，最好用一手握锥柄，另一手握锥体，防止推进手锥时锥尖打滑而偏斜。

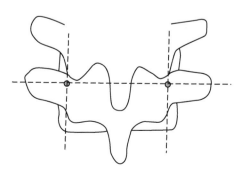

图 44-7　胸椎弓根入钉点定位标志

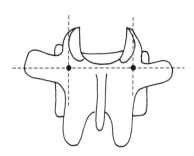

图 44-8　腰椎弓根入钉点定位标志

（2）置钉方法、进钉方向与位置不当：虽然进钉点准确无误，如果进钉方法、方向不当，仍将导致置钉位置偏移，影响固定效果，甚至使固定失效。在用手锥探寻进钉孔及方向时，过度偏向内侧，将可能误入椎管，损伤脊髓或硬脊膜；过度偏向外侧将会穿向椎体外，过于偏头侧将会穿于椎间隙，若偏尾侧会穿入椎间隙（图 44-9），损伤脊神经根。在置入椎弓根螺钉时，内倾角偏大，将导致脊髓损伤；内倾角偏小或未置入椎弓根内，或进钉角度不对称，螺钉载荷不均，导致有些螺钉应力集中而发生断钉（图 44-10）、松动拔钉或复位丢失等。如果进钉的矢状角不当，可能会置钉于椎间隙，导致固定强度不够，或钉-骨无握力而使椎弓根钉松动或拔脱。另外，进钉过深，穿通椎前骨皮质，可能造成椎前重要血管或脏器损伤。置钉过浅，难以获得牢固固定效果，也可造成钉体载荷过大而导致断钉或脱钉。选钉过细，其强度不够，可造成断钉，使固定失败（图 44-11）；反复探寻进钉方向而多次进钉，将导致钉孔扩大、螺钉松动、固定失效；有的医师盲目自信，进钉时不使用 C 臂或拍摄 X 线片评估复位固定效果，使置钉位置不当而未及时调整，导致手术失败等。

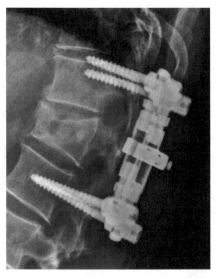

图 44-9　椎弓根钉偏向头侧，穿入椎间孔案例

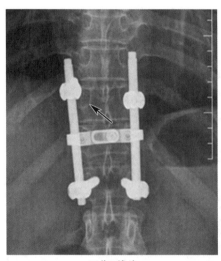

正位X线片

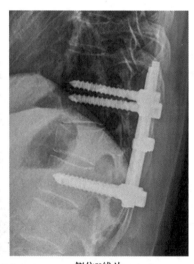

侧位X线片

图 44-10　1 枚螺钉未置入椎弓根内（箭头所指），偏向外上，上位 2 枚螺钉内倾角均偏小，应力集中导致上位 1 枚螺钉断裂案例

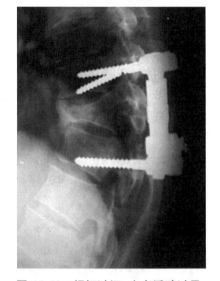

图 44-11　螺钉过细、患者活动过早，上位 1 枚螺钉断裂，复位丢失案例

【病例】患者男性，32 岁。因背部被重物压砸伤后腰痛、活动受限，急诊送当地医院诊治。拍摄 X 线片等检查后，诊断为 T_{11}、T_{12} 椎体压缩性骨折。第 3 天行切开复位 AF 系统固定 T_{10} 与 L_1，在手术过程中拍摄 X 线片认为骨折复位固定满意，未行脊柱植骨融合。术后 1 周拍摄 X 线片复查，显示 L_1 椎弓根钉钉松动，稍向后脱出。但仍认为固定牢固，未行任何处理，术后伤口愈合出院。出院后半月，患者发现背部手术部位两处明显隆起，遂去医院复诊，医师以拔除引流管过早，皮下积血释疑，拍摄 X 线片复查后仍认为骨折复位固定良好。术后 3 年余，背部两处隆起不但未消失，而且愈加突出，腰部后凸畸形明显加重，不能仰卧。多次复查 X 线片，显示 L_1 椎弓根螺钉逐渐完全脱出，左侧螺母已松脱。笔者会诊检查发现，患者脊柱明显后凸畸形，L_1 棘突两旁可触及脱出于皮下的椎弓根螺钉，双下肢肌力、感觉均正常。复阅术后所有 X 线片，均显示 T_{11}、T_{12} 椎体明显压缩性骨折征象，腰椎后凸畸形约 40°，L_1 的 2 枚椎弓根螺钉分别置于椎弓根尾侧与椎体外侧，内倾角小于 3°，内固定失效（图 44-12）。

本例内固定失效的主要原因是对椎弓根螺钉固定的生物力学原理了解不清，对脊柱的解剖及 X 线阅片知识掌握不足，对椎弓根钉置入的定位、定向方法未掌握，过于依靠内固定的作用而未行脊柱植骨融合。加

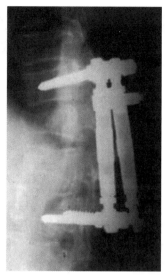 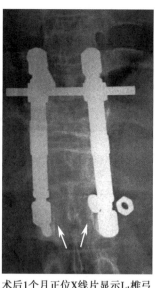 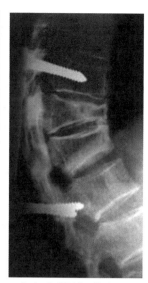

术后1周X线片显示
L₁椎弓根螺钉松动

术后1个月正位X线片显示L₁椎弓根螺钉位于椎弓根尾侧与椎体外侧（箭头所示为L₁椎弓根）

术后1个月侧位X线片显示
L₁椎弓根螺钉完全脱出

图 44-12　L₁椎弓根螺钉入钉点与进钉方向失误导致固定失效案例

之术中未将 L₁ 的椎弓根钉置入椎弓根与椎体内而使内固定不够牢固。而多次拍摄 X 线片复查均未发现。未认识到术后 1 周即出现的内固定钉松动与手术置钉不当有关，亦未及时行翻修处理，且将术后明显脱出于皮下的椎弓根螺钉牵强地解释为皮下积血，长时间贻误翻修时机等。

【病例】患者男性，61 岁。高处坠落伤导致 L₁ 椎体骨折并截瘫，在当地医院行椎管减压、脊髓探查、钉棒系统内固定手术，术后 4 个月截瘫明显恢复，可扶拐行走，但右下肢疼痛麻木。术后 X 线片显示，T₁₂ 椎弓根螺钉在 T₁₂ 与 L₁ 的右椎间孔。术后 2 年去除内固定物后，右下肢疼痛麻木有所缓解，但 1cm 切口 2 个月不愈合，且有淡黄色清亮液体不断流出，考虑为脑脊液漏，转南方科技大学盐田医院治疗，门诊以 L₁ 骨折术后脑脊液漏收住院治疗。入院后完善相关检查后，在全身麻醉下行硬膜囊探查修补术。术中见 L₂ 棘突左侧有一0.4cm×0.4cm 的窦道，窦道内有明显脑脊液流出，L₂ 左侧椎弓根孔开放，其内未见明显肉芽组织填充，其他钉孔已闭合。术中切除窦道，以明胶海绵填塞、多裂肌瓣加盖缝合，住院治疗 3 周后伤口愈合，未再有脑脊液漏发生。

此例术后发生脑脊液漏并发症，主要原因是置入椎弓根钉时过于偏内偏下，损伤硬脊膜与脊神经根。

因此，置钉前除准确定位进钉点外，在进钉过程中必须使手锥在骨性孔道内推进，准确把握进钉方向。为准确把握手锥进锥方向，进锥时要始终保持手锥尖向内倾 10°～15° 并平行于置钉椎体终板，同时与椎体后缘垂直（图 44-13），应依照"靠上不靠下，靠外不靠内"的基本要求进锥，防止损伤脊神经根与硬脊膜。由于腰椎前凸，为了使螺钉进钉的矢状角度为 0°，手锥尾端宜向头侧倾斜，即针头向尾侧倾斜（图 44-14）。但倾斜角度要适当，如胸椎针尾应向尾侧倾斜，而 L₅ 则应向头侧倾斜 10°，骶椎宜倾斜 35°～40°，进钉深度约 30mm（图 44-15）。

进钉越深，固定越牢固，最佳深度为进入椎体前侧但不穿透皮质，否则易损伤血管。拔出手锥后以探针小心探查，若骨孔的四周及前端均为骨质结构，表示钻孔方向正确。以直径 2mm 的克氏针插入骨孔，标明椎弓根螺钉置入的位置及方向，若钉骨孔位置适当，入钉点和方向正确，则 4 枚针位置对称。再以 C 臂评估或拍摄正侧位 X 线片检查，侧位 X 线片螺钉应位于椎弓根内钉尖不超过椎体前缘皮质，正位 X 线片钉尖向内不能超过棘突中线，否则可能进入椎管内。确认进钉位置和方向无误后，方可扩孔置钉。置钉时亦不可强力推进，以免使螺钉偏离预设方向。置入椎弓根钉的长度以 X 线片评估克氏针进入椎弓根与椎体的长度相当，适当选择 40mm、45mm 或 50mm 等规格的螺钉。置钉必须准确无误，一次成功，严禁反复调整进钉点与进钉方向。总之，置入椎弓根螺钉这一极为关键的手术操作，每个骨科医师必须极其重视，认真负责，准确而熟练。置钉固定后必须以 C 臂复查，评估复位固定效果。切忌过于盲目自信、粗心

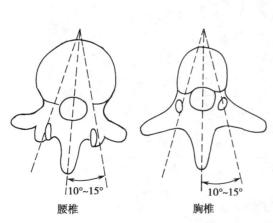

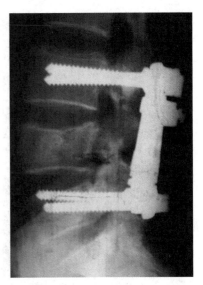

图 44-13　椎弓根螺钉置入矢状面应向内倾斜 10°～15°

图 44-14　在 L₅ 置钉时由于未向尾侧倾斜导致置钉位置不准确案例

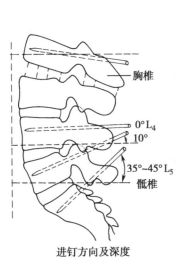

进钉方向及深度

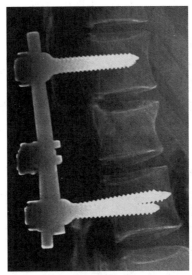

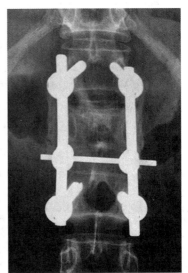

正侧位X线片显示L₂骨折置钉位置、方向及深度

图 44-15　在固定胸腰椎骨折时胸、腰、骶椎置钉方向及进钉深度

大意和侥幸心理。

近年来随着计算机辅助骨科手术的发展，采用计算机导航下行椎弓根置钉，准确、安全、微创，但由于其设备及操作等均复杂，且要有相当的学习曲线及相关专业人员，目前基层医院尚难开展。

5. 复位方法不当　以椎弓根螺钉进行复位固定，其复位主要靠连接椎弓根钉的复位杆对螺钉前端的撑开或对钉尾的挤压，使塌陷椎体复位，以恢复伤椎前侧高度，再以撑开器撑开椎弓根尾端，矫正脊柱后凸畸形，恢复后侧高度。而各种类型复位内固定器材的复位方式和原理不尽相同。例如，采用 USS 系统 Schanz钉复位固定（图 44-16）时，钉尾拉近过多，则复位过度，损伤前纵韧带，拉近过少，则椎体前侧高度恢复不够；后侧撑开过度，则损伤后纵韧带甚至神经，撑开过少，则骨折难以推向前方，椎体后壁高度难以恢复，骨折对脊髓压迫难以解除。采用 RF 系统复位时，如果 U 形钉放置错误，凹面不相对，或螺母的凸面与 U 形钉的凹面不匹配，则难以获得满意的复位效果。采用 AF 系统复位时如果连接杆在过度伸长状态下拧紧 AF 螺母，随着螺母的拧紧，AF 系统将产生向后脱出的张力，导致脱钉或拔钉。AF 系统正确安置后，有的手术者常唯恐复位不够而过度延长连杆，造成过大的纵向撑开力使椎体过度牵张，发生骨折分离或形成伤椎空壳效应，导致骨折愈合后期出现椎体高度丢失等。

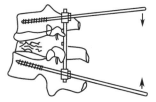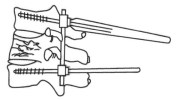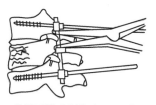

平行上椎板置入椎弓根钉　　　　　　拉近椎弓根钉的尾端使椎体前　　　　将撑开器后方撑开，通过紧
侧张开，恢复椎体前侧高度　　　张后纵韧带将骨折推向前侧，
并恢复椎体后壁的高度

图 44-16　用 USS 系统 Schanz 钉复位骨折方法示意

　　因此，在进行伤椎骨折复位前，必须明确认识各种复位固定器材的复位固定原理和力学性能，并熟练掌握其操作技术，必要时手术者和助手于术前进行模拟演练。采用 USS 系统 Schanz 钉复位固定时，拉近钉尾时应在 C 臂评估下进行，以免复位过度或复位不够，后侧撑开亦应适度，以适当恢复椎体后壁高度为宜。采用 RF 系统复位时，角度 U 形钉的凹面必须相对。首先拧紧伤椎靠近终板一侧的螺母，防止拧紧远侧椎板螺母时使椎板产生压缩力而损伤脊髓。再拧紧螺棒远端的凸螺母，使 U 形钉前端产生撑开力，恢复胸腰椎生理前凸，矫正后凸畸形。最后再调整伤椎靠近终板侧的螺母，在 C 臂评估下，恢复椎体的高度。手术时应依据骨折部位选择适当角度 RF 钉，如 T_{12} 0°、L_1 5°、L_2～L_3 10°、L_5 15° 的 U 形钉，以免复位过度或复位不全。采用 AF 系统复位时，连接杆不可过度伸长。若椎体复位已获得正常椎体高度时，不可过度延长连杆。RF 系统与 AF 系统目前已很少使用。

　　6. 棒钩系列内固定操作不当　棒钩系列后路内固定中，由于 Luque 棒撑开复位性能较差，固定的支撑力不够，在脊柱骨折脱位的治疗中已很少单独使用，此不赘述。Harrington 棒目前也很少采用。采用 Harrington 棒固定时，如果手术操作不当、棒钩机械结构及人体的应力极限限制，可造成脱钩、脱棒（9.3%）、断棒（7%）及神经损伤等并发症。例如，在固定时未将棒按脊柱的生理弧度进行预弯塑形，由于棒钩和棒与脊柱的接触部位应力过于集中在棒钩上下端，或棒的某一支点，导致该处断棒或脱钩；在置入棒钩时，将椎板咬除过多，或置棒钩于伤椎的椎板部位，可导致椎板骨折、固定失效；在上钩置入小关节内时棒钩过于偏外，将造成脱钩；置棒后，对棒与椎板未用钢丝加强固定，未分散棒、钩与椎板间的应力，使棒的上、下钩与棒的应力集中，将导致断棒或脱钩，固定失效；在行椎板下置钢丝与哈氏棒固定（哈 - 鲁联合手术）时放置钢丝不细心，使钢丝压迫或弹伤脊髓；Harrington 棒下端插入棒钩内过短，在脊柱弯曲活动时，可造成脱钩；在用 Harrington 棒复位时，如果试图通过过度牵张的方法以获得椎体骨折、小关节脱位及突入椎管内的椎体后缘骨折的复位，将可能导致脊髓被过度牵拉而加重或造成脊髓损伤等。

　　因此，采用 Harrington 棒或哈 - 鲁棒固定时，应按脊柱的正常生理弧度进行塑形。在置入上钩时，应将小关节清晰显露，置钩时应稍靠近中线，紧靠棘突旁，紧紧托住下关节突和椎弓根，不可过于偏外，防止脱钩。术后脱钩、断棒者，应视骨折愈合情况，若骨折完全愈合，去除棒钩即可；若骨折未愈合，则应更换内固定。术中用钢丝固定棒与椎板时，要特别小心，应以轻微的旋转动作使钢丝紧贴椎板的深（前）面自远而近穿过椎板，紧固时应向后同时提拉钢丝，切忌操作中使任何一根钢丝突然松脱弹伤神经。也应避免钢丝在穿行和拧紧过程中压伤脊髓。采用 Harrington 棒进行撑开复位时不可过度撑开。一般应先安置损伤轻一侧的棒钩，后安置损伤较重一侧。有体感诱发电位监测仪者，应进行脊髓的生理学监测，防止过度撑开而导致脊髓损伤。若在局部麻醉下手术，在安置某组钢丝时患者突然叫痛或下肢抽动，表示该钢丝损伤脊髓，应重新调整位置或放弃该组钢丝的固定。若在全身麻醉下手术，如果术后发现有脊髓损伤或损伤加重，可首先以 X 线片检查，确定可疑钢丝，并去除；若难以发现和确定钢丝压迫脊髓部位者，则应拆除所有内固定钢丝，重新改用其他内固定方法复位固定。

　　7. 椎管减压不彻底、操作不当　椎管占位是否进行减压，目前仍有争议。但多数学者仍主张对压迫明显且有神经症状者，应进行减压。椎管后路减压有 3 种方式。①将压迫神经、后突入椎管内的椎体粉碎性骨折块，利用椎弓根系统或哈氏棒系统的器械牵开作用与完整的后纵韧带紧张后的推挤作用，将其间接复位减压；②直接通过椎管侧后方将后突入椎管的碎骨块去除获得减压；③椎板切除减压。目前 3 种减压方式的适应证虽然尚无统一结论,但3种减压方式各有优缺点和适应证。如果减压方式不当,将难以获得满意的减压效果。例如,椎间盘或椎体骨折块后突入椎管内的爆裂性骨折导致的脊髓压迫采用椎板切除减压,不但难以使椎管获得有效减压,而且破坏了脊柱后柱的稳定性,使脊柱更加不稳定;骨折超过2周的后突骨折块进行间接椎管减压,由于骨折块周围已有纤维性连接,间接减压将难以使骨折块获得复位;脊髓或马尾神经损伤者采用后外侧减压,则很难在直视下探查脊髓,修复脊髓或马尾神经损伤;在骨折内固定前未行减压,固定后由于内固定器材的阻碍,会使减压不彻底或难以减压;行后外侧减压时,手术操作不细心,显露和分离时解剖关系不清,将可能损伤硬脊膜、脊髓或脊神经根;减压后未进行植骨融合或植骨融合未达到规范要求,则将难以使脊柱融合、维持骨折复位和稳定,难以获得满意的远期疗效等。

因此,应高度重视椎管减压,明确骨折类型与椎管占位的具体位置,以及各种椎管减压方式的优缺点和适应证。并要有熟练的操作技术和丰富的临床经验,把握好减压适应证和减压方式。骨折块轻度后突入椎管内,无神经功能障碍或有轻度神经功能障碍,伤后12~14天者,可行间接椎管减压。严重的骨折脱位、脊髓损伤或马尾神经损伤,或椎板骨折导致的椎管占位、压迫脊髓者,可行直接椎板切除椎管减压,并同时对神经损伤进行适当处理,如进行必要的修复。此种减压必须要有牢固而坚强的内固定为基础,同时应进行相应的、规范的植骨融合处理。轻度骨折脱位导致的椎间盘明显突出,后突入的骨折块占位椎管30%~50%者,可行直接的后外侧椎管减压、椎间盘切除等。进行此种椎管减压时应行半椎板切除,显露硬脊膜后于小关节内侧切除部分椎弓根,于椎弓根处进入椎体,刮除椎间盘及后侧椎体骨质,使后纵韧带前的骨质为一薄骨片,在硬脊膜前分离粘连,以直角骨膜起在硬脊膜前将后突的骨块,实际为薄骨片向前锤击推挤,使骨折块回复到椎体原位(图44-17)。此操作应在直视下进行,以免损伤脊髓与脊神经根。为了手术在便于操作和安全的情况下进行,若采用Harrington氏棒复位固定,可先对损伤轻或后突入的骨折块不明显一侧固定后,再行椎体或骨块后突较重一侧减压。若以椎弓根螺钉系列复位固定,则应先行后外侧减压,减压完成后再以椎弓根螺钉系列复位固定。行后路或后外侧椎管减压后,应进行后路脊柱植骨融合术,以增强脊柱的稳定性,巩固远期疗效。大量研究已经证明,单纯的椎板切除术对减轻脊髓腹侧的压力是无效的,还可能加重脊柱的不稳定。

8. 固定后未植骨融合 椎弓根螺钉内固定系统,虽然对脊柱骨折可获得三维固定效果,固定比较牢固,但脊柱的负重载荷在前柱,对后柱固定单凭椎弓根系统维持其稳定,在早期将难以承受脊柱年300万~350万次的运动量,导致钉棒断裂(图44-18),或椎弓根钉松脱等。如果固定后未能进行植骨融

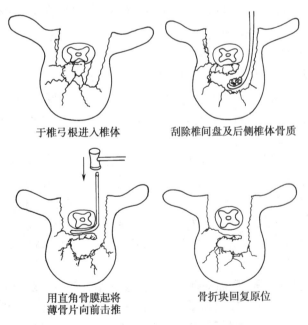

于椎弓根进入椎体　　　　　刮除椎间盘及后侧椎体骨质

用直角骨膜起将　　　　　　骨折块回复原位
薄骨片向前击推

图44-17　椎管侧前方减压方法示意

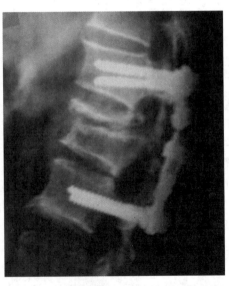

图44-18　固定后未植骨融合,加之患者过早活动使钉棒断裂、固定失效案例

合,将难以保证胸腰椎骨折脱位复位固定后的力学稳定性,会导致脊柱中、后柱结构丢失,造成椎体不稳定,甚至发生远期的腰椎滑脱等并发症。

【病例】患者女性,68岁。外伤后 T_{12}、L_1 椎体爆裂性骨折,两椎体压缩1/2,在当地医院住院治疗。入院第3天行后路切开复位内固定,术中于 T_{11}、L_2 分别置椎弓根螺钉,采用钉棒系统复位固定,但未行植骨。术后1年,患者腰背部疼痛进行性加重,脊柱后凸畸形明显,X线检查显示 L_2 椎弓根钉松动拔出,脊柱后凸骨折复位丢失,腰腿疼痛加剧,下肢麻木,转来南方科技大学盐田医院行椎弓根钉翻修手术。术中行 L_1 椎体成形,同时对 T_{11}、L_2 原椎弓根螺钉道注入骨水泥,重新安装椎弓根钉棒系统进行固定,同时行脊柱后路植骨融合(图44-19),术后畸形稍矫正,症状明显减轻。

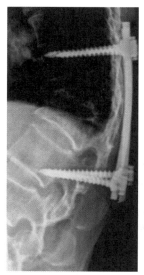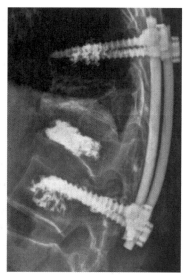

椎弓根钉松脱　　　　　　　二次用骨水泥填充,
　　　　　　　　　　　　　重新固定,植骨融合

图44-19　未植骨融合及患者过早活动使固定失效案例

本例手术不当,主要原因是对患者的骨质疏松重视不够。加之两个椎体爆裂性骨折,前、中柱均严重破坏,手术仅进行骨折复位固定,未行椎体及横突植骨。依靠椎弓根螺钉来维持椎体的高度和稳定性,导致患者在应力活动中使内固定钉松动、拔脱,脊柱后凸,骨折复位丢失及腰背疼痛。

因此,以椎弓根螺钉系统固定,应进行后路脊柱植骨融合,恢复和增强脊柱的稳定性和连续性。植骨融合的范围必须是伤椎及其相邻的上下椎。植骨完全融合后,脊柱方可承载其生理载荷及负重活动。老年骨质疏松患者,由于钉-骨把持力度不够,可在钉孔内以骨水泥增加钉-骨把持力度,同时可采用椎体成形术恢复椎体的刚度和椎体前缘的高度,维持脊柱的稳定性。

9. 植骨融合方式、方法不当　植骨融合,是胸腰椎手术中的不得已而为之,是在解除脊髓神经压迫的手术中,和骨折脱位损伤后对脊柱稳定性的破坏而引申的手术方式。融合的目的是使脊柱获得稳定,也是对内固定手术的辅助,融合不是手术的目的。但在目前情况下,腰椎融合对胸腰椎骨折的远期疗效有重要作用。如果对此重视不够,认识不足,在进行腰椎植骨融合手术时方式和方法不当,植骨手术操作不规范,将难以获得满意的手术效果尤其是远期手术效果。例如,以前柱破坏为主的胸腰椎骨折和椎体高度塌陷者,采用后路外侧融合术,由于不符合脊柱的生物力学性能,将难以获得植骨愈合和脊柱牢固融合。2个以上椎段需固定者,采用椎间融合技术或经椎间孔腰椎椎间融合术,则脊柱难以获得稳定;在拟行椎间植骨融合时,不使用椎间融合器进行植骨融合,由于融合质量难以保障,将导致手术失败。研究资料表明,在脊柱骨折后的愈合过程中骨桥很少形成,残留的韧带损伤实际并未完全修复,即使行骨折复位内固定手术,内固定器材并不能完全抗衡应力的作用,会使愈合骨折再次断裂,内固定松动等。如果对这些脊柱骨折愈合机制认识不足,误认为骨折复位固定后数月,椎体骨折会愈合,骨折椎体与邻椎间会有骨桥形成,脊柱可获得稳定,从而不进行植骨融合,将会使脊柱稳定性难以恢复。此外,在行后外侧植骨融合时,如果植骨床准备不充分,植骨床表面的软组织切除不够彻底,骨表面未行规范处理,尤其是植骨数量和范围不够等,均可导致固定节段脊柱未能融合,或假关节形成,造成术后脱钩、断棒、断钉、拔钉、脊椎后凸复位的丢失,甚至导致迟发性神经损伤等并发症(见图44-18、图44-19)。

因此,在胸腰椎骨折脱位内固定手术中,应高度重视植骨融合问题。首先要进行良好的复位与固定,依据骨折类型、内固定术式和不稳定部位等正确选择植骨融合方式。以前柱破坏为主或前路固定者,应行前路椎间植骨融合。以后柱破坏为主和后路固定者,应选择后路椎间融合或后外侧融合术。单侧椎体受压者,也可选用经椎间孔的脊柱前路融合,此方式可减少对椎管内结构的干扰。需多椎段固定者,应采用后外侧植骨融合手术。植骨时对植骨床应进行充分准备,彻底清除植骨床上所有的非骨组织或软骨等,同时以小峨眉凿将骨床面凿起鱼鳞状粗糙面,或去除少许骨皮质,以使植骨块与植骨床有良好的骨性接触,有利于植骨融合。所有植骨块应充填在固定节段椎骨的植骨床上,并要有足够的植骨范围和植骨量,使固定节段的椎骨获得实质性的融合。同时应注意保护植骨部位的组织结构,如脊髓、脊神经根、硬脊膜或骨组织等,防止造成干预性次生损伤。

(六)前路手术操作不当

1. 切口显露操作不当　前路手术切口以第11或第12肋为皮肤切口。如果在分离和切除肋骨头、结扎肋骨横突附近的肋间血管或在缝合胸壁伤口时,将肋间神经误伤切断或缝扎,将导致术后术侧下腹壁麻木、疼痛、局部皮肤感觉减退等;在腹膜后分离腹膜反折,或在胸膜后膈肌上面向腹面分离胸壁上的膈肌肋部附丽点时不够细心,将可能损伤腹膜或胸膜;在术中已知膈肌上胸膜已破裂,亦进行了修补,但修补不完善,或在术后引流时引流管不通畅等均可导致血、气胸,严重者术后发生胸闷、呼吸困难、血氧饱和度下降等;在腰大肌表面或深面穿行的腰神经根、生殖股神经、股外侧皮神经、输尿管、腹主动脉等的解剖关系不清,在显露椎体、分离、切断或牵拉腰大肌的操作中不慎损伤神经、输尿管或腹主动脉等;显露椎体侧前方时,如果不熟悉腰动静脉的特殊解剖关系,将腰动静脉自起始部位切断结扎,可导致椎体缺血、坏死;分离显露过程中操作不当,将导致椎管静脉丛难以制止的出血等。

因此,为了防止在切口显露中的干预性次生损伤,在分离切除肋骨头、结扎肋骨横突附近的肋间血管时,应将肋间神经直视下显露并予以保护;在关闭切口、对肋骨小头部位的伤口缝合时,不可缝扎过深,防止损伤肋间神经。在分离腹膜后、胸膜后时,尤其是分离胸膜和腹膜的反折部位时应小心谨慎,若腹膜有损伤,可立即缝合;胸膜损伤后,由于其张力较大,不可直接缝合,应以周围其他筋膜组织游离后予以修补,并检查修复是否完善;若修复不完善,术后应常规进行胸腔闭式引流,并应保持引流管通畅。在分离切断腰大肌显露椎体时,必须明确辨认在其内侧与前侧走行的腰神经根、穿腰大肌沿肌纤维方向走行的生殖股神经、沿腰大肌外侧走行的股外侧皮神经等,应注意保护。在腹膜后分离显露操作中,要重视保护沿腰大肌前侧走行的输尿管,通常手术中由于输尿管较粗大而有明显的蠕动,很少损伤,如果不慎损伤,则应采用可吸收缝线做单排全层间断缝合。同时应特别注意分辨椎体前、腰大肌内侧缘的交感神经。亦更要注意用手指触摸腹主动脉和下腔静脉等大血管,要特别注意谨慎操作、悉心保护,如果损伤大血管,其出血迅猛,应迅速采用血管圈套器止血或立即手动止血翻转血管进行缝合。胸椎的肋间动静脉易于辨认,也容易分离结扎切断,很少误伤。而腰动静脉由于其解剖结构较特殊,腰动脉自腹主动脉发出后,自椎体前中部走向后外侧,在走行途中腰动脉发出垂直于椎体的分支供椎体营养,其位置较深,显露和分离均较困难(图44-20)。在显露椎体、结扎腰动脉时,应从椎体侧方中点切断结扎,保留椎前外侧腰动脉及其分支,使椎体血供不受影响。血管、神经、输尿管等损伤,均应及时发现并立即修复,不可延误。

2. 前入路椎管减压不当　前入路椎管减压是胸腰椎骨折前路手术十分重要的操作,直接影响手术效果,也是前入路手术中最为困难和极具危险性的操作之一。由于椎体后侧有硬脊膜、脊髓,侧方有脊神经根及血管,椎体前侧有腹主动脉及下腔静脉等重要组织器官。在行伤椎椎体次全切除的椎管减

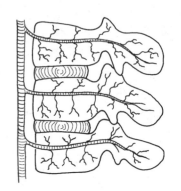

图44-20　腰动脉及其分支

压过程中,操作时如果解剖关系不清或稍有不慎,将可能造成这些重要组织器官的损伤。例如,在剥离椎体侧方和椎体前骨膜时,若不小心,可能损伤椎前腹主动脉和下腔静脉,对患者造成致命危险;在椎体后缘剥离显露椎弓根和脊神经根时,解剖关系不清,操作不细心,或器械打滑等,可能损伤脊神经根及其血管;在进行椎管减压,将突入椎管内的碎骨块去除、分离骨块与硬脊膜囊的粘连时不细心,或在去除嵌夹于硬脊膜囊内的碎骨块时,未按骨块插入反方向小心去除,将可能造成硬脊膜撕裂、脑脊液漏;在用骨刀切除或咬骨钳咬除椎体时,骨刀误伤或咬骨钳夹伤硬脊膜、脊髓或脊神经根,或损伤硬脊膜外血管丛,将造成严重的神经损伤或大出血;在切除椎体时,由于椎体为骨松质,椎体内血管窦出血难以处理,如果由椎体直接进行切除,可能会发生大出血,甚至造成失血性休克;或在切除过程中过于保守,尤其是在进行椎管减压时唯恐损伤脊髓而对突入椎管内的骨块未能彻底去除,将造成椎管减压不彻底,影响神经功能的恢复等。

因此,在行前路椎管减压时,应明确伤椎周围的解剖关系,做到每进行一项操作,都必须稳、准、轻、快,小心谨慎。在显露椎体侧方时首先应以手指触摸腹主动脉,细心分离出腰动脉后,于椎体侧方中央切断、结扎腰动脉。行椎体侧前方骨膜剥离时,应双手把持骨膜起,紧贴椎体骨质表面进行分离,严禁器械打滑。若解剖关系不清时,不可随意切断椎体周围组织,以免损伤重要血管、神经。在椎体侧方显露椎间孔、脊神经根时,更应细心操作。切除椎体有困难,唯恐损伤硬脊膜或脊髓时,可用锐利骨刀或磨头钻自椎体侧方后缘、后纵韧带前开凿或用磨钻钻一骨性隧道至对侧椎体的侧后缘,然后以咬骨钳或小骨刀小心扩大隧道,使后纵韧带前仅保留少许薄骨片,再将后纵韧带前残留的薄骨片细心剥离,轻轻刮除。亦有学者进行椎管减压时为了减少出血和降低手术风险,明确伤椎后先用尖刀切断其上下椎间盘前半部分,然后用骨刀凿除椎体的前中部分,骨刀始终与冠状位平行,以免误入椎管,减压至椎管前壁时先不急于进入椎管,以免发生更多难以控制的静脉丛出血。此时,应耐心清除上下椎间盘组织和软骨终板,再用撑开器撑开植骨间隙,改用锐利的圆骨凿细心地凿除伤椎的后壁,以整块髂骨块或钛外科网(titanium surgical mesh, TSM)植骨构件体进行植骨重建。总之,无论用骨刀减压,或是用咬骨钳减压,都必须慎之又慎,严禁强拉硬拽,造成医源性脊髓损伤。术中出血可填塞明胶海绵或止血纱布止血,而迅速进行前路重建亦可有效止血。脊髓前的静脉丛出血可用棉片覆盖止血,大血管损伤必须修复。硬脊膜损伤应予以修补,并在裂口表面置明胶海绵,防止形成假性硬脊膜囊肿。

3. 复位、固定、植骨操作不当　前路固定方法较多,手术操作复杂,对技术要求更高,如果对操作重视不够,方法不当,将可能导致复位固定失败,甚至造成严重并发症。例如,复位不良,会使脊柱的后凸畸形难以矫正,脊柱的生理弧度难以恢复;用锁定钢板固定前,如果脊柱的位置不正常,则固定后可能会造成脊柱侧凸畸形。内固定器材如Z形钢板、K形钢板、Kaneda器材及锁定钢板等置入位置不当,过于靠前则内固定不牢固,会使固定器材松动、固定失效。在术后的脊柱活动中,则可能损伤腹主动脉,发生致命性大出血,而且翻修十分困难;置入内固定钉时,进钉点过于偏后或进钉方向偏后,则可能置钉于椎管内,导致脊髓或脊神经根损伤(图44-21)。植骨时,伤椎相邻上下椎间盘及软骨终板切除不彻底,椎体撑开复位不完全,植骨高度不够,植骨块、植骨用的TSM植骨构件放置不当,将导致植骨块的支撑强度不够,使植骨块不能接受其

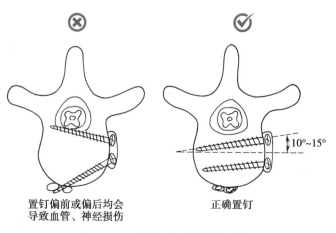

置钉偏前或偏后均会　　　　　正确置钉
导致血管、神经损伤

图44-21　前路固定置钉部位示意

解剖负荷；植骨时对相邻椎骨未完全植骨融合，甚至仅对伤椎一侧植骨融合，使椎间及骨折端不稳定，造成内固定器材应力集中，疲劳断裂，骨折复位丢失，脊柱复位丢失，再次后凸畸形，甚至造成迟发性神经损伤；植骨时未妥善保护脊髓，甚至使植骨块压迫脊髓，将影响神经功能的恢复；如果植骨时为贪图方便采用肋骨进行植骨，会由于肋骨横截面太小导致其与骨性终板的接触面太小而容易移位，或由于接触面应力太小引起沉降或植骨块断裂；肋骨与含有三面骨皮质的髂骨块或含有骨松质的 TSM 植骨构件相比，其含具有成骨活性成分的骨松质量更少，将影响植骨愈合。

【病例】患者男性，25 岁。因车祸导致 L_1 椎体爆裂性骨折，T_{12} 完全脱位，脊髓完全损伤。在当地医院行前路椎体次全切除、椎管减压、$T_{12} \sim L_1$ 椎间植骨融合及 Z 形钢板固定手术。由于骨折移位明显、韧带损伤严重，进行椎管减压、骨折复位固定均较困难，椎管减压仅行伤椎椎体的次全切除，即切除 L_1 爆裂粉碎性骨折的头侧部分椎体，以碎骨块植骨，未行上下椎间盘尤其 $T_{12} \sim L_1$ 椎间盘及软骨终板的切除，亦未清除 $L_1 \sim$ L_2 椎间组织，术后半年，钢板螺钉松动、断裂，复位明显丢失（图 44-22）。

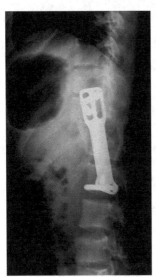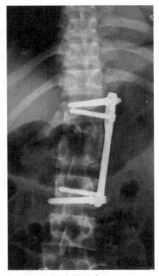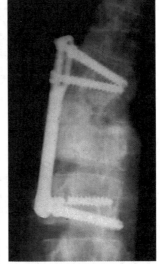

术后正侧位X线片显示$L_1 \sim L_2$未行植骨融合　　　　　　手术后半年X线片显示L_2椎弓
　　　　　　　　　　　　　　　　　　　　　　　　　　根螺钉断裂、复位丢失

图 44-22　Z 形钢板固定，由于 $L_1 \sim L_2$ 未行植骨融合导致固定失效案例

此例骨折脱位复位丢失，固定物松动、断裂，一方面与患者损伤严重，脊柱极不稳定，手术难度大，对骨折脱位难以满意复位牢固固定等有关；另一方面与手术操作不当有关，如复位固定时未将伤椎、上下椎间盘及软骨终板，尤其是 $T_{12} \sim L_1$ 椎间盘与终板完全切除并进行重建，关节交锁亦未完全解除，使复位困难，未能达到解剖复位。术中采用伤椎椎体部分碎骨块切除椎管减压后，未行 $L_1 \sim L_2$ 前路椎体重建的植骨融合，而 $T_{12} \sim L_1$ 椎间植骨融合不充分，发生骨不连，未置钛网支撑植骨，使支撑力不够，脊柱不稳定，钢板螺钉承载应力过大等。

因此，在骨折复位固定前，首先应妥当安置患者体位，注意将腰桥平置，使脊柱恢复正常位置。用撑开器将与伤椎相邻的上下椎体撑开复位时，应完全恢复胸腰椎的生理弧度和伤椎的高度，完全矫正脊柱的后凸、侧凸畸形，使脱位椎体完全复位。无论采用何种类型的内固定方法，钢板与螺钉均应置于椎体的侧方中央（见图 44-5、图 44-6），严禁靠近椎体前侧。螺钉置入固定时，必须与椎体上下终板平行。靠近脊髓的螺钉必须与椎体横轴成 $10° \sim 15°$ 前倾方向进钉（见图 44-21），以免穿入椎管内损伤硬脊膜与脊髓。且深度以至对侧椎体皮质下为宜，或最多超过对侧椎体皮质 1 个螺纹，严禁螺钉过长。防止螺钉损伤对侧腰动脉。损伤椎体完全或半椎体切除后，椎管应完全减压。行椎体植骨融合时，应尽可能撑开椎体；行椎体重建、植骨伤椎椎体次全切除时，应包括全损伤椎上下椎间盘和软骨终板，防止内固定节段椎体不融合。植骨块要大小适当，要选取三面有骨皮质的大块髂骨，要有缺损椎体的足够高度。被固定椎的所有椎间必须充分植骨融合，不允许留有未植骨融合的椎间隙。将植骨块或含有植骨块的 TSM 植骨构件应安置于椎体的前中 2/3 处，防止植骨块破裂、脱落、植骨失效或滑入椎管内压迫脊髓。椎体有塌陷者，应注意将植骨块的形状予以修整，尽可能与有缺损的终板相吻合，使植骨块更为稳固。植骨时必须妥善保护椎管前壁，靠近脊髓处应以整块骨板植骨，防止碎骨块坠入椎管内压迫脊髓。切忌为了贪图方便使用肋骨作为植骨材料。

第四十五章　骨盆骨折诊治失误的分析及对策

骨盆是一完整的闭合骨环,由骶尾骨和两侧髋骨组成盆状。髋骨由髂骨、耻骨与坐骨组成,三骨于骨盆两侧合成髋臼。两侧髂骨与骶骨的两侧面连接成骶髂关节,耻骨支在人体的前正中处借纤维软骨连接形成耻骨联合。骨盆保护内脏,又是承重脊柱和腹部至下肢的桥梁。骨盆骨折占全身骨折的 3.00%～4.21%,多由高能量损伤导致,欧美国家统计由高能量损伤导致的骨盆骨折,占所有骨盆骨折的 79.0%～92.6%。

骨盆由于其解剖结构特殊而复杂,其骨折分类方法也较多,每种分型都有不同亚型。外旋损伤是外旋暴力直接作用在骨盆前或后,造成单髋或双髋强力外旋,引起耻骨联合分离的开书样损伤,外力继续,则可损伤骶髂关节。内旋损伤或侧方挤压损伤是暴力直接作用于髂嵴,导致骨盆向上旋转或桶柄样骨折。垂直平面上的剪切力或侧方挤压力引起骨松质嵌压,可造成明显的骨折移位,外力继续作用,可产生前后移位的骨盆不稳定。骨盆环的完整才能使骨盆稳定,骨盆后环提供骨盆 60% 的稳定,而前环仅提供 40% 的稳定。

骨盆骨折常用的分型是 Tile 分型,分为 A、B、C 3 型。A 型:稳定型,骨折轻度移位,骨折不累及或轻度累及骨盆环,以非手术治疗为主。A1 型,不累及骨盆环的骨折;A2 型,不累及骨盆环或无移位的单支、双支骨折。A3 型,骶、尾骨骨折;B 型:骨盆后侧张力带和盆底保持完整,髋骨可发生旋转不稳定,但无垂直不稳定,需酌情手术治疗。B1 型,单侧挤压、损伤,开书样损伤或外旋损伤(图 45-1),耻骨联合间距>2.5cm。B2 型,侧方挤压或髋内旋伤,分同侧挤压伤和对侧挤压伤,桶柄样损伤(图 45-2)。B3 型,双侧 B 型损伤(图 45-3)。C 型:完全不稳定型骨折(旋转 + 垂直不稳定),骨折伴髂骨、骶骨骨折或骶髂关节脱位:C1 型:后方髂骨损伤,纵向移位;C2 型:后方损伤,一侧骶髂关节脱位或骨折;C3 型:后方损伤,骶骨骨折伴脱位。C 型骨折后环完全丧失,需进行有效固定。

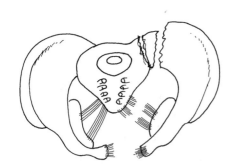

图 45-1　外旋或前后挤压暴力导致开书样损伤

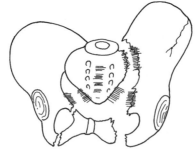

图 45-2　内旋或侧方挤压暴力导致桶柄样损伤

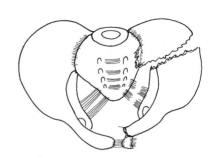

图 45-3　垂直平面的剪切力或侧方挤压力导致髂骶骨压缩性骨折

开放性骨盆骨折 Hanson 分为 4 型:Ⅰ型:单纯髂骨或骶骨的开放性骨折;Ⅱ型:盆骨穿通性损伤,包括枪弹伤等;Ⅲ型:会阴撕裂伤,最为常见;又可以分为两个亚型:①单纯性开放性骨盆骨折,会阴部有大小、深浅不一的撕裂伤;②复杂性开放性骨盆骨折,会阴撕裂伤及泌尿生殖道及肛门直肠;Ⅳ型:创伤性半骨盆离断。

骶骨骨折的 Isler 分型:依据骶骨骨折部位与 L_5/S_1 后方小关节的关系,评价腰骶部损伤的稳定性,分为 3 型:A 型:L_5/S_1 小关节外侧的骨折,不影响腰骶稳定性但影响骨盆环的稳定性;B 型:骨折延伸经过 L_5/S_1

小关节,常伴有不同程度的不稳定及神经损伤;C型:骨折延伸至椎管,为不稳定骨折,需内固定。

目前被公认和广泛应用的是 AO 依据 Tile 分型为基础,基于骨盆的稳定性、后方结构的完整性以及外力作用方向将其分为 A、B、C 3 型,按病情严重程度顺序逐渐增加(表 45-1)。近年来根据血流动力学分为 4 型(表 45-2)。

表 45-1　骨盆骨折 AO 分型

OTA/AO 分型	临床表现
A 型	骨盆环稳定型
A1 型	撕脱骨折
A2 型	髂骨翼的稳定性骨折及微小移位的骨盆环骨折
A3 型	骶骨、尾骨的横行骨折
B 型	骨盆环部分稳定型(旋转不稳定但垂直稳定,合并 L5 椎体骨折、腰骶关节损伤者为垂直不稳定)
B1 型	开书样骨折(耻骨联合分离<2.5cm,骶髂关节分离<1cm)(见图 45-1)
B2 型	侧方挤压型骨折(见图 45-2)
B3 型	双侧 B 型损伤(见图 45-3)
C 型	骨盆环不稳定型(旋转和垂直均不稳定)
C1 型	单侧损伤(包括髂骨骨折、骶髂关节脱位或骨折脱位、骶骨骨折)
C2 型	双侧损伤,一侧 B 型、对侧 C 型损伤
C3 型	双侧 C3 型损伤

表 45-2　骨盆骨折血流动力学分型

分型	临床表现(主要为收缩压和尿量)
稳定型	血压>100mmHg,尿量>150ml/h
临界型	血压 80～100mmHg,尿量 50～150ml/h
不稳定型	血压 60～90mmHg,尿量<100ml/h
极端不稳定型	血压 50～<60mmHg,尿量<50ml/h

注:目前仍认为收缩压≤90mmHg,即提示血流动力学不稳定。

骶骨骨折,为诊治规范,Denis 将根据骨折部位骶骨分三区及伴随损伤。I 区(型):从骶骨翼外侧缘到骶骨孔的骶骨翼区,也是最常见一类,骨折不累及骶骨孔及骶骨体,占损伤的 50%,6% 的患者并发 $L_4 \sim S_1$ 神经根损伤;II 区(型):骨折累及骶骨孔,占损伤的 34%,28% 的患者并发 $L_5 \sim S_2$ 神经根损伤(其中部分患者伴有骨折脱位,增加了损伤不稳定和骨不连的风险);III 区(型):骨折累及骶骨中央体部,包括骶骨体及骶管,占损伤的 16%,骶骨横行骨折亦属于该型,其中 60% 患者伴有肠道和膀胱功能障碍;伴随损伤,骶骨骨折嵌插伴纵向移位。

依据骨盆骨折形态分为横行骨折、纵行骨折、撕脱骨折。

骨盆骨折病死率高达 7.2%～41.9%(国外 8%～16%),致残率为 1.87%～36.6%,尤其是开放性骨盆骨折的病死率高达 60%。在交通事故伤死亡病例中,骨盆骨折位于脑外伤和胸外伤之后,居第 3 位。骨盆骨折常伴有盆腔脏器、腹腔脏器、腹膜后血肿及其他部位骨折脱位等损伤,其诊断与治疗均极为困难而复杂,一直以来是创伤骨科重点与难点,也是创伤骨科领域最复杂、最具挑战性的手术。若诊治不当,将导致严重的后果。

第一节 诊 断 失 误

一、盆腔合并伤的漏诊或误诊

（一）对膀胱损伤重视不够、认识不足导致的漏诊或误诊

膀胱为盆腔内距耻骨最近的脏器，当其充盈时，盆腔和膀胱内突然增加的强大压力挤压，将导致膀胱破裂，尤其是耻骨支骨折极易刺伤膀胱（图45-4）。

此外，暴力挤压伤和高能量损伤导致的开放性损伤，如重物压砸伤、车祸伤等，均容易造成膀胱损伤。如果对骨盆骨折合并膀胱损伤重视不够，对其损伤的典型症状和体征认识不足，将导致误诊或漏诊。如导尿时，一旦有尿液被导出，则认为膀胱无损伤，甚至对导出血性尿液这一膀胱损伤的重要指征重视不够、认识不足；对会阴或阴囊部的高度水肿重视不够，未能认识到是膀胱破裂、尿外渗的重要临床表现等，则可能导致误诊或漏诊。

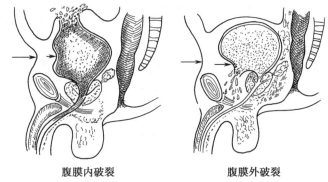

腹膜内破裂　　腹膜外破裂

图45-4　膀胱损伤示意

【病例】患者男性，41岁。因车祸伤导致骨盆骨折。1小时后送当地医院住院治疗。入院查体：神志清、面色苍白，血压100/60mmHg，脉搏110次/min，胸部检查无异常，腹胀不明显。骨盆挤压分离试验均为阳性，会阴部及阴囊水肿、血肿明显，骨盆X线片显示耻骨上下支骨折、坐骨支骨折、骶髂关节脱位。立即行抗休克、留置导尿等救治，尿液呈血性。第2天行B超检查，肝、脾未见明显异常，怀疑肾挫伤，导尿仍为血性，且量少，认为补液量不足。第3天腹胀、腹痛加剧，并有腹膜刺激征转入，南方科技大学盐田医院入院后行床边B超检查，导尿管内注水试验等，见膀胱内注入液体向膀胱外分流，腹腔内少量积液，诊断为膀胱破裂。立即手术探查，见耻骨骨折端刺破膀胱，行膀胱修补、耻骨骨折钢板螺钉固定，会阴部引流等治疗痊愈。

此例合并膀胱损伤延迟诊断，主要原因是对骨盆骨折合并膀胱损伤重视不够，对患者长时间表现的膀胱损伤的症状、体征认识不足，未进一步进行膀胱损伤的相关检查，直至出现尿液对腹膜的严重刺激征，注水试验阳性后才诊断为膀胱损伤。

因此，骨盆尤其是耻骨支骨折，应首先考虑合并膀胱损伤。据Carroll等报道，闭合性膀胱损伤有骨盆骨折者高达97%。有学者报道15%的骨盆骨折合并膀胱或尿道损伤。临床经验表明，骨盆骨折，如果会阴部肿胀明显，有强烈尿急而排尿很少，尤其是有血尿，伤后腹胀而无尿潴留，膀胱区有压痛，甚至腹膜刺激征，腹腔穿刺有血性液等，则应首先考虑泌尿系统损伤。当排除上泌尿系统损伤后，应进一步检查膀胱，必要时尽可能早期行膀胱造影、注水试验等检查。膀胱注水试验，即以导尿管插入膀胱，通常注入生理盐水200ml，5～10分钟后尽可能将其抽出。若抽出量明显少于注入量，提示膀胱破裂的可能。但应注意此试验可出现假象，即后尿道破裂或断裂，导尿管经破裂处插到膀胱外，注入的生理盐水渗于膀胱周围组织内而无法抽出；也有膀胱未破裂，导尿管已插入膀胱，但管端侧孔被血块堵塞，形成活瓣状，生理盐水只能注入膀胱而不能抽出；或导尿管插入过深发生折曲，可使注入的生理盐水进入膀胱而不能抽出，但此情况仍有别于膀胱破裂，若调整导尿管深度或抽出血凝块后，可有大量生理盐水和尿液被抽出。最有效的诊断方法仍为膀胱造影，由导尿管注入5%有机碘剂150～200ml，拍摄膀胱正、斜位X线片。若膀胱缩小、失去正常形态，边缘不整齐，尤其是出现对比剂外溢即可确诊。也可进行导尿管内注水行B超检查，观察注水流向确诊。

（二）查体不仔细导致的尿道损伤漏诊或误诊

骨盆骨折合并尿道损伤比合并膀胱损伤者少，约占骨盆骨折的5%，多见于交通事故伤和重物压砸伤。其尿道损伤几乎均在后尿道，主要原因是骨盆骨折变形后引起尿道的撕裂伤。由于前列腺借助耻骨前列腺

韧带固定于耻骨联合后下方，尿道膜部又被尿生殖膈固定，当骨盆骨折移位使其前后径增大、左右径变小，或左右径增大、前后径变小时，耻骨前列腺韧带被猛烈牵拉，或被撕裂，连前列腺一并移位，导致尿道前列腺部与尿道膜部相交处撕裂或断裂，或骨折端直接损伤尿道膜部或球部（图45-5）。

　　如果临床经验不足，对严重骨盆骨折患者的尿道口和会阴部未能常规检查；对尿道口滴出或溢出的鲜血未能及时发现；对骨盆骨折后的膀胱充盈尿潴留未能查找原因，尤其是对会阴部血肿、直肠刺激征和腹膜刺激征等尿外渗的临床现象认识不足等，将导致漏诊或误诊。

　　因此，骨盆骨折尤其是严重骨盆骨折，应常规、仔细检查尿道口和会阴部，特别男性患者更应仔细检查。因为男性骨盆骨折合并尿道损伤比女性多见。检查尿道口是否有滴血、溢血，更要注意有的患者入院时仅可在内裤上发现有血迹而尿道口已无活动性滴血，对此应首先考虑尿道损伤。若会阴部有明显血肿、水肿或尿潴留等症状和体征，并有直肠刺激征

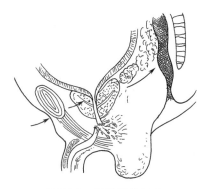

图 45-5　尿道损伤示意

和腹膜刺激征，则表示尿液可能自尿道裂口处已外渗至盆腔或腹膜后，引起炎性反应，以此即可诊断尿道损伤。怀疑尿道损伤的男性患者，应进行直肠指检，后尿道断裂者，可触及向上移位且有浮动感的前列腺。如果指套有血迹或有血性尿液溢出，表示有直肠损伤，或膀胱、直肠间贯通伤。若怀疑尿道损伤，处理时应在绝对无菌条件下，轻柔地试插导尿管，若成功插入，表示尿道损伤不严重，若不能插入，表示尿道损伤严重或断裂，不可反复强行插入，以免加重尿道损伤或污染损伤部位引起感染。有条件者可用静脉对比剂进行尿道造影，但严禁用无机碘剂造影。

（三）查体不仔细导致的直肠损伤漏诊或误诊

　　骨盆骨折合并直肠损伤，多由强大暴力挤压导致，以男性青壮年多见。如果对此合并伤重视不够，查体不全面、仔细，将导致漏诊或误诊。直肠损伤常同时合并腹腔脏器损伤或失血性休克等，由于该类合并伤或合并症的临床表现比较明显，容易掩盖直肠损伤的临床表现；如果对骨盆骨折合并的直肠损伤认识不足，查体时未进行必要的直肠指检，或对检查中发现指套血迹未重视等，则可能导致直肠损伤的漏诊。此外，如果对骨盆骨折患者的下腹部压痛及反跳痛等腹膜刺激征重视不够，不进一步对腹部进行相关检查，如结肠镜检或X线检查等，则可能将高位的、于腹膜反折水平以上的直肠损伤漏诊。

　　因此，严重骨盆骨折，尤其是合并休克及腹腔其他脏器严重损伤患者，应考虑直肠损伤的可能性。怀疑损伤者，应将直肠指检列为常规检查。通常肛镜或直肠指检多可探及直肠裂口，甚至可触及刺伤直肠的骨折端。特别是下腹部有腹膜刺激征者，在条件许可的情况下，可行乙状结肠镜检查，以排除高位直肠损伤。如果难以进行乙状结肠镜检查，亦可在低半卧位情况下，进行床边腹部X线检查，若膈下有游离气体，则应高度怀疑高位直肠损伤的可能。只要发现骨盆骨折患者有下腹痛、腹膜炎、血便、肛门出血、直肠指检指套有血迹等临床表现，则可初步诊断直肠损伤。

（四）查体不全面、仔细导致的阴道损伤漏诊或误诊

　　骨盆骨折合并阴道损伤并非罕见。由于此类损伤多合并其他脏器损伤，发生创伤性失血性休克，早期治疗以抢救生命为主要目的，常忽视了必要的检查而漏诊阴道损伤。此外，阴道血供丰富，损伤后常有明显出血，但有些患者由于创伤刺激和疼痛可引起阴道壁断裂肌肉痉挛，导致出血不明显，临床上容易被忽视。Niemi和Norton报道了4例骨盆骨折合并阴道损伤，漏诊1例。冯德宏等报道了9例骨盆骨折合并阴道损伤，漏诊1例。傅佰圣、周东生等报道了13例骨盆骨折合并阴道损伤，延迟诊断2例、漏诊2例。如果对女性骨盆骨折合并阴道损伤重视不够则可能导致漏诊或误诊，将对患者造成严重影响。

　　因此，女性骨盆骨折患者，在按照加强创伤生命支持（advanced trauma life support, ATLS）和损伤控制骨科（damage control orthopaedics, DCO）原则进行处置的同时，应高度重视其合并阴道损伤的诊治。特别是女性骨盆骨折出现耻骨联合明显分离、浮动耻骨联合、耻骨支骨折形成尖锐骨折端时，应高度怀疑阴道损伤的可能，阴道口和/或尿道口出血常提示阴道损伤。阴道损伤患者，绝大多数通过妇科检查可确诊。早期诊断并修复和恰当处理阴道损伤至关重要，早期诊断后可先填塞纱布压迫止血，待生命体征稳定后，尽早手术治疗。骨盆骨折合并阴道损伤者，多合并尿道、膀胱或直肠等邻近器官的损伤，应重视对这些邻近合并伤的

诊断与同时处理。

（五）认识不足导致的胸腹腔脏器损伤漏诊

高能量损伤造成的骨盆骨折，同时可能造成胸腹腔脏器的严重合并伤，如血气胸，肝、脾破裂大出血，肠管或肠系膜损伤等。由于强大暴力冲击骨盆或腹腔，腹内压力骤增还可能造成膈肌破裂形成膈疝或肺损伤等。这些合并伤对患者常是致命性的。如果对此类严重合并伤诊断处理不及时、不恰当，不及时请相关专科协助诊治，将危及患者生命。例如，对腹膜后血肿与腹腔内实质脏器破裂分辨不清，将腹腔内脏器、血管，如肠系膜血管等破裂出血误诊为腹膜后血肿，不及时诊治，将导致严重后果；骨盆被挤压、撞击后的腹腔脏器破裂，入院后腹部症状暂时缓解者，如果不重视对腹部的仔细观察和检查，将极有可能导致延误诊断或漏诊。合并膈疝导致的呼吸困难，与肺损伤导致的呼吸困难辨别不清，将导致膈疝这一少见并发症的误诊或漏诊等。

因此，高能量损伤造成的严重骨盆骨折，尤其是合并休克、呼吸困难、胸腹部疼痛、腹膜炎等等症状和体征的患者，应首先考虑合并胸腹腔脏器损伤的可能。CT、B 超是鉴别胸腹腔脏器、血管损伤的主要手段。尤其是对入院前有腹部损伤症状而入院后腹部症状暂时减轻者，应重视对腹部的仔细持续观察和进一步检查，以明确是否合并腹腔脏器损伤。呼吸困难者，可考虑是否有肺损伤或膈疝发生，应常规行胸、腹部 X 线检查。疑似腹部脏器损伤者，应严密观察腹部症状和体征，常规进行腹腔穿刺或腹腔灌洗液的检查。同时进行床边 B 超动态检查观察，并尽可能避免过多搬动患者。腹腔穿刺有不凝血或 B 超检查有腹水，腹膜刺激征明显、腹胀逐渐加重、经抗休克治疗病情仍不稳定者，可诊断为腹腔脏器破裂出血。腹部 X 线片显示膈下有游离气体者，可明确诊断为腹腔空腔脏器破裂。胸部 X 线片显示膈肌升高、纵隔移位、胸腔积液或膈肌以上有囊状阴影，且呼吸困难者，可诊断为膈疝。

（六）对合并腹腔间室综合征认识、重视不够导致的误诊或漏诊

1. 认识不足导致误诊　骨盆骨折导致的腹腔间室综合征（abdominal compartment syndrome，ACS）是指由骨盆骨折引起的腹内压力急剧升高而引发的腹内高压（intra-abdominal hypertension，IAH）至一定程度时导致的全身多器官系统功能障碍。1984 年 Kron 等最早提出 ACS 的概念，用来描述由于持续性腹内压力增高（腹内压力持续＞20mmHg）影响多器官功能及内脏血流，导致心血管、颅脑、肺、肾、胃肠等多器官系统功能障碍的一类疾病。在正常情况下，腹内压力接近大气压，为 0～5mmHg，当腹腔内容物体积增加超过腹腔变化能力时，将引起 IAH。文献报道 ACS 的病死率高达 29%～62%。即便经过腹腔减压，严重患者的病死率仍有 50%～60%。引起腹腔内容物体积增加或容积相对减少的因素都可能导致 ACS。常见的盆腔腹腔内大出血的情况（占 70.6%），如骨盆骨折出血、腹腔脏器破裂、腹主动脉瘤破裂等；盆腔腹腔内容物异常增加的情况，如腹腔填塞术、腹膜炎、重症急性胰腺炎、肠梗阻、急性胃扩张、气腹、腹水等；腹腔容积减少的情况，如抢救重危骨盆骨折患者时骨盆带约束过紧，腹壁张力缝合等。其中骨盆骨折后产生的 ACS 多由腹内压力急剧增高导致。综合因素包括大面积烧伤 / 焦痂、大量液体复苏、肿瘤及妊娠等。此外，还与血管渗漏、缺血再灌注损伤、血管活性物质释放氧自由基等综合作用引起受损脏器水肿、细胞外液大量增加等有关。骨盆骨折造成的 ACS，许多临床表现与骨盆骨折的症状相近，尤其是伴有失血性休克、腹腔出血或腹膜后出血的患者，休克造成的多器官损害、骨折所造成的盆腔部位疼痛及腹膜后出血所造成的胃肠功能障碍，均可能与 ACS 的临床表现混淆而导致误诊；ACS 也常被骨盆创伤本身或其他损伤表面征象掩盖，具有相当的隐匿性，从而造成骨科医师至今不能了解 ACS 这一疾病，ACS 依然未引起骨科医师的重视，甚至许多骨科医师并不知道 ACS 的存在，相关的文献报道也很少，因此误诊和误治时有发生。例如，对骨盆骨折患者的腹部膨隆、腹胀、腹痛与 ACS 的腹部膨隆、腹胀、腹痛分辨不清；将由于腹内压力增高，使膈肌升高，胸膜腔内压升高，导致心输出量减少，导致每搏输出量减少而代偿性地使心率增快，误认为是骨盆骨折患者血容量不足导致的；将胸膜腔内压增高，胸腔变小，肺顺应性降低，肺通气功能障碍，引发低氧血症及呼吸性酸中毒，误认为是由感染、急性呼吸窘迫综合征导致的，而忽视了 ACS 的可能性；将腹内压升高引起颅内压增高导致的脑损伤，误认为是其他疾病导致的意识状态改变；将 ACS 可导致的泌尿系统功能障碍，误认为血容量不足导致等，均可导致 ACS 的误诊、漏诊或误治。

【病例】患者男性，53 岁。因重物压砸伤骶尾部疼痛不能动 3 小时急诊入当地医院救治，急诊科查体：一般情况尚可，神志清晰，脉搏 80 次 /min，呼吸 20 次 /min，血压 90/60mmHg，额部皮肤擦伤，胸部无异常，

腹部压痛明显，骨盆挤压试验阳性，DR 显示耻骨联合分离，右侧耻骨支骨折，右侧骶髂关节分离移位不明显（图 45-6），B 超检查：肝、脾、双肾无异常，髂窝少量积液。门诊诊断：创伤性休克、骨盆粉碎性骨折、腹腔闭合性损伤、头皮擦伤。经输液、抗休克治疗好转后收住该院骨科。入院查体：神志清，脉搏 78 次 /min，呼吸 20 次 /min，血压 110/75mmHg。胸部无异常，腹部稍胀，腹壁软、压痛，下腹部压痛明显。骨盆挤压试验阳性，耻骨联合处稍空虚，骶尾部压痛，未触及骨擦感，双下肢活动受限。入院诊断：骨盆粉碎性骨折、头皮裂伤、脑震荡。入院后腹胀加重，腹痛剧烈，腹部 B 超检查：脾前可见前后径 1.0cm 液性暗区，注射曲马多后疼痛缓解。第 2 天患者腹胀、腹痛、加重，口干、饥饿感，医师嘱进流质饮食，并以口服中药及西药促进肠蠕动。第 3 天患者腹部明显隆起，腹胀、腹痛明显加重，少尿，脉搏 120 次 /min，呼吸 26 次 /min，血压 90/50mmHg，精神很差，神志模糊，医师给予 2 次灌肠处理，入院 58 小时后请普通外科会诊，腹部膨隆如充足气皮球，腹壁紧张发硬，行腹部 B 超、CT 诊断：肠梗阻、胃肠脏器穿孔，双侧胸腔积液，盆腔软组织未见明显异常。普通外科诊断为腹腔间室综合征、空腔脏器破裂、弥漫性腹膜炎、中毒性休克、胸腔积液、多器官功能障碍综合征、肺部感染等。60 小时后急诊剖腹探查，打开腹腔，见腹腔内高压气体大量喷出，腹腔内有血性液及血凝块，全腹大量黄绿色肠内容物，距回盲部约 2.5 米处小肠壁有 2 个约 0.5cm 裂口与周围小肠粘连形成肠梗阻，小肠裂口周围肠管变黑、坏死，肠破裂处肠系膜 2 处裂伤约 5cm，周围脓苔覆盖，有活动性出血，乙状结肠系膜 5cm 裂伤无活动性出血。行肠腔减压，破裂、坏死小肠切除 20cm，端端吻合，肠系膜出血止血修复，肠粘连松解术，转 ICU 治疗。术后第 7 天，因腹腔内出血明显，诊断失血性休克而再次剖腹探查，见原肠系膜破裂处活动性出血，腹腔积血约 1 800ml，并可见血凝块。ICU 住院 1 年 3 个月，转普通外科住院治疗 10 个月。住院期间腹部切口严重感染并发腹壁疝，患者拒绝腹壁疝处理出院。住院期间骨盆骨折未行任何处理，骨折愈合，其功能未见异常。

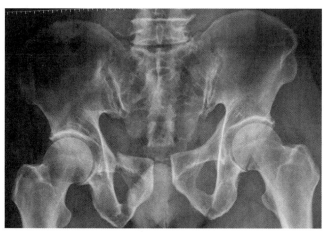
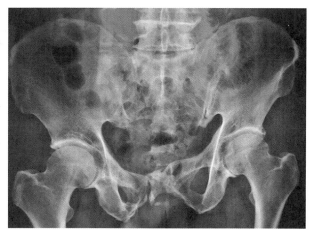

术前骨盆正位X线片　　　　　　　　　　　　治疗2年后骨盆正位X线片

图 45-6　骨盆骨折治疗前后 X 线片对比

此例患者如果骨科医师能对急诊科"腹腔闭合性损伤"的诊断及骨盆骨折合并腹部脏器损伤有一定的重视和认知，尤其是对腹腔间室综合征有基本概念，能对腹部仔细地进行进一步检查，重视和提高对 B 超、CT、腹腔穿刺等检查的基本认知能力，掌握和运用腹部检查的基本技能，或在认识不够明确的情况下，尽快请相关专科如普通外科医师会诊，而不是等待急腹症十分明显或患者病情十分危重，发生腹腔间室综合征、中毒性休克、多器官功能障碍等严重并发症的情况下才请会诊，之前甚至还进行一些不适当的处理，如在患者出现中毒性休克而口渴的情况下嘱患者进饮食解渴，腹胀明显加重的情况下口服促进肠蠕动的药物和灌肠等。如果入院早期就请普通外科会诊，或直接收住普通外科治疗，后请骨科会诊处理骨盆骨折，将可能有不同的效果。

因此，作为骨科医师必须高度重视骨盆骨折合并 ACS 的可能，掌握有关 IAH 和 ACS 及腹部检查的基本知识，对提高骨盆骨折的治疗效果具有非常重要的意义。通常将 ACS 分为原发、继发和再发 3 型。2006

年,世界 ACS 学会公布了 ACS 的诊断标准,进一步细分和标准化了 ACS。IAH 为持续或反复的病理性腹内压≥12mmHg。IAH 分为 4 级:Ⅰ级,腹内压为 12~15mmHg;Ⅱ级,腹内压为 16~20mmHg;Ⅲ级,腹内压为 21~25mmHg;Ⅳ级,腹内压>25mmHg。腹内压的测定有直接测量和间接测量等多种方法。临床上最常用是间接测量方法,其中膀胱压力测定具有简便易行、无创伤及相关性好等优点,是目前公认的间接测定腹内压的"金标准"。骨盆骨折患者,如果在其治疗期间出现血流动力学稳定后依然有持续性腹部膨隆、腹胀、腹痛并逐渐加重(是 ACS 最显著的临床表现);在血容量已获得足够补充的情况下,每搏输出量减少而代偿性地使心率增快;腹内压增高时膈肌抬高,肺顺应性降低,肺泡膨胀不全,通气血流比例失调,肺通气与换气功能障碍(是 ACS 早期指征之一);腹内压增高引起的颅内压增高,导致脑损害和意识障碍;腹内压增高直接压迫肾血管和肾实质,发生少尿、无尿或氮质血症等,则应高度警惕 ACS。

2. 治疗时机与方式把握不当　ACS 的治疗,如果时机把握不当,将难以有效提高患者的生存率;需要手术干预的患者,却进行非手术治疗,仍按传统的临床经验腹内压>30mmHg 时方进行手术,将可能延误最佳手术时机;对原发疾病及全身支持治疗重视不够等,将直接影响治疗效果。治疗急诊抢救危重骨盆骨折患者时,未同时监测腹内压力,亦未适当应用镇静药而使腹肌紧张,也会使腹腔内压力增高。剖腹探查减压时,如果不补足血容量,适当使用血管活性药物,则可能发生缺血再灌注损伤而导致严重低血压及心搏骤停;剖腹探查术后腹壁张力较大,不采用腹腔暂时关闭技术结合相关的固定方式而常规关腹,则无法闭合。

因此,应把握好 ACS 的治疗时机与治疗方式。骨盆骨折导致 ACS 的治疗,主要分为非手术治疗和手术治疗。当严重骨盆骨折伴严重腹腔损伤形成 ACS 前,最好用简便的非手术方法处理,为进一步处理创造条件。但也有学者指出可以及早行"预防性手术"而不要等到出现 ACS 伴随的器官功能衰竭表现时才手术,此方法能有效提高患者的生存率。

非手术治疗主要包括:①增加腹壁的顺应性:如急诊抢救危重骨盆骨折患者时,骨盆带约束不可过紧,同时应监测腹内压力,适当应用镇静药,缓解腹肌紧张及降低腹内压。②排空胃肠道内容物:如可安置鼻肠管、鼻胃管、肛管等,排空胃肠道。③经皮穿刺置管腹腔引流:如果临床表现有 IAH/ACS 时,直接干预减压就成为一种可供选择的方法,在患者血流动力学稳定的条件下,可考虑超声引导下经皮穿刺引流减压,也可腹腔保留引流管的闭式引流。④液体复苏的控制:存在多种 ACS 产生因素的患者,应该严格监测输液量,避免过量输液。

在非手术治疗无效(腹内压>20mmHg)时,必须尽快手术治疗。目前文献报道认为,积极介入治疗止血和探查减压手术不仅能使腹腔减压扩容,更能起探查腹腔脏器损伤和填塞止血作用,同时积极引流降低腹压。剖腹探查术对由 ACS 引起的少尿或无尿、呼吸困难、心输出量减少等常可取得立竿见影的效果。但剖腹探查减压时,必须补足血容量,适当使用血管活性药物,防止缺血再灌注损伤。剖腹探查术后腹壁张力较大,应采用腹腔暂时关闭技术(temporary abdominal closure,TAC)结合相关骨盆固定方式,或采用负压封闭引流分期关闭切口,其疗效确切,且优于其他方法。同时,亦应高度重视预防及全身支持治疗,早诊断、早干预至关重要。

二、对 X 线检查认识不足导致的漏诊或误诊

如果仅依据骨盆的前后位(正位)X 线片诊断骨盆骨折,由于摄片体位和 X 线片显示骨折征象的局限性,则可能造成误诊或漏诊。因为患者急诊平卧位拍摄的骨盆前后位 X 线片,绝大多数为 X 线发射管垂直于床面所拍摄,对于骨盆的几何形状而言,实际是骨盆的前后斜位 X 线片。此片则很难显示骨盆入口/上口及出口/下口的变化情况,难以对骨折准确分型。此外,如果阅片不全面、仔细,不认真,则可能未能发现 X 线片已显示的骨盆骨折征象,或虽有发现而分型不正确造成漏诊或误诊。临床上常可见将耻骨支、坐骨支或髋臼骨折漏诊,甚至由于未发现骨盆的对称性已显示变化的 X 线征象,如耻骨支明显移位骨折,导致将 X 线片已显示的骶髂关节脱位漏诊或误诊等。

因此,为了对骨盆骨折正确诊断和准确分型,Pennal 建议采用骨盆入口及出口位 X 线片检查,以明确骨盆骨折、脱位实际情况及其严重程度,并建议拍摄骨盆骨折的一组标准体位的 X 线片,即骨盆的正位、入口

位、出口位等。正位X线片,显示的前部分主要诊断耻骨和坐骨支骨折,耻骨联合分离或两者同时存在;后部分可明确是否有骶骨、髂骨骨折及骶髂关节脱位,由其骨折移位程度可判断骨折的稳定程度,如L_5横突骨折则常伴有骨盆垂直不稳定,若合并坐骨棘撕脱骨折则提示骨盆存在旋转不稳定等;同时正位X线片通过测量骶骨纵轴线的垂线至股骨头的距离可判断双下肢是否等长。拍摄入口位X线片时患者取仰卧位,X线球管从头侧指向骨盆并与垂直线成60°;标准的入口位,X线片上应显示骶骨前方与S_2、S_3的骶骨前方在同一线上;入口位X线片显示骨盆的前后移位优于其他投射位置,外侧挤压导致的髂骨翼内旋,前后挤压造成的髂骨翼外旋等都可清楚显示。出口位X线片,拍摄时患者取仰卧位,X线球管从足侧指向耻骨联合并与垂直线成45°进行摄片;此位可观察骨盆在水平面的上移,也可观察在矢状面的旋转,出口位才是真正的骶骨正位X线片,骶骨孔表现为正圆形,可清楚显示骶骨是否有骨折(图45-7)。

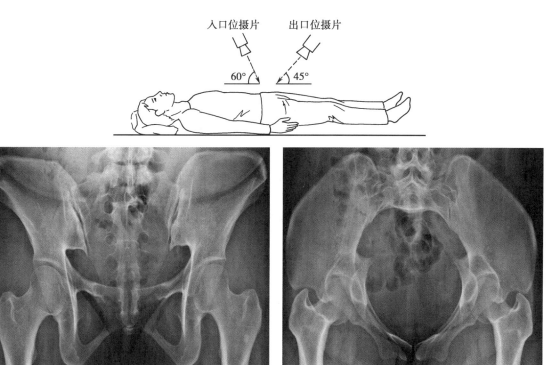

出口位骨盆X线片　　　　　　入口位骨盆X线片

图45-7　骨盆入口、出口位X线投照方法示意及出口位与入口位骨盆X线片

此外,由于骨盆骨折的临床体征不十分明显,因此其X线片的阅片对诊断十分重要。骨盆骨折或高度怀疑骨盆骨折而X线片显示骨折征象不明显者,应认真阅读所有体位的X线片,尤其是辨别骨盆两侧是否对称、耻骨骨折是否移位等。若X线片显示骨盆对称性有变化、耻骨支骨折有移位,则表示可能有骶髂关节脱位,应进一步行相关检查确诊。

三、未重视CT检查导致的误诊或漏诊

CT能在多个水平面上清晰显示骨盆与关节的外形和内部关系,显示X线片上难以发现的骶骨骨折、骨折碎块、骨折和关节的轻度移位,并可提供韧带损伤诊断的可靠依据。资料表明9%～85%X线片未能显示的损伤可在CT中发现。如果对此认识不足,重视不够,复杂的骨盆骨折不进行CT,有条件者也不进行CT三维重建,则难以辨别骨折或骨折的移位情况以及骨折后的稳定性等,将导致误诊或分型不准确,也难以制订合适的治疗方案。

因此,应重视CT在诊断中的重要作用。复杂骨盆骨折,有条件者应常规进行CT,以明确骨折移位情况,尤其是可明确诊断骶骨分离、骶孔骨折、L_5至S_1区域损伤。开放性骨折、骶髂关节前方损伤而后方完整,X线片难以显示者,CT可明确诊断。同时亦可显示髋臼骨折,或骶髂关节脱位等不易发现的损伤。耻

骨支骨折对髋臼下方的影响,对诊断骶骨翼骨折有重要价值。复杂性骨盆骨折,有条件者应行 CT 三维重建。CT 三维重建可立体地鉴别骨折类型,明确骨折移位情况,为制订正确而合适的治疗方案提供可靠依据。

第二节　治 疗 不 当

近年来,骨盆骨折的治疗技术和效果有了很大提高,越来越多的骨科医师掌握了一定的相关知识和技术。但由于骨盆骨折本身的复杂性和患者的个体差异,其治疗方法和变化较多,尤其是复杂骨折救治难度极大,一直是骨科医师面临的挑战。如果在急救方式、适应证把握、治疗方法的选择上不够合适,未把握好加速康复外科理念(enhanced recovery after surgery,ERAS)临床路径,将难以获得最佳的治疗效果。

一、急救及搬运不当导致损伤加重

骨盆骨折常为多发性创伤,不稳定性骨折合并创伤失血性休克的病死率为 10%～25%。Brown 报道更高为 60%。因此,此类损伤患者,控制出血、救治生命至关重要。如果对此认识不足,抢救措施不当,将危及患者生命。例如,在接诊时未按 DCO 原则把握好时机全力抢救患者的生命或休克等,仍进行并非救治所必需的检查,延误伤后 1 小时的"黄金救治"时间,则很可能在不是必需的检查中贻误最佳抢救时机;进行复苏后,对循环量补充不足,对胸、腹腔内脏器损伤的观察救治不及时或方式不当,将会使病情进一步加重,造成次生损伤;休克的抢救措施不当,未能及时正确使用骨盆带、骨盆外固定器及抗休克裤等,骨折大出血者的输液、输血通路开放不畅,输入速度及量不够,将影响休克救治效果,甚至使可逆性休克变为不可逆性休克。此外,腹膜后出血和骨折端出血,是骨盆骨折的主要并发症,多数为静脉被牵拉撕裂导致的出血与骨折间隙髓腔出血,且出血难以停止。其出血量可高达 2 000～4 000ml,甚至发生腹腔间室综合征等,也是骨盆骨折后危及患者生命的重要因素。如果在检查过程中过多、不适当地搬动患者,使骨折端异常活动可刺伤盆腔血管及破坏血凝块,进一步增加出血量,易引起低体温、凝血功能障碍和代谢性酸中毒"致命三联征"。尤其是前后位挤压状态的搬动,有潜在增加骨盆容积,引起大出血的危险,也会使凝血块分散和静脉被继续牵拉而导致继续出血或出血加剧,造成患者失血性休克加重,甚至危及生命。

因此,骨盆骨折严重、移位明显、合并休克或胸腹部位严重脏器损伤处理时,应将抢救患者生命列为重中之重。这类患者,应遵循 DCO 原则:首先行骨盆的临时有效固定和 / 或针对出血源止血,ICU 生命支持,待条件允许后行最终固定。也就是先以最简单、最有效的措施在最短时间内进行处理,稳定病情。不稳定性合并严重出血的骨盆骨折,其多合并骨盆动脉或腹腔脏器损伤。在急救过程中,首先应使用骨盆带(或腹带、床单),充气式骨盆创伤急救固定器、塑形床垫、骨盆钳或骨外固定支架及腹部加压措施(如沙袋)等迅速进行复位并临时固定骨盆,以减少骨盆容积,恢复正常容积,发挥其压塞止血效应,达到减少骨盆骨松质及盆腔静脉丛出血的目的。临床研究表明,应用简单的骨盆外固定支架固定(图 45-8)或其他固定装置,可获得其他介入性疗法很难获得的效果。但 Tile C 型骨折以外固定支架固定后,外固定支架在骨盆前环产生压力的同时如果使后环移位加大,无法为后环提供足够的稳定性,可能有加重其损伤时,则应禁用。在行临时固定前,应尽可能减少对患者的搬动,尤其是禁止前后挤压状态的搬动,防止引起大出血。抢救休克时必须快速大量输液,补充血容量,有条件者,可用抗休克衣裤抢救,但应注意休克纠正后不可过快过早放气,并应防止压伤皮肤。在骨盆骨折急救中,周东生总结的急救策略可指导骨盆骨

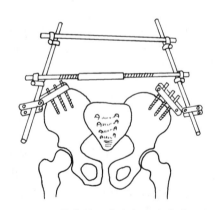

图 45-8　骨盆外固定支架固定方法示意

折的急救处理:①院前急救,对骨盆骨折患者进行快速、妥善、有效的处理;②院内急诊,全面评估、多学科团队联合救治,包括早期的液体复苏外固定技术及纱布填塞等;③健全远程网络会诊体制,完善基层医院骨盆急救圈建设。

二、大出血诊治不当

骨盆骨折并发大出血（指 3 小时内丢失 50% 血容量或 24 小时内丢失全血容量），是造成血流动力学不稳定的常见原因。伴血流动力学不稳定的骨盆骨折患者病死率可高达 50%～60%。其死亡时间主要发生在伤后 24 小时内，而导致死亡的主要原因是大出血引起的失血性休克。其中静脉出血占 85%～90%，动脉出血占 10%。大出血的诊治比较棘手，因此对大出血的诊治应引起高度重视。

（一）将骨盆血管大出血误诊为腹腔内出血

骨盆骨折在排除其合并腹腔脏器损伤的情况下，发生难以纠正的低血容量休克，尤其是在大量输血后血流动力学仍不稳定者，如果未考虑其合并骨折造成腹膜后骨折端广泛渗血、骶前静脉丛破裂大出血以及动脉出血（腹膜后血肿可积血 4 000ml），并进行有效止血，将可能对患者造成生命危险。不进行必要的增强 CTA、B 超检查，将导致腹腔脏器损伤和血管损伤的误诊或漏诊。在鉴别腹膜后血肿和腹腔脏器破裂出血的腹腔穿刺检查中，如果未认真阅读骨盆 X 线片，穿刺时误穿入骨折侧的腹膜后血肿内，则可能将腹膜后血肿误诊为腹腔内脏器破裂出血；腹膜后血肿造成的并不明显的腹膜刺激征，如果误认为是腹腔内出血导致的腹膜刺激征，则可能导致将腹膜后血肿误诊为腹腔内出血等。

因此，骨盆骨折并发腹膜后大出血与合并的腹腔内出血应认真鉴别。骨盆骨折未合并腹腔脏器破裂出血者，若发生难以纠正的低血容量休克，则应考虑合并腹膜后大出血的可能，必须及时明确诊断。目前血流动力学不稳定的患者，增强 CT、B 超检查仍是鉴别腹腔脏器和血管损伤的主要手段。CTA 可以比较清晰地显示骨折部位动脉血管图像。有助于诊断动脉出血，也有助于显示骨折部位和主要血管的比邻关系，并对破裂血管进行栓塞治疗；B 超检查，通常绝大多数腹腔内出血均可明确诊断。快速鉴别的主要方法亦可行腹腔穿刺。在行腹腔穿刺时，首先应认真阅读骨盆 X 线片，通常应在骨盆未骨折一侧穿刺，或在骨盆骨折较轻一侧穿刺，且穿刺针不应刺入过深，防止穿入腹膜后血肿内。仍难以鉴别者，可行腹腔置管生理盐水灌洗，若灌洗液中有红细胞，则可诊断为腹腔内出血。通过常规的物理检查也可协助诊断，一般情况下，腹腔内出血的腹膜刺激征比较明显，而腹膜后血肿造成的腹膜刺激征则并不明显。

（二）止血时机及方法把握不当

血流动力学不稳定的骨盆骨折，尤其是伴失血性休克者，如何控制出血、纠正失血性休克，是提高抢救成功率的关键。有资料表明，死亡的骨盆骨折病例 80% 发生在伤后 6 小时内。血流动力学不稳定的患者，如果不依据其骨折类型、出血情况，选择合适的止血方法，将难以有效控制出血。稳定性骨折，出血多由腹腔脏器破裂导致，如果诊断后不急诊剖腹探查止血，将可能贻误手术时机；不稳定性骨折或已外固定的骨折，经液体复苏后血流动力学仍不稳定者，应怀疑腹腔内出血或髂血管及其分支损伤，如果不及时稳定骨盆、进行止血（3 小时内），或止血方法不当，尤其是在 3～6 小时，则可能危及患者生命。大出血目前治疗方式有血管造影栓塞术和填塞术 2 种。前者采用股动脉穿刺插管，选择性地行髂内动脉造影，可发现动脉出血部位，选择髂内动脉或分支动脉注入明胶海绵颗粒栓塞术止血。但该手术需要专门的介入设备和专门的专业技术人员操作，故手术时间较长。后者采用将填塞物（无菌纱布或绷带）置于腹膜外间隙，骶前、骶髂关节直至耻骨后方止血。相比而言，纱布填塞术操作简便、手术时间短、不需要专门设备和技术人员，只要掌握了基本的操作方法便可快速进行填塞止血，既可有效压迫静脉丛和骨折端的渗血，又可压迫中小动脉的出血，同时还可通过占位骨盆容积来防止骨盆的自吸收效应，故具有很好的止血效果。如果止血方法不当，将难以获得有效的止血效果。未完成骨盆外固定或未恢复其力学稳定性的情况下进行骨盆填塞；已行有效的骨盆固定、急诊液体抗休克治疗、已行造影血栓治疗后生命体征不稳、不能止血者；腹腔脏器破裂修复术后，血流动力学仍不稳定而有腹膜后血肿者等，若不尽快进行填塞止血，其失血性休克将难以纠正。

因此，骨盆骨折合并大出血必须高度重视，应依据患者的骨折类型、出血情况，选择合适、及时、有效的止血方法，这对挽救患者生命非常重要。首先判断骨盆骨折是否稳定。血流动力学不稳定的患者，如为稳定性骨折，常提示出血由腹腔脏器损伤导致，诊断后可先行剖腹探查，若术中无阳性发现或填塞止血术后症状无缓解，则应考虑动脉损伤，有条件者可行血管造影栓塞术。技术条件成熟的大型医院，骨盆骨折大出血的止血方式应首选血管造影栓塞术，此方法安全且有效。如为不稳定性骨折，在快速输液、输血抢救休克的同时，应首先紧急采用骨盆外固定支架对骨折进行临时复位固定，以减少骨盆的容积，使骨折端间发挥骨性骨盆的压塞效应,减少静脉出血。但应注意安置骨盆固定支架时,应以不影响必要时的剖腹探查为宜。大出血的止血方法必须慎重选择。血管造影栓塞术是一项安全、有效的急救技术,但不具备相关条件者则应慎用。填塞止血术主要适用于经过 4~6 小时的输血、输液及骨盆容积控制(外固定支架固定)等止血治疗后,血流动力学仍极不稳定的患者;开放性骨盆骨折的患者;盆腔静脉丛以及骨折端出血或中小动脉出血的患者;或腹腔内出血止血后又未发现大血管出血而血流动力学仍不稳定,或无介入科或需要较长时间等待的患者等。剖腹探查的患者,可直接于剖腹探查切口进行填塞,填塞物直接压迫髂内动脉分支与骶前静脉丛。非剖腹探查的患者,应依据骨折类型判断出血部位,前环损伤出血则在耻骨联合上方约 2cm 处做一长约 8cm 横切口,将填塞物置于耻骨联合后方压迫出血。后环损伤导致的出血,填塞止血可取髂腹股沟切口,由两侧腹膜外间隙至两侧骶髂关节前方,将填塞物置于骶前、骶髂关节直至耻骨后方,这种方法手术速度较慢;国外学者采用 Stoppa 入路经腹腔达腹膜后间隙填塞,速度较快。腹腔脏器破裂修复术后,血流动力学仍不稳定而有腹膜后血肿者亦应及时进行填塞止血。在填塞止血时应注意防止发生腹腔间室综合征。

三、开放性骨盆骨折处理不当

开放性骨盆骨折仅占骨盆骨折的 2%~4%,但其病死率却高达 40%~70%。1 小时内死亡多由严重脑外伤和心血管损伤导致,1~4 小时死亡多由大出血导致。开放性骨盆骨折预后较差。因此,抢救生命是开放性骨盆骨折治疗的主要目标。如果医师临床评估能力不足、评估不准确,实施救治措施不当,将影响救治效果,甚至在救治、转诊过程中病情进一步加重。合并血流动力学不稳定的 Hanson I～III 型开放性骨盆骨折,不立即抢救失血性休克并及时进行止血,将可能危及患者生命。在抢救胸腹部或其他部位损伤的同时、患者生命保证的前提下,如果不对骨盆骨折的畸形进行适当复位固定,哪怕是临时固定,则将给后续骨盆骨折复位固定造成困难,甚至给患者造成灾难性后果。直肠损伤一期修复,则可能造成严重的会阴部感染;尿道或阴道损伤,有条件者不进行一期修复,则可能造成难以修复的膀胱阴道或尿道阴道瘘。开放性伤口重视不够,处理不当,将给后续骨盆骨折重建造成困难。隐匿性开放性骨折早期行内固定,将可能使软组织损伤进一步加重而造成严重感染。

因此,应高度重视开放性骨盆骨折。首先应由具有一定临床经验的专科医师进行准确的临床评估,明确其主要的损伤部位及严重程度。如依据 Faringer 分区对软组织进行评估,通过影像学检查对骨与韧带损伤情况进行判定。必要时应及时联合多学科会诊,最重要的是维持血流动力学稳定。合并血流动力学不稳定的 Hanson I～III 型开放性骨盆骨折,除进行快速输血补液和抢救其他合并伤、抢救生命外,局部伤口应一堵(堵塞出血部位)、二压(压迫止血)、三固定(骨盆带或外固定支架固定骨盆),或行简单易行的骨盆填塞。严重 Hanson IV 型开放性骨盆骨折,已构成创伤性半骨盆离断,因此要采用钳夹或结扎等措施止血,待全身情况稳定后可行髋关节离断术。在抢救胸腹部或其他部位损伤,患者生命保证的前提下,由于伤后 7 天内纠正骨折移位比较容易,因此,骨科医师应联系和配合其他科医师,尽快纠正骨折移位。合并直肠损伤的患者,可在伤后 6~8 小时行脐上造瘘,以减少骨盆感染和败血症的发生。阴道和泌尿系统损伤应尽可能一期修复。同时应重视对开放性伤口的处理,依据开放性伤口的部位,必要时需普外通科、妇科、血管外科等科室参与抢救,共同制订最佳治疗方案,以确保患者生命安全。开放性伤口处理恰当,会为后期骨盆骨折重建打好基础。隐匿性开放性骨折,应以外固定支架固定。

四、非手术治疗不当

(一)适应证把握不当

大多数骨盆骨折,尤其是低能量损伤导致的骨折,绝大多数通过牵引、骨盆外固定支架复位固定等治疗可获得满意疗效。但如果对适应证把握不当,将可能造成一定并发症。例如,移位较明显的桶柄样骨折,以外固定支架复位固定,如果固定前未获得满意的复位效果而仍采用外固定支架固定,则可能导致下肢短缩畸形。骨折合并腹部损伤,已进行剖腹探查手术的开书样骨折,耻骨联合分离明显者,未同时采用手术内固定,而采用牵引或骨外固定支架复位固定,将难以获得满意的复位效果,也会延长疗程,对功能恢复不利。会阴部的开放性骨折,多数患者病情极其危重,若手术切开复位内固定,将会加重创伤,甚至极可能引起致命性的感染。明显移位的髂骨骨折采用非手术治疗,将导致骨折畸形愈合;合并明显移位的髋臼骨折采用非手术治疗,将难以使髋臼骨折获得解剖复位,导致创伤性关节炎等。

因此,应把握好非手术治疗的适应证,目前多数学者认为骨盆骨折非手术治疗适应证为无移位或移位不明显的稳定性骨折;耻骨联合分离小于 2.5mm,骨折移位小于 10mm 的患者。移位较明显的桶柄样骨折,以外固定支架复位固定前,应使骨折获得满意的复位。开书样骨折,若属垂直方向或后方稳定型,如果合并腹部损伤在进行剖腹探查时,其明显的耻骨联合分离应复位内固定。会阴部的开放性骨折,应采用清创后的非手术治疗,生命体征稳定、感染控制后再决定最终治疗方法。某些移位的髂骨骨折或合并有明显移位的髋臼骨折则不应采用非手术治疗。

(二)手法复位和牵引方法不当

如果手法复位和牵引方法不当,将影响疗效。例如,骶髂关节半脱位而移位较明显者,不进行手法复位,或采用平卧位复位,将难以获得满意的复位效果;复位后不进行适当固定,则可能导致骶髂关节再次脱位而畸形愈合,发生创伤性关节炎;开书样骨折的耻骨联合分离,在行骨盆悬吊牵引复位时,牵引重量过大,会导致臀部压力性损伤,牵引重量过轻,会使骨折难以复位;桶柄样骨折、骶髂关节脱位或患侧骨盆上移者,行患侧下肢牵引矫正其短缩畸形时,牵引重量过大,可导致血管、神经牵拉伤,重量过轻,则骨折或脱位难以复位,导致患肢短缩畸形和后期腰痛等;外侧挤压型骨折和垂直剪力导致的不稳定性骨折,采用骨盆悬吊牵引,由于牵引力的方向与受伤力的方向相同,会使骨折端进一步移位等。

因此,应依据骨折类型,选择合适的复位和牵引方式。骨折无移位者,多数卧床休息即可治愈;有移位者,应进行手法复位或牵引治疗。骶髂关节半脱位,手法复位时应取侧卧位,健侧在下,于髂峰处向下加压并向前下方推挤,使骨盆向前旋转复位。复位后以骨盆外固定支架固定,或以膝上双髋人字形石膏固定。开书样骨折的耻骨联合分离,应行骨盆悬吊牵引复位,牵引重量以臀部稍微抬离床面为宜。桶柄样骨折的双下肢不等长畸形,应采用患侧股骨髁上骨牵引复位,前 3~4 天可用 1/5 体重的大重量牵引,牵引过程中每天应至少在牵引下拍摄 X 线片复查 1 次,评估牵引复位效果。通常应在 3~4 天使骨折获得解剖复位。双下肢等长后,以维持重量牵引。为防止长时间牵引导致骨盆倾斜,可采用双下肢等重量平衡牵引维持 8~12 周,骨折愈合后可下床扶双拐活动,继之可逐渐负重步行。外侧挤压型骨折和垂直剪力所致的骨盆环不稳定性骨折,禁止用骨盆吊带牵引。外侧挤压骨折可用外固定支架复位固定。垂直剪力导致的骨折,应采用肢体平衡牵引复位。

(三)骨盆容积控制(稳定骨盆、缩小容积)方法不当

骨盆骨折骨盆环破裂增加了骨盆容积,其引起的"负吸效应"造成不断出血,而且骨盆的反常活动可进一步增加出血量。有学者研究发现,耻骨联合分离 3cm,则骨盆容积增加 1 倍,出血容积的空间大大增加。而骨盆容积控制/固定既能迅速稳定骨盆环,又是控制骨盆腔内出血的重要措施。在骨盆骨折大出血危及患者生命的救治中,有其他方法不可替代的作用。目前常见固定措施主要包括骨盆带(或床单)、骨盆外固定支架及 C 形钳等。这些措施各有不同的力学和生物力学作用和性能,如果使用不当,将难以获得满意的固定稳定止血效果。骨盆带虽有迅速、有效、无创、操作简单等优点,可迅速恢复骨盆稳定性,获得骨盆容积控制,但如果所施的压力过大,将造成皮肤压伤,甚至腹腔间室综合征;复位后可使骨盆过度内旋;Tile C 型骨折,可能会使垂直移位加大;也可能使合并骶孔骨折患者的神经症状加重。骨盆外固定支架的复位固定,能使骨盆骨折获得基本稳定。但在使用中,如果适应证把握不当,使用方法不当,术后观察不仔细,对出现的问题未及时干预,将可能影响其治疗效果,且导致相关并发症。例如,无移位或移位不明显者用外固定支架固定,不但难以发挥其复位固定性能,而且对患者造成诸多不便,并易导致针道感染,造成次生损伤等;肥胖患者,由于体重大,外固定支架的固定强度难以支撑和维持骨折端的力学稳定性,将可能导致固定失效;Tile C 型骨折使用时,在骨盆前环产生压力的同时,可使后环移位加大,不但无法为后环维持足够的力学稳定性,反而有加重其损伤的危险;由于骨盆外固定支架固定骨折,其固定强度有限,尤其是对骨盆后环的固定强度不够,若用于垂直不稳定性骨折,则可能使固定针松脱、断裂,固定失效;另外,在采用骨外固定支架固定时,入钉部位和进钉方向不当,则可能导致腹部血管、神经损伤,或将固定钉置于髋臼或股骨头内,造成关节功能障碍等。C 形钳通过经皮技术对骨盆后方骶髂关节施加压力而迅速复位并稳定骨盆后环,其固定效果确切,且操作方法简便,但若用于髂骨翼骨折、骶骨骨折、局部软组织损伤者,则可能造成骨折移位,针

道感染等并发症。

因此,采用骨盆容积控制措施稳定骨盆、缩小骨盆容积时,应明确各种固定措施的不同力学和生物力学性能,规范操作。骨盆带适用于开书样骨盆骨折,无论采用专用骨盆带,或用适当宽度的床单和衣物制作的"骨盆单"捆绑临时固定,使用时压力不可过大。尤其是 Tile C 型骨折使用时应防止垂直移位加大。有学者研制的多功能充气式骨盆、髋关节创伤急救固定支架可迅速、无创、有效地固定、止血制动,可快速恢复骨盆环的稳定性,适用于各类型骨盆骨折有效止血。骨盆容积的控制,多数学者推荐经大转子固定(180±55N),此部位捆扎可以使腹部检查、腹股沟血管穿刺、血气分析等操作方便地进行。但合并骶孔骨折患者应慎用,防止神经症状加重。采用骨盆外固定支架固定,目前多数学者认为其适用于垂直稳定而旋转不稳定性骨折,且髂骨翼完整者,亦适用于涉及会阴区的开放性骨折等,但不适用于 Tile C 型骨折;在抢救骨盆骨折合并失血性休克时,可用于临时复位固定、压迫止血和减轻患者痛苦,并便于搬运;肥胖、体重过大的患者应慎用。为了避免固定时的失误和并发症,固定前应准确标记进钉点,通常在髂前上棘后侧髂嵴处的皮肤上做标记,并标记髂骨板的平面方向,以便准确置钉。C 形钳主要应用于骨盆后环,其构件包括 1 根方形横杆或连接横杆的 2 根侧方支柱(臂),后者能在横杆上平行滑动,可根据骨盆宽度调整其间距进行固定,安置时患者取仰卧位,在髂前上棘与髂后上棘之间画一连线,于股骨纵轴线交点处皮肤刺一小口置入固定针,亦可置针于髋臼上部,拧紧螺纹向后骨盆加压固定骨盆。但此固定方法不适用于髂骨翼骨折、骶骨骨折和局部软组织损伤的患者,且操作时要注意进针位置,以免位置不当造成骨盆穿孔、骨折移位加大,血管损伤等并发症。

五、手术治疗不当

(一)对加速康复外科理念把握不当

骨盆骨折由于创伤大、合并伤多,常需多科室协同救治,也就是以 ERAS 理念进行救治,以此缩短患者住院时间,减少并发症和医疗费用。目前多数研究表明利用 DCO 理论治疗不稳定性骨盆骨折能够迅速、有效地完成救治,降低患者病死率,减少医源性次生损伤。但其也存在诊疗时间过长,可能超过最终的手术时机,使骨折变为陈旧性,并影响最终的手术疗效等缺点。为此,部分学者近年来开始尝试早期全面诊疗(early total care,ETC)不稳定性骨盆骨折,即在患者受伤早期(24~48 小时)完成骨折的最终手术。吴新宝等对 ETC 和 DCO 治疗骨盆骨折进行了初步对比研究,结果显示,与传统 DCO 相比,ETC 患者的总体并发症发生率、病死率并没有显著性差异,但 ETC 能够有效减少患者术中出血量,缩短手术时间和住院时间且有助于患者早期活动。这对减少患者住院费用、缩短住院时间及减轻精神压力,促进患者早期康复有利,更符合 ERAS 的特点。但 ETC 也存在一定缺陷,如增加患者全身炎症反应、急性呼吸窘迫综合征的发生风险,加重医源性损伤,创伤后解剖结构变化引起术中意外大出血等。如果 DCO 和 ETC 使用把握不当,或医院不具备相应的抢救水平,医师不具有相关的技术能力和丰富临床经验而开展 ETC,则可能对患者造成不良后果。

因此,必须在围手术期准确把握 ERAS 临床路径,把握 DCO 和 ETC 的适应证,尤其是在开展 ETC 时,应慎重评估患者的具体伤情、骨折类型,制订合理的治疗计划。要由高年资且具有丰富临床经验的医师进行手术,术前要有一定的应急预案,医院也必须具备相应的抢救水平,必要时应多学科如外科医师、麻醉医师、内科医师、康复医师、护士及营养师等共同配合进行。否则创伤大、合并伤多的严重不稳定性骨盆骨折,应慎用 ETC 进行骨盆骨折的急诊最终内固定手术。

(二)适应证把握不当

近年来随着对骨盆骨折解剖、生物力学及损伤机制的深入研究,内固定器材的改进和工艺水平的提高,其非手术治疗的致残率由过去的 50%~60%,进展到目前对垂直不稳型骨折的治愈率可达 92.9%。自 20 世纪 80 年代以来,国外开展切开复位内固定治疗骨盆骨折,预后明显优于非手术的治疗。1988 年 Tile 发表的《骨盆骨折是否应该固定》,是骨盆骨折手术治疗的里程碑,目前多数大中型医院都可开展骨盆骨折的手术治疗。但如果对稳定性、无移位或移位不明显的骨折采用手术治疗,不但增加了患者不必要的手术创伤和痛苦,需二次去除内固定,而且有伤口感染的隐患;单纯的骨盆外侧挤压伤导致的骨折,通常比较稳定,若患者并不强烈要求骨折获得解剖复位而采用手术治疗,因其疗效与非手术治疗无异,却将对患者造成不必要的手术创伤和感染的风险等。

因此,目前认为手术治疗的适应证应为骨盆后环的骨折或垂直不稳定性骨盆骨折者;开书样骨折的耻骨联合分离者;外侧挤压的耻骨支旋转,经耻骨联合进入会阴区的骨折者;合并前柱髋臼骨折,以及骶髂关节复位不良,而用其他方法难以复位者;多发创伤合并骨盆骨折者;开放性的后方骨盆骨折而未涉及会阴区者等。单纯的外侧挤压的髂骨骨折,若有移位,或髂前上棘的撕脱骨折,也可手术治疗。

(三)手术时机把握不当

手术时机把握不当,将难以获得满意治疗效果,甚至导致并发症。如果未全面评估患者全身情况,生命体征未稳定,甚至存在危及生命的合并伤或并发症,例如,胸腹腔脏器破裂出血、血流动力学不稳定甚至失血性休克等未处理,而进行骨盆骨折的手术,将可能危及患者生命;耻骨支开放性骨折清创时未行一期内固定,将会使骨折失去早期内固定的时机;耻骨骨折合并膀胱损伤行膀胱修复手术时,不同时进行耻骨骨折复位内固定,将可能使膀胱再次损伤。骨盆垂直方向骨折未及时进行牵引复位,术中将难以复位固定等。

因此,术前首先应对患者全身情况和骨折进行准确评估,在生命体征完全稳定的基础上方可进行。危及患者生命的严重合并伤,如胸腹部或盆腔脏器损伤及大出血等,必须及时适当处理,休克必须完全纠正,生命体征稳定后再对包括骨盆骨折在内的骨与关节损伤进行手术治疗。耻骨开放性骨折或骨折合并膀胱损伤者,在行清创或膀胱损伤修复的同时,应对耻骨骨折行内固定。骨盆垂直方向的移位,可通过1周左右的牵引或临时外固定等处理,使骨折移位大部分或完全矫正,以利于术中的复位固定,通常以伤后的5~7天行内固定手术为宜。

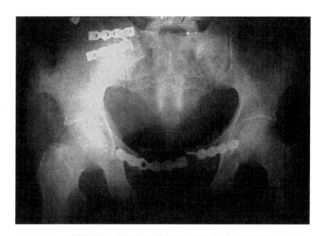

图 45-9　耻骨骨折、骶髂关节分离的耻骨及骶前钢板螺钉固定 X 线片

(四)内固定方式选择和操作不当

正确选择骨盆骨折内固定方式,对其治疗效果至关重要。骨盆骨折内固定有多种方式,主要包括前环固定和后环固定,前者如普通外固定支架固定、钢板螺钉固定(图 45-9)、单纯螺钉固定、内置固定架(Infix)固定等。后者主要包括钢板螺钉固定,如骶髂关节前侧钢板螺钉固定(图 45-9)、骶骨后方钢板固定、跨双侧后方髂骨的张力带钢板固定、骶髂关节螺钉固定(图 45-10)、微创空心加压螺钉固定等,骶骨棒固定(图 45-11),髂腰固定等。如果不按 ERAS 理念选择手术并发症少、术后护理方便、固定牢靠的技术或固定方式,将难以获得预期的固定效果。

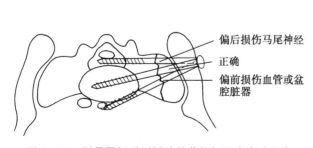

图 45-10　骶骨骨折后侧骶髂关节螺钉固定方法示意

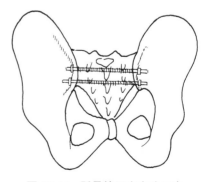

图 45-11　骶骨棒固定方法示意

1. 骨盆前环固定方式选择不当　骨盆前环骨折,用普通外固定支架固定,虽然手术创伤小,可以同时固定前环的多处断裂,骨折愈合后易于拆除,但前环蝶形骨折和 Tile C 型骨折,将难以维持骨折端的稳定,患者舒适度差,亦难以护理,且针道感染率高;肥胖患者更难以牢固固定骨折端,将导致较高的复位丢失率。钢板螺钉固定,虽然可对骨折进行直视下复位固定,其固定强度牢靠,但切口显露的手术创伤较大,采

用过短钢板,由于其固定强度不够,将导致内固定物断裂、松动或螺钉拔出。单纯螺钉固定,虽然闭合穿钉对患者损伤小,但如果用于多段耻骨支骨折,或难以进行闭合复位者,则骨折端难以固定牢固,也难以使骨折获得解剖复位;经皮微创加压钢板,若难以闭合复位达到解剖复位的患者使用,则由于骨折复位不良,固定后,骨折端难以稳定而使复位丢失。Infix 固定,是近年来用椎弓根钉棒系统经皮下固定前环骨折的方法,Vaidya 等称 Kuttner 的这一方法为 Infix 固定。该技术是先在双侧髂前上下棘之间分别拧入 1 枚椎弓根螺钉再将预弯的连接杆经皮下固定在两螺钉之间(图 45-12)。较普通外固定支架,Infix 固定患者的舒适度有所提高,无针道感染,护理方便,但由于 X 线透视下操作,时间较长,若血流动力学不稳定者使用,则不便于救治。

　　因此,骨盆前环骨折,普通外固定支架可用于前环的多处骨折,尤其是前环软组织条件差,伴有直肠、膀胱造瘘等的患者。但前环蝶形骨折(即双侧耻骨上下支骨折)和 Tile C 型骨盆骨折,由于难以牢固固定,不建议使用。钢板螺钉固定适用于耻骨联合分离及耻骨支骨折,骨盆前环开书样骨折、耻骨联合分离,耻骨坐骨支骨折、髂骨骨折等,术中应采用 4～6 孔以上的重建钢板固定(图 45-13)。有学者采用双钢板固定技术治疗耻骨联合损伤合并不稳定型骨盆骨折,有利于骨盆后方的稳定;亦有学者采用经皮空心加压螺钉固定耻骨联合分离与耻骨支骨折。单纯螺钉固定适用于耻骨支骨折的治疗,但也必须在透视下操作。在条件具备的医院,手术机器人能够很好地完成准确固定,效果良好。经皮微创加压钢板适用于能够闭合复位达到解剖复位的患者。Infix 固定的适应证与普通外固定支架类似,因其固定比较牢靠,肥胖患者使用则优势更加明显,但血流动力学不稳定者应慎用。

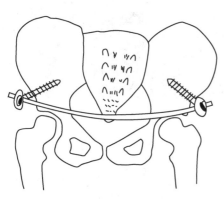

图 45-12　Infix 固定方法示意

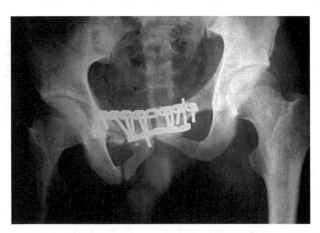

图 45-13　耻骨联合分离、耻骨支骨折钢板螺钉固定案例

　　2. 骨盆后环固定方式选择和操作不当　与骨盆前环相比较,骨盆后环承受更大压力,对骨盆环的稳定性更为重要。不稳定型骨盆骨折,由于后环结构提供骨盆主要的稳定,因此后环复位固定是治疗的关键。如果对骨折或关节脱位不进行良好的复位与固定,不依据骨折类型和患者具体情况选择合适的内固定方式和恰当的固定方法,将难以获得牢固固定的效果与骨盆的稳定。例如,骶骨骨折如果只选用骶髂关节前侧钢板固定,则难以使有向后移位趋向的骶骨骨折牢固固定;骶骨 Denis Ⅲ区骨折,如果用骶髂关节后路的骶髂关节螺钉技术固定,则难以固定到骶骨中央部位,将使固定不牢甚至失效。骶髂关节脱位采用骶骨棒固定,由于此关节存在向前的剪力,而骶骨棒则难以抵消其剪力,使固定失效。在骶前路钢板固定手术中,向骶髂关节内侧剥离过多,由于 L₅ 神经根位于骶髂关节内侧缘 2cm 处,将可能损伤此神经或骶神经(图 45-14);剥离、固定方向过于偏前,将可能导致盆腔大血管、脏器损伤等严重后果。尤其是在未经严格规范培训,无相关手术的经验和熟练的技术,不具备相关设备器械的情况下,轻易进行此类手术,将可能导致骶神经、马尾神经和盆腔重要脏器或血管损伤,对患者造成灾难性后果等。非脊柱 - 骨盆分离性损伤或骶骨并不复杂的粉碎性骨折采用腰骶固定的方法治疗,由于 L₅～S₁ 和 L₄～L₅ 关节固定后,将造成其他腰椎节段应力增加而导致退变加快,而单侧髂腰固定则可能造成脊柱侧凸。

　　因此,应首先明确各种骨盆骨折,尤其是后环骨折内固定方式的机械及生物学原理,明确骨盆的解剖特

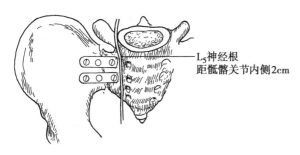

图45-14 骶前固定剥离范围过大损伤 L5 神经根或骶神经

点,依据不同患者的具体情况,选用合适的骨盆后环骨折固定方式,规范细心操作。部分不稳定型骨盆骨折,常不需要固定后环;需要固定后环时,微创的骶髂关节螺钉固定是首选,此时其他固定方法的强度可能低于骶髂关节螺钉固定,但却会带来过大的软组织创伤和手术风险。神经损伤风险高时,可采用前路骶前钢板固定。移位的骨盆后环骨折,首先必须有良好的复位,这是对其牢固固定的前提。DennisⅢ型骶骨骨折应首选闭合复位经皮骶髂关节螺钉固定,亦可采用骶骨棒技术固定,但不适用于骶髂关节脱位。严重粉碎的骶骨骨折或合并 L_5~S_1 不稳定时,可考虑采用三角固定。即将骶骨与髂后下棘以椎弓根钉棒固定,再将骶髂关节以骶髂关节螺钉固定,但此方法固定不适用于 Denis Ⅲ区骨折,合并 L_5 椎体骨折、腰骶关节损伤等伴有腰骶部分不稳定的垂直不稳定型骨盆后环骨折患者。如果必须行髂腰固定者,则在骶骨骨折愈合后,应尽早去除内固定,以降低腰部的长期并发症风险。骶骨 Denis Ⅲ区骨折,可采用 LCP 固定,或骶髂螺钉加 LCP 固定。在骶前路钢板固定手术操作中,固定方向不可过于偏前或偏后,防止损伤血管、神经。近年来有学者采用经皮微创 LCP 治疗骨盆后环骨折,手术适应证广,固定牢靠,符合生物力学要求和 ERAS 理念,手术创伤小,出血量少,操作简便,可获得良好的临床效果。骶髂关节脱位,包括骶骨 Denis Ⅰ区、Ⅱ区骨折,应采用骶髂关节后路的骶髂关节螺钉固定技术。但对手术的技术和设备要求很高,要有相关的解剖知识、熟练的操作技术和丰富的临床经验,同时要有 C 臂;该手术风险大,固定时螺钉应尽可能置于 S_1 椎体中央,入钉点应位于 S_1 孔的远侧,且置入时应使螺钉与身体水平位保持垂直,防止损伤血管、神经。同时置钉时应注意骶椎腰化与腰椎骶化等问题。亦可采用骶髂关节前路钢板固定,但不适用于骶骨骨折。在前路钢板固定手术中,不可向骶髂关节内侧剥离过多;尤其是在未经严格的规范培训,无相关手术的经验和熟练的技术,不具备相关设备器械的情况下,不应轻易进行此类手术。脊柱-骨盆分离性损伤及骶骨复杂粉碎性骨折,则可采用髂腰固定治疗。但若采用其他不固定 L_5~S_1 关节的方法就能够达到骨盆环稳定者,则不应选择髂腰固定。

近年来计算机辅助骨科手术,是最有可能在未来骨科手术领域上实现更加微创、智能的式式。骨盆和髋臼骨折的影像导航手术是目前计算机辅助骨科手术临床应用研究的热点,此技术已被部分骨科医师所采用。但该导航系统设备和耗材昂贵,且要有相关技术,学习曲线长,临床推广有一定难度。近年来,有学者将数字化三维重建技术、逆向工程技术或快速成型技术结合,研究并设计出简便的导航模板,辅助拉力螺钉置入,降低了手术风险,缩短了手术时间,为现代化骨科手术提供了新的辅助手段和治疗理念,也符合 ERAS 理念。

3. 微创复位与固定把握不当　骨盆骨折不强调解剖复位,Matta 等认为骨盆骨折的复位影像学标准为:移位≤4mm 为优,移位 5~10mm 为良,移位 11~20mm 为可,移位>20mm 为差。不稳定型骨盆骨折,由于传统的切开复位内固定创伤很大,即使切开复位,术中也很难判断复位质量,还是要借助术中影像设备来判断。因此骨盆骨折,采用微创技术复位与固定则是比较理想的手术方法。微创固定常用的技术包括钢板、螺钉和支架固定。如用钢板或螺钉经小切口固定耻骨联合及骶髂关节,外固定支架除应用于骨盆骨折的急救外,还可对粉碎的骨盆前环部分损伤患者进行固定,甚至作为最终固定。如果医师的临床经验不足、没有开放手术的基础、没有基本的理论知识和操作技术,无 C 臂等相关设备,适应证把握不当,导致复位判断失误或 X 线下置钉偏差,则可能造成手术失败或疗效欠佳。内固定时,对小切口定位不当或切口过小、过度牵拉软组织,置入钢板或螺钉位置不当等,将可能导致血管、神经损伤,甚至使手术失败。外固定支架固定,对骨盆垂直方向的移位控制较差,若在后环不稳定的情况下进行固定前环粉碎性骨折,将会使固定失效。

因此,虽然微创技术是治疗骨盆骨折的趋势,亦符合 ERAS 理念,应作为首选。但微创技术仍然是建立在开放手术基础之上的,切忌为开展新技术而贸然采用微创技术治疗骨盆骨折。必须严格把握好微创手术适应证,且要有一定骨盆骨折开放手术临床经验与技术的医师,医院要有 C 臂及相关手术设备方可进行此类手术。复位时要准确判断骨折的三维立体空间及复位后结果,以保证手术疗效。微创内固定的小切口定位要准确,不可过小,以免过度牵拉软组织。置入钢板前,应反复确认置入物的位置恰当;在空心螺钉置入前,需在骨盆正位、入口位、出口位及侧位 X 线片上确保导针的位置准确。外固定支架固定,适于不稳定型骨盆骨折患者在急诊抢救阶段使用,但不适于对骨盆垂直方向有移位的患者、后环不稳定或后环未获得稳定固定的患者进行最终固定。

第四十六章　髋臼骨折诊治失误的分析及对策

　　髋臼呈半球形深窝状，正常情况下，髋臼向前、下、外倾斜，是全身最大负重关节的关节面，其顶部是负重区。髋臼由前柱和后柱支撑着，前柱由部分髂骨、髋臼和部分耻骨组成，由髂嵴前方到耻骨联合。后柱由部分髂骨和坐骨组成，较厚实，可为内固定提供基础（图46-1）。髋臼关节面呈半球状，因其后部和顶部承受应力最大，所以，此处的关节软骨也相应宽而厚。

　　髋臼骨折多由高能量损伤导致，主要发生在青壮年，是暴力作用于股骨头和髋臼之间的结果。骨折类型与受伤机制有直接关系，如受伤时，若大腿处于轻度外展、旋转中立位，外力作用于髋臼中心，则可发生髋臼横行骨折、T/Y形骨折或粉碎性骨折；若大腿轻度外展并内旋或外旋，外力使股骨头冲撞髋臼的后壁或前壁，会导致后柱、后壁，或前柱、前壁骨折。间接暴力亦可致髋臼骨折，机制与直接暴力相似。

　　髋臼骨折类型很多，分型方法各异，目前被广泛接受和采用的分型方法有Letournel-Judet分型（图46-2、表46-1）和AO分型。

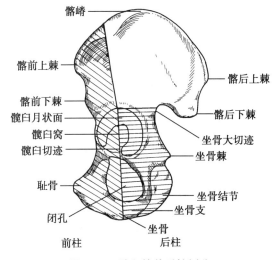

图 46-1　髋臼的前后柱划分

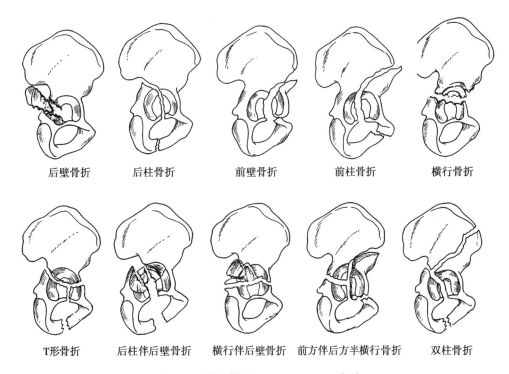

图 46-2　髋臼骨折 Letournel-Judet 分型

后壁骨折　后柱骨折　前壁骨折　前柱骨折　横行骨折

T形骨折　后柱伴后壁骨折　横行伴后壁骨折　前方伴后方半横行骨折　双柱骨折

表 46-1 髋臼骨折各型的基本 X 线征象及 CT 表现

骨折类型		髋臼前后位 X 线征象	闭孔斜位 X 线征象	髂骨斜位 X 线征象	CT 表现
单一骨折	后壁骨折	股骨头上戴有"帽子",髋臼后缘有缺损	骨折块的全部,股骨头可能有脱位	骨折块和髂骨翼相重叠影	骨折块的大小、移位程度、关节内有/无游离骨块
	后柱骨折	髂坐线、髋臼后缘断裂,股骨头伴骨折块内移	偶可见股骨头后脱位	后柱骨折及移位程度	股骨头伴随后柱骨折的移位程度,后柱内旋
	前壁骨折	髋臼前缘断裂,髂耻中部断裂,且常 1～2 处断裂	明显可见前壁骨折,见有闭孔环断裂于坐骨切迹与耻骨切迹处	可见到竖起的前壁骨块的截面	前壁骨折块大小及移位程度
	前柱骨折	髂耻线和髋臼前缘断裂,泪滴向内移位,耻坐骨支处闭孔环断裂	股骨头伴前柱骨折移位,闭孔环断裂	有竖起的骨折块面影,高位时有髂骨翼骨折	前柱移位程度和方向,可显示骨折块
	横行骨折	髂耻线、髂坐线、前缘、后缘断裂,股骨头内移	明显的横行骨折线,可见骨折块向前或向后移位的程度	骨折移位程度清晰,坐骨大切迹处显示后柱骨折	骨折线呈前后方向,骨折块有/无旋转
复合骨折	T 形骨折	同横行骨折,且有远端前后柱的重叠,泪滴和髂耻线分离	同横行骨折,且有通过闭孔环的垂直骨折	有通过四边体的垂直骨折线	前后骨折线方向的基础上,有一横行骨折线
	后柱伴后壁骨折	股骨头后脱位,后壁骨折块的"帽子"征,髂坐线断裂	骨折块的全部,闭孔环断裂	后柱骨折部位及移位情况	后壁及后柱骨折
	横行伴后壁骨折	股骨头后或中心脱位,后壁骨折块于股骨头上有"帽子",髂耻线、髋臼前后缘断裂	后壁骨折块的全部,股骨头后脱位,横行骨折线	后柱骨折线及移位情况	同后壁骨折及横行骨折
	前方伴后方半横行骨折	前柱、后柱、前壁	骨折的综合表现	与 T 形双柱骨折难以区分	前柱、后柱均骨折
	双柱骨折	股骨头中心性脱位,髂坐线断裂并内移,髂耻线断裂,髋臼顶倾斜移位,髂骨翼骨折,闭孔环断裂	骨盆入口断裂,股骨头中心脱位,髋臼顶移位,闭孔环断裂,马刺样特征 *	后柱骨折移位,髂骨有骨折线	在髋臼水平,见前柱向内向前移位,并向外翻转

注: * 在髋臼顶上方的髂骨翼骨折端,由于远折端向内移位,使近折端髂骨翼的外侧骨皮质明显向外、向下突出,形象地描述为马刺样,是双柱骨折的典型 X 线表现。

AO 组织将髋臼骨折分为 3 型。A 型: 骨折仅累及髋臼的一个柱; B 型: 骨折累及两个柱,髋臼顶部保持与完整的髂骨成一体; C 型: 骨折累及两个柱,髋臼顶部与完整的髂骨不相连。

Marvin Tile 将髋臼骨折分为 2 型。A 型,所有无移位的髋臼骨折; B 型,所有移位的髋臼骨折,此型骨折又进一步分为 3 型: Ba 型,后部骨折 ± 后脱位; Bb 型,前方骨折 ± 前脱位; Bc 型,横行骨折 ± 中心性脱位等。

由于髋臼复杂的解剖特点、功能的重要性,加之骨折的粉碎程度多很严重,骨折治疗困难,骨折后诊断、手术显露、复位、固定均难以统一规范,风险极高,因此,对临床骨科医师是一个挑战。此外,在中国髋臼骨折的相关研究起步较其他骨折开展时间稍晚,治疗水平远落后于其他骨折,其诊治失误较为常见,对患者的功能恢复将造成一定影响。

第一节　诊 断 失 误

一、检查不全面导致的误诊或漏诊

髋臼骨折多由高能量损伤导致，常合并全身其他部位的严重合并伤或并发症，如骨盆骨折、腹部损伤、下肢及其他部位的骨折、创伤失血性休克等。但由于髋臼的解剖位置较深，骨折后的临床表现多不明显，加之骨折后的症状和体征常被其他严重合并伤掩盖，在检查过程中，如果对髋臼骨折重视不够，检查不全面，未对髋部进行相关检查，则可能导致误诊或漏诊。

因此，在诊断高能量损伤，尤其是车祸伤、高处坠落伤时，若合并骨盆骨折、下肢严重骨折、创伤失血性休克、腹部创伤合并腹膜后血肿等，应重视伤侧合并髋臼骨折的可能。应对髋部尤其是髋臼进行仔细检查，在病情允许的情况下，除拍摄髋关节的正侧位 X 线片外，应拍摄某些特殊体位的 X 线片，如髋臼前后位、闭孔斜位和髂骨斜位 X 线片等，以明确诊断。怀疑髋臼骨折而 X 线片显示骨折征象不明显者，应行 CT 及 CT 三维重建确诊。

二、检查不仔细导致的同侧合并伤误诊或漏诊

无论是直接或间接暴力引起的髋臼骨折，均由股骨头撞击髋臼导致，常合并同侧下肢其他部位的损伤。如直接暴力引起髋臼骨折，常合并股骨头骨折（Letournel 统计约占髋臼骨折的 6.6%）、股骨头脱位、坐骨神经损伤（占髋臼骨折的 12.2%～31.0%，医源性损伤占 2%～16%）等。如果在接诊时不详细询问患者病史和症状，不了解发病机制，未重视对股骨头的检查，未仔细阅读 X 线片或行必要的 CT 检查，则可能导致股骨头骨折或髋关节脱位的漏诊或误诊。未重视坐骨神经功能的检查，则可能导致坐骨神经损伤的漏诊或误诊。由于坐骨神经由骨盆内穿出，穿过坐骨大孔，经梨状肌行至臀部和大腿后侧，若髋臼后柱骨折，骨折块和骨折端向后上方移位，可将其挫伤或刺伤。此外，间接暴力导致的髋臼骨折，多为强大暴力自小腿传达至胫骨近端或股骨导致，常合并同侧下肢以远部位的损伤，尤其是膝关节和踝关节周围损伤。如果未重视膝、踝关节的相关检查，则可能导致膝交叉韧带，尤其是后交叉韧带损伤，或股骨远端或胫骨近端骨折及腘动脉损伤的误诊或漏诊；未检查踝关节和跟骨，则可能导致踝关节骨折或跟骨骨折的误诊或漏诊。

因此，髋臼骨折，应重视对同侧下肢合并伤的诊断。应详细询问病史和发病机制，同时对同侧下肢进行全面仔细检查。直接暴力造成的髋臼骨折诊断后，应首先考虑是否合并股骨头骨折或股骨头脱位，因为只有股骨头的撞击才能引起髋臼骨折或髋关节脱位。在股骨头骨折中，除股骨头明显的大块骨折外，也应注意股骨头凹陷骨折和股骨头软骨磨损，必要时可行 CT 检查确诊。髋臼后柱骨折，应重视坐骨神经功能患肢畸形的检查，若患肢小腿伸屈功能障碍，肌力降低或肌肉麻痹，加之小腿后及足部皮肤感觉减退或消失等，则可诊断合并坐骨神经损伤；患肢下肢短缩、屈曲、内收、内旋畸形，则应考虑髋关节后脱位的诊断。间接暴力造成的髋臼骨折，应仔细检查膝踝关节及足部，特别是膝关节过伸位损伤后应检查后交叉韧带。如果屈髋屈膝 90° 位，双足跟平齐时，发现胫骨结节较健侧有下沉的表现，或后抽屉试验阳性者，则应诊断后交叉韧带损伤，必要时行 MRI 或关节镜检查确诊。膝关节肿胀明显、外力直接作用于膝关节前的髋臼骨折，应注意检查是否合并股骨远端骨折或胫骨近端骨折。同时，应特别重视是否存在血管损伤。若出现患侧趾端血运不良，剧烈疼痛，且进行性加重，皮肤感觉减退或消失，患侧小腿冷凉，主动活动丧失，足背动脉搏动减弱或消失等临床表现，则应高度怀疑腘动脉损伤。应尽快行血管造影或多普勒超声检查确诊。此外，还要注意对足跟部的检查，防止跟骨骨折漏诊。

三、拍摄 X 线片方法体位不当、未行 CT 检查导致的误诊

拍摄 X 线片的方法和体位关系着髋臼骨折的准确诊断和分型，关系着能否制订正确的治疗方案。如果对髋臼骨折的拍摄 X 线片的方法和体位了解不清，相关知识掌握不够，摄片体位不标准，将骨盆前后位 X 线片当作髋臼的前后位 X 线片；将髂骨的斜位 X 线片当作闭孔的斜位 X 线片；或反之等，尤其是复杂骨折有条件而未行 CT 或 CT 三维重建，将难以进一步准确诊断和分型。

因此，髋臼骨折或疑似髋臼骨折者，必须拍摄标准体位的 X 线片。通常拍摄 X 线片的体位如下。①骨盆前后位：患者取仰卧位，X 线球管位于耻骨联合上方，拍摄完整的骨盆 X 线片（图 46-3）；②髋臼前后位：患者取仰卧位，X 线球管对准患侧髋臼中心拍摄 X 线片（图 46-4）；③Letornel 发明及提倡的 Judet 位（髂骨斜位）：患者向患

侧倾斜,即健侧抬高45°,X线球管垂直床面、对准髋臼中心拍摄X线片(图46-5);④Judet位(闭孔斜位):患者向健侧倾斜,即患侧抬高45°,X线球管垂直床面、对准髋臼拍摄X线片等(图46-6)。否则,将可能导致误诊。为了获得更确切的髋臼骨折,尤其是复杂骨折的解剖学信息,有条件者应行CT检查,以清晰显示骨折的某个层面,尤其是可显示髋臼后壁骨折块大小及粉碎程度,是否存在边缘压缩性骨折、股骨头状骨折、关节内游离骨折块等,并可显示髋关节及骶髂关节损伤情况。在条件允许的情况下,也可采用计算机软件将CT三维重建片转换为三维立体图像,这样可从整体反映骨折形态。一般采用正位X线片和2个Judet位X线片评价髋臼骨折。

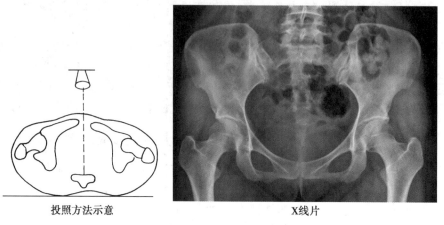

投照方法示意　　　　　　　　　X线片

图46-3　骨盆前后位X线投照方法示意及X线片

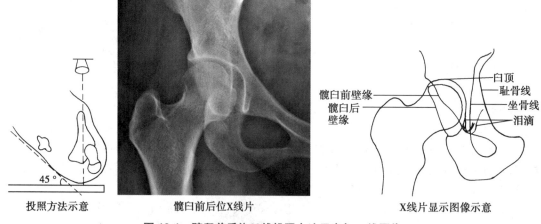

投照方法示意　　　髋臼前后位X线片　　　X线片显示图像示意

图46-4　髋臼前后位X线投照方法示意与X线图像

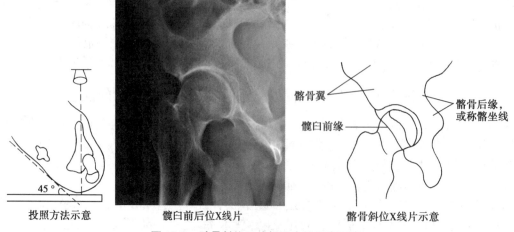

投照方法示意　　　髋臼前后位X线片　　　髂骨斜位X线片示意

图46-5　髂骨斜位X线投照方法示意图像

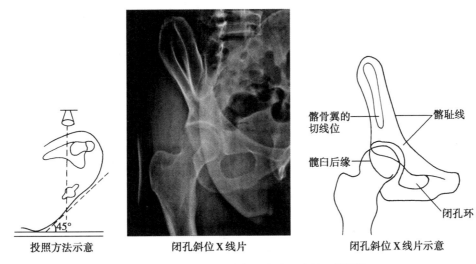

髂骨翼的切线位
髂耻线
髋臼后缘
闭孔环

投照方法示意　　闭孔斜位X线片　　闭孔斜位X线片示意

图46-6　闭孔斜位X线投照方法示意及X线图像

四、诊断分型不准确

髋臼骨折诊断分型,对制订正确的治疗方案至关重要,也是评估预后的重要依据。由于髋臼解剖结构的特殊性和骨折的复杂性,其骨折分型难度较大,若放射学检查不全面、不标准,阅读、分析X线片不仔细,将导致骨折分型不准确,难以制订正确的治疗方案,难以选择合适的手术入路和内固定方式,影响治疗效果等。

因此,在骨盆前后位X线片显示髋臼骨折尤其是复杂骨折征象时,除必须拍摄取标准的骨盆髋臼X线片,进行CT或CT三维重建外,有条件者还可依据三维CT进行三维打印,并认真阅读和分析X线片与CT所显示的骨折征象,明确骨折类型,以制订合理的治疗方案。通常,髋臼骨折各类型的基本X线征象及CT表现见表46-1。

第二节　治疗不当

髋臼骨折十分复杂,治疗前必须依据患者的骨折类型、全身情况和患侧局部,尤其是软组织情况并结合患者的年龄、性别、职业,医院的设备条件等,认真研究和制订合理而适宜的治疗方案。医师的手术技巧和临床经验是决定手术是否成败的关键。髋臼骨折的治疗目标是修复臼顶,恢复头臼匹配关系,牢固固定,重建稳定、无痛的髋关节。

一、未重视对严重合并伤的处理

髋臼骨折常合并创伤失血性休克、胸腹脏器损伤、骨盆骨折引起的腹膜后出血、其他部位骨折或血管神经损伤、股骨头中心性脱位或后脱位等。如果不重视对严重合并伤的诊治,将可能造成严重后果。例如,若只顾处理骨折而未重视抗休克和对其他脏器损伤的治疗,将可能危及患者生命;腹膜后血肿刺激腹腔神经节,使肠蠕动减慢误诊为肠梗阻进行剖腹探查,其手术创伤会使患者病情恶化;腹膜后血肿剖腹探查止血,由于多数病例术中难以发现血管损伤部位而止血十分困难,甚至使出血、休克加重,危及患者生命;合并血管损伤未能及时诊断及处理,将可能导致肢体缺血坏死等严重并发症。股骨头脱位不及时复位,或对不能复位者未进行牵引,将给以后治疗造成困难或导致股骨头坏死;股骨颈、膝、踝关节骨折不及时处理,将影响髋臼骨折手术的进行。

因此,在治疗髋臼骨折时,必须高度重视救治危及生命的合并伤或并发症,如纠正休克,处理胸腹部脏器合并伤及血管损伤等。合并骨盆骨折同时有腹膜后血肿,出现麻痹性肠梗阻时,不应贸然进行剖腹探查。腹膜后血肿,在未确定血管损伤,尤其是未确定动脉损伤的具体部位者,应慎用手术止血,以免切开血肿后引起更大出血。合并重要血管损伤,如股动脉、腘动脉损伤等,应及时确诊并修复。合并股骨头脱位者,要急诊行闭合复位,如因病情复杂,1周内不能进行髋臼骨折手术者,则应对髋臼骨折和脱位股骨头进行骨牵引,以防骨折端软组织挛缩,造成后期手术困难。对于合并的骨干、膝踝关节骨折,应先进行处理,以免进行髋臼手术时,在对下肢的被动活动或牵引中造成"干预性次生损伤"。

二、非手术治疗不当

(一)适应证把握不当

非手术治疗方式大多数都难以使髋臼骨折块获得良好复位,其目的只是防止骨折块的继续移位。如果拟以牵引使移位较明显的骨折块复位,多数将难以如愿,并可能贻误治疗时机;具有明显手术适应证的患者采用非手术治疗,如对骨折移位较明显或较高位的前柱或横行骨折采用非手术治疗,骨折难以解剖复位,髋臼关节面不完整,将导致创伤性关节炎等。

因此,应严格把握非手术治疗的适应证。通常老年体弱,有全身其他脏器严重疾病,难以耐受手术创伤者;或由于严重骨质疏松无法进行内固定者;切口附近或局部有感染或感染趋向者,如股骨髁上牵引针道感染,手术区域皮肤挫伤或渗出者;无移位或髋臼顶负重区移位<2mm 的髋臼骨折,或低位的前柱或横行骨折移位<3mm 者;粉碎的双柱骨折经闭合处理而恢复髋臼完整性者或分离移位<3～4mm 者;骨折块<25%的后壁骨折者等,可采用非手术治疗。

(二)牵引时机、方式、方法不当

骨牵引是髋臼骨折目前唯一的非手术治疗方式,可使中心性脱位的股骨头和部分髋臼骨折复位。其治疗效果与牵引的时机、体位、方向、重量及牵引中的观察处理等有关。如果不重视牵引时机,当生命体征已稳定,其他严重合并伤已妥善处理,却仍未行牵引而等待手术治疗,则由于血肿和渗出机化,与骨折块连接的软组织挛缩等,将难以获得满意的牵引效果,使脱位的股骨头和移位的骨折块更加难以复位;而且,可能因股骨头长期缺乏关节液营养,导致股骨头关节软骨或股骨头坏死等。如果拟将牵引作为在短时间内进行术前准备,却在大转子外侧或股骨髁上行骨牵引,则由于针道可能引起严重的术后感染。如果牵引体位不当,未将膝、髋关节屈曲,由于股骨颈颈干角和前倾角互不吻合,不但使骨折难以复位,而且可能导致骨折块进一步移位。同时,由于牵引体位不当,会使下肢肌肉难以松弛,患者也长时间感觉不适,影响牵引效果。股骨头中心性脱位牵引复位,如果牵引方法和方向不当,如单纯行股骨髁上或胫骨结节牵引,而未加侧方牵引,以形成合力,会使脱位难以复位,将导致患侧肢体短缩,髋臼关节面复位不良;牵引重量过轻,将难以复位,重量过大,会使股骨头与髋臼发生分离等;牵引过程中出现由于体位或牵引方向的改变,使牵引失效等问题未及时发现和干预,将导致复位不满意,或髋臼顶难以恢复其穹隆形解剖结构。

因此,已确定行非手术治疗者,当患者生命体征稳定后,则应尽快实施牵引。牵引应在髋、膝关节半屈曲的体位下进行,使患肢髋部肌肉松弛,患者也不会感到明显不适。应特别注意,如果决定在很短时间内行切开复位内固定,则不应在股骨尤其是大转子外侧行骨牵引。如果将牵引作为终结治疗,通常应在股骨髁上或胫骨结节行骨牵引,重量不可过大,以股骨头和髋臼不发生分离为宜。同时,应于大转子下外侧行股骨头、颈部的侧方牵引,使牵引的合力与头颈方向一致,以使股骨头复位。持续牵引5～7 天后,可适当被动活动髋关节数次,以使髋臼软骨面进行磨合,尽可能获得较为满意的复位效果。6～8 周后去除牵引,主动锻炼关节屈伸功能,8～12 周后可轻负重走行。在牵引过程中,应仔细观察患肢体位、牵引方向、牵引重量等,评估牵引效果,对出现的问题,如患者体位、牵引方向以及力量的变化等应及时适当处理,以免牵引失效。但想通过牵引的非手术治疗使原始骨折移位程度得到完全改善的想法是不现实的。牵引只能使髋臼原始移位的骨折不再移位。

三、手术治疗不当

(一)适应证把握不当

如果合并休克,胸、腹腔脏器损伤,血管损伤,生命体征不稳定者,急于进行骨折的手术治疗,将可能危及患者生命安全;严重骨质疏松的移位骨折采用内固定,由于内固定物难以牢固把持骨质,将使骨折固定不牢固,手术失败;手术部位皮肤感染或有感染趋向者进行手术,将可能导致术后感染的灾难性后果;老年体弱甚至有其他脏器严重疾病者行切开复位内固定,由于患者难以耐受过大的手术创伤,将可能危及患者生命。髋臼后壁或后柱骨折伴髋关节不稳定者;髋臼前壁或前柱骨折伴髋关节不稳定者;髋臼顶负重区间隙移位骨折者;髋臼内卡入骨折块或软组织影响头臼对合;伴有移位的股骨头骨折者;髋臼骨折移位较明显难以获得解剖复位者;CT 片显示后壁骨折缺损较大者;合并血管、神经损伤者等,如果不进行手术治疗,将使患者难以获得满意的治疗效果。

因此,在保证患者生命安全的前提下,应严格把握手术适应证。年老体弱、骨质疏松严重、手术指征不明确的患者应慎用手术治疗。目前大部分学者认为,髋关节不稳定和 / 或头臼对合关系差的患者均可手术治疗。可以说,手术治疗成为髋关节不稳定和移位髋臼骨折治疗的"金标准"。对有手术适应证者,均应手术治疗。Matta 主张以髋臼顶弧角大小决定是否手术治疗。据此对髋臼顶部骨折,若顶弧角>45°,表示髋臼顶大部分完整,无须手术治疗,若<45°,表示髋臼顶部负重部位骨折不稳定,应手术治疗(图 46-7)。近年来有学者将髋臼骨折的复位标准提高到移位或台阶<1mm。

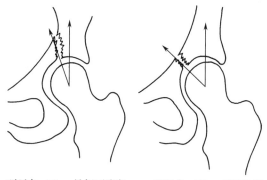

顶弧角<45°,骨折不稳定　　顶弧角>45°,骨折稳定

图 46-7　顶弧角测量法示意

(二)手术时机把握不当

手术时机把握不当,将影响治疗效果。如果髋臼骨折手术进行过早,由于髋臼骨折端和周围组织容易出血,显露骨折端相对较难,会给手术操作造成一定的困难;需急诊手术的患者[如难复性股骨头脱位、复位后难以维持(不稳定)的髋关节脱位、髋关节后脱位同时伴有股骨头骨折者等],如果未能及时手术,则将会增加股骨头坏死的可能;髋臼骨折合并同侧股骨颈骨折,或合并同侧股骨干、膝关节、胫腓骨、踝关节骨折者,如果未及时对所合并的骨折进行牢固固定,将在进行髋臼骨折复位固定时,难以对该肢体进行适当搬动、弯曲或旋转等配合活动,则不利于髋臼骨折手术,甚至会造成同侧肢体的次生损伤。

因此,应准确把握手术时机。通常最好是在病情稳定,出血停止后进行,最佳手术时机一般认为在伤后 4～7 天。但对难复性股骨头脱位,复位后仍不稳定的髋关节脱位,髋关节后脱位同时伴有股骨头骨折者等,在无明显禁忌证的情况下应急诊手术。同时,对同侧患肢所合并的骨折,亦应急诊进行牢固的内固定。

(三)术前准备不足

髋臼骨折复位内固定,与其他骨折复位内固定手术相比,是骨折中最复杂和最困难的手术之一。其半球形的关节臼顶及弧形关节面、部分菲薄骨质和多种弧形外观结构,以及复杂骨折类型如骨松质结构在骨折中被压缩变形、股骨头的推抵、牵拉等,使其骨折类型极其复杂,这些对骨科医师的理论知识、实践经验、操作技术、分析判断及术中随机应变能力等,都是严峻的考验和挑战。如果术前准备不足,对严重合并伤未适当处理,医院相关设备不足,无 AO 组织设计的一系列复位器械,主刀医师不具备有关髋臼骨折的理论知识、临床经验和熟练的操作技术,尤其是对骨折类型、移位程度及方向心中无数,术前骨折分型不准确,手术方案制订不合理等,将难以顺利完成手术,甚至使手术失败。这与医师的年资及学历并不呈正相关,更主要取决于学习曲线。例如,术前合并股骨头脱位未复位,术中髋臼骨折将无复位的"模板",则骨折块难以获得解剖复位;股骨颈或股骨干骨折未复位固定,术中则无法牵引股骨头,也将难以使髋臼骨折获得解剖复位;术前各个体位的 X 线片、CT 或三维 CT 重建不完善,则难以准确诊断及分型、难以制订符合患者病情的合理的治疗方案,如果盲目手术,将很难获得满意的治疗效果;皮肤准备不充分,甚至对有感染或感染趋向者进行手术,则容易导致术后感染,使手术失败;术前未行肠道清洁准备,则可能由于粪便污染手术野,造成手术严重感染;手术器械准备不充分如特殊的复位器械及相应内固定物,将可能使复位困难、复位不全、固定困难(无弹簧钢板或长螺钉等),影响手术进程及预后;术前已行股骨或大转子外骨牵引,髋部尤其是大转子处或骨盆后方局部合并有皮肤擦伤或剥脱,已引起皮下血肿和积液等严重软组织损伤(Morel-Lavalle 损伤)者,未合理使用抗生素和进行皮肤处理,将可能导致术后感染,甚至使手术失败。

【病例】患者男性,53 岁。车祸导致骨盆骨折(AO B 型开书样损伤)合并左侧髋臼横行与后壁骨折。术前三维 CT 显示前、后柱内侧移位不明显。入当地医院后由创伤骨科高年资主任医师主刀手术,首先行耻骨联合分离复位、钢板内固定及髋臼后壁骨折钢板内固定。术后 1 周,髋臼内壁明显内移。术后 9 个月左髋臼顶骨质明显磨损、缺失,股骨头半脱位,股骨头坏死、塌陷。术后 1 年行髋臼结构植骨及人工全髋关节置换术。

此例误治的主要原因是术者未经过正规培训和学习曲线,未建立起骨盆髋臼的三维解剖概念,对髋臼骨折的基本概念不清,对手术操作不够熟悉,在骶髂关节脱位未复位固定前行耻骨联合复位固定,造成髋臼横行骨折线远端的髋臼壁呈游离状态,头臼不匹配,股骨头坏死。

因此,必须高度重视术前准备。若无相关手术的正规培训和一定的临床经验,未掌握髋臼骨折切开复位内固定的操作技术,诊断尤其是分型不准确,无合理而具体的手术方案,则应慎行手术。合并同侧股骨头脱位者,必须尽快闭合手法复位,若复位不成功,则应在全身麻醉下闭合复位,并同时胫骨近端或胫骨结节牵引,若需切开复位则应急诊同时行髋臼骨折内固定。术前要有相关标准体位的高清晰度 X 线片、CT 片或三维 CT 片,并对其认真研究、讨论,明确骨折类型,制订合理具体的手术计划,尤其是主刀医师的临床经验和对骨折类型、移位程度及方向的评估极其重要。合并同侧下肢骨折,如股骨颈、股骨干骨折者,也应在髋臼骨折术前进行复位牢固固定,或行跟骨牵引,以利于以股骨头为模板对髋臼骨折进行解剖复位。行切开复位内固定者,则不必在术前行股骨踝骨牵引,以降低院内感染的概率。髋部及会阴部皮肤应充分准备,有皮肤感染或感染趋向者,必须将感染治愈后方可手术。术前 2~3 天应反复清洗皮肤。Morel-lavalle 损伤的皮下积血、积液及皮肤其他损伤,伤后应立即严格消毒抽出积液,并加压包扎,皮肤条件具备后方可手术。术前应清洁灌肠,留置导尿管;必须确认器械及内固定物的充分准备,如骨折推挤器、Farabeuf 齿钳、Tenaculum 骨松质复位钳、Matta 球端弯钳和直钳、AO 骨盆复位钳等。确保 C 臂机器运行良好。要做到宁肯备而未用,不可用而未备。主刀医师应对各种器械亲自详细检查,再送消毒。术前 1~3 天,应适当应用抗生素,尤其是合并 Morel-lavalle 损伤者。全身其他部位有合并伤或行骨牵引而针道感染者,应尽快控制感染再行手术。手术时间过长者,术中可加用 1 次抗生素,预防感染。

(四)手术体位不当

髋臼骨折复位时的体位十分重要,体位不适当,将导致复位固定困难,甚至使手术失败。例如,后柱骨折,采用侧卧位手术,由于肢体重力作用,股骨头会挤压断裂的后柱向内移位,将难以复位固定;后壁骨折,采用仰卧位手术,不但显露、复位、固定困难,而且由于股骨头未复位,不能起到"模板"作用等,使骨折块难以获得解剖复位。

因此,术前应依据骨折类型,将患者安置于适宜的便于进行骨折复位固定的体位。后壁、后柱骨折,应采用俯卧或健侧卧位手术。前壁前柱骨折,应采用仰卧位手术。双柱骨折、横行骨折,尤其是前方骨折位置较高时,可采用侧卧位手术。

(五)手术入路选择不当

由于髋臼的解剖结构和骨折类型特殊,骨折分型复杂,没有一种手术入路能够适用所有类型骨折。一个合适的手术入路不但能够提供开阔的手术野,对骨块进行解剖复位和有效固定,而且还能缩短手术时间、减少出血量。髋臼骨折的手术入路多样,也是困扰临床医师的难题,其入路大致分为前方入路、后方入路、联合入路以及扩大 / 改良入路。前方入路,包括髂腹股沟入路、Stoppa 入路、腹直肌旁入路、髂股骨入路;后方入路包括 Kocher-Langenbeck(K-L)(后外侧入路)入路、改良 Gibson 入路等;前后联合入路,即依据手术的需要采用前方和后方入路;改良 / 及扩展手术入路,是在前方、后方入路的基础上衍生出的,如高位髂腹股沟入路、腹股沟韧带下入路、腹直肌外侧入路、扩大 / 改良髂股骨入路、改良的 K-L 入路等。

每个手术入路各有其优缺点和适应证。①髂腹股沟入路：虽然可以充分显露骨盆和髋臼的前方和内侧，异位骨化率低，保留外展肌群，有利于康复，但不能显露髋臼关节面，只能通过关节外的三个窗口（向内拉开髂腰肌和股神经为第1窗口，向外拉开髂腰肌和股神经为第2窗口，向外拉开髂外血管并向内侧拉开腹直肌和精索/子宫圆韧带为第3窗口）进行间接复位，不能直视下复位关节内和关节面的骨折，不能显露后壁的骨折，创伤大，易损伤股血管和股神经，可能发生股外疝。②Stoppa入路：最开始是用于腹股沟疝的修复，1994年Cole和Bolhofner将其用于髋臼骨折。此入路显露充分、解剖简单操作较安全，可显露耻骨联合到耻骨支、髋臼前壁、髋臼内壁、四边体、后柱内侧面、真骨盆缘、坐骨大切迹及骶髂关节等，但常见的并发症包括异位骨化、骨关节炎、股骨头坏死、医源性神经损伤，如闭孔神经和股外侧皮神经等。③腹直肌旁入路：尚未被广泛应用，其显露相当于Stoppa入路但损伤更小，其解剖复位率较髂腹股沟入路更高，直接显露髂窝，可显露耻骨联合至骶髂关节的真骨盆边缘，显露四边体及髋臼顶；可微创切口直视下或手指引导下插入复位装置是比较安全的，并可通过手指触摸检查骨折复位情况，但不适用于双侧髋臼骨折或累及前环双侧组建的骨盆骨折，同时有打开腹腔的可能，亦不适用于肠麻痹、肠梗阻需手术的患者。④髂股骨入路：可同时显露髋臼前后柱、髂骨和髋关节以及骨盆，几乎所有髋关节手术都可用此入路来完成，复位固定也较为直观。但此入路对操作要求高，并发症发生率也最高，异位骨化较为常见，如果不广泛剥离肌肉，对髋臼的显露不如其他入路，尤其是坐骨大切迹部位重要血管、神经损伤的发生率较高。⑤后方入路为K-L（后外侧）入路：可显露髋臼后壁和后柱及部分前柱，传统的K-L入路显露髋臼后侧骨折时需离断外旋肌（康锦、马林等改良的K-L入路不离断外旋肌），但不做大转子截骨则难以显露髋臼上缘及前柱的一部分，亦难以显露坐骨大切迹之上的部分，而大转子截骨可增加手术步骤和损伤，亦有导致大转子截骨断端骨不连、异位骨化及髋关节外展无力的可能。⑥改良Gibson入路：较K-L入路显露范围更大，所有K-L入路能处理的骨折该入路均可以进行，尤其是便于处理骨折达髋臼顶12点钟位置的骨折。⑦前后联合入路：可以利用每种切口的优势，相对减少手术创伤，有手术操作安全、并发症少、复位容易、固定牢固、可早期活动的优点。可显露髋臼前柱、前壁及后柱、后壁。但与单切口相比创伤较大，手术操作复杂，技术要求高，术中需变换体位，手术需要时间长。⑧改良/及扩展手术入路：具有与原入路比较相对显露良好，易于复位固定、固定牢靠，次生损伤较小等，但有的相对于原入路来说创伤较大，如扩大髂股骨入路等。如果不按骨折类型选择合适的手术入路，则可能无法对骨折进行复位及固定。选择手术入路时如果对相关信息资料收集不全，骨折分型不准确，无适宜的手术方案，亦难以选择适合的手术入路，造成手术困难，影响手术效果。

因此，术前必须以骨折类型为基础、骨折线的位置及主要移位方向的不同，患者身体情况、复位固定的需要及医师个人手术经验等，认真选择手术入路。既要充分显露骨折，力求解剖复位，利于操作固定，又要避免损伤神经、血管，尽可能少地剥离骨盆附着肌肉。要认真分析术前髋臼各个体位X线片、CT片及CT三维重建片，最好用一块髂骨或三维打印作为标本，画出骨折的部位和类型，进行认真分析讨论，制订合理的手术方案，选择适宜的内固定方式和手术入路，不可一味追求单侧入路。累及前柱而难以通过前方单侧入路获得解剖复位的后柱骨折还需进行前后联合入路复位固定。①髂腹股沟入路（21.9%）（图46-8）：适用于前壁、前柱骨折合及其并髋臼顶部骨折患者，前柱加后方半横行骨折，以及大多数双柱、部分横断和T形骨折，前方位置较高、移位明显的骨折等。患者取仰卧位，切口自腹中线的耻骨联合上两横指开始，经髂前上棘到髂嵴。自髂嵴剥离腹肌、髂肌至髂窝及骶髂关节前，并向内分离精索或子宫圆韧带，切开腹股沟韧带，分离腹内外斜肌、腹横肌，通过骨盆入口显露髋臼前壁、耻骨后间隙、髂窝等。近年来有学者在Faridc采用的髂骨截骨髂腹股沟下入路的基础上，以腹股沟韧带髂前上棘止点锐性剥离的方式代

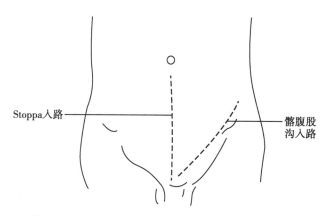

图46-8 Stoppa入路、髂腹股沟入路示意（虚线所示）

替髂骨截骨,称为"腹股沟韧带下入路"。切口内侧沿腹股沟韧带远端 0.5~1.0cm 平行切开大腿深筋膜,完整保留腹股沟韧带,钝性分离保护髂腰肌及股神经鞘、股动静脉鞘、精索或子宫圆韧带。屈髋增加髂腰肌活动度,以增加第 1 窗显露范围,骨膜下钝性分离后,可直接显露髋臼前壁、前柱、耻骨上支,沿髂腰肌外侧向下分离,牵开股直肌显露髋关节前方。但目前文献报道的数量提示经典的髂腹股沟入路有被 Stoppa 入路和腹直肌旁入路代替的趋势。②Stoppa 入路(见图 46-8):适用于髋臼前壁或前柱骨折、横行骨折、双柱骨折、前柱加后半横行骨折及 T 形骨折。手术时患者取平卧位,下腹部正中纵切口或位于耻骨联合上 2cm 横行切口,长 8~10cm。沿腹白线切开腹直肌并结扎腹壁下动脉,在耻骨联合上方切开腹横筋膜,保留腹直肌于耻骨体前方止点;于腹膜外间隙行钝性分离,结扎切断血管吻合支(死亡冠)后进一步做骨膜下剥离,显露真骨盆入口、髋臼内壁、髋臼后柱及坐骨大切迹至骶髂关节处。手术操作相对简单,在手术时间、出血量方面均有优势。由于其显露范围有限,复杂骨折需要联合其他入路。③腹直肌旁入路(图 46-9):实际为 Stoppa 的改良切口,适用于髋臼前壁骨折、前柱骨折、骨盆环不稳定型骨折、骶髂关节周围骨折、四方体重建等。但不适用于严重移位或多块粉碎骨折粉碎性骨折,也不适用于同时存在后壁骨折伴髋关节后侧不稳定性骨折。麦氏点至髂腹股沟中点为皮肤切口,切开腹内斜肌、腹外斜肌、腹横肌,于腹膜外分离,最好从腹直肌内侧进入,防止腹直肌失神经支配,注意分离保护髂外血管束与精索或子宫圆韧带,复位满意率有优势。④髂股骨入路(12.4%)(图 46-9):适用于高位的前柱骨折、髋臼前壁骨折、上部横行骨折。如果前柱的骨折波及髋臼下方的耻骨梳处,则不宜用此入路。手术时患者取仰卧位,自髂嵴前 1/2 或 2/3 经髂前上棘,再沿缝匠肌外缘下延 15cm。将腹肌及髂肌自髂骨向下游离,切断腹股沟韧带和缝匠肌,显露髋臼前壁。此外,显露髋臼两柱骨折的扩展髂骨股骨入路,即在髂股骨入路的基础上,将股部切口继续向远端延伸。由于此入路对肌肉损伤严重,术后并发症多,如异位骨化、感染等,现已由前后联合入路替代。⑤后方 K-L 入路(48.7%):最为常用,适用于后壁骨折(97%)、后柱及后柱伴后壁骨折,亦适用于前方骨折线低且移位小的横行骨折,以及大部分 T 形骨折与累及顶部区域或肥胖及臀中肌发达患者,亦适用于部分横行或横行伴后壁骨折。为增加显露,可做大转子截骨,能获得满意复位,尤其是合并移位的股骨头骨折时,可采用外科脱位技术同时处理股骨头及后壁骨折。患者取俯卧位,切口自髂后上棘外下 4~6cm 始,斜向股骨大转子,再沿股骨干向下延伸 15~20cm(图 46-10)。沿切口分离并翻开臀大肌及大转子处滑囊,保护好坐骨神经,于止点处切断梨状肌、闭孔内肌及上下孖肌,切开关节囊,可显露髋臼后方及后柱。显露骨折块时,严禁从后关节囊剥离,防止破坏骨折块的血运,导致骨折块坏死。合并股骨头骨折、术中需要进行髋关节脱位,应考虑采用侧卧位手术,以便术中进行髋关节屈伸。⑥改良 Gibson 入路:适用于所有 K-L 入路能处理的髋臼骨折,尤其是便于处理骨折达髋臼顶 12 点钟位置的骨折。此入路并发症多,操作时必须仔细。近年来,樊仕才、黄复铭等,采用"直接后方入路"治疗髋臼后部骨折获得满意疗效。手术时患者取健侧位或俯卧位,沿大转子顶点后缘与髂后上棘连线中点向股骨大转子后缘切口(图 46-11),纵行劈开臀大肌,显露臀中肌,分别向上和向下牵拉臀中肌与外旋肌群,并沿骨膜下剥离,可清晰显露整个髋臼后部。该入路创伤小、不涉及旋股内侧动脉走行区域,是一种处理髋臼后部骨折相对安全的手术入路,术中应注意保护臀上神经血管束及梨状肌下的坐骨神经。但也存在切口小、操作不便、复位欠佳等缺点,操作不当可能损伤相关血管、神经,且对后壁累及髋臼顶部的骨折显露有一定的局限性。⑦前后联合入路:即后方 K-L 入路和髂腹股沟入路的联合。适用于横断伴后壁骨折中的前方骨折线高且移位大者。患者取侧卧位,按骨折粉碎严重程度,移位明显的部位,决定先进行前入路或后入路,如果通过一侧入路可完成手术,则无须再行第二切口,应准确把握,术中有的需变换体位。近年来侯志勇、张英泽、张瑞鹏等采用"髂窝(入路)联合 Stoppa 入路"治疗髋臼双柱骨折,获得满意疗效。首先沿髂嵴 8~10cm 弧形切口,注意保护股外侧皮神

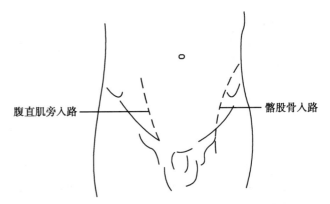

图 46-9 腹直肌旁入路、髂股骨入路示意(虚线示意)

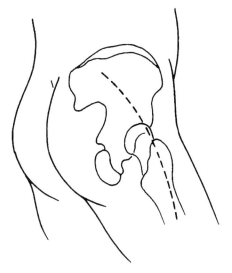

图 46-10 后方 K-L 入路皮肤切口线示意（虚线所示）

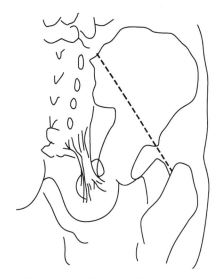

图 46-11 直接后方入路示意（虚线所示）

经，显露髂骨区域骨折端，行复位固定后，再经 Stoppa 入路对方形区骨折显露复位固定（图 46-12）。此入路可以对双柱骨折的三个主要骨折块进行直视下处理，与前后联合入路相比，该入路操作创伤小，术中无须对患者进行翻身、二次消毒等操作，操作中避免解剖髂腹股沟入路中间窗（第 2 窗）中的股血管、神经，避免了相关的医源性并发症。⑧改良及扩展入路：高位髂腹股沟入路，切口起止点在耻骨联合与伤侧髂前上棘连线的中、内 1/3 交点。适用于髋臼前壁骨折、前柱骨折、横行骨折、T 形骨折伴后半横行骨折、双柱骨折，尤其适用于四方体的髋臼骨折，但单纯后柱、后壁、后柱＋后壁骨折则宜用后侧入路。腹直肌外侧入路，切口位于腹直肌外缘再向外 2cm 处。该切口不容易引起切口疝，不容易损伤支配腹直肌的神经，显露髋臼前柱更加直接，因为其基本位于髋臼和骶髂关节正前方，其显露相当于 Stoppa 与髂腹股沟入路外侧窝的显露范围，适用于髋臼前壁、前柱、骨盆环不稳定型骨折、骶髂关节周围骨折脱位、髋臼前方骨折，四方体重建，但有损伤腹膜风险。改良的 K-L 入路，切口与 K-L 入路相同，不断离外旋短肌群，以梨状肌、上孖肌、闭孔内肌、下孖肌为界的"三窗口"显露法进行骨折端显露。较传统 K-L 入路具有创伤小、术中出血少及髋关节功能恢复良好等优点。适用于传统 K-L 入路的骨折类型。还有学者采用 K-L 入路联合二腹肌

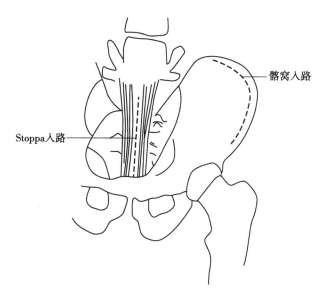

Stoppa入路

髂窝入路

图 46-12 髂窝（入路）联合 Stoppa 入路示意（虚线所示）

大转子滑动截骨入路（digastric trochanteric flip osteotomy，DTFO），切口与 K-L 入路相同，此入路适用于髋臼骨折累及髋臼顶、股骨头，或因患者肥胖、骨折陈旧等其他原因需要扩大视野时，可通过联合入路或扩展手术切口进行手术；该入路与传统 K-L 入路相比，便于操作，可获得更高的骨折复位满意率，可保留更多外展、外旋、内旋等髋关节的活动度，但手术中出血量多，术后 8 周内应限制外展、外旋，以免截骨部位应力集中。

（六）内固定物和内固定方式选择不当

髋臼弱小，却有肩负躯干和下肢间的桥梁作用。骨折复位后，内固定物和内固定方式的正确与否，对于内固定的效果和关节功能的恢复至关重要。髋臼骨折的内固定物和固定方式有多种，如骨松质拉力螺钉、3.5mm 系列骨皮质螺钉、骨盆重建钢板、弹性钢板、解剖钢板、克氏针或钢丝固定等，以及以这些内固定物为主联合使用的多种固定方式。其中最有效和常用的是拉力螺钉、3.5mm 系列骨皮质螺钉与骨盆重建钢板等。

如果对这些内固定物和内固定方式的性能特点和作用原理了解不清，对骨折分型不够明确，随意选用，将可能导致内固定失效，后期发生创伤性关节炎等并发症。如对粉碎性骨折，单纯以螺钉固定，由于固定范围不够，固定不牢固，将导致螺钉被拔出、松脱，骨折移位等；对单纯大块骨折，如单一的后壁骨折，采用钢板螺钉固定，则增加了手术的复杂性，造成不必要的手术创伤；对负重部位骨折采用克氏针或钢丝固定，则由于其固定强度不足，固定不牢固，将可能使骨折移位、固定失效；将螺钉或钢板完全固定在骨折薄弱处，则螺钉难以牢固把持在骨质内，将造成螺钉松动或拔出，固定失效等。

因此，选择内固定物和内固定方式时，首先对骨折应准确分型，并明确认识各内固定器材的材料力学和生物力学性能，掌握各内固定方式的固定原理和适应证。粉碎性骨折，则必须以钢板螺钉固定，并适当扩大其固定范围，以分散骨折固定部位的应力，增加固定的牢固程度和应力性能（图 46-13）。同时，固定时应尽可能将螺钉固定在髂骨的强厚部位如髋臼的后柱、前柱或坐骨支等，且应预弯钢板或重建钢板使其紧贴骨面，以增强固定的牢固程度（图 46-14）。单一的大块骨折，单纯以螺钉固定即可。克氏针和钢丝由于其固定强度不够，仅可作为临时固定，或与其他固定器材联合使用，通常不应作为终结性固定，非特殊情况而慎用。负重的髋臼后壁后柱骨折，后入路拉力螺钉和钢板固定仍然是"金标准"。有学者研究了 4 种后壁固定方式的生物力学特性，发现内板外钉是更适宜的固定方式。

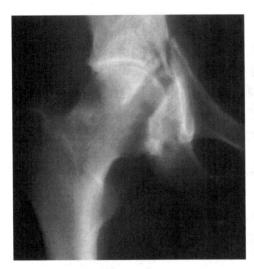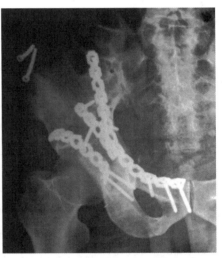

图 46-13 髋臼粉碎性骨折钢板螺钉固定案例

图 46-14 将重建钢板按髋臼骨面塑形

（七）复位内固定操作不当

1. 软组织剥离过多 为了手术方便，在显露过程中，如果大范围剥离骨折部位软组织，将可能导致骨折延迟愈合或骨折块坏死；骨折块被剥离后，有些难以辨别其解剖部位，造成骨折复位固定困难；骨膜和软组织过多剥离，导致骨化性肌炎，严重影响关节功能等。

因此，显露骨折部位时，为了减少软组织的剥离和损伤，首先应选择合适的手术入路，如软组织损伤严重、易导致骨化性肌炎的髂骨扩展入路则尽可能慎用。连接粉碎性骨折块的软组织，必须细心保护，以保存其血供，也便于辨认其骨折块的解剖位置、获得解剖复位。

2. 显露操作不当 手术显露时不够细心，将可能造成并发症。例如，后侧显露切断梨状肌、闭孔内肌及上下孖肌时，对坐骨神经未行保护造成损伤（医源性损伤占 2%～16%）；在分离臀大肌时，对臀上动脉保护不够，造成损伤，臀外展肌萎缩；在前侧显露时，对闭孔动、静脉和髂外血管，如腹壁下动脉之间约 57% 的患者存在变异吻合支（死亡冠）了解不详，分离前未直视下解剖结扎切断，分离中强力撕扯，使断端血管回缩至盆腔内，将可能造成难以控制的大出血，甚至危及患者生命；盆腔特别是耻骨后下部位分离时，暴力操作将可能损伤输尿管，或在显露耻骨上下支时，损伤闭孔神经及血管等。

因此，在手术显露过程中，切断髋关节外旋诸短肌时，如果有原发性坐骨神经损伤，应先自股方肌表面对其直视下显露,向近端探查至梨状肌出口处,并保护或修复;若无原发性损伤,则应在离断梨状肌等外旋肌时,仔细辨别,防止损伤。在分离臀大肌纤维时,不可暴力撕扯,以免撕伤臀上动脉等。在前侧显露过程中,于髂外血管束的后方,应特别注意触摸闭孔血管和髂外血管之间的血管变异吻合支(死亡冠),若可触及搏动,则予以结扎切断。在剥离耻骨上下支时,右手持骨膜剥离器柄,左手必须同时把持在手柄前,以便控制剥离器的力度,防止其滑脱而损伤周围组织。

3. **股骨头复位方法不当**　由于髋部肌肉收缩、痉挛,股骨头及其他诸肌对髋臼骨折块的推挤、牵拉作用等,使其骨折移位明显。是否解剖复位是影响髋臼骨折患者预后的最主要因素。在复位过程中,如果不行股骨头牵引复位,将难以恢复髋臼的正常解剖结构,将无法使股骨头作为髋臼,尤其是髋臼后壁复位的模板,导致骨折块难以解剖复位;其他移位的骨折块,如坐骨、髂骨等,如果不以髋关节的牵引进行复位,而用钳夹骨折块直接牵拉复位,由于复位时需大力牵引,则可能将骨折块钳夹牵拉挤压碎裂;关节内游离骨折块若不去除,将影响髋臼的解剖复位。

因此,应高度重视牵引股骨头进行复位的作用。首先应行股骨头颈部的轴向和侧向牵引,使股骨头和髋臼恢复其解剖位置,在此基础上方可进行髋臼骨折的解剖复位,恢复其关节面的完整轮廓。有牵引床者可借助牵引床进行复位,无牵引床,助手可协助牵引。牵引力度不够时,可用Shanze螺钉拧入股骨颈或坐骨结节等,进行侧向牵引(图46-15)。髂骨骨折块,可拧入螺钉,用复位钳(图46-16)或带螺纹的克氏针进行牵拉复位。在牵拉复位过程中,应必须注意去除关节内游离骨折块,以免影响复位效果。

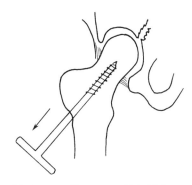

图46-15　将Shanze螺钉拧入股骨颈内行牵引复位示意

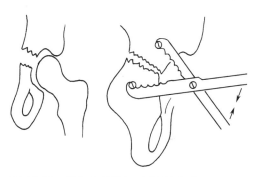

图46-16　拧入2枚螺钉,用法拉布夫(Farabeuf)复位钳复位方法示意

4. **复位固定无序**　髋臼骨折解剖复位牢固固定,是该手术成功的关键,也是最为困难和复杂的操作,亦是衡量手术者临床经验和技术的标准。如果复位方法不当,将难以获得满意的疗效。例如,缺乏临床经验者,复位固定时盲目无序,强拉硬拼,将会使骨折达不到真正意义上的解剖复位,甚至使骨折移位愈加明显;复位时如果不首先对骶髂关节脱位和骶骨骨折进行复位,则髋臼复位将无法进行,不恢复股骨头的正常位置,则骨折复位无标准模板,将难以获得满意的复位效果(图46-17);髋臼前柱骨折复位时,如果不首先对骨盆入口缘和骶髂关节交界处常见的小骨折块进行复位,则由于这些骨块的阻挡,其余骨折将难以获得解剖复位;与主骨折端邻近的骨折块,如果未首先获得解剖复位、牢固固定或临时固定,后续应复位固定的骨折块则"群龙无首",无法获得解剖复位和牢固固定的效果等。

因此,要获得髋臼骨折的解剖复位固定,粉碎性复杂骨折,首先必须使骶髂关节脱位和移位的骶骨骨折获得解剖复位,然后逐级从周边向髋臼进行复位,并按先髋臼柱骨折再髋臼壁骨折的顺序进行复位,也就是遵循由近及远、先稳定前柱再固定后柱的原则复位骨折。前柱复位先以克氏针临时稳定,待后柱骨折复位后再以钢板、螺钉固定前柱骨折,以免先固定的前柱骨折没有达到解剖复位而影响后柱骨折块的复位。复位时股骨头解剖复位后,以股骨头为模板,继而对髋臼骨折复位。骨折复位时,必须抓住重点骨折块,即与主骨折端邻近的较大骨折块,若对其复位固定后不影响周围其他骨折块的复位固定,则应首先对其进行实质上的解剖复位固定(亦可临时固定),再将其周围骨折块逐一复位固定,使复杂粉碎性骨折,逐步变成简单、单纯骨折(图46-18)。

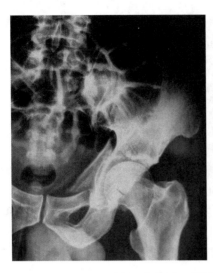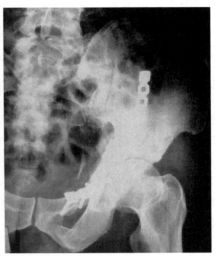

图 46-17 股骨头复位后，以股骨头为标准模板进行复位固定案例

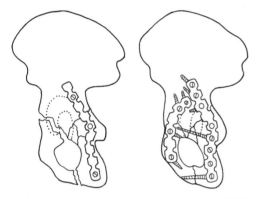

图 46-18 先将重点骨折块解剖位固定，再将其他骨折块组合固定

应特别强调的是，每一骨折块都应真正解剖复位，否则，会由于某一块骨折块未达到解剖复位，而使以后复位的骨折块越来越移位，甚至无法复位固定，所谓"差之毫厘，谬以千里"。Matta 等发现复位后骨折移位<3mm 的患者手术优良率约为91%，明显高于移位>3mm 的患者。因此，近年来有学者将髋臼骨折的复位标准提高到移位或台阶<1mm。复位后，宜将骨折块以克氏针或钢丝等临时固定，当所有骨折块解剖复位后，再以重建钢板或螺钉等牢固固定。应尽可能避免或减少反复的复位固定，防止置入的内固定物松动。

5. 螺钉置入关节腔 复位固定时，如果不重视螺钉置入方向，则可能置入关节腔，影响关节活动，导致创伤性关节炎。例如，在固定髋臼后壁骨折时，误认为后壁的骨质较厚，置入螺钉时不重视其方向和深度；在固定前壁骨折时，其骨质较薄，或由于医院条件所限，如无 C 臂，在手术过程中对骨折复位固定情况难以评估等，均可能将螺钉置入关节腔。此外，骨折复位固定后，如果未被动活动髋关节，对已进入关节腔内的螺钉未能及时发现，将使螺钉长时间置入关节腔内。

因此，必须高度重视螺钉置入关节腔的问题。固定后壁骨折块时，必须明确钻头下即是关节腔，为了防止螺钉置入关节腔，在钻好固定骨折块的螺钉孔后，可将骨折块掀开或翻转，观察钻孔是否穿透骨折块，若髂骨和骨折块上的钻孔都在关节腔外，则表明螺钉不会拧入关节腔（图 46-19）。

前壁菲薄的骨折块，螺钉难以固定，且固定时很难避免螺钉不进入关节腔，故复位后可将重建钢板按髋臼的外形塑形，远端螺钉固定于耻骨上支，近端螺钉固定于髂骨，以此使置入的螺钉避免进入关节腔。为及时发现螺钉是否置入关节腔，复位固定后应常规被动活动髋关节，若关节内有异常摩擦感，则表示可能有螺钉置入关节腔，应重新检查或重新固定。有条件者，应在术中、术后进行多方位的 X 线评估。

6. 重建钢板塑形不当 髋臼骨折内固定，目前被广泛采用的固定物是 3.5mm 系列骨盆重建钢板和 3.5mm 系列骨皮质螺钉。在固定过程中，如果对重建钢板未认真塑形，使钢板和已复位的髋臼外骨面不吻合，固定后由于钢板螺钉的提拉作用，将导

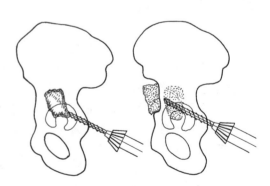

图 46-19 掀开骨折块，在直视下观察钻头是否进入关节腔

致骨折端移位，髋臼变形，导致创伤性关节炎等。

因此，骨折复位暂时固定后，必须仔细、反复地对重建钢板进行折弯塑形，使钢板和髋臼的骨折部位的外骨面密切吻合，保证骨折的解剖复位、牢固固定。尤其是拧入螺钉处的钢板，更必须准确塑形，使钢板紧贴髋臼外骨面（图46-20），防止由于螺钉的牵拉使骨折块移位。

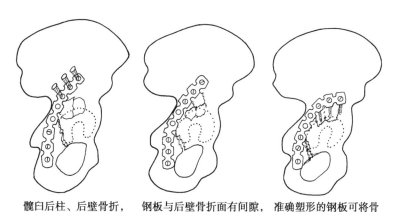

髋臼后柱、后壁骨折，　　　钢板与后壁骨折面有间隙，　　准确塑形的钢板可将骨
固定时钢板塑形不良　　　　拧入螺钉后骨折块移位　　　　折块解剖位牢固固定

图46-20　钢板塑形与骨折不吻合，钢板与骨面下有空隙，拧入螺钉后使骨折端变形移位

（八）处理不当导致术后感染

术后感染，尤其是深部感染，是髋臼骨折内固定术后的严重并发症。处理十分困难，将可能对患者造成灾难性后果，甚至使手术失败。其主要原因除与骨折部位软组织损伤严重，或患者全身状况不良、抵抗力低等有关外，还与术前、术中或术后处理不当有关。如果术前手术部位皮肤条件不良，如皮肤损伤未经妥善处理，有感染或感染倾向，或术前未严格进行皮肤清洗、消毒或肠道准备等而进行手术；术中过度剥离软组织，术中无菌操作不严格，或由于术前相关器械、内置物准备不充分，术中临时准备消毒灭菌不严格；X线评估复位固定效果时X线机相关部位污染术野或创面，术后未预防感染等；均将可能导致术后感染。同时，由于髋臼骨折内固定手术创伤很大，创面很深，手术时间长。若手术完成后，伤口内未放置引流条，或引流不充分，或切口关闭不当，留有较大死腔，切口内积液、积血等，也可导致伤口感染。此外，如果术后未严密观察伤口及全身变化情况，尤其是对伤口浅表感染发现处理不及时、妥当，使浅表感染变成深部感染等。

因此，应高度重视髋臼骨折内固定术后感染问题。术前应对患者全身情况及局部软组织情况准确评估，全身情况不良、局部软组织尤其是皮肤损伤有感染或感染趋向者，禁忌早期手术。术前除加强患者营养外，应做好充分的术前准备工作，如对皮肤彻底清洗、消毒，并进行适当的肠道准备，合理使用抗生素预防感染2～3天。器械及内固定物应做好充分准备。术中应严格无菌操作，尽可能减少对软组织的剥离和过度强力牵拉。临时准备的器械或内置物，必须严格消毒，尤其是术中进行X线评估复位固定效果时，必须严格保护创面不受污染。骨折复位内固定完成后，应反复用生理盐水冲洗创面。创面内最好放置2根引流条，1根置于耻骨后，1根置于髋臼处，以使创面内积血和渗出液充分引流，必要时可行间断低负压引流，术后24～48小时后或每天引流量＜50ml时拔除引流条。同时，在关闭切口时，不可留有死腔。术后应严密观察伤口及全身情况，若伤口有红肿、疼痛或渗出，表示伤口有浅表感染可能，应及时开放引流，彻底清创并进行细菌培养和药敏试验，合理使用抗生素。

（九）术后处理不当

术后未行DVT预防，则有发生PE的可能。未能遵循加速康复外科理念或因惧怕疼痛而未尽早进行功能锻炼，未进行关节模造活动，使股骨头、髋臼吻合不良，关节粘连，关节囊挛缩，将影响关节功能恢复或导致创伤性关节炎。未进行关节与肌肉的功能锻炼，将会使关节功能障碍、肌肉失用性萎缩。未定期复查，则难以正确指导患者的功能康复。陈旧性骨折手术切开复位内固定后，如果未进行患肢牵引，可能会因肌肉强力收缩，使股骨头承受过大压力而坏死。

因此，术后应进行DVT预防，双下肢穿弹力袜，抬高患肢，尤其是高危患者，若24小时无明显出血，应合理使用抗凝血药。应以加速康复外科理念,循序渐进地尽量开始早期功能锻炼。术后第 1 天应行肌肉等长收缩锻炼,踝、趾关节全范围屈伸活动,股四头肌收缩锻炼,第 2 天即可床上坐起活动,鼓励扶拐下地活动,以助术后功能恢复。术后 1 周内应拍摄骨盆 X 线片、骨盆 CT 及 CT 三维重建;术后 3 周即可在不负重下指导患者锻炼关节功能,如屈髋、屈膝等,特别是采用 K-L 入路手术后,应指导患者进行臀中肌和臀大肌的主动锻炼。不必惧怕骨折移位而长时间不活动,但不可盲目暴力活动,防止过度活动而引起骨折复位丢失、内固定松动等并发症。陈旧性骨折脱位,术后应尽可能对患肢皮牵引 1~2 周。

参 考 文 献

［1］邱贵兴，戴尅戎.骨科手术学［M］.4版.北京：人民卫生出版社，2020，121-1050.

［2］王亦璁.骨与关节损伤［M］.5版.北京：人民卫生出版社，2012，884-929.

［3］胥少汀，葛宝丰，徐印坎，等.实用骨科学［M］.2版.北京：人民军医出版社，2005，473-867.

［4］胥少汀.骨科手术并发症预防与处理［M］.3版.北京：人民军医出版社，2010.

［5］王满宜.创伤骨科教程［M］.北京：人民卫生出版社，2012.

［6］顾玉东.臂丛神经损伤与疾病的诊治［M］.2版.上海：上海医科大学出版社，2001.

［7］王树寰.手外科学［M］.3版.北京：人民卫生出版社，2011.

［8］张根民，黄仁辉.椎管前侧减压治疗胸椎结核并截瘫［J］.中国脊柱脊髓杂志，1998，8（5）：276-277.

［9］侯树勋.合理应用脊柱内固定，减少术后并发症［J］.中华骨科杂志，2003，23（11）：643.

［10］陈雄生，贾连顺，曹师锋，等.颈椎前路手术的并发症［J］.中华骨科杂志，2003，23（11）：645-646.

［11］郑燕平，刘新宇，杜伟，等.颈椎前路手术早期并发症［J］.中国矫形外科杂志，2005，13（9）：667-668.

［12］贾连顺，魏海洋.颈椎外科手术失误原因分析［J］.中华外科杂志，2005，43（12）：761-762.

［13］王健，梁芳果，瞿东滨，等.颈椎外伤前路手术早期并发症原因分析（附138例临床报告）［J］.中华外科杂志，2005，43（12）：827-828.

［14］黄雄飞，杜靖远.真空封闭技术治疗开放性骨折合并的感染创面［J］.中华创伤杂志，2002，18（10）：604-605.

［15］徐侃，邱斌松，陈正形，等.颈椎前路带锁钢板内固定的并发症及预防［J］.中华骨科杂志，2003，23（9）：562-563.

［16］王军强，赵春鹏，王满宜，等.框架式计算机辅助胫骨髓内钉远端锁定手术导航系统的初步报告［J］.中华骨科杂志，2005，25（3）：149-150.

［17］张建国，林枫强，张铁良.带锁髓内钉应用中的几个问题［J］.中华骨科杂志，2005，25（3）：181-184.

［18］于建华，张铁良.全髋关节置换术下肢不等长的处理［J］.中华骨科杂志，2001，21（5）：262-263.

［19］刘天礼，阎建军.医源性股骨干骨折不愈合31例［J］.中华创伤杂志，1999，15（1）：70.

［20］戴尅戎.计算机辅助关节置换术的现状和展望［J］.中华骨科杂志，2006，26（10）：649-650.

［21］白晓东，杨传铎，邢更彦，等.前臂骨间膜在旋转中的作用及成角畸形对旋转功能的影响［J］.中华骨科杂志，2000，20（11）：670-671.

［22］朱力波，马金忠，曹云，等.严重胫骨平台骨折膝关节合并症情况分析［J］.中国骨与关节损伤杂志，2006，21（8）：665-666.

［23］王钢，王瑞金.骨盆骨折的分类、诊断与早期处理［J］.中华创伤骨科杂志，2007，9（10）：903-906.

［24］李莹，蒋协远，张力丹，等.肘关节僵硬的原因分析与切开松解手术治疗［J］.中华创伤骨科杂志，2007，9（10）：941-942.

［25］高梁斌，李健，张亮，等.骨盆粉碎性骨折伴休克及神经损伤的手术治疗［J］.中国骨与关节损伤杂志，2005，24（4）：237-239.

［26］司卫兵，吴乃庆，稽鹏，等.骨盆骨折π棒双重固定效应的生物力学研究［J］.中国骨与关节损伤杂志，2005，20（4）：249-251.

［27］陶海荣，胡小鹏，刘勇章，等.三叶草钢板治疗Pilon骨折临床分析［J］.中国骨与关节损伤杂志，2005，20（4）：276-277.

［28］王新伟，袁文，陈德玉，等.三种AO钢板在颈椎前路固定中的应用比较［J］.中国骨与关节损伤杂志，2005，20（2）：74-75.

［29］许斌，王与荣，赵建宁，等.X线与CT检查在诊断齿状突骨折中的价值［J］.中国骨与关节损伤杂志，2005，20（2）：114-115.

［30］许兴柏，朱裕成，杨太明，等.创伤性颈椎骨折脱位早期漏误诊原因分析［J］.中国骨与关节损伤杂志，2005，20（2）：106.

［31］毛兆光，徐生根，吴国正.颅骨牵引治疗下颈椎骨折脱位远期疗效不佳的原因分析及对策［J］.骨与关节损伤杂志，2001，16（3）：206-207.

［32］沈忆新，郑祖根，王以进.四种外固定治疗不稳定性桡骨远端骨折的生物力学研究［J］.骨与关节损伤杂志，2001，16（3）：180-182.

[33] 焦尚起,顾红卫,刘文俊,等.无脊髓损伤的上颈椎损伤漏诊八例体会[J].骨与关节损伤,2001,16(3):229-230.

[34] 王清,钟德君,谭美云,等.胸腰椎骨折伴截瘫前路减压固定术并发症分析[J].中华创伤杂志,2005,21(2):116-118.

[35] 徐根生.胸腰椎骨折RF、AF系统固定并发症的分析及对策[J].中国脊柱脊髓杂志,2000,10(5):317-319.

[36] 杨惠林,唐天驷,朱国良,等.腰椎骨折经椎弓根内固定治疗中的失误和并发症的分析[J].中华骨科杂志,1996,16(6):356-357.

[37] 金大地,王健,翟东滨.颈椎前路手术早期并发症原因分析及对策[J].中华骨科杂志,2005,25(2):103-105.

[38] 胡安文,曹盛俊,廖瑛.AO螺钉经皮内固定治疗股骨颈骨折失败原因分析及对策[J].中国骨与关节损伤杂志,2005,20(1):25-26.

[39] 马春光,张英泽,王庆贤.骨盆骨折腹膜后大出血的诊治[J].骨与关节损伤杂志,2003,18(5):292-293.

[40] 权毅,廖冬发,张波,等.动静力性交锁髓内钉的力学性能及其临床意义[J].骨与关节损伤杂志,2003,18(5):327-328.

[41] 肖联平,刘智,江毅,等.急性无骨折脱位型颈髓损伤治疗[J].骨与关节损伤杂志,2004,19(4):255.

[42] 吴泉州,蒋胜旦,徐明荣.胫骨Pilon骨折[J].骨与关节损伤杂志,2004,19(9):646-647.

[43] 周忠,徐皓,林建华.腰椎跳跃式爆裂性骨折的手术治疗[J].骨与关节损伤杂志,2004,19(8):505-507.

[44] 郭林新,刘庆军,林斌,等.股骨颈骨折内固定失效11例治疗体会[J].骨与关节损伤杂志,2004,19(8):571.

[45] 张长青,邹剑.锁定钢板内固定的手术误区及对策分析[J].中华创伤骨科杂志,2007,9(8):767-770.

[46] 张根民,军许,王以进,等.克氏针串接组合内固定治疗髌骨粉碎骨折生物力学分析[J].中国矫形外科杂志,2002,9(5):445-448.

[47] 龚晓峰,姜春岩,王满宜.肩锁关节脱位的诊断与治疗[J].中华骨科杂志,2005,25(4):240-242.

[48] 张根民,王力刚.双腕二分舟状骨合并右头状骨骨折一例报告[J].中华骨科杂志,2006,26(12):797.

[49] 史亚民,侯树勋,韦光,等.腰椎后路手术早期并发症的防治[J].中华骨科杂志,2004,24(9):543-545.

[50] 郭华,郝定均,贺宝荣,等.Hangman骨折前后手术入路的比较[J].中国骨与关节损伤杂志,2006,21(11):923-924.

[51] 张根民,黄仁辉,赵庆锁,等.克氏针串接组合内固定治疗髌骨粉碎骨折[J].中华骨科杂志,2001,21(6):379-380.

[52] 张根民,喻龙驹.腋神经损伤(附8例报告)[J].中华骨科杂志,1991,11(2):146-147.

[53] 廖燚,白清平,锡林宝勒日,等.扩髓与非扩髓髓内钉固定治疗成人股骨干骨折的系统评价[J].中华骨科杂志,2006,26(6):405-406.

[54] 王瑞,靳安民,童斌辉,等.胸腰椎短节段椎弓根螺钉内固定翻修的原因和预防[J].骨与关节损伤杂志,2004,19(11):722-723.

[55] 朱立军,裴国献.体格检查在肩关节疾患鉴别诊断中的应用[J].中华创伤骨科杂志,2007,9(6):567-568.

[56] 肖湘,张铁良.股骨转子下骨折内固定失败原因分析[J].中华骨科杂志,2006,26(3):188-189.

[57] 周君琳,刘清和,吴春成,等.应用桡动脉基突返支为蒂的桡骨骨瓣或骨膜瓣移植治疗腕舟骨骨折不连接[J].中国骨与关节损伤杂志,2006,21(7):524-526.

[58] 杨佐明,于永林.骨伤科病人急性肺动脉栓塞[J].骨与关节损伤杂志,2003,18(2):105-106.

[59] 刘飞,张连清,姜永冲,等.关节镜下经皮逆行交锁髓内钉固定治疗股骨髁上骨折[J].中华骨科杂志,2004,24(3):168-170.

[60] 田禾,陈江涛,彭斌.全髋关节置换术与切开复位内固定术治疗老年股骨颈骨折的系统评价[J].中华骨科杂志,2007,27(10):767-768.

[61] 朱立军,裴国献.提升肱骨头假体置换治疗肱骨近端骨折疗效的策略[J].中华创伤骨科杂志,2007,9(7):680-682.

[62] 裴国献,张元智.数字骨科学,一门骨科学新分支的萌生[J].中华创伤骨科杂志,2007,9(7):601-603.

[63] 王岩川,庞贵根,马宝通,等.踝部开放性骨折的急症手术治疗[J].中华骨科杂志,2007,27(6):421-423.

[64] 张根民,牛学渊.多功能关节脱位和骨折牵引复位器[J].陕西医学,1986,15(4):51-52.

[65] 姜保国,张殿英,付中.全肘关节置换术治疗复杂肱骨髁间骨折的早期临床疗效分析[J].中华骨科杂志,2007,27(2):111-112.

[66] 张根民,王力刚.胸椎结核前、后手术入路分析[J].中国脊柱脊髓杂志,2004,14(1):44-45.

[67] 裴国献.中国创伤骨科现状与发展对策[J].中华创伤骨科杂志,2007,9(1):3-5.

[68] 张根民,王以进,许军,等.克氏针串接组合治疗髌骨粉碎性骨折的生物力学评价及临床应用[J].骨与关节损伤杂志,2001,16(6):423-424.

[69] BHANDARI M, DERERRAUX P J, SWIONTKOWSKI M F, et al. Internal fixation compared with arthroplasty for displaced fractures of the fermoral neck: a meta-analysis[J]. J Bone Joint Surg Am, 2003, 85(9): 1673-1681.

[70] DAVIS T R, SNRE T L, HOSEMAR A, et al. Intertrochanteric femoral fractures: mechanical failure internal fixation[J]. J

Bene Joint Surg Br, 1990, 72(1): 26-31.

［71］ROY-CAMILE R, SAILANT G, LAVILLE C, et al. Treatment of lower cervical spine injuries: C3 to C7[J]. Spine, 1992, 17 (10 suppl): S442-S446.

［72］JONES E L, HELLER J G, SILCOX D H, et al. Cenical pedicle screws versus lateral mass screws. Anatomic feasi bility end biomechanical comparison[J]. Spine, 1997, 22(9): 977-982.

［73］LAMBIRIS E, ZOUBOULIS P, TYLLIANAKIS M, et al. Anterior surgery for unstable lower cervical spin injuries[J]. Clin Orthop Relat Res, 2003(411): 61-69.

［74］BOLDIN C, SEIBERT F J, FANKHAUSER F, et al. The proximal femoral nail(PFN): a minimal invasive treatment of unstable proximal frocsture: a prospective study of 55 patients with a follaw-up 15 months[J]. Acta Orthop Scand, 2003, 74 (1): 53-58.

［75］MILLS W J, NORK S E. Open reduction and internal fixation of high-energy tihial plateau fractures[J]. Orthop Cin North Am, 2002, 33(1): 177-198.

［76］DE BACTST TRUIJEN J. The treatrnent of acromioclavicular joint dislocation Tossy grade Ⅲ With a clavicle hook plate[J]. Acta Orthop Belg, 2004, 70(6): 515-519.

［77］BEIM G M. Acromioclavicular joint injuries[J].J Athl Train, 2000, 35(3): 261-267.

［78］WHITE C B, TURNER N S, LEE G C, et al. Open ankle fractures in patients with diabetes mellitus[J]. Clin Orthop Relat Res, 2003(414): 37-44.

［79］曾炳芳, 罗从风. 重视骨折并发症的处理[J]. 中华创伤骨科杂志, 2006, 8(8): 601-602.

［80］王丹, 裴国献, 刘永刚, 等. 三维数字化骨折分型及其临床应用价值[J]. 中华创伤骨科杂志, 2011, 13(12): 1111-1115.

［81］王成焘. 硬组织外科临床数字技术的发展与集成[J]. 中华创伤骨科杂志, 2011, 13(12): 1103-1107.

［82］裴国献. 数字化技术与骨科学的融汇—数字骨科学[J]. 中华创伤骨科杂志, 2011, 13(12): 1101-1102.

［83］SCHMIDT A H, ANGLEN J, NANA A D, et al. 成人创伤: 在夜间也获得成功[J]. 骨科动态, 2010, 6(2): 115-128.

［84］徐永清. 正确认识与合理使用外固定支架[J]. 中华创伤骨科杂志, 2011, 13(6): 501-502.

［85］鲍同柱, 吴剑, 刘万军, 等. 负压封闭引流的失败原因分析及对策[J]. 中华创伤骨科杂志, 2009, 11(4): 388-389.

［86］曾炳芳, 谢雪涛. 内固定术后感染的防治[J]. 中华骨科杂志, 2011, 31(1): 90-93.

［87］程栋, 康庆林. 感染性骨不连的治疗进展[J]. 中华创伤骨科杂志, 2011, 13(3): 279-281.

［88］KELLAM J F, 王籍, 杨云峰. 影响锁骨骨折不愈合的因素[J]. 中华创伤骨科杂志, 2009, 11(3): 268-270.

［89］陈云半, 陆叶, 王海明, 等. ENDOBUTTON 技术重建喙锁韧带治疗肩锁关节脱位[J]. 中华创伤骨科杂志, 2011, 13(6): 539-542.

［90］冯永增, 洪建军, 陈鸿亮, 等. 锁骨钩钢板与双 Endobutton 钢板治疗肩锁关节脱位的对比研究[J]. 中华骨科杂志, 2009, 29(11): 1009-1014.

［91］邓磊, 白露, 张培训, 等. 213 例肱骨近端骨折的 Neer 分型[J]. 中华创伤骨科杂志, 2011, 13(4): 324-326.

［92］顾玉东. 肱骨干骨折治疗中引发的桡、正中、尺神经损伤[J]. 中华骨科杂志, 2009, 29(12): 1165.

［93］张权, 李庭, 蒋协远, 等. 肱骨远端解剖型锁定接骨板的初步应用[J]. 中华创伤骨科杂志, 2010, 12(6): 509-513.

［94］公茂琪, 查晔军, 李庭, 等. 肱骨髁间骨折术后骨不愈合的原因分析及治疗[J]. 中华创伤骨科杂志, 2010, 12(6): 534-537.

［95］刘林涛, 马宝通. 尺骨鹰嘴截骨入路切开复位内固定治疗肱骨髁间骨折的中长期疗效观察[J]. 中华骨科杂志, 2009, 29 (11): 1015-1018.

［96］蒋协远. 努力提高肘关节创伤的治疗水平[J]. 中华创伤骨科杂志, 2010, 12(6): 501-503.

［97］周智勇, 陈旭, 蒋协远. 经鹰嘴肘关节骨折脱位的诊断与治疗[J]. 中华创伤骨科杂志, 2012, 14(4): 342-344.

［98］刘仁浩, 毕郑刚. 肘部损伤 "三联征" 的最新认识和治疗进展[J]. 中华创伤骨科杂志, 2014, 16(1): 72-74.

［99］查晔军, 蒋协远, 公茂琪, 等. 组配型桡骨头假体置换治疗桡骨头粉碎性骨折[J]. 中华创伤骨科杂志, 2012, 14(4): 288-293.

［100］潘骏, 易先宏, 苏嘉, 等. Essex-Lopresti 损伤的生物力学研究[J]. 中华创伤骨科杂志, 2010, 30(12): 1202-1205.

［101］王欣, 梅炯, 程黎明, 等. 桡骨头骨折的研究进展[J]. 中华骨科杂志, 2014, 34(7): 783-786.

［102］张奇, 王博, 王娟, 等. 临床病例讨论—尺骨鹰嘴骨折的手术治疗[J]. 中华创伤骨科杂志, 2010, 12(12): 1199-1120.

［103］周孜辉, 王秋根, 高伟, 等. 不同类型尺骨鹰嘴骨折的内固定选择[J]. 中华创伤骨科杂志, 2010, 12(6): 526-529.

［104］罗伟, 张殿英. 手术治疗尺骨鹰嘴骨折的预后及影响因素分析[J]. 中华创伤骨科杂志, 2009, 11(5): 412-415.

［105］DETTORI J R, 王籍, 杨云峰. 儿童前臂双骨折选择髓内钉固定还是切开复位钢板内固定[J]. 中华创伤骨科杂志, 2011, 13(1): 74-83.

[106] 葛翼华,王志刚,蔡海清,等.弹性髓内钉去弹性化治疗儿童桡骨干远段骨折[J].中华创伤骨科杂志,2010,30(8):764-767.

[107] 周智勇,蒋协远.临床病例讨论——Essex-Lopresti 损伤的诊断与治疗[J].中华创伤骨科杂志,2011,13(8):798-800.

[108] 郭明珂,张奇,吴啸波,等.钢丝套环治疗需修复环状韧带的成年新鲜 Monteggia 骨折的初步报告[J].中华创伤骨科杂志,2010,12(3):201-203.

[109] 王军强,龚晓峰,张健,等.临床病例讨论 -Bado Ⅱ A 型孟氏骨折的诊断治疗[J].中华创伤骨科杂志,2009,11(11):1098-1100.

[110] EBRAHEIM N A, RAMINENI S K, ALLA S R, et al. Anatomical basis of the vascular risk related to the circumflex scapular artery during posterior approach to the scapula[J].Surg Radiol Anat, 2010, 32(1): 51-54.

[111] 姜保国,张殿英,付中国,等.桡骨远端骨折的治疗建议[J].中华创伤骨科杂志,2010,12(11):1053-1055.

[112] JUPITER J B, MARENT-HUBER M, THE LCP STUDY GROUP, et al. 应用 2.4mm 锁定钢板治疗桡骨远端骨折多中心前瞻性病例研究[J].骨科动态,2009,5(4):228-236.

[113] 邓迎生,王秋根,邓洪漪,等.掌侧 LCP 结合 Kapandji 技术治疗背侧不稳定桡骨远端关节内骨折初步报道[J].中华创伤骨科杂志,2009,29(11):1023-1026.

[114] 姜柏林,姜保国.桡骨远端骨折的治疗进展[J].中华创伤骨科杂志,2009,11(6):577-579.

[115] 姜柏林,陈建海,付中国,等.手术治疗桡骨远端骨折的预后及影响因素分析[J].中华创伤骨科杂志,2009,11(5):416-419.

[116] 徐子涵,刘智.桡骨远端骨折的治疗[J].中华创伤骨科杂志,2009,11(5):480-481.

[117] SOONG M, EARP B E, BISHOP G, et al. 掌侧锁定钢板突起与屈肌腱断裂[J].骨科动态,2011,7(3):164-169.

[118] 郭勇,林旭.跨腕关节钢板与外固定支架治疗桡骨远端骨折的疗效比较[J].中华创伤骨科杂志,2011,13(8):704-708.

[119] 李译湘,施继飞.桡骨远端背侧带血管蒂骨瓣转位联合外固定支架治疗陈旧性舟骨骨折[J].中华创伤骨科杂志,2010,12(11):1025-1028.

[120] 陈山林,田光磊,李文军,等.吻合血管股骨内侧髁骨瓣移植治疗难治性舟骨骨折不愈合[J].中华骨科杂志,2010,30(5):487-490.

[121] 诸寅,陈山林,田文,等.应用掌侧小切口空心钉技术治疗新鲜舟骨骨折[J].中华创伤骨科杂志,2009,11(3):210-213.

[122] 徐秀玥,劳杰,赵新,等.肌腱粘连的防治研究进展[J].中华创伤骨科杂志,2009,11(2):181-183.

[123] 张文龙,张子明,高顺红.改良邻指矩形皮瓣修复手指末节套状撕脱皮肤缺损[J].中华骨科杂志,2011,31(7):749-753.

[124] 牛云飞,许硕贵,张春才,等.大转子后半截骨在髋臼骨折手术显露中的应用[J].中华创伤骨科杂志,2011,13(1):12-15.

[125] 吴新宝,王满宜,曹奇勇,等.髋臼骨折治疗的建议[J].中华创伤骨科杂志,2010,12(11):1057-1059.

[126] 王钢,陈滨,秦煜,等.髋臼骨折手术失败原因分析[J].中华骨科杂志,2010,30(7):650-653.

[127] 王光林,吴刚,张晖,等.影响移位性髋臼骨折手术疗效的因素[J].中华骨科杂志,2009,29(10):949-953.

[128] 吴新宝,杨明辉,王满宜,等.影响髋臼后壁骨折手术疗效的分析[J].中华创伤骨科杂志,2009,11(5):421-424.

[129] 赵春鹏,王军强,苏永刚,等.计算机导航辅助下髋臼骨折的微创治疗[J].中华创伤骨科杂志,2011,13(12):1116-1120.

[130] 李欣,陈仲,杨洪昌.股骨颈骨折闭合复位的实际效果分析[J].中华创伤骨科杂志,2011,13(1):25-28.

[131] GJERTSEN J E, VINJE T, ENGES(AE)TER L B, et al. 螺钉内固定和双极股骨头置换在治疗老年移位的股骨颈骨折中的比较[J].骨科动态,2010,6(3):129-135.

[132] 蔡友治,严世贵.陶瓷人工关节研究进展[J].中华骨科杂志 2010,30(11):1157-1159.

[133] 郭子学,侯丽丽,赵峰,等.不同截面股骨假体置换后假体与股骨应力有限元分析[J].中华骨科杂,2010,30(11):1167-1169.

[134] 孙伟,李子荣,史振才,等.股骨头骨骺滑脱的手术治疗[J].中华骨科杂志,2010,30(10):946-950.

[135] 齐向北,张英泽,潘进社,等.髋关节置换术中骨水泥置入后对老年患者血流动力学的影响[J].中华创伤骨科杂志,2010,12(9):810-813.

[136] DETTORI J R,王籣,杨云峰.股骨颈骨折 骨水泥型与非骨水泥型人工股骨头置换术的比较[J].中华创伤骨科杂志,2010,12(9):880-882.

[137] 黄轶刚,周家钤,俞光荣.股骨颈骨折的内固定治疗进展[J].中华创伤骨科杂志,2010,12(9):883-885.

[138] 王俏杰,沈灏,陈云苏,等.老年股骨颈骨折双极人工股骨头置换术后脱位原因分析及治疗对策[J].中华骨科杂志,2010,30(7):704-706.

[139] 邵宏翊,周一新.大转子截骨在人工髋关节置换中的应用(上)[J].中华骨科杂志,2010,30(7):724-726.

[140] 张鹏,黄勇,万连平,等.数字化模板测量在选择髋关节假体中的应用[J].中华骨科杂志,2010,30(4):376-380.

[141] DORR L D, WAN Z N, MALIK A, et al. 非骨水泥型全髋置换术中股骨假体前倾角的医生估测值与 CT 测量值的比较[J].
骨科动态, 2010, 6(1): 1-5.

[142] HUO M H, PARVIZI J, BAL B S, et al. 全髋关节置换进展[J]. 骨科动态, 2010, 6(1): 55-63.

[143] 徐志宏, 陈东阳, 邱旭升, 等. 髋关节置换术后骨水泥股骨假体断裂原因分析及处理[J]. 中华骨科杂志, 2010, 30(6):
544-547.

[144] 李智勇, 张奇, 陈伟, 等. 螺旋 CT 在股骨颈骨折诊断与治疗中的作用[J]. 中华创伤骨科杂志, 2011, 13(9): 806-809.

[145] 史占军, 肖军, 李朋. 人工髋关节置换术后假体周围感染的诊断[J]. 中华骨科杂志, 2010, 30(6): 626-628.

[146] 杨建涛, 王钢, 陈平雁, 等. 关节置换术与内固定术治疗老年人移位型股骨颈骨折的系统评价[J]. 中华骨科杂志, 2010,
12(5): 406-411.

[147] 林月秋, 徐永清, 柏利, 等. 无柄人工髋关节置换术的初步临床应用[J]. 中华骨科杂志, 2010, 30(6): 554-557.

[148] 吴健华, 王达辉, 廖敬乐, 等. 儿童股骨颈骨折的治疗[J]. 中华骨科杂志, 2009, 29(3): 230-233.

[149] WAN Z, BOUTARY M, DORR L D. 全髋关节置换中髋臼假体位置对磨损的影响[J]. 中华骨科杂志, 2009, 29(3): 285-
287.

[150] 王晓伟, 孙天胜, 刘智, 等. 老年髋部骨折手术疗效的危险因素分析[J]. 中华创伤骨科杂志, 2011, 13(9): 811-814.

[151] 马南, 张银网, 朱海波, 等. 股骨转子间骨折 DHS 固定期间发生股骨颈骨折一例报告[J]. 中华骨科杂志, 2009, 29(3):
284.

[152] 赵庆德, 王友成, 张钊. 人工髋关节置换术后并发症的临床分析[J]. 中华创伤骨科杂志, 2009, 10(6): 597-598.

[153] 危杰, 吴晓亮, 王满宜. 老年股骨颈骨折的内固定治疗[J]. 中华创伤骨科杂志, 2009, 11(4): 319-321.

[154] 刘雅克, 徐华, 刘璠, 等. 三种术式治疗老年股骨颈骨折的疗效比较[J]. 中华创伤骨科杂志, 2009, 11(4): 322-325.

[155] 勘武生, 郑琼, 胡家朗, 等. 切开复位与闭合复位治疗移位型股骨颈骨折的疗效比较[J]. 中华创伤骨科杂志, 2011, 13
(5): 401-405.

[156] MATAR W Y, MEHDI JAFARI S, RESTRELAO C, et al. 全关节置换的感染预防[J]. 骨科动态, 2011, 7(2): 118-128.

[157] GIRARD J, BOCQUET D, AUTISSIER G, et al. 30 岁或更年轻患者的金属对金属假体全髋关节置换术[J]. 骨科动态,
2011, 7(2): 65-70.

[158] 俞光荣, 夏江. 股骨颈骨折的手术治疗策略[J]. 中华创伤骨科杂志, 2011, 13(7): 601-605.

[159] 易诚青, 曹云, 王秋根, 等. 经骨膜下分离骨膜—腱—囊复合组织瓣的全髋关节置换后路重建技术[J]. 中华创伤骨科
杂志, 2011, 13(7): 607-611.

[160] 曾炳芳. 重视髋部骨折的处理与临床研究[J]. 中华创伤骨科杂志, 2011, 13(11): 1001-1002.

[161] 吴若, 徐耀增, 耿德春, 等. 改良 Watson-Jones 入路与 Hardinge 入路全髋关节置换术的疗效比较[J]. 中华创伤骨科杂志,
2011, 13(11): 1003-1007.

[162] 刘月驹, 许斌, 李智勇, 等. 成人股骨颈骨折术式量化评分表的制定及其初步临床应用[J]. 中华创伤骨科杂志, 2011, 13
(11): 1013-1018.

[163] 李智勇, 张奇, 陈伟, 等. 难复性股骨颈骨折的概念提出与治疗[J]. 中华创伤骨科杂志, 2011, 13(11): 1020-1023.

[164] 张建政, 刘智, 孙天胜, 等. 两种手术方法治疗股骨干合并同侧股骨颈骨折的疗效比较[J]. 中华创伤骨科杂志, 2011, 13
(11): 1024-1026.

[165] 范卫民. 老年髋部骨折的再思考[J]. 中华创伤骨科杂志, 2015, 17(2): 93-94.

[166] 高爱国, 程力, 袁鹏, 等. 经皮加压钢板和动力髋螺钉治疗老年股骨转子间骨折的疗效比较[J]. 中华创伤骨科杂志,
2011, 13(1): 29-32.

[167] 王晓伟, 孙天胜, 刘树清, 等. 老年髋部骨折手术时机选择与术后疗效分析[J]. 中华骨科杂志, 2010, 30(12): 1171-1174.

[168] 吴浩波, 李杭, 郑强, 等. 经皮加压钢板和短重建钉治疗股骨转子间骨折的对照研究[J]. 中华创伤骨科杂志, 2010, 30
(9): 865-869.

[169] 黄伟杰, 罗涛, 沈波, 等. 股骨近端防旋髓内钉内固定治疗股骨转子间骨折的并发症分析[J]. 中华创伤骨科杂志, 2010,
12(8): 790-792.

[170] 吕刚, 陈平波, 吕发明, 等. Inter Tan 髓内钉治疗股骨转子间骨折的初步疗效观察[J]. 中华创伤骨科杂志, 2010, 12(1):
48-51.

[171] 彭朝安, 王介毅, 孙华斌, 等. 髋部手术后预防深静脉血栓形成的体会[J]. 中华骨科杂志, 2009, 11(7): 693-695.

[172] 宋烜赫, 杨卫良, 薛冰. 三种方法治疗老年股骨转子间骨折的临床比较研究[J]. 中华创伤骨科杂志, 2010, 12(5): 437-
440.

[173] 李锋生, 陈瑞光, 梁伟国, 等. 导航下与传统方法应用动力髋螺钉治疗老年股骨转子间骨折的疗效比较[J]. 中华创伤骨

科杂志, 2009, 11(6): 527-531.

[174] 难治性骨折的治疗研究课题组, 姜保国, 张殿英, 等. 股骨转子间骨折的治疗建议[J]. 中华创伤骨科杂志, 2011, 13(2): 148-150.

[175] 孙源, 张长青, 金东旭, 等. 倒置股骨远端微创内固定系统接骨板治疗老年股骨转子间骨折[J]. 中华创伤骨科杂志, 2011, 13(3): 208-211.

[176] 丁晓飞, 裴国献, 金丹, 等. 股骨近端髓内钉与滑动髋螺钉固定治疗成人股骨转子间骨折的系统评价[J]. 中华创伤骨科杂志, 2008, 10(4): 313-316.

[177] 李慧武, 孙月华, 朱振安, 等. Gamma 钉固定治疗 367 例股骨转子间骨折的疗效分析[J]. 中华创伤骨科杂志, 2011, 13(5): 406-410.

[178] 刘忠堂, 潘孝云, 王琦, 等. 髋关节置换术治疗股骨转子间骨折内固定失败[J]. 中华骨科杂志, 2011, 31(7): 784-788.

[179] 韩宁, 孙贵新, 李增春, 等. PFNA 及倒置 LLSS 钢板治疗股骨近端骨折的对比研究[J]. 中华骨科杂志, 2011, 31(8): 871-876.

[180] 周志平, 田守进, 倪善军, 等. 微创与传统动力髋螺钉治疗老年股骨转子间骨折疗效比较的 Meta 分析[J]. 中华创伤骨科杂志, 2011, 13(11): 1008-1011.

[181] 冯卫, 余斌, 郝廷, 等. 三种股骨近端髓内钉内固定系统与国人股骨近端的形态学匹配性研究[J]. 中华创伤骨科杂志, 2011, 13(11): 1029-1033.

[182] 刘复安, 孙乃坤, 杨俊. 锁定解剖钢板内固定治疗老年股骨转子间骨折[J]. 中华创伤骨科杂志, 2011, 13(11): 1093-1094.

[183] RAMSEIER L E, JANICKI J A, WEIR S, et al. 青少年股骨骨折: 四种固定方法的比较[J]. 骨科动态, 2010, 6(3): 156-161.

[184] 林焱斌, 李仁斌, 张怡元, 等. 加长型股骨近端螺旋刀片抗旋髓内钉治疗股骨中上段长节段骨折的临床研究[J]. 中华骨科杂志, 2010, 30(11): 1127-1132.

[185] 吴劲风, 叶冬平, 李锋生, 等. 微创经皮钢板固定术结合动力髁螺钉治疗青壮年股骨转子下不稳定骨折[J]. 中华骨科杂志, 2010, 30(3): 265-268.

[186] 李凡, 陆海明, 王建东, 等. 髓内钉固定治疗股骨转子下骨折的手术要点[J]. 中华创伤骨科杂志, 2010, 12(3): 204-207.

[187] 王隼, 谢丰, 焦勤, 等. 钛制弹性髓内钉治疗儿童四肢骨折的并发症及其预防[J]. 中华创伤骨科杂志, 2010, 12(3): 288-289.

[188] 王光林, 张晖, 刘雷, 等. 膝关节周围骨折的治疗建议[J]. 中华创伤骨科杂志, 2010, 12(12): 1150-1153.

[189] 陈新, 闫旭, 王凯, 等. 微创稳定系统(LISS)和解剖钢板治疗股骨远端复杂骨折的对比研究[J]. 中华骨科杂志, 2010, 30(3): 260-264.

[190] 何锦泉, 庞贵根. 微创内固定系统治疗膝关节周围骨折的并发症[J]. 中华骨科杂志, 2009, 29(12): 1135-1137.

[191] MOOK W R, MILLER M D, DIDUCH D R, et al. 膝关节多发韧带损伤的手术时机选择和术后功能锻炼的系统性综述[J]. 骨科动态, 2010, 6(1): 24-32.

[192] 王宝军, 刘振宇, 赵亮, 等. 三种内固定方法治疗股骨远端骨折的疗效分析[J]. 中华创伤骨科杂志, 2009, 11(12): 1118-1121.

[193] 王秋根, 高堪达, 李凡, 等. 锁定钢板治疗股骨远端骨折的若干问题探讨——附八例病例回顾[J]. 中华创伤骨科杂志, 2011, 13(3): 203-207.

[194] 张培训, 武京伟, 王静, 等. 股骨远端骨折手术治疗的多中心回顾性研究[J]. 中华创伤骨科杂志, 2011, 13(4): 336-339.

[195] 王晓峰, 孙然, 陈百成. 后十字韧带损伤的治疗研究进展[J]. 中华骨科杂志, 2010, 30(10): 994-996.

[196] 徐孕钦, 李强, 申屠刚, 等. 三种手术方法在复杂胫骨平台骨折中的应用[J]. 中华创伤骨科杂志, 2010, 12(3): 281-283.

[197] 罗从风, 胡承方, 高洪, 等. 基于 CT 的胫骨平台骨折的三柱分型[J]. 中华创伤骨科杂志, 2009, 11(3): 201-204.

[198] 邹剑, 张长青. 锁定钢板治疗膝关节周围骨折或骨不连的并发症分析[J]. 中华创伤骨科杂志, 2011, 13(3): 217-221.

[199] 张金利, 袁天祥, 马宝通, 等. 后侧入路治疗胫骨平台后侧骨折[J]. 中华骨科杂志, 2011, 3(4): 326-330.

[200] 陈红卫, 赵钢生, 张根福, 等. 胫骨平台后侧骨折的手术治疗[J]. 中华骨科杂志, 2011, 31(3): 224-228.

[201] 王宝军, 高化, 李亚东, 等. 胫骨平台骨折手术治疗的中远期疗效分析[J]. 中华骨科杂志, 2009, 29(8): 754-758.

[202] 甄平, 李慎松, 田琦, 等. 关节镜辅助下胫骨平台重度粉碎性骨折的固定与重建[J]. 中华创伤骨科杂志, 2011, 13(11): 1048-1051.

[203] 孟国林, 刘建, 胡蕴玉, 等. 快速成型模型在制定胫骨平台复杂骨折手术方案中的指导作用[J]. 中华创伤骨科杂志, 2011, 13(12): 1135-1138.

［204］王富明,陈鸿奋,陈滨,等.牵拉成骨技术治疗下肢大段骨缺损［J］.中华创伤骨科杂志,2011,13(6):530-533.

［205］张群,唐佩福,陶笙,等.腓骨横向搬移治疗胫骨大段骨缺损［J］.中华创伤骨科杂志,2011,13(6):513-516.

［206］黄建华,林健,吴小峰,等.超远端胫骨髓内钉治疗胫骨远端干骺端骨折的疗效分析［J］.中华创伤骨科杂志,2011,13(1):38-42.

［207］石青,杨建平,龚仁钰,等.手法复位空心螺钉固定治疗儿童胫骨远端三平面骨折［J］.中华骨科杂志,2010,30(9):876-881.

［208］谢鸣,赵晶晶,方真华,等.腓骨钩状钢板在腓骨远端不稳定骨折中的应用［J］.中华骨科杂志,2010,30(7):658-659.

［209］欧阳振华,黄建荣,向绪金,等.胫骨远端骨折的临床治疗分析［J］.中华创伤骨科杂志,2010,12(3):284-285.

［210］谢鸣,方真华,张松,等.经后侧入路支撑钢板固定治疗胫骨远端Ⅲ型后柱骨折［J］.中华创伤骨科杂志,2009,11(11):1031-1034.

［211］杜海龙,何纯青,柳现飞,等.外固定支架结合负压封闭引流技术治疗Gustilo Ⅲ型胫腓骨开放骨折［J］.中华创伤骨科杂志,2011,13(5):433-436.

［212］杨明,张殿英,付中国,等.经皮微创接骨板技术治疗胫骨远端骨折的疗效分析［J］.中华创伤骨科杂志,2011,13(6):553-555.

［213］刘伟军,王俊文,焦竞,等.两种不同外固定支架治疗胫骨远端骨折的疗效比较［J］.中华创伤骨科杂志,2011,13(6):503-507.

［214］彭阿钦,吴春生,宋连新,等.应用胫骨Ⅰ期短缩加Ⅱ期延长治疗严重胫骨开放性骨折［J］.中华创伤骨科杂志,2011,13(6):508-511.

［215］姜保国,张殿英,付中国,等.踝关节骨折的治疗建议［J］.中华创伤骨科杂志,2011,13(1):51-54.

［216］曾宪铁,庞贵根,马宝通,等.重度开放性Pilon骨折的治疗［J］.中华骨科杂志,2010,30(12):1192-1196.

［217］谢鸣,黄若昆,方真华,等.踝关节骨折后外踝畸形愈合的外科矫形［J］.中华骨科杂志,2010,30(12):1193-1199.

［218］俞光荣.重视足踝部损伤的诊断与处理［J］.中华创伤骨科杂志,2010,12(8):701-704.

［219］俞光荣,夏江,杨云峰,等.足舟骨骨折的手术治疗［J］.中华创伤骨科杂志,2010,12(8):705-709.

［220］武勇,王岩,王金辉,等.全踝关节置换治疗创伤性踝关节炎［J］.中华创伤骨科杂志,2010,12(8):719-722.

［221］张殿英,付中国,徐海林,等.影响不稳定性踝关节骨折手术疗效的相关因素分析［J］.中华创伤骨科杂志,2010,12(8):727-730.

［222］洪建军,余可和,赖红燕,等.踝关节完全脱位的治疗［J］.中华创伤骨科杂志,2010,12(8):752-755.

［223］沈国平,彭永岳,王以进,等.不同方法固定胫骨不稳定Pilon骨折的生物力学研究［J］.中华创伤骨科杂志,2010,12(3):260-262.

［224］张培训,徐海林,张殿英,等.下胫腓联合损伤治疗的临床对照研究［J］.中华创伤骨科杂志,2010,12(5):494-495.

［225］黄雷,张峰,叶鹏翰,等.分阶段延期切开复位内固定治疗严重Pilon骨折［J］.中华创伤骨科杂志,2009,11(11):1039-1041.

［226］章莹,万磊,尹庆水,等.计算机快速成型辅助个体化三踝骨折的手术治疗［J］.中华创伤骨科杂志,2009,11(6):509-511.

［227］徐海林,徐人杰,王静,等.踝关节骨折的手术治疗［J］.中华创伤骨科杂志,2009,11(6):512-515.

［228］顾文奇,施忠民,柴益民.Pilon骨折的治疗进展［J］.中华创伤骨科杂志,2009,11(9):877-879.

［229］陈雁西,俞光荣.踝关节骨折的治疗策略与数字化临床路径［J］.中华骨科杂志,2011,31(3):275-283.

［230］黄建华,高堪达,王秋根,等.胫骨Pilon骨折治疗中踝关节的外侧结构损伤恢复的重要性［J］.中华创伤骨科杂志,2009,11(4):330-333.

［231］张银光,贾健,刘兆杰.Maisonneuve骨折诊治的临床特点［J］.中华骨科杂志,2011,31(7):739-743.

［232］孙鸿涛,黄枫,周琦石,等.自体髂骨移植重建胫骨Pilon骨折胫骨远端关节面缺损的临床疗效［J］.中华创伤骨科杂志,2011,13(7):649-651.

［233］张堃,宋哲,庄岩,等.伴踝关节脱位胫骨Pilon骨折的发病机制及治疗策略［J］.中华创伤骨科杂志,2012,14(4):277-279.

［234］魏世隽,蔡贤华,黄继峰,等.内外翻不同损伤机制导致胫骨Pilon骨折的手术策略［J］.中华骨科杂志,2014,34(3):298-305.

［235］俞光荣,李兵,杨云峰,等.距骨颈骨折的治疗策略［J］.中华创伤骨科杂志,2010,12(8):710-713.

［236］喻鑫罡,施忠民,陈旸,等.中足三柱理论在跖跗关节损伤治疗中的临床应用［J］.中华创伤骨科杂志,2010,12(5):413-415.

［237］何锦泉,马宝通,庞贵根,等.距骨体骨折的手术治疗［J］.中华骨科杂志,2011,31(3):233-237.

[238] 何丽娜, 李冀, 赵少平, 等. Acutrak 钉治疗距骨颈骨折[J]. 中华创伤骨科杂志, 2011, 13(8): 701-703.

[239] 张国柱, 蒋协远, 王满宜. 外置解剖型跟骨锁定钢板治疗跟骨骨折的初步报告[J]. 中华创伤骨科杂志, 2010, 12(8): 741-745.

[240] 陈滨, 黎润光, 王钢. 跟骨骨折的手术治疗策略及疗效分析[J]. 中华创伤骨科杂志, 2010, 12(8): 746-750.

[241] 施忠民, 顾文奇, 罗从风. 跟骨关节内骨折畸形愈合的手术治疗[J]. 中华创伤骨科杂志, 2009, 11(11): 1006-1009.

[242] 曾炳芳, 施忠民. 足踝创伤的处理[J]. 中华创伤骨科杂志, 2009, 11(11): 1001-1004.

[243] 俞光荣, 樊健, 周家钤, 等. 后外侧入路在踝关节骨折中的应用[J]. 中华创伤骨科杂志, 2009, 11(11): 1020-1023.

[244] 吴战坡, 张奇, 陈伟, 等. 临床病例讨论—跟骨关节内骨折的手术治疗[J]. 中华创伤骨科杂志, 2011, 13(5): 499-500.

[245] 赵宏谋, 杨云峰, 俞光荣. 植骨与不植骨切开复位内固定治疗跟骨关节内骨折的比较研究[J]. 中华创伤骨科杂志, 2011, 13(8): 725-728.

[246] 刘长松, 王波. 107 例跟骨折术后疗效及并发症浅析[J]. 中华创伤骨科杂志, 2011, 13(8): 793-795.

[247] 马君, 贾连顺, 邵将, 等. 下颈椎损伤分型临床应用的可靠性与有效性的评价[J]. 中华创伤骨科杂志, 2011, 13(2): 106-109.

[248] 秦晓东, 张宁, 胡志毅, 等. 外伤性无骨折脱位型颈髓损伤的误诊及对疗效的影响[J]. 中华创伤骨科杂志, 2008, 10(5): 429-431.

[249] 夏展, 赵兴, 范顺武. 颈椎前路手术并发食管瘘的诊治进展[J]. 中华骨科杂志, 2011, 31(4): 384-385.

[250] 邵将, 贾连顺, 朱巍, 等. 严重颈髓损伤早期救治措施探讨[J]. 中华创伤骨科杂志, 2008, 10(4): 338-341.

[251] 刘观燚, 徐荣明, 马维虎, 等. 颈椎经关节椎弓根螺钉固定与标准椎弓根螺钉固定的生物力学比较[J]. 中华骨科杂志, 2009, 29(10): 960-963.

[252] 桑宏勋, 雷伟, 陈志文, 等. 颈椎骨折的手术入路的选择策略[J]. 中华创伤骨科杂志, 2009, 11(4): 314-318.

[253] 张鹏, 杨大龙, 申勇, 等. 不同术式治疗无骨折脱位型伴后纵韧带骨化颈髓损伤的疗效分析[J]. 中华创伤骨科杂志, 2010, 12(11): 1033-1036.

[254] 任中武, 宋海涛, 刘长利, 等. 上下位颈椎多发伤的治疗[J]. 中华创伤骨科杂志, 2010, 12(11): 1037-1040.

[255] 张永进, 徐杰, 何海潮, 等. 颈椎过伸性脊髓损伤的手术干预时机对手术疗效和手功能恢复的影响[J]. 中华创伤骨科杂志, 2010, 12(11): 1041-1044.

[256] 吕世桥, 王磊升, 沈炳华, 等. 经皮穿刺椎体后凸成形术治疗骨质疏松性椎体压缩骨折术后发生继发性椎体骨折的危险因素分析[J]. 中华创伤骨科杂志, 2010, 12(11): 1045-1050.

[257] 邵将, 贾连顺, 陈雄生, 等. 难复性寰枢椎脱位的外科治疗[J]. 中华骨科杂志, 2010, 30(2): 192-196.

[258] 于圣会, 盛伟斌, 陈浩贤, 等. SLIC 评分系统在下颈椎损伤治疗中的应用 [J]. 中华创伤骨科杂志, 2010, 12(5): 425-428.

[259] 黄阳亮, 刘少喻, 梁春祥, 等. Solis 椎间融合器治疗Ⅱ型及型Ⅱa 型 Hangman 骨折[J]. 中华创伤骨科杂志, 2010, 12(2): 118-121.

[260] 赵新建, 廖绪强, 杨林, 等. 不稳定 Hangman 骨折的手术治疗[J]. 中华创伤骨科杂志, 2009, 11(6): 537-539.

[261] BRIDWELL K H, ANDERSON P A, BODEN S D, et al. 脊柱外科的新进展[J]. 骨科动态, 2010, 6(4): 241-247.

[262] 彭庆, 蔡俊丰, 祝建光, 等. 自制脊柱定位尺和经皮椎弓根钉棒固定系统治疗胸腰椎骨折的应用[J]. 中华骨科杂志, 2010, 30(8): 737-742.

[263] 汤长华, 周崇勇, 周晓宇, 等. 气管插管球囊扩张术在严重开放性胸腰椎骨折治疗中的作用[J]. 中华创伤骨科杂志, 2010, 12(11): 1049-1052.

[264] 李熙, 徐卫红, 王长升. 小剂量格列本脲对大鼠急性脊髓损伤后继发性损害的影响[J]. 中华骨科杂志, 2010, 30(11): 1151-1156.

[265] 宋跃明, 陈日高, 刘立岷, 等. 多孔纳米羟基磷灰石 - 聚酰胺 66 椎间融合器治疗胸腰椎爆裂骨折的早期临床研究[J]. 中华骨科杂志, 2010, 30(4): 336-339.

[266] 张振武, 饶小华, 田纪青, 等. 脊柱载荷分享评分的改良及临床分析[J]. 中华骨科杂志, 2010, 30(3): 237-243.

[267] 庄青山, 夏德涛, 葛吉玉, 等. 单节段与短节段椎弓根内固定治疗胸腰段单椎体骨折的疗效比较[J]. 中华创伤骨科杂志, 2010, 12(3): 294-295.

[268] 李波, 余雨, 钟斌, 等. 高压分步注射骨水泥选择性经皮椎体成形术治疗骨质疏松性多发椎体骨折[J]. 中华创伤骨科杂志, 2010, 12(5): 486-488.

[269] 周方, 田耕, 吕杨, 等. 胸腰椎骨折脱位的手术治疗[J]. 中华创伤骨科杂志, 2009, 11(4): 310-313.

[270] GLASSMAN S D, CARREON L, DIMAR J R, et al. 65 岁以上老年患者腰椎融合术后的结果[J]. 骨科动态, 2011, 7(1): 12-17.

［271］方向前，胡志军，范顺武，等.胸腰段骨折经肌间隙入路与传统入路内固定的比较研究［J］.中华骨科杂志，2009，29（4）：315-319.

［272］曾至立，程黎明，高生，等.短节段椎弓根螺钉固定结合椎体增强术治疗胸腰椎爆裂性骨折［J］.中华骨科杂志，2011，31（9）：927-931.

［273］王洪伟，周跃，李长青，等.经皮椎弓根螺钉内固定治疗胸腰椎骨折的生物力学及临床研究［J］.中华骨科杂志，2011，31（9）：932-937.

［274］李建江，马信龙，邓树才.经后路椎体次全切除及重建治疗严重胸腰椎骨折［J］.中华骨科杂志，2011，31（7）：761-766.

［275］KIM C W，SIEMIONOW K，GREG ANDERSON D，et al.微创脊柱外科的发展现状［J］.骨科动态，2011，7（3）：180-190.

［276］池永龙.浅谈经皮脊柱内固定技术［J］.中华骨科杂志，2011，31（10）：1020-1021.

［277］赵斌，赵轶波，马迅，等.经椎旁肌间隙入路在胸腰椎骨折治疗中的应用［J］.中华骨科杂志，2011，31（10）：1147-1149.

［278］范顺武，方向前，赵兴.胸腰椎骨折前路手术技术改良［J］.中华骨科杂志，2008，28（5）：433-436.

［279］范顺武，胡志军，方向前，等.小切口与传统开放术式行后路腰椎椎体间融合术对脊旁肌损伤的对比研究［J］.中华骨科杂志，2009，29（11）：1000-1004.

［280］林慰光，林本丹，胡奕山.经后路椎体次全切除后钛网支撑置入加椎弓根钉内固定治疗胸腰椎爆裂性骨折的初步报告［J］.中华创伤骨科杂志，2010，12（5）：489-490.

［281］戴力扬，蒋雷生，蒋盛旦.后路短节段固定治疗胸腰椎爆裂骨折：融合还是不融合？5～7年前瞻性随机对照研究［J］.骨科动态，2009，5（4）：193-199.

［282］王洪伟，李长青，周跃，等.附加伤椎固定的微创经皮椎弓根螺钉（Sextant）治疗胸腰椎骨折［J］.中华创伤骨科杂志，2010，12（2）：126-130.

［283］樊健，俞光荣，刘璠，等.改进的侧前方手术径路在胸腰椎爆裂性骨折中的应用［J］.中华创伤骨科杂志，2010，12（2）：139-142.

［284］毛克亚，王岩，陶笙，等.胸腰椎损伤分类与损伤程度评分在地震伤致胸腰段椎体骨折中的应用［J］.中华创伤骨科杂志，2009，11（10）：989-910.

［285］徐天同，夏英鹏，申庆丰，等.前路减压钛网植骨融合内固定治疗胸腰段脊柱骨折合并脊髓损伤［J］.中华创伤骨科杂志，2009，11（12）：1142-1143.

［286］周蔚，徐建广，孔维清，等.计算机导航辅助下行后路内固定椎体植骨治疗胸腰椎骨折［J］.中华创伤骨科杂志，2011，13（2）：101-104.

［287］马立泰，刘浩，龚全，等.不同胸腰椎前路内固定系统对术后脊柱侧方成角的影响分析［J］.中华创伤骨科杂志，2011，13（2）：110-113.

［288］范顺武，胡志军，方向前.腰椎后路手术中脊旁肌保护的相关思考［J］.中华骨科杂志，2011，31（4）：400-405.

［289］周东生，董金磊，王伯珉，等.伴直肠肛管损伤的开放性骨盆骨折的早期急救处理策略及死亡危险因素分析［J］.中华骨科杂志，2010，30（11）：1121-1126.

［290］张巍，罗从风，曾炳芳.早期腹膜外骨盆填塞联合外固定支架治疗血流动力不稳定骨盆骨折［J］.中华创伤骨科杂志，2010，12（9）：805-808.

［291］贾健，胡永成，张铁良，等.骶骨骨折的诊治现状［J］.中华骨科杂志，2009，29（12）：1168-1175.

［292］孙旭，吴新宝，王满宜.骨盆骨折的急救［J］.中华创伤骨科杂志，2009，11（7）：637-640.

［293］陈卫红，王子阳，黄洪斌，等.经皮重建钢板与经皮骶髂螺钉固定治疗 Tile C 型骨盆后环骨折［J］.中华骨科杂志，2009，29（11）：1019-1022.

［294］曾炳芳，罗从风.骨盆骨折的创伤控制［J］.中华创伤骨科杂志，2007，9（10）：901-902.

［295］罗从风，周凯华，胡承方.透视导航下微创手术治疗骨盆前环骨折［J］.中华创伤骨科杂志，2007，9（10）：907-911.

［296］周东生，穆卫东，王鲁博，等.暂时性腹主动脉阻断术在骨盆骨折大出血急救中的应用［J］.中华创伤骨科杂志，2007，9（10）：912-914.

［297］刘建，孟国林，胡蕴玉，等.快速成型技术在复杂骨盆骨折诊断治疗中的初步应用［J］.中华创伤骨科杂志，2007，9（10）：915-918.

［298］杭栋华，王秋根.骨盆骨折残留移位与预后［J］.中华创伤骨科杂志，2007，9（10）：991-992.

［299］连永生，池永龙，项大业，等.骶髂关节空心钉内固定导向器的研制及临床应用［J］.中华创伤骨科杂志，2011，13（3）：238-241.

［300］杨毅鹏，潘进社.开放性骨盆骨折的治疗［J］.中华创伤骨科杂志，2011，13（4）：375-377.

［301］蔡军辉，王伟良，张力成.骶骨纵行骨折的治疗进展［J］.中华创伤骨科杂志，2011，13（9）：881-884.

［302］王鉴顺，吴新宝.骨盆骨折的闭合复位技术［J］.中华创伤骨科杂志，2011，13（11）：1084-1085.

［303］中华医学会骨科分会创伤骨科学组.中国骨科创伤患者围手术期静脉血栓栓塞症预防的专家共识［J］.中华创伤骨科杂志，2012，14（6）：461-463.

［304］徐华，刘雅克，刘璠，等.外固定支架在严重多发骨折损伤控制骨科中的应用［J］.中华创伤骨科杂志，2012，14（6）：473-476.

［305］张鹤，周跃，韩建达.计算机辅助手术系统概述及其在骨科中的应用［J］.中华创伤骨科杂志，2011，13（7）：677-679.

［306］周东生，穆卫东，杨永良.三维导航与普通透视下微创治疗髋臼骨折的比较研究［J］.中华创伤骨科杂志，2011，13（12）：1121-1125.

［307］张元智，陆声，赵建民，等.数字化技术在骨科的临床应用［J］.中华创伤骨科杂志，2011，13（12）：1161-1165.

［308］张鹤，韩建达，周跃.脊柱微创手术机器人系统辅助打孔的实验研究［J］.中华创伤骨科杂志，2011，13（12）：1166-1169.

［309］邓方跃，蔡立民，黄中强，等.脂肪栓塞综合征的早期诊断与救治［J］.中华创伤骨科杂志，2007，9（9）：831-933.

［310］张英泽.关于创伤骨科临床中血管损伤的思考［J］.中华创伤骨科杂志，2014，16（1）：3-4.

［311］王华松，蔡贤华，刘曦明，等.骨折并脂肪栓塞综合征内固定术后复发的临床分析［J］.中华创伤骨科杂志，2013，15（6）：505-507.

［312］王娟，刘勃，陈伟，等.113例创伤性腘动脉损伤的诊治经验［J］.中华创伤骨科杂志，2014，16（2）：132-135.

［313］杨延江，赵鑫，王娟.四肢血管损伤的诊疗及研究进展［J］.中华创伤骨科杂志，2015，17（4）：366-368.

［314］王娟，陈伟，张奇，等.隐匿性血管损伤的临床特点与诊疗策略［J］.中华创伤骨科杂志，2011，13（7）：626-629.

［315］冯贵游.计算机导航辅助脊柱外科手术［J］.中华创伤骨科杂志，2007，9（9）：802-804.

［316］张元智，陆声，金丹，等.数字化虚拟技术在骨折分类及术前设计中的初步应用［J］.中华创伤骨科杂志，2007，9（9）：810-812.

［317］伍群，肖扬，伍旭辉.人工髋、膝关节置换术后深静脉血栓诊治的研究进展［J］.中华骨科杂志，2015，35（11）：1117-1119.

［318］杨庆铭，王鸿利.骨科大手术后静脉血栓栓塞症预防的临床趋势［J］.中华骨科杂志，2015，35（11）：1121-1128.

［319］董玉金，张铁慧，钟声，等.创伤骨折患者深静脉血栓形成的危险因素分析［J］.中华骨科杂志，2015，35（11）：1077-1082.

［320］赵宇驰，张树栋，于明伟，等.药物联合间歇充气加压装置预防关节置换术后下肢深静脉血栓的随机对照研究［J］.中华骨科杂志，2015，35（11）：1091-1094.

［321］裴国献.开展数字骨科技术　提升骨科诊治水平［J］.中华创伤骨科杂志，2017，19（4）：277-278.

［322］夏和桃，李刚.现代骨外固定概念的生物学基础及应用原则［J］.中华创伤骨科杂志，2011，13（10）：964-968.

［323］焦绍锋，秦泗河，王振军，等.Ilizarov技术治疗四肢畸形并发症分析［J］.中华骨科杂志，2012，32（3）：245-248.

［324］El-GARNMAL T A，SHIHA A E，El-DEEN M A，el al. Management of traumatic tibial defects using free vascularized fibula or Ilizarov bone transport：a comparative study［J］.Microsurgery，2008，28（5）：339-346.

［325］SIMPSON A H，DEAKIN M，LATHAM J M. Chronic osteomyelitis：the effect of the extent of surgical resection on infection-free survival［J］.J Bone Joint Surg Br，2001，83（3）：403-407.

［326］CHAI Y M，WANG C Y，ZENG B F，et al. Peroneal artery perforator chimeric flap for reconstruction of composite defects in extremities［J］.Microsurgery，2010，30（3）：199-206.

［327］曾炳芳.因病施治　合理治疗长骨节段性骨缺损［J］.中华创伤骨科杂志，2008，10（12）：1103-1104.

［328］余斌.外固定支架在创伤骨科的应用［J］.中华创伤骨科杂志，2013，15（10）：832-833.

［329］陈建文，胡新永.泰勒空间外固定支架的应用［J］.中华创伤骨科杂志，2012，14（7）：624-626.

［330］秦泗河.加深对骨外固定概念的认识，提高骨外固定技术水平［J］.中华骨科杂志，2012，32（3）：197-198.

［331］夏和桃.外固定器刚度对骨折愈合的影响［J］.中华创伤骨科杂志，2007，9（12）：1170-1172.

［332］李超鸿，吴雪晖.加强骨外固定技术研究及其在创伤骨科临床中的应用［J］.中华创伤杂志，2007，9（12）：1104-1105.

［333］朱跃良，徐永清，李军，等.胫腓骨外固定3003例：置针、构型及相关问题分析［J］.中华创伤骨科杂志，2011，13（6）：522-525.

［334］赵刚，黄雷，王满宜，等.组合式外固定架治疗高能量损伤所致胫骨关节周围骨折［J］.中华创伤骨科杂志，2007，9（12）：1131-1134.

［335］裴国献.重视肢体软组织损伤的伤情评估与处理［J］.中华创伤骨科杂志，2012，14（10）：829-930.

［336］陈晓斌，孙天胜，任大江，等.伤害控制骨科学及其进展［J］.中华骨科杂志，2008，28（7）：603-604.

［337］SCHENKER M L，YANNASCOLI S，BALDWIN K D，et al. 清创时间的选择对开放性长骨骨折感染性并发症的影响［J］.骨科动态，2012，8（4）：193-200.

［338］任高宏，余斌，王钢，等.游离组织瓣联合游离植皮负压封闭引流技术修复肢体大面积软组织缺损［J］.中华创伤骨科杂

志, 2012, 14(10): 844-848.

[339] 邓凯, 喻爱喜, 余国荣, 等. 传统纱布开放换药与负压封闭引流技术临时治疗不同软组织缺损的疗效比较[J]. 中华创伤骨科杂志, 2012, 14(10): 854-858.

[340] 李林, 林达生, 郝建明, 等. Masquelet 技术治疗胫骨大段骨缺损的疗效分析[J]. 中华创伤骨科杂志, 2014, 16(1): 88-90.

[341] 王谦, 马腾, 李忠, 等. 开放性骨折的分期治疗[J]. 中华创伤骨科杂志, 2015, 17(11): 1009-1011.

[342] 孙鲁源, 汪春阳, 文根, 等. 下肢 Gustilo Ⅲ B 型和 Ⅲ C 型骨折的保肢治疗及疗效评价[J]. 中华创伤骨科杂志, 2012, 14(10): 863-866.

[343] 徐永清, 范新宇. 重视伤情判断 探讨四大争议——再谈开放性骨折的诊断、处理和治疗[J]. 中华创伤骨科杂志, 2014, 16(11): 921-923.

[344] 刘勇, 裴国献. 严重创伤保肢与截肢的标准指征研究进展[J]. 中华创伤骨科杂志, 2014, 16(4): 345-346.

[345] 陈文韬, 张世民. 外固定支架转换内固定分期治疗下肢复杂骨折的研究进展[J]. 中华创伤骨科杂志, 2010, 12(6): 574-575.

[346] 刘军海. 钢板技术的革新——锁定钢板[J]. 中华创伤骨科杂志, 2008, 10(6): 570-572.

[347] 王建东, 朱力波, 王秋根, 等. 阻挡钉技术在胫骨干骺端骨折髓内钉治疗中的应用[J]. 中华创伤骨科杂志, 2009, 29(2): 168-169.

[348] 姜为民, 周峰, 史金辉, 等. 锁定钢板系统在四肢骨折中的应用[J]. 中华创伤骨科杂志, 2008, 28(4): 270-273.

[349] Berkes M, Obremskey W T, Scannell B, et al. 对骨折内固定术后早期感染者保留内固定物的策略[J]. 骨折动态, 2010, 6(3): 162-165.

[350] 王志刚, 刘建, 孟国林, 等. 重组合异种骨植骨治疗四肢长骨骨不连的疗效观察[J]. 中华骨科杂志, 2008, 28(3): 202-206.

[351] 聂鹏飞, 程少文, 应晓洲, 等. 诱导膜技术治疗大段骨缺损的研究进展[J]. 中华创伤骨科杂志, 2013, 15(5): 439-442.

[352] 谭磊, 周方, 张志山, 等. 非感染性四肢长骨骨折不愈合的原因分析与治疗[J]. 中华创伤骨科杂志, 2013, 15(7): 592-959.

[353] 马信龙. 认识、重视骨质疏松症, 提高骨质疏松性骨折的诊疗水平[J]. 中华骨科杂志, 2014, 34(1): 1-5.

[354] 中华医学会骨科分会. 骨质疏松骨折诊疗指南[J]. 中华骨科杂志, 2008, 28(10): 875-877.

[355] 陈涛, 叶猛, 郭远清, 等. 肩峰形态的 CT 观测及其与锁骨钩状钢板的匹配性研究[J]. 中华创伤骨科杂志, 2012, 14(1): 11-14.

[356] 翟艳斌, 张永红, 王东. AO 锁骨钩钢板中长期留置对肩锁关节脱位术后肩关节功能的影响[J]. 中华创伤骨科杂志, 2013, 15(4): 288-292.

[357] HARRIS I, 王箭, 杨云峰. 锁骨中段骨折手术治疗与非手术治疗的比较[J]. 中华创伤骨科杂志, 2013, 15(2): 153-163.

[358] 蔡晓冰, 张立国, 竺伟, 等. 锁定加压钢板治疗锁骨远端 Neer Ⅱ B 型骨折[J]. 中华骨科杂志, 2012, 32(7): 659-663.

[359] 吴晓明, 高伟, 李凡, 等. 锁骨钩钢板内固定术后并发症分析与防治对策[J]. 中华骨科杂志, 2012, 32(4): 331-338.

[360] 姜晨轶, 张长青. 锁骨钩钢板治疗肩锁关节脱位及锁骨远端骨折后并发症的研究进展[J]. 中华创伤骨科杂志, 2013, 15(10): 898-901.

[361] 陈新, 王佳, 闫旭, 等. 钩钢板治疗肩锁关节脱位术后肩峰下撞击综合征与第二肩关节间隙的关系[J]. 中华骨科杂志, 2010, 30(7): 654-657.

[362] 刘松, 秦士吉, 张英泽. 肩锁关节脱位的手术治疗进展[J]. 中华创伤骨科杂志, 2013, 15(4): 349-351.

[363] 曾浪清, 陈云丰, 刘燕洁, 等. 内侧柱支撑重建在锁定钢板治疗成人肱骨近端骨折中的临床意义[J]. 中华创伤骨科杂志, 2012, 14(7): 561-565.

[364] DETTORI J R, 王箭, 杨云峰. 肱骨近端骨折 锁定髓内钉治疗与锁定钢板治疗的比较[J]. 中华创伤骨科杂志, 2012, 14(7): 614-620.

[365] 李健, 王瑞, 孙晓川, 等. 三种手术方法治疗老年人肱骨近端二部分骨折的比较研究[J]. 中华创伤骨科杂志, 2012, 14(4): 283-285.

[366] 曾浪清, 陈云丰. 肱骨近端骨折内固定失败危险因素的研究进展[J]. 中华创伤骨科杂志, 2012, 14(4): 346-348.

[367] 杨述华, 邵增务, 肖宝钧, 等. 肱骨头置换治疗肱骨近端粉碎性骨折中期疗效分析[J]. 中华创伤骨科杂志, 2007, 9(9): 813-815.

[368] 曾浪清, 陈云丰, 张长青, 等. 成人肱骨近端骨折锁定钢板内固定术中重建肱骨颈干角的临床意义[J]. 中华骨科杂志, 2013, 33(2): 158-164.

[369] Aaron D, Shatsky J, Paredes J C, et al. 肱骨近端骨折: 内固定[J]. 骨科动态, 2013, 9(2): 112-118.

[370] 王静, 姜保国, 张培训. 尺骨鹰嘴截骨与肱三头肌两侧入路内固定治疗肱骨髁间骨折的疗效比较[J]. 中华骨科杂志,

2009, 29（3）: 235-239.

[371] SANCHEZ-SOTELO J, 丁文彬, 纪方. 内固定术和肘关节置换术在肱骨远端骨折治疗中所扮演的角色[J]. 骨科动态, 2012, 8（3）: 183-191.

[372] 余占洪, 王志坤, 谢文伟, 等. 背侧单切口与桡尺侧双切口重建钢板内固定治疗尺桡骨中上段双骨折的疗效比较[J]. 中华创伤骨科杂志, 2014, 16（10）: 915-917.

[373] 曾裴, 杨建平, 任秀智, 等. 儿童陈旧性孟氏骨折的手术治疗[J]. 中华骨科杂志, 2012, 32（5）: 457-461.

[374] 张骥, 冯超, 代少君, 等. 弹性髓内钉固定技术治疗儿童孟氏骨折[J]. 中华骨科杂志, 2014, 16（10）: 848-852.

[375] 赵亮, 王宝军, 李亚东, 等. 2.4mm 锁定加压接骨板治疗桡骨远端 C 型骨折的疗效分析[J]. 中华创伤骨科杂志, 2012, 14（7）: 557-560.

[376] 桑伟林, 王建东, 王秋根, 等. 桡骨远端 C3.1 型骨折的手术方式探讨[J]. 中华创伤骨科杂志, 2012, 14（2）: 117-121.

[377] 余剑, 赵建宁, 郭亭, 等. 陈旧性 Bennett 骨折的解剖病理特点及手术治疗[J]. 中华创伤骨科杂志, 2012, 14（1）: 8-10.

[378] 郑上团, 吴斗, 郝海虎, 等. 桡骨远端骨折的治疗进展[J]. 中华骨科杂志, 2016, 36（5）: 314-318.

[379] RING, D C. 舟状骨骨折的诊断: CT 检查与 MRI 检查的比较[J]. 中华创伤骨科杂志, 2011, 13（10）: 975-977.

[380] 苏以林, 王纲, 徐琳峰. 髋臼骨缺损结构性植骨的术前数字化设计[J]. 中华创伤骨科杂志, 2009, 11（7）: 629-631.

[381] 周刚, 陈鸿奋, 王富民, 等. 髋臼骨折术后并发症的荟萃分析[J]. 中华创伤骨科杂志, 2013, 15（8）: 653-655.

[382] 陈晓东, 崔一民, 沈超, 等. Stoppa 入路在髋臼骨折中的应用[J]. 中华骨科杂志, 2011, 31（11）: 1245-1249.

[383] 连鸿凯, 李兴华, 王爱国, 等. 经髂腹股沟和 Kocher-Langenbeck 联合入路治疗复杂移位髋臼骨折[J]. 中华骨科杂志, 2011, 31（11）: 1250-1253.

[384] 罗从风, 张巍, 胡承方, 等. 三维 "C" 型臂透视导航下治疗髋臼骨折[J]. 中华骨科杂志, 2011, 31（11）: 1255-1258.

[385] 丁舒晨, 虞荣斌, 葛云林, 等. Gotfried 阳性支撑复位结合空心螺钉内固定治疗中青年股骨颈骨折的近期疗效[J]. 中华创伤骨科杂志, 2016, 18（8）: 655-660.

[386] 张长青, 黄轶刚. 股骨颈骨折的治疗理念与新技术[J]. 中华创伤骨科杂志, 2016, 18（8）: 645-646.

[387] 夏希, 刘智. 空心螺钉强斜低位与非强斜低位固定治疗老年股骨颈骨折的疗效比较[J]. 中华创伤骨科杂志, 2015, 17（2）: 108-113.

[388] 骆东, 孙大辉, 姚霁航, 等. 空心加压螺钉与动力髋螺钉螺旋刀片治疗股骨颈骨折的临床疗效及生物力学分析[J]. 中华创伤骨科杂志, 2016, 18（8）: 647-653.

[389] 游浩, 刘洋, 李明辉, 等. 高选择性血管造影技术在股骨颈骨折预后判断中的作用[J]. 中华创伤骨科杂志, 2012, 14（1）: 27-30.

[390] Howard J L, Kremers H M, Loechler Y A, et al. 初次全髋关节置换术后非骨水泥型髋臼的生存比较[J]. 骨科动态, 2012, 8（1）: 17-19.

[391] 肖瑜, 张福江, 马信龙, 等. 全髋关节置换术后股骨偏距减小与聚乙烯内衬磨损的关系[J]. 中华骨科杂志, 2012, 32（9）: 849-854.

[392] 毕郑刚. 高龄患者髋部骨折的个性化手术治疗策略探讨[J]. 中华创伤骨科杂志, 2013, 15（5）: 369-370.

[393] 谭磊, 周方, 张志山, 等. 微创内固定系统接骨板倒置治疗股骨转子部骨折的适应证探讨[J]. 中华创伤骨科杂志, 2013, 15（5）: 377-381.

[394] 孙天文, 翁习生, 高鹏, 等. 人工股骨头置换术后脱位的发生率及影响因素分析[J]. 中华创伤骨科杂志, 2013, 15（5）: 392-396.

[395] 邵明, 毕郑刚, 贺胜, 等. 人工关节置换与髓内钉内固定治疗高龄严重骨质疏松股骨转子间骨折的疗效比较[J]. 中华创伤骨科杂志, 2013, 15（5）: 402-406.

[396] 辛景义, 曹红彬. 克氏针辅助闭合复位治疗难复性股骨颈骨折[J]. 中华骨科杂志, 2013, 33（7）: 708-713.

[397] 王娟, 刘月驹, 张奇, 等. 侧方入针股骨头干三维互动技术治疗成人难复位性股骨颈骨折[J]. 中华创伤骨科杂志, 2013, 15（5）: 382-385.

[398] 周建生, 王志岩, 丁海, 等. 单头与双头螺纹空心钉固定治疗股骨颈骨折术后并发症发生率的比较[J]. 中华创伤骨科杂志, 2013, 15（11）: 967-970.

[399] WARTH L C, CALLAGHAN J J, LIU S S, et al. Charnltey 全髋置换术在 50 岁以下患者中应用的 35 年随访结果——对以前报道的简要随访[J]. 骨科动态, 2015, 11（1）: 1-6.

[400] 姜轩, 马信龙, 马剑雄, 等. 股骨颈骨折空间移位的三维重建研究[J]. 中华骨科杂志, 2015, 35（4）: 315-318.

[401] 孙欣, 曾荣, 胡资兵, 等. 空心螺钉内固定治疗股骨颈骨折术后股骨头坏死的影响因素分析[J]. 中华创伤骨科杂志, 2012, 14（6）: 477-479.

［402］钱本文.保留股骨颈的人工髋关节置换术［J］.中华创伤骨科杂志，2007，9（9）：805-807.

［403］陈惟蒨.老年股骨颈骨折围手术期的治疗分析［J］.中华创伤骨科杂志，2007，9（9）：808-809.

［404］彭光福，杨述华.髋关节置换术治疗老年股骨颈骨折的决策分析［J］.中国骨与关节杂志 2021，10（6）：401-403.

［405］何志勇，狄正林，曾智敏，等.金属对金属全髋关节表面置换术的近期疗效［J］.中华骨科杂志，2012，32（6）：533-538.

［406］杜长岭，马信龙，张弢，等.空心钉内固定股骨颈骨折的三维可视化虚拟手术研究［J］.中华创伤骨科杂志，2012，14（2）：98-102.

［407］张世民，余斌.AO/OTA-2018 版股骨转子间骨折分类的解读与讨论［J］.中华创伤骨科杂志，2018，20（7）：583-586.

［408］王硕，马建雄，马信龙，等.股骨转子间骨折形态特点对内固定效果的影响［J］.中华骨科杂志，2017，37（18）：1163-1170.

［409］周家钤，李兵，李海丰，等.股骨近端防旋髓内钉治疗老年股骨转子间骨折的复位技巧［J］.中华创伤骨科杂志，2012，14（4）：299-303.

［410］郭小微.股骨转子部骨折六部分骨折分型及创伤评分系统（KNXW）的研究［D］.遵义：遵义医学院，2014.

［411］陈振沅，李开南，张之玺.股骨转子间六部分骨折分型产生机制的有限元分析［J］.中华创伤骨科杂志，2015，17（5）：433-437.

［412］俞银贤，吴晓明，高堪达，等.小转子未累及的不稳定股骨转子间骨折的手术复位技巧［J］.中华骨科杂志，2012，32（7）：621-625.

［413］杜长岭，马信龙，张弢，等.股骨颈嵌插型骨折空间移位程度三维重建研究［J］.中华骨科杂志，2012，32（5）：451-455.

［414］王少林，谭祖键，周明全，等.解剖型锁定钢板固定治疗累及股骨干的转子间或转子下骨折［J］.中华骨科杂志，2012，32（7）：626-630.

［415］童建培，吴寒松，赵鹏，等.股骨转子间骨折内固定失败的风险评估［J］.中华骨科杂志，2012，32（7）：654-658.

［416］黄海晶，辛景义，马宝通.Gamma3 型髓内钉治疗股骨转子间骨折手术并发症的原因分析［J］.中华骨科杂志，2014，34（7）：736-739.

［417］张长青.关于老年股骨转子间骨折的当代观点［J］.中华骨科杂志，2012，32（7）：611-613.

［418］陈雁西，梅炯，毕刚，等.PFNA 治疗股骨转子间伴或不伴外侧壁骨折的疗效分析［J］.中华骨科杂志，2012，32（7）：614-617.

［419］张立峰，苏立新，王志强，等.动力髋螺钉内固定治疗股骨转子间骨折术后并发症原因及对策分析［J］.中华创伤骨科杂志，2007，9（9）：887-888.

［420］陶正刚，丰盛旺，赵友明，等.三种不同内固定方式治疗股骨转子间不稳定型骨折的疗效比较［J］.中华创伤骨科杂志，2012，14（2）：108-112.

［421］刘强.骨质疏松性股骨转子间骨折的治疗［J］.中华骨科杂志，2014，34（1）：92-95.

［422］王建伟，姜朝来，张长青，等.Inter Tan 髓内钉与 Camma3 钉治疗老年股骨转子间骨折的疗效比较［J］.中华创伤骨科杂志，2013，15（2）：107-110.

［423］郁健，王蕾，张伟滨，等.股骨转子部骨折髓内钉内固定手术失败的原因分析及预防［J］.中华创伤骨科杂志，2013，15（7）：632-633.

［424］杨明辉，孙旭，韩巍，等.老年股骨转子间骨折的手术时机对院内结果的影响［J］.中华创伤骨科杂志，2016，18（6）：461-464.

［425］唐佩福.股骨转子间骨折的治疗进展与策略［J］.中华创伤骨科杂志，2017，19（2）：93-94.

［426］袁志，毕龙.老年股骨转子间骨折的治疗趋势［J］.中华骨科杂志，2017，37（17）：1057-1060.

［427］陈雁西，强敏菲.股骨转子间骨折的治疗策略与数字化临床路径［J］.中华骨科杂志，2017，37（17）：1111-1117.

［428］樊俊俊，张帅帅，毕龙.关于股骨转子间骨折的多中心研究现状［J］.中华骨科杂志，2017，37（17）：1119-1120.

［429］BONNEVIALLE P, SARAGALIA D, EHLINGER M, et al. Trochanteric locking nail versus arthroplasty in unstable intertrochanteric fracture in patients aged over 75 years［J］. Orthop Traumatol Surg Res, 2011, 97（6 Suppl）: S95-S100.

［430］Harris I. 儿童股骨干骨折的治疗钛弹性钉与不锈钢弹性钉的比较［J］.中华创伤骨科杂志，2011，13（7）：675-676.

［431］STANNARD J P, BANKSTON L, FUTCH L A, et al. 股骨髓内钉内固定的功能随访关于梨状窝和大转子入路的前瞻性随机对照研究［J］.骨科动态，2012，8（1）：1-5.

［432］王少杰，夏春，石磊，等.膝关节脱位的治疗策略及疗效分析［J］.中华骨科杂志，2012，32（6）：545-550.

［433］张英泽.关于膝关节损伤的思考［J］.中华创伤骨科杂志，2013，15（11）：921-922.

［434］王永清，高庆，毕红宾，等.多向锁定带髓内钉顺行固定股骨远端骨折［J］.中华骨科杂志，2013，33（1）：44-49.

［435］李晗，王威，侯志勇，等.三种内固定方式治疗股骨远端骨折的疗效比较［J］.中华创伤骨科杂志，2012，14（11）：950-954.

［436］朱奕，罗从风，杨光，等.胫骨平台骨折三柱分型的可信度评价［J］.中华骨科杂志，2012，32（3）：254-259.

［437］东靖明，孙翔，马宝通.前外侧加后内侧入路治疗复杂胫骨平台骨折［J］.中华创伤骨科杂志，2013，15（2）：128-131.

［438］毛玉江. 胫骨平台骨折的诊治进展［J］. 中华创伤骨科杂志, 2013, 15（4）: 345-347.

［439］孙冰, 张树栋, 刘万军, 等. 改良的膝关节后外侧入路治疗胫骨平台后外侧柱骨折［J］. 中华创伤骨科杂志, 2013, 15（9）: 755-757.

［440］中华创伤骨科杂志编辑委员会. 胫骨平台骨折诊断与治疗的专家共识［J］. 中华创伤骨科杂志, 2015, 17（1）: 3-6.

［441］丁浩亮, 安智全. 后外侧胫骨平台骨折的手术治疗进展［J］. 中华创伤骨科杂志, 2015, 17（4）: 362-364.

［442］李岩, 袁志. 3D 打印成型技术在复杂 Pilon 骨折中的应用［J］. 中华创伤骨科杂志, 2016, 18（1）: 42-45.

［443］洪建军, 代风波, 裘超, 等. Pilon 骨折术后踝穴形态改变与踝关节功能相关性研究［J］. 中华骨科杂志, 2012, 32（5）: 471-476.

［444］姜保国. 重视足踝损伤的处理 减少后遗症的发生［J］. 中华创伤骨科杂志, 2013, 15（3）: 185-187.

［445］马信龙. 踝关节骨折的损伤机制［J］. 中华骨科杂志, 2013, 33（4）: 429-432.

［446］张英泽. 注重临床研究, 提高我国足踝外科诊治水平［J］. 中华骨科杂志, 2013, 33（4）: 289-290.

［447］辛景义, 刘忠玉, 严成渊. 踝关节骨折合并 Tillaux-Chaput 和 Volkmann 骨折的临床特点及治疗方法［J］. 中华骨科杂志, 2013, 33（4）: 398-402.

［448］俞光荣, 赵有光, 夏江, 等. 踝关节骨折合并三角韧带完全断裂的手术治疗［J］. 中华创伤骨科杂志, 2013, 15（3）: 188-191.

［449］安帅, 付中国, 张殿英, 等. 后踝骨折的手术适应证选择［J］. 中华创伤骨科杂志, 2013, 15（3）: 216-219.

［450］陈大伟, 李兵, 俞光荣. Pilon 骨折的切开复位内固定治疗进展［J］. 中华创伤骨科杂志, 2013, 15（3）: 235-238.

［451］姜保国. 重视常见的足踝部损伤［J］. 中华创伤骨科杂志, 2014, 16（12）: 1013-1015.

［452］蒋靓君, 郑强, 潘志军, 等. 不伴腓骨骨折的 Pilon 骨折的特点及治疗［J］. 中华骨科杂志, 2016, 36（2）: 96-102.

［453］龚晓峰, 武勇, 吕艳伟, 等. 后踝骨折手术治疗的指征［J］. 中华骨科杂志, 2015, 17（3）: 232-236.

［454］段小军, 尹力, 杨柳. 后踝骨折手术治疗要点的研究进展［J］. 中华创伤骨科杂志, 2015, 17（12）: 1098-1100.

［455］王晓宁, 朱颖波, 黄鑫, 等. 新型微创缝合技术治疗急性闭合性跟腱断裂［J］. 中华创伤骨科杂志, 2016, 18（3）: 187-190.

［456］杨明, 张晓萌, 张殿英, 等. 两种微创技术治疗跟腱断裂的比较研究［J］. 中华创伤骨科杂志, 2016, 18（3）: 192-196.

［457］阿依达尔·佳力哈斯, 巴依夏提·前曼, 阿依娜孜·巴达力汗, 等. 经皮 Yurt-bone 缝合与开放微创手术治疗急性跟腱断裂的比较研究［J］. 中华创伤骨科杂志, 2017, 19（3）: 185-191.

［458］何锦泉, 马信龙, 辛景义, 等. Maisonneuve 骨折的临床特点及疗效分析［J］. 中华骨科杂志, 2019, 39（21）: 1293-1299.

［459］BADALIHAN A, AIHEMAITI A, SHAWUTALI N, et al. Outcome of a one-stage tensile strgical technique and early postoperative rehabilitation in treatment of neglected achilles tendon rupture［J］. J Foot Ankle Surg, 2015, 54（2）: 153-159.

［460］JIELILE J, BADALIHAN A, QIANMAN B, et al. Clinical outcome of exercise therapy and early post-operative rehabilitation for treatment of neglected achilles tendon rupture: a randomized study［J］. Knee Surg Sports Traumatol Arthrosc, 2016, 24（7）: 2148-2155.

［461］张宏斌, 陈杰, 关鹏飞, 等. 后内侧入路在胫骨远端后 Pilon 骨折治疗中的应用［J］. 中华创伤骨科杂志, 2016, 18（3）: 214-218.

［462］张建政, 王浩, 刘智, 等. 后 Pilon 骨折的诊断与治疗进展［J］. 中华骨科杂志, 2017, 37（4）: 252-255.

［463］HANSEN S T. Functional reconstruction of the foot and ankle［M］. Philadelphia PA: Lippincott Williams & Wilkins, 2000: 37-46.

［464］俞光荣, 陈大伟, 赵宏谋, 等. 支撑钢板固定后侧 Pilon 骨折的疗效分析［J］. 中华创伤杂志, 2013, 29（3）: 243-248.

［465］杨立辉, 柳伟, 孔晓川, 等. 经前正中切口结合 L 型解剖锁定板治疗 Rüedi-Allgöwer Ⅱ、Ⅲ 型 Pilon 骨折［J］. 中华创伤骨科杂志, 2004, 16（6）: 490-493.

［466］钱源, 芦浩, 王天兵, 等. 后踝骨折的手术入路选择［J］. 中华创伤骨科杂志, 2014, 16（12）: 1016-1019.

［467］王虎, 宋涛, 陈勋, 等. 闭合复位经皮螺钉固定治疗距骨颈骨折［J］. 中华骨科杂志, 2013, 33（11）: 1109-1111.

［468］施忠民, 顾文奇, 张长青, 等. 经踝后内侧入路切开复位内固定治疗距骨后突骨折［J］. 中华创伤骨科杂志, 2010, 12（8）: 715-718.

［469］陈江涛, 荀传辉, 宋兴华, 等. 急性跟腱断裂术后早期功能锻炼与制动的 Meta 分析［J］. 中华创伤骨科杂志, 2012, 14（6）: 493-498.

［470］张丙磊, 赵东升, 余枫, 等. 小切口与常规切口端吻合治疗新鲜跟腱断裂的疗效比较［J］. 中华创伤骨科杂志, 2011, 13（10）: 943-946.

［471］刘华, 赵胡瑞, 邓万祥, 等. 跟骨骨折手术切口一期愈合的经验体会［J］. 中华创伤骨科杂志, 2011, 13（10）: 997-998.

［472］徐海林, 王天兵, 党育, 等. 急性闭合性跟腱断裂的微创手术治疗［J］. 中华创伤骨科杂志, 2012, 14（1）: 36-38.

[473] 王碧菠, 徐向阳, 刘津浩, 等. 跟腱断裂的再修复[J]. 中华骨科杂志, 2011, 31(12): 1325-1330.

[474] 俞光荣, 余宵. 掌握前缘技术 不断提高新鲜跟骨骨折的临床疗效[J]. 中华创伤骨科杂志, 2012, 14(8): 645-669.

[475] 施忠民, 顾文奇, 蒋垚. 微创锁定板内固定治疗跟骨关节内骨折[J]. 中华创伤骨科杂志, 2012, 14(8): 648-652.

[476] 陈雁西, 强敏菲, 张坤, 等. 跟骨外侧壁的三维形态学特征及跟骨解剖型钢板的匹配性研究[J]. 中华创伤骨科杂志, 2012, 14(8): 654-658.

[477] 王焱, 李公, 潘桓, 等. 软组织评估及干预策略对预防跟骨骨折术后伤口并发症的临床意义[J]. 中华创伤骨科杂志, 2012, 14(8): 659-663.

[478] 洪劲松, 潘永雄, 付小勇, 等. 微创内固定与外侧扩大入路切开复位内固定治疗跟骨关节内骨折的比较研究[J]. 中华创伤骨科杂志, 2012, 14(8): 664-668.

[479] 杨朝旭, 王海立, 吴战坡, 等. 跟骨解剖接骨板加压螺栓与AO接骨板固定Sanders Ⅲ型跟骨骨折的生物力学对比研究[J]. 中华创伤骨科杂志, 2012, 14(8): 669-674.

[480] 刘钢, 赵伟, 郑小罕, 等. 外踝截骨联合跗外侧动脉蒂骰骨瓣治疗距骨颈骨折[J]. 中华创伤骨科杂志, 2014, 16(9): 812-813.

[481] 于涛, 杨云峰, 李兵, 等. 内侧撑开技术辅助下的切开复位内固定术治疗跟骨关节内骨折[J]. 中华创伤骨科杂志, 2016, 18(3): 197-201.

[482] 姜保国. 积极开展足踝部创伤的临床研究[J]. 中华创伤骨科杂志, 2016, 18(3): 185-186.

[483] 李伯州, 胡牧, 徐向阳. 跗骨窦入路治疗Sanders Ⅲ型跟骨关节内骨折[J]. 中华创伤骨科杂志, 2014, 16(12): 1043-1048.

[484] 施忠民, 蒋垚. 跟骨关节内骨折的微创治疗进展[J]. 中华创伤骨科杂志, 2012, 14(12): 1089-1091.

[485] 张涛, 万春友, 徐卫国, 等. Orthofix外固定支架治疗跟骨关节内骨折的技巧及疗效分析[J]. 中华创伤骨科杂志, 2016, 18(12): 1040-1045.

[486] 王喆, 王秀会, 汤欣, 等. 组合式锁定接骨板的研制及其在Sandrs Ⅱ、Ⅲ型跟骨骨折治疗中的应用[J]. 中华创伤骨科杂志, 2017, 19(9): 755-761.

[487] 彭磊, 权正学. 可吸收颈椎间融合器的研究进展[J]. 中华创伤骨科杂志, 2011, 13(12): 1184-1185.

[488] 郝定均, 贺宝荣, 许正伟, 等. 寰椎椎弓根螺钉和侧块螺钉技术的临床疗效比较[J]. 中华骨科杂志, 2011, 31(12): 1297-1302.

[489] 黄威, 蔡贤华, 徐峰, 等. 齿状突骨折合并寰枢椎不稳术式的选择及疗效观察[J]. 中华创伤骨科杂志, 2013, 15(9): 763-767.

[490] 郝定均. 脊柱损伤的分型[J]. 中华创伤骨科杂志, 2018, 20(4): 277-278.

[491] 刘振华, 张亮, 高梁斌. 经皮椎体成形/经皮椎体后凸成形术术后邻近椎体新发骨折的相关影响因素及防治进展[J]. 中华创伤骨科杂志, 2012, 14(3): 253-255.

[492] 凌晓东, 尚剑. 胸腰椎爆裂骨折发生机制的生物力学及稳定性评价[J]. 中华创伤骨科杂志, 2012, 14(4): 350-352.

[493] 洪正华, 陈海啸, 王章富, 等. 经后路椎体次全切除三柱重建治疗不稳定性胸、腰椎单发爆裂骨折[J]. 中华骨科杂志, 2011, 32(12): 1309-1313.

[494] 徐荣明, 赵刘军, 马维虎, 等. 下颈椎前路椎弓根螺钉内固定解剖学测量及临床应用[J]. 中华骨科杂志, 2011, 31(12): 1337-1340.

[495] 张剑, 马建军, 赵兴. 创伤后亚急性上行性脊髓损伤病因及发病机制的研究进展[J]. 中华骨科杂志, 2012, 32(1): 77-79.

[496] 于金河, 孙先泽, 任亮, 等. 后路椎管前后方同时减压治疗伴脊髓损伤的胸腰段爆裂骨折[J]. 中华创伤骨科杂志, 2012, 14(1): 19-22.

[497] 张建阳, 李阳. 严重创伤出血救治中的生命支持[J]. 中华创伤骨科杂志, 2021, 23(5): 369-372.

[498] 范顺武, 万双林, 马彦. 骨质疏松性骨折椎体成形术后再骨折与新发椎体骨折的相关问题[J]. 中华骨科杂志, 2014, 34(1): 86-90.

[499] 鲁世保, 孔超, 海涌, 等. 单节段与双节段经伤椎椎弓根钉固定治疗轻中度不稳胸腰椎骨折的疗效[J]. 中华骨科杂志, 2013, 33(6): 615-620.

[500] 庄澄宇, 陈哲, 宋艳艳, 等. 经皮椎体成形术和经皮椎体后凸成形术治疗不同压缩程度骨质疏松性椎体骨折疗效的比较[J]. 中华创伤骨科杂志, 2013, 15(9): 773-777.

[501] 朱云荣, 方剑锋, 张云庆, 等. 短节段经伤椎椎弓根螺钉固定治疗胸腰段骨折的中期疗效观察[J]. 中华创伤骨科杂志, 2015, 17(12): 1053-1057.

[502] 王满宜. 关于骨盆与髋臼骨折并发症的几个常见问题[J]. 中华创伤骨科杂志, 2012, 14(5): 369-370.

[503] 王国栋, 周东生. 骶骨多平面骨折的治疗现状[J]. 中华创伤骨科杂志, 2012, 14(7): 621-623.

[504] 陈鸣, 谢明, 勘武生, 等. 不稳定型骨盆骨折的手术方式探讨[J]. 中华创伤骨科杂志, 2013, 15(5): 445-447.

［505］傅佰圣，周东生，李建欣，等. 骨盆骨折合并阴道损伤的早期诊断和治疗［J］. 中华骨科杂志，2013，33（2）：152-157.

［506］王满宜. 骨盆与髋臼骨折值得注意的问题［J］. 中华骨科杂志，2011，31（11）：1181-1182.

［507］李庆虎，周东生，杨永良，等. 比较纱布填塞术与造影栓塞术治疗骨盆骨折大出血的效能［J］. 中华骨科杂志，2014，34（4）：425-430.

［508］王洪，刘璠，张亚峰，等. 经皮微创锁定加压板固定治疗骨盆后环骨折［J］. 中华骨科杂志，2011，31（11）：1185-1190.

［509］李连欣，王永会，郝振海，等. 切开复位内固定治疗耻骨联合浮动伤［J］. 中华骨科杂志，2014，34（4）：436-440.

［510］张栋，朱仕文，王满宜. 二腹肌大转子滑动截骨术治疗复杂髋臼骨折会增加并发症吗？［J］. 中华创伤骨科杂志，2016，18（2）：95-100.

［511］高峰，秦晓东，李翔，等. 腹股沟韧带下入路治疗髋臼前柱合并前壁骨折［J］. 中华创伤骨科杂志，2016，18（2）：102-107.

［512］崔昊旻，周东生. 计算机辅助骨科手术在骨盆骨折治疗中的应用进展［J］. 中华创伤骨科杂志，2014，16（11）：1000-1002.

［513］袁雷红，郑博隆，郝定均，等. 骶骨骨折的分型及治疗进展［J］. 中华创伤骨科杂志，2017，19（6）：491-494.

［514］张英泽. 骨盆骨折救治的几点建议［J］. 中华骨科杂志，2011，31（11）：1183-1184.

［515］陈伟，王满宜，张奇，等. 三种内固定物固定骨盆后环损伤稳定性的生物力学比较［J］. 中华骨科杂志，2011，31（11）：1232-1235.

［516］王建东，王传舜，王秋根，等. 髋臼上方置钉外固定支架治疗伴腹部脏器损伤的骨盆骨折［J］. 中华骨科杂志，2011，31（11）：1197-1202.

［517］谭国庆，周东生，王伯珉，等. 真骨盆缘完整的髋臼高位前柱骨折的治疗［J］. 中华骨科杂志，2011，31（11）：1239-1241.

［518］仇道迪，周东生，傅佰圣，等. 外固定支架在治疗陈旧性髋关节脱位中的预复位作用［J］. 中华骨科杂志，2018，38（19）：1153-1159.

［519］胡家朗，李绍刚，陈明，等. 动力加压锁定钉板系统与空心拉力螺钉固定 Pauwels Ⅲ型股骨颈骨折的生物力学比较［J］. 中华骨科杂志，2018，38（21）：1322-1328.

［520］张长青，张英泽，余斌，等. 成人股骨颈骨折诊治指南［J］. 中华创伤骨科杂志，2018，20（11）：921-924.

［521］林达生，黄尊贤，林斌，等. 上颈椎骨折脱位并椎动脉损伤的外科治疗［J］. 中华创伤骨科杂志，2017，19（3）：219-223.

［522］张彦龙，吴春生，宋连新，等. 骨盆前方皮下内固定架治疗不稳定骨盆骨折［J］. 中华创伤骨科杂志，2015，31（9）：828-832.

［523］吴照祥，欧艺，陈戈，等. 改良 Stoppa 入路联合髂窝入路髂坐钢板固定治疗复杂髋臼骨折［J］. 中华创伤骨科杂志，2017，19（8）：655-661.

［524］邱贵兴，费起礼，胡永成. 骨科疾病的分类与分型标准［M］. 北京：人民卫生出版社，2009.

［525］张殿英，姜保国，傅中国，等. 斜 T 形锁定加压接骨治疗桡骨远端骨折的临床研究［J］. 中华手外科杂志，2004，20（1）：24-26.

［526］党育，付中国，芦浩，等. 关节镜治疗肩关节脱位合并肱骨大结节骨折的近期疗效［J］. 中国修复重建外科杂志，2009，23（3）：271-273.

［527］王兴义. 我国骨髓炎的现状与对策［J］. 中国矫形外科杂志，2008，16（4）：316-318.

［528］蒋协远. 肘部骨折脱位的治疗进展［J］. 中国骨伤，2010，23（9）：645-647.

［529］黄家基. 掌背侧不同入路钢板内固定治疗桡骨远端不稳定骨折［J］. 中国修复重建外科杂志，2008，22（8）：948-951.

［530］王平，廖晓辉，李峻，等. 桡骨远端骨折掌背侧入路的疗效比较［J］. 实用骨科杂志，2011，17（4）：316-318.

［531］吴立生. C 型肱骨髁间骨折 48 例手术治疗分析［J］. 中国矫形外科杂志，2008，16（6）：465-467.

［532］张长青，苏琰，曾炳芳. 肱骨近端锁定接骨板治疗肱骨近端骨折的临床分析及手术技巧［J］. 中华手外科杂志，2005，21（5）：262-264.

［533］ROSENZWEIG S, AZAR F M. Open repair of acute aehilles tendon tendon ruptures［J］. Foot Ankle Clin, 2009, 14（4）: 699-709.

［534］CHIODO C P, WILSON M C. Current concepts review: acute ruptures of the achilles tendon［J］. Foot Ankle Int, 2006, 27（4）: 305-313.

［535］MOVIN T, RYBERG A, MCBRIDE D J, et al. Acute rupture of the achilles tendon［J］. Foot Ankle Clin, 2005, 10（2）: 331-356.

［536］张建中. 足踝外科手术操作与技巧［M］. 北京：人民卫生出版社，2008.

［537］中华医学会外科分会，中华医学会麻醉学分会. 加速康复外科中国专家共识暨路径管理指南（2018）［J］. 中华麻醉学杂志，2018，38（1）：8-13.

［538］中华医学会骨科学分会创伤骨科学组，中华医学会骨科学分会外固定与肢体重建学组，中国医师协会创伤外科医师分会创伤感染专业委员会，等. 中国开放性骨折诊断与治疗指南（2019 版）［J］. 中华创伤骨科杂志，2019，21（11）：921-

925.

[539] 白求恩·骨科加速联盟,白求恩公益基金会创伤骨科专业委员会,白求恩公益基金会骨关节专业委员会,等.加速康复外科理念下髋臼骨折诊疗规范的专家共识[J].中华创伤骨科杂志,2019,21(11):929-935.

[540] 中华医学会骨科学分会外固定与肢体重建学组,中国医师协会创伤外科医师分会创伤感染专业委员会,中国医师协会骨科医师分会创伤专家工作委员会.中国急性骨筋膜室综合征早期诊断与治疗指南(2020版)[J].中华创伤骨科杂志,2020,22(8):645-651.

[541] 张英泽.次生损伤的概念及其在创伤骨科的临床意义[J].中华创伤骨科杂志,2017,19(5):369-370.

[542] 马明太,芦浩,张培训,等.老年髋部骨折手术风险评估表的制定[J].中华创伤骨科杂志,2018,20(12):1031-1037.

[543] 马明太,芦浩,张培训,等.老年髋部骨折手术风险评估表的临床应用[J].中华创伤骨科杂志,2019,21(7):553-556.

[544] 张长青,张伟.规范与创新并举,提高我国髋部创伤救治水平[J].中华创伤骨科杂志,2018,20(7):553-554.

[545] 孙超,王智,张建中.跛趾长屈肌腱移位代替跟腱治疗跟腱缺损的疗效分析[J].中华创伤骨科杂志,2010,12(8):732-735.

[546] 徐向阳,刘津浩,朱渊,等.筋膜反转法和直接吻合法修复急性跟腱断裂的比较研究[J].中华创伤骨科杂志,2010,12(8):736-740.

[547] 吴新宝.骨盆与髋臼骨折的评述与展望[J].中华创伤骨科杂志,2019,21(6):461-463.

[548] 王钢.骨盆与髋臼骨折的治疗进展及思考[J].中华创伤骨科杂志,2018,20(3):185-186.

[549] 康锦,马林,郑铁钢,等.改良Kocher-Langenbeck入路在髋臼骨折手术中的应用[J].中华创伤骨科杂志,2018,20(3):199-202.

[550] 付亚辉,王虎,魏星,等.前环复位固定结合钉棒系统固定后环治疗不稳定型骨盆骨折[J].中华创伤骨科杂志,2018,20(3):204-207.

[551] 黄复铭,温湘源,刘源城,等.直接后方入路治疗髋臼后部骨折[J].中华骨科杂志,2019,39(13):789-795.

[552] 张瑞鹏,尹英超,李石伦,等.髂窝联合Stoppa入路方形区解剖钢板固定治疗髋臼双柱骨折[J].中华骨科杂志,2019,39(13):781-787.

[553] 钟承桔,王钢.髋臼后壁骨折的治疗与研究进展[J].中华创伤骨科杂志,2018,20(11):1004-1007.

[554] METSEMAKERS W J,MORGENSTERN M,MCNALLY M A,et al.骨折相关性感染定义的共识[J].中华骨科杂志,2018,38(9):513-517.

[555] 谢肇.对骨感染控制瓶颈问题的思考[J].中华骨科杂志,2018,38(9):519-521.

[556] 丁国成,刘欣伟,刘兵,等.膜诱导技术结合被覆抗生素骨水泥髓内钉治疗下肢感染性骨缺损[J].中华骨科杂志,2018,38(9):530-535.

[557] 谢肇,喻胜鹏.膜诱导技术治疗感染性骨不连、骨缺损[J].中华骨科杂志,2018,38(9):570-574.

[558] 杨荣,陈雁西.四肢骨不连早期诊断的研究进展[J].中华骨科杂志,2018,38(9):563-567.

[559] 芦浩,徐海林,姜保国,等.不同方式后内侧入路治疗Klammer Ⅲ型后Pilon骨折的疗效[J].中华创伤骨科杂志,2017,19(12):1053-1055.

[560] 王钢.骨盆骨折的诊治现状与进展[J].中华创伤骨科杂志,2020,22(6):473-474.

[561] 廖明新,王岩,孙宁,等.踝关节骨折中后踝骨折的发生率及手术固定的相关因素分析[J].中华创伤骨科杂志,2019,21(7):575-579.

[562] 陈康,黄振飞,崔巍,等.高位髂腹股沟入路治疗累及四方区髋臼骨折[J].中华骨科杂志,2014,34(7):723-728.

[563] 黄钊,苏伟,程建文,等.急性肢体筋膜间隔综合征的诊疗进展[J].中华创伤骨科杂志,2018,20(4):360-363.

[564] 周力,李宇能,朱仕文,等.一期减张内固定与延迟手术治疗复杂胫骨平台骨折合并筋膜间隔综合征的比较[J].中华创伤骨科杂志,2018,20(5):394-399.

[565] 杨辉,唐三元,李远辉,等.头颈实测法在人工股骨头置换术中的应用[J].中华创伤骨科杂志,2012,14(7):587-590.

[566] 张建政,王浩,商洪涛,等.后Pilon骨折AGH分型及对手术的指导意义[J].中华骨科杂志,2017,37(5):284-290.

[567] 周孜辉,王秋根,高伟,等.桡骨远端die-punch骨折的手术治疗[J].中华创伤骨科在杂志,2009,11(8):718-721.

[568] 周东生.基层医院骨盆骨折的急救策略[J].中华创伤骨科杂志,2019,21(6):549-551.

[569] 余斌,王博炜.外固定支架在创伤骨科中的应用[J].中华创伤骨科杂志,2020,22(4):282-284.

[570] 王斌,孙丽娜,董仁斌,等.外侧骨皮瓣入路钢板内置治疗移位性跟骨关节内骨折[J].中华创伤骨科杂志,2014,16(12):1033-1037.

[571] 蒋协远,孙伟桐.创伤性肘关节僵硬致病原因分析[J].中华创伤骨科杂志,2020,22(5):369-371.

[572] 贾宗海,梁高峰,耿朝萌,等.难复性肘关节脱位合并肱动脉损伤的治疗策略[J].中国骨与关节损伤杂志,2020,35(5):

464-466.

[573] 李夏,李凡,王秋根,等.新型通用锁定系统治疗复杂骨折的初期临床报告[J].中华创伤骨科杂志,2011,13(3):234-237.

[574] 王洪立,姜建元.腰椎融合术后邻近节段退变的相关因素研究进展[J].中华骨科杂志,2012,32(6):590-593.

[575] 林庆荣,杨明辉,侯志勇,等.中国创伤骨科患者围手术期静脉血栓栓塞症预防指南(2021)[J].中华创伤骨科杂志,2021,23(3):185-191.

[576] 聂少波,张伟,张里程,等.股骨转子间骨折术后内固定失效的危险因素研究进展[J].中华创伤骨科杂志,2021,23(3):233-237.